U0920795

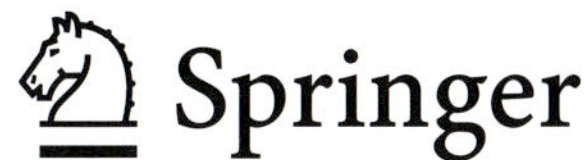

Pathologic Myopia

病理性近视

原著第 2 版

主编 ［美］理查德·F. 斯帕德（Richard F. Spaide）

［日］大野京子（Kyoko Ohno-Matsui）

［美］劳伦斯·A. 亚努兹（Lawrence A. Yannuzzi）

主译 解正高

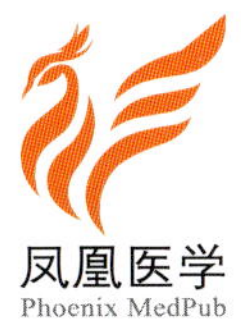

江苏凤凰科学技术出版社 · 南京

图书在版编目（CIP）数据

病理性近视: 原著第2版 / (美) 理查德 · F. 斯帕德, (日) 大野京子, (美) 劳伦斯 · A. 亚努兹主编; 解正高主译. -- 南京: 江苏凤凰科学技术出版社, 2025. 3.

ISBN 978-7-5713-5224-0

Ⅰ. R778.1

中国国家版本馆 CIP 数据核字第 2025KY2151 号

病理性近视（原著第 2 版）

主　　编	[美] 理查德 · F. 斯帕德（Richard F. Spaide）
	[日] 大野京子（Kyoko Ohno-Matsui）
	[美] 劳伦斯 · A. 亚努兹（Lawrence A. Yannuzzi）
主　　译	解正高
策　　划	傅永红
责任编辑	易莉炜　杨　淮
特约编辑	王　云
责任校对	仲　敏
责任监制	刘文洋
责任设计	孙达铭
出版发行	江苏凤凰科学技术出版社
出版社地址	南京市湖南路 1 号 A 楼，邮编：210009
出版社网址	http://www.pspress.cn
印　　刷	徐州绪权印刷有限公司
开　　本	889 mm × 1194 mm　1/16
印　　张	26.75
插　　页	4
字　　数	730 000
版　　次	2025 年 3 月第 1 版
印　　次	2025 年 3 月第 1 次印刷
标准书号	ISBN 978-7-5713-5224-0
定　　价	298.00 元（精）

图书如有印装质量问题，可随时向我社印务部调换。

译者名单

主　译　解正高　南京大学医学院附属鼓楼医院

副主译（按姓氏音序排列）

陈力迅　南京医科大学附属南京医院
栾　洁　东南大学附属中大医院
秦　勤　南京大学医学院附属鼓楼医院
谢　平　南京医科大学第一附属医院
姚　进　南京医科大学附属眼科医院
朱蓉嵘　南通大学附属医院

译　者（按姓氏音序排列）

常　枫　中国人民解放军中部战区总医院
陈菲菲　南京大学医学院附属鼓楼医院
陈　晓　中国人民解放军中部战区总医院
陈云云　温州医科大学附属眼视光医院
成锐文　南京大学医学院附属鼓楼医院
程心璇　南京大学医学院附属鼓楼医院
邓国华　常州市第三人民医院
符爱存　郑州大学第一附属医院
葛轶睿　中国人民解放军东部战区总医院
贡亦清　江苏大学附属人民医院
郭译依　南京大学医学院附属鼓楼医院
何自芳　南京大学医学院附属鼓楼医院
黄正如　南通大学附属常熟医院
姜海涛　徐州医科大学附属连云港医院
李超鹏　南京医科大学附属淮安第一医院
李　晨　苏州大学附属第一医院
李吉坤　东南大学附属中大医院
李　梅　中国人民解放军中部战区总医院
李　艳　南京大学医学院附属鼓楼医院
刘海洋　徐州医科大学附属徐州市立医院
刘亚军　南京大学医学院附属鼓楼医院

路　宁　中国人民解放军中部战区总医院
马静宜　东南大学附属中大医院
秦　兵　南京医科大学附属宿迁第一人民医院
苏梦茹　南京大学医学院附属鼓楼医院
孙　涛　南京大学医学院附属盐城第一医院
孙杏红　南京大学医学院附属鼓楼医院
汪逸姮　东南大学附属中大医院
汪殷如　南京大学医学院附属鼓楼医院
王小芳　南京大学医学院附属鼓楼医院
徐　简　东南大学附属中大医院
薛春燕　中国人民解放军总医院海南医院
于　珺　东南大学附属中大医院
喻　娟　中国人民解放军中部战区总医院
袁　鹂　南京医科大学第二附属医院
张　芬　中国人民解放军中部战区总医院
张　佳　温州医科大学附属眼视光医院
张　静　上海交通大学医学院附属第九人民医院
张　司　南京大学医学院附属鼓楼医院
张薇玮　南京医科大学第一附属医院
张伟杰　上海交通大学医学院附属第九人民医院
张文文　南京大学医学院附属鼓楼医院
张忠红　东南大学附属中大医院
朱丹丹　南京大学医学院附属鼓楼医院
朱晓宇　扬州大学附属医院
邹文军　江南大学附属中心医院

原著者名单

Regan S. Ashby, PhD Centre for Research into Therapeutic Solutions, Faculty of Science and Technology, University of Canberra, Bruce, ACT, Australia

Chiu Ming Gemmy Cheung, MBBS Singapore Eye Research Institute, Singapore National Eye Centre, Singapore, Singapore
Duke-NUS Medical School, Singapore, Singapore

Sung Chul (Sean) Park, MD Department of Ophthalmology, Manhattan Eye, Ear and Throat Hospital and Lenox Hill Hospital, New York, NY, USA
Department of Ophthalmology, Donald and Barbara Zucker School of Medicine at Hofstra/ Northwell, Hempstead, NY, USA

Jeffrey Cooper, MS, OD SUNY-State College of Optometry, New York, NY, USA

Jack M. Dodick, MD Department of Ophthalmology, NYU Langone Health, New York, NY, USA

Michael Engelbert, MD, PhD Vitreous Retina Macula Consultants of New York, New York, NY, USA

Yuxin Fang, MD Department of Ophthalmology and Visual Science, Tokyo Medical and Dental University, Bunkyo-Ku, Tokyo, Japan

Eva Fenwick, MA, PhD Singapore Eye Research Institute, Singapore National Eye Centre, Singapore, Singapore
Duke-NUS Medical School, Singapore, Singapore

Takashi Fujikado, MD, PhD Osaka University Graduate School of Frontier Bioscience, Osaka, Japan

Hans E. Grossniklaus, MD, MBA L.F Montogomery Laboratory, Department of Ophthalmology, Emory University School of Medicine, Atlanta, GA, USA

Quan V. Hoang, MD, PhD Singapore Eye Research Institute, Singapore, Singapore Department of Ophthalmology, Duke-NUS, Singapore, Singapore
Singapore National Eye Centre, Singapore, Singapore
Department of Ophthalmology, Edward S. Harkness Eye Institute, Columbia University Medical Center, New York, NY, USA

Jost B. Jonas, MD Department of Ophthalmology, Medical Faculty Mannheim of the Ruprecht-Karls-University of Heidelberg, Mannheim, Germany

Jonathan B. Kahn, MD Department of Ophthalmology, NYU Langone Health, New York, NY, USA

Eugene Yu-Chuan Kang, MD Department of Ophthalmology, Chang Gung Memorial Hospital, Linkuo Medical Center, Kuei Shan, Taoyuan, Taiwan, China

Shoji Kishi, MD Department of Ophthalmology, Gunma University School of Medicine, Gunma University Hospital, Maebashi, Gunma, Japan

Ecosse L. Lamoureux, MSc, PhD Singapore Eye Research Institute, Singapore National Eye Centre, Singapore, Singapore
Essilor Centre for Innovation and Technologies AMERA, Singapore, Singapore
Duke-NUS Medical School, Singapore, Singapore
National University of Singapore, Singapore, Singapore

Carla Lanca, PhD Singapore Eye Research Institute, Singapore, Singapore

Gerardo Ledesma-Gil, MD Vitreous Retina Macula Consultants of New York, New York, NY , USA

Jeffrey M. Liebmann, MD Bernard and Shirlee Brown Glaucoma Research Laboratory, Edward S. Harkness Eye Institute, Columbia University Irving Medical Center, New York, NY, USA

Ryan Eyn Kidd Man, BSc (Hons), PhD Singapore Eye Research Institute, Singapore National Eye Centre, Singapore, Singapore
Duke-NUS Medical School, Singapore, Singapore

Seang Mei Saw, MPH, MBBS, PhD Singapore Eye Research Institute, Singapore National Eye Centre, Singapore, Singapore
National University of Singapore, Singapore, Singapore
Singapore Eye Research Institute, Singapore, Singapore
Saw Swee Hock School of Public Health, National University of Singapore, Singapore, Singapore
Duke-NUS Medical School, Singapore, Singapore

Ian G. Morgan, PhD Research School of Biology, Australian National University, Canberra, ACT, Australia

Muka Moriyama, MD, PhD Department of Ophthalmology and Visual Science, Tokyo Medical and Dental University, Tokyo, Japan

Sarah Mrejen, MD 15-20 Ophthalmologic National Hospital, Paris, France

Kyoko Ohno-Matsui, MD, PhD Department of Ophthalmology and Visual Science, Tokyo Medical and Dental University, Bunkyo-Ku, Tokyo, Japan
Department of Ophthalmology and Visual Science, Tokyo Medical and Dental University Graduate School of Medical and Dental Sciences, Bunkyo-Ku, Tokyo, Japan

Chen-Wei Pan, MD, PhD School of Public Health, Medical College of Soochow University, Suzhou, China

Songhomitra Panda-Jonas, MD Department of Ophthalmology, Medical Faculty Mannheim of the Ruprecht-Karls-University of Heidelberg, Mannheim, Germany
Institute of Clinical and Scientific Ophthalmology and Acupuncture Jonas & Panda, Heidelberg, Germany

Alia Rashid, MBChB L.F Montogomery Laboratory, Department of Ophthalmology, Emory University School of Medicine, Atlanta, GA, USA

Robert Ritch, MD Einhorn Clinical Research Center, New York Eye and Ear Infirmary of Mount Sinai, New York, NY, USA

Kathryn A. Rose, PhD School of Orthoptics, Graduate School of Health, University of Technology Sydney, Ultimo, NSW, Australia

Kosei Shinohara, MD, PhD Department of Ophthalmology and Visual Science, Tokyo Medical and Dental University, Tokyo, Japan

Richard F. Spaide, MD Vitreous, Retina, Macula Consultants of New York, New York, NY, USA

Jody A. Summers, PhD Department of Cell Biology, Oklahoma Center of Neuroscience, University of Oklahoma Health Science Center, Oklahoma City, OK, USA

Ramin Tadayoni, MD, PhD Department of Ophthalmology, Université de Paris, AP-HP, Hôpital Lariboisière, Hôpital Fondation Adolphe de Rothschild, Paris, France

Hiroyuki Takahashi, MD Department of Ophthalmology and Visual Science, Tokyo Medical and Dental University Graduate School of Medical and Dental Sciences, Bunkyo-Ku, Tokyo, Japan

Jun Takeuchi, MD, PhD Department of Ophthalmology, Nagoya University Hospital, Nagoya, Aichi, Japan

Hiroko Terasaki, MD, PhD Department of Ophthalmology, Nagoya University Hospital, Nagoya, Aichi, Japan

Nan-Kai Wang, MD, PhD Department of Ophthalmology, Chang Gung Memorial Hospital, Linkuo Medical Center, Kuei Shan, Taoyuan, Taiwan, China
Department of Ophthalmology, Edward S. Harkness Eye Institute, Columbia University, New York, NY, USA

C. P. Wilkinson, MD Department of Ophthalmology, Greater Baltimore Medical Center, Baltimore, MD, USA
Department of Ophthalmology, Johns Hopkins University, Baltimore, MD, USA

Tien-Yin Wong, MD, PhD Singapore Eye Research Institute, Singapore, Singapore Duke-NUS Medical School, Singapore, Singapore

Yee Ling Wong, BSc (Hons), PhD Singapore Eye Research Institute, Singapore National Eye Centre, Singapore, Singapore
Essilor Centre for Innovation and Technologies AMERA, Singapore, Singapore

Chee Wai Wong, MBBS, PhD Singapore Eye Research Institute, Singapore National Eye Centre, Singapore, Singapore
Duke-NUS Medical School, Singapore, Singapore
Singapore National Eye Centre, Singapore, Singapore
Yong Loo Lin School of Medicine, National University of Singapore, Singapore, Singapore

Lawrence A. Yannuzzi LuEsther T. Mertz Retinal Research, Columbia University School of Medicine, New York, NY , USA

Tsuranu Yokoyama, MD, PhD Department of Pediatric Ophthamology, Osaka City General Hospital Children's Medical Center, Miyakojima-ku, Osaka, Japan

Daryle Jason G. Yu, MD Singapore Eye Research Institute, Singapore, Singapore

Qingjiong Zhang, MD, PhD State Key Laboratory of Ophthalmology, Zhongshan Ophthalmic Center, Sun Yat-sen University, Guangzhou, China

献　词

仅以本书献给我的家人，张（Chang）、特德（Ted）、克里斯（Chris）和埃米莉（Emily），以及这些年所有教过我的老师。

理查德·F. 斯帕德（Richard F. Spaide）

感谢我的导师所敬（Takashi Tokoro）教授，我的家人诚治（Seiji）和京香（Kyoka）。

大野京子（Kyoko Ohno-Matsui）

感谢我的妻子、儿女和孙子孙女。

劳伦斯·A. 亚努兹（Lawrence A. Yannuzzi）

译者序

近视是全球范围内最常见的眼部疾病，近视人口已占全球人口的23%以上。我国更是近视的高发国家，人群近视总患病率居高不下。近视低龄化、重度化日益严重，已成为一个关系国家和民族未来的大问题。习近平总书记高度重视青少年视力健康问题，要求全社会都要行动起来，共同呵护好孩子的眼睛，让他们拥有一个光明的未来。

随着近视人群的不断增长，病理性近视发病率也快速上升。病理性近视是一种与近视相关的过度眼轴增长疾病，可导致眼球后段结构变化，包括后巩膜葡萄肿、近视性黄斑病变和高度近视相关性视神经病变等，且可终身进展，使最佳矫正视力下降。术语“病理性近视”常与“高度近视”混淆。高度近视定义为高度的近视性屈光不正，而病理性近视的特征是在眼底后极部存在典型的近视病变。病理性近视的发病机制尚不完全清楚，过去认为遗传因素是最主要的致病原因，但随着研究的深入，目前普遍认为是遗传和环境等多个因素相互作用的结果。因此，对于病理性近视患者的防控原则不同于单纯性近视人群，后者往往成年后近视趋于稳定，进展缓慢，无须过多干预；而前者则需要持续关注，防控措施须持续终身。病理性近视目前已经成为重要的致盲性眼病，造成严重的社会负担，而社会各界对其了解和关注都十分有限。病理性近视作为近视防控中的重点和难点，应当高度重视。

鉴于以上原因，当前急需一本全面且权威的关于近视及其病理改变的诊疗专著，为我国近视防控和病理性近视研究提供参考和指导。我们在广泛查阅文献资料和书籍时，发现了《病理性近视》（*Pathologic Myopia*）（第2版）。该书的三位主编分别是理查德·F. 斯帕德（Richard F. Spaide，美国纽约玻璃体、视网膜、黄斑病咨询中心专家）、大野京子（Kyoko Ohno-Matsui，东京医科齿科大学眼科与视觉科学系教授）和劳伦斯·A. 亚努兹（Lawrence A. Yannuzzi，美国哥伦比亚大学医学院临床眼科专家）。他们在近视领域有着很深的造诣和杰出的研究成果，他们和多位国际在该领域具有领先地位的专家一起编撰了本书。本书介绍了病理性近视的眼部疾病基础知识和临床交叉学科方面的新认识，内容涵盖了流行病学、遗传学、分子生物学基础、临床表现及可能的治疗方法，并讨论了成像技术和各种治疗方法的新发展，如激光光凝、光动力疗法、玻璃体药物治疗注射和手术等。本书配有高质量的彩色图像，对于眼科医生，包括视光、青光眼、白内障及玻璃体视网膜等专业方向的医生，以及眼科科研人员来说，都是一本不可多得的临床参考指南，可帮助他们更深入理解病理性近视的发病机制，并探索新的防治手段。

我们翻译了这本经典著作，并希望分享给国内眼科同道。在整个翻译过程中，国内多位眼科领域专家倾注了大量心血，译文忠于原著，文辞流畅，通顺易懂。相信这本译作会成为我国广大眼科临床医生、医学生、科研人员的必备书籍之一。

解正高

原著序一

为了满足眼科治疗及护理的需要，1985 年我基于当时学科知识的积累，写了一本关于眼科疾病临床和科学研究的著作。它包括近视眼屈光状态的历史和意义，疾病的患病率，影响视力预后的相关病理和临床因素，遗传和环境因素，以及光学方面的研究。当时，临床医生几乎没有什么有用的辅助检查为他们提供有意义的诊疗决策依据，所能采用的只有检眼镜检查和一些有限的成像手段，包括眼底照相、超声检查和荧光素血管造影。1990 年代以来，我将职业生涯的大部分时间投入病理性近视的研究。那时我意识到这种眼病在全球范围的影响力，尤其是它的患病率和对视觉的严重影响。

如今，包括高速眼底自发荧光、双眼循环的血管造影、光学相干断层扫描和三维磁共振成像（MRI）在内的多模态成像，有助于将病理性近视的基础科学知识应用于临床。我非常高兴在我有生之年见证了这些进展，这些进展为解开该病的许多诊疗之谜带来了巨大的希望。直至今日，病理性近视仍然是近视的关键问题。特别是随着近视患病率和人群预期寿命的增加，病理性近视在眼保健的临床重要性和影响日益凸显。

应该注意的是，病理性近视可以发生在从新生儿到老年人的生命各个阶段。先天性发育异常，如眼组织残缺、早产儿视网膜病变、屈光参差和弱视，以及成年近视患者的宿敌，即后巩膜葡萄肿及其临床意义和后果同样值得重视。我希望本书能让大家更好地认识后巩膜葡萄肿在病理性近视中的重要意义，以及密切监测该病影响视力预后的所有临床特征。

几年前，我邀请了我最聪明勤奋好学的学生之一来修改我的文章。他答应了，因为他也是我的好朋友，用他的话来说，我是他的主要导师之一。我很高兴他（劳伦斯・A. 亚努兹）遵守了他的承诺，他还与另外两位主编合作，他说他们比他更了解病理性近视。这三位主编招募了编者，并将他们在病理性近视方面的综合知识和经验总结到最新文本和图谱中。这些编者是临床科学家的精英代表，他们是该领域的佼佼者。每个人都将其职业生涯的大部分时间用于研究这种疾病的某些方面。他们都是真正的专家，对这种疾病有百科全书式的了解，并且对未来研究有准确的预见，从而为其未来治疗手段提供关键驱动力。我相信他们的共同努力将得到临床医生、科研人员、眼科专家、视网膜专科医生、医学生和患者的感谢，在我看来，这是病理性近视领域的杰作，读者定会有所收获。

布赖恩・J. 柯廷（Brian J. Curtin）
于美国纽约

原著序二

关于近视的专著一直备受期待。1985 年，柯廷（Curtin）教授出版了《近视学》(*The Myopias*）一书。书中柯廷教授引用了大量关于近视的文献，详细描述了近视从基础知识到临床管理的细节。在很长一段时间里,《近视学》一直是唯一一本专门研究近视的著作，是许多研究人员的“圣经”。然而，近视的研究最近取得了突出的进展，距离《近视学》首次出版已超过 30 年，这本书需要修订完善了。

近视一般分为单纯性近视和病理性近视。单纯性近视是一种正常范围内的屈光不正，通过适当的光学矫正可以获得良好的视力。相比之下，病理性近视患者可出现矫正视力下降。近年来，近视的发病率在全球范围内不断上升，病理性近视是目前各国主要的致盲原因之一。一般来说，病理性近视进展缓慢，但患者有时也会出现急性视力丧失。治疗病理性近视引起的并发症是必要的，而对自然病程的预测和预防性管理也必不可少。近年来，随着临床检查和实验技术的不断进步，病理性近视的一些基本病理机制得到了解释，这为病理性近视的预防和治疗提供了新的思路。

目前的检查包括眼轴长度的光学测量、吲哚菁绿血管造影、眼前后节的光学相干断层扫描（OCT)、自适应光学进行眼底成像、三维磁共振成像（3D MRI）分析眼球形态。利用这些新方法，对病理性近视的眼形态特征有了新的认识，对近视眼底病变有了新的发现。

近视发生与遗传和环境因素有关，遗传因素对病理性近视的影响被认为更为重要。因此，目前的研究正积极开展对病理性近视的基因分析。形觉剥夺或光学透镜诱导的实验性近视眼动物模型也为深入研究近视的发病机制奠定了基础。

预防近视进展的干预措施包括渐进性多焦眼镜、减少周边离焦的玻璃镜片或接触镜，以及角膜塑形镜。我们仍需要长期研究数据来证实这些治疗是否能有效遏制病理性近视的进展。

近视性脉络膜新生血管是导致病理性近视患者视力下降的主要原因，目前抗血管内皮生长因子（VEGF）药物至少在一定程度上可以治疗近视性脉络膜新生血管。青光眼和近视性视神经病变是病理性近视的常见问题，目前仍采用滴眼液降眼压的治疗方法，但这并不是根本的治疗方法。因此，针对病理性近视的特征如眼轴长度的增加和葡萄肿的形成的治疗方法已经被纳入研究。

近年来，随着近视研究的不断深入，近视的预防和治疗受到越来越多的关注。

在这种情况下，斯帕德（Spaide）博士、大野（Ohno-Matsui）博士、亚努兹（Yannuzzi）博士编写的《病理性近视》(第 2 版）的出版非常及时。书中，第一部分为近视的基础知识，包括定义、流行病学、遗传学和动物模型；第二部分是对人眼形状的分析；第三部分涵盖病理性近视的病理和可能的治疗；最后一部分提到了预防近视进展的治疗策略。与三位主编一起，各个领域的专家也为本书的出版做出了贡献。我相信本书将成为许多研究近视的学者和临床医生的必备参考书。

最后，我非常期待本书成为未来病理性近视研究的基石。

所敬（Takashi Tokoro）

于日本东京

原著前言

近视是全球范围内导致严重视力丧失的主要原因，它超越了性别、年龄和种族界限，患病率高，但我们对其了解仍不充分，相关研究也有待加强。此外，近视的发病率在世界范围内尤其在东亚国家和地区呈上升趋势。据估计，仅中国就有4亿近视患者。在这些国家和地区，高度近视的人口比例也在增加。美国高度近视患病率为1%～2%，非裔美国人高度近视患病率较低，而白种人较高。日本有5%～6%的人口患有高度近视。在新加坡，15%的新兵患有高度近视。中国台湾高达38%的大学生患有高度近视。东亚国家和地区近视患病率随着社会从农业社会向现代高科技社会的转变而变化，这表明除了环境因素，遗传和表观遗传因素可能在易感性中发挥作用。世界上似乎没有任何地方会减弱对社会经济进步的需求，因此导致近视发展的环境因素不太可能改变。也就是说，除非我们能够理解近视发展的确切机制，否则无法有效控制近视。

近视是仅次于白内障的世界第二大致盲原因。随着世界各地现代医疗的不断进步，白内障似乎是一个可以克服的问题。相较于白内障，近视带来了许多挑战，因为它影响着与眼功能相关的每一个重要解剖结构。我们对于这些结构发生病变的时间和严重程度知之甚少，关于其病理生理学的信息更少。在近视发展过程中，发生的内在联系转变使得这些变化难以被研究。科学研究通常以还原论为目标，我们试图找出清晰的问题和假设，通过实验进行评估。在近视中，任何变化都与许多混杂因素变化相关。例如，近视患者的眼轴延长与脉络膜变薄乃至萎缩、视网膜拉伸、正常玻璃体视网膜界面相互作用的扭曲、眼局部形状改变，以及视神经承受的各种潜在压力相关，因此对任何一位患者，明确其视觉功能受到影响的原因都十分具有挑战性。在高度近视患者人群中，确定这些因素及其相互作用更加困难。没有一种简单的方法来排除混杂因素，而且人类近视中出现的许多病变也缺乏合适的动物模型。

通过全世界眼科医生和科学家的努力，我们对近视及其病理的认识取得了进展，并研究出了有效的治疗方法。从巩膜形态发生、视神经生物力学等基础科学研究，到新型成像技术的临床应用，再到研发靶向抑制促新生血管生长因子的生物制剂，高度近视相关的论文数量呈指数增长。这些论文的范围、复杂性和专业知识都是惊人的，但随着时间的流逝，信息的海量和复杂性使信息变得越来越难以吸收。由于近视引起的问题既复杂又相互关联，解决方法可能是需要搭建由知识渊博的研究人员组成的协同网络。本书聚焦于病理性近视，旨在总结我们对病理性近视的理解现状，包括病理性近视几乎每个方面的实验和临床进展：流行病学、遗传学、分子生物学基础、临床表现和可能的治疗方法。显然，没有一个研究者有能力在所有这些临床学科领域都出类拔萃。因此，我们集结了一批病理性近视研究领域的精英，他们都是各自研究方向的权威人士。我们研读了大量眼科文献，以总结归纳其他人的贡献，并与我们自己的调查、知识、经验和观点相结合。

在世界范围内，临床医生和研究人员正在广泛的学科范围内进行近视的临床调查和科学研究，在多个领域内测试有意义的治疗方法，以推进我们对该病的管理。希望本书的文本和插图有助于描述该病的自然病程，识别潜在的危险因素，加深我们对该病病理生理学的理解，并强调对当前可治疗症状的管理。我们认识到我们走过的道路还不够远，我们迄今取得的进展还不够。希望本书也能启发眼保健领域，从普通读者到专业研究者，在未来投入时间和精力来了解其发病机制和研究新的防治方法。

理查德・F. 斯帕德（Richard F. Spaide）于美国纽约
大野京子（Kyoko Ohno-Matsui）于日本东京
劳伦斯・A. 亚努兹（Lawrence A. Yannuzzi）于美国纽约

目　录

第一部分　近视的历史回顾及病理性近视相关基础

第二部分　病理性近视发展过程中的眼部变化

第三部分 病理性近视的后遗症及其治疗方法

第四部分 病理性近视的治疗

第一部分

近视的历史回顾及病理性近视相关基础

1 近视的历史回顾

Eugene Yu-Chuan Kang, Nan-Kai Wang

“近视（myopia）”一词源自新拉丁语，在希腊文中的原词为“mŭopia”[μυωπία，源自 myein“to shut”+ ops（gen. opos）“eye”]，意思是要眯着或闭上眼。其描述的是在未矫正近视的情况下，患者为了获得清晰的远距离视力时的典型面部表情。在眼镜出现之前，眯着眼睑使眼裂呈水平狭缝状是获得更清晰的远距离视力的唯一实用方法。在古代，近视者需依赖其他正常视力的人才能在争战中获得战利品和保护。在史前时代，这种依赖关系更大。随着文明的到来，农业手工艺品以及文字的出现，近视者在社会上逐渐找到了更有价值的定位。随着知识和技能在人类文化中变得越来越重要，近视者的地位也在不断提升。

为了回溯眼科文献中有关病理性近视的历史，我们首先需要考虑的是关于近视认知的演变，这种认知演变是基于大量细致调查的巨大进步。然而，在这个问题上，多样复杂的方案、结果和结论令人困惑。主观倡导性而非调查性的倾向影响了早期文献。至今，近视仍然是导致视力残疾和失明的主要原因之一，是世界范围内主要复杂问题之一。部分关于近视研究的历史性里程碑见表 1.1。

1.1 检眼镜出现前的近视研究史

检眼镜出现前的近视研究始于对光线、光学和解剖学的研究。关于近视研究史有很多文献综述[1-6]。Aristotle（公元前 384—前 321）被认为是第一个认真思考近视问题的人（图 1.1）。他描述了远视（long sight）和近视（short sight）之间的区别，并指出近视者倾向于眨眼和用小字体书写。Galen（138—201，图 1.2）的观点主导了早期医学。Galen 认为眼部屈光取决于眼液（动物灵魂）的成分和数量，他是第一个使用“近视（myopia）”这个术语的人[7]。从 Aristotle 时代起，人们就相信眼本身是视觉光线的来源，这一观点最终被 Alhazin（1100 年）[8] 推翻。光学矫正近视的发展非常缓慢，尽管 Nero 被认为曾通过一颗双凹面红宝石观看了角斗士的战斗，但矫正眼镜直到 13 世纪末才出现，近视患者不得不又过了几个世纪才使用上凹透镜。

在那个时代，人们对光线折射和成像知之甚少。Porta（1558—1593）认为图像落在晶状体的前表面；而同时代的 Maurolycus（1575 年）认为晶状体参与了图像的聚焦，近视时晶状体更凸出，远视时更平坦[9]。他没有提到视网膜，但他认为聚焦平面是在视神经上。更令人困惑的是在眼中如何获得直立图像的问题，早期研究者认为这对于正常视力是必不可少的。Kepler 迈出了重要的一步（图 1.3），由于他的数学背景，他似乎更适合研究这个问题。1604 年，Kepler 演示了眼的成像，以及角膜和晶状体所起的作用。他将倒置的图像放置在视网膜上，并阐述了凸透镜和凹透镜对该系统的作用[10]。之后不久，Kepler 注意到平行光线落在近视眼的视网膜前[11]。Kepler 进一步将这种在远近都能看清楚的能力归因于眼形状的变化。他接着提出了近视眼的近距离工作假说，指出童年时期的学习和精细工作会使眼迅速习惯于视近物体[11]。随着年龄的增长，这种自适应机制产生了一个永久、有限的远点，使得远处的物体看不清楚，这一理论至今仍在使用[9]。

Newton（1704 年）提出了远视的概念，即由平行光线汇聚在视网膜后面导致的一种状况，并为接受眼轴长度作为屈光的唯一决定因素奠定了基础。Plempius（1632 年）[9] 提供了眼轴长度延长的解剖学证据，Boerhaave（1708 年）证实了这种延长，并报告了近视的另一个原因：折射表面凸度增加[12]。

表 1.1 近视研究进程

年份	人物	贡献
公元前 384 — 前 321	Aristotle	近视和远视的区别
138 — 201	Galen	第一次使用术语“近视（myopia）” 认为眼屈光取决于眼液的成分和数量
1604	Johannes Kepler	认为视觉部位是视网膜，而不是晶状体 证明凹透镜矫正近视，凸透镜矫正远视
1801	Antonio Scarpa	首次对后巩膜葡萄肿进行解剖学描述，但未发现与近视的联系
1813	James Ware	注意到受过教育的人往往近视
1854	Von Graefe	首次提出近视与眼轴长度之间的关系
1856	Carl Ferdinand Ritter von Arlt	首次把后巩膜葡萄肿与近视屈光联系起来
1861	Eduard Jäger von Jaxtthal	首次描述并说明了近视弧形斑和视神经周围蛛网膜下腔扩大
1862	Carl Friedrich Richard Förster	首次描述了视网膜色素上皮下脉络膜新生血管，即 Forster 斑
1887	Adolf Eugen Fick	首次使用术语“接触镜”，并设计了玻璃接触镜
1901	Ernst Fuchs	发现近视眼黄斑中央区的黑色斑点，即 Fuchs 斑
1902	Maximilian Salzmann	最先描述了 Bruch 膜的缺损，后来被称为漆裂纹
1913	Adolf Steiger	近视屈光取决于角膜屈光力和眼轴长度
1938	Rushton R.H.	用 X 线测量眼轴长度
1965	Gernet H.	用超声波测量眼轴长度
1970	Brian J. Curtin 和 David B. Karlin	发现眼轴延长与脉络膜视网膜萎缩之间的关系，首次使用术语“漆裂纹”
1977	Brian J. Curtin	提出后巩膜葡萄肿的分类
1988	Takashi Tokoro	提出病理性近视后极部脉络膜视网膜萎缩分类，定义了病理性近视
1996	Brancato R. 等	开展病理性近视的吲哚菁绿血管造影（ICGA）
1999	Morito Takano 和 Shoji Kishi	首次使用光学相干断层扫描（OCT）显示后巩膜葡萄肿患眼的中央凹视网膜劈裂
2001	维替泊芬光动力治疗研究组	用光动力疗法治疗近视性脉络膜新生血管（CNV）
2002	Baba T. 等	首次使用 OCT 描述了近视性 CNV 的不同阶段
2005	Nguyen Q.D. 等	用贝伐珠单抗治疗近视性 CNV
2008	Spaide R.F. 等	脉络膜成像的增强深部成像 OCT
2012	Ohno-Matsui K. 等	用 3D 磁共振成像（MRI）显示巩膜形态来观察近视性视网膜脉络膜病变与 OCT 显示的病理性近视眼脉络膜内空腔之间的关系
2013	Ohno-Matsui K.	基于 MRI 和眼底照片的后巩膜葡萄肿分类
2018	Panda-Jonas 等	提出由 Bruch 膜的产生引起近视化的假说

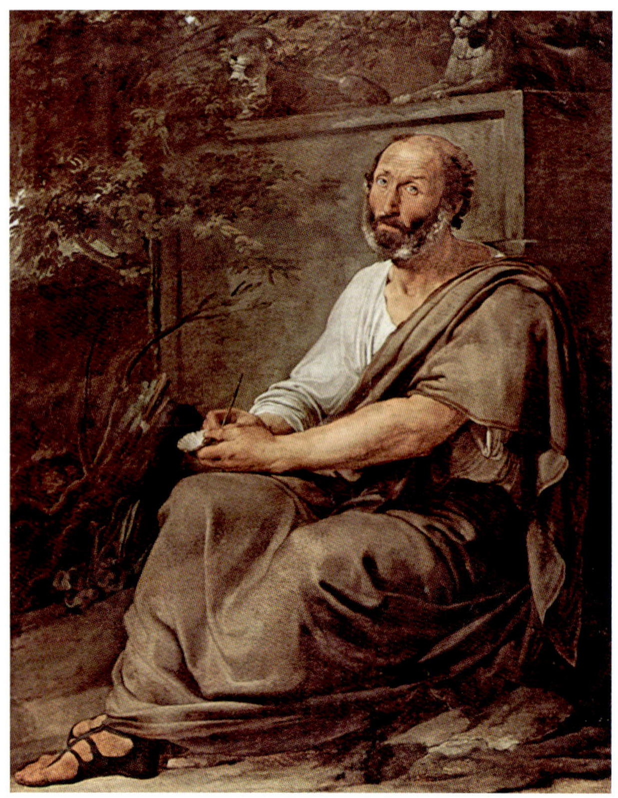

图 1.1 Aristotle 的肖像画，由 Francesco Hayez（1791—1882）绘

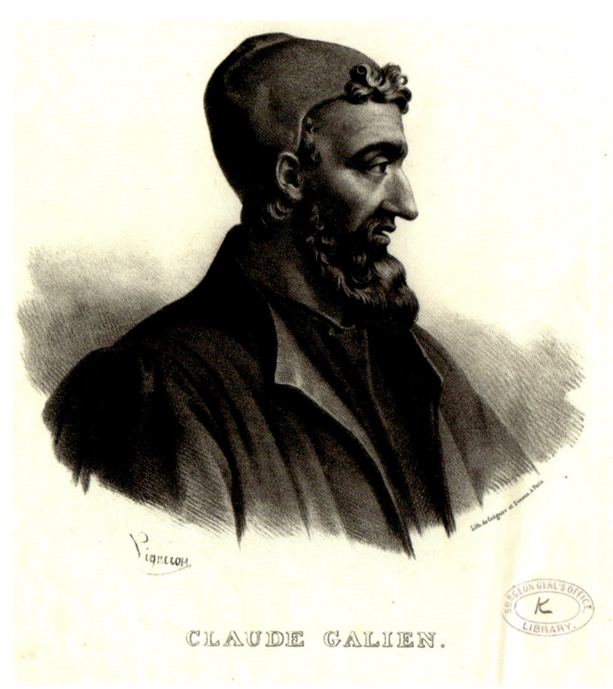

图 1.2 Galen 的肖像画，由 Pierre Roche Vigneron 绘（美国国家医学图书馆提供）

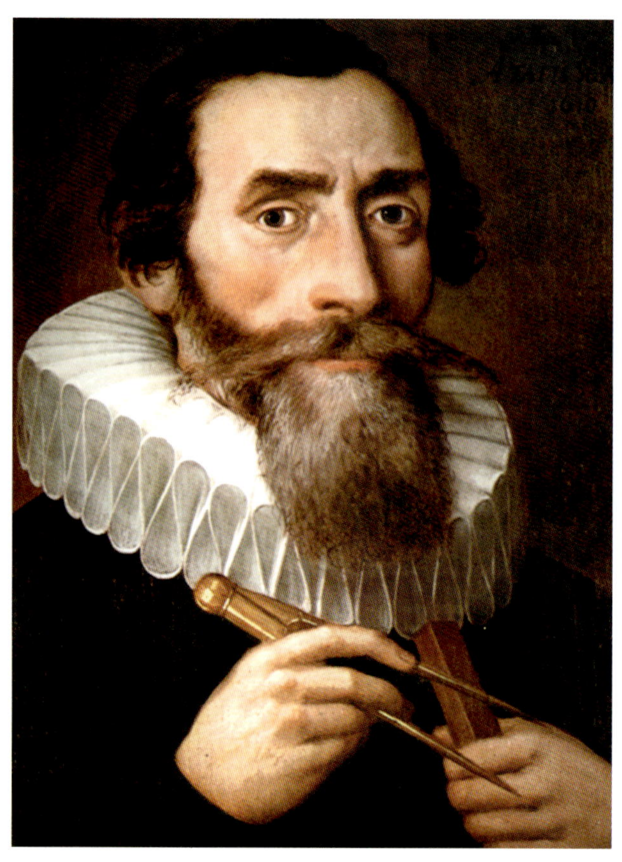

图 1.3 1610 年 Johannes Kepler 的肖像画，绘画者不详

在缺乏必要的仪器来测量角膜和晶状体变量的情况下，有一些研究证实了眼轴长度的可变性。这些研究者包括 Morgagani（1761 年）[9]、Guerin（1769 年）[9]、Gendron（1770 年）[5] 和 Pichter（1790 年）[5]。Scarpa（图 1.4a）于 1801 年首次在解剖学上描述了两位女性患者的后巩膜葡萄肿（图 1.4b）[13]。他创造了一个希腊语单词“staphylos”，字面意思是“一串葡萄”。值得注意的是，Scarpa 描述了后巩膜葡萄肿，但没有将其与近视联系起来。Von Ammon（1832 年）指出，后巩膜葡萄肿是由于后极部扩张，并不罕见。然而，他也没有将后巩膜葡萄肿与近视联系起来[14]。

1.2 检眼镜出现后的近视研究史

检眼镜出现（1851 年）后的近视研究始于观察视神经、黄斑和脉络膜视网膜的变化。Von Graefe（1854 年）首次提出近视与眼轴长度之间的关联，他通过检眼镜和解剖学相结合的方式对眼轴长度分别为 29 mm 和 30.5 mm 的两眼进行研究[15]。然而，

a

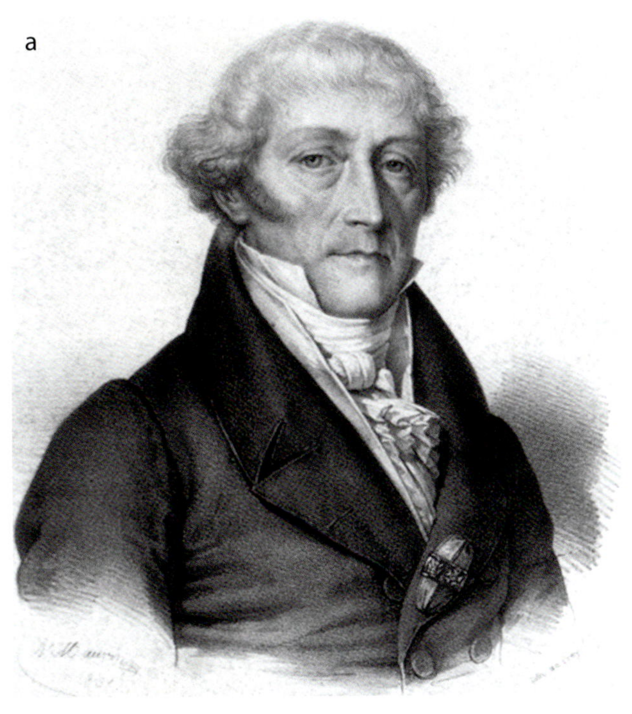

b

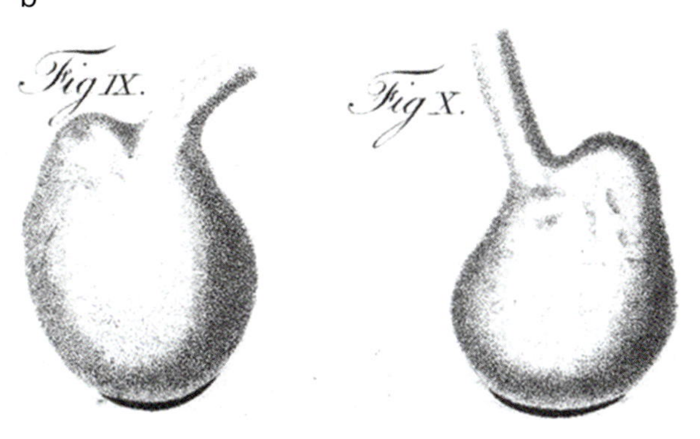

图 1.4 （a）Antonio Scarpa 的肖像画；（b）Antonio Scarpa 在文章中最早对后巩膜葡萄肿进行的描述[13]

是 Arlt（1856 年）（图 1.5）的解剖学研究才使科学界相信近视与眼轴延长有直接联系，这种延长损害了后极部的结构[16]。在 Arlt 将葡萄肿与近视屈光联系起来之后[16]，人们对病理性近视的临床表现进行了研究。

1861 年，Jaxtthal（图 1.6）首次描述和说明了近视弧形斑和视神经周围蛛网膜下腔扩大[17]。他发现，在近视弧的范围内脉络膜毛细血管有时会缺失，并且在广泛的后巩膜葡萄肿中，近视弧上方的脉络膜呈现玻璃膜样外观，有非常细致的条纹，内含一些血管[17]。1862 年，Carl Friedrich Richard Förster（图 1.7a）首次观察到视网膜色素上皮（RPE）下脉络膜新生血管（CNV）（图 1.7b）[18]，这就是 Forster 斑。后来在 1901 年，Ernst Fuchs（图 1.8a）发现近视眼黄斑中央区的黑色斑点[19]（图 1.8b）[20]，随即被称为 Fuchs 斑。该斑的典型病理改变是逐渐扩大至视盘直径大小或更大，颜色变浅，其周边形成萎缩区。Fuchs 认为脉络膜结构并未破坏，而是转化为硬结或由硬结组织所覆盖。患者初始症状为突然的视觉障碍，表现为视物变形或眼前暗点，随着时间的推移，症状变得更加明显。从解剖学上看，高度增殖的色素上皮上覆盖着一层凝胶状的非细胞渗出物（纤维斑块），与视网膜黏附，但病因不明[12]。Henry Wilson 于 1868 年描述了脉络膜上皮细胞萎缩[21]。1902 年，Salzmann（图 1.9a）发现视盘周围存在呈裂隙状或树枝状缺损分布的玻璃膜萎缩区（图 1.9b~d）[22, 23]。玻璃膜也被称为 Bruch 膜（Bruch's membrane）。Salzmann 觉得这些缺损似乎是纯粹的机械牵拉造成的。后来，Curtin 和 Kerlin 用“漆裂纹”一词来描述这种损害，这种损害通常发生在高度近视眼后极部，呈典型的淡黄色或白色线纹，这是由眼球的进行性延长造成的。Salzmann 认为，近视眼脉络膜的萎缩性变化伴随着炎症反应，而驱动此变化的主要过程是脉络膜基质的牵拉所致[24]。

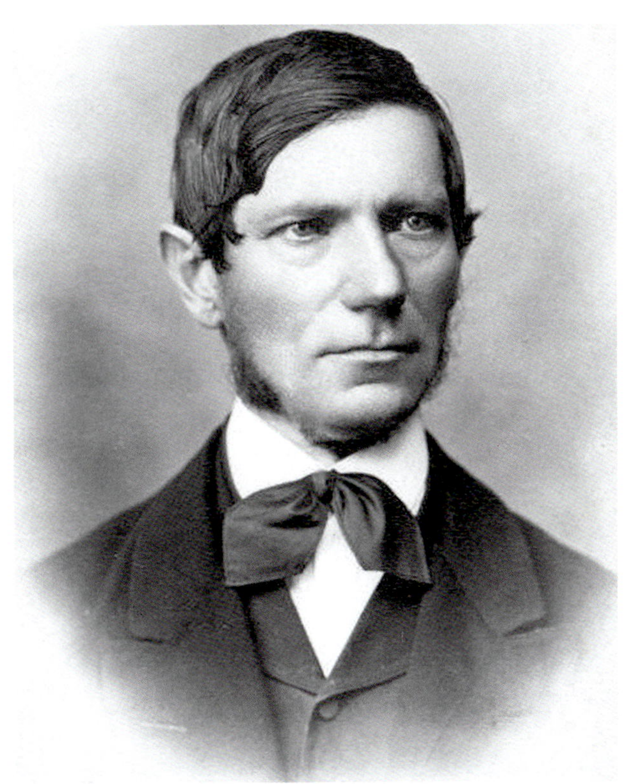

图 1.5 Carl Ferdinand Ritter von Arlt 的肖像画，由 Fritz Luckhardt 绘制。Carl Ferdinand Ritter von Arlt 的解剖学研究使科学界确信，近视与眼轴延长有密切关系，而眼轴延长是导致后巩膜葡萄肿的原因

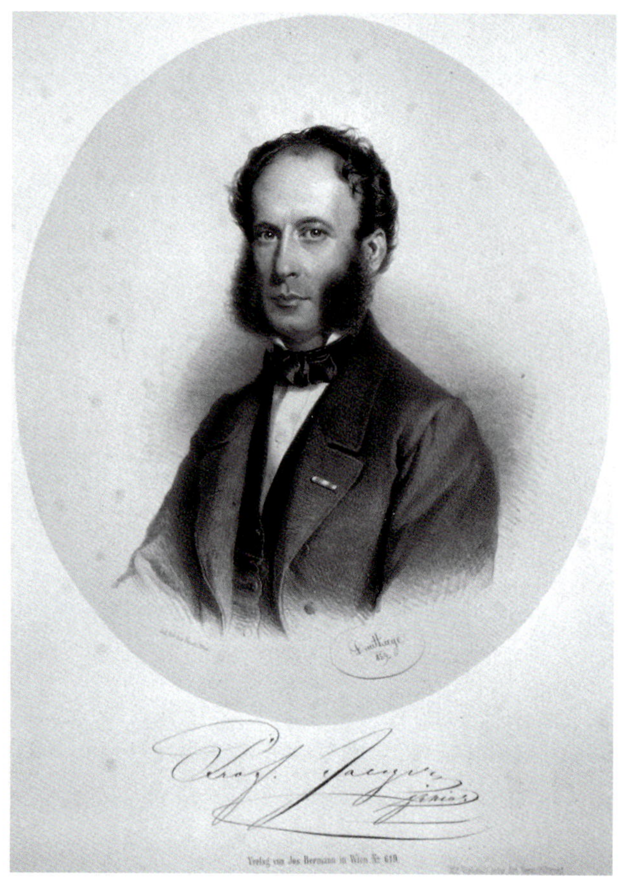

图 1.6 Eduard Jäger von Jaxtthal 的肖像画，由 Adolf Dauthage 于 1859 年创作

a

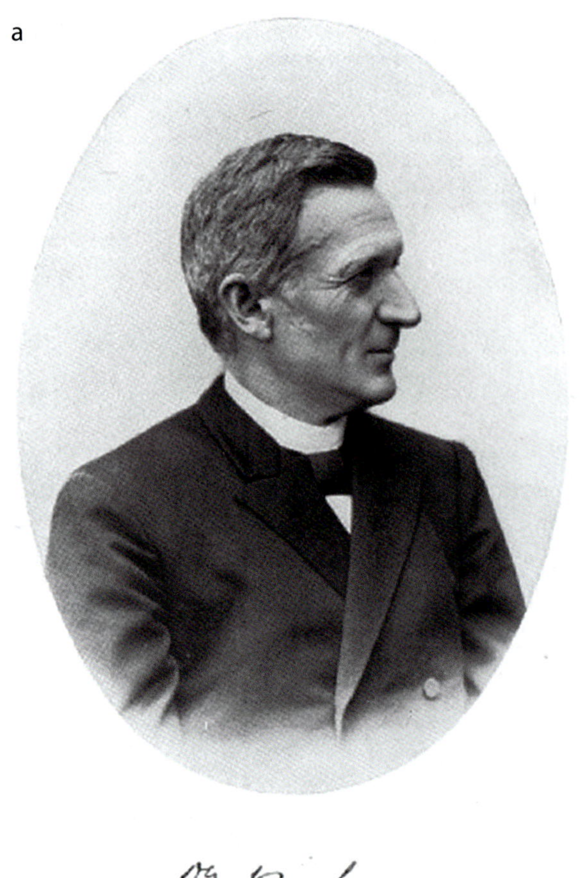

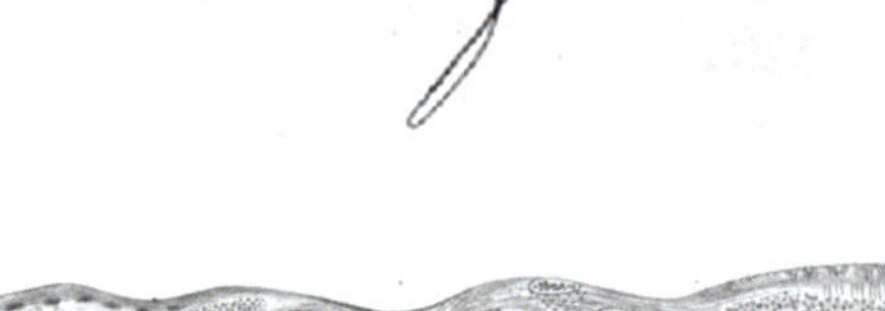

b

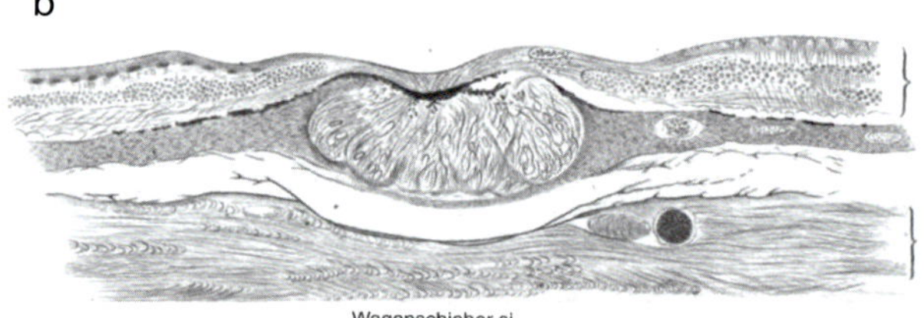

图 1.7 （a）Carl Friedrich Richard Förster 的肖像画（经丹麦皇家图书馆、丹麦国家图书馆和哥本哈根大学图书馆许可转载）。（b）近视眼的视网膜、脉络膜和巩膜的横切面，显示脉络膜基质中有一环状包涵物，侵犯脉络膜的前层

1.3 现代近视研究史上的里程碑

现代近视研究历史里程碑包括个体光学因素对近视发展影响的探索性研究、眼轴测量（X 线和超声波），以及角膜接触镜技术的发展。

眼科学界一直致力在寻找眼轴长度增加的原因。Donders 认识到眼轴长度并不是屈光的唯一决定因素[1]。Schanbe 和 Herrnheiser（1895 年）研究 35 只正视眼发现其眼轴长度从 22.25 mm 到 26.24 mm 不等，提出正视状态是由眼轴长度和总屈光力协同作用的结果[25]。Ludwig Hein（1899 年）认为近视归因于眼球的延长[8]。Steiger（1913 年）在一项关于儿童角膜屈光力的大样本统计研究中发现眼轴长度并不是屈光状态的唯一决定因素。他的生物数学研究规模大（5000 名儿童），但研究方法存在一定程度上的错误，因为他假设晶状体屈光力是一个恒定常量，并基于此从总屈光力中计算眼轴长度。早在 1575 年，Maurolycus[5] 就提出晶状体屈光力的可变性。而且在 Donders[1] 时代之前，晶状体厚度、折射率和位置的变化可能会导致近视的观点就已经被提出。此外，Von Reuss（1887—1890）、Awerbach（1900 年）和 Zeeman（1911 年）等研究发现即使在小样本研究中，实际的晶状体屈光力测量也表现出明显的差异[7]。Steiger 的角膜测量给出了从 39 D 到 48 D 的高斯曲线[26]。他发现正视眼的角膜屈光力并无特定值。他进一步利用所测得的角膜屈光力和正视眼中计算出的眼轴长度（21.5~25.5 mm）绘

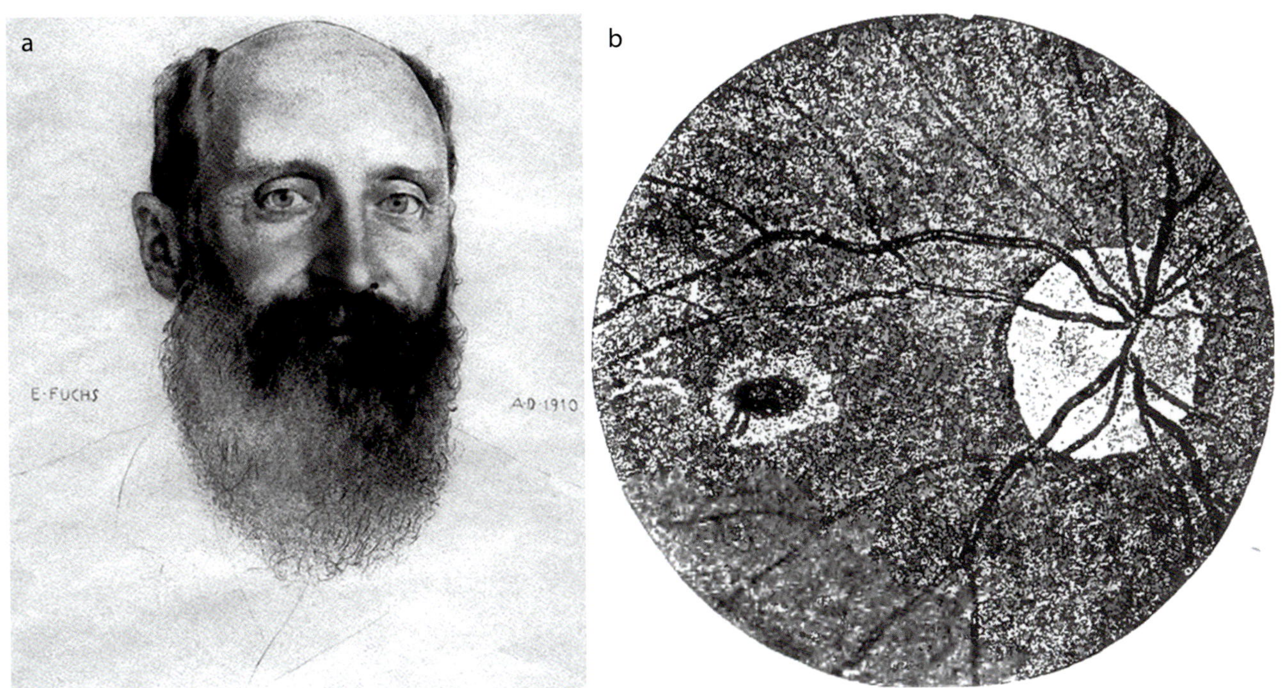

图 1.8 （a）Ernst Fuchs 的肖像画。由 Emil Orlik 于 1910 年创作（经奥地利维也纳医科大学许可转载）。（b）Fuchs 斑的早期图片，被 Ernst Fuchs 博士描述为“近视眼黄斑中央区的黑色斑点”

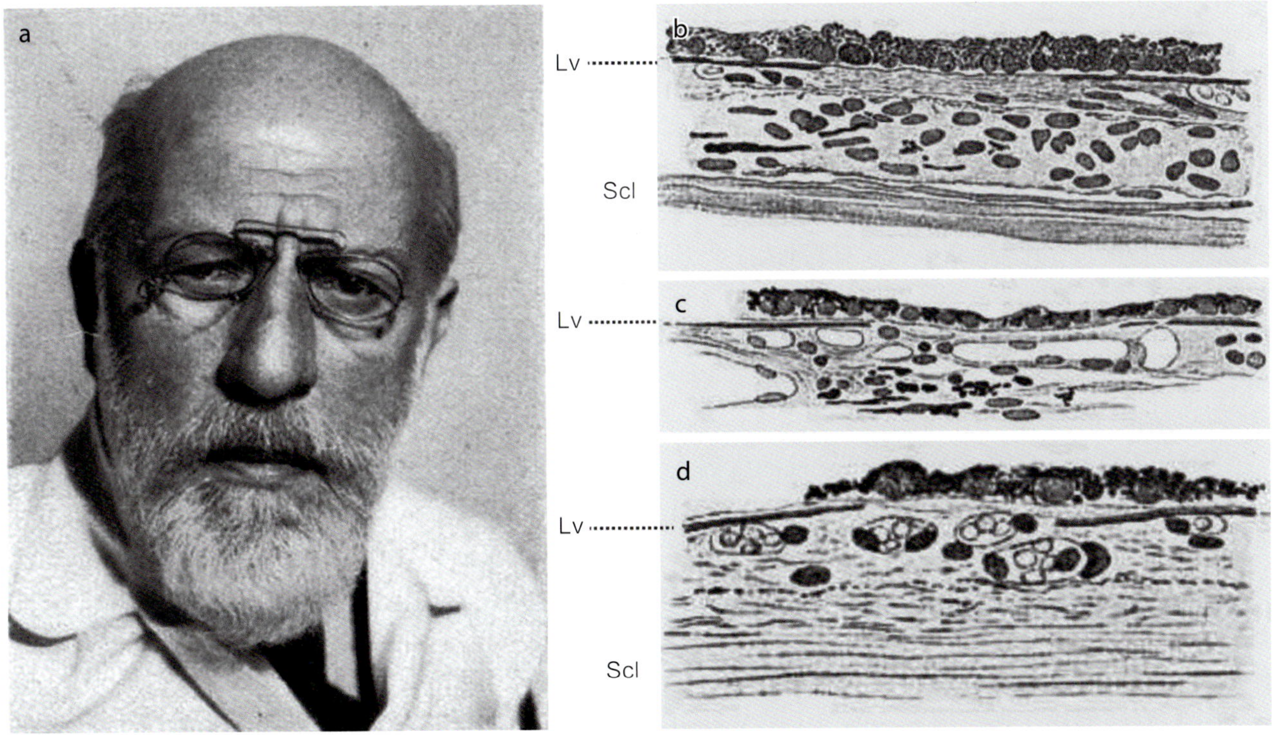

图 1.9 （a）Maximilian Salzmann 博士的照片（经丹麦皇家图书馆、丹麦国家图书馆和哥本哈根大学图书馆许可转载）。（b）Bruch 膜断裂，其上覆盖色素上皮细胞。（c）色素上皮细胞变化。（d）基底膜断裂，覆盖有色素上皮和透明膜。Lv 玻璃膜（Bruch 膜），Scl 巩膜

制了由 +7 D 到 -7 D 的分布曲线。Steiger 认为以角膜屈光力和眼轴长度为因变量和自变量时，正视和屈光不正符合正态分布曲线。Tscherning（1854—1939）在研究病理性近视发展中的光学作用方面，做出了重要贡献[27]。此外，他还发表了一篇关于丹麦人近视发病率的论文[28]。Schnabel、Fuchs、Siegrest 和 Elschnig 等对近视眼的组织病理学研究也有重要贡献，特别是在病理性近视的视神经变化方面[9]。这些概念为近视研究提供了新的研究方向。

Tron（1934—1935）随后对 275 只眼进行了研究，并在研究中谨慎地避免了 Steiger 研究的缺陷[29, 30]。在他的研究中，眼轴是唯一没有直接测量的光学要素，而是由总屈光力、角膜屈光力、晶状体屈光力和前房深度计算得出的。Tron 证实了正视眼眼轴长度变化范围较广（22.4~27.3 mm），并推断只有在屈光力超过 +4 D 和 -6 D 时，眼轴长度才是屈光力的决定性因素[29]。他得到了除眼轴长度外所有屈光要素的基本二项式曲线。屈光力超过 -6D，眼轴长度曲线也趋于呈正态分布[7]。Stenstrom（1946 年）[31]利用 X 线技术［Rushton（1938 年）[32]对此技术发展做出了贡献］直接测量了眼轴长度。Stenstrom 研究了 1000 只右眼，并证实了 Tron 的研究成果。两项生物统计学研究都发现了角膜屈光力、前房深度、晶状体屈光力和总屈光力基本呈正态分布。两者都显示眼轴长度在二项式曲线上达到峰值（过高），以及眼球向眼轴长度增加的方向延伸（偏斜度）[29, 31]。Stenstrom 指出，屈光力分布曲线与眼轴长度分布曲线基本相同，具有正视时呈正态分布和近视时偏态分布的特征[5]。

Scheer 和 Betsch（1928—1929）[7]曾注意到人群屈光力曲线的偏差，他们认为视盘周围近视弧是导致偏移的主要原因。剔除这些样本后便可以得到一个对称分布的屈光力分布曲线。在对这些数据进行分析时，有人指出校正后的曲线仍然持续存在峰值过高。Stenstrom 的屈光力曲线[7]也显示峰值过高。这种中心峰值归因于两个因素：第一个是 Wibaut（1928 年）[5]和 Berg（1931 年）[5]假设的正视范围内的分量相关性影响；第二个是眼轴长度分布对屈光力曲线的直接影响[7]。Sorsby（1957 年）[9]后来再次证实了 Tron 和 Stenstrom 的结果，并进一步探索了不同屈光力下各种光学元件间的相关性变化。Berg[5]在一定程度上做到了这一点。Sorsby 和他的同事在对 341 只眼的研究中注意到，屈光力分布曲线中的正视化效应是角膜屈光力和眼轴长度存在相关性的结果。当屈光力 ≥ +4 D 时，二者间相关性则被打破。他们的研究还表明，晶状体屈光力和前房深度都不是有效的正视化因素[2]。在 1956 年 Mundt 和 Hughes[33]开创眼科超声检查的先河之后，Gernet（1965 年）[34]再次提出使用超声波测量眼轴长度。

1887 年，Adolf Eugen Fick 在《眼科学档案》（*Archiv für Augenheilkunde*）上发表了一份原创性论文，题为“Eine Contactbrille”（一种角膜接触镜）。这篇文章开启了接触镜的发展。他在 1888 年发表相关论文，并命名“接触镜”这个术语[35]。Fick 设计了玻璃接触镜用于矫正近视和不规则散光，使用的是由耶拿的 Abbe 专门打磨的镜片[36]。早期的接触镜设计有很多，但首次可实现泪膜循环的接触镜是由 Tuohy 在 1948 年制造的，这种镜片是由塑料制成的。

1.4 近期近视研究史上的里程碑

近年来，在病理性近视研究领域取得了诸多成果，其中以 Brian J. Curtin 博士[7]（图 1.10）1985 年出版的关于近视的综合性教科书《近视学：基础科学和临床管理》（*The Myopias: Basic Science and Clinical Management*）在眼保健领域的影响最为深远。该著作提供了大量证据证实病理性近视是全世界范围内严重视力丧失的重要原因，特别在某些种族人群中。这本教科书提升了学界对病理性近视重要性的认识，促使更多临床科学家参与病理性近视相关的胚胎学、流行病学、分子生物学、遗传学和临床等研究中。Curtin 有许多科学贡献，这里简要描述一部分。1970 年，Curtin 和 Karlin 首次使用“漆裂纹”并描述了眼轴延长与脉络膜视网膜萎缩的相关性[37]。1975 年 Klein 和 Curtin 发现了无脉络膜新生血管（CNV）的漆裂纹会导致视网膜下出血[38]。1977 年，Curtin 创建了后巩膜葡萄肿的分类。他的教科书强调了后巩膜葡萄肿的重要性，指出这是与严重视力下降相关的临床表现[39]。此外，Curtin 还讲解了视神经病变是近视眼视力改变的重要原因，并描述了导致近视患者视力严重下降的高风险眼部并发症，如视网膜脱离、早期白内障、青光眼和一系列黄斑病变等眼部改变[1]。

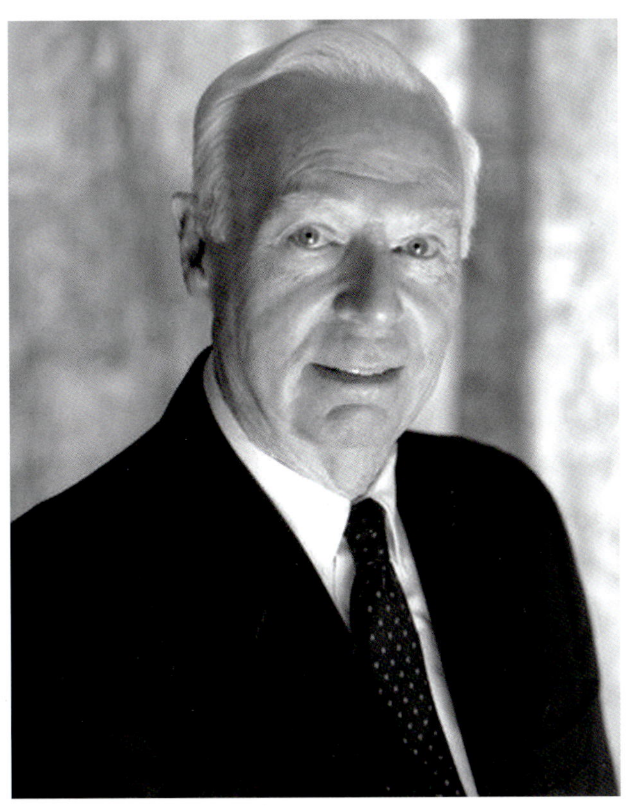

图 1.10 Brian J. Curtin 博士的照片

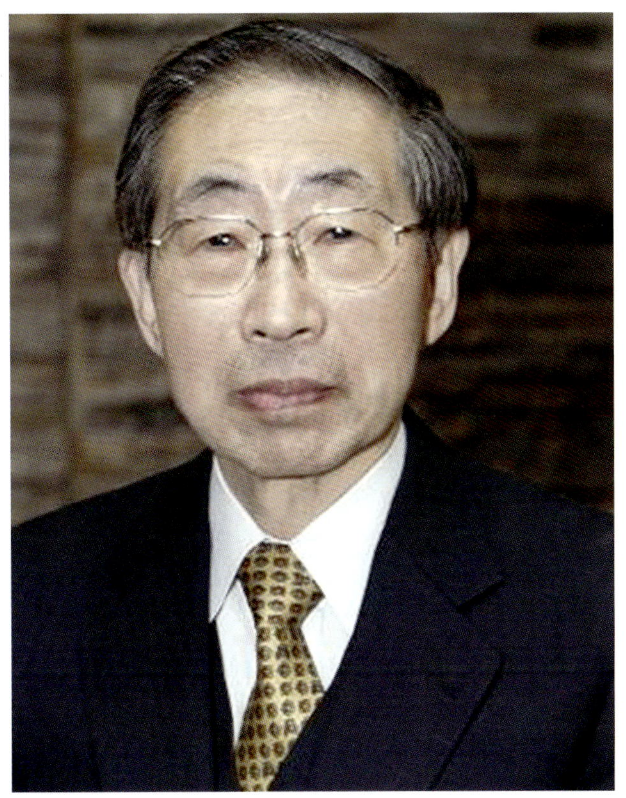

图 1.11 Tokoro Takashi 博士的照片

另一位先驱者是 Tokoro（图 1.11），下面将简述他的相关成就。Tokoro 发现了高度近视眼轴增长和脉络膜视网膜萎缩的机制[40]。1988 年，Tokoro 定义了病理性近视[41]，并被多篇近视相关研究引用。随后，Tokoro 将病理性近视的后极部脉络膜视网膜萎缩分类为豹纹状眼底、弥漫性脉络膜视网膜萎缩、局灶性萎缩和小范围黄斑出血[42]。

最近的其他一些近视研究均得益于先进技术和新的治疗方法。虽然荧光素血管造影（FA）是诊断近视性脉络膜新生血管（CNV）的主要方法，但吲哚菁绿血管造影（ICGA）在并发大面积出血时可以更好地识别 CNV。ICGA 对漆裂纹的识别也比 FA 更好[43, 44]。光学相干断层扫描（OCT）是一种功能强大的实时成像方式。自问世以来，已经被用来了解多种眼病的眼部结构改变。1999 年，Takano 和 Kishi 报道了患有后巩膜葡萄肿的严重近视患者可并发中央凹视网膜劈裂和视网膜脱离[45]。3 年后，Baba 等首次使用 OCT 观察了近视性 CNV 在各发展阶段的特征性表现[46]。此外还有其他利用 OCT 的研究，Spaide 发明了增强深部成像 OCT（EDI-OCT）来获得脉络膜的图像[47]，发现高度近视患者的脉络膜更薄[48]。脉络膜过度变薄最终导致脉络膜视网膜萎缩。Ohno-Matsui 和 Moriyama 使用高分辨率 3D 磁共振成像和超广角眼底照相，进一步了解了病理性近视眼和后巩膜葡萄肿的形态[49–51]。随着扫频 OCT（SS-OCT）的出现，近视者眼部结构变化得到了更为清晰的研究。Ohno-Matsui 等用 SS-OCT 描述脉络膜内空腔[52]。最近，Ohno-Matsui 和她的团队通过超广角 SS-OCT，发现高度近视眼的后巩膜葡萄肿和近视性黄斑视网膜劈裂的位置存在空间相关性[53]。2017 年，Jonas 等假设眼轴伸长是由赤道后区域 Bruch 膜变化引起的，这在近视发展中起着重要作用[54]。近视性 CNV 可能导致视力丧失，目前已有多种治疗方法，如热激光光凝[55]和光动力疗法（PDT）[56]。2005 年，Nguyen 等报道贝伐珠单抗治疗病理性近视继发 CNV 的有效性。此后，眼科医生开始使用抗血管内皮生长因子治疗近视性 CNV。更多关于近视患者诊断和治疗的详细内容，请参阅后续章节。

致谢 关于近视研究史的早期记载是基于 Brian J. Curtin 博士的工作。在他完全同意的情况下，将更新内容纳入本章。

参考文献

[1] Donders FC. On the anomalies of accommodation and refraction of the eye. London: The New Sydenham Society; 1864.
[2] Sorby A, Benjamin B, Davey J, Sheridan M, Tauner J. Emmetropia and its aberrations. MRC special report series no 293. London: HMSO; 1957.
[3] Alphen GWHMV. On emmetropia and ametropia. Basel, New York: S. Karger; 1961.
[4] Blach RK. The nature of degenerative myopia: a clinico-pathological study. Master thesis. University of Cambridge; 1964.
[5] Duke-Elder S. In: Duke-Elder S, editor. System of ophthalmology, vol. 1–15. St. Louis: Mosby; 1970.
[6] Roberts J, Slaby D. Refraction status of youths 12–17 years, United States. Vital Health Stat. 1974;11(148):1–55.
[7] Curtin BJ. The myopias: basic science and clinical management. Philadelphia: Harper & Row; 1985.
[8] Wood CA. The American encyclopedia and dictionary of ophthalmology, vol. 11. Chicago: Cleveland Press; 1917.
[9] Albert DM, Edwards DD. The history of ophthalmology. Cambridge, MA: Blackwell Science; 1996.
[10] Kepler J. Ad Vitellionem Paralipomena (A Sequel to Witelo). C. Marnius & Heirs of J. Aubrius: Frankfurt; 1604.
[11] Kepler J. Dioptrice. Augsburg; 1611.
[12] Wood CA. The American encyclopedia and dictionary of ophthalmology, vol. 10. Chicago: Cleveland Press; 1917.
[13] Scarpa A. Saggio di osservazioni e d'esperienze sulle principali malattie degli occhi. Pavia: Presso Baldessare Comino; 1801.
[14] Ammon FAV. Histologie des Hydrophthalmus und des Staphyloma scleroticae posticum et laterale. Zeitschrift für die Ophthalmologie. 1832;2:247–56.
[15] Graefe AV. Zwei Sektionsbefunde bei Sclerotico-chorioiditis posterior und Bemerkungen uber diese Krankheit. Arch Ophthalmol. 1854;1(1):390.
[16] Arlt FV. Die Krankheiten des Auges. Prag Credner & Kleinbub; 1856.
[17] Jaeger E. Ueber die Einstellungen des dioptrischen Apparates Im Menschlichen Auge. Kais. Kön. Hof- und Staatsdruckerei; 1861.
[18] Förster R. Ophthalmologische Beiträge. Berlin: Enslin; 1862.
[19] Fuchs E. Der centrale schwarze Fleck bei Myopie. Zeitschrift für Augenheilkunde. 1901;5:171–8.
[20] Fuchs E. Text-book of ophthalmology. 5th ed. Philadelphia & London: Lippincott; 1917.
[21] Wilson H. Lectures on the theory and practice of the ophthalmoscope. Dublin: Fannin & Co.; 1868.
[22] Salzmann M. The choroidal changes in high myopia. Arch Ophthalmol. 1902;31:41–2.
[23] Salzmann M. Die Atrophie der Aderhaut im kurzsichtigen Auge. Albrecht von Graefes Archiv fur Ophthalmologie. 1902;54:384.
[24] Sym WG. Ophthalmic review: a record of ophthalmic science, vol. 21. London: Sherratt and Hughes; 1902.
[25] Schnabel I, Herrnheiser I. Ueber Staphyloma Posticum, Conus und Myopie. Fischer's Medicinische Buchhandlung; 1895.
[26] Steiger A. Die Entstehung der sphärischen Refraktionen des menschlichen Auges. Berlin: Karger; 1913.
[27] Tscherning MHE. Physiologic optics: dioptrics of the eye, functions of the retina, ocular movements and binocular vision. Philadelphia: The Keystone Publishing Co.; 1920.
[28] Norn M, Jensen OA. Marius Tscherning (1854–1939): his life and work in optical physiology. Acta Ophthalmol Scand. 2004;82(5):501–8.
[29] Tron E. Uber die optischen Grundlagen der Ametropie. Albrecht Von Graefes Arch Ophthalmol. 1934;132:182–223.
[30] Tron E. Ein Beitrag zur Frage der optischen Grundlagen der Anisound Isometropie. Albrecht Von Graefes Arch Ophthalmol. 1935;133:211–30.
[31] Stenstrom SLHV. Untersuchungen über die Variation und Kovariation der optischen Elemente des menschlichen Auges. Uppsala: Appelbergs Boktr; 1946.
[32] Rushton RH. The clinical measurement of the axial length of the living eye. Trans Ophthalmol Soc UK. 1938;58:136–42.
[33] Mundt GH, W. Ultrasonics in ocular diagnosis. Am J Ophthalmol. 1956;41:488–98.
[34] Gernet H. Biometrie des Auges mit Ultraschall. Klin Monatsbl Augenheilkd. 1965;146:863–74.
[35] The "Kontaktbrille" of Adolf Eugen Fick; 1887.
[36] Dor H. On contact lenses. Ophthal Rev. 1893;12(135):21–3.
[37] Curtin BJ, Karlin DB. Axial length measurements and fundus changes of the myopic eye. I. The posterior fundus. Trans Am Ophthalmol Soc. 1970;68:312–34.
[38] Klein RM, Curtin BJ. Lacquer crack lesions in pathologic myopia. Am J Ophthalmol. 1975;79(3):386–92.
[39] Curtin BJ. The posterior staphyloma of pathologic myopia. Trans Am Ophthalmol Soc. 1977;75:67–86.
[40] Tokoro T. Mechanism of axial elongation and chorioretinal atrophy in high myopia. Nippon Ganka Gakkai Zasshi. 1994;98(12):1213–37.
[41] Tokoro T. On the definition of pathologic myopia in group studies. Acta Ophthalmol Suppl. 1988;185:107–8.
[42] Tokoro T. Atlas of posterior fundus changes in pathologic myopia. 1st ed. Tokyo: Springer-Verlag; 1998. p. 5–22.
[43] Brancato R, Trabucchi G, Introini U, Avanza P, Pece A. Indocyanine green angiography (ICGA) in pathological myopia. Eur J Ophthalmol. 1996;6(1):39–43.
[44] Ohno-Matsui K, Morishima N, Ito M, Tokoro T. Indocyanine green angiographic findings of lacquer cracks in pathologic myopia. Jpn J Ophthalmol. 1998;42(4):293–9.
[45] Takano M, Kishi S. Foveal retinoschisis and retinal detachment in severely myopic eyes with posterior staphyloma. Am J Ophthalmol. 1999;128(4):472–6.
[46] Baba T, Ohno-Matsui K, Yoshida T, Yasuzumi K, Futagami S, Tokoro T, Mochizuki M. Optical coherence tomography of choroidal neovascularization in high myopia. Acta Ophthalmol Scand. 2002;80(1):82–7.
[47] Charbel Issa P, Finger RP, Holz FG, Scholl HP. Multimodal imaging including spectral domain OCT and confocal near infrared reflectance for characterization of outer retinal pathology in pseudoxanthoma elasticum. Invest Ophthalmol Vis Sci. 2009;50(12):5913–8.
[48] Fujiwara T, Imamura Y, Margolis R, Slakter JS,

Spaide RF. Enhanced depth imaging optical coherence tomography of the choroid in highly myopic eyes. Am J Ophthalmol. 2009;148(3):445–50.

[49] Ohno-Matsui K, Akiba M, Modegi T, Tomita M, Ishibashi T, Tokoro T, Moriyama M. Association between shape of sclera and myopic retinochoroidal lesions in patients with pathologic myopia. Invest Ophthalmol Vis Sci. 2012;53(10):6046–61.

[50] Moriyama M, Ohno-Matsui K, Modegi T, Kondo J, Takahashi Y, Tomita M, Tokoro T, Morita I. Quantitative analyses of high-resolution 3D MR images of highly myopic eyes to determine their shapes. Invest Ophthalmol Vis Sci. 2012;53(8):4510–8.

[51] Ohno-Matsui K. Proposed classification of posterior staphylomas based on analyses of eye shape by three-dimensional magnetic resonance imaging and wide-field fundus imaging. Ophthalmology. 2014;121(9):1798–809.

[52] Ohno-Matsui K, Akiba M, Moriyama M, Ishibashi T, Hirakata A, Tokoro T. Intrachoroidal cavitation in macular area of eyes with pathologic myopia. Am J Ophthalmol. 2012;154(2):382–93.

[53] Shinohara K, Tanaka N, Jonas JB, Shimada N, Moriyama M, Yoshida T, Ohno-Matsui K. Ultrawide-field OCT to investigate relationships between myopic macular retinoschisis and posterior staphyloma. Ophthalmology. 2018;125(10):1575–86.

[54] Jonas JB, Ohno-Matsui K, Jiang WJ, Panda-Jonas S. Bruch membrane and the mechanism of myopization: a new theory. Retina (Philadelphia, PA). 2017;37(8):1428–40.

[55] Secretan M, Kuhn D, Soubrane G, Coscas G. Long-term visual outcome of choroidal neovascularization in pathologic myopia: natural history and laser treatment. Eur J Ophthalmol. 1997;7(4):307–16.

[56] Verteporfin in Photodynamic Therapy Study Group. Photodynamic therapy of subfoveal choroidal neovascularization in pathologic myopia with verteporfin. 1-year results of a randomized clinical trial–VIP report no. 1. Ophthalmology. 2001;108(5):841–52.

2 病理性近视的定义

Kyoko Ohno-Matsui

近视是世界范围内重大的公共卫生问题[1-3]。预估到2050年将有47.58亿人患有近视，约占世界人口的一半（49.8%），其中高度近视9.38亿人，占世界人口的9.8%[4]。

虽然大多数近视患者通过光学矫正屈光不正后，可以获得良好的视力，但病理性近视（pathologic myopia, PM）是个例外。PM的发展会导致不同类型的眼底病变，称为近视性黄斑病变，这可能会导致中心视力显著下降[5, 6]。事实上，病理性近视黄斑病变是全世界，尤其是东亚国家和地区致盲的主要原因[7-11]。

近视和病理性近视的定义一直没有标准化，病理性近视也经常与高度近视相混淆。然而这两者是截然不同的。高度近视定义为较高的近视度数，而病理性近视定义为近视伴眼球后极部存在病理性损害者。Duke-Elder将病理性近视定义为“一种伴有眼球退行性改变，尤其是眼球后极部改变的一类近视。”[12]

近视的定义是，当眼调节放松时，平行光进入眼球后成像到视网膜前[13]。这种屈光状态取决于眼轴长度，眼轴长度不成比例增加会导致近视，称为轴性近视；或者眼球屈光力不成比例增加也会导致近视，称为屈光性近视。世界卫生组织（WHO）的报告将近视定义为“任何一只眼的等效球镜度数≤-0.50 D即是近视”[3]。

近视分为低度近视、中度近视和高度近视。在不同的研究中临界值并不完全一致。WHO的报告将高度近视定义为“任何一只眼的等效球镜度数≤-5.00 D”[3]。最近，Flitcroft代表国际近视研究所（IMI）提出了一套定义和分类近视的标准[13]。低度近视定义为≤ -0.50 D和>-6.00 D的屈光不正，高度近视定义为≤-6.00 D的屈光不正[13]。日本近视学会提出了介于低度近视和高度近视之间的中度近视的分类（http://www.myopiasociety.jp/member/guideline/index.html）。该学会将低度近视定义为屈光不正在≤-0.50 D和>-3.00 D之间，中度近视定义为≤-3.00 D和>-6.00 D之间，高度近视定义为≤-6.00 D。表2.1是对不同度数近视与PM分类的修正总结。

如上所述，当近视眼在眼球后极部出现特征性损害时，即可诊断PM。有些近视性黄斑病变会比脉络膜萎缩更严重（相当于META-PM分类中的2类[5]）和（或）存在后巩膜葡萄肿[14]。近视屈光不正和眼轴长度的分界值不应被设定为病理性近视的诊断标准，因为据报道眼轴长度正常的眼球也会出现后巩膜葡萄肿（图2.1）[15]，甚至在眼轴长度小于26.5 mm的眼球中也是如此[16]。这表明PM的发生与眼轴长度无关。

表2.1 各类近视的定义

名称	定义
近视	当眼调节放松时，等效球镜度数≤-0.50 D
低度近视	当眼调节放松时，等效球镜度数≤-0.50 D和>-3.00 D
中度近视	当眼调节放松时，等效球镜度数≤-3.00 D和>-6.00 D
高度近视	当眼调节放松时，等效球镜度数≤-6.00 D
病理性近视	伴有特征性近视眼底改变（出现弥漫性脉络膜萎缩或后巩膜葡萄肿，甚至更严重的黄斑病变）

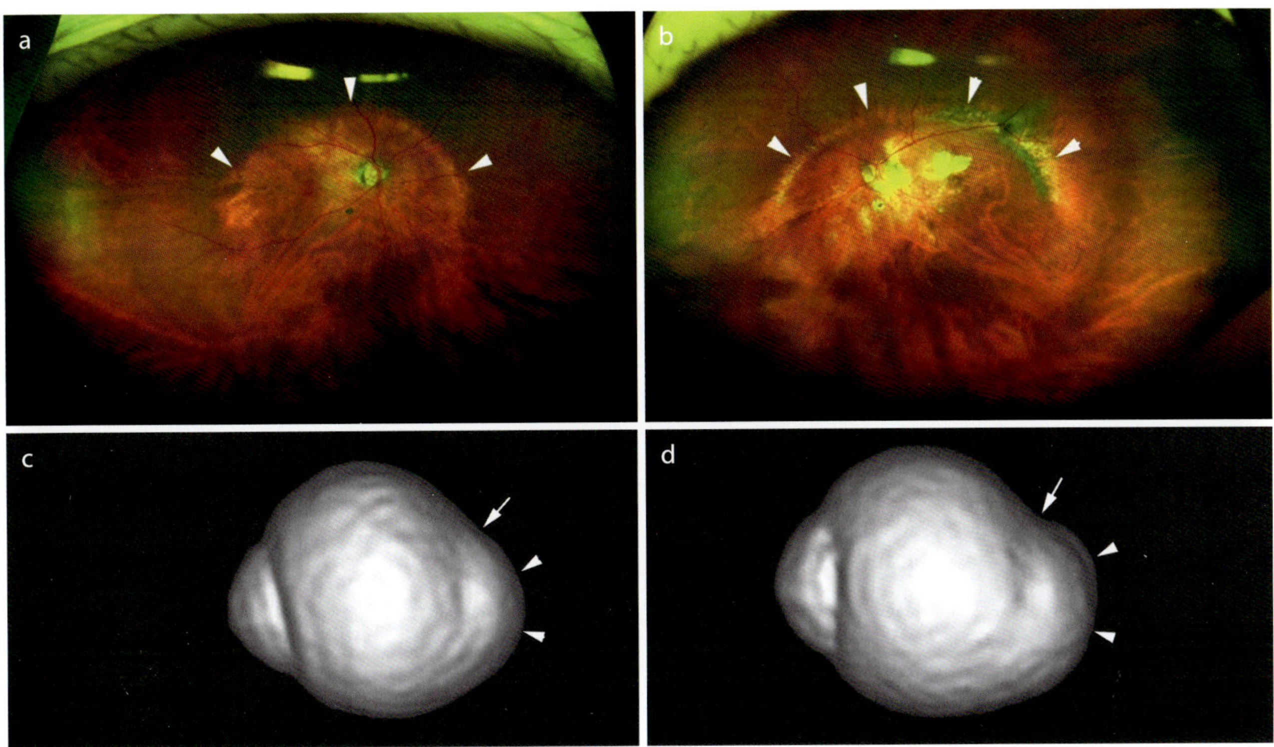

图 2.1 单眼高度近视的三维磁共振成像（3D MRI）（经许可修改和引用[15]）。眼轴长度右眼为 24 mm，左眼为 28 mm。（a、b）超广角眼底照相显示眼底上方边缘部的葡萄肿（箭头）。（c、d）在 3D MRI 图像上鼻侧，双眼都可以看到葡萄肿引起的后极部突出（箭头），右眼（c）的程度较轻。上方还有一个缺口（c、d，箭）

参考文献

[1] Morgan IG, Ohno-Matsui K, Saw SM. Myopia. Lancet. 2012;379(9827):1739–48.

[2] Resnikoff S, Jonas JB, Friedman D, et al. Myopia – a 21st century public health issue. Invest Ophthalmol Vis Sci. 2019;60(3):Mi–Mii.

[3] Institute WHO-BHV. The impact of myopia. The impact of myopia and high myopia report of the joint World Health Organization – Brien Holden Vision Institute Globa Scientific Meeting on Myopia. Available at: https://www.visionuk.org.uk/download/WHO_ Report_Myopia_2016.pdf.2016.

[4] Holden BA, Fricke TR, Wilson DA, et al. Global prevalence of myopia and high myopia and temporal trends from 2000 through 2050. Ophthalmology. 2016;123(5):1036–42.

[5] Ohno-Matsui K, Kawasaki R, Jonas JB, et al. International photographic classification and grading system for myopic maculopathy. Am J Ophthalmol. 2015;159(5):877–83.

[6] Fang Y, Yokoi T, Nagaoka N, et al. Progression of myopic maculopathy during 18-year follow-up. Ophthalmology. 2018;125(6):863–77.

[7] Iwase A, Araie M, Tomidokoro A, et al. Prevalence and causes of low vision and blindness in a Japanese adult population: the Tajimi Study. Ophthalmology. 2006;113(8):1354–62.

[8] Xu L, Wang Y, Li Y, et al. Causes of blindness and visual impairment in urban and rural areas in Beijing: the Beijing Eye Study. Ophthalmology. 2006;113(7):1134 e1–11.

[9] Buch H, Vinding T, La Cour M, et al. Prevalence and causes of visual impairment and blindness among 9980 Scandinavian adults: the Copenhagen City Eye Study. Ophthalmology. 2004;111(1):53–61.

[10] Cotter SA, Varma R, Ying-Lai M, et al. Causes of low vision and blindness in adult Latinos: the Los Angeles Latino Eye Study. Ophthalmology. 2006;113(9):1574–82.

[11] Varma R, Kim JS, Burkemper BS, et al. Prevalence and causes of visual impairment and blindness in Chinese American adults: the Chinese American Eye Study. JAMA Ophthalmol. 2016;134(7):785–93.

[12] Duke-Elder S, editor. Pathological refractive errors. St. Louis: Mosby; 1970.

[13] Flitcroft DI, He M, Jonas JB, et al. IMI – defining and classifying myopia: a proposed set of standards for clinical and epidemiologic studies. Invest Ophthalmol Vis Sci. 2019;60(3): M20–30.

[14] Ohno-Matsui K, Lai TYY, Cheung CMG, Lai CC. Updates of pathologic myopia. Prog Retin Eye Res. 2016;52(5): 156–87.

[15] Moriyama M, Ohno-Matsui K, Hayashi K, et al. Topographical analyses of shape of eyes with pathologic myopia by high-resolution three dimensional magnetic resonance imaging. Ophthalmology. 2011;118(8):1626–37.

[16] Wang NK, Wu YM, Wang JP, et al. Clinical characteristics of posterior staphylomas in myopic eyes with axial length shorter than 26.5 mm. Am J Ophthalmol. 2016;162:180–90.

3 近视、高度近视和病理性近视的流行病学

Carla Lanca, Chen-Wei Pan, Seang Mei Saw, Tien-Yin Wong

3.1 引言

近视［等效球镜度数（spherical equivalent, SE）<-0.5 D］是一个重要的全球公共卫生问题，近几十年来全世界近视患病率迅速增加[1-4]。据估计，全球有 1.53 亿 5 岁以上人群因未矫正的近视和其他屈光不正而视力受损，其中有 800 万人已致盲[5]。仅在美国，近视对个人和社会造成的经济损失估计每年为 2.5 亿美元[6]。然而，由近视引起的视觉障碍（visual impairment, VI）通常可以通过简单的光学辅助设备（例如眼镜和接触镜）或屈光手术来矫正，人们常常并不重视[7]。在全球范围内，近视和其他屈光不正未得到矫正和矫正不足仍然是 VI 的主要原因，其至少占所有 VI 病例的 33%[8]。近视作为一种眼部疾病，在东亚人群中比青光眼、白内障或糖尿病视网膜病变（diabetic retinopathy, DR）等疾病更为常见。低龄近视尤其值得关注，因为年龄较小的儿童近视进展迅速且持续时间较长，大大增加了罹患高度近视的风险[9, 10]。

高度近视（SE ≤-5 D 或 -6 D）由于并发黄斑和视网膜病变的风险较高，更容易导致严重的后果[11-14]。当高度近视伴有显著的视网膜或视神经病变时，这种情况被称为病理性近视或近视性黄斑变性（myopic macular degeneration, MMD），这是导致亚洲人群不可逆性视觉障碍和失明的常见原因[15, 16]。一项系统性回顾研究发现，2015 年 MMD 导致视觉障碍有 1000 万人，其中 330 万人失明。预计到 2050 年，MMD 导致视觉障碍将有 5570 万人，其中将有 1850 万人失明[17]。

近视的病因尚不清楚，但近视是一个复杂的多因素疾病，由遗传和环境因素共同驱动[2, 18-20]，其中环境因素起着重要作用[1, 2]。这一点得到了动物实验的支持，该实验表明，对环境的改变可以通过让动物戴负透镜（negative lenses）来实现，这可使远处物体的成像位于光感受器后（远视离焦或形成形觉剥夺性近视）[21]。通过手术缝合猕猴的眼睑，即形觉剥夺，可以诱导眼轴长度（axial length, AL）增长，最终发展为近视[22]。此外，过去几十年近视患病率的迅速增加也支持了环境对近视的影响，这也说明近视发病不能全归因于基因的改变[1]。

3.2 东、西方的近视患病率

2000 年全世界人口中估计有 14.06 亿人患有近视（22.9%），1.63 亿人患有高度近视（2.7%）[23]。预测到 2050 年，近视患者将增加至 47.58 亿人（49.8%），高度近视患者将达到 9.38 亿人（9.8%）。

据报道，在亚洲城市人口中，中老年人的近视患病率很高。新加坡人[24]的近视患病率为 35.7%（n=8716），而 40 岁以上的新加坡华人（n=1232）[25]的患病率为 38.7%，与中国香港 40 岁以上华人的近视患病率相似（40%，n=355）[26]。然而，在中国邯郸眼病研究中农村地区的近视患病率（26.7%，n=7557，年龄在 30 岁以上）[27]，在北京眼病研究中北京市区近视患病率（22.9%，n=4319，30 岁以上）[28]，中国云南省近视患病率（26.35%，n=1626，40~80 岁）[29]，中国东部渭塘镇近视患病率（21.1%，n=5613，60 岁以上）[30]，均显著较低。

同龄的日本人和韩国人等其他东亚人与中国人相比，近视的患病率更高。日本最近的一项研究表明，日本多治见市 40~49 岁成人中男性和女性的近视患病率分别为 70% 和 68%[31]，而新加坡华人中男性和女性的近视患病率分别为 45.2% 和 51.7%[25]。但是在日本农村久米岛，近视的患病率较低（29.5%，n=2383，40 岁以上）[32]。

尽管以上研究的抽样方法存在差异，可能的混

杂因素［如迁移至大城市（近视的人更可能因受教育程度较高而搬到大城市）］和研究参与者特征不同可能部分导致观察到的一个地区内、外人群近视发病率的不同，这些差异可能反映了一些地区的环境可以对近视的发生产生影响。然而，与这些地区更年轻人群的队列研究的患病率相比，以上的患病率都并不高。

东亚国家的儿童近视患病率较高，15 岁时可达到 69%，其中新加坡华人为 86%[33]。在广州等中国城市地区的儿童中，10~15 岁儿童的近视患病率为 30.1%~78.4%[34]。在新加坡儿童中，7 岁、8 岁和 9 岁儿童的近视患病率分别为 29.0%、34.7% 和 53.1%[35]。在年龄较大的儿童中，患病率更高，中国东部奉化高三年级学生的近视患病率非常高（79.5%，*n*=43 858）[36]。中国北京（70.9%，*n*=35 745，6~18 岁）[37] 和韩国（64.6%，*n*=3862，5~18 岁）[38] 也有同样的结果报道。在年龄更小的儿童中，患病率则保持在较低水平。一项针对新加坡学龄前儿童的研究发现，5~6 岁儿童的近视患病率为 6.4%[39]。来自中国和其他亚洲国家的报告也并不总是显示很高的近视患病率（5~15 岁儿童的患病率为 0.8%~13.7%）[40-46]，这一结果与在新加坡等社会经济水平较高的东南亚国家观察到的相似年龄儿童的高近视患病率形成了鲜明对比。趋势表明，即使在欧洲，儿童的近视患病率也在上升。在过去的 50 年里，英国 10~16 岁儿童的近视比例增加了一倍多，且更加低龄化[47]。然而，并非所有欧洲国家都有此发展趋势。报道称荷兰的患病率较低，6 岁（*n*=5711）[48] 和 9 岁（*n*=4734）儿童的患病率分别为 2.4%、12%[49]。

一项荟萃分析结果显示，近视在 19 岁的韩国人中最为普遍（96.5%）[50]。首尔一份关于韩国男性应征入伍（*n*=23 616，年龄 =19 岁）的报告显示了极高的近视患病率（96%）[51]，而新加坡应征入伍男性华人（*n*=15 095，年龄 =17~19 岁）中 82% 患有近视[52]。过去的观点认为，中国人由于种族遗传差异，是最容易产生近视的，但是中国人、韩国人和日本人的比较表明事实可能并非如此。最近关于韩国近视发病率的研究表明，近视在 18~35 岁应征入伍人群中（*n*=1 784 619）患病率为 51%~53%[53]，在 19~49 岁（*n*=3398）的成年人中患病率为 70.6%[54]。

在印度安得拉邦，40 岁以上成年人的近视患病率为 34.6%（*n*=3723）[55]，而在金奈农村地区为 31.0%（*n*=2508）[56]，在印度南部也发现了类似的结果（35.6%，*n*=4351，40 岁以上）[57]。据报道，新加坡印度人的近视总体患病率（28%，*n*=2805）[58] 低于居住在印度南部相同年龄范围的印度人，但在 40~49 岁的人群中，新加坡印度人的近视患病率高于印度本土人，说明新加坡可能存在潜在的“近视”环境。在 50 岁以上人群中，印度本土人的近视患病率超过了新加坡印度人，这与印度本土人核性白内障发病较早且更为严重有关。新加坡印度人眼科研究还发现，出生在新加坡的印度人和新加坡以外的印度人之间的近视率存在显著差异，这也是环境因素影响的有力证据[59]。然而，新加坡印度人和华人近视患病率在年轻队列中并没有显著差异，尽管总体来说华人的近视率略高（82.2% vs. 68.7%）[52]。

据报道，在一些国家中近视患病率与种族相关：例如爱尔兰的非白种人 / 欧洲人（OR，3.7；95% CI，2.5~5.3；*P*<0.001），荷兰的非白种人 / 欧洲人（OR，2.95；95% CI，2.30~3.80；*P*<0.001）[49, 60]，美国的亚洲人 / 太平洋岛民（OR，1.64；CI，1.58~1.70）[61]。然而，有关种族差异导致了东亚地区的近视患病率总是高于西方国家的观点仍然是有争议的，因为在美国白种人群的近视患病率也在迅速增加。1999—2004 年美国国家健康和营养检查调查（NHANES）显示 40 岁以上白种人群 33% 患有近视（使用更严格的 SE ≤ −1 D 标准），并不低于大多数亚洲研究报告的结果[62, 63]，美国和新加坡老年人群近视患病率的差异并不大。较年轻人群的队列研究显示，加利福尼亚州南部 41.9% 的 5~19 岁人群（*n*=60 789）患有近视（SE ≤ −1 D），这可能是新教育方式导致的结果[61]。

表 3.1 总结了过去 5 年发表的关于近视患病率的研究。研究之间的可比性是一个重要因素，尤其是近视的定义。英国一项研究分析了 1958 年英国出生队列研究中基于人群的屈光数据（*n*=1985），并证明定义近视阈值的微小变化（± 0.25 D）就可以显著改变得出的与危险因素相关的结论[64]。此外，并非所有研究都使用睫状肌麻痹的屈光检查，这可能导致这些研究中近视率的增加。

来自新加坡、中国和东南亚国家的数据表明，亚洲并不是概念上的“近视高发地”。亚洲的近视率存在很大差异，与城市化和环境因素有关，例如教育和户外时间。此外，美国的近视率并不比新加坡低多少，但明显高于老挝和柬埔寨等东南亚国家，这表明在近视的病因学中可能发挥更重要作用的是城市化和教育程度，而不是地理差异。教育在近视发生中的影响作用将在 3.6“近视相关的环境危险因素”中详述。

3.3 高度近视患病率

除了记录近视患病率，记录高度近视患病率的变化情况也非常重要，因为高度近视患者更易视力丧失和失明。来自荷兰的数据显示，SE ≤ −6 D 近视人群中，60 岁参与者的累积视力障碍危险度为 5.7%，而 75 岁为 39%[73]。

东亚和东南亚年轻人的高度近视已达到流行的程度，与遗传背景相比，环境因素是主要的影响因素[74]。在新加坡，将高度近视定义为 SE ≤ −5 D 时，新加坡印度人（*n*=2805）的近视患病率为 4.1%[58]，明显低于新加坡华人（9.1%）（*n*=1113）[25]，但略高于同年龄段的新加坡马来人（3.9%）（*n*=2974）[75]。随后的一项研究报告显示，40 岁以上的新加坡人的高度近视患病率为 6%[24]，但是该研究使用了非睫状肌麻痹的屈光检查，这可能暗示高度近视患病率稳定。在韩国的一项研究中，将高度近视定义为 SE ≤ −6 D，在 25~49 岁的研究对象中患病率为（7.0 ± 0.3）%（*n*=11 703）[76]，18~35 岁新兵的患病率为 11.3%~12.9%（*n*=1 784 619）[53]（表 3.1）。

巴尔的摩眼病研究报道了 40 岁以上的白种人和黑种人高度近视（SE<−6 D）的患病率（1.4%，*n*=5028）[77]，澳大利亚蓝山眼病研究报道了 49~97 岁的白种人高度近视患病率（3.0%，*n*=3654）[78]，洛杉矶眼病研究报道了 40 岁以上的拉丁美洲西班牙裔的高度近视患病率（2.4%，*n*=5927）[79]。儿童的高度近视率尤其令人担忧，据报道，在中国东部奉化，高三年级青少年的高度近视（SE<−6 D）患病率介于 7.9% 和 16.6% 之间（*n*=43 858）[36]。在中国北京眼病研究中也发现了相似的结果（8.6%，*n*=35 745，年龄为 6~18 岁）[37]。

表 3.1 近 5 年来发表的关于近视患病率的研究证据

作者（年份）	研究类型	国家及地区	年龄分布	样本量	近视（SE/D）	患病率
18 岁以上人群						
Wang 等（2019）[29]	横断面研究	中国云南省	40~80 岁	1626	M ≤ −0.50 HM ≤ −6.0	年龄调整 [b] M：26.35% HM：2.64%
Han 等（2019）[54]	横断面研究	韩国	19~49 岁	3398	M ≤ −0.50 HM ≤ −6.0	M[b]：（70.6 ± 1.1）% HM[b]：（8.0 ± 0.6）%
Lee 等（2018）[53]	队列研究（5 年）	韩国	18~35 岁（应征入伍）	1 784 619	M ≤ −0.50 HM ≤ −6.0	M[b]：50.6%~53.0% HM[b]：11.3%~12.9%
Nakamura 等（2018）[32]	横断面研究	日本久米岛	≥40 岁	2383	M ≤ −0.50 HM ≤ −5.0	M[b]：29.5% HM[b]：1.9%
Wong 等（2018）[24]	队列研究	新加坡	≥40 岁	8716	M ≤ −0.50 HM ≤ −5.0	M[b]：35.7% HM[b]：6.0%
Joseph 等（2018）[57]	横断面研究	印度南部	≥40 岁	4351	M ≤ −0.75	年龄标准化 M[b]：35.6%
Xu 等（2017）[30]	横断面研究	中国东部渭塘镇	≥60 岁	5613	M1 ≤ −0.50 M2 ≤ −0.75 M3 ≤ −1.0 HM1 ≤ −5.0 HM2 ≤ −6.0	年龄调整 [b] M1：21.1% M2：17.2% M3：14.2% HM1：2.5% HM2：2.0%

表 3.1（续）

作者（年份）	研究类型	国家及地区	年龄分布	样本量	近视（SE/D）	患病率
			3~19 岁人群			
Tideman 等（2019）[49]	队列研究	荷兰鹿特丹	9 岁	4734	M≤-0.50	M[a]：12.0%
Ma 等（2018）[65]	队列研究（4 年）	上海市宝山区	1~3 年级	1385	M≤-0.50	2 年发病率 M[a]：36.2% 30.0%（1 年级） 29.2%（2 年级） 33.2%（3 年级）
Zeng 等（2018）[66]	横断面研究	中国湖北省	1~3 年级	18 532	M≤-0.50	M[a]：24.15% 12.67%（1 年级） 24.91%（2 年级） 34.95%（3 年级）
Yang 等（2018）[67]	横断面研究	加拿大滑铁卢	6~8 岁 11~13 岁	166	M ≤-0.50	M[a]：17.5% 6.0%（6~8 岁） 28.9%（11~13 岁）
Lim 等（2018）[38]	横断面研究	韩国	5~18 岁	3862	M ≤-0.50 HM ≤-6.0	M[b]：64.6% HM[b]：5.4%
Theophanous 等（2018）[61]	横断面研究	美国加利福尼亚州南部	5~19 岁	60 789	M≤-1.0	M[b]：41.9%
Sun 等（2018）[68]	横断面研究	中国青岛	10~15 岁	3753	M≤-0.50	M[a]：52.02% 22.61%（10 岁） 56.93%（13 岁） 69.34%（15 岁）
Hagen 等（2018）[69]	横断面研究	挪威	16~19 岁	393	M≤-0.50	M[a]：13%
Li 等（2018）[46]	队列研究（1 年随访）	中国西南部	1 年级和 7 年级	2310（1 年级） 2191（7 年级）	M ≤-0.50	基线 M[a]：2.20%（1 年级） M[a]：29.45%（7 年级） 1 年发病率 33.6%（1 年级） 54.0%（7 年级）
Wang 等（2018）[70]	队列研究（6 年随访）	中国广州	基线时的 1 年级和 7 年级	1969（1 年级） 2663（7 年级）	M≤-0.50 HM≤-6.0 D	基线 M[b]：12.0%（1 年级）（n=237） M[b]：67.4%（7 年级）（n=1795） M[b] 发病率 每个年级每年 20%~30% HM[b] 发病率 0.1%（1 年级） 2.3%（9 年级）

表 3.1（续）

作者（年份）	研究类型	国家及地区	年龄分布	样本量	近视（SE/D）	患病率
Chen 等（2018）[36]	基于人群的回顾性研究（15 年）	中国东部奉化	12 年级	43 858	M≤-0.50 HM≤-6.0	M[b]：79.5%~87.7% HM[b]：7.9%~16.6%
Pan 等（2018）[71]	队列研究	中国西南墨江	1 年级和 7 年级	2432（1 年级） 2346（7 年级）	M≤-0.50 HM≤-5.0	M[a]：2.4%（1 年级） M[a]：29.4%（7 年级） HM[a]：0.1%（1 年级） HM[a]：0.4%（7 年级）
Tideman 等（2018）[48]	队列研究	荷兰	6 岁	5711	M≤-0.50	M[a]：2.4%
Guo 等（2017）[37]	横断面研究	中国北京	6~18 岁	35 745	M1≤-0.50 M2≤-1.00 HM1≤-6.0 HM2≤-8.0 HM3≤-10.0	M1[b]：70.9% M2[b]：60.9% HM1[b]：8.6% HM2[b]：2.2% HM3[b]：0.3%
Li 等（2017）[72]	队列研究（10 年）	中国北京市海淀区	14~16 岁	37 424	非 M≤-0.5 低 M -3.0~<-0.5 中度 M -6.0~<-3.0 HM<-6.0	M[a]：2006 年 55.95% 2015 年 65.48%（P<0.001） 低 M：2006 年 32.27% 2015 年 20.73% 中等 M：2006 年 19.72% 2015 年 38.06% HM：2006 年 3.96% 2015 年为 6.69%
Guo 等（2017）[45]	横断面研究	中国深圳	3~6 岁	1127	M ≤-0.50	M[a]：0%（3 岁） M[a]：3.7%（6 岁）

注：D 屈光度，HM 高度近视，M 近视，SE 等效球镜度数。
[a] 睫状肌麻痹性屈光检查。
[b] 非睫状肌麻痹性屈光检查。

尽管高度近视的患病率在亚洲几个大规模队列研究中的报道均较高，但这种结果很难解释。首先，这些研究是在不同年份进行的，考虑到高度近视患病率的迅速增长，因此不应忽视其长期发展趋势。现今 85 岁的人出生于 1930 年代，45 岁的人出生于 1970 年代，因此年龄范围的数值很难解释。此外，大多数研究未除外由白内障导致的近视，尤其是高度近视[80, 81]。但毫无疑问，近视和高度近视的患病率都在增加，至少在东亚人中是这样。最新报道显示，约有 12.9% 的韩国应征入伍男性患有高度近视。这一发现具有重要意义，提示高度近视率的增长更多是源自后天获得，而非亲代遗传。

3.4 病理性近视患病率

高度近视最常见的并发症是病理性近视（PM）或近视性黄斑变性（MMD）。PM 或 MMD 是导致不可逆视力丧失和失明的主要原因。在较早的研究中，MMD 有时被称为近视性视网膜病变[82]。MMD 的特点是存在后巩膜葡萄肿、漆裂纹、Fuchs 斑、近视性脉络膜变薄和萎缩。新的 PM 分类法（META-PM 分类法）于 2015 年制订，将 PM 分为五类：无近视性视网膜病变（0）、仅豹纹状眼底（1）、弥漫性脉络膜视网膜萎缩（2）、斑片状脉络膜视网膜萎缩（3）、黄斑萎缩（4）和附加病变（漆裂纹、近视性脉络膜新生血管和 Fuchs 斑）[83]。

在日本多治见市研究中，MMD是导致失明的主要原因（22.4%）[84]。在北京眼病研究中，MMD也是40岁及以上成年低视力（32.7%）和失明（7.7%）的第二大常见原因[85]。石牌眼病研究显示在中国台湾65岁及以上老年人群中，MMD是视觉障碍的第二大常见原因（12.5%）[86]。在西方国家中，荷兰鹿特丹研究发现MMD是55~75岁人群中视觉障碍最常见原因[87]。

新加坡眼病流行病学（SEED）研究显示，使用META-PM分类的年龄标准化MMD患病率为3.8%，其中低至中度近视患病率为7.7%，高度近视患病率为28.7%[24]。后续的报道也显示了相当大比例的高度近视并发近视性视网膜病变[88, 89]。图3.1显示了一名SE为-11 D的44岁马来西亚女性的右眼视网膜眼底照片，颞侧视乳头旁萎缩（PPA）和视盘倾斜显示为Ⅱ型后巩膜葡萄肿（累及黄斑）。

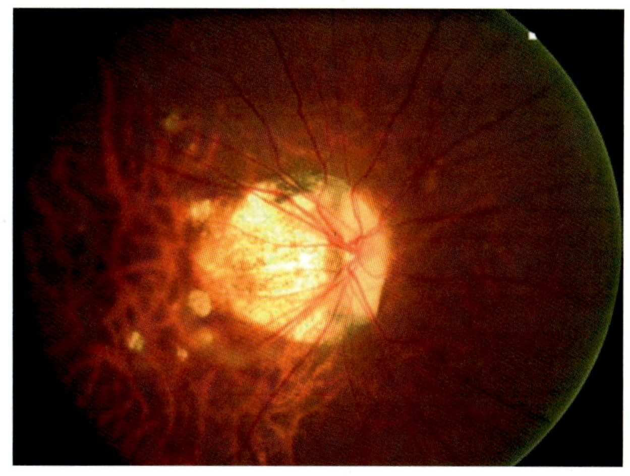

图3.1 新加坡眼病流行病学研究中一名44岁马来西亚女性的右眼视网膜眼底照片：Ⅱ型后巩膜葡萄肿（累及黄斑）

图3.2显示了一名47岁华裔男性的左眼，SE为-11.00 D。颞侧PPA显示为Ⅲ型后巩膜葡萄肿（视乳头周围）。MMD通常是双侧且不可逆的，会对视力造成严重影响，并且患者常为工作年龄人群[90]。据统计，MMD患者患病后平均17年失明，这一数字几乎与糖尿病（5年）、年龄相关性黄斑病变（5年）和青光眼（10年）的平均失明时间相匹配[91]。MMD的发病原因尚不清楚，可能是由眼轴过度延长、视网膜和脉络膜变薄及巩膜变薄导致[1]。后巩膜葡萄肿的发展可能会进一步使视网膜和脉络膜拉伸变薄，导致特征性病变。

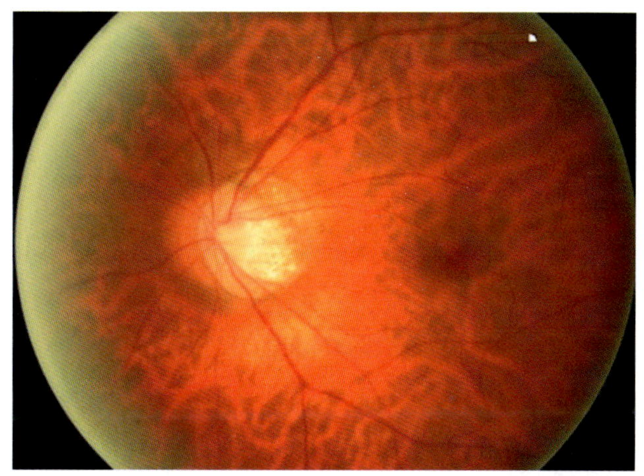

图3.2 新加坡眼病流行病学研究中一名47岁华裔男性左眼视网膜眼底照片：Ⅲ型后巩膜葡萄肿（视乳头周围）

表3.2总结了在基于人群的研究中MMD患病率。在蓝山眼病研究中，近视性视网膜病变被定义为存在后巩膜葡萄肿、漆裂纹、Fuchs斑和脉络膜视网膜变薄或萎缩。近视性视网膜病变的总体患病率为1.2%。参与者中0.7%出现后巩膜葡萄肿，0.2%出现漆裂纹，0.1%出现Fuchs斑，0.2%出现脉络膜视网膜萎缩。此外，该研究显示屈光度与近视性视网膜病变患病率之间存在显著且高度非线性相关性，小于-5 D的近视其视网膜病变的患病率为0.42%，而大于-5 D的近视患病率为25.3%[92]。

在北京眼病研究中，使用了与蓝山眼病研究相同的近视性视网膜病变定义，在4319名50岁以上的参与者中，有3.1%存在近视性视网膜病变。后极部脉络膜视网膜萎缩是近视性视网膜病变最常见的特征，存在于所有患有近视性视网膜病变的患眼中。在后极部出现后巩膜葡萄肿、漆裂纹、Fuchs斑和脉络膜视网膜萎缩的患病率分别为1.6%、0.2%、0.1%和3.1%。近视性视网膜病变的患病率随着屈光度数的增加而增加，<-4.0 D为3.8%，<-10.0 D为89.6%[93]。另一项针对中国农村地区6603名30岁以上成年人的研究显示，近视性视网膜病变的患病率仅为0.9%，后巩膜葡萄肿是最常见的近视性视网膜病变体征（86.9%），其次是脉络膜视网膜萎缩（56.0%）、漆裂纹（36.9%）和Fuchs斑（14.3%）[94]。

一项基于1892名40岁以上日本人的队列研究将近视性视网膜病变定义为至少存在以下一种病变：后极部弥漫性脉络膜视网膜萎缩、局灶性脉络膜视网膜萎缩、漆裂纹或黄斑萎缩。近视性视网膜病变的患病率为1.7%，其中女性为2.2%，男性为

表 3.2 基于人群的研究中近视性视网膜病变和高度近视（SE<-5.0 D）的患病率

研究	样本量	年龄 / 岁	近视性视网膜病变的定义	近视性视网膜病变的患病率 /%	高度近视的患病率 /%
蓝山眼病研究（澳大利亚）	3653	≥49	后巩膜葡萄肿 脉络膜视网膜萎缩 Fuchs 斑 漆裂纹	1.2	2.2
北京眼病研究（中国）	4139	≥40	同上	3.7	3.3
邯郸眼病研究（中国）	6603	≥30	同上	0.9	2.1
石牌眼病研究（中国台湾）	1058	≥65	高度近视存在漆裂纹、中央深层脉络膜萎缩和黄斑脉络膜新生血管或地图样萎缩	3.0	2.3
久山町研究（日本）	1892	≥40	弥漫性脉络膜视网膜萎缩 斑片状脉络膜视网膜萎缩 漆裂纹 黄斑萎缩	1.7	5.7

1.2%[95]。在中国台湾，近视性视网膜病变被定义为高度近视存在漆裂纹、中央深层脉络膜萎缩和黄斑脉络膜新生血管或地图样萎缩。结果显示在 44 名高度近视的成人中，有 32 名（72.7%）存在近视性视网膜病变的表现，总体近视性视网膜病变患病率为 3.0%[96]。

在 50 岁及以上的近视（SE<-0.5 D）美籍华裔中，继发于近视的退行性病变中，黄斑病变的患病率为 44.9%。使用修订后的病理性近视 META 分析定义 MMD 时，其患病率（32.2%）下降[97]。特定病变的患病率分别为：豹纹状眼底（31.7%）、视盘倾斜（28.1%）、视乳头周围萎缩（7.0%）、后巩膜葡萄肿（5.7%）、弥漫性萎缩（6.4%）、漆裂纹（2.6%）、脉络膜空腔（2.2%）、斑片状萎缩（0.9%）和终末期黄斑变性（MD，0.2%）。MMD 患病率在年龄较大的高度近视者、眼轴较长者中更高（$P<0.001$）。印度中部眼病和医学研究（CIEMS）显示在印度农村 MMD 的患病率远低于其他研究。在 30 岁以上人群中，当高度近视被定义为屈光不正≤-8 D 时，患病率为 0.5%，近视性视网膜病变患病率为（0.24 ± 0.07）%[98]。

以上这些研究不能直接比较，主要是因为近视性视网膜病变、近视性黄斑病变和 MMD 的定义不同，并且研究对象的特征（如年龄和性别比例）、方法学或研究设计（如近视性视网膜病变的界定）包括取样方法和反应率等存在差异。然而，各研究之间的患病率相似，使用近视性视网膜病变定义时患病率为 0.9%~3.7%，使用 2015 年采用的 META-PM 定义时患病率为 3.8%。只有一项研究报告称美国华裔的近视患病率非常高，为 32.2%[97]。

一些基于人群的研究报告了近视性视网膜病变的患病率，在大多数研究中高度近视存在并不是定义近视性视网膜病变的先决条件。在某些研究中由于成人低中度近视也可能存在视网膜病理性改变，因此近视性视网膜病变的患病率甚至比高度近视的患病率还要高，由此可能导致分类偏倚。比如，蓝山眼病研究、北京眼病研究和邯郸眼病研究将视盘周边萎缩视为近视性视网膜病变定义的标准之一，但视盘周边萎缩也可见于青光眼和其他表观正常的视网膜。

相比未出现视网膜病变的高度近视患者，伴随视网膜病变的高度近视患者的预后更差。在一项对日本人开展的自然病史研究中，对 806 名高度近视患者进行了为期 12.7 年的随访，有 327 人（40.6%）表现出近视性视网膜病变。在具有豹纹状眼底的眼中，仅有 13.4% 在随访期间表现出近视性视网膜病变。具有漆裂纹的眼中有 69.3% 表现出近视性视网膜病变，具有弥漫性萎缩的眼中有 49.2% 表现出近视性视网膜病变，具有片状脉络膜视网膜萎缩的眼中有 70.3% 表现出近视性视网膜病变，具有脉络膜新生血管的眼中有90.1%表现出近视性视网膜病变。这些研究表明，近视性视网膜病变的发病率和类型在不同眼底损害中有所不同[99]。

邯郸眼病研究（n=5078）表明，30 岁以上人群中近视性黄斑病变的 5 年发生率为 0.05%，其中 35.3% 出现进展型病变，包括出现斑片状脉络膜视网膜萎缩（21.6%）、弥漫性脉络膜视网膜萎缩（13.7%）、漆裂纹（6.9%）、黄斑萎缩（6.9%）和近视性脉络膜新生血管（3.9%）[100]。近视性脉络膜新生血管是 PM 最严重的并发症之一，可导致中心视力进行性丧失和视觉损害[16, 101]。

3.5 近视与其他年龄相关性眼病

3.5.1 年龄相关性黄斑变性

屈光不正与年龄相关性黄斑变性（age-related macular degeneration, AMD）之间的关联最初是在几项病例对照研究中报道的[102–104]，随后在基于人群的研究中被进一步评估。例如，在白种人人群中，荷兰鹿特丹研究发现，远视屈光度数的增加与 AMD 的发生有着密切关联[105]。而澳大利亚蓝山眼病研究发现，远视屈光不正与早期 AMD 相关性不强[106]。在亚洲，新加坡马来人眼病研究和北京眼病研究通过横断面研究设计发现远视和 AMD 之间存在显著关联[107, 108]。然而，基于人口数据的纵向研究并不支持这种横断面关联，美国比弗丹眼病研究报道，基线屈光状态与早期或晚期 AMD 发生无关[109, 110]。蓝山眼病研究也发现远视和 5 年内发生的早期或晚期 AMD 之间没有显著的关联[111]。然而，迄今为止，基于人群的纵向研究虽然评估了与 AMD 发生可能无关，但缺乏有力的研究证据。与此同时，年龄相关性核性白内障可以对屈光不正产生继发性影响（通过诱发近视状态），也可能会混淆使用屈光测量而不是眼轴长度（AL）来评估这种纵向关联。研究设计和方法的差异也可能解释了不同种族之间观察到的不一致的研究结果。研究 AL 和 AMD 之间的相关性可能有助于进一步了解远视和 AMD 之间的可能机制。然而，迄今为止只有少数研究评估了 AMD 和 AL 之间的关系，且结果不一致。挪威的一项流行性调查研究了 AL 和 AMD 的关系，但发现两者不存在任何关系[112]。新加坡马来人眼病研究却发现，AL 每降低 1 mm，早期 AMD 的发生率就会增加 29%[107]。

近年来，有研究报道了 AMD 可能对近视有保护作用，可能是因为 AMD 患者户外时间的减少，紫外线暴露减少。然而，最新研究表明，高度近视的老年患者有明显的干性和新生血管性 AMD 的发生风险。

55 岁以上韩国高度近视受试者（n=442）中 AMD 的发生率为 11.9%[113]。既往有研究报道了近视患者的 AMD 患病率较低。尽管如此，韩国的研究表明近视患者与普通人群相比，AMD 的患病率相似。由于韩国的研究数据是从三级转诊中心收集的，得到的患病率结果可能偏高，因此必须仔细分析结果。另一项使用全基因组数据的研究表明，屈光不正对 AMD 风险的影响非常有限，之前报道的相关性可能是混杂或选择偏倚的结果[114]。

3.5.2 糖尿病性视网膜病变

屈光不正与糖尿病性视网膜病变（diabetic retinopathy, DR）之间的关系尚不清楚。在一些基于门诊的临床研究中，发现近视性屈光与较低的 DR 风险相关[115–117]。然而，因为近视糖尿病患者可能只会接受常规眼科检查，所以基于临床的研究可能存在偏倚。只有少数基于人群的研究对这种关联进行评估，结果并不一致。威斯康星州糖尿病视网膜病变流行病学研究（WESDR）表明，在单因素分析中，近视与DR事件无关；但在多因素分析中，近视对年轻糖尿病患者向增殖性糖尿病视网膜病变进展有保护作用[118]。

一项关于视觉损害的横断面研究未发现 DR 和近视之间存在显著相关性[119]。生活在新加坡的马来人中，近视屈光与 DR 风险具有较低相关性，尤其是威胁视力的视网膜病变，但缺乏阈值证据[120]。一项针对韩国人（n=13，424 名 40 岁及以上）的横断面研究显示低度近视（SE 为 −1.0 D 至 −2.99 D）和中度近视（SE ≤ −3.0 D）人群糖尿病视网膜病变发生率较低（OR，0.42；95% CI，0.18~0.97 和 OR，0.14；95% CI，0.02~0.88）[121]。对 6 项基于人群的和 3 项基于临床的研究数据进行系统性回顾分析，结果显示近视 SE 和 AL 的增加与 DR 患病风险降低显著相关（OR 分别为 0.80 和 0.79；95% CI

分别为 0.67~0.95 和 0.73~0.86）[122]。但仍需要进一步的纵向研究来探讨近视与 DR 之间的相关性。

3.5.3 年龄相关性白内障

白内障是全世界首要致盲性眼病。在美国，针对 43~84 岁人群的比弗丹眼横断面研究显示了近视和核性白内障之间的相关性（OR，1.67；95% CI，1.23~2.27），但没有提供证据表明近视与 5 年内发生白内障事件之间存在相关性[123]。一项针对 49 岁以上人群的澳大利亚蓝山眼病研究显示，后囊下白内障（posterior subcapsular cataract, PSC）与低度近视（OR，2.1；95% CI，1.4~3.5），中度近视（OR，3.1；95% CI，1.6~5.7），高度近视（OR，5.5；95% CI，2.8~10.9）相关，而高度近视与三种类型白内障均有关[124]。参与者在随访 5 年和（或）10 年后重新检查发现，低度近视（OR，1.86；CI，1.03~3.35）和高度近视（OR，7.80；CI，3.51~17.35）与后囊下白内障发生显著相关[125]。高度近视还与核性白内障的发病率增加有关（OR，3.01；95% CI，1.35~6.71）。

巴巴多斯的一项针对 40~84 岁人群（n=2609，随访 4 年）的研究发现，近视（SE<-0.5 D）的成人发生核性白内障的 OR 为 2.8（95% CI，2.0~4.0）（PSC 和皮质性白内障结果未报告）[126]。一项澳大利亚关于视觉障碍项目的横断面研究（n=5147）对 40 岁及以上的成人进行了屈光与 PSC、皮质性和核性白内障的相关性研究，研究结果仅发现皮质性白内障与近视有关（SE<-1.0 D）[127]。一项以新加坡华人为基础的人群研究也证明了核性白内障或 PSC 与近视之间的关联。该研究还表明，PSC 发生与更深的前房深度、更薄的晶状体厚度和更长的玻璃体腔有关，PSC 与玻璃体腔深度的关系解释了 PSC 与近视之间的大部分关联[128]（表 3.3）。

3.5.4 原发性开角型青光眼（POAG）

青光眼是一组神经纤维层进行性变薄并伴随神经节细胞丢失的疾病。近视患者的青光眼病理改变很难被检测出，并且可能与近视性病理改变相混淆[130]。一项基于 11 个人群研究的系统评价和 META 分析总结了青光眼和近视之间的相关性[131]。我们在表 3.4 中详细总结了已发表的研究。然而，所有这些研究均为病例对照或横断面研究，具有一定的局限性，尚不足以明确二者之间是否存在因果关系。

表 3.3 人群研究中近视与年龄相关性白内障的关系

作者（年份）	研究类型	人数	年龄 / 岁	近视标准	近视白内障的 OR 或 HR（95% CI）		
					核性	皮质性	后囊下
Lim 等（1999）[124]	横断面研究	7308	≥49	SE<-1.0 D	1.3 (1.0~1.6)	1.2 (0.8~1.6)	2.5 (1.6~4.7)
McCarty（1999）[129]	横断面研究	5147	≥40	SE<-1.0 D	2.7 (1.9~3.9)	1.8 (1.3~2.4)	3.6 (2.5~5.2)
Wong 等（2001）[123]	队列研究	4470	43~84	SE<-1.0 D	1.7 (1.3~2.4)	0.9 (0.6~1.2)	1.2 (0.8~2.0)
Leske 等（2002）[126]	队列研究	2609	40~84	SE<-0.5 D	2.8 (2.0~4.0)	—	—
Wong 等（2003）[128]	横断面研究	1029	40~79	-3 D<SE<-0.5 D	2.6 (1.5, 4.3)	1.1 (0.7~1.8)	1.7 (0.9~3.3)
Pan 等（2012）[4]	横断面研究	3400	40~84	SE<-0.5 D	1.6 (1.1, 2.2)	1.1 (0.8~1.3)	1.7 (1.1~2.7)

注：OR 比值比，HR 风险比，CI 置信区间，SE 等效球镜度数。

表 3.4 近视与开角型青光眼的关系

作者（年份）	研究族群	研究类型	研究人群	标准	结果
Daubs and Crick（1981）[132]	白种人	病例对照研究	普通眼科患者（n=953）	OAG 被定义为房角开放合并典型 VFD	校正年龄、眼压、性别、家族史、季节、血压、散光、尿检和健康状况后，高度近视与远视者发生 OAG 的 OR 为 3.1（95% CI，1.6~5.8）

表 3.4（续）

作者（年份）	研究族群	研究类型	研究人群	标准	结果
Ponte 等（1994）[133]	白种人	病例对照研究	40 岁及以上（n=264）	病例组：IOP>24 mmHg 或有青光眼病史或视野检查提示青光眼；对照组：IOP<20 mmHg，CDR 0~0.2，粉红色视盘	校正糖尿病、高血压、类固醇使用和虹膜纹理等干扰因素后，近视者（SE 至少 -1.5 D）发生青光眼的 OR 为 5.56（95% CI，1.85~16.67）
Mitchell 等（1999）[134]	白种人	横断面研究	49 岁及以上（n=3654）	OAG 被定义为杯盘比 >0.7 或杯盘不对称 >0.3	校正性别、家族史、糖尿病、高血压、偏头痛、皮质类固醇使用和假性剥脱综合征等干扰因素后，中度至高度近视者（SE 至少 -3.0 D）发生 OAG 的 OR 为 3.3（95% CI，1.7~6.4）和低度近视者（-3.0 D<SE<-1.0 D）发生 OAG 的 OR 为 2.3（95% CI，1.3~4.1）
Leske 等（2001）[135]	非洲人	先证者家庭的观察性研究	230 例先证者和 1056 名亲属（来自 207 个家庭）	OAG 的定义包括视野标准、视盘标准和眼科标准	屈光不正者（<0.5 D）发生 OAG 的 OR 为 2.82（95% CI，1.5~5.3）
Wong 等（2003）[128]	白种人	横断面研究	43~86 岁（n=4670）	POAG 被定义为有与青光眼相关的 VFD，IOP>22 mmHg，CDR 0.8 或以上，有青光眼治疗史	矫正年龄和性别后，近视者（SE≥1.0 D）发生 POAG 的 OR 为 1.6（95% CI，1.1~2.3）
Ramakrishnan 等（2003）[136]	印度人	横断面研究	40 岁及以上（n=5150）	POAG 被定义为在房角镜下房角开放及与视野缺损相对应的青光眼视盘改变	低度近视者发生 POAG 的 OR 为 2.9（95% CI，1.3~6.9），中度近视者为 2.1（95% CI，1.0~4.6），重度近视者为 3.9（95% CI，1.6~9.5）
Vijaya 等（2005）[137]	印度人	横断面研究	40 岁及以上（n=3934）	根据 ISGEO 分类法划分青光眼病例	近视者发生 POAG 的 OR 为 0.68（95% CI，0.40~1.17），POAG 与近视之间无相关性
Suzuki 等（2006）[138]	日本人	横断面研究	POAG 患者 119 例，对照组 2755 例	青光眼的诊断基于视盘外观、视野检查结果和其他眼部表现	低度近视者（-3.0 D< SE<-1.0 D）发生 POAG 的 OR 为 1.85（95% CI，1.03~3.31），中度至高度近视者（SE>-3 D）发生 POAG 的 OR 为 2.60（95% CI，1.56~4.35）

表 3.4（续）

作者（年份）	研究族群	研究类型	研究人群	标准	结果
Xu 等（2007）[139]	中国人	横断面研究	40 岁及以上（n=5324）	伴视盘结构异常的视盘型青光眼，伴有视盘结构异常和视野缺损的围手术期青光眼	在 Logistic 回归分析中，青光眼与近视屈光不正显著相关（P<0.001）
Casson 等（2007）[140]	缅甸人	横断面研究	40 岁及以上（n=2076）	如果满足第 1~3 类标准，并且在静态房角镜检查中可见 >90° 的后部小梁网并且不存在导致青光眼的继发性原因，则诊断为原发性开角型青光眼	单因素分析中近视者（SE<-0.5 D）发生 POAG 的 OR 为 2.82（95% CI，1.28~6.25），在多因素分析中近视者发生 POAG 的 OR 为 2.74（95% CI，1.0~7.48）
Czudowska 等（2010）[141]	白种人	队列研究	55 岁及以上（n=3939）	青光眼性视野丧失	在多因素分析中，近视者（SE<-0.5 D）发生 POAG 的 RR 为 1.5（95% CI，1.1~2.0）
Perera 等（2010）[142]	马来西亚人	横断面研究	40 岁及以上（n=3109）	视盘异常及青光眼性视野丧失	在多因素分析中，中度近视者（SE<-4.0 D）发生 POAG 的 OR 为 2.8（95% CI，1.1~7.4）
Kuzin 等（2010）[143]	拉丁美洲人	横断面研究	40 岁及以上（n=5927）	视盘异常及青光眼性视野丧失	多因素分析显示，近视者（SE<-1.0 D）发生 OAG 的 OR 为 1.8（95% CI，1.2~2.8）
Tham 等（2016）[144]	马来西亚人，印度人，中国人	横断面研究	40~80 岁（n=9422）	根据 ISGEO 分类法划分青光眼病例	在多因素分析中，中度至高度近视者（SE<-3.0 D）发生 POAG 的 OR 为 4.27（95% CI，2.10~8.69）；AL≥25.5 mm 者发生 POAG 的 OR 为 16.22（95% CI，7.73~34.03）

注：AL 眼轴长度，CDR 杯盘比，CI 置信区间，IOP 眼压，ISGEO 国际地理与流行病学学会，OAG 开角型青光眼，POAG 原发性开角型青光眼，OR 比值比，RR 相对危险度，SE 等效球镜度数，VFD 视野缺损。

3.6 近视相关的环境危险因素

3.6.1 近距离工作与教育

多项横断面研究发现，近距离工作（包括阅读/写作和使用电脑等用眼活动）与近视有关[145–147]。然而，与近视具有更强相关性的是近距离工作的强度，而不是近距离工作的总时间[145, 146]。例如，在澳大利亚儿童中，与连续阅读少于 30 分钟的儿童相比，连续阅读超过 30 分钟的儿童患近视的可能性要高出 1.5 倍（OR，1.5；95% CI，1.05~2.1）。同样，阅读距离小于 30 cm 的儿童发生近视的可能性是阅读距离大于 30 cm 儿童的 2.5 倍（OR，2.5；95% CI，1.7~4.0）[145]。同样，一项针对亚美尼亚学龄儿童的横断面研究（n=1260）显示，近视与连续阅读时间显著相关（OR，1.99；95% CI，1.31~3.02），与近距离工作无关（OR，0.97；95%，CI 0.89~1.05）。连续阅读时间被定义为在不休息的情况下用于持续阅读或近距离工作的平均小时数[148]。中国台北一项研究发现二年级近视度数每年发展较快的儿童在近距离工作时眼 – 物距离更短（OR，1.45；95% CI，1.18~1.78）[149]；每周花 5 小时参加课外辅导的小学二年级儿童（n=6794）发生近视的风险更高（HR，1.12；95% CI，1.02~1.22）[150]。

新加坡一项关于近视风险因素的队列研究发现，在控制混杂因素后，每周阅读超过两本书的儿童发生较高度数近视（定义为 SE≤-3.0 D）的可能性是每周阅读少于两本书儿童的 3 倍（OR，3.05；95% CI，1.80~5.18）[146]。然而，这一结论与在横断面研究中的却并不一致。

在其他几项研究中，并没有显示近距离工作与近视有关。例如，Lu 及其同事[151]分析了来自中国西昌的 998 名 13~17 岁在校儿童，研究结果显示每周阅读小时数与近视（SE≤-0.5 D）关联的 OR 为 1.27（95% CI，0.75~2.14）。同样，Saw 及其同事从新加坡的一所幼儿园招募了128名受试儿童[152]，结果发现在校正了父母的近视史和年龄后，近距离工作发生近视的 OR 为 1.0（95% CI，0.8~1.3）。对 6 岁以下儿童近视危险因素的调查研究发现，近距离工作或户外时间与近视之间没有显著相关性[153, 154]。在校正了混杂因素后，年龄较大的儿童的研究也得到了类似的结果[146, 155, 156]。然而，也有研究报道了相反的结果，在澳大利亚近视的儿童中，研究发现年龄较小的群体（6 岁）比年龄较大的群体（12 岁）进行的近距离工作更多[157]。

在最近的一项前瞻性研究中，基线时的眼轴长度与角膜半径之比与每周阅读的书籍数量（$P<0.01$）和父母近视（$P<0.01$）之间存在显著的统计学意义[49]。在一项北京市学生（$n=222$）的队列研究中，校正干扰因素后，将近距离工作时间分成四分位数组（3 年随访），结果发现基线时近距离工作负荷较大的学生（趋势 $P=0.03$）其近视屈光变化更大，发生近视的风险更高（HR，5.19；95% CI，1.49~18.13）[158]。

纵向队列研究确定了暴露于环境因素在先和疾病风险增加在后的时间顺序。然而，在亚洲[159]和非亚洲儿童[155]的队列研究中支持近距离工作是近视危险因素的证据都是有限的。基于目前的研究，得出近距离工作是近视的独立危险因素仍存在争议[160]。表 3.5 总结了近距离工作与近视相关性的研究。

父母双方均为近视的 5~18 岁韩国儿童比父母仅一方为近视的儿童更容易近视[38]。此外，在父母一方或双方都存在高度近视的情况下，随着母亲教育水平的提高，儿童患近视的风险也会增加。在美国 20~85 岁[161]、韩国 18~49 岁[53, 54]和德国古登堡 35~79 岁参与者中，教育水平和持续时间与更高的近视患病率和更高的近视 SE 相关[162, 163]。

新加坡一项关于近视患病率趋势的生态学研究表明，1970 年代以后出生的人群中近视患病率开始上升，这与 1978 年教育系统的变化相吻合[164]。另一项研究显示，新发的高度近视病例与受教育程度密切相关，并推断高度近视可能有两种形式，其发病年龄与受教育程度的关系可能有所不同[165]。来自英格兰、苏格兰和威尔士的英国生物样本库的队列研究显示，接受教育的时间每增加一年，近视屈光不正就会增加 0.18 D/ 年[166]。

欧洲眼病流行病学联盟［E（3）］一项基于人群横断面研究的荟萃分析显示，教育与近视显著相关[167]。该分析假设，教育可能具有一个附加的作用，而不是解释性作用。

遗传因素也可能在受教育程度和近视之间的关系中发挥作用。一项研究表明，高等教育的遗传易感性与屈光不正呈负相关[168]。一项针对 7~12 岁中国台湾儿童的研究显示，参加补习班（正规学校系统外的私人课程）≥2 h/d 的儿童（HR，1.31；95% CI，1.03~1.68）发生近视的风险更高[169]。尽管近视的患病率和严重程度与教育密切相关，但观察到的种族间差异并不能完全用教育水平的差异来解释[52]。近视的种族间差异和父母近视的影响似乎更应该用环境影响因素来解释[170]。芬兰 8~13 岁儿童中，基线近视程度较高、近视进展较快的儿童花在阅读和近距离工作上的时间远多于户外活动时间[171]。

动物研究为近距离工作对近视的作用提供了新的见解。Smith 等发现，相对较长时间的形觉剥夺产生的影响可以被相当短时间的无限制视觉所抵消[172]。Norton 等研究了年幼树鼩眼对抗一个 -5 D 镜头而产生远视离焦、最小离焦和近视离焦的能力[173]。他们发现树鼩视网膜的近视离焦不同于远视离焦，而近视离焦有时可以抵消 -5 D 镜头的近视效应（远视离焦）。因此，动物研究结果表明，无论在较多的短时间内进行阅读还是在较少的长时间内进行阅读，都可能对近视的发展起到重要作用。

Josh Wallman 对小鸡开展的研究进一步表明，离焦产生的效应在离焦持续的时间内迅速上升，在去除离焦时下降，其作用与离焦的持续时间和眼部结构密切相关[174]。这一发现对预防儿童近视具有重要意义。学龄儿童近视的发展与阅读过程中眼所经历的远视离焦有关。鉴于小鸡配戴正负透镜导致的眼部代偿下降时间明显不同，很可能近距离工作的总量并没能捕获所有的时间信息来整合离焦信号。在新加坡和中国香港等亚洲社区，由于学业的需要，建议孩子减少做家庭作业的时间是不可能的，但鼓励孩子在阅读中多次短暂休息并看远处是十分必要的。

表 3.5 近距离工作与近视相关研究汇总

研究团队和（或）作者（年份）	研究类型	参与者人数，年龄分布，地点	研究结果
Harrington 等（2019）[60]	横断面研究	n=728，6~7 岁，爱尔兰 n=898，12~13 岁，爱尔兰	近视患病率与频繁阅读 / 写作显著相关（OR，2.2；95% CI，1.4~3.5，P=0.001）
北印度近视研究，Saxena 等（2017）[175]	前瞻性纵向研究（1 年）	n=9616，5~15 岁，印度德里	每周阅读 / 写作时间（P<0.001）是近视进展的一个重要危险因素（n=629）
邯郸市儿童近视研究（HOMS），Lin 等（2017）[176]	横断面研究	n=572，6~18 岁，中国	近视儿童在近距离工作上花费的时间[（5.0 ± 1.7）h]比非近视儿童[（4.7 ± 1.6）h，P=0.049]更多。校正了年龄、性别、父母屈光不正、父母受教育水平和每天户外活动时间后，未发现近距离工作与近视之间存在关联（OR，1.10；95% CI，0.94~1.27）
新加坡健康成长（GUSTO）研究，Chua 等（2015）[153]	队列研究	n=572，3 岁，新加坡	父母双方均为近视的儿童更有可能近视且眼轴更长。近距离工作与 SE、AL 和近视无关
安阳儿童眼病研究（ACES），Li 等（2015）[177]	横断面研究	n=1770，7 年级，中国	与近视概率增加有关的因素：连续阅读（>45 min，OR，1.4；95% CI，1.1~1.8）；书写时头部倾斜（OR，1.3；95% CI，1.1~1.7）。为娱乐而阅读的书籍越多，近视程度越深（P=0.03）。近距离阅读距离（≤20 cm）和近笔尖 - 指尖距离（≤2 cm）与较长的 AL 显著相关（P<0.01）。阅读距离、为娱乐阅读、父母近视有显著的相互作用
北京近视进展研究，Lin 等（2014）[178]	横断面研究	n=317，6~17 岁，中国北京	在校正了性别、户外活动时间和父母平均屈光不正后，近距离工作的儿童并没有表现出明显的更多的近视屈光度
新加坡儿童的斜视、弱视和屈光不正研究（STARS），Low 等（2010）[154]	横断面研究	n=3009，6~72 个月龄，新加坡	父母双方都近视的儿童更容易近视，也有更高的近视 SE。近距离工作与学前近视无关
Lu 等（2009）[151]	横断面研究	n=998，14 岁、6 岁，中国西昌	近视儿童和非近视儿童进行近距离活动的时间和 Dh 没有差异。经过校正年龄、性别和父母受教育程度后，近距离活动时间与近视无关；女孩在家庭作业和其他阅读上花费了大量的时间和 Dh（均为 P<0.001），而且报告上周花在做家庭作业或阅读上的时间明显多于男孩（P<0.001）

表 3.5（续）

研究团队和（或）作者（年份）	研究类型	参与者人数，年龄分布，地点	研究结果
悉尼近视研究，Ip 等（2008）[145]	横断面研究	n=2339，12 岁，澳大利亚悉尼	在校正后，阅读时间（>30 min，OR，1.5）和近距离阅读距离（<30 cm，OR，2.5）与近视相关（$P_{趋势}$=0.02）；近距离工作时间与近视的相关性较差（均为 $r\leqslant 0.2$），对近视（SE ≤ -0.50 D）的影响不显著。欧洲高加索儿童的近距离工作时间少于东亚儿童（26.0 h/w vs. 32.5 h/w，P<0.0001）
悉尼近视研究，Rose 等（2008）[156]	横断面研究	n=1735，6~12 岁，澳大利亚悉尼	在父母不是近视的儿童中观察到，6 岁儿童的近距离工作与平均 SE 有显著的联系（P=0.004），但经校正后，6 岁儿童的近距离工作与平均 SE 没有总体相关性（P=0.08）
奥林达近视纵向研究，Jones 等（2007）[155]	队列研究	n=514，1~8 年级，美国加利福尼亚州	有三个变量具有预测价值：父母近视的人数、运动和户外活动（h/w）及阅读（h/w）。经校正后，阅读（h/w）不再是一个具有统计学意义的因素
新加坡近视危险因素队列研究，Saw 等（2002）[146]	横断面研究	n=1005，7~9 岁，新加坡	经校正后，每周阅读 >2 本书的近视儿童（SE 至少 -3.0 D）的 OR 为 3.05（95% CI，1.80~5.18），每天阅读 >2 h 的近视儿童的 OR（1.50；95% CI，0.87~2.55）或每天阅读 >8 Dh[b] 的近视儿童的 OR（1.04；95% CI，0.61~1.78）不显著
奥林达近视纵向研究，Mutti 等（2002）[147]	横断面研究	n=366，8 年级，美国加利福尼亚州	近视儿童花在学习和阅读上的时间显著，而且在阅读和语言测验上的得分也比正视儿童高（P<0.024）。对于近距离工作的每一个 Dh/w[a]，父母双方近视的儿童与父母没有近视的儿童的 OR（95% CI）分别为 6.40（2.17~18.87）和 1.020（1.008~1.032）。父母近视和近距离工作之间的相互作用并不显著（P=0.67）

注：AL 眼轴长度，CI 置信区间，h/w 小时 / 周，OR 比值比，SE 等效球镜度数。

[a] 屈光小时数（Diopter-hours, Dh）变量定义为 Dh=3 ×（学习时间 + 娱乐阅读时间）+2 ×（在家玩电子游戏或使用电脑的时间）+1 ×（看电视的时间）。

[b] 加权变量，屈光小时数，计算方法是：在每天的校外近距离工作活动时间中，加上 3 倍的阅读、2 倍的电脑使用和 2 倍的电子游戏使用时间。

3.6.2 屏幕时间

无论是为了娱乐还是学习，儿童使用智能手机和移动设备的时间日益增加，屏幕时间正在成为一个令人担忧的环境因素。智能手机在十多年前开始流行，但研究未能显示出使用量增加的长期影响。世界卫生组织（WHO）的一份报告提供了关于限制 5 岁以下儿童久坐不动的屏幕时间指南，因为一些证据表明屏幕时间可能会增加儿童久坐行为，对儿童的健康产生负面影响[179]。与近距离工作相比，屏幕时间的研究较少，并且仍然没有明确的证据表明其与近视发展相关[180]。屏幕时间通常被归类为特定久坐行为的一部分，如使用电脑或玩电子游戏，并已发现了与总久坐时间的相关性[181]。屏幕时间可能是在近视发展中起着重要作用的一个行为风险因素。

很少有人将屏幕时间作为近视风险因素（证据见表 3.6），与经常性近距离工作（短距离的活动）之间的独立相关性进行研究，其中包括使用电脑和玩游戏等屏幕时间。另外，已有的研究也有局限性，

表 3.6 屏幕时间与近视相关研究汇总

研究团队和（或）作者（年份）	研究类型	参与者人数，年龄分布，地点	研究结果
Harrington 等（2019）[60]	横断面研究	n=728，6~7 岁，爱尔兰 n=898，12~13 岁，爱尔兰	近视患病率与每天使用屏幕时间超过 3 小时有显著关系（OR，3.7；95% CI，2.1~6.3，P<0.001）
北印度近视研究（NIM 研究），Saxena 等（2017）[175]	前瞻性纵向研究（1 年）	n=9616，5~15 岁，印度德里	使用电脑 / 电子游戏（P<0.001）是近视进展的一个重要危险因素（n=629）
Qian 等（2016）[182]	横断面研究	n=7681，5~16 岁，芒市（中国农村）	在校正了年龄、性别和种族后，近视患病率 39.1%（95% CI，38.0~40.2），高度近视患病率 0.6%（95% CI，0.4~0.8）。近视与电脑使用相关（OR，1.17；95% CI，1.03~1.32）
新加坡健康成长（GUSTO）研究，Chua 等（2015）[153]	队列研究	n=572，3 岁，新加坡	6% 的人患有早发性近视 儿童平均每天使用手持设备的时间为 0.6 小时（SD 0.8），使用电脑的时间为 0.1 小时（SD 0.3） 电脑使用时间（h/d）与 SE（P=0.46）、AL（P=0.86）或近视（P=0.88）无关 手持设备使用时间（h/d）与 AL 相关（β，0.07；95% CI，0.01~0.23；P=0.03），但与 SE（P=0.05）和近视（P=0.86）无关（P= 0.86）
悉尼近视研究，Ip 等（2008）[145]	横断面研究	n=2339，12 岁，澳大利亚悉尼	使用电脑（P=0.5）和掌上游戏机（P=0.6）与 SE 无关 使用掌上游戏机的时间（h/w）虽然具有统计学意义（P=0.01），但与 AL 的相关性较差（所有 r=0.05），与 SE 没有相关性（P=0.5）
奥林达近视纵向研究，Jones 等（2007）[155]	队列研究	n=514，1~8 年级，美国加利福尼亚州	比较非近视组（78.4%）和近视组（21.6%），电脑 / 电子游戏时间与近视无关（P>0.05）
奥林达近视纵向研究，Mutti 等（2002）[147]	横断面研究	n=366，8 年级，美国加利福尼亚州	比较近视（18%）、正视眼（74%）和远视（8%）玩电子游戏 / 电脑与近视无关（P>0.05）
新加坡近视危险因素队列研究（SCORM），Saw 等（2002）[146]	横断面研究	n=1005，7~9 岁，新加坡	近视患病率：7 岁为 28%，8 岁为 35%，9 岁为 43%。中国儿童使用计算机情况在高度近视组与低度近视组、高度近视组与非近视眼组的差异有统计学意义（P<0.05）

注：AL 眼轴长度，CI 置信区间，h/d 小时 / 天，h/w 小时 / 周，OR 比值比，SD 标准差，SE 等效球镜度数。

有些研究是在屏幕时间这个概念普及之前进行的（如 2002 年），或者儿童因年龄太小，屏幕时间短，不足以导致近视形成（如 3 岁）。

中国云南省的一项研究发现，校正后，5~16 岁儿童的近视与电脑使用的时长具有相关性（OR=1.17），尽管 OR 值是中等效应大小[182]。同样，在新加坡的学龄儿童（7~9 岁）中，新加坡近视危险因素队列研究发现，较高屈光度的近视者与较低屈光度的近视者相比，以及较高屈光度的近视者与非近视者相比，在使用电脑的时长上，在统计学上都有显著差异[146]。然而其他研究发现，在美国 1~8 年级儿童中，玩电子游戏或电脑工作的时长与近视无相关性[147, 155]。新加坡健康成长（GUSTO）队列研究发现[153]，在3岁儿童中，未发现电脑的使用与近视（SE≤-0.50 D）或SE之间存在明显相关性。但有研究发现使用手持设备的时间与眼轴的长度有关联[145, 153]。

在过去几年里，由于儿童对电脑和手持设备（智能手机和平板电脑）的使用增加，屏幕时间也随即增加。GUSTO一项研究比较了2岁与3岁儿童的屏幕时间，结果显示由于手持设备观看时间的增加，儿童平均每天增加（0.33±2.42）小时屏幕时间[183]。在美国儿童出生早期纵向队列研究中，平均年龄为（4.37±0.01）岁的儿童，其平均屏幕使用时间为（3.78±0.06）小时[184]。另一项针对来自12个不同国家的9~11岁儿童的研究发现，54.2%的儿童每天接触屏幕2小时或以上，超出指南的限时标准[181]。在爱尔兰，与农村的年幼非近视儿童相比，年长（P=0.001）、城市（P=0.0005）和近视（P=0.04）的儿童使用数字屏幕的时间明显更多[185]。

LeBlanc等发现，屏幕时间的增加也与不健康的行为有关，如不健康的饮食模式、身体运动的减少[181]。在同一项研究中，孩子在户外花更多的时间可以补偿在室内长时间看屏幕对近视的影响。其他研究者也发现了类似的结果，那些花时间在近距离工作上的儿童，如果也有大量时间进行户外活动，就可以避免近视[145, 156, 186]。户外时间可能是一个混杂变量，在分析屏幕时间与近视的关系时需进行校正。目前关于近视儿童的屏幕时间的研究较少，其作用仍不清楚。因此，有必要探索儿童的屏幕时间模式及与近视的关系。

3.6.3 户外时间

在横断面研究中，户外活动时间与近视之间的关系是有据可查的。在新加坡，户外活动的总时间与明显较低的近视屈光度（回归系数，0.17；95% CI，0.10~0.25；P<0.001）和较短的眼轴长度（回归系数，20.06；95% CI，20.1~20.03；P<0.001）有关。总活动时间与近视也呈显著负相关（P=0.008），但与室内活动无关（P=0.16）[187]。在悉尼近视研究中，经多变量校正后，在户外的时间越多，越容易产生远视屈光不正。当考虑到不包括体育运动在内的户外活动时间时，其趋势是非常显著的（P=0.0001）。相反，在室内活动上的时间对屈光不正没有明显的影响（P=0.9）[156]。采用基于人群的研究，对年轻队列（6岁，16.3 h/w）和年龄稍大队列（12岁，21 h/w）进行比较，结果显示户外活动时间越长，近视发病率越低（P<0.001）[157]。此外，悉尼的华人儿童近视患病率（3.3%）明显低于新加坡的（29.1%）。悉尼的低近视患病率可能与户外活动时间增加有关（13.75 h/w vs. 3.05 h/w）[188]。与欧洲高加索儿童相比，东亚儿童的近视发生率更高、户外活动的时间更短[157]。一项使用可穿戴的光传感器的研究表明，澳大利亚儿童[（105±42）min/d]比新加坡儿童[（61±40）min/d；P=0.005]每天暴露在更多的户外光线中（>1000 lx），周末的暴露时间更长[189]。在北京1~4年级的儿童中，较少的户外活动也与较长的眼轴长度有关[190]。在加拿大6~13岁的儿童中，户外时间是唯一具有统计学意义的因素，每周额外增加1小时的户外时间可使近视概率降低14.3%（OR=0.857；95% CI，0.766~0.959；P=0.007）[67]。

Sherwin等通过观察性研究的系统回顾和META分析，总结了户外活动时间与儿童和年轻人近视之间的关系[191]。他们在四个数据库（MEDLINE、Web of Science、Embase和Cochrane）中搜索了户外活动时间与20岁或20岁以下儿童和青少年近视发展或进展之间相关性的研究。META分析显示，每周增加1小时的户外活动时间与较低的近视患病率有关（OR，0.98；95% CI，0.97~0.99；P_{OR}<0.001；I^2=44.3%；$P_{异质性}$=0.09）。在亚组分析中发现，非东亚组户外时间与近视风险之间的保护关联程度（OR，0.97；95% CI，0.94~0.99；P_{OR}=0.003）比东亚组（OR，0.99；95% CI，0.98~1.00；P_{OR}=0.002）更强。这项荟萃分析的局限性在于纳入的研究为横断面研究，以及纳入分析的研究数量较少。在另一项系统综述分析中，发现户外活动时间对近视发生有保护作用（临床试验：RR，0.536，95% CI，0.338~0.850；纵向队列研究：RR，0.574，95% CI，0.395~0.834），以及对近视的流行也有保护作用（横断面研究：OR，0.964，95% CI，0.945~0.982），但与近视的进展无关[192]。有证据表明户外活动时间仍然是近视的最重要影响因素，但还没有证据表明体育活动是近视的独立影响因素[193]。

纵向研究[155, 194]已经证明户外活动时间与近视的发生有关。Jones等对1038名在校三年级（8~9岁）的无近视儿童进行了前瞻性队列研究，并对这些儿童进行了5年的跟踪调查，发现每周进行1小时的体育或户外活动，发生近视的OR值为0.91（95% CI，0.87~0.95）。在种族和屈光不正协同纵向评估（CLEERE）研究中，近视发生前3年到发生后4年，儿童每周在户外或体育活动中的时间显著减少了1.1~1.8 h/w。一项对9109名7岁儿童的纵向研究中使用生存分析来调查户外活动时间或体育活动时间是否能预测近视的发展，与户外活动时间多的儿童相比，户外活动时间少的8~9岁儿童有40%更可能在11~15岁患近视[195]。CLEERE研究报告调查了835名近视患者，以探索各种活动时间与近视进展速度之间的关系。这项研究表明，户外/运动时间与近视后的进展速度无关[196]。

在埃文父母与儿童纵向研究（ALSPAC）中，纳入了2~15岁的英国儿童。结果表明儿童每天更长户外活动时间，可以降低近视发生的风险（3岁时HR，0.90；95% CI，0.83~0.98；P=0.012；9岁时HR，0.86；95% CI，0.78~0.93，P=0.001）[197]。荷兰的R世代出生队列研究也发现，与6岁非近视儿童相比，近视儿童在室内的时间更长（P<0.01）[48]。北京儿童眼病研究一项针对小学生（n=305）为期4年的随访发现，眼轴的增长与较少的户外活动时间（P=0.004；β，0.22），更多的室内学习时间（P=0.02；β，0.18）和父母的近视情况（P=0.03；β，0.16）相关[198]。一项针对捷克12岁儿童（n=398只眼）的前瞻性单中心研究显示，与春季相比，儿童冬季眼轴增长速度更快（P<0.0001），更容易近视[199]。该研究推测这可能与冬季缺乏日常光照有关。

中国台湾进行了一项纵向的干预性研究，以确定每天在户外进行80分钟的课间活动的效果。该干预措施对近视的发生和转变有显著的影响，特别是在非近视儿童中[200]。在中国东北地区进行了一项类似的研究，增加了两个20分钟的课间休息，研究发现干预措施后，增加户外活动可以预防近视的发生[201]。

临床随机对照试验（RCT）对于研究户外活动时间与近视发生发展之间是否存在因果关系是非常重要的。一些RCT研究显示，在学校期间额外增加20~40分钟的户外活动可以预防近视发生[201-203]。中国广州的一项RCT研究结果显示，6岁儿童（n=952，干预组）在学校增加一节40分钟的户外活动课，能够降低近视发生率（干预组近视发生率为30.4%，对照组为39.5%［差异为-9.1%（95% CI，-14.1%~4.1%）；P<0.001］[202]。在中国台湾，鼓励儿童每周到户外活动多达11小时的研究结果显示，近视和眼轴长度的发展均有明显的改善[203]。

在为期一年的家庭激励试验（FIT）中，285名儿童被随机分配到干预组（n=147）或对照组（n=138）。干预措施包括周末在公园进行有组织的户外活动，以及鼓励儿童增加他们的每日步数并通过计步器测量来收集数据。图3.3显示了对照组的儿童在整个一周内花费的平均时间。总的来说，新加坡的儿童花在室内的时间远远多于户外活动。图3.4显示了不同类型室内和室外活动的光度计平均读数。光度计的读数因户外活动而有显著变化。户

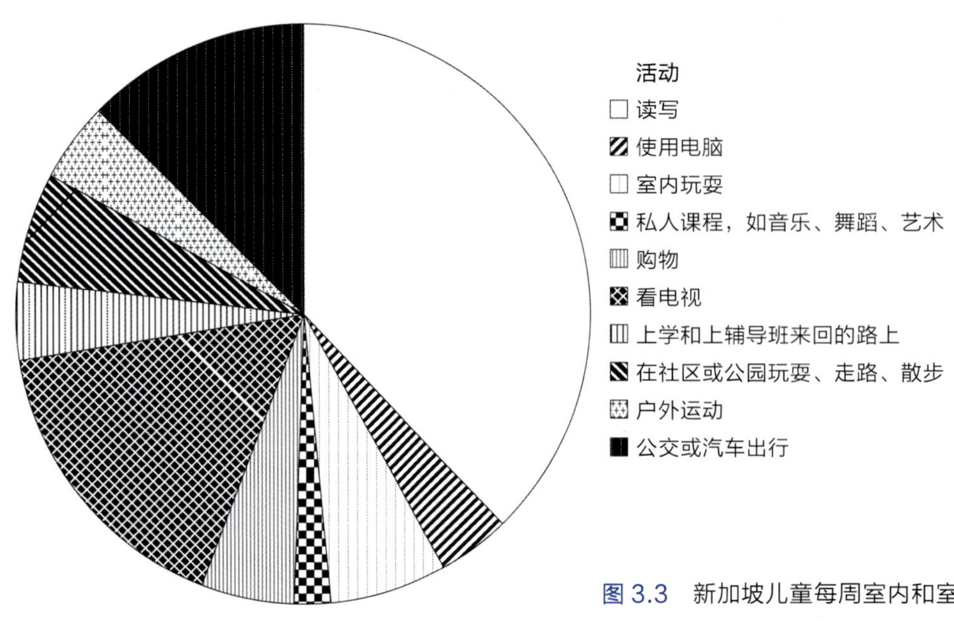

图3.3 新加坡儿童每周室内和室外活动平均时间

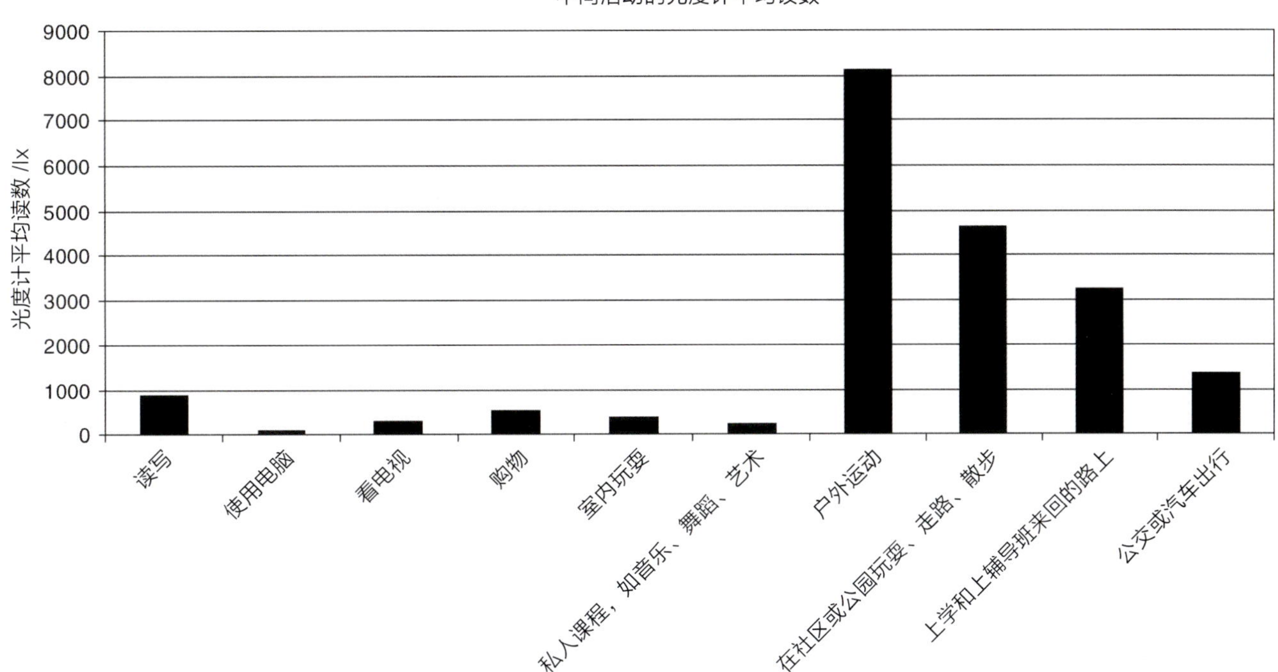

图 3.4 不同活动的光度计平均读数

外活动（包括户外运动和在公园散步或上学路上）的光度计平均读数远高于室内活动（如阅读、看电视、室内购物或玩耍）。在这项研究中，与对照组相比，干预组儿童的户外时间每周增加了 2.5 小时以上，但两组之间的差异在试验结束时减小。然而，这些初步结果难以完全证明户外活动时间与近视的关系，仍需要进行更大样本量和更长随访期的研究。此外，在流行病学研究中，应该对光照进行更系统的监测，要求参与者佩戴光度计并完成日常活动的日记。

户外活动在近视进展中的作用尚不清楚。有证据表明，非近视的青少年在光照为 1000 lx 以上的户外活动时间越长，其眼轴增长越慢，但在已经近视的人群中则不然 [204]。然而，最佳光照时间尚未有明确规定。暴露于 1000~3000 lx 光照下 200 分钟的参与者显示出明显较缓慢的近视进展 [203]。对于户外活动时间较少的儿童，可能需要 10 000 lx 的光照水平来延缓近视的发展。此外，人们对到达眼的光照水平和曝光设置（包括防晒措施）还缺乏了解。这对于为户外活动和近视预防提出建议至关重要。最新研发的 FitSight 手表可能会激励儿童增加户外活动时间，并在补充社区户外活动以预防近视方面发挥重要作用 [205]。使用可穿戴设备对光照度进行客观测量，可以更准确地测量儿童的户外活动时间（图 3.5 和图 3.6），有助于进一步研究揭示高照度在近视中的作用。

有必要采取公共卫生手段来提高公众对近视及其日后对视力损害的认识。在爱尔兰进行的一项研究显示，与非近视的父母相比，近视的父母认为近视更多的是一种光学（$P<0.001$）、费用（$P<0.005$）

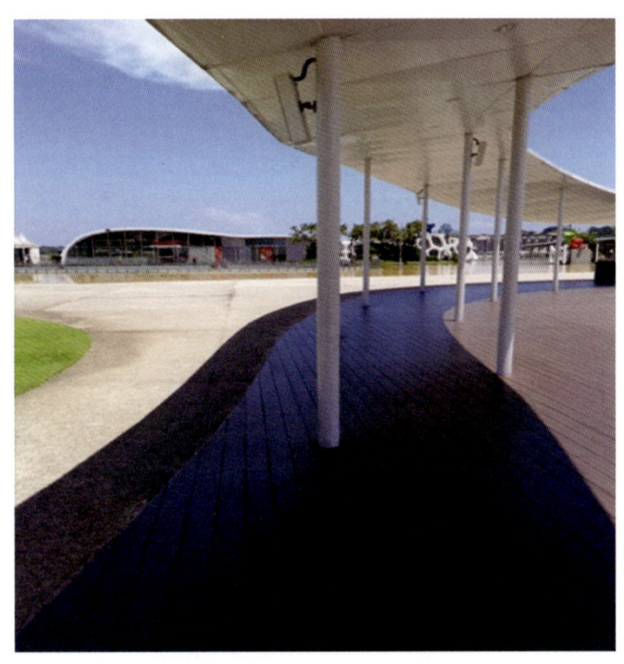

图 3.5 一个晴天的下午 1 点 30 分，在室外的遮蔽物下使用 FitSight 手表测量的光强度为 7573 lx

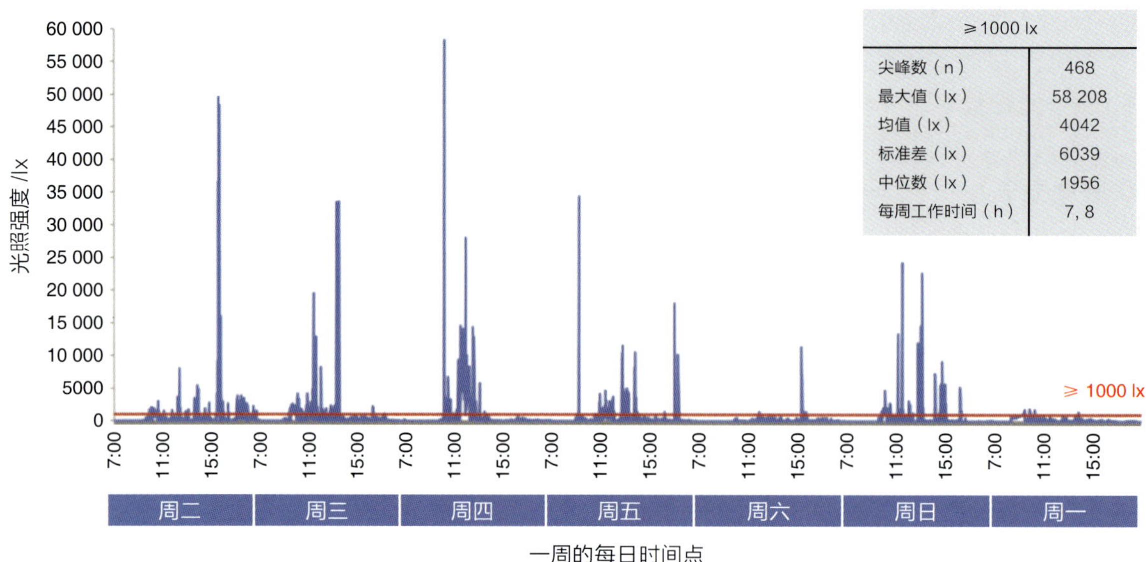

图 3.6 一名儿童在学期中的户外活动中使用 FitSight 手表记录一周内每日光照强度水平

及外观上的不便（$P<0.001$）[185]。在另一项研究中，中国家长对儿童视觉护理的态度和行为也与学龄儿童近视发生风险显著相关[206]。

紫外线照射对近视的影响也是有限的。对小鸡进行研究以确定在较高亮度紫外线光照条件下饲养的小鸡是否有可能发生正视化，该研究表明，在光照足够强的条件下，小鸡眼内感受紫外光的视锥感光细胞网络的空间分辨能力足以检测光学离焦并引导正视化反应[207]。还有学者在小鸡近视模型中研究了紫外线波长（360~400 nm）对近视的影响，结果表明紫外线能够抑制眼轴长度的增加和近视进展[208]。一项研究表明，通过直接的紫外线暴露测量可以替代整体光暴露测量[209]。鸡有 4 种不同类型的视锥细胞，其中一种对紫光和紫外线敏感，而人类只有 3 种类型的视锥细胞，对紫外线不敏感。在一项欧洲多国的研究中，14~19 岁（OR，0.81；95% CI，0.71~0.92）和 20~39 岁人群（OR，0.7；95% CI，0.62~0.93）的紫外线 B 段（UVB）暴露的平均时间增加与近视风险降低相关[210]。但该研究尚未完全阐明户外活动时间与近视发展之间的联系背后的生物合理性。户外环境的高光照度可能是户外时间影响近视的一个潜在因素，这得到了动物实验的支持。动物研究发现环境中高光照水平可以影响形觉剥夺性近视的发生率[211, 212]，以及对单眼诱发的近视和远视离焦的补偿率[212]。在动物模型中，与饲养在 500 lx 以下照度的小鸡相比，暴露在高照度（15 000 lx）下 5 h/d 的小鸡对负透镜的补偿明显减缓。与在 500 lx 以下照度相比，高照度还可以减少剥夺性近视约 60%，这种保护作用可被每天注射一种多巴胺受体拮抗剂螺环哌啶酮（Spiperone）所消除[211]。此外，高光照水平下饲养的单眼形觉剥夺性近视猴子的近视屈光参差和治疗后眼屈光不正情况明显低于在正常光照水平下饲养的猴子[212]。Mehdizadeh 和 Nowroozzadeh 提出了另一种可能性，即白炽光光谱中较长波长（红色）的光占主导地位，这种光在视网膜后方处于远视离焦状态，会促进眼轴延长和近视加深[213]。

然而，这一假设纯粹是推测性的，并没有得到一项对 3905 名波兰学生研究的支持，这项研究发现使用白炽灯或荧光灯发出的光对近视发生无明显差异（$P>0.05$）[214]。在一篇文献中，Flitcroft 使用计算机生成的图像以屈光度为单位来可视化世界，研究者发现，室外场景在屈光环境上比室内场景要宽大很多，环境的三维结构可能会影响整个视网膜的离焦模式，从而导致室内和室外近视发生风险的差异[215]。然而，这是一个未经证实的假设，也没有证据表明相对更均匀的屈光环境可以稳定眼轴的长度并防止近视的发展。

此外，维生素 D 可能是户外时间与近视之间的一种联系，因为在户外时人体会产生不同的维生素 D，而近视者血液中维生素 D 的平均水平似乎低于非近视者[216]。然而，由于缺乏相关证据，这种理论目前不太被认可。支持这一观点的证据来自一项病例对照研究，该研究表明维生素 D 受体的单核苷酸多态性似乎与低至中度近视有关。来自韩国国家健康和营养调查（KNHANES）V2010—2012（n=15 126）的数据显示，在校正混杂因素后，20岁及以上成人的等效球镜度数与血清中25-羟基维生素D浓度显著相关（P=0.002）[217]。低血清维生素D水平和较短的每日日晒时间可能与近视独立相关。韩国人（n=11 703）中也观察到同样的趋势，日光暴露时间≥5小时（OR，0.67）可以有更高血清25-羟基维生素D水平（OR，0.97，每增加1 ng/mL），防止高度近视（SE≤-6 D）[76]。然而，支持维生素D在近视发展中发挥作用的证据仍然薄弱，机制尚不清楚，主要因为维生素D可以作为户外暴露的生物标志物，而不是近视的独立因素[218, 219]。未来的研究，在校正混杂因素后，应确定这种影响是否可以重复，并应探索这些变量对近视的生物学意义[220]。在一项欧洲多国研究（n=3168）[210]中，没有发现近视与血清维生素D_3浓度之间的独立关联，也没有发现与维生素D代谢相关的基因变异。越来越多的证据表明，昼夜节律与眼生长和屈光不正的发展有关[221]。然而，还需要进一步开展更多的研究。

3.7 进展与展望

仍然需要纵向研究来揭示哪种光照模式最佳，更能延缓近视发展。目前面临的问题如下：①避免近视发生所需的光照量（阈值）是多少？②需要暴露于室外时的光照强度（如1000 lx、5000 lx或10 000 lx）和时间是多少？③什么波长的光是最佳的？④可以改变哪些环境因素来延缓近视发展？虽然户外活动已被证明对近视有保护作用，但同时人们也担心儿童暴露在紫外线下的其他健康问题。需要对光照下紫外线防护措施进行更多研究，并进一步研究光照对近视的影响。

长期以来，人们一直担心近视水平和严重程度的增加会导致近视失明的人数大幅增加，但这是否真的会发生仍不得而知。据报道，亚洲年轻人近视的高患病率是一个主要问题，因为这些人将有更长的时间暴露在这种疾病中，并可能因MMD而失明。预计到2050年，视力受损的人数将更多。近视防控是避免因近视而失明的最佳策略。

近视病因学的基因-环境机制与眼轴长度之间的相互作用尚不清楚，进一步研究基因与环境的相互作用，可以阐明过去几十年来近视发病率新生代比老一代高的这种变化。

3.8 结论

新的流行病学数据表明：第一，目前的研究并不支持亚洲人更容易患近视。第二，亚洲各地区近视发生率存在很大差异，这与环境因素（主要是教育、近距离工作和户外活动时间）有关。在新加坡和中国香港等新的城市化的亚洲社会中，近视的发病率较高，但在柬埔寨、尼泊尔和老挝则较低。第三，病理性近视是导致低视力和失明的主要原因，占总人口的1%~4%。由于高度近视合并病理性近视患者的视力预后较差，从公共卫生角度来说，预防近视，特别是高度近视是至关重要的。第四，户外活动时间似乎是影响近视发病率的最重要因素。然而，剂量反应分析并没有发现户外时间与近视进展之间的关系。第五，近距离工作，包括增加智能手机和设备的屏幕使用时间，可能是导致近视的一个主要因素。因此，制订增加户外时间和减少屏幕时间的健康行为方案，可预防近视的发生，干预并延缓低度近视向高度近视进展，预防严重的病理性近视相关并发症的发生。考虑到年轻一代的近视和高度近视患病率的快速增长，在未来几十年内将会出现病理性近视的流行。当年轻的近视一代步入老龄化时，这种情况将十分明显。然而，与存在高度近视遗传易感性的成人相比，获得性高度近视的成人更不容易发展为病理性近视。

参考文献

[1] Morgan IG, Ohno-Matsui K, Saw S-M. Myopia. Lancet. 2012;379(9827):1739–48.

[2] Morgan I, Rose K. How genetic is school myopia? Prog Retin Eye Res. 2005;24(1):1–38.

[3] Saw S-M, Matsumura S, Hoang QV. Prevention and management of myopia and myopic pathology. Invest Ophthalmol Vis Sci. 2019;60(2):488.

[4] Pan C-W, Ramamurthy D, Saw S-M. Worldwide prevalence and risk factors for myopia. Ophthalmic Physiol Opt. 2012;32(1):3–16.

[5] Resnikoff S, Pascolini D, Mariotti SP, Pokharel GP. Global magnitude of visual impairment caused by uncorrected refractive errors in 2004. Bull World Health Organ. 2008;86(1):63–70.

[6] Javitt JC, Chiang YP. The socioeconomic aspects of laser refractive surgery. Arch Ophthalmol. 1994;112(12):1526–30.

[7] Chua J, Wong TY. Myopia-the silent epidemic that should not be ignored. JAMA Ophthalmol. 2016;134(12):1363–4.

[8] McCarty CA. Uncorrected refractive error. Br J Ophthalmol. 2006;90(5):521–2.
[9] Chua SYL, et al. Age of onset of myopia predicts risk of high myopia in later childhood in myopic Singapore children. Ophthalmic Physiol Opt. 2016;36(4):388–94.
[10] Saw SM, Nieto FJ, Katz J, Schein OD, Levy B, Chew SJ. Factors related to the progression of myopia in Singaporean children. Optom Vis Sci. 2000;77(10):549–54.
[11] Inhoffen W, Ziemssen F. Morphologische Charakteristika der myopen choroidalen Neovaskularisation. Der Ophthalmol. 2012;109(8):749–57.
[12] Takeuchi K, Kachi S, Iwata E, Ishikawa K, Terasaki H. Visual function 5 years or more after macular translocation surgery for myopic choroidal neovascularisation and age-related macular degeneration. Eye. 2012;26(1):51–60.
[13] Coco Martín MB, Arranz De La Fuente I, González García MJ, Cuadrado Asensio R, Coco Martín RM. Functional improvement after vision rehabilitation in low monocular vision after myopic macular degeneration and retinal detachment. Arch Soc Esp Oftalmol. 2002; 77(2):95–8.
[14] Rabb MF, Garoon I, LaFranco FP. Myopic macular degeneration. Int Ophthalmol Clin. 1981;21(3):51–69.
[15] Wong TY, Ferreira A, Hughes R, Carter G, Mitchell P. Epidemiology and disease burden of pathologic myopia and myopic choroidal neovascularization: an evidence-based systematic review. Am J Ophthalmol. 2014;157(1):9–25, e12.
[16] Neelam K, Cheung CMG, Ohno-Matsui K, Lai TYY, Wong TY. Choroidal neovascularization in pathological myopia. Prog Retin Eye Res. 2012;31(5):495–525.
[17] Fricke TR, et al. Global prevalence of visual impairment associated with myopic macular degeneration and temporal trends from 2000 through 2050: systematic review, meta-analysis and modelling. Br J Ophthalmol. 2018;102(7):855–62.
[18] Gilmartin B. Myopia: precedents for research in the twenty-first century. Clin Exp Ophthalmol. 2004;32(3): 305–24.
[19] Saw S-M. A synopsis of the prevalence rates and environmental risk factors for myopia. Clin Exp Optom. 2003;86(5):289–94.
[20] Young TL. Complex trait genetics of refractive error. Arch Ophthalmol. 2007;125(1):38.
[21] Wallman J, Winawer J. Homeostasis of eye growth and the question of myopia. Neuron. 2004;43(4):447–68.
[22] Wiesel TN, Raviola E. Myopia and eye enlargement after neonatal lid fusion in monkeys. Nature. 1977;266(5597): 66–8.
[23] Holden BA, et al. Global prevalence of myopia and high myopia and temporal trends from 2000 through 2050. Ophthalmology. 2016;123(5):1036–42.
[24] Wong Y-L, et al. Prevalence, risk factors, and impact of myopic macular degeneration on visual impairment and functioning among adults in Singapore. Invest Ophthalmol Vis Sci. 2018;59(11):4603.
[25] Wong TY, et al. Prevalence and risk factors for refractive errors in adult Chinese in Singapore. Invest Ophthalmol Vis Sci. 2000;41(9):2486–94.
[26] Van Newkirk MR. The Hong Kong vision study: a pilot assessment of visual impairment in adults. Trans Am Ophthalmol Soc. 1997;95:715–49.
[27] Liang YB, et al. Refractive errors in a rural Chinese adult population the Handan Eye Study. Ophthalmology. 2009;116(11):2119–27.
[28] Xu L, et al. Refractive error in urban and rural adult Chinese in Beijing. Ophthalmology. 2005;112(10):1676–83.
[29] Wang M, et al. Prevalence and risk factors of refractive error: a cross-sectional Study in Han and Yi adults in Yunnan, China. BMC Ophthalmol. 2019;19(1):33.
[30] Xu C, et al. Prevalence and risk factors for myopia in older adult east Chinese population. BMC Ophthalmol. 2017;17(1):191.
[31] Sawada A, Tomidokoro A, Araie M, Iwase A, Yamamoto T. Refractive errors in an elderly japanese population. Ophthalmology. 2008;115(2):363–70, e3.
[32] Nakamura Y, et al. Refractive errors in an elderly rural Japanese population: the Kumejima study. PLoS One. 2018;13(11):e0207180.
[33] Rudnicka AR, et al. Global variations and time trends in the prevalence of childhood myopia, a systematic review and quantitative meta-analysis: implications for aetiology and early prevention. Br J Ophthalmol. 2016;100(7): 882–90.
[34] He M, Zeng J, Liu Y, Xu J, Pokharel GP, Ellwein LB. Refractive error and visual impairment in urban children in Southern China. Invest Ophthalmol Vis Sci. 2004; 45(3):793.
[35] Saw S-M, Carkeet A, Chia K-S, Stone RA, Tan DT. Component dependent risk factors for ocular parameters in Singapore Chinese children. Ophthalmology. 2002; 109(11):2065–71.
[36] Chen M, et al. The increasing prevalence of myopia and high myopia among high school students in Fenghua city, eastern China: a 15-year population-based survey. BMC Ophthalmol. 2018;18(1):159.
[37] Guo Y, et al. High myopia in Greater Beijing School Children in 2016. PLoS One. 2017;12(11):e0187396.
[38] Lim DH, Han J, Chung T-Y, Kang S, Yim HW. The high prevalence of myopia in Korean children with influence of parental refractive errors: The 2008–2012 Korean National Health and Nutrition Examination Survey. PLoS One. 2018;13(11):e0207690.
[39] Dirani M, et al. Prevalence of refractive error in Singaporean Chinese children: the strabismus, amblyopia, and refractive error in young Singaporean Children (STARS) Study. Invest Ophthalmol Vis Sci. 2010;51(3):1348.
[40] Gao Z, et al. Refractive error in school children in an urban and rural setting in Cambodia. Ophthalmic Epidemiol. 2012;19(1):16–22.
[41] Casson RJ, Kahawita S, Kong A, Muecke J, Sisaleumsak S, Visonnavong V. Exceptionally low prevalence of refractive error and visual impairment in schoolchildren from Lao People's Democratic Republic. Ophthalmology. 2012;119(10):2021–7.
[42] Pokharel GP, Negrel AD, Munoz SR, Ellwein LB. Refractive error study in children: results from Mechi Zone, Nepal. Am J Ophthalmol. 2000;129(4):436–44.
[43] Zhao J, Pan X, Sui R, Munoz SR, Sperduto RD, Ellwein LB. Refractive error study in children: results from Shunyi District, China. Am J Ophthalmol. 2000;129(4): 427–35.

[44] Pi L-H, et al. Prevalence of eye diseases and causes of visual impairment in school-aged children in Western China. J Epidemiol. 2012;22(1):37–44.
[45] Guo X, Fu M, Ding X, Morgan IG, Zeng Y, He M. Significant axial elongation with minimal change in refraction in 3- to 6-year-old Chinese preschoolers: the Shenzhen kindergarten eye study. Ophthalmology. 2017; 124(12):1826–38.
[46] Li L, Zhong H, Li J, Li C-R, Pan C-W. Incidence of myopia and biometric characteristics of premyopic eyes among Chinese children and adolescents. BMC Ophthalmol. 2018;18(1):178.
[47] McCullough SJ, O'Donoghue L, Saunders KJ. Six year refractive change among white children and young adults: evidence for significant increase in myopia among white UK children. PLoS One. 2016;11(1):e0146332.
[48] Tideman JWL, Polling JR, Hofman A, Jaddoe VW, Mackenbach JP, Klaver CC. Environmental factors explain socioeconomic prevalence differences in myopia in 6-year-old children. Br J Ophthalmol. 2018;102(2): 243–7.
[49] Tideman JWL, Polling JR, Jaddoe VWV, Vingerling JR, Klaver CCW. Environmental risk factors can reduce axial length elongation and myopia incidence in 6- to 9-year-old children. Ophthalmology. 2019;126(1):127–36.
[50] Pan C-W, Dirani M, Cheng C-Y, Wong T-Y, Saw S-M. The age-specific prevalence of myopia in Asia: a meta-analysis. Optom Vis Sci. 2015;92(3):258–66.
[51] Jung S-K, Lee JH, Kakizaki H, Jee D. Prevalence of myopia and its association with body stature and educational level in 19-year-old male conscripts in Seoul, South Korea. Invest Ophthalmol Vis Sci. 2012;53(9): 5579.
[52] Wu H-MM, et al. Does education explain ethnic differences in myopia prevalence? A population-based study of young adult males in Singapore. Optom Vis Sci. 2001;78(4):234–9.
[53] Lee DC, Lee SY, Kim YC. An epidemiological study of the risk factors associated with myopia in young adult men in Korea. Sci Rep. 2018;8(1):511.
[54] Han SB, Jang J, Yang HK, Hwang J-M, Park SK. Prevalence and risk factors of myopia in adult Korean population: Korea national health and nutrition examination survey 2013–2014 (KNHANES VI). PLoS One. 2019;14(1):e0211204.
[55] Krishnaiah S, Srinivas M, Khanna RC, Rao GN. Prevalence and risk factors for refractive errors in the South Indian adult population: the Andhra Pradesh Eye disease study. Clin Ophthalmol. 2009;3:17–27.
[56] Raju P, et al. Prevalence of refractive errors in a rural South Indian population. Invest Ophthalmol Vis Sci. 2004;45(12):4268–72.
[57] Joseph S, et al. Prevalence and risk factors for myopia and other refractive errors in an adult population in southern India. Ophthalmic Physiol Opt. 2018;38(3):346–58.
[58] Pan C-W, et al. Prevalence and risk factors for refractive errors in Indians: The Singapore Indian Eye Study (SINDI). Invest Ophthalmol Vis Sci. 2011;52(6):3166.
[59] Pan C-W, et al. Variation in prevalence of myopia between generations of migrant Indians living in Singapore. Am J Ophthalmol. 2012;154(2):376–81, e1.
[60] Harrington SC, Stack J, O'Dwyer V. Risk factors associated with myopia in schoolchildren in Ireland. Br J Ophthalmol. 2019;103(12):1803–9.
[61] Theophanous C, Modjtahedi B, Batech M, Marlin D, Luong T, Fong D. Myopia prevalence and risk factors in children. Clin Ophthalmol. 2018;12:1581–7.
[62] Vitale S, Ellwein L, Cotch MF, Ferris FL, Sperduto R. Prevalence of refractive error in the United States, 1999–2004. Arch Ophthalmol. 2008;126(8):1111–9.
[63] Vitale S, Sperduto RD, Ferris FL. Increased prevalence of myopia in the United States between 1971–1972 and 1999–2004. Arch Ophthalmol. 2009;127(12):1632–9.
[64] Cumberland PM, Bountziouka V, Rahi JS. Impact of varying the definition of myopia on estimates of prevalence and associations with risk factors: time for an approach that serves research, practice and policy. Br J Ophthalmol. 2018;102(10):1407–12.
[65] Ma Y, et al. Cohort study with 4-year follow-up of myopia and refractive parameters in primary schoolchildren in Baoshan District, Shanghai. Clin Exp Ophthalmol. 2018;46(8):861–72.
[66] Zeng CQ, et al. The epidemiology of myopia in primary school students of grade 1 to 3 in Hubei province. Zhonghua Yan Ke Za Zhi. 2018;54(10):756–61.
[67] Yang M, et al. Myopia prevalence in Canadian school children: a pilot study. Eye (Lond). 2018;32(6):1042–7.
[68] Sun JT, An M, Yan XB, Li GH, Wang DB. Prevalence and related factors for myopia in school-aged children in Qingdao. J Ophthalmol. 2018;2018:9781987.
[69] Hagen LA, Gjelle JVB, Arnegard S, Pedersen HR, Gilson SJ, Baraas RC. Prevalence and possible factors of myopia in Norwegian adolescents. Sci Rep. 2018;8(1):13479.
[70] Wang SK, et al. Incidence of and factors associated with myopia and high myopia in Chinese children, based on refraction without cycloplegia. JAMA Ophthalmol. 2018; 136(9):1017.
[71] Pan C-W, Wu R-K, Li J, Zhong H. Low prevalence of myopia among school children in rural China. BMC Ophthalmol. 2018;18(1):140.
[72] Li Y, Liu J, Qi P. The increasing prevalence of myopia in junior high school students in the Haidian District of Beijing, China: a 10-year population-based survey. BMC Ophthalmol. 2017;17(1):88.
[73] Tideman JWL, et al. Association of axial length with risk of uncorrectable visual impairment for europeans with myopia. JAMA Ophthalmol. 2016;134(12):1355.
[74] Morgan IG, He M, Rose KA. epidemic of pathologic myopia: what can laboratory studies and epidemiology tell us? Retina. 2017;37(5):989–97.
[75] Saw S-M, et al. Prevalence and risk factors for refractive errors in the Singapore Malay Eye Survey. Ophthalmology. 2008;115(10):1713–9.
[76] Hwang HS, Chun MY, Kim JS, Oh B, Yoo SH, Cho B-J. Risk factors for high myopia in Koreans: the Korea National Health and Nutrition Examination Survey. Curr Eye Res. 2018;43(8):1052–60.
[77] Katz J, Tielsch JM, Sommer A. Prevalence and risk factors for refractive errors in an adult inner city population. Invest Ophthalmol Vis Sci. 1997;38(2):334–40.
[78] Attebo K, Ivers RQ, Mitchell P. Refractive errors in an older population: the Blue Mountains Eye Study. Ophthalmology. 1999;106(6):1066–72.
[79] Tarczy-Hornoch K, Ying-Lai M, Varma R. Myopic

Refractive Error in Adult Latinos: The Los Angeles Latino Eye Study. Invest Ophthalmol Vis Sci. 2006; 47(5):1845.
[80] Pan C-W, et al. Differential associations of myopia with major age-related eye diseases: the Singapore Indian Eye Study. Ophthalmology. 2013;120(2):284–91.
[81] Saw S-M, Gazzard G, Shih-Yen EC, Chua W-H. Myopia and associated pathological complications. Ophthalmic Physiol Opt. 2005;25(5):381–91.
[82] Ohno-Matsui K. Pathologic myopia. Asia-Pacific J Ophthalmol. 2016;5(6):415–23.
[83] Ohno-Matsui K, et al. International photographic classification and grading system for myopic maculopathy. Am J Ophthalmol. 2015;159(5):877–83, e7.
[84] Iwase A, Araie M, Tomidokoro A, Yamamoto T, Shimizu H, Kitazawa Y. Prevalence and causes of low vision and blindness in a Japanese adult population. Ophthalmology. 2006;113(8):1354– 62, e1.
[85] Xu L, et al. Causes of blindness and visual impairment in urban and rural areas in Beijing. Ophthalmology. 2006; 113(7):1134. e1–1134.e11.
[86] Hsu W-M, Cheng C-Y, Liu J-H, Tsai S-Y, Chou P. Prevalence and causes of visual impairment in an elderly Chinese population in Taiwan: the Shihpai Eye Study. Ophthalmology. 2004;111(1):62–9.
[87] Klaver CC, Wolfs RC, Vingerling JR, Hofman A, de Jong PT. Age-specific prevalence and causes of blindness and visual impairment in an older population: the Rotterdam Study. Arch Ophthalmol. 1998;116(5):653–8.
[88] Foong AWP, et al. Rationale and methodology for a population-based study of eye diseases in Malay people: the Singapore Malay Eye Study (SiMES). Ophthalmic Epidemiol. 2007;14(1): 25–35.
[89] Lavanya R, et al. Methodology of the Singapore Indian Chinese Cohort (SICC) Eye Study: quantifying ethnic variations in the epidemiology of eye diseases in Asians. Ophthalmic Epidemiol. 2009;16(6):325–36.
[90] Steidl SM, Pruett RC. Macular complications associated with posterior staphyloma. Am J Ophthalmol. 1997; 123(2):181–7.
[91] Green JS, Bear JC, Johnson GJ. The burden of genetically determined eye disease. Br J Ophthalmol. 1986;70(9):696–9.
[92] Vongphanit J, Mitchell P, Wang JJ. Prevalence and progression of myopic retinopathy in an older population. Ophthalmology. 2002;109(4):704–11.
[93] Liu HH, Xu L, Wang YX, Wang S, You QS, Jonas JB. Prevalence and progression of myopic retinopathy in Chinese adults: the Beijing eye study. Ophthalmology. 2010;117(9):1763–8.
[94] Gao LQ, et al. Prevalence and characteristics of myopic retinopathy in a rural Chinese adult population: the Handan Eye Study. Arch Ophthalmol. 2011;129(9):1199–204.
[95] Asakuma T, et al. Prevalence and risk factors for myopic retinopathy in a Japanese population: the Hisayama Study. Ophthalmology. 2012;119(9):1760–5.
[96] Chen S-J, et al. Prevalence and associated risk factors of myopic maculopathy in elderly Chinese: the Shihpai eye study. Invest Ophthalmol Vis Sci. 2012;53(8):4868–73.
[97] Choudhury F, et al. Prevalence and characteristics of myopic degeneration in an adult Chinese American population: the Chinese American Eye Study. Am J Ophthalmol. 2018;187:34–42.
[98] Jonas JB, Nangia V, Gupta R, Bhojwani K, Nangia P, Panda-Jonas S. Prevalence of myopic retinopathy in rural Central India. Acta Ophthalmol. 2017;95(5):e399–404.
[99] Hayashi K, et al. Long-term pattern of progression of myopic maculopathy: a natural history study. Ophthalmology. 2010;117(8):1595–611, 1611.e1–4.
[100] Lin C, et al. Five-year incidence and progression of myopic maculopathy in a rural Chinese adult population: the Handan Eye Study. Ophthalmic Physiol Opt. 2018;38(3):337–45.
[101] Cheung CMG, et al. Myopic choroidal neovascularization: review, guidance, and consensus statement on management. Ophthalmology. 2017;124(11):1690–711.
[102] The Eye Disease Case-Control Study Group. Risk factors for neovascular age-related macular degeneration. Arch Ophthalmol. 1992;110(12):1701–8.
[103] Age-Related Eye Disease Study Research Group. Risk factors associated with age-related macular degeneration. A case-control study in the age-related eye disease study: age-related eye disease study report number 3. Ophthalmology. 2000;107(12):2224–32.
[104] Chaine G, et al. Case-control study of the risk factors for age related macular degeneration. France-DMLA Study Group. Br J Ophthalmol. 1998;82(9):996–1002.
[105] Ikram MK, van Leeuwen R, Vingerling JR, Hofman A, de Jong PTVM. Relationship between refraction and prevalent as well as incident age-related maculopathy: the Rotterdam Study. Invest Ophthalmol Vis Sci. 2003;44(9):3778–82.
[106] Wang JJ, Mitchell P, Smith W. Refractive error and age-related maculopathy: the Blue Mountains Eye Study. Invest Ophthalmol Vis Sci. 1998;39(11):2167–71.
[107] Lavanya R, et al. Hyperopic refractive error and shorter axial length are associated with age-related macular degeneration: the Singapore Malay Eye Study. Invest Ophthalmol Vis Sci. 2010;51(12):6247–52.
[108] Xu L, Li Y, Zheng Y, Jonas JB. Associated factors for age related maculopathy in the adult population in China: the Beijing eye study. Br J Ophthalmol. 2006; 90(9):1087–90.
[109] Klein R, Klein BE, Jensen SC, Cruickshanks KJ. The relationship of ocular factors to the incidence and progression of age-related maculopathy. Arch Ophthalmol. 1998;116(4):506–13.
[110] Wong TY, Klein R, Klein BEK, Tomany SC. Refractive errors and 10-year incidence of age-related maculopathy. Invest Ophthalmol Vis Sci. 2002;43(9):2869–73.
[111] Wang JJ, Jakobsen KB, Smith W, Mitchell P. Refractive status and the 5-year incidence of age-related maculopathy: the Blue Mountains Eye Study. Clin Exp Ophthalmol. 2004;32(3):255–8.
[112] Ulvik SO, Seland JH, Wentzel-Larsen T. Refraction, axial length and age-related maculopathy. Acta Ophthalmol Scand. 2005;83(4):419–23.
[113] Corbelli E, et al. Prevalence and phenotypes of age-related macular degeneration in eyes with high myopia. Invest Ophthalmol Vis Sci. 2019;60(5):1394.
[114] Wood A, Guggenheim JA. Refractive error has minimal influence on the risk of age-related macular degeneration: a Mendelian randomization study. Am J Ophthalmol. 2019;206:87–93.

[115] Hövener G. The influence of refraction on diabetic retinopathy (author's transl). Klin Monatsbl Augenheilkd. 1975;167(5):733–6.
[116] Grange JD, Leynaud JL. Diabetic retinopathy and severe myopia. Bull Soc Ophtalmol Fr. 1984;84(2):205–8.
[117] Bazzazi N, Akbarzadeh S, Yavarikia M, Poorolajal J, Fouladi DF. High myopia and diabetic retinopathy: a contralateral eye study in diabetic patients with high myopic anisometropia. Retina. 2017;37(7):1270–6.
[118] Moss SE, Klein R, Klein BE. Ocular factors in the incidence and progression of diabetic retinopathy. Ophthalmology. 1994;101(1):77–83.
[119] McKay R, McCarty CA, Taylor HR. Diabetic retinopathy in Victoria, Australia: the visual impairment project. Br J Ophthalmol. 2000;84(8):865–70.
[120] Lim LS, Lamoureux E, Saw SM, Tay WT, Mitchell P, Wong TY. Are myopic eyes less likely to have diabetic retinopathy? Ophthalmology. 2010;117(3):524–30.
[121] Chao DL, Lin S-C, Chen R, Lin SC. Myopia is inversely associated with the prevalence of diabetic retinopathy in the South Korean population. Am J Ophthalmol. 2016;172:39–44.
[122] Wang X, Tang L, Gao L, Yang Y, Cao D, Li Y. Myopia and diabetic retinopathy: a systematic review and meta-analysis. Diabetes Res Clin Pract. 2016;111:1–9.
[123] Wong TY, Klein BE, Klein R, Tomany SC, Lee KE. Refractive errors and incident cataracts: the Beaver Dam Eye Study. Invest Ophthalmol Vis Sci. 2001;42(7):1449–54.
[124] Lim R, Mitchell P, Cumming RG. Refractive associations with cataract: the Blue Mountains Eye Study. Invest Ophthalmol Vis Sci. 1999;40(12):3021–6.
[125] Kanthan GL, Mitchell P, Rochtchina E, Cumming RG, Wang JJ. Myopia and the long-term incidence of cataract and cataract surgery: the Blue Mountains Eye Study. Clin Exp Ophthalmol. 2014;42(4):347–53.
[126] Leske MC, Wu S-Y, Nemesure B, Hennis A, Barbados Eye Studies Group. Risk factors for incident nuclear opacities. Ophthalmology. 2002;109(7):1303–8.
[127] Mukesh BN, Le A, Dimitrov PN, Ahmed S, Taylor HR, McCarty CA. Development of cataract and associated risk factors: the visual impairment project. Arch Ophthalmol. 2006;124(1):79–85.
[128] Wong TY, Foster PJ, Johnson GJ, Seah SKL. Refractive errors, axial ocular dimensions, and age-related cataracts: the Tanjong Pagar survey. Invest Ophthalmol Vis Sci. 2003;44(4):1479–85.
[129] McCarty CA, Mukesh BN, Fu CL, Taylor HR. The epidemiology of cataract in Australia. Am J Ophthalmol. 1999;128(4):446–65.
[130] Tan NYQ, Sng CCA, Jonas JB, Wong TY, Jansonius NM, Ang M. Glaucoma in myopia: diagnostic dilemmas. Br J Ophthalmol. 2019;103(10):1347–55.
[131] Marcus MW, de Vries MM, Junoy Montolio FG, Jansonius NM. Myopia as a risk factor for open-angle glaucoma: a systematic review and meta-analysis. Ophthalmology. 2011;118(10):1989– 94, e2.
[132] Daubs JG, Crick RP. Effect of refractive error on the risk of ocular hypertension and open angle glaucoma. Trans Ophthalmol Soc U K. 1981;101(1):121–6.
[133] Ponte F, Giuffré G, Giammanco R, Dardanoni G. Risk factors of ocular hypertension and glaucoma. The Casteldaccia Eye Study. Doc Ophthalmol. 1994;85(3): 203–10.
[134] Mitchell P, Hourihan F, Sandbach J, Wang JJ. The relationship between glaucoma and myopia: the Blue Mountains Eye Study. Ophthalmology. 1999;106(10): 2010–5.
[135] Leske MC, Nemesure B, He Q, Wu SY, Fielding Hejtmancik J, Hennis A. Patterns of open-angle glaucoma in the Barbados Family Study. Ophthalmology. 2001;108(6):1015–22.
[136] Ramakrishnan R, et al. Glaucoma in a rural population of southern India. Ophthalmology. 2003;110(8):1484–90.
[137] Vijaya L, et al. Prevalence of open-angle glaucoma in a rural south Indian population. Invest Ophthalmol Vis Sci. 2005;46(12):4461.
[138] Suzuki Y, et al. Risk factors for open-angle glaucoma in a Japanese population: the Tajimi Study. Ophthalmology. 2006;113(9):1613–7.
[139] Xu L, Wang Y, Wang S, Wang Y, Jonas JB. High myopia and Glaucoma susceptibility. Ophthalmology. 2007;114(2):216–20.
[140] Casson RJ, et al. Risk factors for primary open-angle glaucoma in a Burmese population: the Meiktila Eye Study. Clin Exp Ophthalmol. 2007;35(8):739–44.
[141] Czudowska MA, et al. Incidence of glaucomatous visual field loss: a ten-year follow-up from the Rotterdam Study. Ophthalmology. 2010;117(9):1705–12.
[142] Perera SA, Wong TY, Tay W-T, Foster PJ, Saw S-M, Aung T. Refractive error, axial dimensions, and primary open-angle glaucoma: the Singapore Malay Eye Study. Arch Ophthalmol. 2010;128(7):900–5.
[143] Kuzin AA, Varma R, Reddy HS, Torres M, Azen SP. Ocular biometry and open-angle Glaucoma: the Los Angeles Latino Eye Study. Ophthalmology. 2010; 117(9):1713–9.
[144] Tham Y-C, et al. Joint effects of intraocular pressure and myopia on risk of primary open-angle Glaucoma: the Singapore Epidemiology of Eye Diseases Study. Sci Rep. 2016;6:19320.
[145] Ip JM, et al. Role of near work in myopia: findings in a sample of Australian school children. Invest Ophthalmol Vis Sci. 2008;49(7):2903.
[146] Saw S-M, et al. Nearwork in early-onset myopia. Invest Ophthalmol Vis Sci. 2002;43(2):332–9.
[147] Mutti DO, Mitchell GL, Moeschberger ML, Jones LA, Zadnik K. Parental myopia, near work, school achievement, and children's refractive error. Invest Ophthalmol Vis Sci. 2002;43(12):3633–40.
[148] Giloyan A, Harutyunyan T, Petrosyan V. Risk factors for developing myopia among schoolchildren in Yerevan and Gegharkunik Province, Armenia. Ophthalmic Epidemiol. 2017;24(2):97–103.
[149] Hsu C-C, et al. Risk factors for myopia progression in second-grade primary school children in Taipei: a population-based cohort study. Br J Ophthalmol. 2017; 101(12):1611–7.
[150] Tsai D-C, et al. Myopia development among young schoolchildren: the myopia investigation study in Taipei. Invest Ophthalmol Vis Sci. 2016;57(15):6852–60.
[151] Lu B, et al. Associations between near work, outdoor activity, and myopia among adolescent students in rural China: the Xichang pediatric refractive error study

report no. 2. Arch Ophthalmol. 2009;127(6):769–75.
[152] Saw SM, Chan B, Seenyen L, Yap M, Tan D, Chew SJ. Myopia in Singapore kindergarten children. Optometry. 2001;72(5):286–91.
[153] Chua SYL, et al. Relative contribution of risk factors for early-onset myopia in young Asian children. Invest Ophthalmol Vis Sci. 2015;56(13):8101.
[154] Low W, et al. Family history, near work, outdoor activity, and myopia in Singapore Chinese preschool children. Br J Ophthalmol. 2010;94(8):1012–6.
[155] Jones LA, Sinnott LT, Mutti DO, Mitchell GL, Moeschberger ML, Zadnik K. Parental history of myopia, sports and outdoor activities, and future myopia. Invest Ophthalmol Vis Sci. 2007;48(8):3524.
[156] Rose KA, et al. Outdoor activity reduces the prevalence of myopia in children. Ophthalmology. 2008;115(8):1279–85.
[157] French AN, Morgan IG, Mitchell P, Rose KA. Risk factors for incident myopia in Australian schoolchildren. Ophthalmology. 2013;120(10):2100–8.
[158] Lin Z, et al. The influence of near work on myopic refractive change in urban students in Beijing: a three-year follow-up report. Graefes Arch Clin Exp Ophthalmol. 2016;254(11):2247–55.
[159] Saw S-M, et al. A cohort study of incident myopia in Singaporean children. Invest Ophthalmol Vis Sci. 2006;47(5):1839–44.
[160] Mutti DO, Zadnik K. Has near work's star fallen? Optom Vis Sci. 2009;86(2):76–8.
[161] Nickels S, Hopf S, Pfeiffer N, Schuster AK. Myopia is associated with education: results from NHANES 1999–2008. PLoS One. 2019;14(1):e0211196.
[162] Mirshahi A, et al. Myopia and cognitive performance: results from the Gutenberg Health Study. Invest Ophthalmol Vis Sci. 2016;57(13):5230–6.
[163] Mirshahi A, et al. Myopia and level of education: results from the Gutenberg Health Study. Ophthalmology. 2014;121(10):2047–52.
[164] Sensaki S, et al. An ecologic study of trends in the prevalence of myopia in Chinese adults in Singapore born from the 1920s to 1980s. Ann Acad Med Singap. 2017;46(6):229–36.
[165] Jonas JB, et al. Education-related parameters in high myopia: adults versus school children. PLoS One. 2016; 11(5):e0154554.
[166] Mountjoy E, et al. Education and myopia: assessing the direction of causality by Mendelian randomisation. BMJ. 2018;361:k2022.
[167] Williams KM, et al. Increasing prevalence of myopia in Europe and the impact of education. Ophthalmology. 2015;122(7):1489–97.
[168] Cuellar-Partida G, et al. Assessing the genetic predisposition of education on myopia: a Mendelian randomization study. Genet Epidemiol. 2016;40(1):66–72.
[169] Ku P-W, et al. The associations between near visual activity and incident myopia in children. Ophthalmology. 2018;126(2):214–20.
[170] Morgan IG, Rose KA. Myopia: is the nature-nurture debate finally over? Clin Exp Optom. 2019;102(1):3–17.
[171] Pärssinen O, Kauppinen M. Risk factors for high myopia: a 22-year follow-up study from childhood to adulthood. Acta Ophthalmol. 2018;97(5):510–8.
[172] Smith EL, Hung L-F, Kee C, Qiao Y. Effects of brief periods of unrestricted vision on the development of form-deprivation myopia in monkeys. Invest Ophthalmol Vis Sci. 2002;43(2):291–9.
[173] Norton TT, Siegwart JT, Amedo AO. Effectiveness of hyperopic defocus, minimal defocus, or myopic defocus in competition with a myopiagenic stimulus in tree shrew eyes. Invest Ophthalmol Vis Sci. 2006; 47(11):4687.
[174] Zhu X, Wallman J. Temporal properties of compensation for positive and negative spectacle lenses in chicks. Invest Ophthalmol Vis Sci. 2009;50(1):37.
[175] Saxena R, et al. Prevalence of myopia and its risk factors in urban school children in delhi: the North India Myopia Study (NIM Study). PLoS One. 2015;10(2): e0117349.
[176] Lin Z, et al. Near work, outdoor activity, and myopia in children in rural China: the Handan offspring myopia study. BMC Ophthalmol. 2017;17(1):203.
[177] Li S-M, et al. Near work related parameters and myopia in Chinese children: the Anyang childhood eye study. PLoS One. 2015;10(8):e0134514.
[178] Lin Z, et al. Near work, outdoor activity, and their association with refractive error. Optom Vis Sci. 2014; 91(4):376–82.
[179] World Health Organization. WHO guidelines on physical activity, sedentary behaviour and sleep for children under 5 years of age. Geneva: World Health Organization; 2019.
[180] Wu P-C, Huang H-M, Yu H-J, Fang P-C, Chen C-T. Epidemiology of myopia. Asia-Pacific J Ophthalmol. 2016;5(6):386–93.
[181] LeBlanc AG, et al. Correlates of total sedentary time and screen time in 9–11 year-old children around the world: the international study of childhood obesity, lifestyle and the environment. PLoS One. 2015;10(6): e0129622.
[182] Qian D-J, Zhong H, Li J, Niu Z, Yuan Y, Pan C-W. Myopia among school students in rural China (Yunnan). Ophthalmic Physiol Opt. 2016;36(4):381–7.
[183] Bernard JY, et al. Predictors of screen viewing time in young Singaporean children: the GUSTO cohort. Int J Behav Nutr Phys Act. 2017;14(1):112.
[184] Tandon PS, Zhou C, Christakis DA. Frequency of parent-supervised outdoor play of US preschool-aged children. Arch Pediatr Adolesc Med. 2012;166(8):707–12.
[185] McCrann S, Flitcroft I, Lalor K, Butler J, Bush A, Loughman J. Parental attitudes to myopia: a key agent of change for myopia control? Ophthalmic Physiol Opt. 2018;38(3):298–308.
[186] French AN, Ashby RS, Morgan IG, Rose KA. Time outdoors and the prevention of myopia. Exp Eye Res. 2013;114:58–68.
[187] Dirani M, et al. Outdoor activity and myopia in Singapore teenage children. Br J Ophthalmol. 2009; 93(8):997–1000.
[188] Rose KA, Morgan IG, Smith W, Burlutsky G, Mitchell P, Saw S-M. Myopia, lifestyle, and schooling in students of Chinese ethnicity in Singapore and Sydney. Arch Ophthalmol. 2008;126(4):527–30.
[189] Read SA, Vincent SJ, Tan C-S, Ngo C, Collins MJ, Saw S-M. Patterns of daily outdoor light exposure in

Australian and Singaporean children. Transl Vis Sci Technol. 2018;7(3):8.
[190] Guo Y, et al. Outdoor activity and myopia among primary students in rural and urban regions of Beijing. Ophthalmology. 2013;120(2):277–83.
[191] Sherwin JC, Reacher MH, Keogh RH, Khawaja AP, Mackey DA, Foster PJ. The association between time spent outdoors and myopia in children and adolescents. Ophthalmology. 2012;119(10):2141–51.
[192] Xiong S, et al. Time spent in outdoor activities in relation to myopia prevention and control: a meta-analysis and systematic review. Acta Ophthalmol. 2017;95(6):551–66.
[193] Suhr Thykjaer A, Lundberg K, Grauslund J. Physical activity in relation to development and progression of myopia – a systematic review. Acta Ophthalmol. 2017;95(7):651–9.
[194] Jones-Jordan LA, et al. Visual activity before and after the onset of juvenile myopia. Invest Ophthalmol Vis Sci. 2011;52(3):1841–50.
[195] Guggenheim JA, et al. Time outdoors and physical activity as predictors of incident myopia in childhood: a prospective cohort study. Invest Ophthalmol Vis Sci. 2012;53(6):2856.
[196] Jones-Jordan LA, et al. Time outdoors, visual activity, and myopia progression in juvenile-onset myopes. Invest Ophthalmol Vis Sci. 2012;53(11):7169.
[197] Shah RL, Huang Y, Guggenheim JA, Williams C. time outdoors at specific ages during early childhood and the risk of incident myopia. Invest Ophthalmol Vis Sci. 2017;58(2):1158.
[198] Guo Y, et al. Outdoor activity and myopia progression in 4-year follow-up of Chinese primary school children: the Beijing Children Eye Study. PLoS One. 2017;12(4):e0175921.
[199] Rusnak S, Salcman V, Hecova L, Kasl Z. Myopia progression risk: seasonal and lifestyle variations in axial length growth in Czech Children. J Ophthalmol. 2018;2018:1–5.
[200] Wu P-C, Tsai C-L, Wu H-L, Yang Y-H, Kuo H-K. Outdoor activity during class recess reduces myopia onset and progression in school children. Ophthalmology. 2013;120(5):1080–5.
[201] Jin J-X, et al. Effect of outdoor activity on myopia onset and progression in school-aged children in northeast china: the Sujiatun eye care study. BMC Ophthalmol. 2015;15(1):73.
[202] He M, et al. Effect of time spent outdoors at school on the development of myopia among children in China: a randomized clinical trial. JAMA. 2015;314(11):1142–8.
[203] Wu P-CP-C, et al. Myopia prevention and outdoor light intensity in a school-based cluster randomized trial. Ophthalmology. 2018;125(8):1239–50.
[204] Li S-YS-M, et al. Time outdoors and myopia progression over 2 years in Chinese children: the Anyang childhood eye study. Invest Ophthalmol Vis Sci. 2015;56(8):4734–40.
[205] Verkicharla PK, et al. Development of the FitSight fitness tracker to increase time outdoors to prevent myopia. Transl Vis Sci Technol. 2017;6(3):20.
[206] Zhou S, et al. Association between parents' attitudes and behaviors toward children's visual care and myopia risk in school-aged children. Medicine. 2017;96(52):e9270.
[207] Hammond DS, Wildsoet CF. Compensation to positive as well as negative lenses can occur in chicks reared in bright UV lighting. Vis Res. 2012;67:44–50.
[208] Torii H, et al. Violet light exposure can be a preventive strategy against myopia progression. EBioMedicine. 2017;15:210–9.
[209] Sherwin JC, Hewitt AW, Coroneo MT, Kearns LS, Griffiths LR, Mackey DA. The association between time spent outdoors and myopia using a novel biomarker of outdoor light exposure. Invest Ophthalmol Vis Sci. 2012;53(8):4363–70.
[210] Williams KM, et al. Association between myopia, ultraviolet B radiation exposure, serum vitamin D concentrations, and genetic polymorphisms in vitamin D metabolic pathways in a multicountry European study. JAMA Ophthalmol. 2017;135(1):47–53.
[211] Ashby R, Ohlendorf A, Schaeffel F. The effect of ambient illuminance on the development of deprivation myopia in chicks. Invest Ophthalmol Vis Sci. 2009;50(11):5348–54.
[212] Smith EL, Hung L-F, Huang J. Protective effects of high ambient lighting on the development of form-deprivation myopia in rhesus monkeys. Invest Ophthalmol Vis Sci. 2012;53(1):421–8.
[213] Mehdizadeh M, Nowroozzadeh MH. Outdoor activity and myopia. Ophthalmology. 2009;116(6):1229–30; author reply 1230.
[214] Czepita D, et al. Myopia and night lighting. Investigations on children with negative family history. Klin Ocz. 2012;114(1):22–5.
[215] Flitcroft DI. The complex interactions of retinal, optical and environmental factors in myopia aetiology. Prog Retin Eye Res. 2012;31(6):622–60.
[216] Mutti DO, Marks AR. Blood levels of vitamin D in teens and young adults with myopia. Optom Vis Sci. 2011;88(3):377–82.
[217] Kwon J-W, Choi JA, La TY, Epidemiologic Survey Committee of the Korean Ophthalmological Society. Serum 25-hydroxyvitamin D level is associated with myopia in the Korea national health and nutrition examination survey. Medicine. 2016;95(46):e5012.
[218] Pan C-W, Qian D-J, Saw S-M. Time outdoors, blood vitamin D status and myopia: a review. Photochem Photobiol Sci. 2017;16(3):426–32.
[219] Guggenheim JA, et al. Does vitamin D mediate the protective effects of time outdoors on myopia? Findings from a prospective birth cohort. Invest Ophthalmol Vis Sci. 2014;55(12):8550–8.
[220] Mutti DO, et al. Vitamin D receptor (VDR) and group-specific component (GC, vitamin D-binding protein) polymorphisms in myopia. Invest Ophthalmol Vis Sci. 2011;52(6):3818–24.
[221] Chakraborty R, Ostrin LA, Nickla DL, Iuvone PM, Pardue MT, Stone RA. Circadian rhythms, refractive development, and myopia. Ophthalmic Physiol Opt. 2018;38(3):217–45.

4 病理性近视的遗传学

Qingjiong Zhang

4.1 引言

病理性近视（PM）是指高度近视伴有视网膜、脉络膜、玻璃体、巩膜和视神经发生任何近视特异性退行性改变[1, 2]，其中高度近视通常定义为至少 -6.00 D 或眼轴 26 mm 以上[3]。病理性近视也称为病态近视、变性近视、恶性近视、极端近视、严重近视或进行性近视[4-9]。病理性近视患者患病率为 0.9%~3.1%[10]。它被列为第一至第三位最常见的致盲原因，占人口的 0.1%~0.5%（欧洲研究）或 0.2%~1.4%（亚洲研究）[10]。

病理性近视的特征是至少具有以下三种主要症状之一：眼底变性、后巩膜葡萄肿和矫正视力下降，这些症状在早期可能不会同时出现（图 4.1）。高度近视可能是病理性近视的第一个明显症状，而病理性近视的三个主要症状可能同时出现或随后出现。近视眼底退行性改变通常包括豹纹状眼底、视盘倾斜、圆形或新月形周边脉络膜视网膜萎缩、血管拉直、漆裂纹、Fuchs 斑、黄斑劈裂、自发性视网膜下出血、黄斑或周边视网膜裂孔、周边视网膜格子样变性、视网膜无压变白区、蜗牛样变性、玻璃体混浊或液化、玻璃体后部脱离、周边玻璃体牵拉等[1, 2, 11]。这些变化的进展可能导致脉络膜和视网膜变薄或萎缩，光感受器丧失，黄斑变性，黄斑脉络膜新生血管，视网膜脱离，最终失明。病理性近视患者患有青光眼和白内障的风险也较高。近视特异性眼底改变是由眼球过度伸长牵拉眼内组织导致的，特别是视网膜、Bruch 膜和脉络膜，有时这些变化可能同时发生。

病理性近视通常出现在儿童早期（学龄前），一般认为是遗传性的。因此，早发性高度近视是病理性近视的最常见形式，在学龄前出现，与过度近距离工作无关。少部分病理性近视可能从学龄前儿童低、中度近视开始，然后在几年内迅速发展为高度近视，可能伴或不伴大量近距离工作。最常见的高度近视，如晚发性高度近视，一般学龄前没有近视，但随后逐渐变成低、中、高度近视，这显然与过度近距离工作有关。少数迟发性高度近视，特别是度数高于 -10.00 D 的极高近视患者，可能在眼后段发生病理变化。

目前近视（包括病理性近视）的遗传学研究已取得了进展[12-16]。遗传因素在由早发性近视或高度近视引起的病理性近视中起决定性作用。这种病理性近视大多表现为孟德尔遗传特性。大多数迟发性高度近视可能属于遗传和环境因素共同作用的复杂型。孟德尔遗传性病理性近视可独立遗传（非综合征）或作为其他遗传性眼部或系统性疾病（综合征）的主要症状，如 Stickler 综合征［在线人类孟德尔遗传数据系统（OMIM）108300］、Marfan（马方）综合征（OMIM 154700）、家族性渗出性玻璃体视网膜病变（OMIM 133780）、Ehlers-Danlos（先天性结缔组织发育不全）综合征（OMIM 225400）、眼部白化病（OMIM 300500）、Knobloch 综合征（OMIM 267750）、Wagner 综合征（OMIM 143200）和许多其他综合征[12]。据报道，许多基因的突变导致了孟德尔遗传性病理性近视[12]。关于病理性近视的复杂性，尽管已经进行了许多相关的遗传学研究，但其确切的分子基础在很大程度上是未知的。本章将讨论病理性近视的遗传学进展。

4.2 病理性近视的遗传因素

高度近视的遗传基因证据也适用于病理性近视，因其属于伴近视特异性退行性变的高度近视亚组。这些证据包括与大量近距离工作无关的早发性近视、家族聚集性、呈现孟德尔遗传规律等，来自全基因

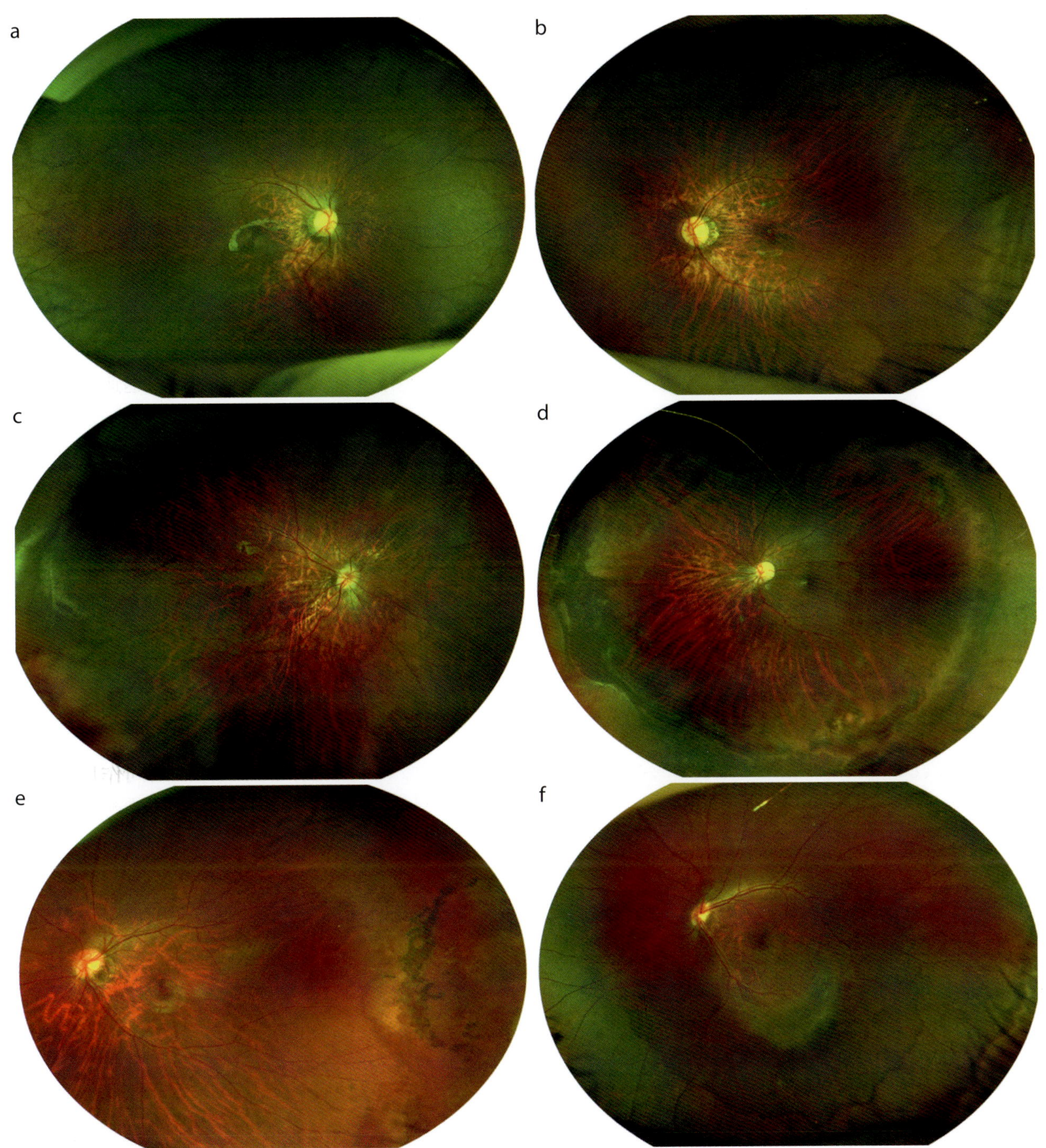

图 4.1 通过扫描激光眼底镜拍摄的病理性近视的典型眼底照片。（a~f）6 例病理性近视患者伴眼底变性改变、后巩膜葡萄肿和矫正视力异常。眼底照片分别来自 *ARR3* 突变（a）、*NYX* 突变（b）、Stickler 综合征（c 和 d）或家族性渗出性玻璃体视网膜病变（e 和 f）患者

组连锁扫描、全基因组关联研究、候选基因测序、全外显子测序和全基因组测序的分子遗传学研究。如果病理性近视是一种遗传疾病，那么遗传基因在其发病、进展和预后中应起关键作用。目前病理性高度近视是否属于孟德尔遗传或复杂遗传尚不清楚。病理性近视伴致病性基因突变是否会导致高度近视的孟德尔遗传特性仍未知。然而，早发性高度近视比晚发性（或获得性）高度近视更有可能呈现孟德尔遗传。病理性近视在早发性高度近视中比晚发性高度近视更常见。因此，基因突变导致的高度近视，特别是早发性高度近视，应该是病理性近视的重要原因。到目前为止，大多数确定有基因突变的早发性高度近视被认为是眼后段病变导致的病理性近视。在某个时间点，病理性近视可能是一些早发性高度

近视首发症状或唯一的暂时性诊断，但可能随后或最终成为其他眼部或全身疾病的伴随症状。然而，一些早发性高度近视儿童，其眼后段的近视特异性退行性变化在早期可能并不显著，但随着时间逐渐发展。因此，在某个阶段，病理性近视可能被误认为是单纯性高度近视或其他疾病。在基因组医学时代，这种情况可能被基于基因的诊断学所改变。由于高度近视与病理性近视密切相关，在分析病理性近视时，自然会考虑到高度近视的致病遗传基因位点或基因。

4.3 与复杂病理性近视相关的遗传基因位点和基因

普通近视的遗传基因位点或基因也可能是高度近视和病理性近视的遗传基因位点。目前普通近视的确切基因尚未确定。普通近视的某些基因位点可能不会导致病理性近视，而病理性近视的基因位点也不一定与普通近视共享。然而，变异表达是遗传性疾病中常见现象，因此导致病理性近视的基因突变也可能会导致普通近视，由于相同突变的变异表达或不同突变导致的功能后果不同。在本章节或者其他后续章节里，只有高度近视的基因位点或基因被描述为病理性近视的基因位点或基因。

根据全基因组关联研究或候选基因关联研究[12]，已报道的基因组中接近特定候选基因的许多单核苷酸多态性（SNP）与屈光不正或近视相关，其中约 19 个位点的 SNP 也与复杂性高度近视相关（表 4.1）[17-34]。然而，这些基因位点、基因的确切遗传缺陷及潜在的分子机制尚未确定。由于关联研究的结论大多不够有力，表 4.1 仅罗列了 $P<10^{-5}$ 的基因位点或基因（之前的综述[12]提供有完整列表）。这些位点或基因也被认为是病理性近视的候选位点或基因。然而，现阶段这些基因位点或基因内部或附近的 SNP 或其他变异不适合用于临床基因测试。

4.4 非综合征性孟德尔遗传性病理性近视的基因位点和基因

孟德尔遗传性高度近视通常是早发性高度近视，而不是晚发性高度近视。迄今为止，已有 28 个基因位点或基因与人类高度近视有关[30, 35-63]，包括 21 个基因位点具有指定编号和 7 个基因没有指定编号（表 4.2）。病理性近视的遗传方式有常染色体显性遗传、常染色体隐性遗传、X 连锁隐性遗传和 X 连锁女性遗传（图 4.2）。在 21 个基因位点中，9 个基因位点确定了致病基因，但 12 个基因位点未知。据报道，至少有 16 个基因突变会导致高度近视（表 4.2）。16 个基因中有些基因可能需要进一步验证，因为结果可能太弱或有争议。所有这些基因的变异，甚至包括那些不确定的基因，只能解释不到 10% 的早发性高度近视。下面讨论部分基因：

OPN1LW（OMIM 300822）和 *OPN1MW*（OMIM 300821）编码红色和绿色视色素的基因是第一个被确定为最常见的遗传性眼病，即红绿色盲的致病基因，这是由于 *OPN1LW* 和 *OPN1MW* 之间的非同源配对和不平等交叉[64]。2013 年，*OPN1LW* 中罕见的外显子 3 单倍型被确定为大多数 Bornholm 眼病（BED）的致病基因，Bornholm 眼病是一种伴二色视觉和近视的锥体功能障碍综合征[65]。随后发现 *OPN1LW* 中独特的 LVAVA 单倍型与定位于 MYP1 位点的 X 连锁非综合征性高度近视有关[35, 66]，其他研究进一步证实了这些结果[67-69]。*OPN1LW*、LVAVA 或 LIAVA 的特定单倍型将导致异常剪接或转录数量减少，可能导致近视的发展[69-71]。*OPN1LW* 中独特的外显子 3 单倍型会导致约 1% 早发性高度近视先证者。

视网膜抑制素 3（*ARR3*，OMIM 301770）是一已知的具有锥体光感受器特异性表达的基因。*ARR3* 的杂合突变导致女性早发性高度近视（MYP26，OMIM 301010）[53]，这是一种独特的 X 连锁女性遗传形式，与 X 连锁隐性或显性遗传完全不同。*ARR3* 中几乎所有的截断突变和部分错义突变都是致病的。*ARR3* 突变可能导致 2%~3% 的早发性高度近视先证者，这是孟德尔遗传性高度近视最常见的原因，在 16 个基因中发现致病性变异。

SCO2、*SLC39A5* 和 *BSG* 中的截断突变在一般人群中非常罕见，因此此类突变可能是常染色体显性高度近视的罕见原因[39, 51, 56]，尽管还需要其他证据来证实相关性。除高度近视外，与 *SLC39A5* 截断突变相关的表型可能需要进一步阐明。这三个基因的突变可能占早发性高度近视先证者约 1%。

LRPAP1 和 *LOXL3* 中的双等位基因截断突变是常染色体隐性早发性高度近视的原因[50, 55, 72]。这两个基因的突变可能影响约 0.5% 的早发高度近视

表 4.1 与复杂性高度近视相关的基因位点或基因

染色体	位点 / 基因座	单核苷酸多态性	基因侧翼	方法	最佳 P 值	第一作者（年）	文献编号
1	1q41	rs4373767	*LYPLAL1*	META	4.38×10^{7}	Fan Q（2012）	22685421
1	1q41	rs4373767	*SLC30A10*	META	4.38×10^{7}	Fan Q（2012）	22685421
1	1q41	rs4373767	*ZC3H11B*	META	4.38×10^{7}	Fan Q（2012）	22685421
1	1q24.3	rs235858	*MYOC*	A	4.00×10^{6}	Tang WC（2007）	17438518
2	2q22.3	rs13382811	*ZFHX1B*	META	5.79×10^{10}	Khor CC（2013）	23933737
4	4q25/MYP11	rs10034228	ESTs-BI480957	GWAS	7.70×10^{13}	Li Z（2011）	21505071
5	5p15.2	rs6885224	*CTNND2*	A	5.29×10^{6}	Lu B（2011）	21911587
5	5p15.2	rs12716080	*CTNND2*	GWAS	1.14×10^{5}	Li Y（2011）	21095009
7	7q36.3	rs2730260	*VIPR2*	GWAS-META	8.95×10^{14}	Shi Y（2013）	23406873
8	8p23/MYP10	rs55864141	*MIR124-1/MSRA*	GWAS	1.30×10^{7}	Meng W（2012）	23049088
8	8p23/MYP10	rs17155227	*MIR4660/PPP1R3B*	GWAS	1.07×10^{10}	Meng W（2012）	23049088
8	8q24.12	rs6469937	*SNTB1*	META	2.01×10^{9}	Khor CC（2013）	23933737
8	8q24.12	rs4455882	*SNTB1*	GWAS-META	2.13×10^{11}	Shi Y（2013）	23406873
10	10q21.1/MYP15	rs3107503	*ZWINT/MIR3924*	GWAS	1.54×10^{7}	Meng W（2012）	23049088
11	11q24.1	rs577948	*BLID/LOC399959*	GWAS	2.22×10^{7}	Nakanishi H（2009）	19779542
11	11q12.3	rs542269	*CHRM1*	A	2.38×10^{8}	Lin H（2009）	19753311
11	11p13/MYP7	单倍型	*PAX6*	A	6.28×10^{23}	Jiang B（2011）	21589860
12	12q23.2	单倍型	*IGF1*	A	3.70×10^{9}	Mak JY（2012）	22332214
12	12q21–23	rs17306116	*PPFIA2*	A	2.65×10^{5}	Hawthorne F（2013）	23422819
13	13q12.12/MYP20	rs9318086	*MIPEP/C1QTNF9B*	GWAS	1.91×10^{16}	Shi Y（2011）	21640322
13	13q32.3	rs8000973	*ZIC2*	A	7.16×10^{7}	Oishi M（2013）	24150758
15	15q14	rs634990	NA	A	$P<8.81 \times 10^{7}$	Jiao X（2012）	23170057
15	15q14	rs524952	NA	A	8.78×10^{7}	Hayashi H（2011）	21436269
15	15q25.1	rs4778879	*RASGRF1*	A	3.40×10^{7}	Oishi M（2013）	24150758
22	22q12/MYP6	rs2009066	*CRYBA4*	A	1.5410^{5}	Ho DW（2012）	22792142

注：有一些基因座最初被鉴定为与屈光不正或普通近视相关，然后被发现与高度近视有关，其中高度近视的参考文献列于本表。A 关联研究，GWAS 全基因组关联研究，META 统计学荟萃分析，NA 不适用。

先证者。一些双等位基因 *LOXL3* 突变患者的表型与 Stickler 综合征相似。

目前仍需其他证据证实上述基因及表 4.2 中列出的基因突变的致病性，特别是什么类型的突变是致病性的，以及变体可能发挥什么作用（单基因或关联？）。此外，了解高度近视相关变异的分子机制可能不仅有助于了解早发性高度近视的发病机制，还有助于了解普通近视的分子机制。

4.5 综合征性病理性近视的基因

伴眼部或全身异常的孟德尔遗传性高度近视通常出现在儿童早期，除眼部或全身体征外，很可能出现眼后段病理性近视改变。有时，这种综合征性高度近视最初可能被认为是非综合征性高度近视，因为其他眼部或全身症状在儿童时期可能不明显[73]。某些基因的突变可能导致非综合征性高度近视或综合征性高度近视，如 *NYX*、*LOXL3*、*OPN1LW* 等基因。

表 4.2 非综合征性孟德尔遗传性高度近视的基因位点和基因

基因座	遗传	OMIM	位点	基因	OMIM	参考文献	文献编号
MYP1	xlHM	310460	Xq28	*OPN1LW*	300822	Guo（2010） Li（2015）	21060050 26114493
MYP2	adHM	160700	18p11.31	NA	NA	Young TL 等（1998）	9634508
MYP3	adHM	603221	12q21-q23	NA	NA	Young TL 等（1998）	9792869
MYP5	adHM	608474	17q21-q22	NA	NA	Paluru P 等（2003）	12714612
MYP6	adHM	608908	22q13.33	*SCO2*	604272	Tran-Viet 等（2013）	23643385
MYP11	adHM	609994	4q22-q27	NA	NA	Zhang Q 等（2005）	16052171
MYP12	adHM	609995	2q37.1	NA	NA	Paluru PC 等（2005）	15980214
MYP13	xlHM	300613	Xq23-q27.2	NA	NA	Zhang 等（2006）	16648373
MYP15	adHM	612717	10q21.1	NA	NA	Nallasamy S（2007）	17327828
MYP16	adHM	612554	5p15.33-p15.2	NA	NA	Lam CY 等（2008）	18421076
MYP17	adHM	608367	7p15	NA	NA	Paget 等（2008）	19122830
MYP18	arHM	255500	14q22.1-q24.2	NA	NA	Yang 等（2009）	19204786
MYP19	adHM	613969	5p15.1-p13.3	NA	NA	Ma 等（2010）	21042559
MYP20	adHM	614166	13q12.12	NA	NA	Shi 等（2011）	21640322
MYP21	adHM	614167	1p22	*ZNF644*	614159	Shi 等（2011）	21695231
MYP22	adHM	615420	4q35	*CCDC111*	615421	Zhao 等（2013）	23579484
MYP23	arHM	615431	4p16	*LRPAP1*	104225	Aldahmesh 等（2013）	23830514
MYP24	adHM	615946	12q13	*SLC39A5*	608730	Guo 等（2014）	24891338
MYP25	adHM	617238	5q31	*P4HA2*	600608	Guo 等（2015）	25741866
MYP26	xfHM	301010	Xq13	*ARR3*	301770	Xiao 等（2016）	27829781
MYP27	adHM	618827	8q24.23	*CPSF1*	606027	Ouyang 等（2019）	30689892
MYP?	xlHM	NA	Xp11.4	*NYX*	300278	Zhang（2007） Yip（2013）	17392683 23406521
MYP?	arHM	NA	2p13.1	*LOXL3*	607163	Li 等（2016）	26957899
MYP?	adHM	NA	19p13.3	*BSG*	109480	Jin 等（2017）	28373534
MYP?	adHM?	NA	13q32.1	*DZIP1*	608671	Lee 等（2017）	28085539
MYP?	adHM?	NA	16p12.3	*XYLT1*	608124	Lee 等（2017）	28085539
MYP?	adHM	NA	2p22.2	*NDUFAF7*	615898	Wang 等（2017）	28837730
MYP?	adHM	NA	6p12.3	*TNFRSF21*	605732	Pan 等（2019）	31189563

注：MYP4 被 MYP17 取代，因为之前的定位基因位点本身没有被证明。MYP7、MYP8、MYP9、MYP10 和 MYP14 未在此列出，因为它们是复杂性普通近视的基因位点。本表中列出 OMIM 310460 具有争议性。它的旧版本认为是合理的，但新版中没再列出。adHM 常染色体显性高度近视，arHM 常染色体隐性高度近视，xlHM 为 X 连锁隐性高度近视，xfHM 为 X 连锁女性局限性高度近视，NA 不适用。

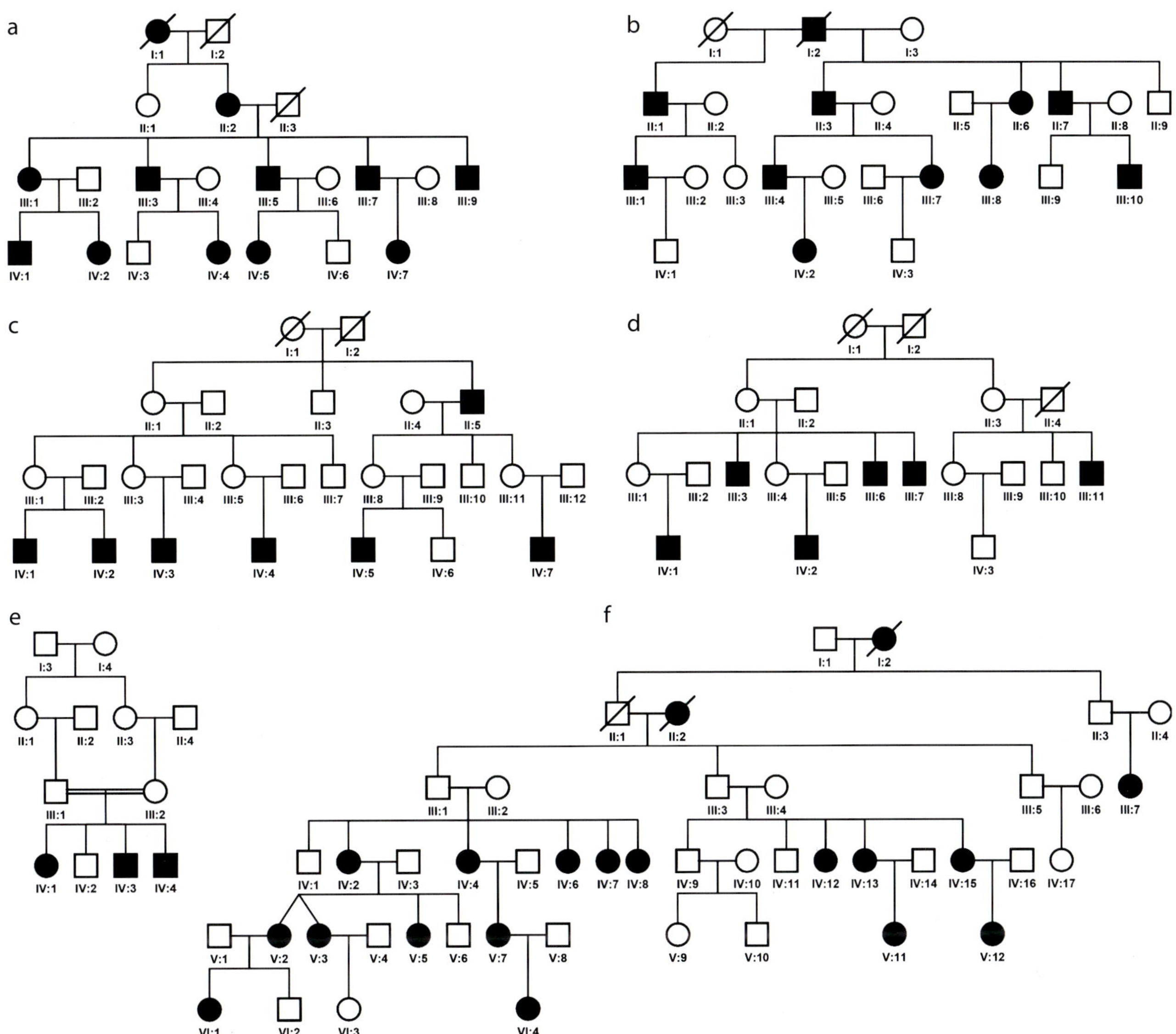

图 4.2 显示病理性高度近视遗传模式的谱系。（a）MYP11，adHM，（b）*COL2A1*，综合征性 HM，（c）MYP1，*OPN1LW*，xlHM，（d）MYP13，xlHM，（e）MYP18，arHM，（f）MYP26，*ARR3*，女性局限性 xlHM。adHM 常染色体显性高度近视，xlHM 为 X 连锁隐性高度近视，arHM 常染色体隐性高度近视。X 连锁女性传播是一种新的遗传模式

迄今为止，高度近视是许多眼部或全身疾病的症状表现，其中至少是由 84 个基因的致病突变导致的（表 4.3 和表 4.4）[65, 74–151]。对于与 84 个基因突变相关的疾病，高度近视是一些基因的常见症状，但在其他基因的一个或几个家族中可能很少提及。所有这些基因突变是儿童早期高度近视的最常见原因[75, 99]。如果将高度近视和其他眼部或全身疾病均纳入计算，那么这些基因突变的贡献率更高，约为 30%。下面将分别讨论导致病理性近视伴眼部疾病或全身疾病的基因。较为罕见的是，基因突变导致伴眼部疾病或全身疾病的病理性近视，如 *COL2A1* 基因突变。

4.5.1 病理性近视伴眼部疾病

PubMed 搜索和 OMIM 搜索会发现有很多眼部疾病伴病理性近视或高度近视的记录。通过检查原始报告，对搜索结果进行了澄清，确定了 37 个基因（表 4.3），其中高度近视是这些基因突变引起的相应眼部疾病的表现症状[65, 74–106]。在 37 个基因中的少数基因中，由于表型不同，同一基因的突变可能导致不同的疾病，其中高度近视可能仅出现在一种或两种相关疾病中。表 4.3 仅列出了高度近视伴有的最常见眼部疾病。

表 4.3 高度近视是已知致病基因的一些眼部疾病的表现症状

基因（OMIM 编号）	位点	表型	遗传特征	表型 OMIM 编号	参考文献	文献编号
COL2A1（120140）	12q13.11	非典型 Stickler 综合征 I 型	AD	609508	Richards 等（2006）	16752401
FZD4（604579）	11q14.2	渗出性玻璃体视网膜病变 1 型	AD	133780	Sun 等（2015）	26747767
GUCY2D（600179）	17p13.1	视杆－视锥细胞营养不良（CRD）6 型	AD	601777	Gregory-Evans 等（2000）	10647719
OPA1（605290）	3q29	视神经萎缩 1 型	AD	165500	Chen 等（2007）	17188070
PAX6（607108）	11p13	无虹膜	AD	106210	Hewitt 等（2007）	17896318
PRPF3（607301）	1q21.2	视网膜色素变性 18 型	AD	601414	Vaclavik 等（2010）	20309403
PRPH2（179605）	6p21.1	斑点状黄斑营养不良 1 型	AD	169150	Sun 等（2015）	26747767
TSPAN12（613138）	7q31.31	渗出性玻璃体视网膜病变 5 型	AD	613310	Sun 等（2015）	26747767
VCAN（118661）	5q14.2-q14.3	Wagner 综合征 1 型	AD	143200	Miyamoto 等（2005）	16043844
RP1（603937）	8q11.2-q12.1	视网膜色素变性 1 型	AD, AR	180100	Chassine 等（2015）	25883087
ADAMTS18（607512）	16q23.1	小角膜，近视性脉络膜视网膜萎缩，内眦间距过宽	AR	615458	Aldahmesh 等（2013）	23818446
ADAMTSL4（610113）	1q21.2	晶状体与瞳孔异位	AR	225200	Neuhann 等（2015）	25975359
CNGB3（605080）	8q21.3	全色盲 3 型	AR	262300	Sundin 等（2000）	10888875
CYP4V2（608614）	4q35.1-q35.2	结晶样视网膜变性	AR	210370	Wang 等（2012）	22693542
GRM6（604096）	5q35.3	先天性静止性夜盲（完全型），1B 型	AR	257270	Dryja 等（2005）	15781871
KCNV2（607604）	9p24.2	视锥细胞营养不良 3B 型	AR	610356	Michaelides 等（2005）	15722315
LRIT3（615004）	4q25	先天性静止性夜盲（完全型），1F 型	AR	615058	Zeitz 等（2013）	23246293
LTBP2（602091）	14q24.3	小球形晶状体和（或）大角膜，伴有晶状体异位，伴有或无继发性青光眼	AR	251750	Desir 等（2010）	20179738
MYCBP2（610392）	13q22.3	高度近视视盘异常	AR	NA	Bredrup 等（2015）	25634536
PDE6C（600827）	10q23.33	视锥细胞营养不良 4 型	AR	613093	Sun 等（2015）	26747767
P3H2（*LEPREL1*）（610341）	3q28	高度近视伴白内障和玻璃体视网膜变性（MCVD）	AR	614292	Mordechai 等（2011）	21885030
PROM1（604365）	4p15.32	视杆－视锥细胞营养不良 12 型	AR	612657	Pras E 等（2009）	19718270
RAB28（612994）	4p15.33	视杆－视锥细胞营养不良 18 型	AR	615374	Roosing 等（2013）	23746546
RBP3（180290）	10q11.22	视网膜色素变性 66 型	AR	615233	Arno G 等（2015）	25766589

表 4.3（续）

基因（OMIM 编号）	位点	表型	遗传特征	表型 OMIM 编号	参考文献	文献编号
SLC38A8（615585）	16q23.3	伴或不伴视神经错位的黄斑中央凹发育不良 2 型，和（或）眼前段发育异常	AR	609218	Perez 等（2014）	24045842
TBC1D24（613577）	16p13.3	耳聋－指（趾）甲发育不全－骨发育不全－智力发育迟缓（DOOR）综合征	AR	220500	James 等（2007）	17994565
TRPM1（603576）	15q13.3	先天性静止性夜盲（完全型），1C	AR	613216	Li 等（2009）	19878917
TTC8（608132）	14q31.3	视网膜色素变性 51 型	AR	613464	Goyal 等（2016）	26195043
TTLL5（612268）	14q24.3	视杆－视锥细胞营养不良 19 型	AR	615860	Zhou 等（2018）	29453956
VSX2（142993）	14q24.3	孤立型小眼畸形 2 型	AR	610093	Khan 等（2015）	24001013
GPR143（300808）	Xp22.2	眼白化病 I 型，Nettleship-Falls 型眼白化病	XLR	300500	Preising 等（2001）	11520764
RP2（300757）	Xp11.3	视网膜色素变性 2 型	XLR	312600	Kaplan 等（1990）	2227956
RPGR（312610）	Xp11.4	视网膜色素变性 3 型	XL	300029	Meindl 等（1996）	8673101
CACNA1F（300110）	Xp11.23	先天性静止性夜盲 2A 型（及其他相关表型）	XLR	300071	Strom 等（1998）	9662399
NYX（300278）	Xp11.4	先天性静止性夜盲（完全型），1A	XLR	310500	Bech-Hansen 等（2000）	11062471
OPN1LW（300822）	Xq28	Bornholm 眼病	XLR	00843	McClements 等（2013）	23322568
OPN1LW（300822）/ *OPN1MW*（300821）	Xq28	视锥细胞营养不良 5 型	XLR	303700	Gardner 等（2009）	20579627

注：AR 常染色体隐性，AD 常染色体显性，XLR 为 X 连锁隐性，NA 不适用。

表 4.4 高度近视作为已知致病基因的系统性疾病的表现症状

基因（OMIM 编号）	位点	表型	遗传特征	表型 OMIM 编号	参考文献	文献编号
ASXL1（612990）	20q11.21	Bohring-Opitz 综合征	AD	605039	Hoischen 等（2011）	21706002
COL11A1（120280）	1p21.1	Stickler 综合征 Ⅱ 型（和 Marshall 综合征）	AD	604841	Richards 等（1996）	8872475
COL2A1（120140）	12q13.11	Stickler 综合征 Ⅰ 型（和其他相关疾病）	AD	108300	Lee 等（1989）	2543071
FBN1（134797）	15q21.1	Marfan 综合征（和相关表型）	AD	154700	Dietz 等（1991）	1852208
NIPBL（608667）	5p13.2	Cornelia de Lange 综合征 1 型	AD	122470	Levin 等（1990）	2348318

表 4.4（续）

基因（OMIM 编号）	位点	表型	遗传特征	表型 OMIM 编号	参考文献	文献编号
PACS1（607492）	11q13.1-q13.2	Schuurs-Hoeijmakers 综合征	AD	615009	Schuurs-Hoeijmakers 等（2016）	26842493
PAX2（167409）	10q24.31	肾缺损综合征	AD	120330	Sanyanusin 等（1995）	7795640
PTPN11（176876）	12q24.13	Noonan 综合征 1 型	AD	163950	Marin Lda 等（2012）	21815719
TCF4（602272）	18q21.2	Pitt-Hopkins 综合征	AD	610954	Sweetser 等（2018）	22934316
ZEB2（605802）	2q22.3	Mowat-Wilson 综合征	AD	235730	Gregory-Evans 等（2004）	15384097
ADAMTS17（607511）	15q26.3	Weill-Marchesani-like（球形晶状体－短指）综合征	AR	613195	Morales 等（2009）	19836009
ADAMTS10（608990）	19p13.2	Weill-Marchesani 综合征 1 型	AR	277600	Dagoneau 等（2004）	15368195
ATP6V0A2（611716）	12q24.31	皮肤松弛症ⅡA 型	AR	219200	Van Maldergem 等（2008）	18716235
B3GALNT2（610194）	1q42.3	A 型肌营养不良－糖基连接蛋白病 11 型（先天性脑眼异常）	AR	615181	Stevens 等（2013）	23453667
CBS（613381）	21q22.3	同型半胱氨酸尿症，B_6 反应型和无反应型	AR	236200	Cruysberg 等（1996）	8898592
CLDN19（610036）	1p34.2	肾性低镁血症 5 型伴眼受累	AR	248190	Konrad 等（2006）	17033971
COL18A1（120328）	21q22.3	Knobloch 综合征 1 型	AR	267750	Sertie 等（2000）	10942434
COL9A1（120210）	6q13	Stickler 综合征Ⅳ型	AR	614134	Van Camp 等（2006）	16909383
COL9A2（120260）	1p34.2	Stickler 综合征Ⅴ型	AR	614284	Baker 等（2011）	21671392
COL9A3（120270）	20q13.33	Stickler 综合征	AR	NA	Faletra 等（2014）	24273071
CRIPT（604594）	2p21	身材矮小伴小头畸形和特殊面容	AR	615789	Leduc 等（2016）	27250922
C8orf37（614477）	8q22.1	视杆－视锥细胞营养不良 16 型	AR	614500	Katagiri 等（2016）	25113443
DAG1（128239）	3p21.31	A 型肌营养不良－糖基连接蛋白病 9 型（先天性脑眼异常）	AR	616538	Geis 等（2013）	24052401

表 4.4（续）

基因（OMIM 编号）	位点	表型	遗传特征	表型 OMIM 编号	参考文献	文献编号
ELOVL4（605512）	6q14.1	鱼鳞病，痉挛性四肢瘫痪和智力低下	AR	614457	Aldahmesh 等（2011）	22100072
ERBB3（190151）	12q13.2	致死性先天性挛缩综合征 2 型	AR	607598	Narkis 等（2007）	17701904
FKRP（606596）	19q13.32	A 型肌营养不良－糖基连接蛋白病 5 型（先天性脑眼异常）	AR	613153	Beltran-Valero de Bernabe 等（2004）	15121789
GZF1（613842）	20p11.21	关节松弛，身材矮小和近视	AR	617662	Patel 等（2017）	28475863
HTT（613004）	4p16.3	Lopes-Maciel-Rodan 综合征	AR	617435	Rodan 等（2016）	27329733
IRX5（606195）	16q12.2	Hamamy 综合征	AR	611174	Hamamy 等（2007）	17230486
LAMA1（150320）	18p11.31	Poretti-Boltshauser 综合征	AR	615960	Aldinger 等（2014）	25105227
LAMB2（150325）	3p21.31	Pierson 综合征	AR	609049	Kagan 等（2008）	17943323
LOXL3（607163）	2p13.1	Stickler 综合征	AR	NA	Alzahrani 等（2015）	25663169
LRP2（600073）	2q31.1	Donnai-Barrow 综合征	AR	222448	Kantarci 等（2007）	17632512
NBAS（608025）	2p24.3	身材矮小，视神经萎缩和 Pelger-Huet 畸形	AR	614800	Nucci 等（2019）	30845840
P4HA1（176710）	10q22.1	先天性结缔组织 / 肌病重叠障碍	AR	NA	Zhou 等（2017）	28419360
PLOD1（153454）	1p36.22	Ehlers-Danlos 综合征Ⅵ型（先天性结缔组织发育不全综合征）	AR	225400	Hautala 等（1993）	8449506
POLR1C（610060）	6p21.1	脑白质营养不良髓鞘形成不足 11 型	AR	616494	Bernard 等（2012）	22855961
POLR3A（614258）	10q22.3	脑白质营养不良髓鞘形成不足 7 型，伴或不伴少齿症和（或）性腺功能减退症	AR	607694	Bernard 等（2012）	22855961
POLR3B（614366）	12q23.3	脑白质营养不良髓鞘形成不足 8 型，伴或不伴少齿症和（或）性腺功能减退症	AR	614381	Bernard 等（2012）	22855961
POMGNT1（606822）	1p34.1	A 型肌营养不良－糖基连接蛋白 3 型（先天性脑眼异常）	AR	253280	Vervoort 等（2004）	15236414
PRDM5（614161）	4q27	角膜脆弱综合征 2 型	AR	614170	Burkitt Wright 等（2011）	21664999
QARS1（603727）	3p21.31	进行性小头畸形，癫痫发作及大脑和小脑萎缩	AR	615760	Leshinsky-Silver 等（2017）	28620870
ROBO3（608630）	11q24.1	家族性水平注视麻痹伴进行性脊柱侧弯 1 型	AR	607313	Khna 等（2008）	19041479
SLITRK6（609681）	13q31.1	耳聋和近视	AR	221200	Tekin 等（2013）	23543054
VPS13B（607817）	8q22.2	Cohen 综合征	AR	216550	Rodrigues 等（2018）	30473963

表 4.4（续）

基因（OMIM 编号）	位点	表型	遗传特征	表型 OMIM 编号	参考文献	文献编号
ZNF469（612078）	16q24.2	角膜脆弱综合征 1 型	AR	229200	Burkitt Wright 等（2013）	23642083
HS6ST2（300545）	Xq26.2	Paganini-Miozzo 综合征	XLR	301025	Paganini 等（2019）	30471091

注：AR 常染色体隐性，AD 常染色体显性，XLR 为 X 连锁隐性，NA 不适用。

由 37 个基因突变导致的综合征病理性近视伴有的眼部疾病可分为以下几组：先天性静止性夜盲症（*GRM6*、*LRIT3*、*TRPM1*、*CACNA1F* 和 *NYX*）、视网膜色素变性（*PRPF3*、*RP1*、*CYP4V2*、*RBP3*、*TTC8*、*RP2* 和 *RPGR*）、视锥细胞功能障碍或视杆 – 视锥细胞营养不良（*GUCY2D*、*CNGB3*、*KCNV2*、*PDE6C*、*PROM1*、*RAB28*、*TTLL5*、*OPN1LW* 和 *OPN1MW*）和渗出性玻璃体视网膜病变（*FZD4* 和 *TSPAN12*）等。由于以下突变基因：*CACNA1F*、*RPGR*、*NYX*、*GUCY2D*、*FZD4* 和 *TSPAN12*，综合征性病理性近视在眼部疾病中是比较常见的。

视网膜色素变性、渗出性玻璃体视网膜病变、先天性静止性夜盲症和视杆 – 视锥细胞营养不良等眼部疾病的早期阶段，高度近视或病理性近视可能是患者的唯一明显症状或主诉。如果有其他迹象提示不单是病理性近视，可能是其他疾病时，随访和专科的检查（如扫描激光检眼镜、视网膜电图、荧光素血管造影、光学相干断层扫描等）在确认原发疾病方面有重要价值。临床基因检测对于重新确诊非典型综合征病理性近视有重要意义。

到目前为止，37 个基因可识别的遗传缺陷导致的高度近视中，病理性近视伴眼部疾病是最常见的（其发病率比 16 个基因突变导致的非综合征高度近视高出数倍）。这种类型的病理性近视被诊断为相关的眼部疾病，而不是单纯的病理性近视。因此，这种病理性近视的比例在高度近视的遗传分析中不太具有代表性，尽管它是最常见的形式。例如，高度近视患者中青少年型视网膜脱离的很大一部分实际上是由家族性渗出性玻璃体视网膜病变的基因突变引起的。

4.5.2 病理性近视伴全身疾病

病理性近视或高度近视也是至少 47 种系统性疾病的主要眼部表现症状，分别由 47 种基因突变引起（表 4.4）[107–151]。其中一些疾病是众所周知的，包括 Stickler 综合征、Marfan 综合征、Knobloch 综合征和 Cohen 综合征。当患者的全身症状不典型时，可能会被视为非综合征性病理性近视，这对于眼科临床而言并不罕见。系统性疾病是非常罕见的（表 4.4）。病理性近视与某些系统性疾病的关联可能需要进一步验证，因为对于许多系统性疾病而言，高度近视或病理性近视仅在少数病例中被报道。

大多数患有系统性疾病的病理性近视通常是由 47 个基因中的少数基因突变引起的，如 *COL2A1*、*FBN1* 和 *COL11A1*。在眼病的临床基因测试中，*COL2A1* 突变是顶级的几个基因之一。然而，在眼科诊所，病理性近视患者很少见到其他基因突变。总的来说，由 47 个基因引起的病理性近视患者数量大约是由 16 个非综合征性高度近视基因引起的病理性近视的两倍。将来的研究如果能将所有这些基因纳入眼部基因组学分析，不仅将阐明病理性近视和与这些基因相关的其他眼部变化的频率，还将扩大与这些系统性疾病相关的眼部表型的范畴。

4.6 病理性近视的临床基因检测

临床基因测试（CGT）在世界范围内的临床实践中变得非常流行。门诊患者越来越多地询问 CGT。病理性近视患者及其父母是在眼科诊所寻求 CGT 和遗传咨询的最常见人群之一，因为病理性近视是法定失明的最常见原因之一，并与遗传学密切相关，尤其是对于那些患有早发性高度近视或病理性近视导致的早发严重并发症的患者。对疑似单基因眼病患者的常规 CGT 将极大地改变人们对疾病病因、表型、分类、诊断、预防以及许多遗传性眼病（包括病理性近视）的治疗策略的既定认识。

通过使用 Sanger 测序、靶向外显子测序、全外显子序列和（或）全基因组测序，可以对单个基因、一组基因、专业领域的所有致病基因和孟德尔遗传病的所有基因进行 CGT。随着测序技术和更高效的分析工具的发展，分析的成本将越来越低。全基因组测序将成为 CGT 最受欢迎的选择，原因如下：①立即获得全身所有遗传缺陷的最完整信息，这是进行全面分析的最经济的方式；②如果是随后确诊疾病的新基因，则无需再次测序；③能够检测无功能基因区域或内含子区域中的致病性变异。CGT 可由经认证的医院实验室或商业公司进行。它可以由医生推荐，也可以由家庭成员或患者要求。如果其测量成本可以由政府或保险公司支付，那么患有严重单基因疾病的患者及其亲属可受益于 CGT。此外，应充分考虑 CGT 结果临床应用的伦理问题。

目前，检测变异不再是问题。然而，CGT 结果的解释非常具有挑战性，因为两个重要方面必须进一步明确：定义单个基因致病突变的标准和单个基因水平突变的表型特征。这两个问题必须非常慎重地对待，因为临床实践中使用 CGT 结果与在期刊上发表突变报告完全不同。基于不正确的 CGT 信息的基因咨询可能导致重大后果，因为临床不像发表的论文会提供清样稿可以校正。

建立基因突变与疾病（包括病理性近视）的关联是 CGT 的关键初始步骤。这种初始研究通常从典型表现开始。然而，许多遗传性疾病的典型表现并不常见，包括病理性近视。偶尔，非典型表现是某些疾病的典型表型，如基因突变导致的家族性渗出性玻璃体视网膜病变。很多病理性近视，特别是与青少年视网膜脱离相关的近视，实际上是非典型或多种类型的家族性渗出性玻璃体视网膜病变。新技术的发展在简单眼底镜检查的基础上有了很大的改进，如扫描激光眼底镜、荧光素血管造影、视网膜电图、光学相干断层扫描等。基因组医学可能极大地改变人们对许多罕见或常见、遗传或复杂眼病的看法。在不久的将来，病理性近视可根据基因组信息进一步分类。

通常，一旦某个基因突变被报道是某一疾病的原因，接着会进行大量的后续研究。这会进一步丰富人们对基因和疾病的理解。与此同时，以往报道的一些基因和“突变”导致单基因疾病是有问题的，包括病理性近视和高度近视，特别是在下一代测序时代，基因变异的检测变得非常容易。据报道，由于支持性证据有限或普通人群中的变异有限，导致高度近视的基因突变可能是错误的。即使这些基因突变确实导致高度近视，但并非所有罕见的变异（甚至被预测为致病性的）都是致病的。某些基因截短变异和（或）罕见的破坏性错义变异可能会致病，而其他基因只有某些特定突变才会致病。美国医学遗传学与基因组学学会（ACMG）推荐的序列变异解释的标准和指南是 CGT 的宝贵资源，但在单个基因水平上解决问题将很困难 [152]。这些问题可以通过综合分析个体基因的所有变异以及具有这些变异的个体的特征化临床数据得到改善。

4.7 前景

本章简要介绍了病理性近视和高度近视的遗传学研究进展。尽管这种近视已被研究为一种复杂性状或孟德尔性状，但无论是非综合征型还是综合征型（与眼部疾病或全身疾病相关），单基因病理性近视均已取得了显著而稳定的进展。病理性近视在早发性高度近视患者中更为常见，这已与大量近距离工作密切相关的晚发性高度近视有遗传差异 [99, 153]。尽管在许多发达国家和发展中国家，CGT 很容易获得，但病理性近视的遗传信息的临床应用应非常谨慎。在不久的将来，预计将对病理性近视进行更多的研究：确定导致单基因病理性近视或复杂病理性近视的其他遗传缺陷，包括新的功能基因、功能基因内部/附近的非编码区 [154–160]、没有已知功能基因的染色体区 [161–165]，以及涉及寡基因遗传的遗传修饰 [166]；个体基因水平的突变谱和表型程度；个体基因在病理性近视中的作用；病理性近视的比例来源于早发性高度近视和晚发性高度近视；研究由基因缺陷引起的病理性近视的分子发病机制及其在了解普通近视中的潜在作用；基于个体基因的病理性近视相关并发症的防治。相信在不久的将来，病理性近视将在基因组医学时代有一个全新的面貌。

说明：本研究得到了中国国家自然科学基金（8177096530725044）的资助。

参考文献

[1] Ohno-Matsui K. What is the fundamental nature of pathologic myopia? Retina. 2017;37(6):1043–8.
[2] Ohno-Matsui K, Lai TY, Lai CC, Cheung CM. Updates of pathologic myopia. Prog Retin Eye Res. 2016;52:156–87.
[3] Fredrick DR. Myopia. BMJ. 2002;324(7347):1195–9.
[4] Curtin BJ. Physiologic vs pathologic myopia: genetics vs environment. Ophthalmology. 1979;86(5):681–91.
[5] Noble KG, Carr RE. Pathologic myopia. Ophthalmology.

1982;89(9):1099–100.
[6] Grossniklaus HE, Green WR. Pathologic findings in pathologic myopia. Retina. 1992;12(2):127–33.
[7] Miller WW. Degenerative myopia. Am J Ophthalmol. 1973;75(2):334–5.
[8] Bedrossian EH. Progressive myopia with glaucoma. Am J Ophthalmol. 1952;35(4):485–9.
[9] Blach RK, Jay B, Macfaul P. The concept of degenerative myopia. Proc R Soc Med. 1965;58:109–12.
[10] Wong TY, Ferreira A, Hughes R, Carter G, Mitchell P. Epidemiology and disease burden of pathologic myopia and myopic choroidal neovascularization: an evidence-based systematic review. Am J Ophthalmol. 2014; 157(1):9–25.e12.
[11] Ruiz-Medrano J, Montero JA, Flores-Moreno I, Arias L, Garcia-Layana A, Ruiz-Moreno JM. Myopic maculopathy: current status and proposal for a new classification and grading system (ATN). Prog Retin Eye Res. 2019;69:80–115.
[12] Li J, Zhang Q. Insight into the molecular genetics of myopia. Mol Vis. 2017;23:1048–80.
[13] Zhang Q. Genetics of refraction and myopia. Prog Mol Biol Transl Sci. 2015;134:269–79.
[14] Stambolian D. Genetic susceptibility and mechanisms for refractive error. Clin Genet. 2013;84(2):102–8.
[15] Hornbeak DM, Young TL. Myopia genetics: a review of current research and emerging trends. Curr Opin Ophthalmol. 2009;20(5):356–62.
[16] Baird PN, Schache M, Dirani M. The GEnes in Myopia (GEM) study in understanding the aetiology of refractive errors. Prog Retin Eye Res. 2010;29(6):520–42.
[17] Fan Q, Barathi VA, Cheng CY, Zhou X, Meguro A, Nakata I, et al. Genetic variants on chromosome 1q41 influence ocular axial length and high myopia. PLoS Genet. 2012;8(6):e1002753.
[18] Tang WC, Yip SP, Lo KK, Ng PW, Choi PS, Lee SY, et al. Linkage and association of myocilin (MYOC) polymorphisms with high myopia in a Chinese population. Mol Vis. 2007;13:534–44.
[19] Khor CC, Miyake M, Chen LJ, Shi Y, Barathi VA, Qiao F, et al. Genome-wide association study identifies ZFHX1B as a susceptibility locus for severe myopia. Hum Mol Genet. 2013;22(25):5288–94.
[20] Li Z, Qu J, Xu X, Zhou X, Zou H, Wang N, et al. A genome-wide association study reveals association between common variants in an intergenic region of 4q25 and high-grade myopia in the Chinese Han population. Hum Mol Genet. 2011;20(14):2861–8.
[21] Lu B, Jiang D, Wang P, Gao Y, Sun W, Xiao X, et al. Replication study supports CTNND2 as a susceptibility gene for high myopia. Invest Ophthalmol Vis Sci. 2011; 52(11):8258–61.
[22] Li YJ, Goh L, Khor CC, Fan Q, Yu M, Han S, et al. Genome-wide association studies reveal genetic variants in CTNND2 for high myopia in Singapore Chinese. Ophthalmology. 2011;118(2):368–75.
[23] Shi Y, Gong B, Chen L, Zuo X, Liu X, Tam PO, et al. A genome-wide meta-analysis identifies two novel loci associated with high myopia in the Han Chinese population. Hum Mol Genet. 2013;22(11):2325–33.
[24] Meng W, Butterworth J, Bradley DT, Hughes AE, Soler V, Calvas P, et al. A genome-wide association study provides evidence for association of chromosome 8p23 (MYP10) and 10q21.1 (MYP15) with high myopia in the French population. Invest Ophthalmol Vis Sci. 2012; 53(13):7983–8.
[25] Nakanishi H, Yamada R, Gotoh N, Hayashi H, Yamashiro K, Shimada N, et al. A genome-wide association analysis identified a novel susceptible locus for pathological myopia at 11q24.1. PLoS Genet. 2009;5(9):e1000660.
[26] Lin HJ, Wan L, Tsai Y, Chen WC, Tsai SW, Tsai FJ. Muscarinic acetylcholine receptor 1 gene polymorphisms associated with high myopia. Mol Vis. 2009;15:1774–80.
[27] Jiang B, Yap MK, Leung KH, Ng PW, Fung WY, Lam WW, et al. PAX6 haplotypes are associated with high myopia in Han Chinese. PLoS One. 2011;6(5):e19587.
[28] Mak JY, Yap MK, Fung WY, Ng PW, Yip SP. Association of IGF1 gene haplotypes with high myopia in Chinese adults. Arch Ophthalmol. 2012;130(2):209–16.
[29] Hawthorne F, Feng S, Metlapally R, Li YJ, Tran-Viet KN, Guggenheim JA, et al. Association mapping of the high-grade myopia MYP3 locus reveals novel candidates UHRF1BP1L, PTPRR, and PPFIA2. Invest Ophthalmol Vis Sci. 2013;54(3):2076–86.
[30] Shi Y, Qu J, Zhang D, Zhao P, Zhang Q, Tam POS, et al. Genetic variants at 13q12.12 are associated with high myopia in the Han Chinese population. Am J Hum Genet. 2011;88(6):805–13.
[31] Oishi M, Yamashiro K, Miyake M, Akagi-Kurashige Y, Kumagai K, Nakata I, et al. Association between ZIC2, RASGRF1, and SHISA6 genes and high myopia in Japanese subjects. Invest Ophthalmol Vis Sci. 2013; 54(12):7492–7.
[32] Jiao X, Wang P, Li S, Li A, Guo X, Zhang Q, et al. Association of markers at chromosome 15q14 in Chinese patients with moderate to high myopia. Mol Vis. 2012; 18:2633–46.
[33] Hayashi H, Yamashiro K, Nakanishi H, Nakata I, Kurashige Y, Tsujikawa A, et al. Association of 15q14 and 15q25 with high myopia in Japanese. Invest Ophthalmol Vis Sci. 2011;52(7):4853–8.
[34] Ho DW, Yap MK, Ng PW, Fung WY, Yip SP. Association of high myopia with crystallin beta A4 (CRYBA4) gene polymorphisms in the linkage-identified MYP6 locus. PLoS One. 2012;7(6):e40238.
[35] Li J, Gao B, Guan L, Xiao X, Zhang J, Li S, et al. Unique variants in OPN1LW cause both syndromic and nonsyndromic X-linked high myopia mapped to MYP1] Invest Ophthalmol Vis Sci. 2015;56(6):4150–5.
[36] Young TL, Ronan SM, Drahozal LA, Wildenberg SC, Alvear AB, Oetting WS, et al. Evidence that a locus for familial high myopia maps to chromosome 18p. Am J Hum Genet. 1998;63(1):109–19.
[37] Young TL, Ronan SM, Alvear AB, Wildenberg SC, Oetting WS, Atwood LD, et al. A second locus for familial high myopia maps to chromosome 12q. Am J Hum Genet. 1998;63(5):1419–24.
[38] Paluru P, Ronan SM, Heon E, Devoto M, Wildenberg SC, Scavello G, et al. New locus for autosomal dominant high myopia maps to the long arm of chromosome 17. Invest Ophthalmol Vis Sci. 2003;44(5):1830–6.
[39] Tran-Viet KN, Powell C, Barathi VA, Klemm T, Maurer-Stroh S, Limviphuvadh V, et al. Mutations in SCO2 are associated with autosomal-dominant high-grade myopia.

Am J Hum Genet. 2013;92(5):820–6.

[40] Zhang Q, Guo X, Xiao X, Jia X, Li S, Hejtmancik JF. A new locus for autosomal dominant high myopia maps to 4q22-q27 between D4S1578 and D4S1612] Mol Vis. 2005;11:554–60.

[41] Paluru PC, Nallasamy S, Devoto M, Rappaport EF, Young TL. Identification of a novel locus on 2q for autosomal dominant high-grade myopia. Invest Ophthalmol Vis Sci. 2005;46(7):2300–7.

[42] Zhang Q, Guo X, Xiao X, Jia X, Li S, Hejtmancik JF. Novel locus for X linked recessive high myopia maps to Xq23-q25 but outside MYP1. J Med Genet. 2006;43(5): e20.

[43] Nallasamy S, Paluru PC, Devoto M, Wasserman NF, Zhou J, Young TL. Genetic linkage study of high-grade myopia in a Hutterite population from South Dakota. Mol Vis. 2007;13:229–36.

[44] Lam CY, Tam PO, Fan DS, Fan BJ, Wang DY, Lee CW, et al. A genome-wide scan maps a novel high myopia locus to 5p15. Invest Ophthalmol Vis Sci. 2008;49(9):3768–78.

[45] Paget S, Julia S, Vitezica ZG, Soler V, Malecaze F, Calvas P. Linkage analysis of high myopia susceptibility locus in 26 families. Mol Vis. 2008;14:2566–74.

[46] Yang Z, Xiao X, Li S, Zhang Q. Clinical and linkage study on a consanguineous Chinese family with autosomal recessive high myopia. Mol Vis. 2009;15:312–8.

[47] Ma JH, Shen SH, Zhang GW, Zhao DS, Xu C, Pan CM, et al. Identification of a locus for autosomal dominant high myopia on chromosome 5p13.3-p15.1 in a Chinese family. Mol Vis. 2010;16:2043–54.

[48] Shi Y, Li Y, Zhang D, Zhang H, Li Y, Lu F, et al. Exome sequencing identifies ZNF644 mutations in high myopia. PLoS Genet. 2011;7(6):e1002084.

[49] Zhao F, Wu J, Xue A, Su Y, Wang X, Lu X, et al. Exome sequencing reveals CCDC111 mutation associated with high myopia. Hum Genet. 2013;132(8):913–21.

[50] Aldahmesh MA, Khan AO, Alkuraya H, Adly N, Anazi S, Al-Saleh AA, et al. Mutations in LRPAP1 are associated with severe myopia in humans. Am J Hum Genet. 2013; 93(2):313–20.

[51] Guo H, Jin X, Zhu T, Wang T, Tong P, Tian L, et al. SLC39A5 mutations interfering with the BMP/TGF-beta pathway in non-syndromic high myopia. J Med Genet. 2014;51(8):518–25.

[52] Guo H, Tong P, Liu Y, Xia L, Wang T, Tian Q, et al. Mutations of P4HA2 encoding prolyl 4-hydroxylase 2 are associated with nonsyndromic high myopia. Genet Med. 2015;17(4):300–6.

[53] Xiao X, Li S, Jia X, Guo X, Zhang Q. X-linked heterozygous mutations in ARR3 cause female-limited early onset high myopia. Mol Vis. 2016;22:1257–66.

[54] Zhang Q, Xiao X, Li S, Jia X, Yang Z, Huang S, et al. Mutations in NYX of individuals with high myopia, but without night blindness. Mol Vis. 2007;13:330–6.

[55] Li J, Gao B, Xiao X, Li S, Jia X, Sun W, et al. Exome sequencing identified null mutations in LOXL3 associated with early-onset high myopia. Mol Vis. 2016; 22:161–7.

[56] Jin ZB, Wu J, Huang XF, Feng CY, Cai XB, Mao JY, et al. Trio-based exome sequencing arrests de novo mutations in early-onset high myopia. Proc Natl Acad Sci U S A. 2017;114(16):4219–24.

[57] Lee JK, Kim H, Park YM, Kim DH, Lim HT. Mutations in DZIP1 and XYLT1 are associated with nonsyndromic early onset high myopia in the Korean population. Ophthalmic Genet. 2017;38(4):395–7.

[58] Wang B, Liu Y, Chen S, Wu Y, Lin S, Duan Y, et al. A novel potentially causative variant of NDUFAF7 revealed by mutation screening in a Chinese family with pathologic myopia. Invest Ophthalmol Vis Sci. 2017; 58(10):4182–92.

[59] Ouyang J, Sun W, Xiao X, Li S, Jia X, Zhou L, et al. CPSF1 mutations are associated with early-onset high myopia and involved in retinal ganglion cell axon projection. Hum Mol Genet. 2019;28(12):1959–70.

[60] Pan H, Wu S, Wang J, Zhu T, Li T, Wan B, et al. TNFRSF21 mutations cause high myopia. J Med Genet. 2019;56(10):671–7.

[61] Yip SP, Li CC, Yiu WC, Hung WH, Lam WW, Lai MC, et al. A novel missense mutation in the NYX gene associated with high myopia. Ophthalmic Physiol Opt. 2013;33(3):346–53.

[62] Young TL, Atwood LD, Ronan SM, Dewan AT, Alvear AB, Peterson J, et al. Further refinement of the MYP2 locus for autosomal dominant high myopia by linkage disequilibrium analysis. Ophthalmic Genet. 2001;22(2): 69–75.

[63] Zhang Q, Li S, Xiao X, Jia X, Guo X. Confirmation of a genetic locus for X-linked recessive high myopia outside MYP1. J Hum Genet. 2007;52(5):469–72.

[64] Nathans J, Piantanida TP, Eddy RL, Shows TB, Hogness DS. Molecular genetics of inherited variation in human color vision. Science. 1986;232(4747):203–10.

[65] McClements M, Davies WI, Michaelides M, Young T, Neitz M, MacLaren RE, et al. Variations in opsin coding sequences cause x-linked cone dysfunction syndrome with myopia and dichromacy. Invest Ophthalmol Vis Sci. 2013;54(2):1361–9.

[66] Guo X, Xiao X, Li S, Wang P, Jia X, Zhang Q. Nonsyndromic high myopia in a Chinese family mapped to MYP1: linkage confirmation and phenotypic characterization. Arch Ophthalmol. 2010;128(11):1473–9.

[67] Gardner JC, Liew G, Quan YH, Ermetal B, Ueyama H, Davidson AE, et al. Three different cone opsin gene array mutational mechanisms with genotype-phenotype correlation and functional investigation of cone opsin variants. Hum Mutat. 2014;35(11):1354–62.

[68] Orosz O, Rajta I, Vajas A, Takacs L, Csutak A, Fodor M, et al. Myopia and late-onset progressive cone dystrophy associate to LVAVA/MVAVA exon 3 interchange haplotypes of opsin genes on chromosome X. Invest Ophthalmol Vis Sci. 2017;58(3):1834–42.

[69] Greenwald SH, Kuchenbecker JA, Rowlan JS, Neitz J, Neitz M. Role of a dual splicing and amino acid code in myopia, cone dysfunction and cone dystrophy associated with L/M opsin interchange mutations. Transl Vis Sci Technol. 2017;6(3):2.

[70] Patterson EJ, Kalitzeos A, Kasilian M, Gardner JC, Neitz J, Hardcastle AJ, et al. Residual cone structure in patients with X-linked cone opsin mutations. Invest Ophthalmol Vis Sci. 2018;59(10):4238–48.

[71] Mountford JK, Davies WIL, Griffiths LR, Yazar S, Mackey DA, Hunt DM. Differential stability of variant OPN1LW gene transcripts in myopic patients. Mol Vis.

2019;25:183–93.
[72] Jiang D, Li J, Xiao X, Li S, Jia X, Sun W, et al. Detection of mutations in LRPAP1, CTSH, LEPREL1, ZNF644, SLC39A5, and SCO2 in 298 families with early-onset high myopia by exome sequencing. Invest Ophthalmol Vis Sci. 2014;56(1):339–45.
[73] Zhou L, Xiao X, Li S, Jia X, Wang P, Sun W, et al. Phenotypic characterization of patients with early-onset high myopia due to mutations in COL2A1 or COL11A1: why not stickler syndrome? Mol Vis. 2018;24:560–73.
[74] Richards AJ, Laidlaw M, Whittaker J, Treacy B, Rai H, Bearcroft P, et al. High efficiency of mutation detection in type 1 stickler syndrome using a two-stage approach: vitreoretinal assessment coupled with exon sequencing for screening COL2A1. Hum Mutat. 2006;27(7):696–704.
[75] Sun W, Huang L, Xu Y, Xiao X, Li S, Jia X, et al. Exome sequencing on 298 probands with early-onset high myopia: approximately one-fourth show potential pathogenic mutations in RetNet genes. Invest Ophthalmol Vis Sci. 2015;56(13):8365–72.
[76] Gregory-Evans K, Kelsell RE, Gregory-Evans CY, Downes SM, Fitzke FW, Holder GE, et al. Autosomal dominant cone-rod retinal dystrophy (CORD6) from heterozygous mutation of GUCY2D, which encodes retinal guanylate cyclase. Ophthalmology. 2000;107(1): 55–61.
[77] Chen S, Zhang Y, Wang Y, Li W, Huang S, Chu X, et al. A novel OPA1 mutation responsible for autosomal dominant optic atrophy with high frequency hearing loss in a Chinese family. Am J Ophthalmol. 2007;143(1):186–8.
[78] Hewitt AW, Kearns LS, Jamieson RV, Williamson KA, van Heyningen V, Mackey DA. PAX6 mutations may be associated with high myopia. Ophthalmic Genet. 2007; 28(3):179–82.
[79] Vaclavik V, Gaillard MC, Tiab L, Schorderet DF, Munier FL. Variable phenotypic expressivity in a Swiss family with autosomal dominant retinitis pigmentosa due to a T494M mutation in the PRPF3 gene. Mol Vis. 2010; 16: 467–75.
[80] Miyamoto T, Inoue H, Sakamoto Y, Kudo E, Naito T, Mikawa T, et al. Identification of a novel splice site mutation of the CSPG2 gene in a Japanese family with Wagner syndrome. Invest Ophthalmol Vis Sci. 2005; 46(8):2726–35.
[81] Chassine T, Bocquet B, Daien V, Avila-Fernandez A, Ayuso C, Collin RW, et al. Autosomal recessive retinitis pigmentosa with RP1 mutations is associated with myopia. Br J Ophthalmol. 2015;99(10):1360–5.
[82] Aldahmesh MA, Alshammari MJ, Khan AO, Mohamed JY, Alhabib FA, Alkuraya FS. The syndrome of microcornea, myopic chorioretinal atrophy, and telecanthus (MMCAT) is caused by mutations in ADAMTS18. Hum Mutat. 2013;34(9):1195–9.
[83] Neuhann TM, Stegerer A, Riess A, Blair E, Martin T, Wieser S, et al. ADAMTSL4-associated isolated ectopia lentis: further patients, novel mutations and a detailed phenotype description. Am J Med Genet A. 2015; 167A(10):2376–81.
[84] Sundin OH, Yang JM, Li Y, Zhu D, Hurd JN, Mitchell TN, et al. Genetic basis of total colourblindness among the Pingelapese islanders. Nat Genet. 2000;25(3):289–93.
[85] Wang Y, Guo L, Cai SP, Dai M, Yang Q, Yu W, et al. Exome sequencing identifies compound heterozygous mutations in CYP4V2 in a pedigree with retinitis pigmentosa. PLoS One. 2012;7(5):e33673.
[86] Dryja TP, McGee TL, Berson EL, Fishman GA, Sandberg MA, Alexander KR, et al. Night blindness and abnormal cone electroretinogram ON responses in patients with mutations in the GRM6 gene encoding mGluR6. Proc Natl Acad Sci U S A. 2005;102(13):4884–9.
[87] Michaelides M, Holder GE, Webster AR, Hunt DM, Bird AC, Fitzke FW, et al. A detailed phenotypic study of “cone dystrophy with supernormal rod ERG”. Br J Ophthalmol. 2005;89(3):332–9.
[88] Zeitz C, Jacobson SG, Hamel CP, Bujakowska K, Neuille M, Orhan E, et al. Whole-exome sequencing identifies LRIT3 mutations as a cause of autosomal-recessive complete congenital stationary night blindness. Am J Hum Genet. 2013;92(1):67–75.
[89] Desir J, Sznajer Y, Depasse F, Roulez F, Schrooyen M, Meire F, et al. LTBP2 null mutations in an autosomal recessive ocular syndrome with megalocornea, spherophakia, and secondary glaucoma. Eur J Hum Genet. 2010;18(7):761–7.
[90] Bredrup C, Johansson S, Bindoff LA, Sztromwasser P, Krakenes J, Mellgren AE, et al. High myopia-excavated optic disc anomaly associated with a frameshift mutation in the MYC-binding protein 2 gene (MYCBP2). Am J Ophthalmol. 2015;159(5):973–9.e2.
[91] Mordechai S, Gradstein L, Pasanen A, Ofir R, El Amour K, Levy J, et al. High myopia caused by a mutation in LEPREL1, encoding prolyl 3-hydroxylase 2. Am J Hum Genet. 2011;89(3):438–45.
[92] Pras E, Abu A, Rotenstreich Y, Avni I, Reish O, Morad Y, et al. Cone-rod dystrophy and a frameshift mutation in the PROM1 gene. Mol Vis. 2009;15:1709–16.
[93] Roosing S, Rohrschneider K, Beryozkin A, Sharon D, Weisschuh N, Staller J, et al. Mutations in RAB28, encoding a farnesylated small GTPase, are associated with autosomal-recessive cone-rod dystrophy. Am J Hum Genet. 2013;93(1):110–7.
[94] Arno G, Hull S, Robson AG, Holder GE, Cheetham ME, Webster AR, et al. Lack of interphotoreceptor retinoid binding protein caused by homozygous mutation of RBP3 is associated with high myopia and retinal dystrophy. Invest Ophthalmol Vis Sci. 2015;56(4):2358–65.
[95] Perez Y, Gradstein L, Flusser H, Markus B, Cohen I, Langer Y, et al. Isolated foveal hypoplasia with secondary nystagmus and low vision is associated with a homozygous SLC38A8 mutation. Eur J Hum Genet. 2014;22(5):703–6.
[96] James AW, Miranda SG, Culver K, Hall BD, Golabi M. DOOR syndrome: clinical report, literature review and discussion of natural history. Am J Med Genet A. 2007;143A(23):2821–31.
[97] Li Z, Sergouniotis PI, Michaelides M, Mackay DS, Wright GA, Devery S, et al. Recessive mutations of the gene TRPM1 abrogate ON bipolar cell function and cause complete congenital stationary night blindness in humans. Am J Hum Genet. 2009;85(5):711–9.
[98] Goyal S, Jager M, Robinson PN, Vanita V. Confirmation of TTC8 as a disease gene for nonsyndromic autosomal recessive retinitis pigmentosa (RP51). Clin Genet.

2016;89(4):454–60.
[99] Zhou L, Xiao X, Li S, Jia X, Zhang Q. Frequent mutations of RetNet genes in eoHM: further confirmation in 325 probands and comparison with late-onset high myopia based on exome sequencing. Exp Eye Res. 2018;171:76–91.
[100] Khan AO, Aldahmesh MA, Noor J, Salem A, Alkuraya FS. Lens subluxation and retinal dysfunction in a girl with homozygous VSX2 mutation. Ophthalmic Genet. 2015;36(1):8–13.
[101] Preising M, Op de Laak JP, Lorenz B. Deletion in the OA1 gene in a family with congenital X linked nystagmus. Br J Ophthalmol. 2001;85(9):1098–103.
[102] Kaplan J, Bonneau D, Frezal J, Munnich A, Dufier JL. Clinical and genetic heterogeneity in retinitis pigmentosa. Hum Genet. 1990;85(6):635–42.
[103] Meindl A, Dry K, Herrmann K, Manson F, Ciccodicola A, Edgar A, et al. A gene (RPGR) with homology to the RCC1 guanine nucleotide exchange factor is mutated in X-linked retinitis pigmentosa (RP3). Nat Genet. 1996;13(1):35–42.
[104] Strom TM, Nyakatura G, Apfelstedt-Sylla E, Hellebrand H, Lorenz B, Weber BH, et al. An L-type calcium-channel gene mutated in incomplete X-linked congenital stationary night blindness. Nat Genet. 1998;19(3):260–3.
[105] Bech-Hansen NT, Naylor MJ, Maybaum TA, Sparkes RL, Koop B, Birch DG, et al. Mutations in NYX, encoding the leucine-rich proteoglycan nyctalopin, cause X-linked complete congenital stationary night blindness. Nat Genet. 2000;26(3):319–23.
[106] Gardner JC, Webb TR, Kanuga N, Robson AG, Holder GE, Stockman A, et al. X-linked cone dystrophy caused by mutation of the red and green cone opsins. Am J Hum Genet. 2010;87(1):26–39.
[107] Hoischen A, van Bon BW, Rodriguez-Santiago B, Gilissen C, Vissers LE, de Vries P, et al. De novo nonsense mutations in ASXL1 cause Bohring-Opitz syndrome. Nat Genet. 2011;43(8):729–31.
[108] Richards AJ, Yates JR, Williams R, Payne SJ, Pope FM, Scott JD, et al. A family with Stickler syndrome type 2 has a mutation in the COL11A1 gene resulting in the substitution of glycine 97 by valine in alpha 1 (XI) collagen. Hum Mol Genet. 1996;5(9):1339–43.
[109] Lee B, Vissing H, Ramirez F, Rogers D, Rimoin D. Identification of the molecular defect in a family with spondyloepiphyseal dysplasia. Science. 1989; 244(4907):978–80.
[110] Dietz HC, Cutting GR, Pyeritz RE, Maslen CL, Sakai LY, Corson GM, et al. Marfan syndrome caused by a recurrent de novo missense mutation in the fibrillin gene. Nature. 1991;352(6333):337–9.
[111] Levin AV, Seidman DJ, Nelson LB, Jackson LG. Ophthalmologic findings in the Cornelia de Lange syndrome. J Pediatr Ophthalmol Strabismus. 1990; 27(2):94–102.
[112] Schuurs-Hoeijmakers JH, Landsverk ML, Foulds N, Kukolich MK, Gavrilova RH, Greville-Heygate S, et al. Clinical delineation of the PACS1-related syndrome-report on 19 patients. Am J Med Genet A. 2016; 170(3):670–5.
[113] Sanyanusin P, Schimmenti LA, McNoe LA, Ward TA, Pierpont ME, Sullivan MJ, et al. Mutation of the PAX2 gene in a family with optic nerve colobomas, renal anomalies and vesicoureteral reflux. Nat Genet. 1995; 9(4):358–64.
[114] Marin Lda R, da Silva FT, de Sa LC, Brasil AS, Pereira A, Furquim IM, et al. Ocular manifestations of Noonan syndrome. Ophthalmic Genet. 2012;33(1):1–5.
[115] Sweetser DA, Elsharkawi I, Yonker L, Steeves M, Parkin K, Thibert R. Pitt-Hopkins syndrome. In: Adam MP, Ardinger HH, Pagon RA, Wallace SE, Bean LJH, Stephens K, et al., editors. GeneReviews(R). Seattle: University of Washington; 1993.
[116] Gregory-Evans CY, Vieira H, Dalton R, Adams GG, Salt A, Gregory-Evans K. Ocular coloboma and high myopia with Hirschsprung disease associated with a novel ZFHX1B missense mutation and trisomy 21. Am J Med Genet A. 2004;131(1):86–90.
[117] Morales J, Al-Sharif L, Khalil DS, Shinwari JM, Bavi P, Al-Mahrouqi RA, et al. Homozygous mutations in ADAMTS10 and ADAMTS17 cause lenticular myopia, ectopia lentis, glaucoma, spherophakia, and short stature. Am J Hum Genet. 2009;85(5):558–68.
[118] Dagoneau N, Benoist-Lasselin C, Huber C, Faivre L, Megarbane A, Alswaid A, et al. ADAMTS10 mutations in autosomal recessive Weill-Marchesani syndrome. Am J Hum Genet. 2004;75(5):801–6.
[119] Van Maldergem L, Yuksel-Apak M, Kayserili H, Seemanova E, Giurgea S, Basel-Vanagaite L, et al. Cobblestone-like brain dysgenesis and altered glycosylation in congenital cutis laxa, Debre type. Neurology. 2008;71(20):1602–8.
[120] Stevens E, Carss KJ, Cirak S, Foley AR, Torelli S, Willer T, et al. Mutations in B3GALNT2 cause congenital muscular dystrophy and hypoglycosylation of alpha-dystroglycan. Am J Hum Genet. 2013;92(3):354–65.
[121] Cruysberg JR, Boers GH, Trijbels JM, Deutman AF. Delay in diagnosis of homocystinuria: retrospective study of consecutive patients. BMJ. 1996;313(7064): 1037–40.
[122] Konrad M, Schaller A, Seelow D, Pandey AV, Waldegger S, Lesslauer A, et al. Mutations in the tight-junction gene claudin 19 (CLDN19) are associated with renal magnesium wasting, renal failure, and severe ocular involvement. Am J Hum Genet. 2006;79(5):949–57.
[123] Sertie AL, Sossi V, Camargo AA, Zatz M, Brahe C, Passos-Bueno MR. Collagen XVIII, containing an endogenous inhibitor of angiogenesis and tumor growth, plays a critical role in the maintenance of retinal structure and in neural tube closure (Knobloch syndrome). Hum Mol Genet. 2000;9(13):2051–8.
[124] Van Camp G, Snoeckx RL, Hilgert N, van den Ende J, Fukuoka H, Wagatsuma M, et al. A new autosomal recessive form of Stickler syndrome is caused by a mutation in the COL9A1 gene. Am J Hum Genet. 2006; 79(3):449–57.
[125] Baker S, Booth C, Fillman C, Shapiro M, Blair MP, Hyland JC, et al. A loss of function mutation in the COL9A2 gene causes autosomal recessive Stickler syndrome. Am J Med Genet A. 2011;155A(7):1668–72.
[126] Faletra F, D'Adamo AP, Bruno I, Athanasakis E, Biskup S, Esposito L, et al. Autosomal recessive Stickler syndrome due to a loss of function mutation in the

COL9A3 gene. Am J Med Genet A. 2014;164A(1):42–7.

[127] Leduc MS, Niu Z, Bi W, Zhu W, Miloslavskaya I, Chiang T, et al. CRIPT exonic deletion and a novel missense mutation in a female with short stature, dysmorphic features, microcephaly, and pigmentary abnormalities. Am J Med Genet A. 2016;170(8):2206–11.

[128] Katagiri S, Hayashi T, Yoshitake K, Akahori M, Ikeo K, Gekka T, et al. Novel C8orf37 mutations in patients with early-onset retinal dystrophy, macular atrophy, cataracts, and high myopia. Ophthalmic Genet. 2016;37(1):68–75.

[129] Geis T, Marquard K, Rodl T, Reihle C, Schirmer S, von Kalle T, et al. Homozygous dystroglycan mutation associated with a novel muscle-eye-brain disease-like phenotype with multicystic leucodystrophy. Neurogenetics. 2013;14(3–4):205–13.

[130] Aldahmesh MA, Mohamed JY, Alkuraya HS, Verma IC, Puri RD, Alaiya AA, et al. Recessive mutations in ELOVL4 cause ichthyosis, intellectual disability, and spastic quadriplegia. Am J Hum Genet. 2011;89(6):745–50.

[131] Narkis G, Ofir R, Manor E, Landau D, Elbedour K, Birk OS. Lethal congenital contractural syndrome type 2 (LCCS2) is caused by a mutation in ERBB3 (Her3), a modulator of the phosphatidylinositol-3- kinase/Akt pathway. Am J Hum Genet. 2007;81(3):589–95.

[132] Beltran-Valero de Bernabe D, Voit T, Longman C, Steinbrecher A, Straub V, Yuva Y, et al. Mutations in the FKRP gene can cause muscle-eye-brain disease and Walker-Warburg syndrome. J Med Genet. 2004; 41(5):e61.

[133] Patel N, Shamseldin HE, Sakati N, Khan AO, Softa A, Al-Fadhli FM, et al. GZF1 mutations expand the genetic heterogeneity of Larsen syndrome. Am J Hum Genet. 2017;100(5):831–6.

[134] Rodan LH, Cohen J, Fatemi A, Gillis T, Lucente D, Gusella J, et al. A novel neurodevelopmental disorder associated with compound heterozygous variants in the huntingtin gene. Eur J Hum Genet. 2016;24(12):1826–7.

[135] Hamamy HA, Teebi AS, Oudjhane K, Shegem NN, Ajlouni KM. Severe hypertelorism, midface prominence, prominent/ simple ears, severe myopia, borderline intelligence, and bone fragility in two brothers: new syndrome? Am J Med Genet A. 2007; 143A(3):229–34.

[136] Aldinger KA, Mosca SJ, Tetreault M, Dempsey JC, Ishak GE, Hartley T, et al. Mutations in LAMA1 cause cerebellar dysplasia and cysts with and without retinal dystrophy. Am J Hum Genet. 2014;95(2):227–34.

[137] Kagan M, Cohen AH, Matejas V, Vlangos C, Zenker M. A milder variant of Pierson syndrome. Pediatr Nephrol. 2008;23(2):323–7.

[138] Alzahrani F, Al Hazzaa SA, Tayeb H, Alkuraya FS. LOXL3, encoding lysyl oxidase-like 3, is mutated in a family with autosomal recessive Stickler syndrome. Hum Genet. 2015;134(4):451–3.

[139] Kantarci S, Al-Gazali L, Hill RS, Donnai D, Black GC, Bieth E, et al. Mutations in LRP2, which encodes the multiligand receptor megalin, cause Donnai-Barrow and facio-oculo-acoustico-renal syndromes. Nat Genet. 2007;39(8):957–9.

[140] Nucci F, Lembo A, Farronato M, Farronato G, Nucci P, Serafino M. Oculofacial alterations in NBAS-SOPH like mutations: case report. Eur J Ophthalmol. 2020;30(2):NP12–5.

[141] Zou Y, Donkervoort S, Salo AM, Foley AR, Barnes AM, Hu Y, et al. P4HA1 mutations cause a unique congenital disorder of connective tissue involving tendon, bone, muscle and the eye. Hum Mol Genet. 2017;26(12):2207–17.

[142] Hautala T, Heikkinen J, Kivirikko KI, Myllyla R. A large duplication in the gene for lysyl hydroxylase accounts for the type VI variant of Ehlers-Danlos syndrome in two siblings. Genomics. 1993;15(2):399–404.

[143] Bernard G, Vanderver A. POLR3-related leukodystrophy. In: Adam MP, Ardinger HH, Pagon RA, Wallace SE, Bean LJH, Stephens K, et al., editors. GeneReviews((R)). Seattle: University of Washington; 1993.

[144] Vervoort VS, Holden KR, Ukadike KC, Collins JS, Saul RA, Srivastava AK. POMGnT1 gene alterations in a family with neurological abnormalities. Ann Neurol. 2004;56(1):143–8.

[145] Burkitt Wright EMM, Spencer HL, Daly SB, Manson FDC, Zeef LAH, Urquhart J, et al. Mutations in PRDM5 in brittle cornea syndrome identify a pathway regulating extracellular matrix development and maintenance. Am J Hum Genet. 2011;88(6):767–77.

[146] Leshinsky-Silver E, Ling J, Wu J, Vinkler C, Yosovich K, Bahar S, et al. Severe growth deficiency, microcephaly, intellectual disability, and characteristic facial features are due to a homozygous QARS mutation. Neurogenetics. 2017;18(3):141–6.

[147] Khan AO, Oystreck DT, Al-Tassan N, Al-Sharif L, Bosley TM. Bilateral synergistic convergence associated with homozygous ROB03 mutation (p.Pro771Leu). Ophthalmology. 2008;115(12):2262–5.

[148] Tekin M, Chioza BA, Matsumoto Y, Diaz-Horta O, Cross HE, Duman D, et al. SLITRK6 mutations cause myopia and deafness in humans and mice. J Clin Invest. 2013;123(5):2094–102.

[149] Rodrigues JM, Fernandes HD, Caruthers C, Braddock SR, Knutsen AP. Cohen syndrome: review of the literature. Cureus. 2018;10(9):e3330.

[150] Burkitt Wright EM, Porter LF, Spencer HL, Clayton-Smith J, Au L, Munier FL, et al. Brittle cornea syndrome: recognition, molecular diagnosis and management. Orphanet J Rare Dis. 2013;8:68.

[151] Paganini L, Hadi LA, Chetta M, Rovina D, Fontana L, Colapietro P, et al. A HS6ST2 gene variant associated with X-linked intellectual disability and severe myopia in two male twins. Clin Genet. 2019;95(3):368–74.

[152] Richards S, Aziz N, Bale S, Bick D, Das S, Gastier-Foster J, et al. Standards and guidelines for the interpretation of sequence variants: a joint consensus recommendation of the American College of Medical Genetics and Genomics and the Association for Molecular Pathology. Genet Med. 2015;17(5):405–24.

[153] Holden BA, Fricke TR, Wilson DA, Jong M, Naidoo KS, Sankaridurg P, et al. Global prevalence of myopia and high myopia and temporal trends from 2000 through 205. Ophthalmology. 2016;123(5):1036–42.

[154] Brandler WM, Antaki D, Gujral M, Kleiber ML,

Whitney J, Maile MS, et al. Paternally inherited cis-regulatory structural variants are associated with autism. Science. 2018;360(6386):327–31.

[155] Zhou J, Park CY, Theesfeld CL, Wong AK, Yuan Y, Scheckel C, et al. Whole-genome deep-learning analysis identifies contribution of noncoding mutations to autism risk. Nat Genet. 2019;51(6):973–80.

[156] An JY, Lin K, Zhu L, Werling DM, Dong S, Brand H, et al. Genome-wide de novo risk score implicates promoter variation in autism spectrum disorder. Science. 2018;362(6420):6576.

[157] Cummings BB, Marshall JL, Tukiainen T, Lek M, Donkervoort S, Foley AR, et al. Improving genetic diagnosis in Mendelian disease with transcriptome sequencing. Sci Transl Med. 2017;9(386):5209.

[158] Fresard L, Smail C, Ferraro NM, Teran NA, Li X, Smith KS, et al. Identification of rare-disease genes using blood transcriptome sequencing and large control cohorts. Nat Med. 2019;25(6):911–9.

[159] Kremer LS, Bader DM, Mertes C, Kopajtich R, Pichler G, Iuso A, et al. Genetic diagnosis of Mendelian disorders via RNA sequencing. Nat Commun. 2017;8:15824.

[160] Spielmann M, Mundlos S. Looking beyond the genes: the role of non-coding variants in human disease. Hum Mol Genet. 2016;25(R2):R157–R65.

[161] Hnisz D, Day DS, Young RA. Insulated neighborhoods: structural and functional units of mammalian gene control. Cell. 2016;167(5):1188–200.

[162] Doan RN, Bae BI, Cubelos B, Chang C, Hossain AA, Al-Saad S, et al. Mutations in human accelerated regions disrupt cognition and social behavior. Cell. 2016;167(2):341–54.e12.

[163] Short PJ, McRae JF, Gallone G, Sifrim A, Won H, Geschwind DH, et al. De novo mutations in regulatory elements in neurodevelopmental disorders. Nature. 2018;555(7698):611–6.

[164] Guo Y, Xu Q, Canzio D, Shou J, Li J, Gorkin DU, et al. CRISPR inversion of CTCF sites alters genome topology and enhancer/ promoter function. Cell. 2015; 162(4):900–10.

[165] Tang Z, Luo OJ, Li X, Zheng M, Zhu JJ, Szalaj P, et al. CTCF-mediated human 3D genome architecture reveals chromatin topology for transcription. Cell. 2015; 163(7):1611–27.

[166] Gifford CA, Ranade SS, Samarakoon R, Salunga HT, de Soysa TY, Huang Y, et al. Oligogenic inheritance of a human heart disease involving a genetic modifier. Science. 2019;364(6443):865–70.

5 病理性近视对公共卫生的影响

Yee Ling Wong, Ryan Eyn Kidd Man, Eva Fenwick, Seang Mei Saw, Chee Wai Wong, Chiu Ming Gemmy Cheung, Ecosse L. Lamoureux

5.1 病理性近视的流行病学

5.1.1 病理性近视的概述和定义

近视正在全球范围内流行[1-3]，尤其是在亚洲的国家和地区[4-6]。这种现象是可矫正的视力损害（visual impairment, VI）产生的主要原因之一，用于矫正近视屈光度的常规方法包括眼镜、接触镜或手术[7]。全世界成人近视的患病率在16.4%至48.1%之间，其中高度近视［多数被定义为等效球镜度数（SE）≤ -5或≤ -6屈光度（D）］患病率在0.8%至9.1%之间[3, 8]，患病率在亚洲的国家和地区普遍较高[3]，而且程度较严重的近视较早发病[9, 10]。

严重的近视屈光不正导致眼球轴向过度伸长，常常与后极部的病理变化有关[11, 12]，包括后巩膜葡萄肿、视盘改变、周边视网膜裂孔、孔源性视网膜脱离（RRD）、近视牵引性黄斑病变（MTM）和近视性黄斑变性（MMD）[2, 13-15]。与近视屈光不正不同，这种情况造成的视力下降称为病理性近视（PM），它在很大程度上是无法矫正的。不同的研究小组对病理性近视采用了不同的命名法，例如，近视性视网膜病变、近视性黄斑病变和近视性黄斑变性，且有不同的分类系统和定义。脉络膜视网膜萎缩、漆裂纹、近视性脉络膜新生血管（mCNV）、Fuchs斑和后巩膜葡萄肿是各种病理性近视定义中常用的视网膜体征[16]，其中一个关键可变因素是后巩膜葡萄肿的存在与否。2015年，Ohno-Matsui等提出了一个基于眼底照片表现的国际性分类系统（META-PM分类）[17]，以对病理性近视分级进行规范：无近视性视网膜变性病变（0类）、仅有豹纹状眼底（1类）、弥漫性脉络膜视网膜萎缩（2类）、斑块状脉络膜视网膜萎缩（3类），以及黄斑萎缩（4类）。“附加”病变是对META-PM分类系统的补充，包括漆裂纹、mCNV和Fuchs斑。如果看到2、3、4类或任何“附加”病变，则认为存在病理性近视[13]。

5.1.2 病理性近视的患病率、发病率和进展

一些基于人群的研究报告了病理性近视的患病率，例如蓝山眼病研究为1.2%[18]，邯郸眼病研究为0.9%[19]，北京眼病研究为3.1%[20]，石牌眼病研究为3.0%[21]，久山町眼病研究为1.7%[22]。最近利用META-PM分类系统进行的基于人群的研究也支持这些发现，即印度中部眼病和医疗研究中印度农村地区为0.2%[23]，新加坡眼病流行病学研究中新加坡为3.8%[24]，中国南方农村的阳西眼病研究为1.2%[25]。总之，病理性近视的患病率介于0.2%~3.8%之间。然而，病理性近视定义的不一致限制了人们对这些结果的比较，因此需要对病理性近视包括萎缩、牵引和新生血管成分等进行标准化和全面的定义，以在所有病理性近视流行病学研究中采用[13, 15, 26]。

除了三项在亚洲成人群体中进行的研究[27-29]，关于病理性近视发病率的数据很少[3]。在邯郸眼病研究中（2006—2007、2012—2013），中国农村2236只成人近视眼中，病理性近视的5年发病率为0.2%[27]。新加坡眼病流行病学研究（2004—2011、2010—2017）报告称，在新加坡3373只成人近视眼中，6年发病率同样很低，为1.2%[28]。相比之下，北京眼病研究报道，中国成年人的79只高度近视眼中，病理性近视的10年发病率为19.0%[29]；然而，这项研究排除了低度或中度近视的人，这些人患病理性近视的风险比高度近视的人低，这可能导致对病理性近视发病率的高估[24]。

在进展方面，北京眼病研究[20]中139只眼的病理性近视5年进展率为15.1%，蓝山眼病研究[18]中46只眼的5年进展率为23.9%，邯郸眼病研究[27]中51只眼的5年进展率为35.3%。在新加坡288只基

线时患有病理性近视的眼中，病理性近视的6年进展率为17.0%[28]，而在北京眼病研究[29]中，31只先前患有病理性近视的高度近视眼中，病理性近视的10年进展率为77.4%。在日本对高度近视的患者进行了基于临床的病例系列研究，随访时间≥10年，结果显示类似的高度近视进展率为54.7%~74.3%[30, 31]。

值得注意的是，正如几项研究报道[18, 20, 27–29, 32]的那样，病理性近视的患病率似乎随着时间的推移而增加。例如，相比久山町眼病研究，日本病理性近视患病率，从2005年的1.6%，2012年的3.0%，到2017年的3.6%（P<0.001）[32]，10年间翻了一倍多。这一增长趋势强调了研究的重要性，以发现危险因素、对公共卫生和生活质量的影响以及应对这一日益增长问题的公共卫生战略。

5.1.3 病理性近视的危险因素

病理性近视的危险因素包括老龄、近视屈光不正和眼轴较长[18–22, 24, 30, 31]。根据Hayashi的假说，豹纹状眼底的存在与近视性黄斑变性（MMD）的发生有关[31]。虽然在临床上与视力无关，但豹纹状眼底与脉络膜变薄有关[33–36]，这与增加脉络膜视网膜萎缩风险的解剖学改变有关[37, 38]。豹纹状眼底作为诊断实体的问题在于它不是普遍有用的。在北欧人群中，尤其是有金色眼底的人，脉络膜血管很容易看到，而与近视无关。基线时近视性黄斑变性病变更严重的眼比那些不太严重的眼有更高的进展风险[13, 14]。

5.2 病理性近视对公共健康的影响

从2000年到2050年预计近视和高度近视患病率将翻倍[39]，有鉴于此，病理性近视和病理性近视相关的视力损害（VI）的患病率预计将同时增加[40, 41]。因此，病理性近视的公共卫生负担可能会显著扩大。

5.2.1 失明和病理性近视相关的视力损害

在全球范围内，病理性近视是致盲的主要原因之一[42–45]，如果目前的干预策略不改变，与病理性近视相关的视力损害患病率预计将从2000年的0.1%上升到2050年的0.6%[46]。在北京眼病研究[42]、多治见市研究[43]和华裔眼病研究[47]中，病理性近视是导致0.2%~0.4%的个体视力损害的原因（表5.1）。与亚洲人种相比，西方人群中与病理性近视相关的视力损害的发病率似乎要低得多，根据鹿特丹研究[48]、哥本哈根城市眼病研究[49]和洛杉矶拉丁裔眼病研究[50]的报告，患病率在0.05%至0.1%之间。所有研究都采用世界卫生组织（WHO）对视力损害的定义（最佳矫正视力在20/60至20/400之间）。根据这些基于人口的估计，与病理性近视相关的视力损害在亚洲的患病率（0.2%~0.4%）至少比西方和欧洲（<0.1%）高出2~4倍。

5.2.2 病理性近视对生活质量的影响

患者报告的结果显示病理性近视的影响，包括生活质量和视觉特异性功能（vision-specifc functioning, VSF），尚未得到充分记录，因为只有少数基于临床的研究报告了病理性近视与不良VSF之间的关联[51, 52]。为了解决这一局限性，在新加坡的研究小组使用11项视觉功能指数（visual functioning index, VF-11）[53]和32项视力障碍影响（impact of vision impairment, IVI）问卷，在基于人群的分析中评估了病理性近视对视觉相关生活质量领域的影响[24, 28, 54]。研究发现，在进行多变量调整

表5.1 全球人群研究中与病理性近视（PM）相关的视力损害（VI）的患病率

研究名称	研究所在地	研究对象（眼）	可归因于PM的VI
北京眼病研究	中国，北京	4409（8816）	0.4%[a]
多治见市研究	日本，多治见	2977（5934）	0.3%[b]
美国华裔眼病研究	美国，加利福尼亚	4582	0.2%[b]
鹿特丹研究	荷兰，鹿特丹	6775（13 550）	0.1%[b]
哥本哈根城市眼病研究	丹麦，哥本哈根	9934	0.1%[a]
洛杉矶拉丁裔眼病研究	美国，加利福尼亚	6129（12 258）	0.05%[a]

注：[a]研究对象，[b]眼。

后（包括目前的视力），重度病理性近视（META-PM 分类系统为 3 或 4 类）的存在与无疾病的患者相比，与较差的 VSF 显著相关[24]。特别是，与没有病理性近视的人相比，患有严重病理性近视的人在执行 VF-11 的 11 个项目中的 3 个项目［包括玩游戏（P=0.04）、认识朋友（P<0.001）和看楼梯（P=0.03）］时困难更明显。

严重病理性近视的存在也与视力障碍影响（IVI）的三个领域减退显著相关，即阅读（P=0.04）、活动能力（P=0.02）和情绪健康（P=0.04）[28]。重要的是，这些下降与呈现的远视力无关，表明视力以外的因素（如对比敏感度、深度知觉、色觉、担忧、不便等）可能在病理性近视患者的生活质量中起作用。因此，病理性近视康复管理的策略应包括优化阅读能力、促进活动能力和改善情绪健康。

5.3 减少病理性近视影响的公共卫生策略

病理性近视的确切发病机制尚不清楚，关于病理性近视的遗传决定因素的重复性证据仍然缺乏[55-58]。接下来，我们提出了三种策略来应对病理性近视对公共健康的有害影响，以及评估该疾病对患者的核心影响方面的一些未来研究方向。

5.3.1 策略 1：健康促进计划

5.3.1.1 近视防控

控制近视的干预措施，包括健康行为干预、光辅助工具和药物干预，对于降低病理性近视未来发生和进展的风险非常重要。国际近视研究所最近的研究强调了健康行为计划的好处，其中包括许多关于促进较多的户外活动时间和更少的近距离工作时间的试验[59-61]。这些试验已经证明了增加户外时间对近视的保护作用，大多数试验是通过主观自我报告（回忆偏差）而不是客观测量来评估的。然而，最近开发了提供光相关测量的新型光照测量设备[62]，这似乎是评估客观光照的可行工具，并可用于量化未来健康行为干预计划对预防或延缓近视进展的有效性。如果需要纠正儿童的近视屈光不正，可以使用具有近视控制特性的光学辅助工具，如双焦点或多焦点眼镜、隐形眼镜和角膜塑形镜，以取代传统的视觉辅助工具[63-66]。药物干预，即阿托品，也是一种替代性的控制近视的方式。尽管这些干预措施针对的是一般的近视，而不是病理性近视，但预防近视的发生和延缓近视的进展是降低晚年病理性近视风险的关键。

5.3.1.2 公共卫生教育活动和定期筛查

在许多国家和地区，如中国台湾、新加坡和中国[59, 60, 67, 68]，通过增加学生在校期间的户外时间，实施了针对社区、地区和国家层面儿童的近视预防和控制计划和政策。花更多的时间在户外以对抗近视的公共健康信息是众所周知的，但是患有近视的个体往往没有意识到他们的屈光状态可能会进展为导致不可逆视力丧失的病理性并发症[2, 69]。

因此，需要在社区、地区和国家层面开展关于随着近视严重程度和年龄的增加，不可逆视力并发症风险增加的公共卫生教育活动，以提高人们的意识，特别是对风险更高的老年近视患者。由于老龄和高度近视屈光不正是重要的病理性近视的危险因素，识别高危个体进行有针对性的监测和早期干预可能有助于减少疾病的发生率和进展。因此，公共教育活动还应针对病理性近视高危人群，以鼓励这些人定期接受眼部护理专业人员或专科医生（如验光师、眼科医生或视网膜病专科医生）的眼科筛查检查。政府机构增加对这些人的补贴也可能有助于这些人获得中长期护理服务。此外，眼科护理专业人员，特别是配镜师和验光师等一线服务提供者，可以告知和教育患者有关病理性近视的风险增加的信息，并为高危人群进行定期眼部检查。定期筛查可能有助于早期发现其他近视相关的并发症，例如 mCNV 和 MTM，通过有效的治疗和手术管理可以阻止这些并发症的进展[70]。公共卫生教育工作还应致力于提高高危人群对这些并发症症状的认识，以便患者能够及时就医。

5.3.2 策略 2：病理性近视并发症的治疗保障

通过早期治疗病理性近视的某些并发症，可以预防不可逆转的视力丧失。在公共卫生教育工作的同时，应分配资源，用于提供诊断设备和治疗设施。应该对提供这些服务的医疗保健专业人员进行培训，以满足不断增长的医疗需求。

5.3.2.1 诊断

仅根据临床检查或眼底照相，通常很难或不可能诊断出 MTM 和 mCNV，尤其是在治疗结果可能最佳的早期阶段。光学相干断层扫描通常是 mCNV

和 MTM 诊断过程的必要设备，分别用于检测视网膜下渗出和中央凹脱离。在缺乏眼科专业人员来检查周边视网膜的地区，超广角眼底照相可能有助于检测周边视网膜撕裂孔和视网膜脱离。对这些疾病的准确诊断还依赖于受过培训以提供这些服务的医疗保健专业人员。在医疗资源匮乏的地区，远程眼科服务，配以到三级治疗中心的有效转诊途径，可能是一种成本效益较高的替代方案，而不是在现场配备训练有素的医疗保健专业人员。

5.3.2.2 治疗

玻璃体内注射抗血管内皮生长因子（aVEGF）及早使用，即在发病后几周内使用，是治疗 mCNV 的有效方法。然而，可能只有三级医疗中心具备注射抗血管内皮生长因子的设施和训练有素的人员。同样，MTM 患者可能需要眼外科医生采用先进的手术技术和设备进行早期手术。在医疗资源匮乏的地区提供这种高度专业化的医疗服务是一个需要解决的相关问题，例如，可以在近视患病率可能较高的地区配备玻璃体内注射的注射装置和手术设施。

5.3.3 策略 3：低视力保健与康复

由于与病理性近视相关的视力丧失通常是不可逆转的，因此建议进行低视力保健和康复，以提高个人完成视觉任务的能力并优化他们的生活质量[71-73]。低视力保健和康复包括临床治疗、康复服务和使用适宜的器具。临床上低视力保健包括由眼科医生和（或）验光师对眼部和视力状况进行全面检查，包括对患者剩余视觉功能的评估。康复服务包括日常生活能力辅助、心理咨询、导向和移动训练、团结互助组、社区和社会服务、宣传（支持团队和组织）、教育、就业和培训[71-73]。

5.4 未来方向和工作：近视的题库和计算机化适应性测试

人们越来越重视在研究和临床实践中使用患者报告的结果测量（patient-reported outcome measures, PROMs），从患者的角度了解病理性近视对其生活质量的影响和治疗方法的有效性，以改善临床护理和患者与提供者的关系，并为比较有效性研究和基于价值的护理模式提供信息[74]。事实上，美国的食品和药物管理局（FDA）[75]和欧洲的国家健康与护理卓越研究所（NICE）[76]等监管机构现在要求 PROMs 用于涉及患者的试验，以从患者的角度评估治疗方法和干预措施的影响。

PROMs 通常指患者必须填写的问卷，包括 Likert 量表（如，非常同意，有些同意，既不同意也不反对，有些不同意，非常不同意）和（或）Likert-type 量表（如，根本不同意，有点同意，中等程度同意，很多同意，不能同意）。现已专门开发了几个 PROMs 来衡量近视对生活质量的影响，如美国国家眼科研究所屈光不正生存质量量表（National Eye Institute Refractive Quality of Life, NEI-RQL）[77]和屈光矫正者生存质量量表（Quality of Life Impact of Refractive Correction, QIRC）[78]。然而，目前的近视 PROMs 有几项主要缺点。首先，它们是基于纸笔的，因此包括应答者必须回答的固定数量的项目（即问题）。为减轻参与者的负担，项目的数量必然受到限制，因此现有的针对近视的问卷要么只针对近视人群的特定亚群（如，戴眼镜的人）[78]，要么只关注生活质量的个别方面（如，活动限制和症状）[79]。其次，现代心理测量理论（如 Rasch 分析）突出了这些问卷的一些局限性，包括差的效度、可靠度和针对性[80]。这些缺点使得研究结果之间的比较变得困难，并且不允许对处于参与能力极端的患者进行全面细致的生活质量评估，特别是病理性近视患者，他们的生活质量数据本已缺乏。

然而，纸笔 PROMs 的局限性可以通过开发和使用复杂的问卷的心理测量学方法来克服，即题库（item banking，IB）和计算机化适应性测试（computerized adaptive testing，CAT）。IB 是根据参与者的反应和现代心理测量理论的使用［如 Rasch 分析，一种项目反应理论（item response theory, IRT）］[81]，在同一线性标度上对难度进行校准（或排序）的大题库[81]。IB 使用 CAT 进行操作，CAT 是一种基于计算机的“智能”技术，可根据参与者对先前项目的反应选择要管理的项目[82]。通过将经过校准的 IB 中的目标项目呈现给受访者，CAT 最大可能地减少了测量误差并缩短了测试长度，同时不会损失精准度和可靠性[82]。新加坡眼科研究所开发的 RetCAT［一套针对糖尿病视网膜病变（DR）患者生活质量的计算机化适应性测试］的初步结果显示，每个 CAT 需要≤7 项才能获得对患者生活质量的准确估计[83]。然而，尚未开发出 IB 和

CAT 来全面评估近视的影响，特别是病理性近视及其矫正干预对生活质量的影响。鉴于这种眼病在亚洲造成的日益沉重的公共卫生负担[42–45]，抗血管内皮生长因子注射等治疗方法的出现[84]，以及全球推动将 PROMs 数据纳入医疗保健系统[85]，还需要在新加坡及亚洲其他更广泛地区建立一种全面的、有效的 CAT，从而评估这种破坏性疾病的影响，以及从患者的角度评估相关矫正措施的有效性。

5.5 总论

随着亚洲近视流行率的上升以及与病理性近视相关的不可逆视力丧失风险的增加，预防和减少这种疾病的发生和进展的策略应成为个别患者护理的重要目标和关键的公共卫生目标。由卫生保健机构或三级眼科中心实施公共卫生计划，以提高公众对病理性近视威胁视力的并发症的认识；医疗或手术治疗的进步；对培训、技术和设备的投资；受影响个人的低视力护理和康复；以及重要的控制近视的干预措施，以预防和（或）减缓病理性近视早期近视的发展，这些均是降低病理性近视的发生及进展的风险、减轻其对患者生活质量影响的必要措施。使用有针对性的 IB 和 CAT 获得对患者报告的病理性近视影响的更全面了解，也可能是制订个性化病理性近视管理计划以实现更好的临床和生活质量结果的核心。虽然病理性近视的公共卫生问题越来越突出，但实施以循证医学为基础的公共卫生干预措施可以应对其中的一些挑战。

参考文献

[1] Tano Y. Pathologic myopia: where are we now? Am J Ophthalmol. 2002;134(5):645–60.

[2] Saw SM, Gazzard G, Shih-Yen EC, Chua WH. Myopia and associated pathological complications. Ophthalmic Physiol Opt. 2005;25(5):381–91.

[3] Wong Y-L, Saw S-M. Epidemiology of pathologic myopia in Asia and worldwide. Asia Pac J Ophthalmol. 2016;5(6):394–402.

[4] Dolgin E. The myopia boom. Nature. 2015;519(7543):276–8.

[5] Wong TY, Loon SC, Saw SM. The epidemiology of age related eye diseases in Asia. Br J Ophthalmol. 2006;90(4):506–11.

[6] Verkicharla PK, Ohno-Matsui K, Saw SM. Current and predicted demographics of high myopia and an update of its associated pathological changes. Ophthalmic Physiol Opt. 2015;35(5):465–75.

[7] Wildsoet CF, Chia A, Cho P, et al. IMI–interventions for controlling myopia onset and progression report. Invest Ophthalmol Vis Sci. 2019;60(3):M106–M31.

[8] Wu P-C, Huang H-M, Yu H-J, Fang P-C, Chen C-T. Epidemiology of myopia. Asia Pac J Ophthalmol. 2016;5(6):386–93.

[9] Chua SY, Sabanayagam C, Cheung YB, et al. Age of onset of myopia predicts risk of high myopia in later childhood in myopic Singapore children. Ophthalmic Physiol Opt. 2016;36(4):388–94.

[10] Jones D, Luensmann D. The prevalence and impact of high myopia. Eye Contact Lens. 2012;38(3):188–96.

[11] D-E S. Pathological refractive errors: system of ophthalmology, ophthalmic optics, and refraction. St Louis: Mosby; 1970.

[12] Young TL. Molecular genetics of human myopia: an update. Optom Vis Sci. 2009;86(1):8–22.

[13] Ohno-Matsui K, Lai TY, Lai CC, Cheung CM. Updates of pathologic myopia. Prog Retin Eye Res. 2016;52:156–87.

[14] Ohno-Matsui K. What is the fundamental nature of pathologic myopia? Retina. 2017;37:1043–8.

[15] Ruiz-Medrano J, Montero JA, Flores-Moreno I, Arias L, García-Layana A, Ruiz-Moreno JM. Myopic maculopathy: current status and proposal for a new classification and grading system (ATN). Prog Retin Eye Res. 2018;69:80–115.

[16] Spaide RF, Ohno-Matsui K, Yannuzzi LA. Pathologic myopia. New York: Springer; 2014.

[17] Ohno-Matsui K, Kawasaki R, Jonas JB, et al. International photographic classification and grading system for myopic maculopathy. Am J Ophthalmol. 2015;159(5):877–83 e7.

[18] Vongphanit J, Mitchell P, Wang JJ. Prevalence and progression of myopic retinopathy in an older population. Ophthalmology. 2002;109(4):704–11.

[19] Gao LQ, Liu W, Liang YB, et al. Prevalence and characteristics of myopic retinopathy in a rural Chinese adult population: the Handan Eye Study. Arch Ophthalmol. 2011;129(9):1199–204.

[20] Liu HH, Xu L, Wang YX, Wang S, You QS, Jonas JB. Prevalence and progression of myopic retinopathy in Chinese adults: the Beijing Eye Study. Ophthalmology. 2010;117(9):1763–8.

[21] Chen SJ, Cheng CY, Li AF, et al. Prevalence and associated risk factors of myopic maculopathy in elderly Chinese: the Shihpai Eye Study. Invest Ophthalmol Vis Sci. 2012;53(8):4868–73.

[22] Asakuma T, Yasuda M, Ninomiya T, et al. Prevalence and risk factors for myopic retinopathy in a Japanese population: the Hisayama Study. Ophthalmology. 2012;119(9):1760–5.

[23] Jonas JB, Nangia V, Gupta R, Bhojwani K, Nangia P, Panda-Jonas S. Prevalence of myopic retinopathy in rural Central India. Acta Ophthalmol. 2016;95:e399–404.

[24] Wong Y-L, Sabanayagam C, Ding Y, et al. Prevalence, risk factors, and impact of myopic macular degeneration on visual impairment and functioning among adults in Singapore. Invest Ophthalmol Vis Sci. 2018;59(11):4603–13.

[25] Li Z, Liu R, Jin G, et al. Prevalence and risk factors of myopic maculopathy in rural southern China: the Yangxi Eye Study. Br J Ophthalmol. 2019;103:1797–802.

[26] Wong TY, Ferreira A, Hughes R, Carter G, Mitchell P. Epidemiology and disease burden of pathologic myopia and myopic choroidal neovascularization: an evidence-based systematic review. Am J Ophthalmol. 2014;157(1): 9–25 e12.
[27] Lin C, Li SM, Ohno-Matsui K, et al. Five-year incidence and progression of myopic maculopathy in a rural Chinese adult population: the Handan Eye Study. Ophthalmic Physiol Opt. 2018;38(3):337–45.
[28] Wong YL, Sabanayagam C, Wong CW, et al. Six-year changes in myopic macular degeneration in adults of the singapore epidemiology of eye diseases study. Invest Ophthalmol Vis Sci. 2019;60(9):6453.
[29] Yan YN, Wang YX, Yang Y, et al. Ten-year progression of myopic maculopathy: the Beijing Eye Study 2001–2011. Ophthalmology. 2018;125:1253–63.
[30] Fang Y, Yokoi T, Nagaoka N, et al. Progression of myopic maculopathy during 18-year follow-up. Ophthalmology. 2018;125(6):863–77.
[31] Hayashi K, Ohno-Matsui K, Shimada N, et al. Long-term pattern of progression of myopic maculopathy: a natural history study. Ophthalmology. 2010;117(8):1595–611, 611 e1–4.
[32] Ueda E, Yasuda M, Fujiwara K, et al. Trends in the prevalence of myopia and myopic maculopathy in a Japanese population: the Hisayama Study. Invest Ophthalmol Vis Sci. 2019;60(8):2781–6.
[33] Wong Y-L, Ding Y, Sabanayagam C, et al. Longitudinal changes in disc and retinal lesions among highly myopic adolescents in Singapore over a 10-year period. Eye Contact Lens. 2018;44(5):286–91.
[34] Yoshihara N, Yamashita T, Ohno-Matsui K, Sakamoto T. Objective analyses of tessellated fundi and significant correlation between degree of tessellation and choroidal thickness in healthy eyes. PLoS One. 2014;9(7):e103586.
[35] Yan YN, Wang YX, Yang Y, et al. Long-term progression and risk factors of fundus tessellation in the Beijing Eye Study. Sci Rep. 2018;8(1):10625.
[36] Zhou Y, Song M, Zhou M, Liu Y, Wang F, Sun X. Choroidal and retinal thickness of highly myopic eyes with early stage of myopic chorioretinopathy: tessellation. J Ophthalmol. 2018;2018:2181602.
[37] Fang Y, Du R, Nagaoka N, et al. Optical coherence tomography-based diagnostic criteria for different stages of myopic maculopathy. Ophthalmology. 2019;126:1018–32.
[38] Wong CW, Phua V, Lee SY, Wong TY, Cheung CMG. Is choroidal or scleral thickness related to myopic macular degeneration? Invest Ophthalmol Vis Sci. 2017; 58(2):907–13.
[39] Holden BA, Fricke TR, Wilson DA, et al. Global prevalence of myopia and high myopia and temporal trends from 2000 through 2050. Ophthalmology. 2016; 123(5):1036–42.
[40] Holden BA, Jong M, Davis S, Wilson D, Fricke T, Resnikoff S. Nearly 1 billion myopes at risk of myopia-related sight-threatening conditions by 2050 - time to act now. Clin Exp Optom. 2015;98(6):491–3.
[41] Holden BA, Wilson DA, Jong M, et al. Myopia: a growing global problem with sight-threatening complications. Community Eye Health/Int Centre Eye Health. 2015;28(90):35.
[42] Xu L, Cui T, Yang H, et al. Prevalence of visual impairment among adults in China: the Beijing Eye Study. Am J Ophthalmol. 2006;141(3):591–3.
[43] Iwase A, Araie M, Tomidokoro A, et al. Prevalence and causes of low vision and blindness in a Japanese adult population: the Tajimi Study. Ophthalmology. 2006; 113(8):1354–62.e1.
[44] Hsu W-M, Cheng C-Y, Liu J-H, Tsai S-Y, Chou P. Prevalence and causes of visual impairment in an elderly Chinese population in Taiwan: the Shihpai Eye Study. Ophthalmology. 2004;111(1):62–9.
[45] Xu L, Wang Y, Li Y, et al. Causes of blindness and visual impairment in urban and rural areas in Beijing: the Beijing Eye Study. Ophthalmology. 2006;113(7):1134. e1–11.
[46] Fricke TR, Jong M, Naidoo KS, et al. Global prevalence of visual impairment associated with myopic macular degeneration and temporal trends from 2000 through 2050: systematic review, meta-analysis and modelling. Br J Ophthalmol. 2018:bjophthalmol-2017-311266.
[47] Varma R, Kim JS, Burkemper BS, et al. Prevalence and causes of visual impairment and blindness in Chinese American adults: the Chinese American eye study. JAMA Ophthalmol. 2016;134(7):785–93.
[48] Klaver CC, Wolfs RC, Vingerling JR, Hofman A, de Jong PT. Age-specific prevalence and causes of blindness and visual impairment in an older population: the Rotterdam Study. Arch Ophthalmol. 1998;116(5):653–8.
[49] Buch H, Vinding T, La Cour M, Appleyard M, Jensen GB, Nielsen NV. Prevalence and causes of visual impairment and blindness among 9980 Scandinavian adults: the Copenhagen City Eye Study. Ophthalmology. 2004;111(1):53–61.
[50] Cotter SA, Varma R, Ying-Lai M, Azen SP, Klein R, Los Angeles Latino eye study Group. Causes of low vision and blindness in adult Latinos: the Los Angeles Latino Eye Study. Ophthalmology. 2006;113(9):1574–82.
[51] Takashima T, Yokoyama T, Futagami S, et al. The quality of life in patients with pathologic myopia. Jpn J Ophthalmol. 2001;45(1):84–92.
[52] Rose K, Harper R, Tromans C, et al. Quality of life in myopia. Br J Ophthalmol. 2000;84(9):1031–4.
[53] Lamoureux EL, Pesudovs K, Thumboo J, Saw S-M, Wong TY. An evaluation of the reliability and validity of the visual functioning questionnaire (VF-11) using Rasch analysis in an Asian population. Invest Ophthalmol Vis Sci. 2009;50(6):2607–13.
[54] Fenwick EK, Ong PG, Sabanayagam C, et al. Assessment of the psychometric properties of the Chinese Impact of Vision Impairment questionnaire in a population-based study: findings from the Singapore Chinese Eye Study. Qual Life Res. 2016;25(4):871–80.
[55] Wong Y-L, Hysi P, Cheung G, et al. Genetic variants linked to myopic macular degeneration in persons with high myopia: CREAM Consortium. PLoS One. 2019; 14(8):e0220143.
[56] Nakanishi H, Yamada R, Gotoh N, et al. A genome-wide association analysis identified a novel susceptible locus for pathological myopia at 11q24.1. PLoS Genet. 2009;5(9):e1000660.
[57] Yu Z, Zhou J, Chen X, Zhou X, Sun X, Chu R. Polymorphisms in the CTNND2 gene and 11q24. 1 genomic region are associated with pathological myopia

in a Chinese population. Ophthalmologica. 2012; 228(2): 123–9.
[58] Chen C-D, Yu Z-Q, Chen X-L, et al. Evaluating the association between pathological myopia and SNPs in RASGRF1. ACTC1 and GJD2 genes at chromosome 15q14 and 15q25 in a Chinese population. Ophthalmic Genet. 2015;36(1):1–7.
[59] Wu P-C, Chen C-T, Lin K-K, et al. Myopia prevention and outdoor light intensity in a school-based cluster randomized trial. Ophthalmology. 2018;125(8):1239–50.
[60] He M, Xiang F, Zeng Y, et al. Effect of time spent outdoors at school on the development of myopia among children in China: a randomized clinical trial. JAMA. 2015;314(11):1142–8.
[61] Jin J-X, Hua W-J, Jiang X, et al. Effect of outdoor activity on myopia onset and progression in school-aged children in northeast China: the Sujiatun Eye Care Study. BMC Ophthalmol. 2015;15(1):73.
[62] Wang J, He X-G, Xu X. The measurement of time spent outdoors in child myopia research: a systematic review. Int J Ophthalmol. 2018;11(6):1045.
[63] Wolffsohn JS, Kollbaum PS, Berntsen DA, et al. IMI–clinical myopia control trials and instrumentation report. Invest Ophthalmol Vis Sci. 2019;60(3):M132–M60.
[64] Huang J, Wen D, Wang Q, et al. Efficacy comparison of 16 interventions for myopia control in children: a network meta-analysis. Ophthalmology. 2016;123(4):697–708.
[65] Gong Q, Janowski M, Luo M, et al. Efficacy and adverse effects of atropine in childhood myopia: a meta-analysis. JAMA Ophthalmol. 2017;135(6):624–30.
[66] Li S-M, Kang M-T, Wu S-S, et al. Efficacy, safety and acceptability of orthokeratology on slowing axial elongation in myopic children by meta-analysis. Curr Eye Res. 2016;41(5):600–8.
[67] Wu P-C, Tsai C-L, Wu H-L, Yang Y-H, Kuo H-K. Outdoor activity during class recess reduces myopia onset and progression in school children. Ophthalmology. 2013;120(5):1080–5.
[68] Seet B, Wong TY, Tan DT, et al. Myopia in Singapore: taking a public health approach. Br J Ophthalmol. 2001;85(5):521–6.
[69] Morgan IG, Ohno-Matsui K, Saw SM. Myopia. Lancet. 2012;379(9827):1739–48.
[70] Saw S-M, Matsumura S, Hoang QV. Prevention and management of myopia and myopic pathology. Invest Ophthalmol Vis Sci. 2019;60(2):488–99.
[71] Chiang PPC, O'Connor PM, Keeffe JE. Low vision service provision: a global perspective. Expert Rev Ophthalmol. 2007;2(5):861–74.
[72] Scott IU, Smiddy WE, Schiffman J, Feuer WJ, Pappas CJ. Quality of life of low-vision patients and the impact of low-vision services. Am J Ophthalmol. 1999;128(1): 54–62.
[73] Stelmack J. Quality of life of low-vision patients and outcomes of low-vision rehabilitation. Optom Vis Sci. 2001;78(5):335–42.
[74] Van Der Wees PJ, Nijhuis-Van Der Sanden MW, Ayanian JZ, Black N, Westert GP, Schneider EC. Integrating the use of patientreported outcomes for both clinical practice and performance measurement: views of experts from 3 countries. Milbank Q. 2014;92(4):754–75.
[75] U.S. Department of Health and Human Services FDA Center for Drug Evaluation and Research, U.S. Department of Health and Human Services FDA Center for Biologics Evaluation and Research, U.S. Department of Health and Human Services FDA Center for Devices and Radiological Health. Guidance for industry: patient-reported outcome measures: use in medical product development to support labeling claims: draft guidance. Health Qual Life Outcomes. 2006;4:79.
[76] National Institute for Health and Clinical Excellence. Patient experience in adult NHS services: improving the experience of care for people using adult NHS services. Patients experience in generic terms. London: National Clinical Guideline Centre; 2012.
[77] Berry S, Mangione CM, Lindblad AS, McDonnell PJ. Development of the National Eye Institute refractive error correction quality of life questionnaire: focus groups. Ophthalmology. 2003;110(12):2285–91.
[78] Pesudovs K, Garamendi E, Elliott DB. The quality of life impact of refractive correction (QIRC) questionnaire: development and validation. Optom Vis Sci. 2004;81(10): 769–77.
[79] Vitale S, Schein OD, Meinert CL, Steinberg EP. The refractive status and vision profile: a questionnaire to measure vision-related quality of life in persons with refractive error. Ophthalmology. 2000;107(8):1529–39.
[80] Kandel H, Khadka J, Goggin M, Pesudovs K. Patient-reported outcomes for assessment of quality of life in refractive error: a systematic review. Optom Vis Sci. 2017;94(12):1102–19.
[81] Cella D, Gershon R, Lai JS, Choi S. The future of outcomes measurement: item banking, tailored short-forms, and computerized adaptive assessment. Qual Life Res. 2007;16(Suppl 1):133–41.
[82] Gershon RC. Computer adaptive testing. J Appl Meas. 2005;6(1):109–27.
[83] Fenwick E, Khadka J, Pesudovs K, Rees G, Lamoureux E. Quality of life item banks for diabetic retinopathy and diabetic macular oedema: development and initial evaluation using computer adaptive testing. Invest Ophthalmol Vis Sci. 2017;58:6379–87.
[84] Tan CS, Sadda SR. Anti-vascular endothelial growth factor therapy for the treatment of myopic choroidal neovascularization. Clin Ophthalmol. 2017;11:1741–6.
[85] Baumhauer JF, Bozic KJ. Value-based healthcare: patient-reported outcomes in clinical decision making. Clin Orthop Relat Res. 2016;474(6):1375–8.

6 实验性近视的动物模型：人类近视研究的有限性和协同性

Ian G. Morgan, Kathryn A. Rose, Regan S. Ashby

虽然人类对近视的兴趣由来已久[1]，但基于动物模型的实验性近视研究是最近才开始的。经过一些早期动物实验的尝试[2, 3]，这一领域在两篇论著发表后逐渐兴起——第一篇是 Wiesel 和 Raviola[4] 于 1977 年发表的关于灵长类动物诱导性近视的论文，这属于视觉通路研究的一个分支领域，Hubel 和 Wiesel 后来由此获得了诺贝尔奖。紧随其后的是一篇 Wallman 及其同事发表的关于小鸡的实验性近视的论文[5]。此后，实验性近视的研究对象逐渐扩展至更广泛的物种，包括小鼠[6, 7]和豚鼠[8, 9]等常见实验动物，以及树鼩等其他物种[10]。虽然实验性近视本身就是一个有趣的生物学问题[11]，但我们主要是通过研究实验性近视来了解人类近视。因此，理想的动物模型应该能够在决定眼屈光因素变化的过程中再现人类近视的特征，并且诱导实验性近视的方法应模拟在人类近视中起重要作用的因素。即使这些研究模型并不理想，其研究结果也仍有可取之处。因为尽管时机和调控途径可能不同，但许多参与眼构造的基本途径，特别是巩膜，可能是相似的。

6.1 儿童屈光发育与偶然近视

鉴于眼的一些标准，有必要对儿童的屈光发育进行概述。婴儿的等效球镜屈光度（spherical equivalent refraction, SER）在出生后呈正态（高斯）分布并且平均屈光度处于远视水平[12]。出生后一两年内屈光状态快速变化导致 SER 分布较窄，通常被描述为峰态分布，主要是由于近视或高度远视屈光不正的减少所致。这些变化包括角膜屈光力下降、晶状体屈光力下降和眼轴延长。虽然平均 SER 从远视向正视方向发展，但在发育期结束时，平均 SER 仍然明显为远视，通常在 1.0~1.5 D[13–15]。随后，角膜屈光力稳定下来，在此后的几年里，在大多数研究人群中均观察到这些典型的 SER 分布特征（平均 SER 远视和狭窄分布）[16]。到 5~6 岁时，眼轴长度（AL）与角膜曲率半径（CR）的比值也呈狭窄分布，表明该年龄段发生的变化在很大程度上涉及眼轴长度与角膜屈光力的变化，但 AL 和 CR 的基本分布仍呈正态分布[17]。一般而言，近视的患病率在该年龄段较低。

角膜屈光力在 2 岁左右稳定下来后，眼轴延长可以持续 20 年之久，其速度似乎受到儿童成长环境的影响[18, 19]。目前，在全球范围内观察到的近视患病率方面的显著差异似乎在该发育期产生[18]。到 10~12 岁时，晶状体屈光力会迅速降低[20–22]，将眼轴延长相关性近视的患病率降至最低。10~12 岁后，晶状体屈光力丧失的速率降低，并且晶状体开始变厚。Mutti 及其同事[23]曾报道，在即将发生近视时，晶状体屈光力的下降会突然停止，但这一现象尚未在所有研究中获得证实[24]。之后，随着晶状体屈光力降低速率减缓，眼轴延长几乎完全转化为屈光的近视偏移。需要注意的是，不考虑晶状体屈光力的变化是不可能了解儿童屈光发育的[25]，但实施困难，因为无法直接测量晶状体屈光度。

值得注意的是，在不同种族中，大多数人类近视（学校近视）在 5~6 岁以后出现[16]，虽然早发性近视在许多人群中的比例较低（1%~2%）。在中国内地儿童中，学龄前的儿童几乎没有近视[26–28]，然而近视却在上小学的前几年发展迅速[29, 30]。欧洲裔儿童在学前和入学初期的近视患病率较低[31–33]，且随后的近视发展也慢得多。

据报道，这一模式存在偏差。一些关于学龄前儿童的研究已经报道了相当高（高达 5%）的近视患病率，特别是在美国的亚裔、非裔和西班牙裔儿童[34, 35]和在新加坡的中国人中[36]。其中一些观察可能存在方法上的不同，包括睫状肌麻痹的程度，因为数据显示了一种不同寻常的模式，即低龄儿童患病率更高，随着儿童年龄的增长发病率会逐渐下降。更有说服力的证据表明，在一些中国人中，特别是在新加坡[37]，中国的香港和台湾[38, 39]，开始上学的儿童近视比在中国内地多见。尽管造成这些差异的因素仍未明确，但是早期教育压力的差异是一个明显的可能性。

人类近视的一个重要特征是正视化，尽管正视化这一术语被广泛使用[40–42]，但流行病学证据表明，在自然环境中，如果儿童没有太多的教育压力，并在户外度过合理的时间，6 岁时屈光倾向于轻度远视，而不是正视[16]。例如，在中国城市[28–30]和悉尼[17]等不同环境入学的儿童，小学一年级 6 岁时的 SER 平均值接近 +1.3 D，这是大多数人到 40 岁左右可以通过调节能达到的正常视力水平[43]。这种“首选状态”也见于非人类灵长类动物[44, 45]。

在近视患病率较低的人群中，这种屈光状态至少会持续到成年早期，前提是使用睫状肌麻痹剂[46]。与此相反，在后来发展为严重近视的人群中，屈光分布向近视转移，但正视从未成为主要的屈光类别。然而有研究显示有一些儿童进入正视，而其余的儿童则越过正视进入近视[16]。眼轴延长失去控制似乎在儿童发展为临床近视之前就出现了，至少在出现近视前一年，可以此判别近视发展的增长率，与近视确诊后的近视进展率相当[22, 47, 48]。

因此，在人类屈光发育过程中需要考虑数个由屈光变化和屈光生物特征组成所决定的发育阶段。至少可以区分四个阶段（图 6.1）。第一个阶段形成一个伴有轻度远视峰的高度可塑阶段，一般是在出生后的两年。这一阶段包括眼轴长度的增加和角膜、晶状体屈光力的下降。这之后的 3~6 岁阶段，眼轴长度进一步增加，但向近视的转变在很大程度上被晶状体屈光力的下降抵消，屈光度峰值保持在 +1 D 左右或略高。在低度近视环境中，儿童不会受到过度的教育压力，有足够的户外时间，这种状态可以很好地保持到成年。然而，在眼轴延长显著加速的促近视环境中，由于眼轴长度的发育可塑性随着年龄的增长而下降并终止，虽然屈光变化呈现较大的近视偏移，但这种变化缓慢并最终终止。

因此，在许多方面，儿童屈光发育和近视的发生并不是正视化失败的过程，而是在 5~6 岁时屈光发育在向轻度远视汇聚的过程中，由于近视的环境，如高强度的教育压力和有限的户外时间，压倒了这一趋势。这导致对屈光发育的失控，随后迅速向近视偏移最终导致近视，而眼轴延长可塑性下降的限制促进进一步的近视进展。

在最后阶段，眼轴延长已经完全停止，但晶状体屈光力的缓慢下降仍在继续，这导致随着年龄的增加，屈光变化缓慢地向远视偏移。在这个阶段中，屈光的近视偏移也可以在患年龄相关性白内障的人身上看到。这些阶段之间的界限并没有严格界定，尤其是在 6 岁左右，在大多数社会中，这时孩子们开始上学前班或小学。这为评价实验性近视研究与人类近视的相关性提供了重要的参考点。

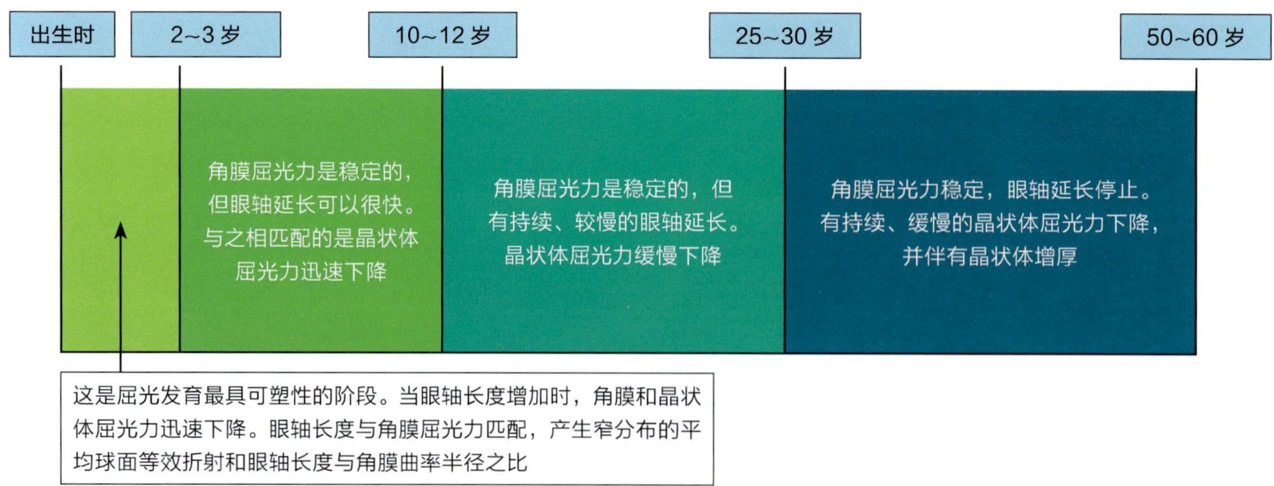

图 6.1 人类屈光发育的阶段。可以区分四个阶段。高度可塑性的新生儿阶段持续 2~3 年，之后角膜屈光力稳定。在此之后，眼轴延长可以持续至少 20 年。对于这段时间的一些人来说，晶状体屈光力下降会使与眼轴延长相关的近视屈光转移最小化，但在 10~12 岁，晶状体屈光力下降速率降低，随后几十年保持在一个缓慢的速度。这导致了大部分成人的远视变化，除了与白内障相关的晶状体屈光力的显著增加导致的老年人的显著近视变化

6.2 实验性近视

6.2.1 实验性近视的基本模型

已经有综述广泛地回顾了实验性近视研究的基本方法和研究结果[11]。Wiesel 和 Raviola[4] 对眼睑缝合的猴子进行了开创性的研究，该方法模拟小儿上睑下垂相关的近视[49]。而 Wallman 及其同事给小鸡配戴半透明的柔光镜诱导近视[5]。大约10年后，Schaeffel介绍了一种不同的技术来诱导实验性近视，即将负透镜置于眼前，并观察到眼生长的代偿性变化[50]。这些研究开启了普遍使用的诱导实验性近视的两种模型。

6.2.1.1 形觉剥夺性近视（form-deprivation myopia, FDM）

该方法使用半透明扩散镜放在实验眼前，允许一定的光线通过，通常是让光强降低小于一个对数单位。然而，这些扩散镜显著降低了空间对比度，对于移动的动物，降低的空间对比度将自动转化为降低的时间对比度。这种方法会迅速导致近视发生，例如，小鸡在不到 2 周的时间内就达到了 20 D 的近视，但在其他动物中所需时间稍长。在人类，该模式的近视发生主要取决于眼轴延长，尤其是玻璃体腔的延长。

6.2.1.2 透镜诱导性近视（lens-induced myopia, LIM）

屈光发育的眼睛配戴负透镜后眼睛会迅速出现代偿性生长加速，这种现象可持续直至施加的离焦被中和[50, 51]。因此，实验眼在配戴透镜时向正视眼发展，而在拿掉透镜后实验眼可出现与所配戴透镜的屈光力相对应的屈光不正。该情况主要通过调节玻璃体深度发生。在 LIM 中发生的离焦代偿似乎很精确。

6.2.1.3 FDM 和 LIM 有何区别

这些模型在几个方面存在差异。由于不受眼轴延长影响，配戴扩散镜的眼睛无法克服空间和时间对比降低的问题。因此，持续生长并不会导致生长刺激水平降低，并且眼睛会随身体生长持续生长直至生长过程终止。调节对于 FDM 的发生似乎并没有多大作用[52, 53]。因此，这是一个开环过程，且未得到限制生长的反馈。

相比之下，在 LIM 中眼睛所配戴的透镜屈光力通常在眼的调节能力范围内。因此，预期至少在一定的时间内，动物可通过调节作用中和所施加的离焦以产生聚焦的图像。这种调节反应似乎不是关键因素，因为调节受损的眼似乎也会出现镜片诱发的近视[54, 55]。因此，通常假定生长反应受到离焦程度或信号的刺激，并以某种方式被视网膜感知，尽管涉及的机制尚不清楚。由眼轴延长来代偿远视离焦，随着眼球的生长对刺激生长的反应就会持续降低，当生长已代偿所施加的屈光不正时，该生长过程就会终止。换句话说，这是一个闭环系统。

尽管这些动物模型在视觉输入和反馈水平上具有不同的特性，但 FDM 和 LIM 在细胞和分子水平的反应非常相似[56, 57]，表明导致眼轴延长和近视的多个通路在两个系统之间是共享的。但目前仍存在争议，虽然这两个模型有许多相似之处，但并不意味着它们完全相同。原则上，差异最可能出现在导致眼生长变化的视觉处理的早期阶段，共性更有可能表现为巩膜成分的变化，而这是眼球过度生长的基础。

6.2.1.4 实验性近视的恢复（recovery from experimental myopia, REM）

在引入 FDM 后，研究者发现如果去除柔光镜，年幼动物就会出现眼轴延长速度减缓的现象[58]，因此，在眼前段持续发育的情况下，屈光状态可恢复至正视或至少向正视方向发展。该过程似乎由离焦而非近视眼的不同形状驱动，因为光学矫正近视离焦可防止眼球生长的变化[59, 60]。因此，与最初用于诱导近视的 FDM 不同，这也是一种闭环系统。

6.2.1.5 透镜诱导性远视（lens-induced hyperopia, LIH）

采用诱发 LIM 相同的实验设置，对正透镜的效应进行了研究[50, 51]，正透镜可对眼睛施加近视离焦，这种近视离焦无法通过调节加以纠正，在这种情况下，眼轴延长的速率会变缓。由于眼前段不断发育，相关的角膜和晶状体屈光力下降会导致远视屈光漂移。如同 LIM 一样，这属于一个闭环系统，且对所施加透镜的代偿相当精确。

6.2.1.6 REM 和 LIH 模型有哪些相似性

这两个模型可用于研究导致眼生长速率降低的过程。一般认为这两个模型主要涉及眼轴延长速率降低或停止。但近期的有力证据表明，一部分眼睛通过主动重构巩膜可使眼轴实际变得更短[58]，这些模型涉及减少眼轴延长。REM 模型用于研究眼生长速率过快的眼睛和视网膜，它们在视网膜和巩膜水平与正常眼睛的状态不同。相比之下 LIH 模型中的眼睛和视网膜实际上处于可控制状态。目前很少有研究人员基于细胞和分子水平对这些模型进行研究，但有一些证据表明这些模型可能彼此不同[62]。

6.2.1.7 什么是人类近视相关刺激相的最佳模型

遗憾的是，该问题的答案是“可能没有”。除了发生率非常低的先天性视力模糊相关的近视，如上睑下垂、先天性白内障或角膜瘢痕，儿童在生长过程中并不会使用半透明的塑料眼罩类物质，因而 FDM 模型并不属于人类近视的良好模型。相比之下，通常认为 LIM 提供了一个更佳的模型，因为眼睛配戴负透镜产生的强制性远视离焦可被视为类似于长时间近距离用眼对儿童眼睛施加的影响，但随着越来越多定量研究的开展，支持近距离工作与近视相关联的证据已变得越来越弱[63, 64]。FDM 和人类屈光发育确实有一个共同的重要特征，即两者似乎都受到亮光暴露的影响。亮光暴露可抑制 FDM 的发生[65-67]，该保护作用由多巴胺释放增加介导[66]。这与户外亮光增加多巴胺释放的机制相似[68]，解释了户外时间增加对儿童近视发展的保护作用[68-70]。

最初，认为大量近距离用眼相关的调节增加可能是导致人类近视发生的重要因素。然而，动物研究显示，在没有调节能力[52]或调节能力受实验性干扰的物种中[55]，仍可诱导实验性近视，并且阿托品可在调节能力不受阻断的物种（如小鸡）中阻断眼睛生长[53]。综合来看，大量证据表明主动调节并不是近视发生的关键因素。

与这些研究结果一致，虽然有证据表明学校教育与近视存在相关性[18]，但试图通过精确测量近距离用眼时间来量化这种关联并未得出确切结果。一些研究表明近距离工作在近视发生中所起的作用可能很小[64]。此后，研究重点转变为，近距离工作期间的调节滞后而非调节本身才是导致近视的重要因素。然而，虽然近视儿童的调节不如正视屈光儿童精准[71]，但关于这种差异是在近视发生之前还是之后出现的相关研究仍未得出一致结论[71, 72]。最近，研究侧重于视网膜上远视和近视离焦之间在空间和时间方面的相互作用，结果显示近视离焦似乎刺激作用更强[73, 74]。Flitcroft[75, 76]探索了室内外环境中观察距离或调节与眼形状之间复杂的相互作用在视网膜上产生的离焦模式，提示这可能是对基于亮光暴露和多巴胺释放增加假说的户外时间保护作用的补充解释，动物实验已经十分支持该机制。从近视离焦的动物实验外推人类近视是有问题的，因为如果近视离焦在发育过程中起主要作用，近视应该是一种自限性的情况，而且临床上矫正近视离焦应该是有风险的。这两个命题似乎都不正确。然而，近视离焦似乎能够控制近视进展的证据支持了近视离焦的重要作用[77-79]。

研究还表明，在明暗相间（明相为 50 lx 暗光）环境中饲养的鸡，会缓慢出现近视[80]，且多巴胺释放较低[81]。一些研究者倾向于以此作为人类近视的模型，但近视的儿童并不普遍暴露在这样的极端条件下，即使在户外活动时间少且存在近视流行的地方也是如此。最近研究表明，在非人灵长类动物中未观察到类似现象[82]。

总的来说，尚无能够很好地匹配人类近视的动物模型。一个简单而有力的例证是，在 FDM 和 LIM 中，短暂移除光学设备可阻止近视的进展[83-85]。相反，几乎可以肯定的是，儿童并未经常暴露于近距离用眼或低光照强度等所谓危险因素中，并且即使不处于这些有害环境中也不会阻止近视的发生。同样，对所施加的近视离焦的强烈效应存在一个悖论，由于在 REM 模型中观察到近视离焦能够减缓眼轴延长且可恢复，如果简单地应用于人类近视，则将表明人类近视应该是自限性疾病，然而实际情况并非如此。同样，如果近视离焦发挥控制作用，那么矫正近视应该是有害的，这也是不对的。

另一个重要的差异是，3~5 岁儿童的典型特征是平均等效球镜屈光度（SER）明显为远视。虽然 LIM 和 LIH 模型中的代偿似乎相当精确，但在人类屈光发育中并没有同样的精确度，因此一些实验性近视的原则似乎并不适用于人类近视。

显然，现有的模型都不能足够代表人类的近视模型，这意味着人类流行病学将继续发挥关键的参考作用，但这并不意味着这些动物模型毫无用处。无论诱发近视的机制如何，这些模型均可用于研究眼的组分的变化性质以及基因表达和生化方面的相应变化细节，而此类研究在人类几乎不可能进行。

6.2.1.8 研究人类近视的最佳物种是什么

在某种程度上来说，非人类灵长类动物或猴子是进行此类研究的最佳物种几乎是不言而喻的。对恒河猴眼屈光成分发育的详细研究表明，人和猴会出现以下共同过程：角膜屈光力早期下降，继而呈稳定状态；晶状体屈光力和厚度出现长时间下降，继而呈相对稳定状态，以及平均 SER 处于轻度远视而非正视范围。研究表明，人与猴近视的进展主要取决于眼轴长度的变化。

但是，虽然变化模式相似，但绝对时间却不同（表 6.1）。人类角膜屈光力（或曲率半径）约在 700 天时稳定，而猴子约在 200 天时稳定。考虑到两个物种在成熟和寿命方面存在相对差异，因此存在角膜屈光力稳定时间方面的差异并不奇怪。值得特别注意的是，大部分基于猴的研究通常在早期发育期，即出生后 21~140 天进行，该发育期并不对应于人发生大部分近视的发育期。

发育阶段方面的差异也适用于其他研究物种。一般而言，实验性近视的研究主要在与人类新生儿发育期的相对应的时期进行，原因在于人们可在这个时期观察到显著且迅速的改变。人类在该时期，新生儿近视自然减少或消失、显著远视明显减少、角膜屈光力下降、晶状体屈光力大幅下降，以及眼轴长度与角膜和晶状体屈光力匹配而产生狭窄屈光值分布。相比之下，在人类通常发生近视的时期，角膜屈光力是稳定的，晶状体屈光力的下降减少且在 10~12 岁后，丧失的速率进一步减慢。

通常作为实验性近视模型研究的其他物种中，发育模式与人类模式的偏差更明显，与人类相比，

表 6.1 人和猴屈光发育的时间特征（达到出生时测量值与发育高峰测量值中点的时间，假设为非线性回归）[44]

眼成分	人 / 天	猴 / 天
屈光	276	213
角膜屈光力	251	75
眼轴长度	584	196
前房深度	384	133
玻璃体腔深度	815	258

豚鼠[8, 9]和小鼠[7]显示晶状体增厚，但三项研究均观察到晶状体屈光力降低。然而，树鼩表现出晶状体屈光力下降合并晶状体变薄人类模式，但同时也观察到一个复杂的发育模式，包括一个在睁眼后缓慢的实验性近视发生时期[96, 97]。

同样，这并不意味着使用非人灵长类动物以外的模型得出的研究结果是无关紧要的。猴子的实验在伦理、逻辑和其他方面都存在局限性，而其他物种则在这些方面各自有优势。小鸡容易购买，价格便宜，诱发实验性近视极为迅速。小鼠也容易购买，但对近视的诱导和监测较为困难。小鼠的巨大优势在于人们已详细了解小鼠基因组及其细胞和分子生物化学，但这很少被利用。豚鼠提供了昼夜哺乳动物模型，但它们可能在眼成分变化方面与人类模式差异最大。树鼩为日间活动哺乳动物模型，接近灵长类动物，但它们的发育特征同样与人类模式不完全对应，需要专门的养殖设施。

使用动物模型的一个重要限制是，大多数脊椎动物（包括鸟类）的巩膜由两个部分组成，即纤维层和软骨层[86, 87]。在低等脊椎动物中，巩膜的主要反应涉及软骨层的扩张和纤维层变薄。哺乳动物，包括人类，最多只有一个退化的似乎已经丧失的软骨层，因此巩膜反应只包括纤维层的变薄和变弱。因此，小鸡不是研究与病理性近视相关的巩膜改变的良好模型。

即使是哺乳动物模型，也存在另一个重要的限制。在人类，当高度近视首次出现时，很少有可以描述为病理性近视的病理改变的征象。在人类，高度近视这些改变的进展需要几十年，因此在大多数哺乳动物（包括非人灵长类动物）模型中不太可能复制，除非实验研究的时间远远超过常规实验的时间长度。然而，如果考虑加固巩膜的方法，可用于实验的合适的哺乳动物高度近视模型仍可能具备有限的科研价值。

6.3 实验性近视的重要特征

6.3.1 局部控制和空间定位

实验性近视最重要的发现之一是，眼睛生长的调控主要由眼内控制，推测可能由视网膜和巩膜之间的相互作用影响，而受中央通路的影响较小。在形觉剥夺性近视（FDM）和透镜诱导性近视（LIM）中，切断视神经、切断眼和离心输入的联系，产生

的影响很小[55, 88]。同样，睫状神经损伤所产生的影响也不大[55]。

以下证据进一步支持该结论：使用局部扩散镜和透镜会产生不同的生长变化。例如，半扩散镜倾向于使出现形觉剥夺的一半眼睛过度生长[89]，局部透镜也可产生相同结果[90]。因为调节等总过程不会以这种方式起作用，所以这些证据对于机制方面存在重要的局限性。目前还不清楚这种空间定位的精确性，因为大多数实验已经证明了对相当大区域的差异控制，而且不应该假设这种空间定位像点对点的神经通路那样精确。更确切地说，最好是从影响环的角度来思考任何被考虑的通路，就像图像的中点聚焦变成一个模糊圈一样。例如，正如证据[91]强烈表明的那样，如果视网膜中的多巴胺能神经元释放多巴胺很重要，那么通过特定连接光感受器，如 ON（给光）型双极细胞（ON-bipolar cell），多巴胺能细胞的连接通路在空间层面进行精确的调节就可控制视网膜多巴胺能神经元释放多巴胺。然而，一旦神经递质被释放，递质的扩散，包括其在视网膜和脉络膜内的效应的侧向扩散，就可能产生影响环。其范围的大小取决于递质或信使弥散的速度，但这一原则可能适用于生长控制通路中任何通过可溶、可弥散的信使传播信息的阶段。

6.3.2 脉络膜的改变

动物（尤其是小鸡）实验的另一个重要观察结果是脉络膜厚度发生明显变化，近视性离焦条件下脉络膜出现增厚反应，远视性离焦条件下脉络膜出现变薄反应[92, 93]。小鸡的脉络膜在近视性离焦条件下可增厚数百微米，但变薄的幅度较小。在其他物种中，包括非人灵长类动物[94]，脉络膜厚度的变化并不明显。人类也是如此[95, 96]。

有研究指出，对于小鸡近视离焦条件下出现的脉络膜增厚反应，可在施加近视离焦的几分钟到几小时内使视网膜向近视性焦平面移动，从而在改变调节和眼轴长度出现变化之间的时间，出现代偿性降低近视性离焦水平，但这种代偿的准确性还有待确定。由于远视离焦条件下产生的反应程度较小，因此实现有效代偿的可能性较小。

一些证据表明，脉络膜的变化与近视离焦条件下眼轴增长速率减缓有关[97–100]，无论原因如何，它们可能参与了从视网膜到巩膜的生长控制信号的传递。脉络膜的一般作用已被广泛综述[101, 113]。

6.3.3 总结

尽管实验性动物近视模型有许多局限性和应该注意的事项，但动物模型研究可以研究无法在人类研究中解决的问题，特别是实验性近视的动物模型可以用于阐明所涉及的分子和细胞机制的细节，这可能为药物干预提供机会。

在实验性近视的研究中，最根本的局限性可能是诱导实验性近视的发育期通常不同于人类近视发生的发育期。此外，透镜诱导性近视的精确度似乎不适用于人类近视。具体来说，透镜诱导性近视（和透镜诱导性远视）的代偿过程似乎非常精确，但人类得到屈光发育似乎相当不精确，2~5 岁后的屈光度为 +0.5 到 +2.0 D。在近视患病率较低的人群中，这种屈光状态会维持到成年。

区分发育时期具有重要意义。来自实验性近视领域的四个领先实验室的数据汇总分析发现，在实验性近视的恢复和透镜诱导性远视中，有证据显示小鸡、猴（猕猴和狨猴）和树鼩的眼睛实际上可以缩小[61]，这表明存在一个更主动的重塑过程，而不仅仅是一般假设的生长减缓。然而，并非所有的眼睛都会缩小，树鼩眼睛缩小的情况比猴更常见，研究者归因为树鼩的发育年龄更早。所有的研究都是在动物的快速发育期进行的，鉴于论文中的证据表明，这种主动的重塑会随着年龄的增长而活跃度降低，考虑到发展阶段的差异，人类近视是否会发生类似的情况是值得怀疑的。

6.4 人类近视的遗传研究与实验性近视之间的协同作用

笔者认为进一步整合人类近视研究和实验性近视研究的结果，将有助于加深对近视病因学的认识，并有助于达到控制人类近视的最终目标。这两种研究之间的相互作用呈双向特征，有时从人类流行病学方面的发现开始，有时从人类近视方面的发现开始。笔者将对一些案例研究进行讨论，这些研究阐明了已出现的协同性并提出了一些可在未来进一步系统探索的领域。

从近视动物模型中可以得出的最直接的结论之一是，通过改变视觉输入可明显改变屈光发育，这凸显了环境的潜在影响。然而，针对环境和遗传因素的近视研究之间很少有交叉，而且来自双生子研究的关于人类近视主要由遗传决定的结论[102]，并没有与动物的屈光发育对环境敏感的证据形成鲜明的对比。相反，这两个截然不同的结论只是相对简单和平地共存。

东亚和东南亚发达地区近视流行的出现使这一问题凸显出来[18, 19]。对于东亚和东南亚近视患病率快速增长的影响的认识和实验性近视研究的进展大致覆盖了同一时期，并结合了起来，在过去十年近视病因中基因和环境之间平衡的重新评估中发挥了重要作用[103-107]。

迄今为止，有关人类近视显性遗传（一般为早发、重度和高度家族性）的研究仅识别了少数基因，并且难以重现之前的研究报道。这些遗传学研究仅解释了大部分人群中较低比例的近视。可能只有 1%~2%。这一课题已被广泛回顾[103-110]。已经鉴定出一组与巩膜成分相关的突变[118]。在外层视网膜的光感受器到 ON 型双极细胞通路中也可能存在与视觉处理相关的集群，其中广为人知的例子是与近视相关的视杆 – 视锥细胞营养不良，视网膜色素变性和先天性静止性夜盲。

全基因组关联分析（GWAS）已经发现了越来越多与近视相关的单核苷酸多态性（SNPs）。在最近的一项样本量超过 50 万的分析中，超过 400 个基因组区域被确定与近视相关。这些包含数百到数千个 SNPs，但仍然只能解释 12.1% 的屈光度变化[105]。最近的一项分析表明，在 GWAS 中涉及的基因和在连锁遗传研究中发现的基因之间有相当多的重叠。调控区域效应量小的突变更容易在 GWAS 中发现，而效应量大的结构突变更容易在连锁遗传研究中发现[108]。

尽管样本规模庞大，数据丰富，但迄今为止，这些出色的 GWAS 只是通过诸如“全基因组关联荟萃分析强调光诱导信号是屈光不正的驱动因素”等的广泛结论，证实了从以往工作中得到的大部分信息[109]。自从最早的证据表明调节视觉输入可以在实验性近视模型中诱发近视[11]以来，这一直是动物研究的基本原则。

迄今为止，这些研究还没有为可转化为药物干预措施的途径提供新的见解。在控制近视进展[111, 112]，甚至可能控制近视发生[113]方面，唯一经过验证的药物干预措施是使用阿托品滴眼液，但在 GWAS 确定的通路中，胆碱能通路并没有显著特征。然而，阿托品是否通过胆碱能途径发挥作用仍存在一些争议（见下文）。同样，尽管有大量来自动物研究的证据表明多巴胺在控制眼生长方面发挥着重要作用[91]，特别是通过可能介导光的能力的通路减缓近视发生[114]，但 GWAS 中并未强调多巴胺能通路。目前已被识别的效应量相对较大的基因之一 GJD2[115]，编码缝隙连接蛋白 -36（connexin-36），这是一种在内丛状层和外丛状层均有表达的缝隙连接蛋白，在视网膜内多种类型细胞的偶联和解偶联中发挥作用。这涉及 D1- 多巴胺受体介导的多巴胺调节磷酸化，而实验性近视的大多数多巴胺效应是由 D2- 多巴胺受体介导的。

GWAS 现在已经发现了成百上千个参与调节眼生长的基因，进一步研究这些基因在动物模型中表达的变化具有很大的启发性。一个限制因素是，目前确定的 SNPs 只能解释低百分比的屈光度变异，这意味着在控制近视方面的实际回报可能有限。这一限制因素也意味着，目前基于基因分析在早年成功预测后续近视的前景并不乐观[116]。对所谓的 SNPs 遗传度的分析表明，GWAS 最多可以解释 25%~35% 的屈光度变异[128]，这对于有用的预测来说仍然太低。

显然，要解开 GWAS 所涉及的视网膜通路的复杂性，需要在动物模型中进行研究。对实验性近视中基因表达变化的研究有助于确定人类近视的突变基因的作用位点，因为至少在某些情况下，它们可以确定基因和基因产物表达发生的相关变化。影响人类近视的突变位点与实验性近视中发生基因表达变化的位点之间的联系不太可能是绝对的，预计会有大量重叠。当人类近视研究中发现的基因与在实验性近视中报告的表达变化的基因相一致时，这种情况的可能性将特别大。动物模型的研究已经根据基因表达的变化确定了一系列候选基因[117, 118]，这些基因需要作为人类近视眼研究的候选基因，因为如果在近视眼的进展过程中基因表达发生较大的变化，那么这些基因发挥重要作用的机会似乎会更高。然而，到目前为止，对信使核糖核酸（mRNA）表达变化的列表相对较短，且幅度较小，但平行研究必将在未来变得更加系统。

一种有趣的方法是选择性繁殖，这在人类身上显然是不可能的，但在实验动物身上却非常可行。对形觉剥夺反应大或小的小鸡进行两个周期的选择性繁殖后，这些品系对 FDM 的反应出现了显著差异，这表明差异有很强的遗传成分[119-121]。这是否与人类近视相关尚不清楚，因为要使这些特征在人群中分离，就需要根据发展为 FDM 的敏感性进行选择性交配，而这似乎不太可能。尽管如此，选择性培育品系可以很好地解析相关通路。

GWAS 解决了当前近视流行的重要争议之一，即种族遗传差异是否在东亚近视的高流行中发挥作用。流行病学证据表明，不同种族间近视患病率的主要差异主要是基于不同的环境暴露，因为报道的一个种族的近视患病率可能因地理位置的不同而有很大差异。一个显著的例子来自新加坡三个主要民族的近视的高患病率。在新加坡，华人、马来人和印度人的近视率都非常高[122, 123]，而在马来西亚[124]和印度[125]，近视率要低得多。屈光不正和近视联盟（CREAM）研究[109]的最新结果表明，高加索样本已识别的近视相关 SNPs 高于东亚样本，可以解释变异的百分比，这与环境因素在近视流行人群中发挥的更大作用一致。

6.5 控制近视的发生和进展

由于高度近视者的病理性近视发生率较高，现在人们对预防高度近视的进展相当感兴趣。这是由于人们认为降低高度近视的流行率将导致病理性近视进展的减少。尽管与近视最大相关的单核苷酸多态性似乎确实与病理性近视相关，但大规模的 CREAM 遗传学研究尚未确认任何与病理性近视高度相关的基因[105]。流行病学证据表明最近高度近视患病率的增加是由于学业近视的增加，学生在完成学业之前就已经发展到高度近视，而这与高度近视几乎不会因遗传而形成是一致的[108, 126]。随着用阿托品和强制近视离焦疗法来控制近视的进展，增加户外活动时间来减缓近视的发生，人们在预防高度近视领域已经取得了相当大的进展。由于已经证明，近视的进展率取决于年龄，而不是儿童近视的年限[127]，而且年龄较小的儿童近视的进展速度更高，因此延迟近视的发病时间不仅可以减少近视进展的年限，而且可以避免在进展率最高的年龄段的进展。在这一领域，动物实验性近视的研究有助于发现干预的作用点和机制。

6.5.1 阿托品控制近视进展

基于近视是由过度调节引起的这一观点[129]，阿托品被用来控制近视的发展，且实践的成功似乎给这一理论提供了强有力的支持[111, 112]。经验证，阿托品仍是预防近视进展的最好的方式，已经被广泛使用，而且尤其是在中国台湾[130]。

在最初的实验性近视中，毒蕈碱制剂阻断眼轴延长被认为是调节作用产生影响的有力证据。然而，McBrien 及其同事对这一推断进行了批判性的探讨，他们认为实验性近视也可以在几乎无调节能力的动物（如灰松鼠）身上诱发[52]。McBrien[63]还指出，阿托品对小鸡是有效的，而小鸡的调节作用是由烟碱型而不是毒蕈型乙酰胆碱受体控制。其他研究表明，实验性近视在这些调节功能已经被破坏的动物中正常发生[55]。调节的作用也很难与实验性近视的空间定位相一致[89]。

总之，这些证据让研究转向其他可能的作用点。对小鸡软骨细胞和巩膜组织的研究表明，许多毒蕈碱拮抗剂能够对这些组织发挥直接作用[131]。另一个明显的作用点是包含毒蕈碱和烟碱的广泛胆碱能系统的视网膜本身。然而，关于视网膜是否参与毒蕈碱作用机制是不明确的。Fischer 和他的同事使用了破坏小鸡视网膜上的大多数胆碱能神经元的胆碱能毒素[132, 133]，结果显示胆碱能系统被广泛破坏的眼仍可以诱发能被阿托品阻止的形觉剥夺性近视和透镜诱导性近视[132]。这一证据倾向于支持作用点并非在视网膜，或许在巩膜。

然而，其他证据倾向于支持作用点在视网膜。具体来说，在对近视光学装置的反应检测（可以在 30 分钟内被检测）时，最早被检测到的反应之一是小鸡视网膜上胰高血糖素免疫反应性无长突细胞中 *Egr-1* 基因在 mRNA 和蛋白质水平上的表达在早期立即减少[134]。但这部分作用途径可能为小鸡所特有，不适用于人类的视网膜。阿托品在 1 小时内逆转了柔光镜或负透镜诱发的这种下调[135]。这很难用阿托品主要作用在巩膜再反馈至视网膜来解释这种效应的迅速性。对作用点的最基本检验应来自对毒蕈碱拮抗剂影响的三个过程的全面药理学分析，即毒蕈碱拮抗剂阻断眼轴延长、阻断巩膜糖胺聚糖的合成和逆转视网膜中 *Egr-1* 的下调。尽管很难分辨毒蕈碱的具体药理途径，但是复制阻断眼轴延长的药理作用的后两者中的任何一个都可能是作用点。

无论上述三种途径比较的结果如何，更详细的关于参与阻断近视进展受体的分析已经在开展。McBrien 及其同事指出，M4 拮抗剂喜巴辛

（Himbacine）可阻断实验性近视[136]，并且使用对受体亚型具有更大差异亲和力的蛇毒素进一步支持了 M4 受体参与的观点[137, 138]。缺乏 M1 受体的小鸡体内可能主要是 M4 受体参与。然而，在哺乳动物中，M1 和 M4 受体都参与其中。这一药理学特征很重要，因为阿托品作为睫状肌麻痹剂的扩瞳和阻止调节的作用限制了其控制近视进展的应用。解决这一问题的方法之一是使用较低剂量的阿托品从而避免一些不良反应[111, 112]。另一个解决方法是精确确定参与控制近视进展的受体，以便能够开发出具有更精确作用的药剂。

也有其他证据表明阿托品对眼轴延长的作用可能是由其他类型的受体介导的。胆碱能阻断眼轴延长的药理作用是不确切的[139]。Stell 及其同事发现，在阻断眼轴延长所需的浓度下，毒蕈碱拮抗剂也会阻断 α A2- 肾上腺素受体的激活[139, 140]，并且这些受体的激动剂会阻断眼轴延长[141]。该领域的研究还有许多其他未能达成一致的地方，虽然阿托品已成为控制近视进展的一个广泛使用的工具，但到目前为止，动物研究仍发现了一些亟待解决的关于其作用机制和作用点的问题。

6.5.2 光学控制近视的发展

有相当多的证据表明，远视离焦刺激信号会刺激眼球生长，而近视离焦则会抑制眼轴延长。这个观点已经被广泛地探讨[11]。这些信号的动力学及其空间和时间上的相互作用已经得到了广泛研究。即使是短时间的强制性近视离焦也能有效地减缓眼轴延长，而有效地刺激眼轴延长则需要持续暴露在远视离焦下。通过短短 15 分钟移除柔光镜干扰形觉剥夺性近视（FDM）就可以显著减少近视的进展[83, 84]，并且如果在这段时间内增加光线强度，这种效果就可以显著增加，而如果把动物置于黑暗中效果则会减少。此外，D2- 多巴胺拮抗剂螺哌隆（Spiperone）阻断了在光线下移除柔光镜的抑制作用，因此移除柔光镜的抑制作用似乎与光线刺激的多巴胺的释放有关[142]。

涉及这些信号之间的时间上的相互作用的实验表明，较短的暴露于近视离焦能够阻断持续暴露于远视离焦的影响[73, 74, 143–145]。空间结构上也是如此，当只有 25% 的视野被近视离焦时，近视度大大减少，而当 1/3 的视野被近视离焦时，则实现了远视屈光[146, 147]。

也许这项工作最重要的影响来自于使用强制性近视离焦来抑制近视的进展。已经开发出了同时有光学矫正和近视离焦区的眼镜[77, 79]及隐形眼镜[78, 148]。这两者都能同时从 SER 和眼轴长度的变化两方面，对近视的进展起到至少 60% 实质性的抑制作用。这些方法可以有效地减少近年来特别是在东亚和东南亚出现的高度近视水平不断增加的情况，而且比使用阿托品眼药水的侵入性干预更小。

关于离焦的这些影响，一个重要的问题是它们如何转化为细胞和生化水平的作用，因为这对于光学干预转化为巩膜水平的基因表达调控的变化是必须的。在这一领域，现阶段只有一些网络，而不是明确的路径。其中一个网络是由视网膜递质多巴胺的释放率提供的。实际的释放率很难直接测量，其最粗略的评估是计算在施加刺激后的头几个小时内多巴胺代谢物 DOPAC（Dihydroxy-Phenyl Acetic Acid）在玻璃体中的积累率[149]。在 FDM 和 LIM 模型中，当轴长增加时，多巴胺释放减少[149]，早期中间基因 *Egr-1* 的表达也相应减少[135, 150]。多巴胺似乎也参与其中，因为给予多巴胺激动剂 ADTN 能阻止眼轴的增加，并逆转 *Egr-1* 的表达减少[135]。关于使用左旋多巴（一种多巴胺前体）的临床前期数据表明，局部应用这种药剂可以有效控制动物模型中近视的进展[151–155]。然而，情况并不明了，因为在 LIH 模型中，多巴胺释放也减少[156]，但 *Egr-1* 的表达增加[134]，眼轴延长受阻。这表明，多巴胺的释放可能受到视力模糊所致的空间对比度下降或由刺激时间频率下降所致结果的调控，但多巴胺释放减少、*Egr-1* 表达增加和眼轴延长增加之间的因果关系如何逆转还不清楚。有一些数据表明，胰高血糖素释放的调节是该途径的后续步骤[150, 157–160]，但这些变化是否以及如何导致脉络膜对离焦的反应还不清楚。

6.5.3 周边离焦重要吗

周边离焦可能对近视的进展和控制有重要作用，这一观点源于对荷兰受训飞行员眼形状的观察[161]，它表明在基线时眼球更多呈椭球状（眼球的轴向直径常大于赤道直径）更有可能成为近视。尽管有人质疑这是否是对原始论文的准确解读[162]，但是这个报告促进了早期周边远视离焦可能促进近视发展的假设的产生。

这一假说在 Smith 及其同事的一系列开创性

论文中被揭示，论文表明，猴子中央视网膜的病变并不能阻止正常的正视化过程或阻止 FDM 的进展[163-165]。这表明周边视网膜能够控制中央的眼轴延长，但进一步的实验无法明确表明周边的信号可以覆盖中央的信号。这一领域现在已经得到了广泛研究[45, 166]。

这一领域的研究从两个方面推进。首先，由于近视眼往往比正视眼更扁长，关键问题是成为近视眼的眼是否在近视发生之前就比其他眼睛更扁长。这一观点的进展并不顺利，由研究看，椭球状眼球的出现是近视的结果，而不是近视的原因[162, 167-169]。

即使偶发近视出现时周边离焦的作用经不起考验，周边远视离焦仍可能发挥持续推动近视进展的作用。这些问题可以通过降低周边远视程度设计的眼镜或接触镜来设法解决[170, 171]。在这些临床试验中，在整体样本中，眼镜没有明显的保护近视进展的作用，但在有近视父母的子样本中却有明显的效果。基于这些研究结果，蔡司旗下成长乐（MyoVision）镜片应运而生，但最近，日本的一项试验中指出这些镜片在临床上并无显著效果[172]。

6.5.4　户外时间的保护作用

最近其中一个引起极大关注的发现是在户外时间较多的儿童不易发展成为近视眼[68, 69]。在综合考虑所有的可能性后，研究者[68, 114]认为这个作用最合理的解释是户外活动时的亮光刺激了视网膜上多巴胺的释放，从而抑制了眼轴延长。这一观点是基于前期一些 FDM 和 LIM 的研究，这些研究表明实验性近视发生的早期阶段之一是抑制多巴胺的释放，如前所述，而多巴胺激动剂可以阻断眼轴延长。

这一假设立即被制备成实验模型，结果表明，比起通常情况下的 100~500 lx，在 15 000~30 000 lx 光亮强度饲养的动物，可以显著地抑制小鸡[68]和非人灵长类动物[173]FDM 的进展，并减缓小鸡 LIM[69]的进展，而对非人灵长类动物的 LIM 无效[174, 175]。研究还表明，亮光阻断 FDM 的这一过程可以被 D2- 多巴胺受体拮抗剂螺哌隆所阻断[69]。

要从两方面来看待这些非常有意义的结果。第一，能有保护作用的光强度范围在人类环境中很易遇到。室内光照强度一般在 200~1000 lx，但实验动物房内的光照强度位于下端。室外光照强度在白昼（即使在阴天阴影处）的波动范围从几千 lx 到明亮晴天的 150 000~200 000 lx。因此，光照的强度和时长随纬度和季节的改变而发生很大的变化。最近流行病学研究表明，3~5000 lx 的光照强度可能有保护性[176]。实验动物模型有局限性，实验动物模型需要在眼前放置柔光镜或镜片，且需要持续刺激以产生近视，相反，人类产生近视所需的刺激并不阻碍视线且可能较断断续续，这可能是较低的光照强度就能对人类明显有效的原因。

其次，在上述讨论的实验研究以及流行病学研究中，可以发现（户外时间对近视的）保护作用相当大。来自 CLEERE 研究的纵向数据表明，每周超过 14 小时的户外活动可以降低那些父母有近视的儿童中出现的较高的近视发病率[69]，而来自悉尼近视研究的数据表明，每天约 3 小时的户外活动可以预防儿童近距离工作（作业）近视风险的增加[68, 70]。干预性试验证实增加学校户外时间可以减缓儿童近视的发展[29, 176-178]，并且中国台湾已经将其作为学校干预措施[179]。

非人灵长动物模型实验证实更多暴露在户外更明亮的光线下可以让视网膜释放较多的多巴胺，较好抑制眼轴延长，这可能是户外时间越多越能减慢近视进展的机制。这一观点在预防近视发生中发挥重要作用。使用 FDM 模型的实验性近视，可以彻底预防近视的发生[173]，这个假说如何能在人类得到验证尚不清楚。

关于这个模型的另一种可能的解释是，户外时间较长的儿童维生素 D 的分泌量增加，但详细的队列研究[180]和孟德尔随机分析[181]似乎排除了这种说法。如前所述，Flitcroft 推测，室内与室外经历的不同的离焦模式也可能起作用[75]。这一假说与大量的关于强制性离焦对实验性近视的影响的研究相一致，但还没有经过实验或干预措施验证。最近，他推测室内和室外环境以及农村和城市环境的不同空间分布可能发挥了作用[76]。同样的，虽然与动物实验相一致，这一假说还没有被作为干预措施验证。这些假说的机制能在户外活动的保护作用机制中占多大的比例还有待确定。

6.5.5　巩膜代谢的变化

巩膜研究是人类和实验性近视研究的重点，这是因为巩膜的变化最终决定了眼的轴长。在人类近视进展过程中，巩膜的新陈代谢发生了明显的变化，导致构成巩膜主体的纤维层变薄。这也是后巩膜葡萄肿发生的起因，是高度近视最具有破坏性的病理特征之一。关于人类近视的研究表明，近视眼的巩膜比正常眼的更薄，胶原蛋白和巩膜糖胺聚糖的含量与结构都发生了明显地减少。这一领域的研究广泛[86, 87, 182]，虽然干预巩膜改变的措施是可行的，但令人惊讶的是在过去几年中这部分研究几乎没有进展。

若非培养系统，如人类巩膜成纤维细胞（HSF）和视网膜色素上皮细胞，对人类巩膜的研究明显局限于单点测定。HSF 培养系统已经被用来记录维甲酸对脑形态发生蛋白（brain morphogenetic proteins, BMPs）和基质金属蛋白酶（matrix metalloproteases, MPs）合成的调控，这一过程也与实验性近视的进展密切相关。更系统地使用 HSF 系统来检测巩膜新陈代谢的变化是可行的。

在巩膜层面近视进展的早期常发现 MPs 活性的上调[183]。

更多的研究表明，肌成纤维细胞具有参与调控巩膜的特性[184, 185]。肌成纤维细胞由成纤维细胞分化而来，是表达平滑肌蛋白 α-平滑肌动蛋白的高收缩性的细胞。这些细胞可以通过对细胞外基质成分合成的调节所产生的局部压力作出反应进而分化。因此，它们在促进巩膜适应眼内压和其他压力的波动中发挥作用。细胞黏附分子如整合素在介导细胞基质相互作用方面起着关键作用。McBrien 及其同事表明 α 和 α_2 整合素亚单位的表达迅速下调[186]，而细胞黏附分子如整合素在介导细胞基质相互作用方面起着关键作用。在近视的发展过程中，这两个亚单位的表达似乎受到不同的调节。

McBrien 提出，转化生长因子-β（TGF-β）是巩膜中的一个关键调节因子[182]。三种 TGF-β 异构体和巩膜应对诱发实验性近视的刺激快速变化，调节胶原蛋白、巩膜糖胺聚糖的合成，但只有在巩膜上才会发生与近视刺激有关的调节。

值得注意的是，在人类遗传学研究中，参与这种复杂综合反应的许多基因突变已经被确定为目标基因[107, 109]。这表明，近视眼的巩膜既可以是影响细胞外基质代谢并导致巩膜变弱的突变的直接作用点，也可以是应对上游突变反应的巩膜代谢的调节部位。

6.5.6 增长控制的启发式模型

根据在本章中列出的证据，我们提出了一个我们认为将有助于指导未来对人类和实验性近视进行研究的模型（图 6.2）。关键角色是递质多巴胺和多巴胺能无长突细胞。这可能涉及一些以近视为特征的人类疾病，包括视杆细胞营养不良、色素性视网膜炎和先天性静止性夜盲症。基因突变主要影响光感受器和 ON 型双极细胞水平的视觉过程，也可能影响下游多巴胺能无长突细胞的功能，并且当这导致多巴胺释放减少时。尽管在这些情况下多巴胺能功能是否正常没有被验证，但根据动物模型的发现，眼可能会出现近视。

多巴胺的释放也受环境条件的控制。正如在 FDM 所实验的那样，低对比度和低空间频率模式的刺激会导致与视网膜的低多巴胺释放有关的近视。由于多巴胺在这些动物模型中的参与，人们推测，户外亮光对儿童近视进展的保护作用可能是由多巴胺的释放增加，以及随后的眼轴延长减慢所介导的。这是基于动物实验的进一步假说。很难想象这个假说如何在人类验证，但是在近视的动物模型中（尤其是 FDM）已经获得验证，即增加光强度可以减少实验性近视的进展。暴露在亮光下的保护作用可以被多巴胺能拮抗剂阻断，进一步支持了这个假说。

动物模型中发现，内层视网膜内多巴胺释放减少和早期即时基因 *Egr-1* 的表达下调对近视发展起关键作用。多巴胺激动剂和毒蕈碱拮抗剂可以逆转这种下调，提高 *Egr-1* 的表达，阻断实验室近视的进展。在移除柔光镜和负镜片后可以观察到相似的效果。大多数实验在小鸡身上实施，但只有有限的证据证明在哺乳动物视网膜上有相似的调节效果。基于上述视网膜内的调控联系，筛选近视控制药物得以实行。到目前为止的研究中，所有阻止实验性近视发展的药物都可以在 FDM 和 LIM 模型中下调 *Egr-1* 的表达。

那么，*Egr-1* 究竟调节了哪些下一步的途径呢？胰高血糖素无长突细胞参与调节过程，但尚未进行更详细的研究。其后的过程，例如脉络膜如何变化，都几乎未被研究过，并且这些视网膜和脉络膜变化如何与近视进展的巩膜代谢和结构变化清晰联系尚不明确。

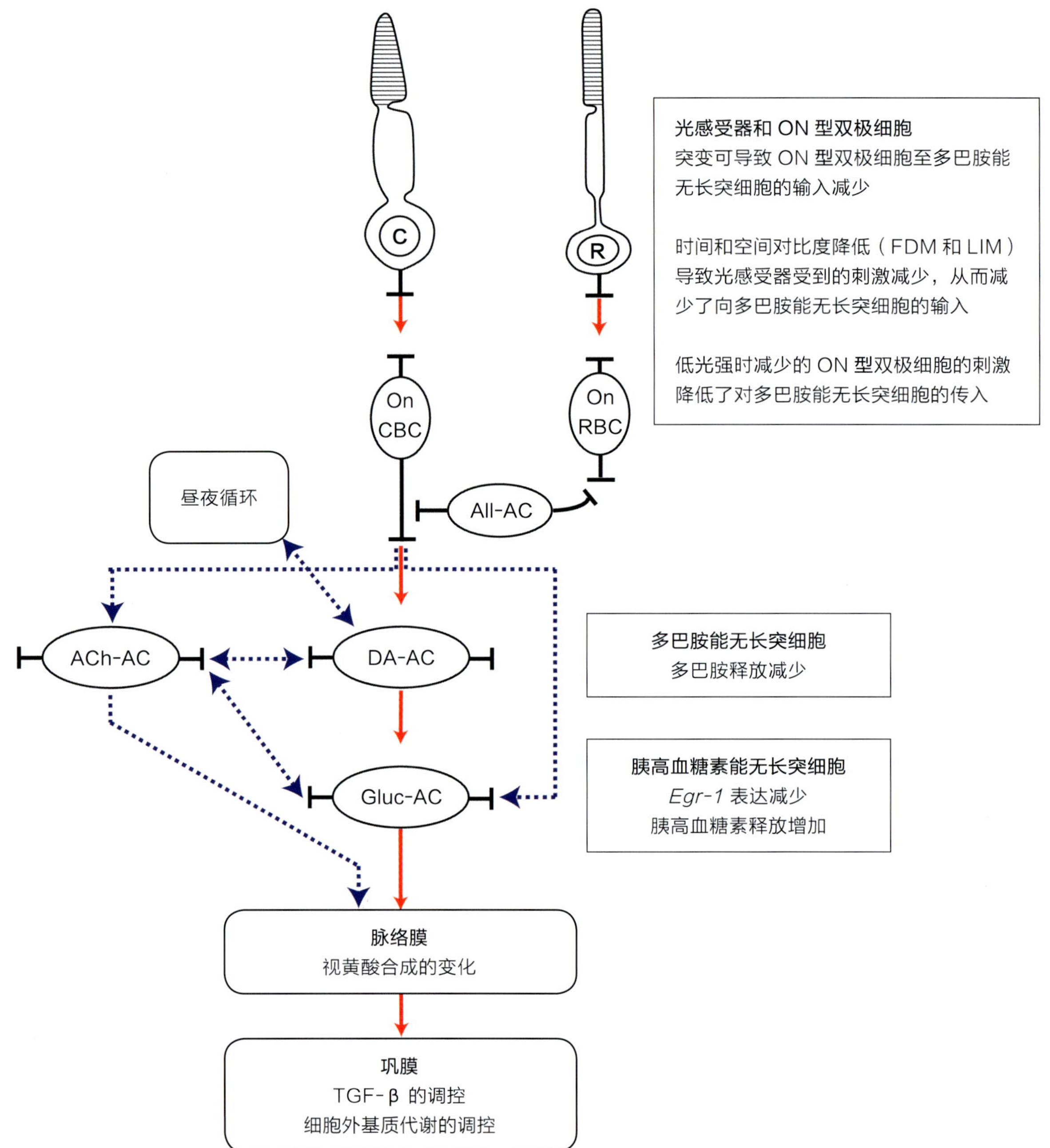

图 6.2 在控制眼生长方面可能具有重要作用的通路示意图。一个关键元素是光感受器→ ON 型双极细胞→多巴胺能无长突细胞→内层视网膜之间的连接。该连接构成生长信号级联的第一阶段，生长信号级联可最终控制巩膜代谢和生长。动物研究明确表明了多巴胺能无长突细胞在生长控制中发挥的作用。近期针对儿童户外活动时间的保护作用的研究也表明，多巴胺可能参与人类近视的发生。注：C 视锥光感受器，R 视杆光感受器，On CBC On 视锥双极细胞，On RBC On 视杆双极细胞，AII-AC 无长突细胞，Ach-AC 乙酰胆碱无长突细胞，DA-AC 多巴胺能无长突细胞，Gluc-AC 葡萄糖能无长突细胞

6.6 结论

近视的系列典型改变，或者通俗地说是眼睛生长发育的变化，已经可以通过实验进行模拟。但因为诱发近视的方法和诱发近视时其发育的阶段存在特定的问题，实验模型都不完全符合人类近视发展的特征模式。非人灵长类动物提供了与人类近视最匹配的动物模型，在分子水平上，这些模型之间有相当多的共同点。值得注意的是，从动物模型中得出的一些结论是错误的，例如“近视具有自限性，因为近视离焦会阻止眼轴延长以及近视矫正会促进其发展”的观点。因此，从动物模型推断人类近视

需要谨慎。

可论证的是，动物实验做出的最重大的贡献是证明离焦可以影响眼轴延长。尤其是强制近视离焦可以抑制眼轴延长的证据，直接促进了可以控制近视进展的眼镜和隐形眼镜的发展。这对防止高度近视和最终病理性近视具有重要作用。

动物模型在证实户外时间能部分保护近视进展中起关键作用，通过暴露在强光下，视网膜释放多巴胺增加和抑制眼轴延长。这个案例的信息流源自人类流行病学发现到一个实验假说建立，直接在人类身上测试是不可能的，因此用动物模型进行测试。早期的动物模型实验确实观察了光线暴露的变化，但并没有得出光照可以抑制近视的假说。

动物模型在阿托品的作用方面更加令人困惑。阿托品通过作用于视网膜毒蕈碱受体来控制眼轴延长的简单想法与动物实验的结论不一致。到目前为止，虽然广泛用于控制儿童近视进展的阿托品的作用机制和作用部位尚未明确，但人们所掌握的大部分关于阿托品作用部位的信息来自动物研究。然而，在这个阶段，不得不说既没有确定的作用部位，也没有确定的作用机制。

这些例子表明，动物研究和人类研究之间可以产生强大的协同作用，从而产生控制人类近视的干预措施。近年来，人们更深入地了解了人类近视的病因、环境风险因素以及控制眼睛生长发育的生物学途径及进一步的进展。但开发病理性近视动物模型的前景并不乐观，因为人类病理性近视的流行病学调查显示，出现高度近视且具有显著的病理变化需要相当长的时间。值得庆幸的是，动物模型对控制近视发生发展的贡献，在未来将大大减轻高度近视和病理性近视带来的负担。

参考文献

[1] Curtin BJ. The myopias. New York: Harper and Row; 1985.

[2] Levinsohn G. Reply to criticisms of my theory on the genesis of myopia. Arch Ophthalmol. 1936;15:84.

[3] Young FA. The development and retention of myopia by monkeys. Am J Optom Arch Am Acad Optom. 1961;38:545–55. Epub 1961/10/01.

[4] Wiesel TN, Raviola E. Myopia and eye enlargement after neonatal lid fusion in monkeys. Nature. 1977;266(5597):66–8. Epub 1977/03/03.

[5] Wallman J, Turkel J, Trachtman J. Extreme myopia produced by modest change in early visual experience. Science. 1978;201(4362):1249–51. Epub 1978/09/29.

[6] Tejedor J, de la Villa P. Refractive changes induced by form deprivation in the mouse eye. Invest Ophthalmol Vis Sci. 2003;44(1):32–6. Epub 2002/12/31.

[7] Barathi VA, Boopathi VG, Yap EP, Beuerman RW. Two models of experimental myopia in the mouse. Vis Res. 2008;48(7):904–16. Epub 2008/02/22.

[8] Howlett MH, McFadden SA. Spectacle lens compensation in the pigmented guinea pig. Vis Res. 2009;49(2):219–27. Epub 2008/11/11.

[9] Howlett MH, McFadden SA. Form-deprivation myopia in the guinea pig (Cavia porcellus). Vis Res. 2006;46(1–2):267–83. Epub 2005/09/06.

[10] Sherman SM, Norton TT, Casagrande VA. Myopia in the lidsutured tree shrew (Tupaia glis). Brain Res. 1977;124(1):154–7. Epub 1977/03/18.

[11] Wallman J, Winawer J. Homeostasis of eye growth and the question of myopia. Neuron. 2004;43(4):447–68. Epub 2004/08/18.

[12] Cook RC, Glasscock RE. Refractive and ocular findings in the newborn. Am J Ophthalmol. 1951;34(10):1407–13. Epub 1951/10/01.

[13] Mayer DL, Hansen RM, Moore BD, Kim S, Fulton AB. Cycloplegic refractions in healthy children aged 1 through 48 months. Arch Ophthalmol. 2001;119(11):1625–8. Epub 2001/11/16.

[14] Mutti DO, Mitchell GL, Jones LA, Friedman NE, Frane SL, Lin WK, et al. Axial growth and changes in lenticular and corneal power during emmetropization in infants. Invest Ophthalmol Vis Sci. 2005;46(9):3074–80. Epub 2005/08/27.

[15] Pennie FC, Wood IC, Olsen C, White S, Charman WN. A longitudinal study of the biometric and refractive changes in full-term infants during the first year of life. Vis Res. 2001;41(21):2799– 810. Epub 2001/10/06.

[16] Morgan IG, Rose KA, Ellwein LB. Is emmetropia the natural endpoint for human refractive development? An analysis of population- based data from the refractive error study in children (RESC). Acta Ophthalmol. 2010;88(8):877–84. Epub 2009/12/05.

[17] Ojaimi E, Rose KA, Morgan IG, Smith W, Martin FJ, Kifley A, et al. Distribution of ocular biometric parameters and refraction in a population-based study of Australian children. Invest Ophthalmol Vis Sci. 2005;46(8):2748–54. Epub 2005/07/27.

[18] Morgan IG, French AN, Ashby RS, et al. The epidemics of myopia: Aetiology and prevention. Prog Retin Eye Res. 2018;62:134–49.

[19] Morgan IG, He M, Rose KA. EPIDEMIC OF PATHOLOGIC MYOPIA: what can laboratory studies and epidemiology tell us? Retina. 2017;37:989–97.

[20] Iribarren R, Morgan IG, Chan YH, Lin X, Saw SM. Changes in lens power in Singapore Chinese children during refractive development. Invest Ophthalmol Vis Sci. 2012;53:5124–30.

[21] Jones LA, Mitchell GL, Mutti DO, Hayes JR, Moeschberger ML, Zadnik K. Comparison of ocular component growth curves among refractive error groups in children. Invest Ophthalmol Vis Sci. 2005;46(7):2317–27. Epub 2005/06/28.

[22] Wong HB, Machin D, Tan SB, Wong TY, Saw SM. Ocular component growth curves among Singaporean children with different refractive error status. Invest Ophthalmol Vis Sci. 2010;51(3):1341–7. Epub 2009/10/31.

[23] Mutti DO, Mitchell GL, Sinnott LT, Jones-Jordan LA, Moeschberger ML, Cotter SA, et al. Corneal and crystalline lens dimensions before and after myopia onset. Optom Vis Sci. 2012;89(3):251–62. Epub 2012/01/10.
[24] Xiang F, He M, Morgan IG. Annual changes in refractive errors and ocular components before and after the onset of myopia in Chinese children. Ophthalmology. 2012; 119(7):1478–84. Epub 2012/05/15.
[25] Iribarren R. Crystalline lens and refractive development. Prog Retin Eye Res. 2015;47:86–106.
[26] Guo X, Fu M, Ding X, Morgan IG, Zeng Y, He M. Significant axial elongation with minimal change in refraction in 3- to 6-yearold Chinese preschoolers: the Shenzhen Kindergarten eye study. Ophthalmology. 2017.
[27] Lan W, Zhao F, Lin L, et al. Refractive errors in 3-6 year-old Chinese children: a very low prevalence of myopia? PLoS One. 2013;8:e78003.
[28] Ma Y, Qu X, Zhu X, et al. Age-specific prevalence of visual impairment and refractive error in children aged 3-10 years in Shanghai, China. Invest Ophthalmol Vis Sci. 2016;57:6188–96.
[29] He M, Xiang F, Zeng Y, et al. Effect of time spent outdoors at school on the development of myopia among children in China: a randomized clinical trial. JAMA. 2015;314:1142–8.
[30] Wu JF, Bi HS, Wang SM, et al. Refractive error, visual acuity and causes of vision loss in children in Shandong, China. The Shandong children eye study. PLoS One. 2013;8:e82763.
[31] Giordano L, Friedman DS, Repka MX, Katz J, Ibironke J, Hawes P, et al. Prevalence of refractive error among preschool children in an urban population: the Baltimore Pediatric Eye Disease Study. Ophthalmology. 2009;116(4):739–46, 46 e1–4. Epub 2009/02/27.
[32] O'Donoghue L, McClelland JF, Logan NS, Rudnicka AR, Owen CG, Saunders KJ. Refractive error and visual impairment in school children in Northern Ireland. Br J Ophthalmol. 2010;94:1155–9.
[33] Twelker JD, Mitchell GL, Messer DH, et al. Children's ocular components and age, gender, and ethnicity. Optom Vis Sci. 2009;86:918–35.
[34] Wen G, Tarczy-Hornoch K, McKean-Cowdin R, et al. Prevalence of myopia, hyperopia, and astigmatism in non-Hispanic white and Asian children: multi-ethnic pediatric eye disease study. Ophthalmology. 2013;120: 2109–16.
[35] Multi-Ethnic Pediatric Eye Disease Study Group. Prevalence of myopia and hyperopia in 6- to 72-month-old African American and Hispanic children: the multi-ethnic pediatric eye disease study. Ophthalmology. 2010;117(1):140–7.e3. Epub 2009/11/21.
[36] Dirani M, Chan YH, Gazzard G, Hornbeak DM, Leo SW, Selvaraj P, et al. Prevalence of refractive error in Singaporean Chinese children: the strabismus, amblyopia, and refractive error in young Singaporean children (STARS) study. Invest Ophthalmol Vis Sci. 2010;51(3):1348–55. Epub 2009/11/26.
[37] Saw SM, Carkeet A, Chia KS, Stone RA, Tan DT. Component dependent risk factors for ocular parameters in Singapore Chinese children. Ophthalmology. 2002;109:2065–71.
[38] Yam JC, Tang SM, Kam KW, et al. High prevalence of myopia in children and their parents in Hong Kong Chinese Population: the Hong Kong children eye study. Acta Ophthalmol. 2020; in press.
[39] Lin LL, Shih YF, Hsiao CK, CJ. Prevalence of myopia in Taiwanese schoolchildren: 1983 to 2000. Ann Acad Med Singapore. 2004;33:27–33.
[40] Flitcroft DI. Is myopia a failure of homeostasis? Exp Eye Res. 2013;114:16–24.
[41] Flitcroft DI. Emmetropisation and the aetiology of refractive errors. Eye (Lond). 2014;28:169–79.
[42] Wildsoet CF. Active emmetropization–evidence for its existence and ramifications for clinical practice. Ophthalmic Physiol Opt. 1997;17(4):279–90. Epub 1997/07/01.
[43] Anderson HA, Glasser A, Manny RE, Stuebing KK. Age-related changes in accommodative dynamics from preschool to adulthood. Invest Ophthalmol Vis Sci. 2010;51(1):614–22. Epub 2009/08/18.
[44] Qiao-Grider Y, Hung LF, Kee CS, Ramamirtham R. Smith 3rd EL. Normal ocular development in young rhesus monkeys (Macaca mulatta). Vis Res. 2007;47(11):1424–44. Epub 2007/04/10.
[45] Smith EL 3rd. Prentice award lecture 2010: a case for peripheral optical treatment strategies for myopia. Optom Vis Sci. 2011;88(9):1029–44. Epub 2011/07/13.
[46] Sorsby A, Sheridan M, Leary GA, Benjamin B. Vision, visual acuity, and ocular refraction of young men: findings in a sample of 1,033 subjects. Br Med J. 1960; 1(5183):1394–8. Epub 1960/05/07.
[47] Mutti DO, Sinnott LT, Mitchell GL, et al. Relative peripheral refractive error and the risk of onset and progression of myopia in children. Invest Ophthalmol Vis Sci. 2011;52:199–205.
[48] Thorn F, Gwiazda J, Held R. Myopia progression is specified by a double exponential growth function. Optom Vis Sci. 2005;82:286–97.
[49] Hoyt CS, Stone RD, Fromer C, Billson FA. Monocular axial myopia associated with neonatal eyelid closure in human infants. Am J Ophthalmol. 1981;91(2):197–200. Epub 1981/02/01.
[50] Schaeffel F, Glasser A, Howland HC. Accommodation, refractive error and eye growth in chickens. Vis Res. 1988;28(5):639–57. Epub 1988/01/01.
[51] Irving EL, Callender MG, Sivak JG. Inducing myopia, hyperopia, and astigmatism in chicks. Optom Vis Sci. 1991;68(5):364–8. Epub 1991/05/01.
[52] McBrien NA, Moghaddam HO, New R, Williams LR. Experimental myopia in a diurnal mammal (Sciurus carolinensis) with no accommodative ability. J Physiol. 1993;469:427–41. Epub 1993/09/01.
[53] McBrien NA, Moghaddam HO, Reeder AP. Atropine reduces experimental myopia and eye enlargement via a nonaccommodative mechanism. Invest Ophthalmol Vis Sci. 1993;34(1):205–15. Epub 1993/01/01.
[54] Schaeffel F, Troilo D, Wallman J, Howland HC. Developing eyes that lack accommodation grow to compensate for imposed defocus. Vis Neurosci. 1990; 4(2):177–83. Epub 1990/02/01.
[55] Wildsoet C. Neural pathways subserving negative lens-induced emmetropization in chicks–insights from selective lesions of the optic nerve and ciliary nerve.

Curr Eye Res. 2003;27(6):371–85. Epub 2004/01/06.
[56] Guo L, Frost MR, He L, Siegwart JT Jr, Norton TT. Gene expression signatures in tree shrew sclera in response to three myopiagenic conditions. Invest Ophthalmol Vis Sci. 2013;54:6806–19.
[57] Morgan IG, Ashby RS, Nickla DL. Form deprivation and lensinduced myopia: are they different? Ophthalmic Physiol Opt. 2013;33:355–61.
[58] Wallman J, Adams JI. Developmental aspects of experimental myopia in chicks: susceptibility, recovery and relation to emmetropization. Vis Res. 1987;27(7): 1139–63. Epub 1987/01/01.
[59] McBrien NA, Gentle A, Cottriall C. Optical correction of induced axial myopia in the tree shrew: implications for emmetropization. Optom Vis Sci. 1999;76(6):419–27. Epub 1999/07/23.
[60] Wildsoet CF, Schmid KL. Optical correction of form deprivation myopia inhibits refractive recovery in chick eyes with intact or sectioned optic nerves. Vis Res. 2000; 40(23):3273–82. Epub 2000/09/29. PubMed.
[61] Zhu X, McBrien NA, Smith EL 3rd, Troilo D, Wallman J. Eyes in various species can shorten to compensate for myopic defocus. Invest Ophthalmol Vis Sci. 2013;54: 2634–44.
[62] Guo L, Frost MR, Siegwart JT Jr, Norton TT. Gene expression signatures in tree shrew sclera during recovery from minus-lens wear and during plus-lens wear. Mol Vis. 2019;25:311–28.
[63] Huang HM, Chang DS, Wu PC. The Association between near work activities and myopia in children-a systematic review and meta-analysis. PLoS One. 2015;10:e0140419.
[64] Mutti DO, Zadnik K. Has near work's star fallen? Optom Vis Sci. 2009;86(2):76–8. Epub 2009/01/22.
[65] Ashby R, Ohlendorf A, Schaeffel F. The effect of ambient illuminance on the development of deprivation myopia in chicks. Invest Ophthalmol Vis Sci. 2009;50(11):5348–54. Epub 2009/06/12.
[66] Ashby RS, Schaeffel F. The effect of bright light on lens compensation in chicks. Invest Ophthalmol Vis Sci. 2010;51(10): 5247–53] Epub 2010/05/07.
[67] Smith EL 3rd, Hung LF, Huang J. Protective effects of high ambient lighting on the development of form-deprivation myopia in rhesus monkeys. Invest Ophthalmol Vis Sci. 2012;53(1):421–8. Epub 2011/12/16.
[68] Rose KA, Morgan IG, Ip J, Kifley A, Huynh S, Smith W, et al. Outdoor activity reduces the prevalence of myopia in children. Ophthalmology. 2008;115(8):1279–85. Epub 2008/02/26.
[69] Jones LA, Sinnott LT, Mutti DO, Mitchell GL, Moeschberger ML, Zadnik K. Parental history of myopia, sports and outdoor activities, and future myopia. Invest Ophthalmol Vis Sci. 2007;48(8):3524–32. Epub 2007/07/27.
[70] Rose KA, Morgan IG, Smith W, Burlutsky G, Mitchell P, Saw SM. Myopia, lifestyle, and schooling in students of Chinese ethnicity in Singapore and Sydney. Arch Ophthalmol. 2008;126(4): 527–30. Epub 2008/04/17.
[71] Gwiazda J, Thorn F, Held R. Accommodation, accommodative convergence, and response AC/A ratios before and at the onset of myopia in children. Optom Vis Sci. 2005;82(4):273–8. Epub 2005/04/15.
[72] Mutti DO, Mitchell GL, Hayes JR, Jones LA, Moeschberger ML, Cotter SA, et al. Accommodative lag before and after the onset of myopia. Invest Ophthalmol Vis Sci. 2006;47(3):837–46. Epub 2006/03/01.
[73] Zhu X, Park TW, Winawer J, Wallman J. In a matter of minutes, the eye can know which way to grow. Invest Ophthalmol Vis Sci. 2005;46(7):2238–41. Epub 2005/06/28.
[74] Zhu X, Winawer JA, Wallman J. Potency of myopic defocus in spectacle lens compensation. Invest Ophthalmol Vis Sci. 2003;44:2818–27.
[75] Flitcroft DI. The complex interactions of retinal, optical and environmental factors in myopia aetiology. Prog Retin Eye Res. 2012;31(6):622–60. Epub 2012/07/10.
[76] Flitcroft DI, Harb EN, Wildsoet CF. The spatial frequency content of urban and indoor environments as a potential risk factor for myopia development. Invest Ophthalmol Vis Sci. 2020;61:42.
[77] Bao J, Yang A, Huang Y, et al. One-year myopia control efficacy of spectacle lenses with aspherical lenslets. Br J Ophthalmol. 2021.
[78] Chamberlain P, Peixoto-de-Matos SC, Logan NS, Ngo C, Jones D, Young G. A 3-year randomized clinical trial of MiSight lenses for myopia control. Optom Vis Sci. 2019;96:556–67.
[79] Lam CSY, Tang WC, Tse DY, et al. Defocus Incorporated Multiple Segments (DIMS) spectacle lenses slow myopia progression: a 2-year randomised clinical trial. Br J Ophthalmol. 2020;104:363–8.
[80] Cohen Y, Belkin M, Yehezkel O, Solomon AS, Polat U. Dependency between light intensity and refractive development under light–dark cycles. Exp Eye Res. 2011;92(1):40–6. Epub 2010/11/09.
[81] Cohen Y, Peleg E, Belkin M, Polat U, Solomon AS. Ambient illuminance, retinal dopamine release and refractive development in chicks. Exp Eye Res. 2012; 103:33–40. Epub 2012/09/11.
[82] She Z, Hung LF, Arumugam B, Beach KM, Smith EL 3rd. Effects of low intensity ambient lighting on refractive development in infant rhesus monkeys (Macaca mulatta). Vision Res. 2020;176:48–59.
[83] Napper GA, Brennan NA, Barrington M, Squires MA, Vessey GA, Vingrys AJ. The duration of normal visual exposure necessary to prevent form deprivation myopia in chicks. Vis Res. 1995;35(9):1337–44. Epub 1995/05/01.
[84] Napper GA, Brennan NA, Barrington M, Squires MA, Vessey GA, Vingrys AJ. The effect of an interrupted daily period of normal visual stimulation on form deprivation myopia in chicks. Vis Res. 1997;37(12):1557–64. Epub 1997/06/01.
[85] Schmid KL, Wildsoet CF. Effects on the compensatory responses to positive and negative lenses of intermittent lens wear and ciliary nerve section in chicks. Vision Res. 1996;36:1023–36.
[86] McBrien NA, Gentle A. Role of the sclera in the development and pathological complications of myopia. Prog Retin Eye Res. 2003;22(3):307–38. Epub 2003/07/11.
[87] Rada JA, Shelton S, Norton TT. The sclera and myopia. Exp Eye Res. 2006;82(2):185–200. Epub 2005/10/06.
[88] Troilo D, Gottlieb MD, Wallman J. Visual deprivation causes myopia in chicks with optic nerve section. Curr

Eye Res. 1987;6(8):993–9. Epub 1987/08/01.
[89] Wallman J, Gottlieb MD, Rajaram V, Fugate-Wentzek LA. Local retinal regions control local eye growth and myopia. Science. 1987;237(4810):73–7. Epub 1987/07/03.
[90] Diether S, Schaeffel F. Local changes in eye growth induced by imposed local refractive error despite active accommodation. Vis Res. 1997;37(6):659–68. Epub 1997/03/01.
[91] Feldkaemper M, Schaeffel F. An updated view on the role of dopamine in myopia. Exp Eye Res. 2013;114:106–19.
[92] Wallman J, Wildsoet C, Xu A, Gottlieb MD, Nickla DL, Marran L, et al. Moving the retina: choroidal modulation of refractive state. Vis Res. 1995;35(1):37–50. Epub 1995/01/01.
[93] Wildsoet C, Wallman J. Choroidal and scleral mechanisms of compensation for spectacle lenses in chicks. Vis Res. 1995;35(9):1175–94. Epub 1995/05/01.
[94] Troilo D, Nickla DL, Wildsoet CF. Choroidal thickness changes during altered eye growth and refractive state in a primate. Invest Ophthalmol Vis Sci. 2000;41(6):1249–58. Epub 2000/05/08.
[95] Chakraborty R, Read SA, Collins MJ. Monocular myopic defocus and daily changes in axial length and choroidal thickness of human eyes. Exp Eye Res. 2012;103:47–54. Epub 2012/09/14.
[96] Chakraborty R, Read SA, Collins MJ. Diurnal variations in axial length, choroidal thickness, intraocular pressure, and ocular biometrics. Invest Ophthalmol Vis Sci. 2011;52(8):5121–9. Epub 2011/05/17.
[97] Nickla DL, Damyanova P, Lytle G. Inhibiting the neuronal isoform of nitric oxide synthase has similar effects on the compensatory choroidal and axial responses to myopic defocus in chicks as does the non-specific inhibitor L-NAME. Exp Eye Res. 2009;88(6):1092–9. Epub 2009/05/20.
[98] Nickla DL, Totonelly K. Choroidal thickness predicts ocular growth in normal chicks but not in eyes with experimentally altered growth. Clin Exp Optom. 2015;98:564–70.
[99] Nickla DL, Totonelly K. Dopamine antagonists and brief vision distinguish lens-induced- and form-deprivation-induced myopia. Exp Eye Res. 2011;93(5):782–5. Epub 2011/08/30.
[100] Nickla DL, Wilken E, Lytle G, Yom S, Mertz J. Inhibiting the transient choroidal thickening response using the nitric oxide synthase inhibitor l-NAME prevents the ameliorative effects of visual experience on ocular growth in two different visual paradigms. Exp Eye Res. 2006;83(2):456–64. Epub 2006/04/26.
[101] Nickla DL, Wallman J. The multifunctional choroid. Prog Retin Eye Res. 2010;29(2):144–68. Epub 2010/01/02.
[102] Sorsby A, Sheridan M, Leary GA. Refraction and its components in twins. Memo Med Res Counc. 1961;301(Special):1–43.
[103] Morgan I, Rose K. How genetic is school myopia? Prog Retin Eye Res. 2005;24(1):1–38. Epub 2004/11/24.
[104] Morgan IG, Rose KA. Myopia: is the nature-nurture debate finally over? Clin Exp Optom. 2019;102:3–17.
[105] Hysi PG, Choquet H, Khawaja AP, et al. Meta-analysis of 542,934 subjects of European ancestry identifies new genes and mechanisms predisposing to refractive error and myopia. Nat Genet. 2020;52:401–7.
[106] Morgan IG, Ohno-Matsui K, Saw SM. Myopia. Lancet. 2012;379:1739–48.
[107] Wojciechowski R. Nature and nurture: the complex genetics of myopia and refractive error. Clin Genet. 2011;79(4):301–20. Epub 2010/12/16.
[108] Flitcroft DI, Loughman J, Wildsoet CF, Williams C, Guggenheim JA, Consortium C. Novel myopia genes and pathways identified from syndromic forms of myopia. Invest Ophthalmol Vis Sci. 2018;59:338–48.
[109] Tedja MS, Wojciechowski R, Hysi PG, et al. Genome-wide association meta-analysis highlights light-induced signaling as a driver for refractive error. Nat Genet. 2018;50:834–48.
[110] Wojciechowski R, Hysi PG. Focusing in on the complex genetics of myopia. PLoS Genet. 2013;9:e1003442.
[111] Chia A, Chua WH, Cheung YB, Wong WL, Lingham A, Fong A, et al. Atropine for the treatment of childhood myopia: safety and efficacy of 0.5%, 0.1%, and 0.01% doses (atropine for the treatment of myopia 2). Ophthalmology. 2012;119(2): 347–54.
[112] Yam JC, Jiang Y, Tang SM, et al. Low-Concentration Atropine for Myopia Progression (LAMP) study: a randomized, double- blinded, placebo-controlled trial of 0.05%, 0.025%, and 0.01% atropine eye drops in myopia control. Ophthalmology. 2019;126:113–24.
[113] Fang YT, Chou YJ, Pu C, Lin PJ, Liu TL, Huang N, et al. Prescription of atropine eye drops among children diagnosed with myopia in Taiwan from 2000 to 2007: a nationwide study. Eye (Lond). 2013;27(3):418–24. Epub 2013/01/05.
[114] French AN, Ashby RS, Morgan IG, Rose KA. Time outdoors and the prevention of myopia. Exp Eye Res. 2013;114:58–68.
[115] Solouki AM, Verhoeven VJ, van Duijn CM, Verkerk AJ, Ikram MK, Hysi PG, et al. A genome-wide association study identifies a susceptibility locus for refractive errors and myopia at 15q14. Nat Genet. 2010;42(10):897–901. Epub 2010/09/14.
[116] Guggenheim JA, Ghorbani Mojarrad N, Williams C, Flitcroft DI. Genetic prediction of myopia: prospects and challenges. Ophthalmic Physiol Opt. 2017;37:549–56.
[117] Stone RA, Khurana TS. Gene profiling in experimental models of eye growth: clues to myopia pathogenesis. Vis Res. 2010;50(23):2322–33. Epub 2010/04/07.
[118] Stone RA, Pardue MT, Iuvone PM, Khurana TS. Pharmacology of myopia and potential role for intrinsic retinal circadian rhythms. Exp Eye Res. 2013;114:35–47.
[119] Chen YP, Hocking PM, Wang L, Povazay B, Prashar A, To CH, et al. Selective breeding for susceptibility to myopia reveals a gene-environment interaction. Invest Ophthalmol Vis Sci. 2011;52(7):4003–11. Epub 2011/03/26.
[120] Chen YP, Prashar A, Erichsen JT, To CH, Hocking PM, Guggenheim JA. Heritability of ocular component dimensions in chickens: genetic variants controlling susceptibility to experimentally induced myopia and pretreatment eye size are distinct. Invest Ophthalmol Vis Sci. 2011;52(7):4012–20. Epub 2011/03/26.
[121] Chen YP, Prashar A, Hocking PM, Erichsen JT, To CH, Schaeffel F, et al. Sex, eye size, and the rate of

myopic eye growth due to form deprivation in outbred white leghorn chickens. Invest Ophthalmol Vis Sci. 2010;51(2):651–7. Epub 2009/09/10.

[122] Au Eong KG, Tay TH, Lim MK. Race, culture and Myopia in 110,236 young Singaporean males. Singapore Med J. 1993;34:29–32.

[123] Koh V, Yang A, Saw SM, et al. Differences in prevalence of refractive errors in young Asian males in Singapore between 1996-1997 and 2009-2010. Ophthalmic Epidemiol. 2014;21:247–55.

[124] Goh PP, Abqariyah Y, Pokharel GP, Ellwein LB. Refractive error and visual impairment in school-age children in Gombak District, Malaysia. Ophthalmology. 2005;112:678–85.

[125] Saxena R, Vashist P, Tandon R, et al. Prevalence of myopia and its risk factors in urban school children in Delhi: the North India Myopia Study (NIM Study). PLoS One. 2015;10:e0117349.

[126] Hawthorne FA, Young TL. Genetic contributions to myopic refractive error: insights from human studies and supporting evidence from animal models. Exp Eye Res. 2013;114:141–9.

[127] Chua SY, Sabanayagam C, Cheung YB, et al. Age of onset of myopia predicts risk of high myopia in later childhood in myopic Singapore children. Ophthalmic Physiol Opt. 2016;36:388–94.

[128] Sankaridurg PR, Holden BA. Practical applications to modify and control the development of ametropia. Eye (Lond). 2014;28:134–41.

[129] Bedrossian RH. The effect of atropine on myopia. Ophthalmology. 1979;86(5):713–9. Epub 1979/05/01.

[130] Fang YT, Chou YJ, Pu C, et al. Prescription of atropine eye drops among children diagnosed with myopia in Taiwan from 2000 to 2007: a nationwide study. Eye (Lond). 2013;27:418–24.

[131] Lind GJ, Chew SJ, Marzani D, Wallman J. Muscarinic acetylcholine receptor antagonists inhibit chick scleral chondrocytes. Invest Ophthalmol Vis Sci. 1998;39(12):2217–31. Epub 1998/11/06.

[132] Fischer AJ, Miethke P, Morgan IG, Stell WK. Cholinergic amacrine cells are not required for the progression and atropinemediated suppression of form-deprivation myopia. Brain Res. 1998;794:48–60.

[133] Millar TJ, Ishimoto I, Boelen M, Epstein ML, Johnson CD, Morgan IG. The toxic effects of ethylcholine mustard aziridinium ion on cholinergic cells in the chicken retina. J Neurosci. 1987;7:343–56.

[134] Fischer AJ, McGuire JJ, Schaeffel F, Stell WK. Light- and focusdependent expression of the transcription factor ZENK in the chick retina. Nat Neurosci. 1999;2(8):706–12. Epub 1999/07/21.

[135] Ashby R, McCarthy CS, Maleszka R, Megaw P, Morgan IG. A muscarinic cholinergic antagonist and a dopamine agonist rapidly increase ZENK mRNA expression in the form-deprived chicken retina. Exp Eye Res. 2007;85(1):15–22. Epub 2007/05/15.

[136] Cottriall CL, Truong HT, McBrien NA. Inhibition of myopia development in chicks using himbacine: a role for M(4) receptors? Neuroreport. 2001;12(11):2453–6. Epub 2001/08/10.

[137] McBrien NA, Arumugam B, Gentle A, Chow A, Sahebjada S. The M4 muscarinic antagonist MT-3 inhibits myopia in chick: evidence for site of action. Ophthalmic Physiol Opt. 2011;31:529–39.

[138] Arumugam B, McBrien NA. Muscarinic antagonist control of myopia: evidence for M4 and M1 receptor-based pathways in the inhibition of experimentally-induced axial myopia in the tree shrew. Invest Ophthalmol Vis Sci. 2012;53(9):5827–37. Epub 2012/07/28.

[139] Luft WA, Ming Y, Stell WK. Variable effects of previously untested muscarinic receptor antagonists on experimental myopia. Invest Ophthalmol Vis Sci. 2003;44:1330–8.

[140] Carr BJ, Mihara K, Ramachandran R, et al. Myopia-inhibiting concentrations of Muscarinic receptor antagonists block activation of Alpha2A-Adrenoceptors In Vitro. Invest Ophthalmol Vis Sci. 2018;59:2778–91.

[141] Carr BJ, Nguyen CT, Stell WK. Alpha2 -adrenoceptor agonists inhibit form-deprivation myopia in the chick. Clin Exp Optom. 2019;102:418–25.

[142] McCarthy CS, Megaw P, Devadas M, Morgan IG. Dopaminergic agents affect the ability of brief periods of normal vision to prevent form-deprivation myopia. Exp Eye Res. 2007;84(1):100–7. Epub 2006/11/11.

[143] Winawer J, Wallman J. Temporal constraints on lens compensation in chicks. Vision Res. 2002;42:2651–68.

[144] Winawer J, Zhu X, Choi J, Wallman J. Ocular compensation for alternating myopic and hyperopic defocus. Vision Res. 2005;45:1667–77.

[145] Zhu X, Winawer JA, Wallman J. Potency of myopic defocus in spectacle lens compensation. Invest Ophthalmol Vis Sci. 2003;44(7):2818–27. Epub 2003/06/26.

[146] Tse DY, Lam CS, Guggenheim JA, Lam C, Li KK, Liu Q, et al. Simultaneous defocus integration during refractive development. Invest Ophthalmol Vis Sci. 2007;48(12):5352–9. Epub 2007/12/07.

[147] Tse DY, To CH. Graded competing regional myopic and hyperopic defocus produces summated emmetropization set points in chick. Invest Ophthalmol Vis Sci. 2011;52:8056–62.

[148] Lam CS, Tang WC, Tse DY, Tang YY, To CH. Defocus Incorporated Soft Contact (DISC) lens slows myopia progression in Hong Kong Chinese schoolchildren: a 2-year randomised clinical trial. Br J Ophthalmol. 2014;98:40–5.

[149] Megaw P, Morgan I, Boelen M. Vitreal dihydroxyphenylacetic acid (DOPAC) as an index of retinal dopamine release. J Neurochem. 2001;76(6):1636–44. Epub 2001/03/22.

[150] Ashby R, Kozulin P, Megaw PL, Morgan IG. Alterations in ZENK and glucagon RNA transcript expression during increased ocular growth in chickens. Mol Vis. 2010;16:639–49. Epub 2010/04/21.

[151] Thomson K, Karouta C, Ashby R. Form-deprivation and lensinduced myopia are similarly affected by pharmacological manipulation of the dopaminergic system in chicks. Invest Ophthalmol Vis Sci. 2020;61:4.

[152] Thomson K, Karouta C, Ashby R. Topical application of dopaminergic compounds can inhibit deprivation myopia in chicks. Exp Eye Res. 2020;200:108233.

[153] Thomson K, Karouta C, Morgan I, Kelly T, Ashby R. Effectiveness and safety of topical levodopa in a chick model of myopia. Sci Rep. 2019;9:18345.

[154] Thomson K, Morgan I, Karouta C, Ashby R. Levodopa

inhibits the development of lens-induced myopia in chicks. Sci Rep. 2020;10:13242.
[155] Thomson K, Morgan I, Kelly T, Karouta C, Ashby R. Coadministration With carbidopa enhances the antimyopic effects of levodopa in chickens. Invest Ophthalmol Vis Sci. 2021;62:25.
[156] Nickla DL, Sarfare S, McGeehan B, et al. Visual conditions affecting eye growth alter diurnal levels of vitreous DOPAC. Exp Eye Res. 2020;200:108226.
[157] Feldkaemper M, Schaeffel F. An updated view on the role of dopamine in myopia. Exp Eye Res. 2013; 114:106–19.
[158] Mathis U, Schaeffel F. Glucagon-related peptides in the mouse retina and the effects of deprivation of form vision. Graefes Arch Clin Exp Ophthalmol. 2007;245:267–75.
[159] Vessey KA, Lencses KA, Rushforth DA, Hruby VJ, Stell WK. Glucagon receptor agonists and antagonists affect the growth of the chick eye: a role for glucagonergic regulation of emmetropization? Invest Ophthalmol Vis Sci. 2005;46:3922–31.
[160] Vessey KA, Rushforth DA, Stell WK. Glucagon- and secretinrelated peptides differentially alter ocular growth and the development of form-deprivation myopia in chicks. Invest Ophthalmol Vis Sci. 2005;46: 3932–42.
[161] Hoogerheide J, Rempt F, Hoogenboom WP. Acquired myopia in young pilots. Ophthalmologica. 1971; 163(4): 209–15. Epub 1971/01/01.
[162] Atchison DA, Rosen R. The possible role of peripheral refraction in development of myopia. Optom Vis Sci. 2016;93:1042–4.
[163] Smith EL 3rd, Hung LF, Huang J. Relative peripheral hyperopic defocus alters central refractive development in infant monkeys. Vision Res. 2009;49:2386–92.
[164] Smith EL 3rd, Hung LF, Huang J, Blasdel TL, Humbird TL, Bockhorst KH. Effects of optical defocus on refractive development in monkeys: evidence for local, regionally selective mechanisms. Invest Ophthalmol Vis Sci. 2010;51(8):3864–73. Epub 2010/03/12.
[165] Smith EL 3rd, Ramamirtham R, Qiao-Grider Y, et al. Effects of foveal ablation on emmetropization and form-deprivation myopia. Invest Ophthalmol Vis Sci. 2007;48:3914–22.
[166] Troilo D, Smith EL 3rd, Nickla DL, et al. IMI - report on experimental Models of emmetropization and myopia. Invest Ophthalmol Vis Sci. 2019;60:M31–88.
[167] Sng CC, Lin XY, Gazzard G, Chang B, Dirani M, Chia A, et al. Peripheral refraction and refractive error in Singapore Chinese children. Invest Ophthalmol Vis Sci. 2011;52(2):1181–90. Epub 2010/10/12.
[168] Sng CC, Lin XY, Gazzard G, Chang B, Dirani M, Lim L, et al. Change in peripheral refraction over time in Singapore Chinese children. Invest Ophthalmol Vis Sci. 2011;52(11):7880–7. Epub 2011/08/30.
[169] Atchison DA, Li SM, Li H, et al. Relative peripheral hyperopia does not predict development and progression of myopia in children. Invest Ophthalmol Vis Sci. 2015;56:6162–70.
[170] Sankaridurg P, Donovan L, Varnas S, Ho A, Chen X, Martinez A, et al. Spectacle lenses designed to reduce progression of myopia: 12-month results. Optom Vis Sci. 2010;87(9):631–41. Epub 2010/07/14.
[171] Sankaridurg P, Holden B, Smith E 3rd, Naduvilath T, Chen X, de la Jara PL, et al. Decrease in rate of myopia progression with a contact lens designed to reduce relative peripheral hyperopia: one-year results. Invest Ophthalmol Vis Sci. 2011;52(13):9362–7. Epub 2011/11/01.
[172] Kanda H, Oshika T, Hiraoka T, et al. Effect of spectacle lenses designed to reduce relative peripheral hyperopia on myopia progression in Japanese children: a 2-year multicenter randomized controlled trial. Jpn J Ophthalmol. 2018;62:537–43.
[173] Karouta C, Ashby RS. Correlation between light levels and the development of deprivation myopia. Invest Ophthalmol Vis Sci. 2015;56:299–309.
[174] Norton TT, Siegwart JT Jr. Light levels, refractive development, and myopiaDOUBLEHYPHENa speculative review. Exp Eye Res. 2013;114:48–57.
[175] Smith EL 3rd, Hung LF, Arumugam B, Huang J. Negative lensinduced myopia in infant monkeys: effects of high ambient lighting. Invest Ophthalmol Vis Sci. 2013;54:2959–69.
[176] Wu PC, Chen CT, Lin KK, et al. Myopia prevention and outdoor light intensity in a school-based cluster randomized trial. Ophthalmology. 2018;125:1239–50.
[177] Jin JX, Hua WJ, Jiang X, et al. Effect of outdoor activity on myopia onset and progression in school-aged children in northeast China: the Sujiatun Eye Care Study. BMC Ophthalmol. 2015;15:73.
[178] Wu PC, Tsai CL, Wu HL, Yang YH, Kuo HK. Outdoor activity during class recess reduces myopia onset and progression in school children. Ophthalmology. 2013;120:1080–5.
[179] Wu PC, Chen CT, Chang LC, et al. Increased time outdoors is followed by reversal of the long-term trend to reduced visual acuity in Taiwan primary school students. Ophthalmology. 2020;127:1462.
[180] Guggenheim JA, Williams C, Northstone K, et al. Does vitamin D mediate the protective effects of time outdoors on myopia? Findings from a prospective birth cohort. Invest Ophthalmol Vis Sci. 2014;55:8550–8.
[181] Cuellar-Partida G, Williams KM, Yazar S, et al. Genetically low vitamin D concentrations and myopic refractive error: a Mendelian randomization study. Int J Epidemiol. 2017;46:1882–90.
[182] McBrien NA. Regulation of scleral metabolism in myopia and the role of transforming growth factor-beta. Exp Eye Res. 2013;114:128–40.
[183] Guggenheim JA, McBrien NA. Form-deprivation myopia induces activation of scleral matrix metalloproteinase-2 in tree shrew. Invest Ophthalmol Vis Sci. 1996;37(7):1380–95. Epub 1996/06/01.
[184] Jobling AI, Gentle A, Metlapally R, McGowan BJ, McBrien NA. Regulation of scleral cell contraction by transforming growth factor-beta and stress: competing roles in myopic eye growth. J Biol Chem. 2009; 284(4): 2072–9. Epub 2008/11/18.
[185] McBrien NA, Jobling AI, Gentle A. Biomechanics of the sclera in myopia: extracellular and cellular factors. Optom Vis Sci. 2009;86(1):E23–30. Epub 2008/12/24.
[186] Metlapally R, Jobling AI, Gentle A, McBrien NA. Characterization of the integrin receptor subunit profile in the mammalian sclera. Mol Vis. 2006;12:725–34. Epub 2006/07/25.

7 巩膜及其在屈光状态调节中的作用

Jody A. Summers

7.1 引言

巩膜是一种致密的、纤维状的、有黏弹性的结缔组织，它构成了眼球的轮廓，为巩膜提供了一个强大的框架结构来容纳内眼的视觉器官，承受眼内压产生的膨胀力，并保护眼内容物免受外部创伤。但是，巩膜的作用远不止是一个静态容器。来自临床和实验研究的有力证据表明，巩膜的生化和生物力学特性会响应视觉刺激而进行主动调节，可以通过调节眼球的轴向长度来最大程度地减少屈光不正。正如下面将讨论的那样，现在已知巩膜会在整个生命过程中不断地重塑，这种重塑高度依赖于巩膜成纤维细胞表型和细胞外基质的成分构成。而且，过去 30 年的研究结果也表明，基因和环境因素都可以调节巩膜重塑，这可能对眼球的大小和屈光状态产生深远的影响。

7.2 发育

在人类胚胎发育的第 6 周，人类巩膜从神经嵴和中胚层分化出来。大部分的巩膜分化自围绕神经外胚层视杯的神经嵴。而一小部分颞部巩膜则分化自中胚层，外眼的横纹肌和血管内皮也同样起源于此 [1, 2]。

人类巩膜是从前到后，从里到外依次发育的[3–5]。采用电子显微镜对人类胚胎和胎儿进行观察，发现在第 6 周时注定成为角膜缘的区域已经开始发育，第 8 周时向后发育至赤道部，第 12 周时达到后极部 [5, 6]。到第 4 个月，巩膜突形成环状纤维，到第 5 个月，视神经轴突周围的巩膜纤维形成筛板 [5]。在第 6 周时，可以检测到未成熟的胶原蛋白表现为小纤维状斑块，弹性蛋白在发育的第 9 周时开始出现，并持续增加一直到第 24 周 [7]。在巩膜发育过程中，细胞外基质（ECM）成分合成缺陷可能是导致马方（Marfan）综合征（弹性蛋白缺陷）、成骨不全症（Ⅰ型胶原蛋白缺陷）和 Ehlers-Danlos 综合征（赖氨酰原胶原羟化酶缺陷）的原因 [8, 9]。

7.3 巩膜的结构及组成

人巩膜的曲率半径约为 12 mm。巩膜在眼外肌附着处最薄（0.3 mm），在靠近视神经乳头的后极处最厚（1.0 mm）。巩膜分为三层：巩膜表层、实质层和巩膜棕黑层。巩膜实质层占巩膜厚度的 90%，巩膜的生物力学特性也主要取决于它 [10]。

巩膜与角膜的交界处、重要神经和血管的进出处以及眼外肌的附着处均各具特点。尽管结构上存在些许局部差异，但巩膜必须要在发生各种可能引起眼球变形的情形时能保持眼球外形，例如眼球运动、调节和眼压波动的时候。只有这样，巩膜才能确保眼球保持稳定的屈光状态，并且防止眼球破裂。为了满足这些要求，巩膜必须保持这种致密的不规则结缔组织基质结构。

巩膜基质由蛋白多糖、非胶原糖蛋白和嵌入基质中的胶原纤维组成。胶原纤维的直径大小不等，一般为 25~230 nm[11]，交织成复杂的网状层或薄片状排列（图 7.1）。这种胶原纤维的排列使得巩膜具有一定的强度和硬度来抵抗其不断地运动和眼外肌的牵拉。

位于胶原层之间的是巩膜成纤维细胞，负责巩膜基质的合成和重塑（图 7.1）。巩膜 ECM 的生化成分是维持其特有的硬度、强度和弹性的关键。大多数脊椎动物的巩膜由两层组成：内层软骨层和外层纤维层。尽管以前认为蛋白聚糖、富含脯氨酸–精氨酸和富含亮氨酸的重复蛋白（PRELP）和软骨寡聚基质蛋白质（COMP）等 ECM 分子是软骨组织

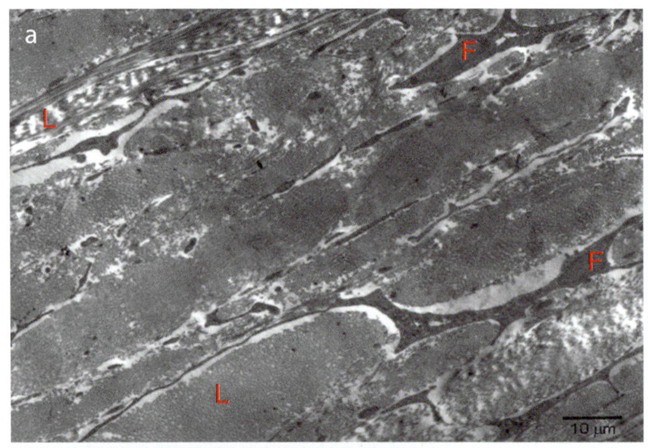

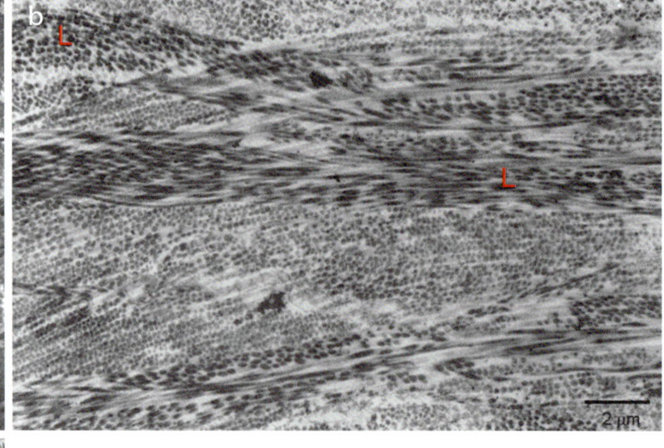

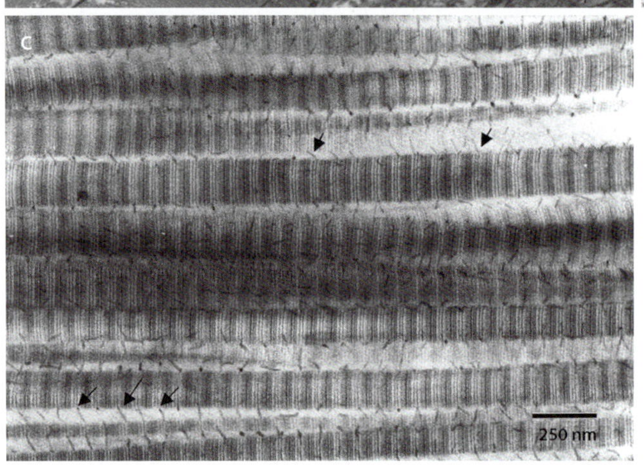

图 7.1　人巩膜胶原的薄层状结构。（a）透射电子显微镜（TEM）图像显示了位于不规则排列的胶原薄片（L）之间的巩膜成纤维细胞（F）的排列。在每个薄片内，胶原纤维总体是沿着相同方向定向排列的。（b）人眼前部巩膜的高倍放大图像，其中胶原薄片（L）在某些区域交织。（c）采用更高放大倍数观察巩膜胶原纤维，并且用阳离子酞菁染料对蛋白聚糖上的阴离子糖胺聚糖进行染色，蛋白聚糖可以在纵向切片中显示为与胶原纤维相关的细丝（箭头）。图 a 标尺 = 10 μm，图 b 标尺 = 2 μm，图 c 标尺 = 250 nm（图 c 转载自 Watson 和 Young[175]。经 © Elsevier 许可转载）

所独有的，但目前发现兽类哺乳动物以及蛇和蝾螈已经失去了软骨层。而人类巩膜中有这些 ECM 分子存在 [12]，表明软骨成分已经在进化过程中保留在了巩膜中，且发挥着重要的生化和生物力学功能 [13-15]。而且，巩膜中软骨分子的存在也解释了为何巩膜炎与各种风湿性疾病如类风湿性关节炎和多软骨炎会有关联 [16-18]。

胶原蛋白　在哺乳动物中，巩膜组织含有约 30% 湿重的胶原蛋白，主要由 Ⅰ 型胶原蛋白组成 [19, 20]。如前所述，在胚胎发育的第 6 周可以观察到人巩膜胶原基质的形成，表现为细直径胶原纤维的聚集。随着发育的进展，胶原蛋白以从前到后的方式沉积，使得最不成熟的胶原纤维位于后极部的巩膜中。基于这种空间发育模式，在整个胎儿早期发育直至第 16 周，巩膜后部区域的胶原纤维直径与巩膜前部区域相比更为细小，而 16 周以后它们的差异就不易察觉了 [7]。到巩膜发育的第 24 周，胶原纤维的直径已达到成人胶原纤维的直径，平均范围为 94～102 nm，总体范围为 25～250 nm。角膜组织的纤维间距是十分规则的，而巩膜 ECM 内的纤维间距则是不规则的，这是因为巩膜胶原纤维的直径差别很大。

除了 Ⅰ 型胶原蛋白外，人类巩膜还含有 Ⅲ、Ⅳ、Ⅴ、Ⅵ、Ⅷ、Ⅻ 和 XⅢ 型胶原蛋白 [21-23]。Ⅰ 型胶原蛋白是存在于人体巩膜中的主要胶原蛋白，约占总胶原蛋白的 95%。有趣的是，先天性高度近视是 Stickler 综合征的其中一种特征性表现，这是一种最常见的涉及 Ⅱ 型胶原蛋白（COL2A1）基因突变的遗传疾病，提示 Ⅱ 型胶原蛋白在巩膜发育和结构中起着主要作用 [24]。然而，尽管已经在胚胎小鼠的巩膜中发现了 Ⅱ 型胶原蛋白 [25]，并且它也是大部分软骨鸟类巩膜中主要的纤维状胶原蛋白，但在人类巩膜中却未检测到 Ⅱ 型胶原蛋白表达 [12, 26]。

胎儿和成人标本的免疫组织化学分析表明，Ⅰ 型和 Ⅵ 型胶原蛋白随着年龄的增长而稳定增加，而 Ⅳ、Ⅴ 和 Ⅷ 型胶原蛋白随着年龄的增长而减少。Ⅲ 型胶原蛋白在整个胎儿和成人阶段保持相当的稳定。原子力显微镜法 [27] 可以看到巩膜胶原纤维与相邻纤维之间的不连续的交叉桥结构有密切联系，这些结构以恒定的间隔出现，沿着胶原纤维每 67 nm 一个。据推测，这些交叉桥由与 Ⅵ 型胶原蛋白相关的聚集蛋白聚糖组成 [28, 29]。

巩膜内的胶原纤维排列不规则，有些呈交织的薄片（图 7.1）。这种层状组织类似于角膜的胶原纤维排列，但巩膜胶原纤维的直径变化很大，每层的厚度不同，并且每个层的方向相对于相邻的层是不规则的。基于对角膜的研究[29]，与每个胶原薄层的中心相比，与巩膜成纤维细胞相邻的每个薄层的侧边上含有那些最不成熟的胶原纤维的可能性更大。

蛋白聚糖 胶原蛋白生成、纤维方向、大小和排列受许多非胶原 ECM 成分的影响[30-32]。具体而言，蛋白聚糖是胶原纤维组装和排列的已知调控物质，并且在整个巩膜的 ECM 中大量存在。蛋白聚糖由一个核心蛋白组成，该核心蛋白具有至少一个连接的糖胺聚糖（GAG）侧链，该侧链由重复的硫酸化二糖单元组成。由于 GAG 的硫酸盐残基上存在负电荷，因此可以通过用阳离子染料（如酞菁染料）染色来观察组织中的蛋白聚糖（图 7.1c）[33]。GAG 分为四大类：① 透明质酸；② 硫酸软骨素和硫酸皮肤素；③ 硫酸乙酰肝素和肝素；④ 硫酸角质素。糖胺聚糖在巩膜发育的第 13 周时就已存在。巩膜组织的分析显示，中等染色的硫酸皮肤素和强染色的硫酸软骨素（CS）在整个胎儿发育过程中一直存在。透明质酸（HA）在发育的 13 周时存在于巩膜中，然后随着发育的进展而减少。在胎儿和成人巩膜中均发现少量硫酸乙酰肝素[21]。成人巩膜的 GAG 不均匀分散在整个 ECM 中。与前部和赤道部相比，在巩膜后极部观察到更高比例的硫酸软骨素和糖醛酸[14]。另一方面，发现透明质酸的染色在巩膜的赤道区域比在后极部巩膜更集中[34]。

蛋白聚糖占巩膜总干重的 0.7%~0.9%，其中皮肤素和硫酸软骨素蛋白聚糖含量最多。巩膜的主要硫酸化蛋白聚糖包括聚集蛋白聚糖、核心蛋白聚糖和双糖链蛋白聚糖[14]。聚集蛋白聚糖是一种软骨蛋白聚糖，由与 100 多个硫酸软骨素侧链共价连接的核心蛋白组成。与聚集蛋白聚糖的 GAG 链相关的负电荷起到隔离巩膜 ECM 内的水分子的作用，这是保持组织正常的水合作用和弹性的关键。与均匀分散在巩膜所有区域的小蛋白聚糖相比，蛋白聚糖在后巩膜中的浓度最高，它可能与巩膜后部柔顺性有关[35]。在软骨的 ECM 中，聚集蛋白聚糖可以通过连接蛋白与透明质酸结合形成大的水合大分子[36]；然而，这尚未在巩膜上得到证实。

人类巩膜还包含称为“小富含亮氨酸的蛋白聚糖（SLRPs）”的相关蛋白家族的几个成员的核心蛋白[15]。上面提到的核心蛋白聚糖和双糖链蛋白聚糖是 SLRP 家族中最著名和研究最多的成员[37, 38]，已有研究显示这些蛋白聚糖存在于人类巩膜中，分别含有一个或两个软骨素 / 硫酸皮肤素侧链[14]。此外，人巩膜还含有 SLRP 核心蛋白：人基膜聚糖、PRELP（富含脯氨酸 – 精氨酸和富含亮氨酸的重复蛋白）、角质素、纤维调节蛋白、DSPG-3（硫酸皮肤素蛋白聚糖 3，也称为 PG-Lb 或骺蛋白聚糖）、软骨黏蛋白和骨诱导因子[15]。所有 SLRP 都包含一个共同的中心结构域，由约 10 个富含亮氨酸的重复序列组成，这些重复序列已被证明与蛋白质 / 蛋白质的强相互作用有关[39]。除核心蛋白聚糖和双糖链蛋白聚糖外，其他存在于巩膜中的 SLRPs 都具有短的未硫酸化或低硫酸化 GAG 侧链。已证明 SLRP 家族的几个成员包括核心蛋白聚糖、纤调蛋白聚糖、人基膜聚糖和双糖链蛋白聚糖，可以通过其核心蛋白结合多种 ECM 成分，包括 Ⅰ 型胶原蛋白，参与基质组装和排列[30, 31, 40, 41]。

弹性纤维 弹性纤维由巩膜成纤维细胞合成，是巩膜细胞外基质的重要组成部分[42]。成熟状态的弹性纤维由无定形的弹性蛋白核心组成，其外围包绕着纵向排列的微纤维，微纤维由许多糖蛋白组成，包括形成弹性蛋白支架的纤维蛋白。弹性蛋白分子的染色出现在巩膜发育的第 9 周左右，并随着时间的推移而增加[7]。弹性蛋白在整个胎儿基质中的分布通常是均匀的，并在整个发育和成年期保持其均匀性，此时弹性蛋白浓度较低（大约为干重的 2%）。与马方综合征相关的巩膜病变和高度近视证明了弹性纤维在巩膜中的重要性，马方综合征是一种由微纤维蛋白基因突变引起的常染色体显性遗传疾病[43, 44]。

其他糖蛋白 几种非胶原糖蛋白也存在于巩膜的基质中，并且通常起到促进细胞黏附于细胞外基质的作用。胎儿巩膜中纤连蛋白、玻连蛋白和层粘连蛋白的免疫染色表明，这三种糖蛋白在胎儿发育的第 13 周时出现，然后随着发育的进展而减少[7]。在成人巩膜中，纤连蛋白广泛存在于整个筛板中，而玻连蛋白在筛板中以细纤维状染色模式分布，在巩膜中的分布范围较小[45, 46]。层粘连蛋白是一种三聚体蛋白质，包含一条 α 链、一条 β 链和一条 γ 链。每条链都有许多变异，导致体内有 15 种不同的层粘连蛋白[47]。层粘连蛋白存在于整个巩膜，与血管基底膜、小梁网和 Schlemm’s 管相关[48]。目前已经发现，层粘连蛋白位于人巩膜筛板的表面[49]，但在其余的非血管组织中不存在。有趣的是，层粘连蛋白的 α2a 链已被确定为是与人类近视发展相关的基因位点[50]（见下文）。

基质金属蛋白酶 与任何组织一样，巩膜重塑是一个动态过程，涉及细胞外基质的持续合成和降解。基质金属蛋白酶（MMPs）是一个中性蛋白酶家族，可以启动胶原蛋白和其他细胞外基质成分的降解[51]。这些蛋白质具有显著的氨基酸同源性，在中性 pH 值下具有活性，需要锌和钙离子，并被金属蛋白酶组织抑制剂（TIMP）抑制。人巩膜成纤维细胞可以表达 MMP-1（间质胶原酶）、MMP-2（明胶酶 A）、MMP-3（溶基质素）[52-54]和 MMP-9（明胶酶 B）[55]以及 MMP 抑制剂 TIMP-1[55, 56]。

巩膜成纤维细胞 尽管巩膜细胞外基质的组成在巩膜的生物力学特性中起主要作用，但一些研究提供证据表明，巩膜细胞响应源自视网膜和（或）脉络膜的局部生化信号，通过改变其表型及其与巩膜基质的相互作用来影响眼睛生长过程中巩膜重塑的变化。Phillips 和 McBrien[57]证明树鼩巩膜的轴向长度在眼压升高的一开始增加，但随后在接下来的一个小时内轴向长度逐渐缩短，最终在一个小时的高眼压下的轴向长度与眼压升高之前的眼轴长度相比没有显著差异。这种轴向长度的缩短是由于巩膜基质中 α-平滑肌肌动蛋白（SMA）的肌成纤维细胞的存在。在对人类、猴子和豚鼠的巩膜进行的研究表明，肌成纤维细胞是巩膜细胞的一个亚群，其数量可能随着年龄的增长而增加[58, 59]。正如角膜[60]和皮肤[61]中肌成纤维细胞所显示的那样，巩膜中肌成纤维细胞与非收缩性巩膜成纤维细胞不同[62]，它能够被细胞信号因子如转化生长因子-β（TGF-B）所刺激，从而对巩膜基质产生机械应力。

巩膜成纤维细胞还可以合成和分泌大量的转化生长因子 β 诱导的 68 kD 分子量大小的 TGF-B1p 蛋白，它有可能调节巩膜成纤维细胞与基质的相互作用[63]。TGF-B1p 通过整合素受体 αvβ3 和 αvβ5 与巩膜成纤维细胞的细胞表面结合，并在体外抑制巩膜细胞与Ⅰ型胶原蛋白的附着。TGF-B1p 的抗粘连作用似乎是特异性的，只针对巩膜成纤维细胞，因为 TGF-B1p 不抑制人角膜成纤维细胞或人包皮成纤维细胞的附着[63]。有趣的是，在进行凹透镜补偿的树鼩眼睛的巩膜中，TGF-B1 mRNA 水平是增加的[64]，在狨猴[65]和树鼩[66]的近视的发展过程中检测其脉络膜也得到相同的结果。体外的研究结果发现 TGF-B1p 对巩膜成纤维细胞与胶原蛋白的黏附具有抑制作用，笔者推测巩膜中 TGF-B1p 水平的变化可能会破坏成纤维细胞与基质的相互作用，从而促进了巩膜薄片的滑移，导致眼球变长、近视进展。与此类似，近视发展与巩膜成纤维细胞产生的胶原结合整合素亚基 α_1、β_1 和 α_2 的减少有关[67]，这进一步表明巩膜内的成纤维细胞与基质之间相互作用的减少是眼轴延长所必需的。

7.4 巩膜与年龄相关的变化

虽然眼球发育到 10 岁时几乎达到成人大小[68-72]，巩膜细胞外基质成分在整个青春期和青年期仍在不断合成和聚积。从儿童期到 40 岁，人类巩膜中蛋白聚糖的浓度稳步增加[35]。在 50 岁之后，小蛋白聚糖（双糖链蛋白聚糖和核心蛋白聚糖）的占比在所有巩膜区域范围内均下降。前部巩膜中蛋白聚糖的丢失与人巩膜组织的水合作用随着年龄增长而减少有关[35, 73]。老化的巩膜中小蛋白多糖的聚集形式与人类关节软骨中与年龄相关的蛋白聚糖变化非常相似[74]（图 7.2），后者的这种变化可以采用核心蛋白聚糖（DSPG-2）的竞争性放射免疫测定法观察得到。

巩膜中小蛋白多糖随着年龄的增长会逐渐开始丢失，与此相反，大蛋白多糖（软骨蛋白聚糖）在所有年龄段都保持不变，并集中在后部巩膜。蛋白聚糖在老化眼睛的后巩膜中的积聚可能与观察到的后部巩膜的硬度低于前部巩膜有关。由于其拥有众多的硫酸软骨素和硫酸角质素糖胺聚糖侧链，软骨蛋白聚糖可以结合大量的水，并有利于软骨保持组织弹性及其承压能力。如果软骨蛋白聚糖在巩膜中具有类似的功能，它的存在则可能使后部巩膜保持柔韧，从而使得后睫状血管内的血液供应可以顺利到达脉络膜和视网膜。软骨蛋白聚糖浓度的降低会显著降低后部巩膜中的糖胺聚糖浓度，并可能导致巩膜硬度的增加，这与远视和高度近视的发生发展有关[75]。

此外，随着年龄的增长，巩膜的硬度会增加，这是由于胶原纤维的非酶糖化型交联随着年龄的增长而累积增多[76, 77]。这种与年龄相关的硬度增加在前部巩膜最明显，其次是赤道部，然后是后部巩膜[78]。

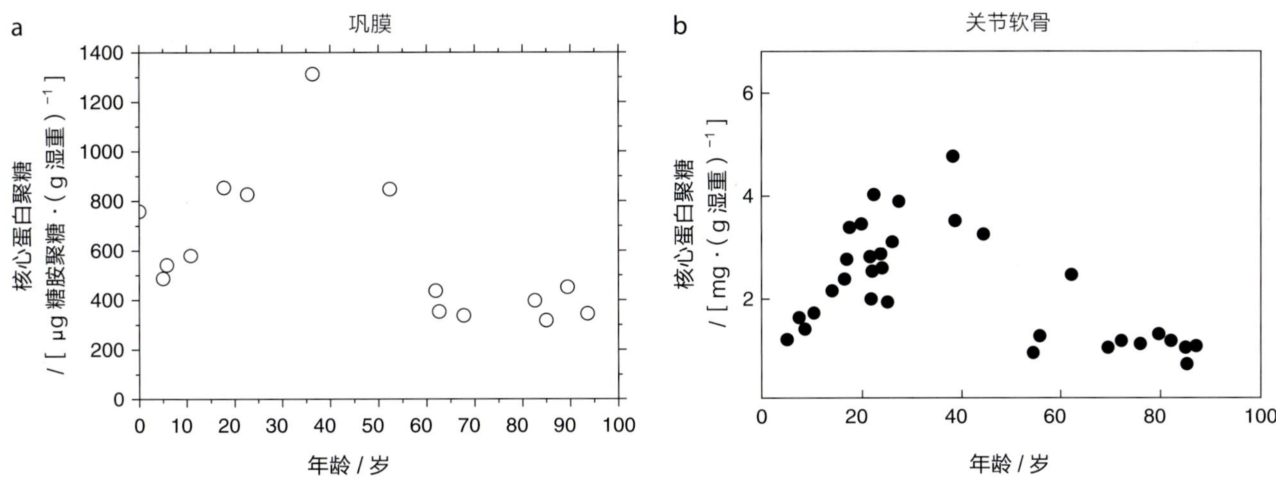

图 7.2 人巩膜和关节软骨中核心蛋白聚糖（DSPG-2）的年龄相关变化。（a）从 2 个月龄至 94 岁（n=15）的人巩膜中提取核心蛋白聚糖，与其他硫酸化蛋白聚糖分离，并量化为每克湿重中有多少微克的糖胺聚糖。（b）从正常人关节软骨（5~86 岁，n=32）提取蛋白聚糖，采用竞争性放射免疫测定法确定 DSPG-2 含量。随着年龄的增长，巩膜和关节软骨中 DSPG-2 的相对浓度具有惊人的相似性（来自 Rada 等 [35] 和 Sampaio 等 [74]。经 © 视觉和眼科研究协会、© 生化学会许可转载）

7.5 近视发展过程中的巩膜变化

近视是世界范围内视力损害的主要原因 [79]。大多数近视发生于 8~14 岁的儿童 [72]，由于眼球的玻璃体腔过度延长而产生 [80, 81]，使得视网膜位于眼睛焦平面的后面。在近视动物模型 [82, 83] 和人类 [84] 近视研究中，近视伴随着眼球后极部巩膜进行性的变薄，眼球在眼压作用下逐渐扩大。在高度近视的严重病例中，巩膜厚度可减少至正常巩膜的 31%[85]。高度近视巩膜变薄严重的可导致巩膜葡萄肿的形成。

超微结构图像显示高度近视的人眼巩膜基质表现为类似于角膜的薄片状的多层结构 [82, 86, 87]，主要以异常直径的小胶原纤维为主（平均低于 60~70 nm），胶原纤维束变薄，穿过整个巩膜厚度的胶原纤维束略少 [82, 86, 88]。而且还可以观察到与无定形胶结物质相关的异常纤维以及裂隙状或星形纤维 [80, 86, 88]（图 7.3）。在近视巩膜中观察到的超显微改变表明胶原纤维的生长和结构发生了紊乱，这是由于纤维形成的异常，或巩膜的损坏或分解加速所导致。值得注意的是，人类的近视患者和高度近视患者中所描述的巩膜变化是在死后的供体眼中发现的，这些人的近视已经进展很多年了。然而，应用哺乳动物近视模型的研究证实，实验性近视期间的巩膜变薄，是由于巩膜胶原蛋白和蛋白聚糖的主动丢失造成。近视发展过程中巩膜组织发生丢失会发生复杂的重塑，是由于巩膜基质降解加速，新的细胞外基质生成减慢，而导致其发生复杂的巩膜重塑过程 [89, 90]。

很少有研究探讨近视人群巩膜中的细胞外基质。在儿童和青年期，巩膜中蛋白聚糖合成和聚积是稳步增加的 [35]，在遗传或环境因素影响下，儿童和青年期巩膜中蛋白聚糖聚积的中断可能会导致正常巩膜细胞外基质的丢失，并导致眼球大小和屈光异常。一些研究人员已经在高度近视患者捐献的眼球巩膜中发现了糖胺聚糖和胶原蛋白浓度的降低 [84]，而在其他捐献眼中未见类似发现 [91]。同时，这些研究还检查了患有多年近视的老年患者捐献的巩膜。

遗传学、巩膜重塑和近视 目前的证据明确支持眼轴长度和近视是与遗传因素有关的。父母近视的孩子比父母没有近视的孩子受累的概率更高，眼轴长度也更长 [92]。双胞胎研究还表明，近视具有高度遗传性，遗传效应可以解释高达 88% 的遗传性 [93, 94]。然而，父母和兄弟姐妹之间共同的环境因素很可能导致他们有相似的屈光发育，从而混淆了遗传在近视发展中的作用。

因为眼球的轴长是决定眼球屈光状态的主要因素，任何巩膜细胞外基质成分的改变都可能导致巩膜形状的变化，进而可能显著影响视力。已确定与其他遗传综合征相关的近视基因分别为：Ⅰ型和Ⅱ型 Stickler 综合征的胶原蛋白 2A1 和 11A1 [24, 95]，Ⅵ型 Ehlers-Danlos 综合征的赖氨酰原胶原羟化酶 [96]，Knobloch 综合征的胶原蛋白 18/A1[97]，以及马方综

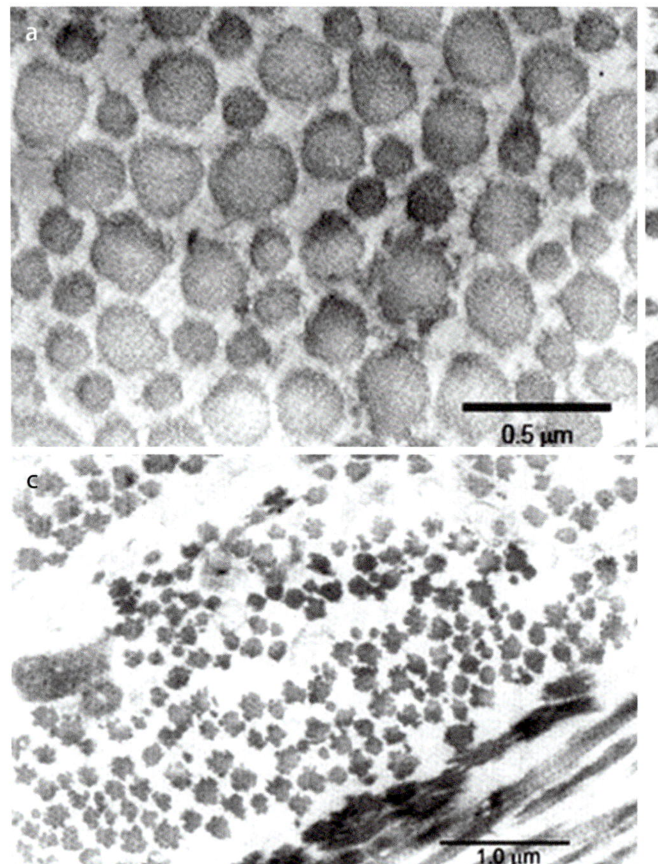

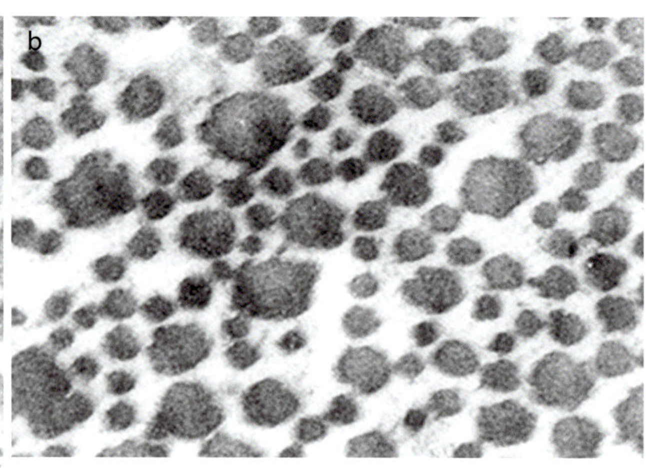

图 7.3 正常人眼和高度近视人眼巩膜中的胶原纤维。（a、b）与正常人眼巩膜（a）相比，高度近视的人眼巩膜（b）在胶原纤维直径方面表现出更大的变异性，并且含有更多的较小直径的胶原纤维。（c）此外，在横截面上观察到不寻常的星形纤维和与无定形胶结物质相关的异常纤维的增加。图 a、b 标尺 = 0.5 μm，图 c 标尺 = 1 μm（改编自 Curtin[80]）

合征的原纤维蛋白[98]，这些基因在巩膜中都有表达，同时也是不伴有综合征的高度近视的可能候选致病基因。

基于连锁分析的结果，有人提出某些形式的遗传性高度近视是定位于染色体基因座 17q[99]、18p（MYP2）[50] 和 12q21-23（MYP3）的基因缺陷导致巩膜细胞外基质成分缺陷的结果[100]。目前已知一些细胞外基质基因定位于这些位点，在巩膜内存在：胶原蛋白 1A1 和软骨黏附素（17q），层粘连蛋白的 α 亚基（18p），以及光蛋白（lumican）聚糖、核心蛋白聚糖和硫酸皮肤素蛋白聚糖（DSPG-3）（12q）。随后的连锁分析表明，12q 基因座可能是大约 25% 的英国家庭出现高度近视的原因[101]。

目前已经进行了几项大型全基因组研究，以确定人群中与近视发展相关的基因[102-107]。这些研究已在视网膜、视网膜色素上皮（RPE）、脉络膜和巩膜的几乎所有细胞类型中筛选出许多候选基因，它们具有多种功能，包括神经传递、离子转运、视黄酸代谢和细胞外基质重塑（图 7.4）。综上所述，多种基因的突变或多态性可能直接导致近视发展，或者更有可能使一部分个体易患与环境因素相关的近视进展（下文讨论）。

巩膜重塑的视觉调控 近视的动物模型为眼球大小的发育、屈光度和近视发展的机制研究提供了相当多的理论基础。1970 年代偶然发现，通过视网膜的形觉剥夺，可以诱发猴子、小鸡、树鼩和儿童的近视[108-111]。最近，采用同样的方法在小鼠[112, 113] 和豚鼠[114] 中诱发了近视。形觉剥夺是一个“开环”系统，其中眼球将在形觉剥夺期间以更快的速度伸长，可能会产生巨大的眼球，它们会从眼窝中凸出。相比之下，Schaeffel 等[115] 通过使用具有特定屈光度的正透镜和负透镜证明，小鸡可以通过调节眼球的轴向长度来准确地补偿强加的近视或远视离焦。透镜补偿现象也随后在树鼩[116]、猴子[117]、豚鼠[118] 和老鼠[113] 中得到证实。这些动物研究的结果清楚地证明了视觉依赖性“正视化”机制的存在，该机制通过控制婴儿和青少年眼睛的轴向长度使视网膜位于焦平面上，图像聚焦在光感受器上，从而最大程度地减少屈光不正。先天性白内障、上睑下垂或玻璃体出血导致儿童的视觉图像模糊或动物的形觉剥夺，会中断正视化机制，导致快速和显著的近视发展。

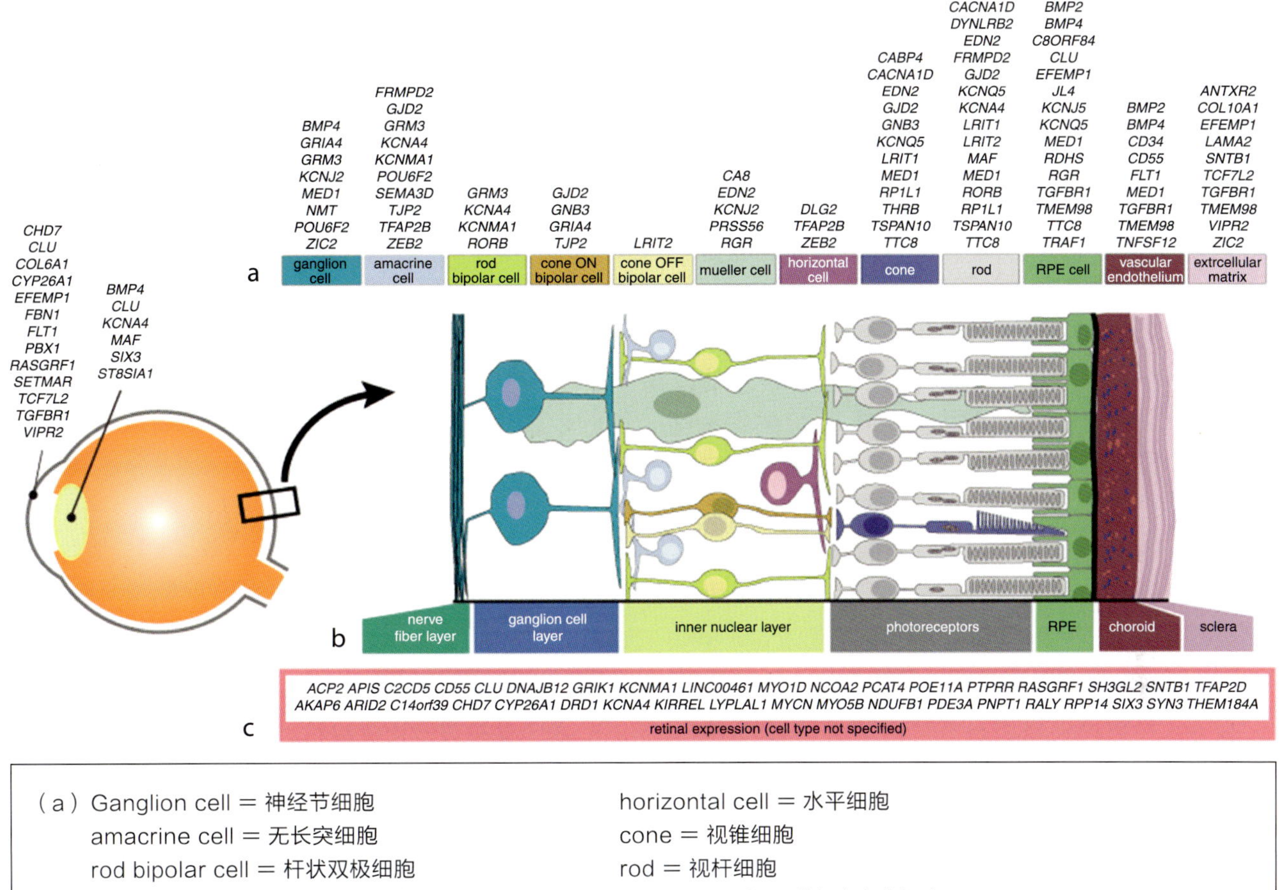

（a）Ganglion cell = 神经节细胞
amacrine cell = 无长突细胞
rod bipolar cell = 杆状双极细胞
cone ON bipolar cell = 锥状给光双极细胞
cone OFF bipolar cell = 锥状撤光双极细胞
mueller cell = Muller 细胞
horizontal cell = 水平细胞
cone = 视锥细胞
rod = 视杆细胞
RPE cell = 视网膜色素上皮细胞
vascular endothelium = 血管内皮
extracellular matrix = 细胞外基质

（b）nerve fiber layer = 神经纤维层
ganglion cell layer = 神经节细胞层
inner nuclear layer = 内核层
photoreceptors = 感光细胞
RPE = 视网膜色素上皮
choroid = 脉络膜
sclera = 巩膜

（c）retinal expression (cell type not specified) = 视网膜表达（未指定细胞类型）

图 7.4 通过全基因组关联分析（GWAS）确定的近视候选基因及其功能位点。在超过 255 000 名人类受试者中筛选屈光不正相关基因，并评估其基因表达位点及其功能相关的眼内靶细胞，这些基因似乎分布在视网膜、视网膜色素上皮、血管内皮和细胞外基质的所有细胞类型中（来自 Tedja 等[107]。经 © Springer Nature 许可转载）

值得注意的是，应用动物模型的研究表明，在去除散射镜片或负透镜后，年轻的眼球可以从诱发的近视中恢复[119, 120]。这种恢复也被认为是正视化过程的表现，通过该过程眼球会主动降低由眼轴的过度伸长引起的近视离焦。然而，除了在恢复过程中调节眼球生长的视觉基础外，还存在一种将扩大的眼球恢复到其自然形状的稳态机制[121]。

这种恢复的关键在于，作为出生后（或孵化后）发育的一部分，年轻的眼球仍在拉长。当移除散射镜片或负透镜时，拉长的近视眼则停止继续拉长。眼球的光学系统继续成熟（通过角膜和晶状体的持续重塑），因此焦平面逐渐向后移动，从而减少近视。

视网膜的位置通常由巩膜壳的位置控制，并通过脉络膜的厚度进行额外的调整[122]。因此，巩膜细胞外基质合成、聚积和代谢的显著变化与诱发近视的发展及近视恢复过程有关也就不足为奇了[89, 90, 123]。如上所述，巩膜结构存在物种差异，兽类哺乳动物（包括人类、其他灵长类动物如狨猴和猕猴以及树鼩）和大多数其他脊椎动物（包括小鸡）之间是不同的[124]。主要区别在于，在大多数脊椎动物中，巩膜由软骨内层和纤维层外层组成，其组成与前面章节提到的人类巩膜相似。在兽类哺乳动物中，软骨内层不存在，因此整个巩膜由胶原纤维以及Ⅰ型胶原蛋白为主的细胞外基质组成。尽管巩膜解剖结构存在这种差异，但哺乳动物的纤维巩膜和鸟类巩膜的纤维层似乎有相似的生长过程。当眼球的伸长加速时，哺乳动物[89, 90]和鸟类[83, 125]的纤维巩膜均会变薄并失去一些物质。而鸟类巩膜的软骨层随着眼睛的拉长表现为生长加速，伴随着蛋白聚糖的合成和聚积的增加以及干重的增加[123, 126]。在某种程度上，所有脊椎动物都可能采用类似的信号机制来调控巩膜的变化，通过控制软骨的生长（如果有软骨的话）和纤维巩膜的重塑来做到这一点。

与近视相关的生物力学变化　与高度近视相关的巩膜显著变薄和巩膜细胞外基质的变化导致巩膜生物力学特性的改变。与正视眼相比，近视眼的巩膜硬度值较低，表明近视眼的巩膜在正常眼压下可能更具延展性[127]。在树鼩中，巩膜的黏弹性，即检测到的“蠕变率”（在类似于眼内压的恒定张力下的持续伸长）在实验诱发近视时显著增加[128]（图7.5）。在放置负镜片或散射镜片以诱发近视后的2天内，巩膜蠕变率增加。这种黏弹性的增加会使巩膜更易伸展，因此正常的眼压会导致玻璃体腔过度扩张。值得注意的是，当移除了散射镜片后，视力可以恢复（恢复期），巩膜蠕变率在2天内显著降低至低于对照组水平，这有助于从近视中恢复（图7.5）。

巩膜扩张不仅因为近视眼巩膜内蛋白聚糖和胶原蛋白含量的减少，而且还由于胶原蛋白交联发生了变化。当全身抑制巩膜胶原蛋白交联时，诱发的实验性近视度数会显著增加[129]。有趣的是，在用山黧豆素（Lathyrogen）处理后的动物的对侧对照眼中没有检测到眼球伸长的变化，这表明是与用其他视觉诱导的巩膜ECM变化相关的胶原交联减少这一因素导致了过度的眼球伸长。最近，Levy等[130]研究发现近视的树鼩眼球的巩膜与对侧对照眼相比其对周期性生理负荷的软化反应增加，这种近视眼巩膜的软化能被京尼平（Genipin）这种外源性交联剂所逆转。这些结果验证了巩膜动态变化的特点，并促使人们进一步进行巩膜生物力学方面视觉变化的分子学基础研究。

近视巩膜的生化改变：动物研究结果　与高度

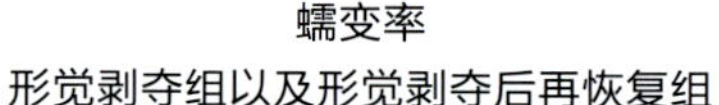

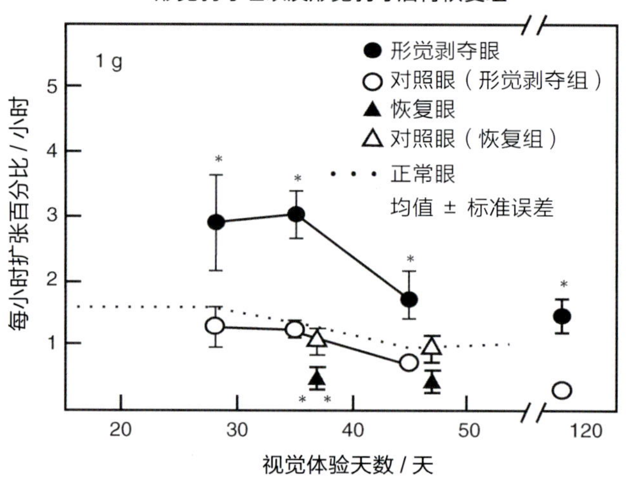

图7.5　从形觉剥夺的树鼩眼（实心圆圈）、对照眼（空心圆圈）、形觉剥夺性近视中的恢复眼（实心三角形）和对照眼（空心三角形）中取出的巩膜条在1 g压力下测得的巩膜蠕变率。在测量蠕变率（视觉体验）当天绘制数据。虚线是正常的、未经处理的树鼩巩膜的平均蠕变率。单个星号表示治疗眼和对照眼之间存在显著差异（$P<0.05$）。双星号表示恢复期眼和对照眼之间存在的显著差异（$P<0.05$）（来自Siegwart Jr和Norton[128]。经© Elsevier许可转载）

近视人眼的后巩膜相似，哺乳动物近视模型的近视发展也与巩膜变薄以及巩膜胶原纤维直径显著变小有关[82, 131]。巩膜中DNA的合成虽然减少[132]，但DNA含量保持不变[131]。基质的净重降低，表现为干重的减轻[82]以及Ⅰ型胶原蛋白含量的减少[89, 133]。树鼩配戴负透镜后24小时内透明质酸水平下降[134]，硫酸化和非硫酸化糖胺聚糖的水平也降低[89]。与此类似，在普通狨猴中，后部巩膜中蛋白聚糖合成速率与近视（伸长加快）、远视（伸长减速）或正常生长眼球的玻璃体腔伸长率呈负相关[90]。对小鼠的研究证据支持蛋白聚糖在维持巩膜结构和眼球形状中的重要性，缺乏光蛋白聚糖的小鼠[135]或同时敲除光蛋白聚糖和纤维调节蛋白基因的小鼠[136]表现出巩膜胶原纤维直径和排列的异常、巩膜变薄以及眼轴延长，这表明这些细胞外基质成分对于维持巩膜的生物力学特性很重要。

有趣的是，并不是所有的基质蛋白都减少了，Ⅲ型和Ⅴ型胶原蛋白相对而言就不受影响[133]。因此，基质蛋白看起来似乎并不是对纤维巩膜的生长进行调节，而是由于细胞外基质的丢失导致的巩膜重塑。再者，这些变化似乎在生物力学变化（蠕变率增加）之前就已经开始，或者至少是同步开始的。它们可能至少部分受到升高的非激活和激活的MMP-2（明胶酶A）的调节[137]。在近视发展过程中，树鼩的巩膜和小鸡巩膜的外层纤维层经历了重塑，MMP-2的表达增加[137, 138]，金属蛋白酶组织抑制剂（TIMP）-2的表达降低（这是一种明胶酶A的内源性抑制剂[139–141]），蛋白聚糖合成速率降低[142]以及巩膜的整体变薄[83]均可以证实这一点。在实验诱导的近视（即通过配戴负透镜或形觉剥夺）期间小鸡巩膜纤维层以及哺乳动物的巩膜重塑现象很可能与人类近视的发生发展过程相似。

与小鸡的巩膜纤维层相比，其巩膜软骨层表现出DNA和蛋白聚糖尤其是蛋白聚糖的合成和聚积增加，在近视发展过程中整体增厚[123, 126, 143]。在小鸡中，蛋白聚糖合成的显著增加发生在形觉剥夺开始后的1天内，可能与软骨生长有关，这些变化发生在玻璃体腔伸长改变之前[144]。用β-木糖苷对小鸡的蛋白聚糖合成进行全面抑制就能显著降低形觉剥夺以及对侧对照眼的眼球伸长率[145]，这表明巩膜中蛋白聚糖合成和聚积的增加是诱发性近视以及正常孵化后眼球生长期间眼球伸长的原因。在检查的所有物种中，巩膜细胞外基质合成和降解的变化在眼球的后极部都表现得更明显[89, 90, 142]，提示这些近视动物模型可以准确地模拟与人类高度近视相关的巩膜变化。后极部巩膜的局部改变可能与该区域巩膜成纤维细胞生长状态的区域差异有关，或者可能是形觉剥夺引起的视网膜、脉络膜和巩膜沿着视轴的化学物质浓度变化导致。然而，这可能只反映了巩膜本身的结构变化，因为在其中一些物种（树鼩、小鸡）中，具有最强视敏度的视网膜区域（与人类黄斑中央凹区域类似）并不位于后极，而是在颞侧。

在小鸡、树鼩和狨猴中，从诱导性近视到恢复期间的巩膜变化本质上是与形觉剥夺或负透镜诱导的近视相关的巩膜重塑过程的逆转。狨猴和树鼩的恢复期眼球的玻璃体腔伸长减慢与MMP-2活性降低、TIMP-2活性增加以及纤维巩膜中蛋白聚糖合成增加有关[146]。糖胺聚糖水平在负透镜诱发的近视发展过程中降低，在恢复期恢复正常[134]。移除小鸡的散射镜片，使其视力不受限制而恢复的数小时内，后极部软骨巩膜中蛋白聚糖的合成迅速减少[147]。在小鸡和树鼩的恢复过程中，巩膜中糖胺聚糖合成及水平的变化发生在玻璃体腔伸长速度快速下降之前或至少早于此[134, 147]，这表明巩膜细胞外基质重塑的变化是造成眼球伸长的原因。已有研究证实，多功能细胞因子如转化生长因子-β（TGF-β）参与调节近视发展相关的巩膜细胞外基质变化。在形觉剥夺的树鼩眼睛的巩膜中，TGF-β三种亚型（TGF-β1、TGF-β2和TGF-β3）的基因表达迅速减少[148]。此外，在巩膜成纤维细胞的原代培养中，分别采用正常和近视巩膜中观察到的浓度相当的TGF-β亚型进行研究发现，TGF-β亚型的减少导致胶原蛋白和蛋白聚糖的合成减少，这与近视树鼩眼睛的巩膜中观察到的结果相类似[149]。除了介导巩膜细胞外基质的变化外，TGF-β亚型局部浓度的变化可能会调节巩膜成纤维细胞中α-平滑肌肌动蛋白的表达，从而调节巩膜成纤维细胞向肌成纤维细胞的分化（如上所述）。

有两项研究评估了近视发展过程中哺乳动物巩膜中的整体蛋白质表达谱。Zhou等[150]采用双向凝胶电泳法比较了豚鼠眼睛在形觉剥夺7周时、形觉剥夺解除恢复4天后以及正常眼睛中的巩膜蛋白，他们发现18种巩膜蛋白在形觉剥夺的眼睛中表现出至少三倍于正常眼睛的表达变化，16种巩膜蛋白在恢复过程中与正常眼睛不同。上调最高的蛋白质分别是βA4-晶状体蛋白和分泌2亚型b的Ca^{2+}依赖性激活蛋白，下调最多的蛋白质是过氧化还原蛋白4、GDP形式的人胎盘CDC42GTP酶的G12v突变体（B链）和推定的α-微管蛋白。在恢复期间，微管蛋白α-6、肌动蛋白细胞骨架蛋白2和几个晶状体蛋白（包括βA4-晶状体蛋白）基因表达下调。在最近的一项研究中，Frost和Norton[151]采用高度敏感的蛋白质组学方法（差异凝胶电泳，DIGE）比较了经历透镜诱导近视（lens-induced myopia, LIM）、LIM恢复期和正常树鼩巩膜中的蛋白质表达。在近视发展和诱导性近视恢复期间，79种蛋白质显示出显著改变。透镜诱导的近视与结构蛋白的下调有关，如胶原蛋白Ⅰα2以及参与细胞-基质相互作用（血栓素蛋白、角质素）和细胞骨架重塑（fortilin蛋白、凝溶胶蛋白）的蛋白质。LIM诱导的蛋白质变化可能会改变巩膜ECM和细胞-ECM的相互作用，促进巩膜层之间的滑动，从而提高近视巩膜的蠕变率。在恢复期间，在LIM期间表达下降的蛋白质（例如胶原蛋白Ⅰα2）恢复到对照组水平或略高于对照组水平，因此推测这些变化将使层间区域稳定，从而将巩膜的黏弹性降低到正常水平。Zhou 等[152]的结果与 Frost 和 Norton[151]的研究缺乏相似性，可能因为物种、蛋白质分析方法和（或）实验方案的差异所导致。

7.6 巩膜生长和（或）重塑的调控

局部调控 据推测，巩膜细胞外基质重塑的许多方面受特定生长因子的控制。人类巩膜中蛋白聚糖合成率随着年龄发生的变化与在关节软骨中观察到的几乎相同（图 7.2），在 40 岁时达到顶峰[35]，表明出生后巩膜的生长与其他结缔组织一样，受全身生长激素或其下游效应物［如胰岛素样生长因子（IGF-Ⅰ和 IGF-Ⅱ）］的控制[153]。然而，过去 25 年中最有趣的发现之一是，视觉刺激诱导的出生后眼球巩膜生长相关的变化是由一系列局部产生的化学反应所控制的，这些化学改变首先在视网膜中出现并最终导致巩膜 ECM 重塑[154]。如果视神经被切断或动作电位被河豚毒素（TTX）阻断，仍然可以通过视觉剥夺或负透镜来诱发近视[155, 156]。而且如果遮挡物或负透镜仅影响一部分视野，则只有视觉被剥夺或者离焦的那部分视网膜对应的眼球结构会扩大并变得近视[154]。在视神经已经被切断的视觉剥夺诱发的近视眼睛中也会有回归正视眼的过程，虽然常常回归过头变成远视[156]。出生后眼球生长受眼内机制调控的观点引发了人们对邻近眼部组织合成的巩膜生长调控物的关注和研究。

脉络膜作为巩膜生长的调控组织 作为一种高度血管化的组织，脉络膜负责合成许多生长因子，这些生长因子对于其精细的脉管系统的发育、生长和维持是必需的。例如，脉络膜内皮细胞和基质细胞可以合成血管内皮生长因子（VEGF）[157]、碱性成纤维细胞生长因子（bFGF 或 FGF-2[158, 159]）和肝细胞生长因子（HGF）[160]。这些生长因子是促进和（或）抑制内皮细胞分化、增殖和迁移以及血管的成熟、稳定、维持和渗透性所必需的。此外，脉络膜还可以合成基质金属蛋白酶 MMP-1、MMP-2 和 MMP-3[161]，这些因子与脉络膜的毛细血管及基质相关。上述生长因子 MMPs 和 TIMPs 是分泌蛋白，通过受体介导与邻近细胞发生相互作用。因此，除了它们在维持脉络膜脉管系统中的作用外，这些蛋白质可能也会对脉络膜外的细胞和组织产生影响。

Marzani 和 Wallman[125]是第一个证明脉络膜分泌的分子可以抑制巩膜中蛋白聚糖的合成，从而有可能调节眼球延长的团队。这项研究发现，把小鸡巩膜与未经任何处理的眼球的脉络膜共同培养就可以抑制其巩膜软骨层中蛋白聚糖的合成。而且发现从恢复期的眼睛中分离出的脉络膜更能明显抑制巩膜中蛋白聚糖的合成。相反，与从近视眼（形觉剥夺模型）中分离的脉络膜和与未经处理的脉络膜共培养的巩膜相比，蛋白聚糖合成的速率增加。与从对照组脉络膜分离的脉络膜上腔液体相比，从回归正视眼脉络膜中分离的脉络膜上腔液体能够在体外抑制巩膜中蛋白聚糖的合成[162, 163]。由于在不同生长条件下，与脉络膜或脉络膜上腔液体共培养诱导的巩膜中蛋白聚糖合成的变化，模拟了在体内相同视觉条件下巩膜中观察到的变化[144]，这些研究提供了第一手的证据，表明脉络膜可能是参与视觉诱导眼球延长的巩膜生长调控剂的来源。

视黄酸 视黄酸与视网膜和巩膜之间的调节眼球生长的信号级联反应有关[164]。与视网膜或肝脏相比，小鸡脉络膜合成相对较高水平的全反式视黄酸（atRA），并且 atRA 合成的速率受到眼睛屈光状态的显著影响。在诱导性近视恢复期间和在补偿施加的近视离焦期间（使用正透镜），小鸡眼中脉络膜合成的 atRA 显著增加，而在形觉剥夺性近视和补偿的远视离焦（使用负透镜）眼球中显示 atRA 显著减少。有趣的是，脉络膜 atRA 合成增加的时间节点[164]与诱导性近视恢复早期观察到的巩膜蛋白聚糖合成速率下降非常相似[147]（图 7.6a、b），表明脉络膜 atRA 合成和巩膜中蛋白聚糖合成之间存在因果关系。

使用超灵敏的定量方法［LC（液相色谱）/MS/MS（串联质谱）］，在培养的脉络膜组织中可以测量内源性和新合成的 atRA[165]。与 Mertz 和 Wallman 的结论一致[164]，从已经度过 24 小时至 15 天的恢复期脉络膜培养物中检测到的 atRA 浓度显著高于配对的对照组培养物。对照组和恢复期脉络膜组织培养物中 atRA 的内源性浓度分别约为 5×10^{-9} M 和 4×10^{-8} M（图 7.6c）。体外脉络膜产生的 atRA 浓度在一定范围内对巩膜中蛋白聚糖的合成产生显著的抑制作用，基于 atRA 在体外抑制巩膜蛋白聚糖合成浓度的 IC50（$IC50=8 \times 10^{-9}$ M）[165]（图 7.6d）。以上的这些研究都表明视觉刺激引起的脉络膜中 atRA 的合成可能调控巩膜中蛋白聚糖的合成。

在豚鼠和灵长类动物的近视发展过程中，脉络膜 / 巩膜[166]和 RPE/ 脉络膜[167]中的 atRA 均分别

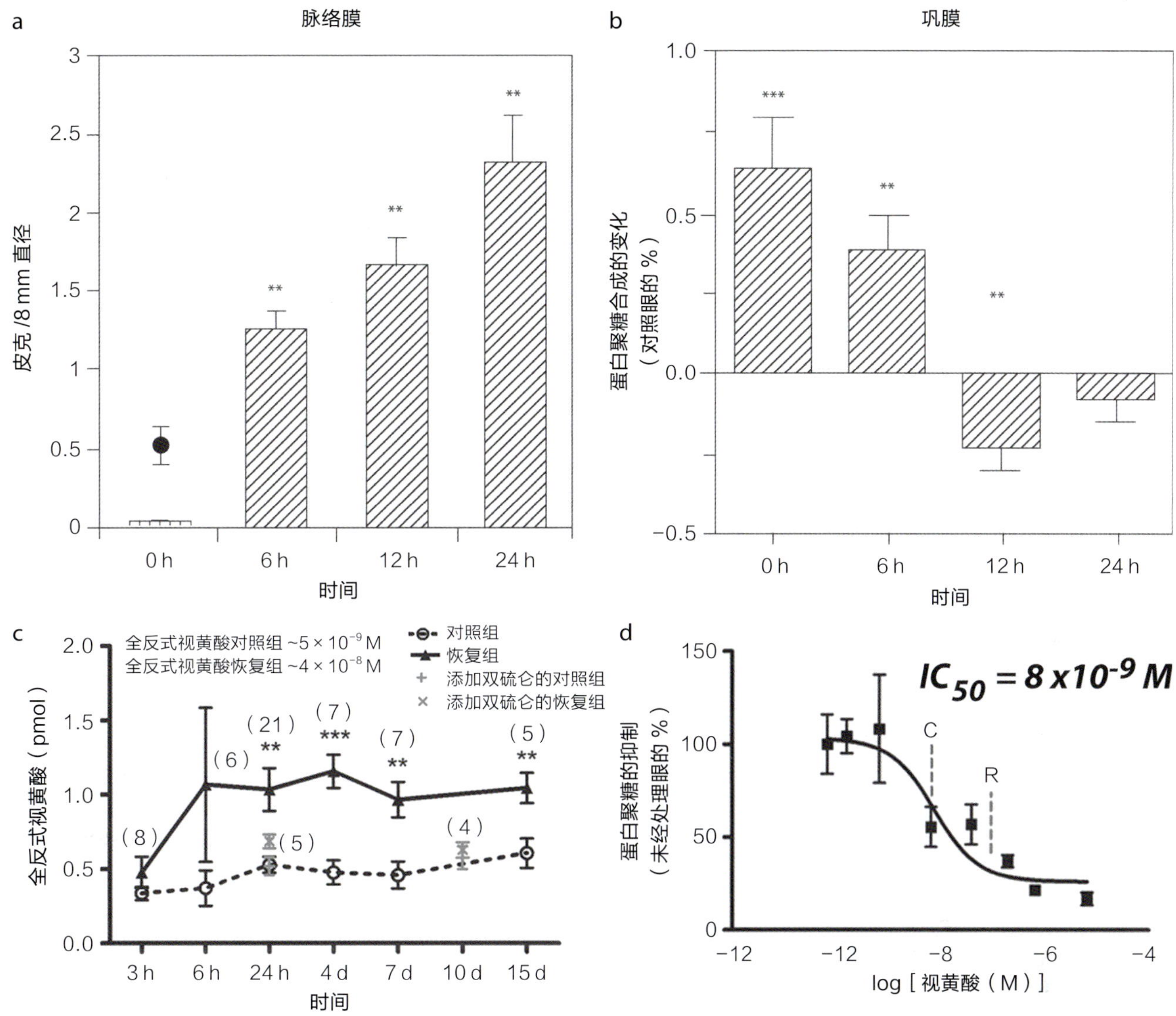

图 7.6 诱导性近视恢复过程中脉络膜视黄酸合成和巩膜蛋白聚糖的合成。（a）从形觉剥夺性近视中恢复的眼睛中脉络膜全反式视黄酸(atRA)合成增加的时间进程。(b)从形觉剥夺性近视中恢复的眼睛中巩膜蛋白聚糖合成减少的时间进程。(c)在 N2 培养基中，在 37℃下将来自对照组和恢复期眼睛的小鸡脉络膜（8 mm 直径）培养 3 小时。通过 LC/MS/MS 对组织中的以及培养基中的 atRA 进行量化。在培养之前以及检测 atRA 之前，将 atRA 合成抑制剂双硫仑（DS，100 μm）添加到对照组及恢复脉络膜培养基中。（d）atRA 对体外巩膜中蛋白聚糖合成的影响。把未经处理的眼睛中分离的脉络膜与 atRA（10^{-10} M 到 10^{-5} M）共培养 24 小时。在与 atRA 培养后，蛋白聚糖合成的量可以通过 $^{35}SO_4$ 结合成糖胺聚糖的量来估算。ǂ 标准差，* 两组数据之间的差异具有统计学显著性（$P<0.05$），** 差异更加显著（$P<0.01$），*** 差异非常显著（$P<0.001$）（图 a 来自 Mertz 和 Wallman[164]，经 © Elsevier 许可转载。图 b 改编自 Summers Rada 和 Hollaway[147]，经 © Elsevier 许可转载。图 c、d 来自 Summers Rada 等[165]，经 © 视觉和眼科研究协会许可转载）

合成增加，这种情况也与巩膜中蛋白聚糖的合成减少有关。然而，与小鸡相比，哺乳动物的巩膜中蛋白聚糖合成减少与眼轴延长有关[89, 90]。与小鸡相似，atRA 也可以抑制灵长类动物巩膜中的蛋白聚糖合成[167]。因此，在小鸡和灵长类动物中，视觉诱导的脉络膜中 atRA 合成和浓度的改变与已知的视觉诱导的眼球生长过程中发生的巩膜蛋白聚糖合成的变化一致，并且可能揭示了视觉诱导眼部生长调节中的一种进化守恒的机制。为何相同的视觉刺激（如远视离焦）会在小鸡和灵长类动物的脉络膜 atRA 合成中出现截然相反的改变目前仍未知，因此提示在灵长类动物和小鸡中可能存在其他的蛋白可以调控视网膜和脉络膜之间的级联反应。

atRA 的组织浓度受到合成酶、分解代谢酶、结合蛋白和核受体的严格控制[168]。多项研究记录了正常和视觉诱导眼球生长状态下的小鸡眼球里的视网膜、脉络膜和巩膜中视黄酸结合蛋白、视黄酸受体（RAR）和视黄酸脱氢酶的基因和蛋白表达[165, 169–171]。一些研究也已确定诱导性近视恢复期间和镜片（+7D 镜片）引起的近视补偿期间脉络膜中 RALDH2 mRNA 的表达显著增加[165, 171, 172]，表明恢复期眼睛脉络膜中 atRA 的合成增加是由于 RALDH2 酶活性增加。

此外，联合采用酶学分析、Western 印迹和免疫组织化学等方法发现 RALDH2 是小鸡脉络膜 RALDH 的主要亚型，是近视恢复过程中观察到的视黄酸合成增加的唯一调控物质[172]。在脉络膜内，RALDH2 阳性细胞集中在内层脉络膜（靠近 RPE），为卵形和梭形细胞，位于较大的血管和淋巴管之间的基质中，其中一些与血管关系密切[165, 169, 172]（图 7.7a~d）。在恢复期 1~15 天内脉络膜中 RALDH2 免疫阳性的细胞增多[172]（图 7.7e），可能是由于 RALDH2+ 细胞的增殖，RALDH2 蛋白表达增加，也可能是 RALDH2+ 细胞迁移到脉络膜，或这些因素共同作用的结果。那些在小鸡脉络膜中发现的具有相似表型的 RALDH2+ 细胞，在人类脉络膜中也存在[173, 174]。atRA 及其合成酶 RALDH2 作为视觉诱导的巩膜重塑和眼球大小变化的可能介质，为控制近视发展方面的研究提供了新的潜在分子靶点。

7.7 结论

本综述提到的研究清楚地表明，巩膜是一种动态变化组织，能够快速响应视觉环境的变化，从而

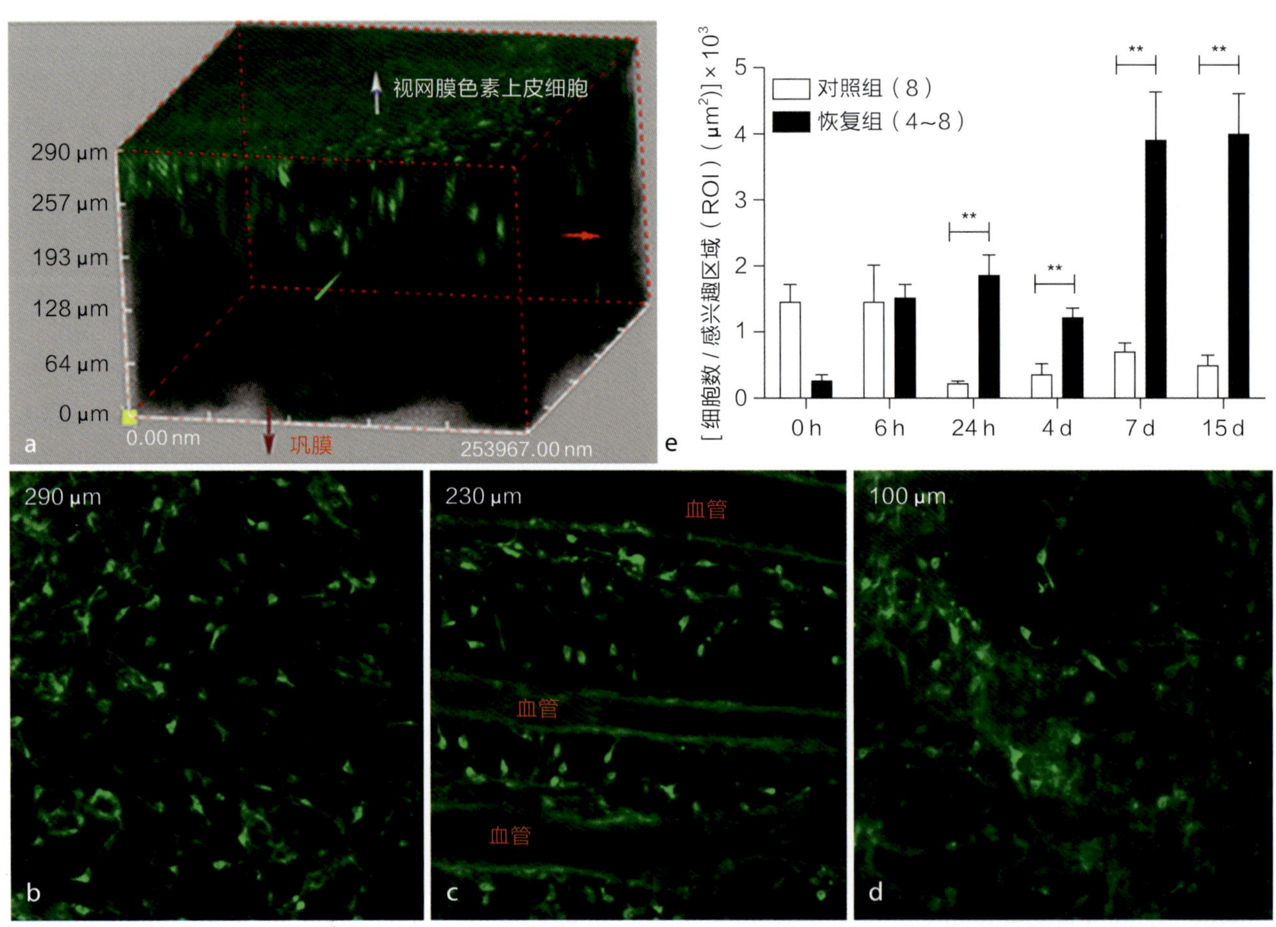

图 7.7 正在恢复期的小鸡脉络膜中的 RALDH2 阳性（+）细胞。在用抗鸡 RALDH2 抗体对已恢复 4 天的脉络膜进行整体免疫标记后，通过多光子成像识别 RALDH2+ 细胞。RALDH2+ 细胞（绿色）集中在内层脉络膜（靠近 RPE）中，但也位于脉络膜基质中，其中一些与血管密切相关。（a）恢复期脉络膜内感兴趣区域的 3D 重建图中 RALDH2+ 细胞可被量化。（b~d）在整个脉络膜厚度上拍摄的，在图 a 中显示的脉络膜的单个切片（1 μm 厚）。每个图像顶部的数字（290 μm、230 μm 和 100 μm）表示脉络膜切片的位置，即与巩膜的距离。（e）对照组和恢复期脉络膜中的 RALDH2+ 细胞数（图 e 来自 Harper 等[172]，经 © 视觉和眼科研究协会许可转载）

影响眼球的大小和屈光度状态的改变[175]。过去十年的研究已经在包括人类在内的几种动物物种的巩膜中确定了与近视发展相关的几个基因。通过抑制MMP活性、刺激蛋白聚糖和胶原蛋白合成或增加胶原蛋白交联来减缓人巩膜细胞外基质丢失进而延缓近视的进展是未来治疗的方向。

许多大样本人群的研究结果表明，近视是一种复杂的疾病，受多种基因和环境因素的影响。非常有趣的是，发病机制中视觉环境可以启动细胞和细胞外基质重塑来影响巩膜，导致巩膜的生物力学特性发生显著变化。视觉诱导的眼球大小变化受到眼球内局部信号的调节，这种发现激发了对视网膜、脉络膜和巩膜组织之间相互作用的研究，试图确定视网膜 – 巩膜信号级联反应的分子性质。找到一种能够在体内调节巩膜细胞外基质重塑的局部化学信号，不仅有助于阐明眼球正视化过程中涉及的视网膜 – 巩膜信号级联反应，而且将提供能够减缓儿童近视进展的潜在治疗方法。

致谢　笔者要感谢Josh Wallman博士，他对正视化和近视发展方面取得的大部分重大科学进展作出了卓越的贡献。Josh作为我的导师、同事和朋友已经超过25年，我们真心地怀念他。本章节中提供的大部分数据来自美国国立卫生研究院国家眼科研究所资助的项目。

参考文献

[1] Ozanics V, Jakobiec FA. Prenatal development of the eye and its anexa. In: Tasman W, Jaeger EA, editors. Duane's foundations of clinical ophthalmology. Philadelphia: Lippincott; 1982. p. 1–93.
[2] Johnston MC, Noden DM, Hazelton RD, Coulombre JL, Coulombre AJ. Origins of avian ocular and periocular tissues. Exp Eye Res. 1979;29(1):27–43.
[3] Duke-Elder S, Cook CH. Normal and abnormal development. In: Duke-Elder S, editor. System of ophthalmology. St. Louis: CV Mosby; 1966. p. 1–77.
[4] Weale RA. A biography of the eye. London: Lewis; 1982.
[5] Sellheyer K, Spitznas M. Development of the human sclera. A morphological study. Graefes Arch Clin Exp Ophthalmol. 1988;226(1):89–100.
[6] Snell RS, Lemp MA. Clinical anatomy of the eye. Boston: Blackwell Scientific Publications; 1989.
[7] Foster CS, Sainz de la Maza M. The sclera. New York: Springer-Verlag; 1994.
[8] Wang Q, Forlino A, Marini JC. Alternative splicing in COL1A1 mRNA leads to a partial null allele and two in-frame forms with structural defects in non-lethal osteogenesis imperfecta. J Biol Chem. 1996;271(45): 28617–23.
[9] Benusiene E, Kucinskas V. COL1A1 mutation analysis in Lithuanian patients with osteogenesis imperfecta. J Appl Genet. 2003;44(1):95–102.
[10] Grant CA, Thomson NH, Savage MD, Woon HW, Greig D. Surface characterisation and biomechanical analysis of the sclera by atomic force microscopy. J Mech Behav Biomed Mater. 2011;4(4):535–40.
[11] Komai Y, Ushiki T. The three-dimensional organization of collagen fibrils in the human cornea and sclera. Invest Ophthalmol Vis Sci. 1991;32(8):2244–58.
[12] Young TL, Scavello GS, Paluru PC, Choi JD, Rappaport EF, Rada JA. Microarray analysis of gene expression in human donor sclera. Mol Vis. 2004;10:163–76.
[13] Coster L, Rosenberg LC, van der Rest M, Poole AR. The dermatan sulfate proteoglycans of bovine sclera and their relationship to those of articular cartilage. An immunological and biochemical study. J Biol Chem. 1987;262(8):3809–12.
[14] Rada JA, Achen VR, Perry CA, Fox PW. Proteoglycans in the human sclera. Evidence for the presence of aggrecan. Invest Ophthalmol Vis Sci. 1997;38(9):1740–51.
[15] Johnson JM, Young TL, Rada JA. Small leucine rich repeat proteoglycans (SLRPs) in the human sclera: identification of abundant levels of PRELP. Mol Vis. 2006;12:1057–66.
[16] Sainz de la Maza M, Foster CS, Jabbur NS. Scleritis associated with rheumatoid arthritis and with other systemic immune-mediated diseases. Ophthalmology. 1994;101(7):1281–6; discussion 1287–1288.
[17] Isaak BL, Liesegang TJ, Michet CJ Jr. Ocular and systemic findings in relapsing polychondritis. Ophthalmology. 1986;93(5):681–9.
[18] Hakin KN, Watson PG. Systemic associations of scleritis. Int Ophthalmol Clin. 1991;31(3):111–29.
[19] Keeley FW, Morrin J, Vesely S. Characterization of collagen from normal human sclera. Exp Eye Res. 1984; 39(5):533–42.
[20] Meek KM. The cornea and sclera. In: Franzl P, editor. Collagen: structure and mechanics. New York: Springer; 2008. p. 359–96.
[21] Rada JA, Johnson JM. Sclera. In: Krachmer J, Mannis M, Holland E, editors. Cornea. St. Louis: Mosby; 2004.
[22] Wessel H, Anderson S, Fitae D, Halvas E, Hempel J, SundarRaj N. Type XII collagen contributes to diversities in human corneal and limbal extracellular matrices. Invest Ophthalmol Vis Sci. 1997;38:2408–22.
[23] Sandberg-Lall M, Hagg PO, Wahlstrom I, Pihlajaniemi T. Type XIII collagen is widely expressed in the adult and developing human eye and accentuated in the ciliary muscle, the optic nerve and the neural retina. Exp Eye Res. 2000;70:775–87.
[24] Liberfarb RM, Levy HP, Rose PS, Wilkin DJ, Davis J, Balog JZ, Griffith AJ, Szymko-Bennett YM, Johnston JJ, Francomano CA, et al. The Stickler syndrome: genotype/phenotype correlation in 10 families with Stickler syndrome resulting from seven mutations in the type II collagen gene locus COL2A1. Genet Med. 2003;5(1):21–7.
[25] Savontaus M, Ihanamaki T, Metsaranta M, Vuorio E, Sandberg-Lall M. Localization of type II collagen mRNA isoforms in the developing eyes of normal and transgenic mice with a mutation in type II collagen gene. Invest Ophthalmol Vis Sci. 1997;38:930–42.
[26] Young TL, Guo XD, King RA, Johnson JM, Rada JA.

Identification of genes expressed in a human scleral cDNA library. Mol Vis. 2003;9:508–14.
[27] Fullwood NJ, Hammiche A, Pollock HM, et al. Atomic force microscopy of the cornea and sclera. Curr Eye Res. 1995;14:529–35.
[28] Meek KM, Fullwood NJ. Corneal and scleral collagens-a microscopist's perspective. Micron. 2001;32:261–72.
[29] Birk DE, Trelstad RL. Extracellular compartments in matrix morphogenesis: collagen fibril, bundle, and lamellar formation by corneal fibroblasts. J Cell Biol. 1984;99:2024–33.
[30] Rada JA, Cornuet PK, Hassell JR. Regulation of corneal collagen fibrillogenesis in vitro by corneal proteoglycan (Lumican and Decorin) core proteins. Exp Eye Res. 1993;56:635–48.
[31] Vogel KG, Paulsson M, Heinegard D. Specific inhibition of type I and type II collagen fibrillogenesis by the small proteoglycan of tendon. Biochem J. 1984;223:587–97.
[32] Birk DE, Lande MA. Corneal and scleral collagen fiber formation in vitro. Biochim Biophys Acta. 1981;670:362–9.
[33] Young RD. The ultrastructural organization of proteoglycans and collagen in human and rabbit scleral matrix. J Cell Sci. 1985;74:95–104.
[34] Trier K, Olsen EB, Ammitzboll T. Regional glycosaminoglycan composition of the human sclera. Acta Ophthalmol. 1990;68:304–6.
[35] Rada JA, Achen VR, Penugonda S, et al. Proteoglycan composition in the human sclera during growth and aging. Invest Ophthalmol Vis Sci. 2000;41:1639–48.
[36] Muir H. Proteoglycans as organizers of the intercellular matrix. Biochem Soc Trans. 1982;11:613–22.
[37] Hocking AM, Shinomura T, McQuillan DJ. Leucine-rich repeat glycoproteins of the extracellular matrix. Matrix Biol. 1998;17:1–19.
[38] Iozzo RV. The biology of the small leucine-rich proteoglycans. J Biol Chem. 1999;274:18843–6.
[39] Iozzo RV. The family of the small leucine-rich proteoglycans: key regulators of matrix assembly and cellular growth. Crit Rev Biochem Mol Biol. 1997;32: 141–74.
[40] Hedbom H, Heinegard D. Binding of fibromodulin and decorin to separate sites on fibrillar collagens. J Biol Chem. 1993;268:27307–12.
[41] Schonherr E, Witsch-Prehm P, Harrach B, et al. Interaction of biglycan with type I collagen. J Biol Chem. 1995;270:2776–83.
[42] Marshall GE. Human scleral elastic system: an immunoelectron microscopic study. Br J Ophthalmol. 1995;79(1):57–64.
[43] Maumenee IH. The eye in the Marfan syndrome. Trans Am Ophthalmol Soc. 1981;79:684–733.
[44] Robinson PN, Booms P. The molecular pathogenesis of the Marfan syndrome. Cell Mol Life Sci. 2001;58(11): 1698–707.
[45] Fukuchi T, Ueda J, Abe H, Sawaguchi S. Cell adhesion glycoproteins in the human lamina cribrosa. Jpn J Ophthalmol. 2001;45(4):363–7.
[46] Chapman SA, Ayad S, O'Donoghue E, Bonshek RE. Glycoproteins of trabecular meshwork, cornea and sclera. Eye (Lond). 1998;12(Pt 3a):440–8.
[47] Yurchenco PD, Patton BL. Developmental and pathogenic mechanisms of basement membrane assembly. Curr Pharm Des. 2009;15(12):1277–94.
[48] Dietlein TS, Jacobi PC, Paulsson M, Smyth N, Krieglstein GK. Laminin heterogeneity around Schlemm's canal in normal humans and glaucoma patients. Ophthalmic Res. 1998;30(6):380–7.
[49] Hernandez MR, Luo XX, Igoe F, Neufeld AH. Extracellular matrix of the human lamina cribrosa. Am J Ophthalmol. 1987;104(6):567–76.
[50] Young TL, Ronan SM, Drahozal LA, Wildenberg SC, Alvear AB, Oetting WS, Atwood LD, Wilkin DJ, King RA. Evidence that a locus for familial high myopia maps to chromosome 18p. Am J Hum Genet. 1998;63(1):109–19.
[51] Woessner JF Jr. The family of matrix metalloproteinases. Ann N Y Acad Sci. 1994;732:11–21.
[52] Lauhio A, Konttinen YT, Salo T, Tschesche H, Lahdevirta J, Woessner F Jr, Golub LM, Sorsa T. Placebo-controlled study of the effects of three-month lymecycline treatment on serum matrix metalloproteinases in reactive arthritis. Ann N Y Acad Sci. 1994;732:424–6.
[53] Gaton DD, Sagara T, Lindsey JD, Weinreb RN. Matrix metalloproteinase- 1 localization in the normal human uveoscleral outflow pathway. Invest Ophthalmol Vis Sci. 1999;40(2):363–9.
[54] Gaton DD, Sagara T, Lindsey JD, Gabelt BT, Kaufman PL, Weinreb RN. Increased matrix metalloproteinases 1, 2, and 3 in the monkey uveoscleral outflow pathway after topical prostaglandin F(2 alpha)-isopropyl ester treatment. Arch Ophthalmol. 2001;119(8):1165–70.
[55] Di Girolamo N, Lloyd A, McCluskey P, Filipic M, Wakefield D. Increased expression of matrix metalloproteinases in vivo in scleritis tissue and in vitro in cultured human scleral fibroblasts. Am J Pathol. 1997; 150(2):653–66.
[56] Yamaoka A, Matsuo T, Shiraga F, Ohtsuki H. TIMP-1 production by human scleral fibroblast decreases in response to cyclic mechanical stretching. Ophthalmic Res. 2001;33(2):98–101.
[57] Phillips JR, McBrien NA. Pressure-induced changes in axial eye length of chick and tree shrew: significance of myofibroblasts in the sclera. Invest Ophthalmol Vis Sci. 2004;45(3):758–63.
[58] Poukens V, Glasgow BJ, Demer JL. Nonvascular contractile cells in sclera and choroid of humans and monkeys. Invest Ophthalmol Vis Sci. 1998;39(10):1765–74.
[59] Backhouse S. The impact of induced myopia on scleral properties in the guinea pig. In: McBrien NA, Morgan I, editors. Myopia: proceedings of the 12th international conference. Optom Vis Sci; 2009. p. 67–72.
[60] Masur SK, Dewal HS, Dinh TT, Erenburg I, Petridou S. Myofibroblasts differentiate from fibroblasts when plated at low density. Proc Natl Acad Sci U S A. 1996;93(9): 4219–23.
[61] Tomasek JJ, Haaksma CJ, Eddy RJ, Vaughan MB. Fibroblast contraction occurs on release of tension in attached collagen lattices: dependency on an organized actin cytoskeleton and serum. Anat Rec. 1992;232(3): 359–68.
[62] McBrien NA, Jobling AI, Gentle A. Biomechanics of the sclera in myopia: extracellular and cellular factors. Optom Vis Sci. 2009;86(1):E23–30.
[63] Shelton L, Rada JA. Inhibition of human scleral fibroblast cell attachment to collagen type I by TGFBIp.

Invest Ophthalmol Vis Sci. 2009;50(8):3542–52.
[64] Gao H, Frost MR, Siegwart JT Jr, Norton TT. Patterns of mRNA and protein expression during minus-lens compensation and recovery in tree shrew sclera. Mol Vis. 2011;17:903–19.
[65] Shelton L, Troilo D, Lerner MR, Gusev Y, Brackett DJ, Rada JS. Microarray analysis of choroid/RPE gene expression in marmoset eyes undergoing changes in ocular growth and refraction. Mol Vis. 2008;14:1465–79.
[66] He L, Frost MR, Siegwart JT, Norton TT. Gene expression signatures in tree shrew choroid during lens-induced myopia and recovery. Exp Eye Res. 2014;123: 56–71.
[67] McBrien NA, Metlapally R, Jobling AI, Gentle A. Expression of collagen-binding integrin receptors in the mammalian sclera and their regulation during the development of myopia. Invest Ophthalmol Vis Sci. 2006;47(11):4674–82.
[68] Larsen JS. The sagittal growth of the eye. IV. Ultrasonic measurement of the axial length of the eye from birth to puberty. Acta Ophthalmol. 1971;49(6):873–86.
[69] Larsen JS. The sagittal growth of the eye. 3. Ultrasonic measurement of the posterior segment (axial length of the vitreous) from birth to puberty. Acta Ophthalmol. 1971;49(3):441–53.
[70] Larsen JS. The sagittal growth of the eye. II. Ultrasonic measurement of the axial diameter of the lens and the anterior segment from birth to puberty. Acta Ophthalmol. 1971;49(3):427–40.
[71] Larsen JS. The sagittal growth of the eye. 1. Ultrasonic measurement of the depth of the anterior chamber from birth to puberty. Acta Ophthalmol. 1971;49(2):239–62.
[72] Zadnik K, Satariano WA, Mutti DO, Sholtz RI, Adams AJ. The effect of parental history of myopia on children's eye size. JAMA. 1994;271(17):1323–7.
[73] Brown CT, Vural M, Johnson M, Trinkaus-Randall V. Age-related changes of scleral hydration and sulfated glycosaminoglycans. Mech Ageing Dev. 1994;77(2):97–107.
[74] Sampaio Lde O, Bayliss MT, Hardingham TE, Muir H. Dermatan sulphate proteoglycan from human articular cartilage. Variation in its content with age and its structural comparison with a small chondroitin sulphate proteoglycan from pig laryngeal cartilage. Biochem J. 1988;254(3):757–64.
[75] Friedman E. Aging changes of the sclera. In: Albert DM, Jakobiec FA, editors. Principles and practice of ophthalmology: basic sciences. Philadelphia: WB Saunders; 1994. p. 726–8.
[76] Coudrillier B, Tian J, Alexander S, Myers KM, Quigley HA, Nguyen TD. Biomechanics of the human posterior sclera: ageand glaucoma-related changes measured using inflation testing. Invest Ophthalmol Vis Sci. 2012;53(4):1714–28.
[77] Schultz DS, Lotz JC, Lee SM, Trinidad ML, Stewart JM. Structural factors that mediate scleral stiffness. Invest Ophthalmol Vis Sci. 2008;49(10):4232–6.
[78] Geraghty B, Jones SW, Rama P, Akhtar R, Elsheikh A. Age-related variations in the biomechanical properties of human sclera. J Mech Behav Biomed Mater. 2012;16: 181–91.
[79] Wojciechowski R. Nature and nurture: the complex genetics of myopia and refractive error. Clin Genet. 2011;79(4):301–20.
[80] Curtin BJ. The myopias: basic science and clinical management. Philadelphia: Harper & Row; 1985. p. 256–8.
[81] Tong L, Wong EH, Chan YH, Balakrishnan V. A multiple regression approach to study optical components of myopia in Singapore school children. Ophthalmic Physiol Opt. 2002;22(1):32–7.
[82] McBrien NA, Cornell LM, Gentle A. Structural and ultrastructural changes to the sclera in a mammalian model of high myopia. Invest Ophthalmol Vis Sci. 2001;42(10):2179–87.
[83] Gottlieb MD, Joshi HB, Nickla DL. Scleral changes in chicks with form-deprivation myopia. Curr Eye Res. 1990;9(12):1157–65.
[84] Avetisov ES, Savitskaya NF, Vinetskaya MI, Iomdina EN. A study of biochemical and biomechanical qualities of normal and myopic eye sclera in humans of different age groups. Metab Pediatr Syst Ophthalmol. 1983;7(4):183–8.
[85] Cheng HM, Singh OS, Kwong KK, Xiong J, Woods BT, Brady TJ. Shape of the myopic eye as seen with high-resolution magnetic resonance imaging. Optom Vis Sci. 1992;69(9):698–701.
[86] Curtin BJ, Teng CC. Scleral changes in pathological myopia. Trans Am Acad Ophthalmol Otolaryngol. 1958;62(6):777–88; discussion 88–90.
[87] Funata M, Tokoro T. Scleral change in experimentally myopic monkeys. Graefes Arch Clin Exp Ophthalmol. 1990;228(2):174–9.
[88] Curtin BJ, Iwamoto T, Renaldo DP. Normal and staphylomatous sclera of high myopia. An electron microscopic study. Arch Ophthalmol. 1979;97(5):912–5.
[89] Norton TT, Rada JA. Reduced extracellular matrix in mammalian sclera with induced myopia. Vis Res. 1995;35(9):1271–81.
[90] Rada JA, Nickla DL, Troilo D. Decreased proteoglycan synthesis associated with form deprivation myopia in mature primate eyes. Invest Ophthalmol Vis Sci. 2000; 41(8):2050–8.
[91] Blach RK, Jay B, Macfaul P. The concept of degenerative myopia. Proc R Soc Med. 1965;58:109–12.
[92] Kurtz D, Hyman L, Gwiazda JE, Manny R, Dong LM, Wang Y, Scheiman M. Role of parental myopia in the progression of myopia and its interaction with treatment in COMET children. Invest Ophthalmol Vis Sci. 2007; 48(2):562–70.
[93] He M, Hur YM, Zhang J, Ding X, Huang W, Wang D. Shared genetic determinant of axial length, anterior chamber depth, and angle opening distance: the Guangzhou Twin Eye Study. Invest Ophthalmol Vis Sci. 2008;49(11):4790–4.
[94] Lopes MC, Andrew T, Carbonaro F, Spector TD, Hammond CJ. Estimating heritability and shared environmental effects for refractive error in twin and family studies. Invest Ophthalmol Vis Sci. 2009;50(1): 126–31.
[95] Annunen S, Korkko J, Czarny M, Warman ML, Brunner HG, Kaariainen H, Mulliken JB, Tranebjaerg L, Brooks DG, Cox GF, et al. Splicing mutations of 54-bp exons in the COL11A1 gene cause Marshall syndrome, but

other mutations cause overlapping Marshall/stickler phenotypes. Am J Hum Genet. 1999;65(4):974–83.
[96] Heikkinen J, Toppinen T, Yeowell H, Krieg T, Steinmann B, Kivirikko KI, Myllyla R. Duplication of seven exons in the lysyl hydroxylase gene is associated with longer forms of a repetitive sequence within the gene and is a common cause for the type VI variant of Ehlers-Danlos syndrome. Am J Hum Genet. 1997;60(1):48–56.
[97] Mahajan VB, Olney AH, Garrett P, Chary A, Dragan E, Lerner G, Murray J, Bassuk AG. Collagen XVIII mutation in Knobloch syndrome with acute lymphoblastic leukemia. Am J Med Genet A. 2010;152A(11):2875–9.
[98] Kainulainen K, Karttunen L, Puhakka L, Sakai L, Peltonen L. Mutations in the fibrillin gene responsible for dominant ectopia lentis and neonatal Marfan syndrome. Nat Genet. 1994;6(1):64–9.
[99] Paluru P, Ronan SM, Heon E, Devoto M, Wildenberg SC, Scavello G, Holleschau A, Makitie O, Cole WG, King RA, et al. New locus for autosomal dominant high myopia maps to the long arm of chromosome 17. Invest Ophthalmol Vis Sci. 2003;44(5):1830–6.
[100] Young TL, Ronan SM, Alvear AB, Wildenberg SC, Oetting WS, Atwood LD, Wilkin DJ, King RA. A second locus for familial high myopia maps to chromosome 12q. Am J Hum Genet. 1998;63(5):1419–24.
[101] Farbrother JE, Kirov G, Owen MJ, Pong-Wong R, Haley CS, Guggenheim JA. Linkage analysis of the genetic loci for high myopia on 18p, 12q, and 17q in 51 U.K. families. Invest Ophthalmol Vis Sci. 2004;45(9):2879–85.
[102] Solouki AM, Verhoeven VJ, van Duijn CM, Verkerk AJ, Ikram MK, Hysi PG, Despriet DD, van Koolwijk LM, Ho L, Ramdas WD, et al. A genome-wide association study identifies a susceptibility locus for refractive errors and myopia at 15q14. Nat Genet. 2010; 42(10):897–901.
[103] Shi Y, Qu J, Zhang D, Zhao P, Zhang Q, Tam PO, Sun L, Zuo X, Zhou X, Xiao X, et al. Genetic variants at 13q12.12 are associated with high myopia in the Han Chinese population. Am J Hum Genet. 2011;88(6):805–13.
[104] Li Z, Qu J, Xu X, Zhou X, Zou H, Wang N, Li T, Hu X, Zhao Q, Chen P, et al. A genome-wide association study reveals association between common variants in an intergenic region of 4q25 and high-grade myopia in the Chinese Han population. Hum Mol Genet. 2011;20(14): 2861–8.
[105] Hysi PG, Young TL, Mackey DA, Andrew T, Fernandez-Medarde A, Solouki AM, Hewitt AW, Macgregor S, Vingerling JR, Li YJ, et al. A genome-wide association study for myopia and refractive error identifies a susceptibility locus at 15q25. Nat Genet. 2010;42(10): 902–5.
[106] Verhoeven VJ, Hysi PG, Wojciechowski R, Fan Q, Guggenheim JA, Hohn R, Macgregor S, Hewitt AW, Nag A, Cheng CY, et al. Genome-wide meta-analyses of multiancestry cohorts identify multiple new susceptibility loci for refractive error and myopia. Nat Genet. 2013;45(3):314–8.
[107] Tedja MS, Wojciechowski R, Hysi PG, Eriksson N, Furlotte NA, Verhoeven VJM, Iglesias AI, Meester-Smoor MA, Tompson SW, Fan Q, et al. Genome-wide association meta-analysis highlights light-induced signaling as a driver for refractive error. Nat Genet. 2018;50(6):834–48.
[108] Sherman SM, Norton TT, Casagrande VA. Myopia in the lid-sutured tree shrew (Tupaia glis). Brain Res. 1977;124(1):154–7.
[109] Wiesel TN, Raviola E. Myopia and eye enlargement after neonatal lid fusion in monkeys. Nature. 1977; 266(5597):66–8.
[110] Wallman J, Turkel J, Trachtman J. Extreme myopia produced by modest change in early visual experience. Science. 1978;201(4362):1249–51.
[111] O'Leary DJ, Millodot M. Eyelid closure causes myopia in humans. Experientia. 1979;35(11):1478–9.
[112] Barathi VA, Boopathi VG, Yap EP, Beuerman RW. Two models of experimental myopia in the mouse. Vis Res. 2008;48(7):904–16.
[113] Tkatchenko TV, Shen Y, Tkatchenko AV. Mouse experimental myopia has features of primate myopia. Invest Ophthalmol Vis Sci. 2010;51(3):1297–303.
[114] Howlett MH, McFadden SA. Form-deprivation myopia in the guinea pig (Cavia porcellus). Vis Res. 2006;46(1–2):267–83.
[115] Schaeffel F, Glasser A, Howland HC. Accommodation, refractive error and eye growth in chickens. Vis Res. 1988;28(5):639–57.
[116] Norton TT, Amedo AO, Siegwart JT Jr. The effect of age on compensation for a negative lens and recovery from lens-induced myopia in tree shrews (Tupaia glis belangeri). Vis Res. 2010;50(6):564–76.
[117] Smith EL 3rd, Hung LF, Huang J, Blasdel TL, Humbird TL, Bockhorst KH. Effects of optical defocus on refractive development in monkeys: evidence for local, regionally selective mechanisms. Invest Ophthalmol Vis Sci. 2010;51(8):3864–73.
[118] Howlett MH, McFadden SA. Spectacle lens compensation in the pigmented guinea pig. Vis Res. 2009;49(2):219–27.
[119] Siegwart JT Jr, Norton TT. The susceptible period for deprivation-induced myopia in tree shrew. Vis Res. 1998;38(22):3505–15.
[120] Wallman J, Adams JI. Developmental aspects of experimental myopia in chicks: susceptibility, recovery and relation to emmetropization. Vis Res. 1987;27(7): 1139–63.
[121] Wallman J, Winawer J. Homeostasis of eye growth and the question of myopia. Neuron. 2004;43(4):447–68.
[122] Wallman J, Wildsoet C, Xu A, Gottlieb MD, Nickla DL, Marran L, Krebs W, Christensen AM. Moving the retina: choroidal modulation of refractive state. Vis Res. 1995;35(1):37–50.
[123] Rada JA, Thoft RA, Hassell JR. Increased aggrecan (cartilage proteoglycan) production in the sclera of myopic chicks. Dev Biol. 1991;147(2):303–12.
[124] Walls G. The vertebrate eye and its adaptive radiations. Bloomfield Hills: The Cranbrook Press; 1942.
[125] Marzani D, Wallman J. Growth of the two layers of the chick sclera is modulated reciprocally by visual conditions. Invest Ophthalmol Vis Sci. 1997;38(9): 1726–39.
[126] Christensen AM, Wallman J. Evidence that increased scleral growth underlies visual deprivation myopia in chicks. Invest Ophthalmol Vis Sci. 1991;32(7):2143–50.
[127] Curtin BJ. Physiopathologic aspects of scleral stress-

strain. Trans Am Ophthalmol Soc. 1969;67:417–61.
[128] Siegwart JT Jr, Norton TT. Regulation of the mechanical properties of tree shrew sclera by the visual environment. Vis Res. 1999;39(2):387–407.
[129] McBrien NA, Norton TT. Prevention of collagen crosslinking increases form-deprivation myopia in tree shrew. Exp Eye Res. 1994;59(4):475–86.
[130] Levy AM, Fazio MA, Grytz R. Experimental myopia increases and scleral crosslinking using genipin inhibits cyclic softening in the tree shrew sclera. Ophthalmic Physiol Opt. 2018;38(3):246–56.
[131] Phillips JR, Khalaj M, McBrien NA. Induced myopia associated with increased scleral creep in chick and tree shrew eyes. Invest Ophthalmol Vis Sci. 2000;41:2028–34.
[132] Gentle A, McBrien NA. Modulation of scleral DNA synthesis in development of and recovery from induced axial myopia in the tree shrew. Exp Eye Res. 1999;68(2):155–63.
[133] Gentle A, Liu Y, Martin JE, Conti GL, McBrien NA. Collagen gene expression and the altered accumulation of scleral collagen during the development of high myopia. J Biol Chem. 2003;278(19):16587–94.
[134] Moring AG, Baker JR, Norton TT. Modulation of glycosaminoglycan levels in tree shrew sclera during lens-induced myopia development and recovery. Invest Ophthalmol Vis Sci. 2007;48(7):2947–56.
[135] Austin BA, Coulon C, Liu CY, Kao WW, Rada JA. Altered collagen fibril formation in the sclera of lumican-deficient mice. Invest Ophthalmol Vis Sci. 2002;43(6):1695–701.
[136] Chakravarti S, Paul J, Roberts L, Chervoneva I, Oldberg A, Birk DE. Ocular and scleral alterations in gene-targeted lumican-fibromodulin double-null mice. Invest Ophthalmol Vis Sci. 2003;44(6):2422–32.
[137] Guggenheim JA, McBrien NA. Form-deprivation myopia induces activation of scleral matrix metalloproteinase-2 in tree shrew. Invest Ophthalmol Vis Sci. 1996;37(7):1380–95.
[138] Siegwart JT Jr, Norton TT. Selective regulation of MMP and TIMP mRNA levels in tree shrew sclera during minus lens compensation and recovery. Invest Ophthalmol Vis Sci. 2005;46(10):3484–92.
[139] Liu HH, Kenning MS, Jobling AI, McBrien NA, Gentle A. Reduced scleral TIMP-2 expression is associated with myopia development: TIMP-2 supplementation stabilizes scleral biomarkers of myopia and limits myopia development. Invest Ophthalmol Vis Sci. 2017;58(4):1971–81.
[140] Rada JA, Perry CA, Slover ML, Achen VR. Gelatinase A and TIMP-2 expression in the fibrous sclera of myopic and recovering chick eyes. Invest Ophthalmol Vis Sci. 1999;40(13):3091–9.
[141] Rada JA, Brenza HL. Increased latent gelatinase activity in the sclera of visually deprived chicks. Invest Ophthalmol Vis Sci. 1995;36(8):1555–65.
[142] Rada JA, Matthews AL, Brenza H. Regional proteoglycan synthesis in the sclera of experimentally myopic chicks. Exp Eye Res. 1994;59(6):747–60.
[143] Rada JA, Matthews AL. Visual deprivation upregulates extracellular matrix synthesis by chick scleral chondrocytes. Invest Ophthalmol Vis Sci. 1994;35(5):2436–47.
[144] Rada JA, McFarland AL, Cornuet PK, Hassell JR. Proteoglycan synthesis by scleral chondrocytes is modulated by a vision dependent mechanism. Curr Eye Res. 1992;11(8):767–82.
[145] Rada JA, Johnson JM, Achen VR, Rada KG. Inhibition of scleral proteoglycan synthesis blocks deprivation-induced axial elongation in chicks. Exp Eye Res. 2002;74(2):205–15.
[146] McBrien NA, Gentle A. Role of the sclera in the development and pathological complications of myopia. Prog Retin Eye Res. 2003;22(3):307–38.
[147] Summers Rada JA, Hollaway LR. Regulation of the biphasic decline in scleral proteoglycan synthesis during the recovery from induced myopia. Exp Eye Res. 2011;92(5):394–400.
[148] Jobling AI, Nguyen M, Gentle A, McBrien NA. Isoform-specific changes in scleral transforming growth factor-beta expression and the regulation of collagen synthesis during myopia progression. J Biol Chem. 2004;279(18):18121–6.
[149] McBrien NA. Regulation of scleral metabolism in myopia and the role of transforming growth factor-beta. Exp Eye Res. 2013;114:128–40.
[150] Zhou X, Ye J, Willcox MD, Xie R, Jiang L, Lu R, Shi J, Bai Y, Qu J. Changes in protein profiles of guinea pig sclera during development of form deprivation myopia and recovery. Mol Vis. 2010;16:2163–74.
[151] Frost MR, Norton TT. Alterations in protein expression in tree shrew sclera during development of lens-induced myopia and recovery. Invest Ophthalmol Vis Sci. 2012;53(1):322–36.
[152] Zhou X, Shen M, Xie J, Wang J, Jiang L, Pan M, Qu J, Lu F. The development of the refractive status and ocular growth in C57BL/6 mice. Invest Ophthalmol Vis Sci. 2008;49(12):5208–14.
[153] Van Wyk JJ, Smith EP. Insulin-like growth factors and skeletal growth: possibilities for therapeutic interventions. J Clin Endocrinol Metab. 1999;84(12):4349–54.
[154] Wallman J, Gottlieb MD, Rajaram V, Fugate-Wentzek LA. Local retinal regions control local eye growth and myopia. Science. 1987;237(4810):73–7.
[155] Norton TT, Essinger JA, McBrien NA. Lid-suture myopia in tree shrews with retinal ganglion cell blockade. Vis Neurosci. 1994;11(1):143–53.
[156] Troilo D, Wallman J. The regulation of eye growth and refractive state: an experimental study of emmetropization. Vis Res. 1991;31(7–8):1237–50.
[157] Saint-Geniez M, Maldonado AE, D'Amore PA. VEGF expression and receptor activation in the choroid during development and in the adult. Invest Ophthalmol Vis Sci. 2006;47(7):3135–42.
[158] Frank RN, Amin RH, Eliott D, Puklin JE, Abrams GW. Basic fibroblast growth factor and vascular endothelial growth factor are present in epiretinal and choroidal neovascular membranes. Am J Ophthalmol. 1996;122(3):393–403.
[159] Ogata N, Matsushima M, Takada Y, Tobe T, Takahashi K, Yi X, Yamamoto C, Yamada H, Uyama M. Expression of basic fibroblast growth factor mRNA in developing choroidal neovascularization. Curr Eye Res. 1996;15(10):1008–18.

[160] Grierson I, Heathcote L, Hiscott P, Hogg P, Briggs M, Hagan S. Hepatocyte growth factor/scatter factor in the eye. Prog Retin Eye Res. 2000;19(6):779–802.
[161] Steen B, Sejersen S, Berglin L, Seregard S, Kvanta A. Matrix metalloproteinases and metalloproteinase inhibitors in choroidal neovascular membranes. Invest Ophthalmol Vis Sci. 1998;39(11):2194–200.
[162] Rada JA, Huang Y, Rada KG. Identification of choroidal ovotransferrin as a potential ocular growth regulator. Curr Eye Res. 2001;22(2):121–32.
[163] Rada JA, Palmer L. Choroidal regulation of scleral glycosaminoglycan synthesis during recovery from induced myopia. Invest Ophthalmol Vis Sci. 2007; 48(7):2957–66.
[164] Mertz JR, Wallman J. Choroidal retinoic acid synthesis: a possible mediator between refractive error and compensatory eye growth. Exp Eye Res. 2000;70(4): 519–27.
[165] Summers Rada JA, Hollaway LY, Li N, Napoli J. Identification of RALDH2 as a visually regulated retinoic acid synthesizing enzyme in the chick choroid. Invest Ophthalmol Vis Sci. 2012;53(3):1649–62.
[166] McFadden SA, Howlett MH, Mertz JR. Retinoic acid signals the direction of ocular elongation in the guinea pig eye. Vis Res. 2004;44(7):643–53.
[167] Troilo D, Nickla DL, Mertz JR, Summers Rada JA. Change in the synthesis rates of ocular retinoic acid and scleral glycosaminoglycan during experimentally altered eye growth in marmosets. Invest Ophthalmol Vis Sci. 2006;47(5):1768–77.
[168] Napoli JL. Physiological insights into all-trans-retinoic acid biosynthesis. Biochim Biophys Acta. 2011;1821: 152–67.
[169] Fischer AJ, Wallman J, Mertz JR, Stell WK. Localization of retinoid binding proteins, retinoid receptors, and retinaldehyde dehydrogenase in the chick eye. J Neurocytol. 1999;28(7):597–609.
[170] Bitzer M, Feldkaemper M, Schaeffel F. Visually induced changes in components of the retinoic acid system in fundal layers of the chick. Exp Eye Res. 2000;70(1):97–106.
[171] Simon P, Feldkaemper M, Bitzer M, Ohngemach S, Schaeffel F. Early transcriptional changes of retinal and choroidal TGFbeta-2, RALDH-2, and ZENK following imposed positive and negative defocus in chickens. Mol Vis. 2004;10:588–97.
[172] Harper AR, Wang X, Moiseyev G, Ma JX, Summers JA. Postnatal chick choroids exhibit increased retinaldehyde dehydrogenase activity during recovery from form deprivation induced myopia. Invest Ophthalmol Vis Sci. 2016;57(11):4886–97.
[173] Harper AR, Wiechmann AF, Moiseyev G, Ma JX, Summers JA. Identification of active retinaldehyde dehydrogenase isoforms in the postnatal human eye. PLoS One. 2015;10(3):e0122008.
[174] Schroedl F, Kaser-Eichberger A, Trost A, Runge C, Bruckner D, Bogner B, Strohmaier C, Reitsamer HA, Summers JA. Morphological classification of RALDH2-positive cells in the human choroid. Invest Ophthalmol Vis Sci. 2018;59:308.
[175] Watson PG, Young RD. Scleral structure, organisation and disease. A review. Exp Eye Res. 2004;78:609–23.

第二部分

病理性近视发展过程中的眼部变化

8 病理性近视的病理学研究进展

Alia Rashid, Hans E. Grossniklaus

8.1 引言

在许多国家和地区，病理性近视是导致失明的主要原因[1-3]。病理性近视有几种不同的定义，但通常都有高度屈光不正以及退行性改变。Duke-Elder 将其定义为伴有退行性改变（主要是后极部）的近视[4]。日本将 >-8.0 D 的高度屈光不正作为病理性近视的诊断标准[5]，它对 6%~18% 的近视人群造成了影响。高度近视通常与眼球的扩大或伸长有关，与这种扩大相关的机械拉伸力会导致一些不同类型的眼底变化，从而导致不同程度的视力恶化。

有许多研究记录了近视眼中最常见的组织病理学改变。最近的一项对 308 只眼睛的回顾性研究全面描述了病理性近视的组织病理学表现[6]，包括豹纹状眼底、漆裂纹、RPE 和脉络膜的地图状萎缩、后巩膜葡萄肿、脉络膜新生血管形成（也称为 Fuchs 斑）、视神经乳头的近视改变（包括视乳头周围的变化）、黄斑裂孔、视网膜裂孔或脱离，以及玻璃体变性、鹅卵石样变性和格子样变性（表 8.1）。

研究表明，遗传和环境因素都会导致和影响病理性近视的进展[7-10]。最近的基因组学方面的研究已经成功地确定了可能导致这种病理发展过程的新位点。病理性近视对患者的影响尚未得到充分认识，但意义重大，因此基因组分析和早期识别病理性近视的眼部变化可能有助于早期干预或给予适当的替代疗法来改善这些患者的生活质量。近年来，人们尝试了各种干预技术来控制儿童的进展性近视，包括使用抗毒蕈碱药物或睫状肌麻痹剂滴眼液、双焦点镜片、角膜塑形镜和降眼压药物等。根据最近的 Cochrane 评价，最有治疗价值的是抗毒蕈碱药物的局部使用，双焦点镜片和角膜塑形镜也很有希望，但需要通过进一步的临床试验来证实[11]。了解病理性近视的组织病理学改变非常重要，未来针对性地进行适当的干预治疗可以使其中的大部分组织获益。

表 8.1　308 只近视眼的组织病理学检查结果

病理改变	占总数的百分比
视神经乳头的近视改变	37.7
葡萄肿	35.4
玻璃体变性（液化、脱离）	35.1
鹅卵石样变性	14.3
近视性视网膜变性	11.4
视网膜脱离	11.4
视网膜凹陷、裂孔或撕裂	8.1
视网膜下新生血管	5.2
格子样变性	4.9
Fuchs 斑	3.2
漆裂纹	0.6

8.2 病理性近视的病理表现

8.2.1 漆裂纹

漆裂纹是 Bruch 膜线性断裂形成的。断裂发生在后极部，临床表现为视网膜下黄白色细的不规则线条纵横交错的网状图案，与视网膜出血和视网膜下新生血管有关[12, 13]。通常，表面的神经视网膜看起来是正常的。漆裂纹的存在可能与高度近视中常见的眼球扩大过程中作用于眼部组织的机械力所引起的应力有关[6, 14]。1.6%~4.3% 的严重近视眼会出现病理性漆裂纹[6, 15]。Curtin 等注意到眼轴长度与漆裂纹的存在有一定的相关性，眼轴长度大于 26.5 mm 的眼睛中 4.3% 出现漆裂纹，而眼轴长度为 31.5 mm 或更长的漆裂纹发生率最高[16]。Klein 等发现漆裂纹的存在及其程度与视力恶化之间存在明显的相关性[15]。组织病理学上，漆裂纹可以看作是 Bruch 膜的明显破裂，导致毛细血管样血管在内部延伸，通过破裂区域到达下方的视网膜色素上皮细胞。有时这些线性撕裂区域也可以通过视网膜神经胶质增生来填充愈合。还可以看到增生的视网膜色素上皮通过破裂区域延伸到脉络膜。在临床上，RPE 的这种增生表现为在漆裂纹区域有色素改变。引起 Bruch 膜弹力纤维层拉伸和断裂的机械力可以导致脉络膜新生血管膜的形成，该膜可能会出血，最终导致 RPE 瘢痕形成和萎缩。

Ohno-Matsui 等发现在没有近视 CNV 的情况下出现视网膜下出血预示着漆裂纹的发展[17]。该研究前瞻性地观察了 19 名出现视网膜下出血患者的 22 只高度近视眼，采用眼底镜检查和荧光素眼底血管造影来评估视网膜下出血区域，在视网膜下出血后的 2~6 个月（平均 4 个月）内，17 只眼（77%）出现漆裂纹。该团队的另一项研究随访了出现漆裂纹的 66 只眼，平均随访时间为 73 个月[18]，37 只眼（56.1%）的漆裂纹出现进展，其中 37% 发生眼底裂纹增多，68% 进一步进展出现斑片状萎缩、弥漫性萎缩、Fuchs 斑等其他近视眼底改变。我们知道，当 RPE-Bruch 膜 – 脉络膜毛细血管复合体发生破裂时，就会形成漆裂纹。用于治疗 CNV 和视网膜裂孔 / 撕裂的激光光凝术也可导致 RPE-bruch 膜 – 脉络膜毛细血管复合体的破裂。因此，激光光凝会导致漆裂纹的形成是有道理的。Johnson 等回顾了用激光光凝治疗近视 CNV 的 5 只眼，发现在治疗后 10 天到 3 个月之间，原有的漆裂纹从激光瘢痕处扩大[19]。漆裂纹还能预告近视 CNV 的复发或进展。Ohno-Matsui 等研究了 325 只高度近视眼，发现已经出现漆裂纹的人中有 29.4% 继续发展为近视 CNV，表明漆裂纹是 CNV 发展的重要高危因素[20]。

8.2.2 RPE 和脉络膜的地图状萎缩（弥漫性与斑片状）

在高度近视中发现的早期退行性变化主要是脉络膜毛细血管和视网膜色素上皮的萎缩。它们的萎缩引起对视网膜的营养支持减少，视网膜随后也会萎缩。萎缩导致脉络膜循环可视化程度增加，称为棋盘格样或豹纹状眼底外观。

脉络膜视网膜变性是病理性近视最常见的临床表现[8]。这些改变从早期发现的豹纹状眼底发展到漆裂纹和葡萄肿形成，然后进一步扩散，出现斑片状脉络膜萎缩，最终导致巩膜裸露[21, 22]。Ohno-Matsui 等回顾了 325 只近视眼 3 年以上的眼底变化过程，发现 3.7% 的弥漫性脉络膜视网膜萎缩眼和 20% 的斑片状萎缩眼发生了脉络膜新生血管[20]。

Kobayashi 等回顾了儿童高度近视眼的眼底特征，发现仅 16.3% 的眼出现轻度的脉络膜视网膜萎缩，并且位于视盘周围，没有一个患儿表现出地图状萎缩的迹象。这表明除了机械张力外，衰老可能是近视性脉络膜视网膜变性发展的一个重要因素[23]。

一项对 429 名患者的 806 只高度近视眼进行的长期研究（范围 5~32 年，平均 12.7 年）发现，随着时间的推移，大约 40% 的眼近视性黄斑病变（即豹纹状眼底、弥漫性或斑片状脉络膜视网膜萎缩、CNV 和黄斑萎缩）会出现进展[24]。此外，患有后极部葡萄肿的眼更有可能出现黄斑病变的进展。

在组织病理学上，Grossniklaus 等的研究发现 RPE 确实表现出明显的萎缩，有趣的是，他们还注意到该区域的脉络膜黑色素细胞丢失[6]（图 8.1~图 8.8）。超级显微照片观察到脉络膜逐渐变薄，同时脉络膜毛细血管进行性阻塞[25]。一项评估近视性黄斑病变患者黄斑区脉络膜厚度的研究发现，黄斑区脉络膜厚度越薄，越可能是黄斑病变的晚期阶段、越可能出现漆裂纹，其最佳矫正视力（BCVA）越低[26]。最近一项对高度近视与正视眼进行脉络膜厚度比较的研究证实了这一发现[27]。对 25 只高度近视眼和 25 只正常眼进行增强深度成像的光学相干断层扫描（EDI-OCT）检查，发现与正常组相比，高度近视组的黄斑区脉络膜厚度明显更薄（$P<0.0001$）。

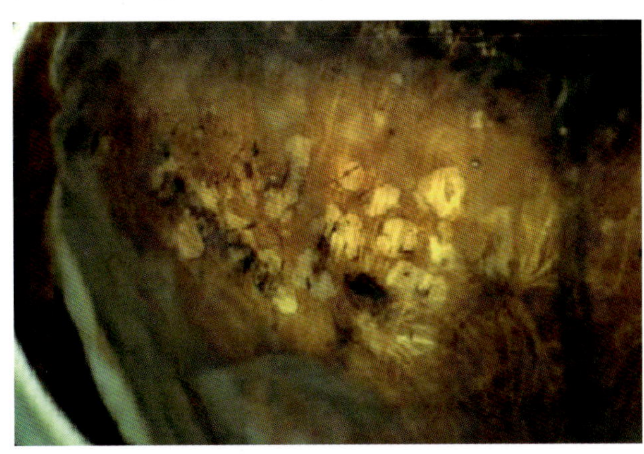

图 8.1 鹅卵石样变性的外观。周边 RPE 和外层视网膜有弥漫性和斑片状萎缩，形成鹅卵石样变性

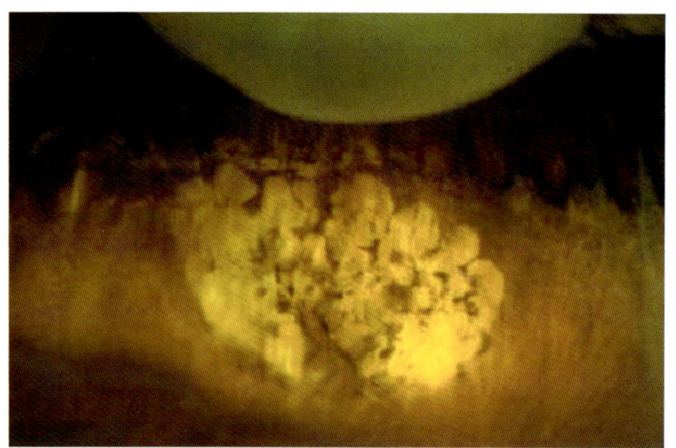

图 8.2　融合的鹅卵石样变性的大体外观

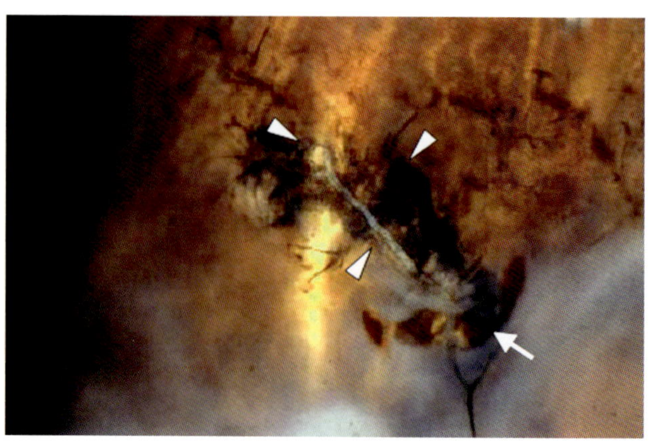

图 8.5　格子样变性的大体外观。格子样变性的范围（上方三个箭头），有一个相关的视网膜裂孔（下方箭头）

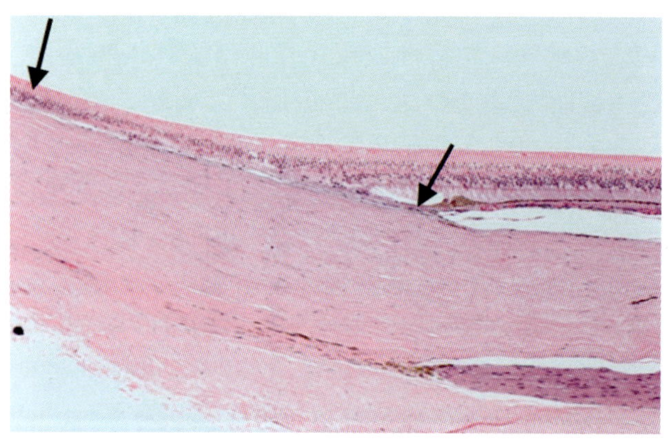

图 8.3　鹅卵石样变性。外层视网膜萎缩。外层视网膜和 RPE 萎缩（箭头之间）。H&E 25×

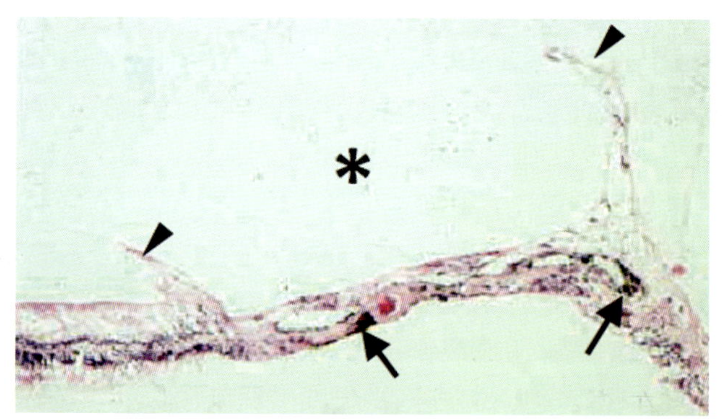

图 8.6　格子样变性。近视眼的格子样变性主要表现为内层萎缩，表面有一层液化玻璃体（星号），周围是胶质视网膜簇（上方箭头）。存在 RPE 肥大和增生（下方箭头），并观察到硬化的血管。H&E 100×

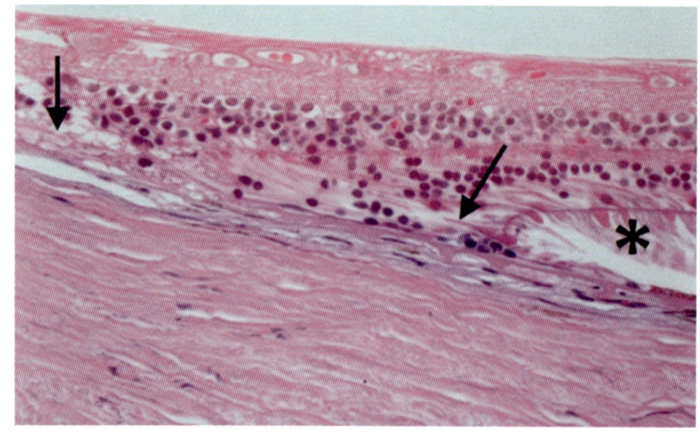

图 8.4　鹅卵石样变性。该鹅卵石样变性区域由萎缩的 RPE 和覆盖其上的萎缩的视网膜外层（箭头之间）组成。与鹅卵石变性区相邻区域的光感受器外节是完整的（星号）。H&E 100×

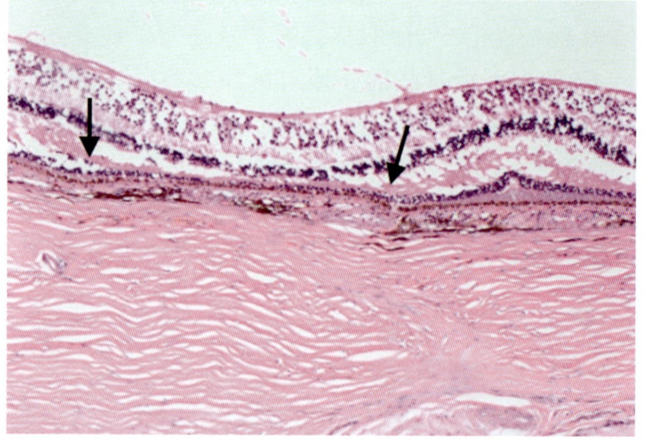

图 8.7　外层视网膜萎缩。外层视网膜萎缩（箭头之间），只剩下一小部分外核层。H&E 25×

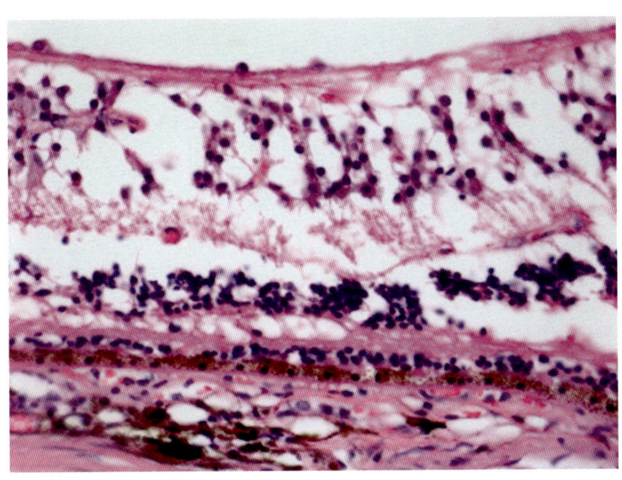

图 8.8 外层视网膜萎缩。外层视网膜萎缩，仅外核层的一小部分仍然存在。H&E 100×

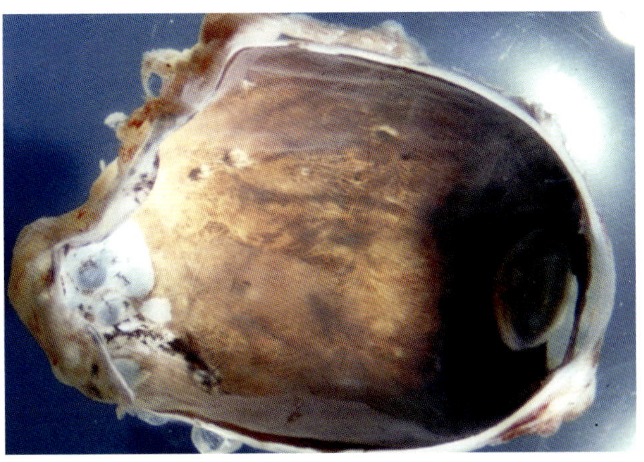

图 8.9 高度近视眼后极部葡萄肿的大体外观。这种高度近视的眼睛表现出后极部葡萄肿，该区域由极薄的巩膜组成，并伴有脉络膜、视网膜色素上皮和视网膜的潜在萎缩

在萎缩区域的边缘，可以看到色素团块，临床检查中也可经常观察到这一体征。近视动物模型表明，超微结构变化包括脉络膜毛细血管密度降低，毛细血管之间的网眼不规则变细[28]。

一项对 1437 只近视眼进行的早期研究观察了周边视网膜，发现眼轴长度与非压迫白、色素变性、铺路石样（或鹅卵石样）变性和格子样变性之间存在统计学上的显著关联[29]。许多其他研究也支持该结论。Celorio 等发现 33% 的高度近视眼有格子样变性。他们还发现眼轴长度在 26~26.9 mm 之间的眼中患病率最高（40.9%），而在眼轴长度大于 32 mm 的眼中患病率最低（7%）[30]。来自日本的一项研究认为这与眼轴长度无关，在没有后极部葡萄肿的眼中，格子样变性明显更多见，结论是眼轴延长的近视眼类型（伴有葡萄肿或者不伴有葡萄肿）会影响格子样变性的形成[31]。

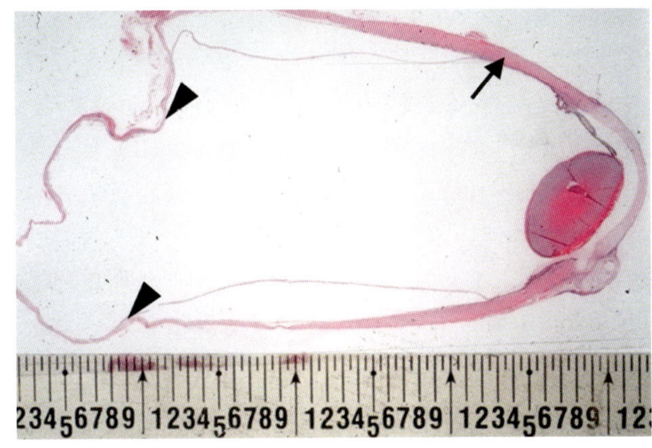

图 8.10 高度近视眼伴后极部葡萄肿。这个高度近视眼的前后轴长约为 40 mm，有前部的正常巩膜（右上侧箭头）和后极部的葡萄肿，后部巩膜变薄拉长（在左侧两箭头之间）。H&E 2×

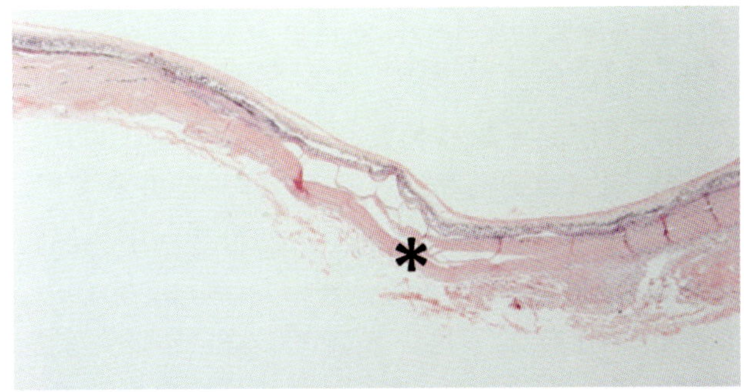

图 8.11 葡萄肿。葡萄肿区域对应于变薄的巩膜区域（星号）。H&E 10×

8.2.3 后巩膜葡萄肿

临床上，眼轴长度大于 26.5 mm 的高度近视眼中约 19% 会发现有葡萄肿[16]（图 8.9、图 8.10）。在 Grossniklaus 的研究中，葡萄肿是第二常见的组织病理学改变，369 只病理性近视眼中有 33% 发生[6]，表明临床上可能低估了葡萄肿的存在。葡萄肿最常见于后极部[32]。病理性近视眼中的巩膜是异常的。组织病理学上，表现为巩膜中的胶原束变薄，胶原条纹变少，巩膜的层状结构与角膜基质的结构相似[33]（图 8.6~ 图 8.11）。超微结构研究发现病理性近视的巩膜胶原纤维排列多呈层状，同时出现星形胶原纤维，纤维直径和纤维数量均减少，纤维间分离增加[34]。动物研究表明，这些变化是由于胶原代谢加速和胶原合成的减少所致[35]。巩膜组织中的这些超微结构改变导致其结构变弱、强度变低，更

容易受到机械应力和变形的影响。Grossniklaus 的组织学评估发现在病理性近视眼中前后测量的平均值大于水平或垂直测量平均值（分别为 26.5 mm、25.5 mm 和 25 mm），表明眼球是呈“蛋形”的，最大的机械力或变形发生在前后轴[6]。这一发现与绝大多数葡萄肿发生在后极部的事实相一致，这些力会在后极部产生最大的机械冲击，导致巩膜扩张和葡萄肿的形成。

1977 年，Curtin 根据葡萄肿的位置、大小和严重程度确定了一种后巩膜葡萄肿分级标准[36]，共分为 10 型：原发性葡萄肿为Ⅰ～Ⅴ型，混合性葡萄肿为Ⅵ～Ⅹ型。Hsiang 等的一项研究纳入了 108 名病理性近视患者的 209 只眼，采用眼 B 超扫描评估后极部葡萄肿[37]。通过眼 B 超发现 90% 的眼患有葡萄肿，研究发现葡萄肿的患病率以及严重程度或分级随着年龄的增长而增加。Ⅱ型葡萄肿是最常见的，发生在 52.7% 的眼中，其次是Ⅰ型（23.4%）和Ⅸ型（17%）。71.9% 的Ⅸ型葡萄肿、50% 的Ⅰ型和Ⅲ型葡萄肿以及 46.5% 的Ⅱ型葡萄肿眼伴有严重的视网膜变性。Ⅱ型和Ⅸ型葡萄肿之间具有统计学差异（P=0.01）。此外，比较Ⅱ型葡萄肿和Ⅸ型葡萄肿眼时发现后一组的眼轴长度明显更长，漆裂纹也明显更多见。其他的研究也证实随着眼轴长度和年龄的增长，葡萄肿和脉络膜视网膜萎缩的患病率增加[38]。

病理性近视中葡萄肿的形成是近视引起的黄斑病变的一部分，并且葡萄肿存在时会出现多种特征，如视网膜劈裂、视网膜裂孔和脱离、CNV 和萎缩[39-44]。Henaine-Berra 等的研究探讨了高度近视眼中黄斑异常的发生率，如黄斑中央凹劈裂、血管牵拉和视网膜前膜形成，他们发现在伴有后巩膜葡萄肿的情况下这些异常更为常见（P=0.0001），53.65% 后巩膜葡萄肿的患眼同时伴有黄斑异常[45]。Wu 等发现没有黄斑裂孔的中央凹劈裂和中央凹视网膜脱离与后巩膜葡萄肿显著相关（P=0.0003）[46]，Takano 等也证实了这一发现[47]。Oie 等研究了后巩膜葡萄肿是否影响高度近视眼出现黄斑裂孔伴有视网膜脱离（MHRD）的问题，他们发现后巩膜葡萄肿的类型似乎有一定的相关性[48]。高度近视眼 MHRD 组中葡萄肿的比例显著高于没有 MHRD 的高度近视组（P<0.001），而且 MHRD 组中Ⅱ型葡萄肿的患病率更显著高于其他类型（P=0.01）。

8.2.4 CNV/Fuchs 斑

据报道，5%～10% 的病理性近视患者中会出现黄斑区脉络膜新生血管（CNV），在其晚期则称为 Fuchs 斑[49]，是高度近视视力丧失的最常见原因[12, 50]。一项研究发现，在 50 岁以下的人群中，62% 的 CNV 与近视有关[51]。高度近视发生的 CNV 与其典型的病理表现有关，如漆裂纹和斑片状萎缩。玻璃疣和视网膜色素上皮脱离常见于年龄相关性的 CNV，但很少见于近视 CNV[52]。与年龄相关的 CNV 相比，近视 CNV 的尺寸更小，渗漏程度更小。随后，在近视 CNV 位置上形成的早期萎缩区域也会更小。然而，有充分证据表明，近视眼中的萎缩和瘢痕区域尺寸后期会逐渐增大，近视眼萎缩范围和瘢痕不断扩大的现象称为“渐进性萎缩（atrophic creep）”，它在经过视网膜激光治疗的病理性近视眼中尤其典型。多项研究表明，超过 90% 的近视眼用不同波长的激光治疗后会出现激光瘢痕扩大[53-56]。发生在高度近视眼中的这种现象可能是由于脉络膜视网膜复合体的机械拉伸所导致。脉络膜视网膜复合体变薄，以及可能同时存在的葡萄肿，通常会使早期发现近视 CNV 变得非常困难[52]。脉络膜视网膜萎缩在退行性 CNV 周围区域非常常见，一项研究发现 CNV 发病 5～10 年后其发生的概率高达 96%[57]。

存在脉络膜视网膜萎缩和漆裂纹时，CNV 发生的概率会更高[24, 58, 59]。Ohno-Matsui 等的研究发现在患有脉络膜视网膜萎缩的眼中，只有 3.7% 的人进展为 CNV 形成，而这种情况随着斑片状萎缩而急剧增加（其中 20% 的眼会出现 CNV），而在有漆裂纹的眼中，29.4% 的人会出现 CNV[20]。患者的近视 CNV 因年龄而异，年轻患者（<55 岁）的病变显著小于老年患者（P<0.05）[60]。年轻患者的近视 CNV 往往更靠近黄斑中央凹，有研究表明 83% 的近视 CNV 是较小的“经典型”病变[61]。近视 CNV 位于黄斑中央凹外不太常见，Yoshida 等的研究发现只有约 20% 不在中央凹区域[62]。老年患者往往会形成更广泛的渗出性的近视 CNV，随后会形成大的盘状瘢痕，很容易被误认为是新生血管性年龄相关性黄斑变性的瘢痕（nAMD）[62]。组织病理学上，这两种疾病之间的差异更容易区分：在大多数情况下，近视 CNV 位于视网膜神经感觉层和 RPE 之间，为 2 型 CNV，而绝大多数年龄相

关性黄斑变性（AMD）相关的CNV被归类为1型CNV，因为它们位于RPE下[63]。近视CNV还具有几个独特的特征：Bruch膜通常不显示弥漫性增厚，RPE和Bruch膜的内胶原层往往不会分离，因此不会导致视网膜色素上皮脱离，也不存在广泛细胞外基质的沉积[64]。视网膜出血不太常见，神经感觉层脱离通常比AMD相关CNV的要浅，而且深度也更浅。视网膜下和视网膜内积液非常有限，通常是无关紧要的[64]。一旦近视CNV开始消退，可能会出现一些可见的色素过度沉着，最终导致纤维化瘢痕组织形成，随后脉络膜视网膜复合体变薄和萎缩。在最后阶段，萎缩可能非常严重，导致巩膜暴露。

光学显微镜可以显示近视CNV患者覆盖在RPE上的薄纤维血管膜。膜中可能有小胶原束、成纤维细胞和均匀的基质中不均匀分布的小血管。通常没有炎症细胞或血栓性血管的表现[65]（图8.12、8.13）。近视CNV的一个有趣亚型是弧形斑周围的CNV，即位于近视弧形斑旁边的中央凹外的CNV。Nagaoka等观察了260只近视CNV眼，发现只有4.2%的患者表现出弧形斑周围的CNV[66]。他们发现这种亚型更容易发生在具有大近视弧形斑的眼中，弧形斑周围发生CNV的眼的弧形斑会明显大于在中央凹下发生CNV的眼。眼轴长度和近视度数与弧形斑周围CNV的形成无关，表明眼球的空间特征对该位置CNV的形成没有任何影响。该研究还发现，只有不到一半的弧形斑周围CNV患者病灶会突然消退，其余的患者在对CNV进行一次治疗后就痊愈了。3只眼（27%）出现了脉络膜视网膜萎缩。

8.2.5 视网膜和黄斑裂孔 / 劈裂 / 脱离

高度近视眼的后极部玻璃体视网膜界面的变化可导致黄斑裂孔，随后可能出现视网膜脱离。高度近视眼的眼轴延长或葡萄肿形成的矢量力、玻璃体液化加速和病理性近视中常见的脉络膜视网膜复合体萎缩等几种因素综合起来就可能形成黄斑裂孔。

Gass对非近视眼黄斑裂孔形成机制的研究发现，玻璃体后皮质对玻璃体视网膜界面形成牵拉，随着黄斑区玻璃体脱离产生牵拉导致黄斑裂孔[67]。很容易就此推测，玻璃体从视网膜表面退缩会形成一个负压空间，液化的玻璃体可以进入此空间，通过新形成的黄斑裂孔进到视网膜下导致视网膜脱离。

在这个过程中，中央凹或黄斑改变经历几个阶段：视网膜前膜；黄斑劈裂；板层和全层黄斑裂孔，伴或不伴有玻璃体后脱离（PVD）和后极部黄斑区视网膜脱离（图8.14~图8.17）。一项研究观察了214只患有病理性近视和葡萄肿的眼，发现56.8%的患者存在玻璃体视网膜异常[68]。

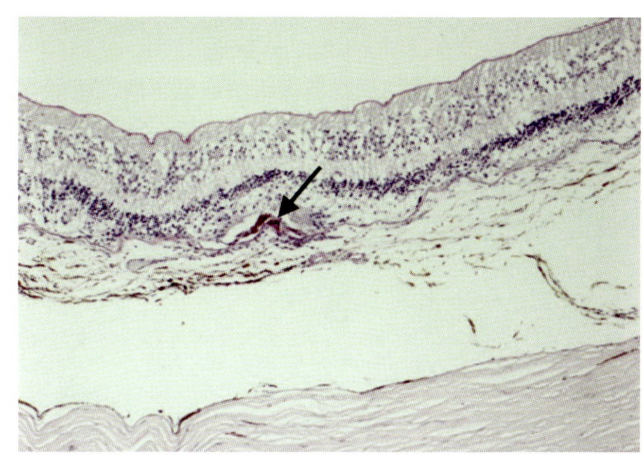

图8.12 Fuchs斑。Fuchs斑由一个局限性的脉络膜新生血管组成，周围被增生的视网膜色素上皮包绕（箭）。PAS 25×

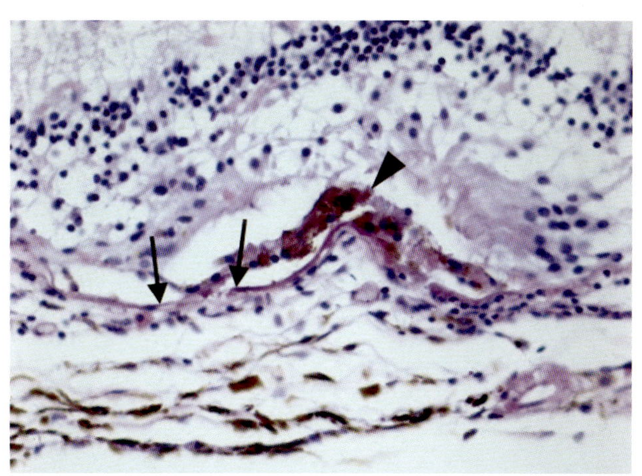

图8.13 Fuchs斑。Bruch膜有一个裂口（在两箭头之间），一片外围包绕着视网膜色素上皮的脉络膜新生血管膜延伸穿入裂口（箭）。PAS 100×

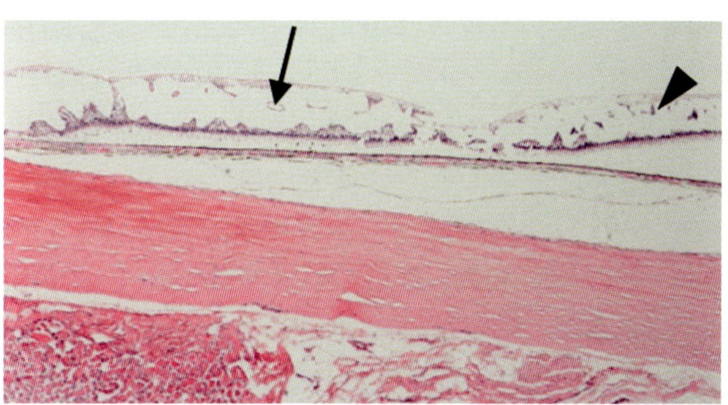

图8.14 视网膜劈裂。视网膜劈裂区域（左侧箭）与典型的外侧周边囊样变性区（右侧箭头）相邻。H&E 10×

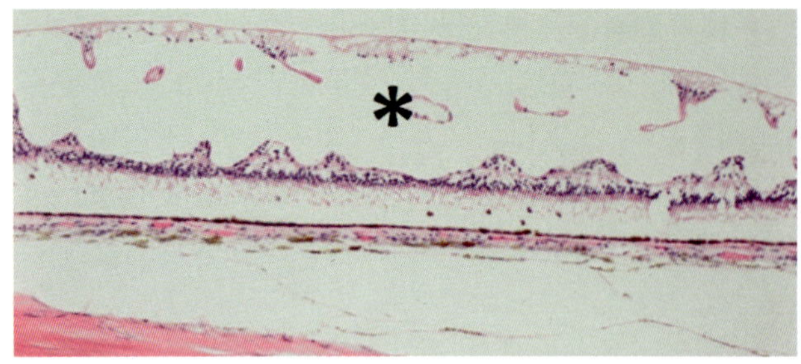

图 8.15 视网膜劈裂。更高的放大倍数显示视网膜劈裂区域（星号），可见 Müller 细胞桥接的中断。H&E 25×

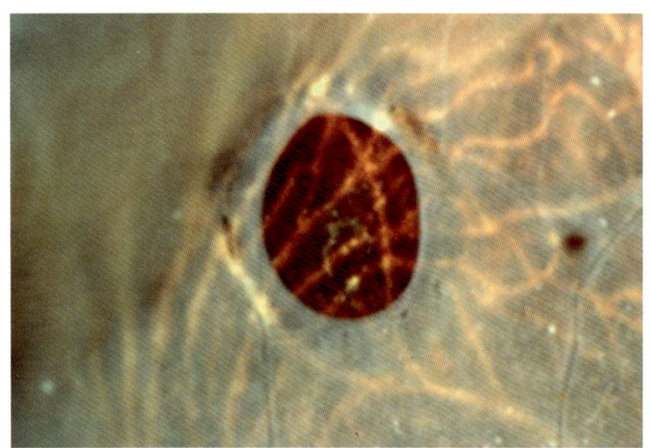

图 8.16 近视性全层视网膜裂孔的大体外观

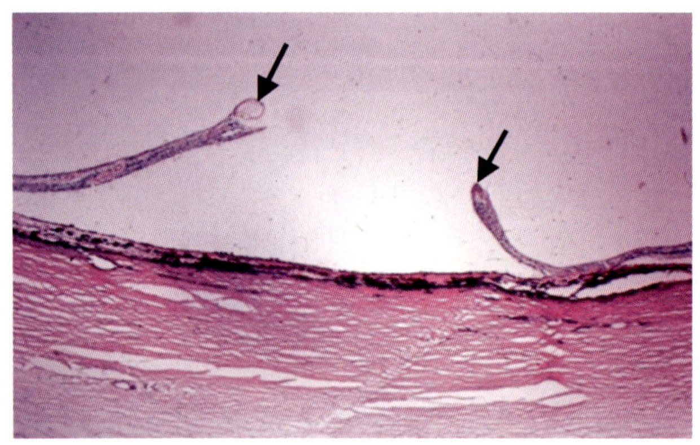

图 8.17 视网膜裂孔。全层孔周围视网膜的圆形边缘（箭）。H&E 100×

Sayanagi 等采用傅里叶域光学相干断层扫描（FD-OCT）评估近视性黄斑中央凹劈裂并以此评估该病的病理特征[69]。他们发现 6 只中央凹脱离型患眼中有 3 只（50%）可见感光细胞内外节（IS/OS）缺陷，11 只中央凹劈裂型患眼中有 2 只（18%）可见 IS/OS 缺陷。24% 近视性中央凹劈裂型患眼可见弥漫性萎缩，24% 可见斑片状萎缩。

Takano 等观察了 19 名严重近视合并后巩膜葡萄肿患者的 32 只眼[47]。他们通过 OCT 发现 11 只眼（34%）有中央凹视网膜劈裂或脱离：8 只眼有中央凹视网膜劈裂伴有视网膜脱离，1 只眼中央凹视网膜脱离不伴劈裂形成，2 只眼只有视网膜劈裂；剩余的 21 只眼既没有视网膜劈裂也没有视网膜脱离，但均发现黄斑区视网膜厚度变薄，OCT 测量结果为 100~150 μm。这项研究的结果表明，黄斑裂孔并不是伴有后巩膜葡萄肿的严重近视眼中发生视网膜劈裂或视网膜脱离的先决条件。来自后巩膜葡萄肿的牵引力可能会导致“拉伸性视网膜劈裂”，从而导致中央凹处视网膜脱离，然后随着这些位于后极部力的继续作用，将黄斑区视网膜拉离玻璃体皮质，从而形成黄斑裂孔。

同样，采用 OCT 对近视牵引性黄斑病变的研究发现，黄斑牵引似乎与劈裂有关，这提示黄斑劈裂的病因可能是视网膜前或视网膜外牵引的结果，这是由高度近视眼所经历的向外扩张的拉伸力所致[70, 71]。继这一发现之后，另一项研究回顾了高度近视眼中黄斑裂孔的患病率，发现黄斑裂孔存在于 6.26% 的眼中[72]。与黄斑裂孔相关的最常见的玻璃体视网膜异常是劈裂，在该亚组的 75% 患眼中均有发现。20.8% 的黄斑裂孔眼在平均 30.2 个月的随访时间内出现进展，表现为裂孔扩大或后极部视网膜脱离。

在 Grossniklaus 等的 309 只眼研究中，组织学切片上看到视网膜凹坑、裂孔或撕裂的发生率为 8.4%[6]。先前的研究表明，近视眼与视网膜裂孔形成风险增加之间存在联系[73, 74]，视网膜脱离与高度近视之间存在显著相关性[75]。他们的研究发现 12.2% 的眼出现视网膜脱离，然而他们还考虑到研究中的一些眼在某个时间点经历了视网膜脱离修复程序，这将高度近视眼的研究人群中视网膜脱离发生率提高到 20%。另有研究发现近视和视网膜脱离形成相关的几个因素，包括格子样变性、无症状的视网膜裂孔、玻璃体后脱离（PVD）的发生率增加和玻璃体液化[76]。

一项针对 1202 例视网膜脱离（RD）患者的大型苏格兰研究发现，18.7% 的眼检查有格子样变性[77]。其中，视网膜裂孔相关性 RD（35.7%）比马蹄孔性 RD（19.3%）更常见，并且更多地发生于近视眼患者中。此外，大于 85% 的 RD 与 PVD 及相关牵拉异常有关。这些结果与另一项英国研究相似，该研究发现视网膜裂孔相关的 RD 在高度近视（平均 -5.5 D，范围 -1~-18 D）的年轻患者（中位年龄 28.9 岁）中更为常见，约 50% 的病例表现出格子样变性[78]。

8.2.6 近视眼视神经乳头结构改变，包括视乳头周围变化

在 Grossniklaus 开展的对美国高度近视眼的组织病理学研究中，最常见的发现是视神经乳头的近视改变，见于 40% 的眼[6]。新加坡一项病理性近视眼底改变的临床研究发现，迄今为止最常见的改变是视盘周围萎缩，占 81.2%；其次是视盘倾斜，占 57.4%，而且进一步发现这一现象更多见于青少年高度近视患者，高于成人和华裔患者[38]。临床上，这种近视视盘改变表现为视盘倾斜。视网膜、RPE 和脉络膜在鼻侧是与视盘相连的，而视网膜在颞侧则达不到视盘，这样就导致视盘颞侧出现新月形改变，但偶尔也可以在鼻侧或下方看到类似改变，或者在大约 10% 的病例中表现为围绕整个视盘的改变[22, 79]。这些变化在组织病理学检查中都可以清楚地看到。通常发现视乳头周围巩膜被拉伸，硬膜下和蛛网膜下腔之间的鞘膜空间变宽（图 8.18～图 8.22）。此外，他们还发现当视神经乳头受累于葡萄肿区域时，视盘的面积通常会明显增大。

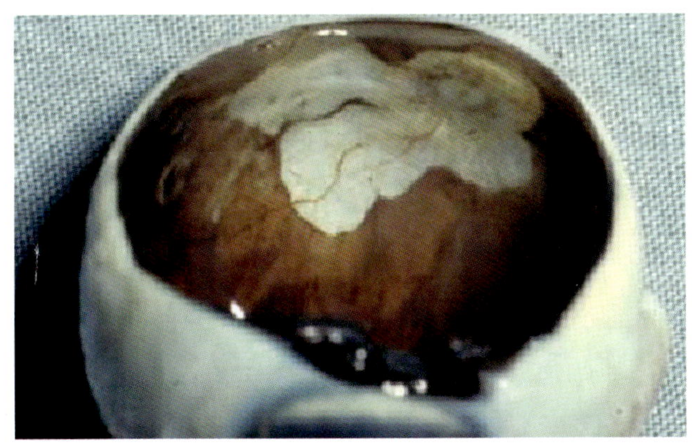

图 8.18 视神经乳头近视改变的大体表现。视神经周围存在近视弧形斑，这表现为视盘周围萎缩和巩膜变薄

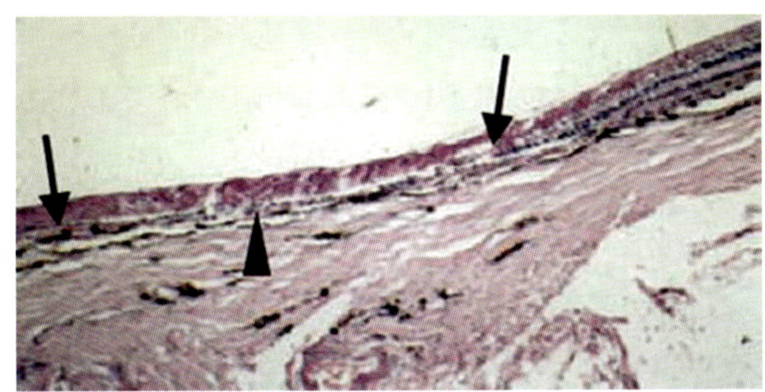

图 8.19 近视变性。视盘周围近视弧形斑对应于视网膜减少为薄胶质带（上方两个箭之间）的位置，并且存在视网膜色素上皮和脉络膜（下方箭头）的潜在萎缩。H&E 100×

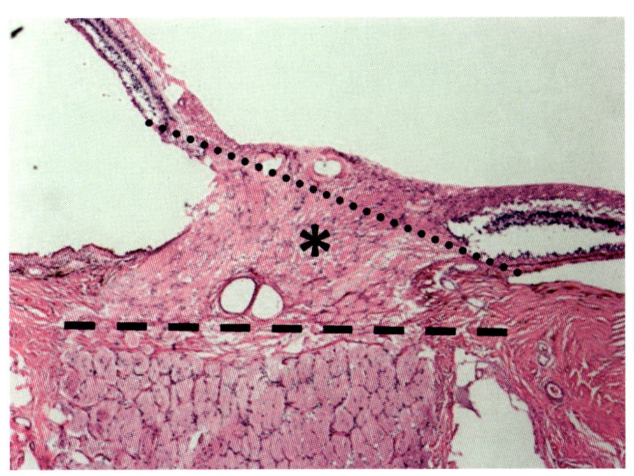

图 8.20 视神经乳头倾斜。视神经乳头（星号）与筛板（下方虚线）相比，以斜角（上方虚线）进入眼睛。H&E 10×

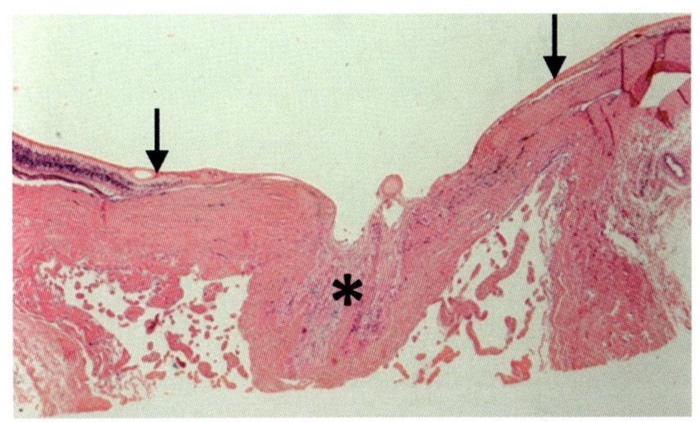

图 8.21 近视弧形斑。近视弧形斑处有广泛的视盘周围萎缩和变薄（箭）。可见裸露的巩膜围绕着萎缩的视神经（星号）。H&E 10×

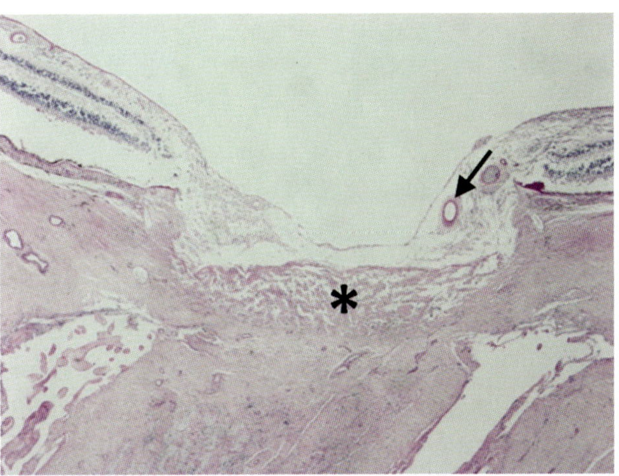

图 8.22 视神经萎缩。视神经向下萎缩至筛板（星号），萎缩组织中仅见残留血管（箭）。PAS 5×

Jonas 等的研究比较了高度近视眼与正常眼的视盘[79]。他们发现高度近视眼比正常眼的视盘显著（$P<0.000\,001$）更大且呈椭圆形，并建议高度近视的视盘可以被视为继发性获得性巨视盘，而视盘的大小与屈光不正和年龄有关。

Fulk 等的一项类似研究试图将视盘新月形弧形斑与眼轴长度和屈光不正相关联[80]。研究发现，新月形大小与这两个参数显著相关（$P=0.02$）。对于宽度≥0.2 mm 的新月形弧形斑，眼轴长度每增加 1 mm，近视度数平均增加 1.26 D，但对于新月形 <0.2 mm 的眼球，眼轴长度每增加 1 mm 仅增加约 0.66 D 近视度数。结果还表明，男性及屈光不正与大的视盘新月形弧形斑直接相关。

Nakazawa 等做了一项长期研究来评估近视眼视盘新月形弧形斑的变化[81]，发现视盘偏离程度与近视进展显著相关（$P<0.0\,001$）。观察到的视盘在大多数情况下随着近视的进展而向鼻侧偏离，随后在视盘的颞侧形成新月形弧形斑。

已知筛板受近视变性的影响[82, 83]。高度近视和青光眼改变与筛板变薄均显著相关[82]。大量研究表明，高度近视眼的视盘周围视网膜神经纤维层（RNFL）会发生变化[84–86]。采用 OCT 对高度近视眼的视盘及其周围区域进行研究发现，倾斜的视神经中颞侧的 RNFL 增厚，鼻侧变薄。另外，厚的 RNFL 与近视度数低和较大的视盘和盘沿面积有关[85]。近视眼和正视眼之间的上部、下部 RNFL 厚度没有显著差异[84]。

Jonas 等对高度近视眼视乳头周围区域的组织学进行的回顾性研究显示，视神经边界和硬脑膜之间的距离，也称为巩膜凸缘，随着眼轴长度的增加和长度相对于凸缘区域厚度的减少而显著增加[87]。他们还发现 42% 的高度近视眼在视神经边界和 Bruch 膜起点之间有大于 0.5 mm 的空间，在该处凸缘被拉长且变薄，并发现视乳头后方周围区域存在球后脑脊液的间隙。值得注意的是，这些眼中的视乳头旁区域仅包含 RNFL 或其残余物，没有发现 Bruch 膜或脉络膜的存在。

高度近视眼的视乳头周围区域也可表现出其他的变化，例如空洞或凹陷。Wei 等采用 OCT 来评估这些视乳头周围脉络膜内空洞，在眼底镜检查中表现为隆起、斑片状、淡黄色的病变[88]。OCT 显示这些病变是位于 RPE 下方的脉络膜内。大约一半的病例显示出从玻璃体与脉络膜内空洞有通道相连的证据，1/4 的病例还显示有脉络膜内裂开。Wei 等假设这些视乳头周围病变可能代表空洞或脉络膜劈裂，它们可能都是同一病理过程的一部分。

对高度近视眼的视乳头及其周围区域的另一个发现是类似坑状结构的存在。一项研究发现，在 16.2% 的高度近视眼中，在视神经边缘或视乳头周围区域发现了凹坑，与不伴有凹坑的高度近视眼相比，这些眼的高度近视度数更高，视盘更大，眼轴长度更长[89]。在大约 1/3 的病例中，凹坑位于视盘，它们位于视盘的上缘或下缘；而在 2/3 的病例中，凹坑位于视盘周围的弧形斑中。弧形斑凹坑与Ⅸ型葡萄肿有关，凹坑很明显地位于视神经边缘和巩膜嵴之间，似乎是由葡萄肿引起的劈裂发展而来。

8.2.7 玻璃体变性

众所周知，在近视眼中玻璃体的脱水收缩很早就会发生，随着近视的发展，玻璃体脱水收缩会更加广泛且越发严重[90]。玻璃体液化和玻璃体后脱离（PVD）都是病理性近视的常见临床表现，因为近视眼眼球变大、眼内容积扩大会导致玻璃体变性的进展[91]。在 Grossniklaus 的研究中，所有近视眼的组织病理学检查均发现中央玻璃体液化，33% 的眼出现 PVD[6]。在大多数情况下，只有玻璃体皮质保持完整（图 8.23）。他们还指出其中的一些病例后极部玻璃体牵引导致了视网膜裂孔、囊样变性和视网膜劈裂。尽管已知年龄增长是形成 PVD 的危险因素，但一项研究比较了 224 只高度近视（–6 D 或更大）眼与正视眼，发现近视眼 PVD 的患病率在每个年龄组均更高[92]。

动物模型研究发现，内界膜（ILM）和玻璃体的蛋白质编码缺陷会使得眼球在 4 天内大小增

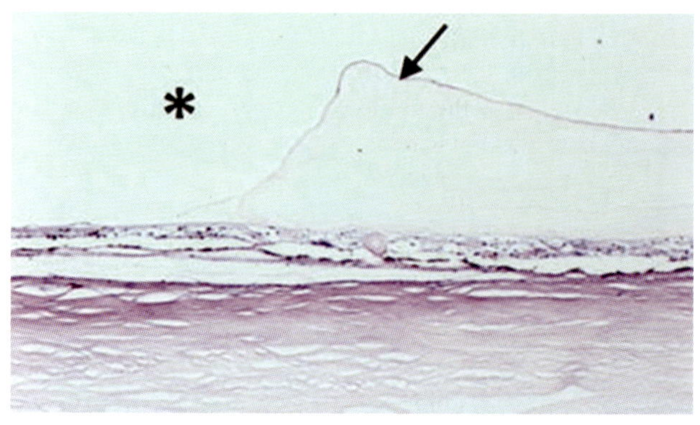

图 8.23 玻璃体后脱离（PVD）。后极部玻璃体液化（星号），且玻璃体被向前牵引（箭）。PAS 100×

加 50%，而这一过程只能通过重建 ILM 来减缓[93]。结果表明，先天性高度近视会受到玻璃体视网膜边界完整性的影响。Chuo 等的研究发现近视屈光度与 PVD 的形成之间存在显著关联（OR=4.32，$P<0.0\,005$）[94]。

Stirpe 等的研究观察了 496 只接受了视网膜脱离手术治疗的高度近视眼[95]。他们注意到玻璃体和视网膜有五种特征性表现：①完整的 PVD（21.8%）；② PVD 扩散到上方象限（46.5%）；③广泛液化和玻璃体基底部的凝缩（10.2%）；④后极部玻璃体腔隙（17.5%）；⑤非常有限的 PVD（3.8%）。有后极部玻璃体腔隙的组有更高的近视度数和更明显的葡萄肿。

8.3 结论

病理性近视的组织病理学在了解近视影响视力的机制方面起着重要作用。既往对高度近视眼进行了几项出色而广泛的组织病理学研究，但近年来，OCT、荧光素血管造影和吲哚菁绿（ICG）等多模影像技术在试图阐明近视眼病理过程的本质方面的应用越来越普遍。将这些影像学研究与组织病理学研究相结合，能更好地了解疾病进展及其本质。

参考文献

[1] Foster PJ. Myopia in Asia. Br J Ophthalmol. 2004;88(4):443–4. PubMed PMID: 15031147. Pubmed Central PMCID: 1772076.

[2] Ghafour IM, Allan D, Foulds WS. Common causes of blindness and visual handicap in the west of Scotland. Br J Ophthalmol. 1983;67(4):209–13. PubMed PMID: 6830738. Pubmed Central PMCID: 1040020.

[3] Sperduto RD, Seigel D, Roberts J, Rowland M. Prevalence of myopia in the United States. Arch Ophthalmol. 1983;101(3):405–7. PubMed PMID: 6830491.

[4] Duke Elder S. Pathological refractive errors. In: Ophthalmic optics and refraction, system of ophthalmology, vol. V. St. Louis: Mosby; 1970. p. 297–373.

[5] Tokoro T. On the definition of pathologic myopia in group studies. Acta Ophthalmol Suppl. 1988;185:107–8. PubMed PMID: 2853512.

[6] Grossniklaus HE, Green WR. Pathologic findings in pathologic myopia. Retina. 1992;12(2):127–33. PubMed PMID: 1439243. Epub 1992/01/01.

[7] Curtin BJ. The etiology of myopia. In: The myopias: basic science and clinical management. Philadelphia: Harper and Row; 1985. p. 61–113.

[8] Curtin BJ. Physiologic vs pathologic myopia: genetics vs environment. Ophthalmology. 1979;86(5):681–91. PubMed PMID: 397448.

[9] Zejmo M, Forminska-Kapuscik M, Pieczara E, Filipek E, Mrukwa-Kominek E, Samochowiec-Donocik E, et al. Etiopathogenesis and management of high myopia. Part II. Med Sci Monit. 2009;15(11):RA252–5. PubMed PMID: 19865068.

[10] Zejmo M, Forminska-Kapuscik M, Pieczara E, Filipek E, Mrukwa-Kominek E, Samochowiec-Donocik E, et al. Etiopathogenesis and management of high-degree myopia. Part I. Med Sci Monit. 2009;15(9):RA199–202. PubMed PMID: 19721411.

[11] Walline JJ, Lindsley K, Vedula SS, Cotter SA, Mutti DO, Twelker JD. Interventions to slow progression of myopia in children. Cochrane Database Syst Rev. 2011;(12):CD004916. PubMed PMID: 22161388.

[12] Avila MP, Weiter JJ, Jalkh AE, Trempe CL, Pruett RC, Schepens CL. Natural history of choroidal neovascularization in degenerative myopia. Ophthalmology. 1984;91(12):1573–81. PubMed PMID: 6084222.

[13] Klein RM, Green S. The development of lacquer cracks in pathologic myopia. Am J Ophthalmol. 1988;106(3):282–5. PubMed PMID: 3421288.

[14] Pruett RC, Weiter JJ, Goldstein RB. Myopic cracks, angioid streaks, and traumatic tears in Bruch's membrane. Am J Ophthalmol. 1987;103(4):537–43. PubMed PMID: 3565514.

[15] Klein RM, Curtin BJ. Lacquer crack lesions in pathologic myopia. Am J Ophthalmol. 1975;79(3):386–92. PubMed PMID: 1121996.

[16] Curtin BJ, Karlin DB. Axial length measurements and fundus changes of the myopic eye. Am J Ophthalmol. 1971;71(1 Pt 1):42–53. PubMed PMID: 5099937.

[17] Ohno-Matsui K, Ito M, Tokoro T. Subretinal bleeding without choroidal neovascularization in pathologic myopia. A sign of new lacquer crack formation. Retina. 1996;16(3):196–202. PubMed PMID: 8789857. Epub 1996/01/01.

[18] Ohno-Matsui K, Tokoro T. The progression of lacquer cracks in pathologic myopia. Retina. 1996;16(1):29–37. PubMed PMID: 8927806. Epub 1996/01/01.

[19] Johnson DA, Yannuzzi LA, Shakin JL, Lightman DA. Lacquer cracks following laser treatment of choroidal neovascularization in pathologic myopia. Retina. 1998;18(2):118–24. PubMed PMID: 9564691. Epub 1998/06/27.

[20] Ohno-Matsui K, Yoshida T, Futagami S, Yasuzumi K, Shimada N, Kojima A, et al. Patchy atrophy and lacquer cracks predispose to the development of choroidal neovascularisation in pathological myopia. Br J Ophthalmol. 2003;87(5):570–3. PubMed PMID: 12714395. Pubmed Central PMCID: 1771643. Epub 2003/04/26.

[21] Noble KG, Carr RE. Pathologic myopia. Ophthalmology. 1982;89(9):1099–100. PubMed PMID: 7177575.

[22] Rabb MF, Garoon I, LaFranco FP. Myopic macular degeneration. Int Ophthalmol Clin. 1981;21(3):51–69. PubMed PMID: 6169677.

[23] Kobayashi K, Ohno-Matsui K, Kojima A, Shimada N, Yasuzumi K, Yoshida T, et al. Fundus characteristics of high myopia in children. Jpn J Ophthalmol. 2005;49(4):306–11. PubMed PMID: 16075331.

[24] Hayashi K, Ohno-Matsui K, Shimada N, Moriyama M, Kojima A, Hayashi W, et al. Long-term pattern of

progression of myopic maculopathy: a natural history study. Ophthalmology. 2010;117(8):1595–611, 611.e1–4. PubMed PMID: 20207005.
[25] Okabe S, Matsuo N, Okamoto S, Kataoka H. Electron microscopic studies on retinochoroidal atrophy in the human eye. Acta Med Okayama. 1982;36(1):11–21. PubMed PMID: 7064730.
[26] Wang NK, Lai CC, Chu HY, Chen YP, Chen KJ, Wu WC, et al. Classification of early dry-type myopic maculopathy with macular choroidal thickness. Am J Ophthalmol. 2012;153(4):669–77, 77.e1–2. PubMed PMID: 22071232.
[27] Ohsugi H, Ikuno Y, Oshima K, Tabuchi H. 3-D choroidal thickness maps from EDI-OCT in highly myopic eyes. Optom Vis Sci. 2013;90:599–606. PubMed PMID: 23604298.
[28] Hirata A, Negi A. Morphological changes of choriocapillaris in experimentally induced chick myopia. Graefes Arch Clin Exp Ophthalmol. 1998;236(2):132–7. PubMed PMID: 9498124.
[29] Karlin DB, Curtin BJ. Peripheral chorioretinal lesions and axial length of the myopic eye. Am J Ophthalmol. 1976;81(5):625–35. PubMed PMID: 1275043.
[30] Celorio JM, Pruett RC. Prevalence of lattice degeneration and its relation to axial length in severe myopia. Am J Ophthalmol. 1991;111(1):20–3. PubMed PMID: 1985485.
[31] Yura T. The relationship between the types of axial elongation and the prevalence of lattice degeneration of the retina. Acta Ophthalmol Scand. 1998;76(1):90–5. PubMed PMID: 9541442.
[32] Curtin BJ. Posterior staphyloma development in pathologic myopia. Ann Ophthalmol. 1982;14(7):655–8. PubMed PMID: 6982020.
[33] Curtin BJ, Teng CC. Scleral changes in pathological myopia. Trans Am Acad Ophthalmol Otolaryngol. 1958;62(6):777–88; discussion 88–90. PubMed PMID: 13625324.
[34] Curtin BJ, Iwamoto T, Renaldo DP. Normal and staphylomatous sclera of high myopia. An electron microscopic study. Arch Ophthalmol. 1979;97(5):912–5. PubMed PMID: 444126.
[35] Gentle A, Liu Y, Martin JE, Conti GL, McBrien NA. Collagen gene expression and the altered accumulation of scleral collagen during the development of high myopia. J Biol Chem. 2003;278(19):16587–94. PubMed PMID: 12606541.
[36] Curtin BJ. The posterior staphyloma of pathologic myopia. Trans Am Ophthalmol Soc. 1977;75:67–86. PubMed PMID: 613534. Pubmed Central PMCID: 1311542.
[37] Hsiang HW, Ohno-Matsui K, Shimada N, Hayashi K, Moriyama M, Yoshida T, et al. Clinical characteristics of posterior staphyloma in eyes with pathologic myopia. Am J Ophthalmol. 2008;146(1):102–10. PubMed PMID: 18455142.
[38] Chang L, Pan CW, Ohno-Matsui K, Lin X, Cheung GC, Gazzard G, et al. Myopia-related fundus changes in Singapore adults with high myopia. Am J Ophthalmol. 2013;155:991–9.e1. PubMed PMID: 23499368.
[39] Moriyama M, Ohno-Matsui K, Futagami S, Yoshida T, Hayashi K, Shimada N, et al. Morphology and long-term changes of choroidal vascular structure in highly myopic eyes with and without posterior staphyloma. Ophthalmology. 2007;114(9):1755–62. PubMed PMID: 17368542.
[40] Quaranta M, Brindeau C, Coscas G, Soubrane G. Multiple choroidal neovascularizations at the border of a myopic posterior macular staphyloma. Graefes Arch Clin Exp Ophthalmol. 2000;238(1):101–3. PubMed PMID: 10664062.
[41] Mehta P, Dinakaran S, Squirrell D, Talbot J. Retinal pigment epithelial changes and choroidal neovascularisation at the edge of posterior staphylomas; a case series and review of the literature. Eye. 2006;20(2):150–3. PubMed PMID: 15776012.
[42] Ohno-Matsui K, Akiba M, Moriyama M, Ishibashi T, Hirakata A, Tokoro T. Intrachoroidal cavitation in macular area of eyes with pathologic myopia. Am J Ophthalmol. 2012;154(2):382–93. PubMed PMID: 22541655.
[43] Leys AM, Cohen SY. Subretinal leakage in myopic eyes with a posterior staphyloma or tilted disk syndrome. Retina. 2002;22(5):659–65. PubMed PMID: 12441740.
[44] Gaucher D, Erginay A, Lecleire-Collet A, Haouchine B, Puech M, Cohen SY, et al. Dome-shaped macula in eyes with myopic posterior staphyloma. Am J Ophthalmol. 2008;145(5):909–14. PubMed PMID: 18342827.
[45] Henaine-Berra A, Zand-Hadas IM, Fromow-Guerra J, Garcia-Aguirre G. Prevalence of macular anatomic abnormalities in high myopia. Ophthalmic Surg Lasers Imaging Retina. 2013;44(2):140–4. PubMed PMID: 23438042.
[46] Wu PC, Chen YJ, Chen YH, Chen CH, Shin SJ, Tsai CL, et al. Factors associated with foveoschisis and foveal detachment without macular hole in high myopia. Eye. 2009;23(2):356–61. PubMed PMID: 18064059.
[47] Takano M, Kishi S. Foveal retinoschisis and retinal detachment in severely myopic eyes with posterior staphyloma. Am J Ophthalmol. 1999;128(4):472–6. PubMed PMID: 10577588.
[48] Oie Y, Ikuno Y, Fujikado T, Tano Y. Relation of posterior staphyloma in highly myopic eyes with macular hole and retinal detachment. Jpn J Ophthalmol. 2005;49(6):530–2. PubMed PMID: 16365803.
[49] Tano Y. Pathologic myopia: where are we now? Am J Ophthalmol. 2002;134(5):645–60. PubMed PMID: 12429239.
[50] Neelam K, Cheung CM, Ohno-Matsui K, Lai TY, Wong TY. Choroidal neovascularization in pathological myopia. Prog Retin Eye Res. 2012;31(5):495–525. PubMed PMID: 22569156.
[51] Cohen SY, Laroche A, Leguen Y, Soubrane G, Coscas GJ. Etiology of choroidal neovascularization in young patients. Ophthalmology. 1996;103(8):1241–4. PubMed PMID: 8764794.
[52] Inhoffen W, Ziemssen F. Morphological features of myopic choroidal neovascularization: differences to neovascular age-related macular degeneration. Ophthalmologe. 2012;109(8):749–57. PubMed PMID: 22911352. Morphologische Charakteristika der myopen choroidalen Neovaskularisation: Unterschiede zur neovaskularen altersabhangigen Makuladegeneration.
[53] Jalkh AE, Weiter JJ, Trempe CL, Pruett RC, Schepens

CL. Choroidal neovascularization in degenerative myopia: role of laser photocoagulation. Ophthalmic Surg. 1987;18(10):721–5. PubMed PMID: 2448722.

[54] Brancato R, Pece A, Avanza P, Radrizzani E. Photocoagulation scar expansion after laser therapy for choroidal neovascularization in degenerative myopia. Retina. 1990;10(4):239–43. PubMed PMID: 1708513.

[55] Pece A, Brancato R, Avanza P, Camesasca F, Galli L. Laser photocoagulation of choroidal neovascularization in pathologic myopia: long-term results. Int Ophthalmol. 1994;18(6):339–44. PubMed PMID: 7543889.

[56] Morgan CM, Schatz H. Atrophic creep of the retinal pigment epithelium after focal macular photocoagulation. Ophthalmology. 1989;96(1):96–103. PubMed PMID: 2919053.

[57] Yoshida T, Ohno-Matsui K, Yasuzumi K, Kojima A, Shimada N, Futagami S, et al. Myopic choroidal neovascularization: a 10-year follow-up. Ophthalmology. 2003;110(7):1297–305. PubMed PMID: 12867382.

[58] Kim YM, Yoon JU, Koh HJ. The analysis of lacquer crack in the assessment of myopic choroidal neovascularization. Eye. 2011;25(7):937–46. PubMed PMID: 21527958. Pubmed Central PMCID: 3178161.

[59] Ikuno Y, Sayanagi K, Soga K, Sawa M, Gomi F, Tsujikawa M, et al. Lacquer crack formation and choroidal neovascularization in pathologic myopia. Retina. 2008;28(8):1124–31. PubMed PMID: 18779719.

[60] Leveziel N, Caillaux V, Bastuji-Garin S, Zmuda M, Souied EH. Angiographic and optical coherence tomography characteristics of recent myopic choroidal neovascularization. Am J Ophthalmol. 2013;155(5):913–9 e1. PubMed PMID: 23352343.

[61] Verteporfin in Photodynamic Therapy Study Group. Photodynamic therapy of subfoveal choroidal neovascularization in pathologic myopia with verteporfin. 1-year results of a randomized clinical trial – VIP report no. 1. Ophthalmology. 2001;108(5):841–52. PubMed PMID: 11320011.

[62] Yoshida T, Ohno-Matsui K, Ohtake Y, Takashima T, Futagami S, Baba T, et al. Long-term visual prognosis of choroidal neovascularization in high myopia: a comparison between age groups. Ophthalmology. 2002;109(4):712–9. PubMed PMID: 11927428.

[63] Grossniklaus HE, Gass JD. Clinicopathologic correlations of surgically excised type 1 and type 2 submacular choroidal neovascular membranes. Am J Ophthalmol. 1998;126(1):59–69. PubMed PMID: 9683150.

[64] Baba T, Ohno-Matsui K, Yoshida T, Yasuzumi K, Futagami S, Tokoro T, et al. Optical coherence tomography of choroidal neovascularization in high myopia. Acta Ophthalmol Scand. 2002;80(1):82–7. PubMed PMID: 11906310.

[65] Scupola A, Ventura L, Tiberti AC, D'Andrea D, Balestrazzi E. Histological findings of a surgically excised myopic choroidal neovascular membrane after photodynamic therapy. A case report. Graefes Arch Clin Exp Ophthalmol. 2004;242(7):605–10. PubMed PMID: 14986008.

[66] Nagaoka N, Shimada N, Hayashi W, Hayashi K, Moriyama M, Yoshida T, et al. Characteristics of periconus choroidal neovascularization in pathologic myopia. Am J Ophthalmol. 2011;152(3):420–7 e1. PubMed PMID: 21696698.

[67] Gass JD. Idiopathic senile macular hole: its early stages and pathogenesis. 1988. Retina. 2003;23(6 Suppl):629–39.

[68] Ripandelli G, Rossi T, Scarinci F, Scassa C, Parisi V, Stirpe M. Macular vitreoretinal interface abnormalities in highly myopic eyes with posterior staphyloma: 5-year follow-up. Retina. 2012;32(8):1531–8. PubMed PMID: 22614742.

[69] Sayanagi K, Ikuno Y, Soga K, Tano Y. Photoreceptor inner and outer segment defects in myopic foveoschisis. Am J Ophthalmol. 2008;145(5):902–8. PubMed PMID: 18342829.

[70] Robichaud JL, Besada E, Basler L, Frauens BJ. Spectral domain optical coherence tomography of myopic traction maculopathy. Optometry. 2011;82(10):607–13. PubMed PMID: 21840263.

[71] Konidaris V, Androudi S, Brazitikos P. Myopic traction maculopathy: study with spectral domain optical coherence tomography and review of the literature. Hippokratia. 2009;13(2):110–3. PubMed PMID: 19561782. Pubmed Central PMCID: 2683149.

[72] Coppe AM, Ripandelli G, Parisi V, Varano M, Stirpe M. Prevalence of asymptomatic macular holes in highly myopic eyes. Ophthalmology. 2005;112(12):2103–9. PubMed PMID: 16225922.

[73] Ripandelli G, Coppe AM, Parisi V, Stirpe M. Fellow eye findings of highly myopic subjects operated for retinal detachment associated with a macular hole. Ophthalmology. 2008;115(9):1489–93. PubMed PMID: 18439680.

[74] Tsujikawa A, Kikuchi M, Ishida K, Nonaka A, Yamashiro K, Kurimoto Y. Fellow eye of patients with retinal detachment associated with macular hole and bilateral high myopia. Clin Exp Ophthalmol. 2006;34(5):430–3. PubMed PMID: 16872338.

[75] Tornquist R, Stenkula S, Tornquist P. Retinal detachment. A study of a population-based patient material in Sweden 1971–1981. I. Epidemiology. Acta Ophthalmol (Copenh). 1987;65(2):213–22.

[76] Michels RG, Wilkinson CP, Rice TA. Retinal detachment. St. Louis: Mosby; 1990. p. 76–84.

[77] Mitry D, Singh J, Yorston D, Siddiqui MA, Wright A, Fleck BW, et al. The predisposing pathology and clinical characteristics in the Scottish retinal detachment study. Ophthalmology. 2011;118(7):1429–34. PubMed PMID: 21561662.

[78] Williams KM, Dogramaci M, Williamson TH. Retrospective study of rhegmatogenous retinal detachments secondary to round retinal holes. Eur J Ophthalmol. 2012;22(4):635–40. PubMed PMID: 22081671.

[79] Jonas JB, Gusek GC, Naumann GO. Optic disk morphometry in high myopia. Graefes Arch Clin Exp Ophthalmol. 1988;226(6):587–90. PubMed PMID: 3209086.

[80] Fulk GW, Goss DA, Christensen MT, Cline KB, Herrin-Lawson GA. Optic nerve crescents and refractive error. Optom Vis Sci. 1992;69(3):208–13. PubMed PMID: 1565418.

[81] Nakazawa M, Kurotaki J, Ruike H. Long term findings in peripapillary crescent formation in eyes with mild or

moderate myopia. Acta Ophthalmol. 2008;86(6):626–9. PubMed PMID: 18577184.

[82] Jonas JB, Berenshtein E, Holbach L. Lamina cribrosa thickness and spatial relationships between intraocular space and cerebrospinal fluid space in highly myopic eyes. Invest Ophthalmol Vis Sci. 2004;45(8):2660–5. PubMed PMID: 15277489.

[83] Kubena K, Rehak S. Collagen architecture of the lamina cribrosa of the human eye in glaucoma and severe myopia. Cesk Oftalmol. 1984;40(2–3):73–8. PubMed PMID: 6488366. Kolagenni architektura lamina cribrosa lidskeho oka pri glaukomu a tezke myopii.

[84] Hsu SY, Chang MS, Ko ML, Harnod T. Retinal nerve fibre layer thickness and optic nerve head size measured in high myopes by optical coherence tomography. Clin Exp Optom. 2013;96:373–8. PubMed PMID: 23561012.

[85] Hwang YH, Kim YY. Correlation between optic nerve head parameters and retinal nerve fibre layer thickness measured by spectral-domain optical coherence tomography in myopic eyes. Clin Exp Ophthalmol. 2012;40(7):713–20. PubMed PMID: 22429807.

[86] Hwang YH, Yoo C, Kim YY. Characteristics of peripapillary retinal nerve fiber layer thickness in eyes with myopic optic disc tilt and rotation. J Glaucoma. 2012;21(6):394–400. PubMed PMID: 21946540.

[87] Jonas JB, Jonas SB, Jonas RA, Holbach L, Panda-Jonas S. Histology of the parapapillary region in high myopia. Am J Ophthalmol. 2011;152(6):1021–9. PubMed PMID: 21821229.

[88] Wei YH, Yang CM, Chen MS, Shih YF, Ho TC. Peripapillary intrachoroidal cavitation in high myopia: reappraisal. Eye. 2009;23(1):141–4. PubMed PMID: 17721499.

[89] Ohno-Matsui K, Akiba M, Moriyama M, Shimada N, Ishibashi T, Tokoro T, et al. Acquired optic nerve and peripapillary pits in pathologic myopia. Ophthalmology. 2012;119(8):1685–92. PubMed PMID: 22494632.

[90] Soubrane G, Coscas G, Kuhn D. Myopia. In: Retina-vitreous-macula [internet]. Philadelphia: WB Saunders Co; 1999. p. 189–205.

[91] Curtin BJ. Pathology. In: The myopias: basic science and clinical management [internet]. Philadelphia: Harper and Row; 1985. p. 247–67.

[92] Akiba J. Prevalence of posterior vitreous detachment in high myopia. Ophthalmology. 1993;100(9):1384–8. PubMed PMID: 8371928.

[93] Halfter W, Winzen U, Bishop PN, Eller A. Regulation of eye size by the retinal basement membrane and vitreous body. Invest Ophthalmol Vis Sci. 2006;47(8):3586–94. PubMed PMID: 16877433. Epub 2006/08/01.

[94] Chuo JY, Lee TY, Hollands H, Morris AH, Reyes RC, Rossiter JD, et al. Risk factors for posterior vitreous detachment: a case–control study. Am J Ophthalmol. 2006;142(6):931–7. PubMed PMID: 17157578. Epub 2006/12/13.

[95] Stirpe M, Heimann K. Vitreous changes and retinal detachment in highly myopic eyes. Eur J Ophthalmol. 1996;6(1):50–8. PubMed PMID: 8744851. Epub 1996/01/01.

9 巩膜及近视引发的巩膜异常

Richard F. Spaide

巩膜（sclera）是眼球主要的支撑结构，质地坚韧，半透明，由纤维组织构成。它组成了最外层后5/6的眼球壁，固定了眼球的形状和体积，并对脆弱的眼内容物起到保护作用。巩膜是胶原纤维（主要为Ⅰ型胶原）和基质组成的复合物：胶原纤维相互交错，嵌入细胞含量低的基质中。如果以充气轮胎比喻巩膜的话，胶原纤维就是其中的帘布层，扩展性较弱，嵌入在可扩展性更强的基质中。充气轮胎由空气充气，而眼球由眼压支撑。从机械工程学的角度，巩膜拥有一定的强度和坚韧度，并且几乎不需要内供血液或更新细胞。一方面，正因为它在结构上的硬度，所以眼球的长度和形状不会随着眼球运动或眼内压的昼夜波动而改变；另一方面，眼球仍保有变形的能力，能够缓冲日常生活中来自内部或外部的伤害。巩膜被大大小小的血管和神经穿过，开口处具有特殊的生理特征，有助于防止眼内容物的损失。虹膜和睫状体的肌肉和协调眼球运动的眼外肌都附着在巩膜上。巩膜占90%以上的眼表面[1]，向前与透明的特化组织——角膜衔接。

高度近视眼的巩膜发生了很多变化，这些变化及其可能引起的异常是本章阐述的重点。大多数高度近视眼患者在胎儿和幼儿时期眼球是正常发育的，随后才出现进行性的巩膜薄变和眼球扩张。只有理解了巩膜的基础解剖和扩张所引起的结构变化，才能更好地接着学习近视相关的异常改变。因此，本章首先回顾了巩膜的胚胎发育学、解剖学和机械特性，接下来将介绍近视眼发生的过程中巩膜及其相关结构的典型临床改变，其中后巩膜葡萄肿是一种特殊而重要的继发改变，鉴于其复杂性，本书另设两章专门讲述。

9.1 巩膜的胚胎发育

视泡外翻始于胚胎的第4周，在第5周内陷形成视杯，表面外胚叶增厚，形成晶体板，并最终内陷形成原始晶状体。从第6周开始，神经嵴和少部分中胚叶发育形成巩膜，伴随着大量侵入的细胞在视杯处集结分布（图9.1）。巩膜发育的方向一个是从前至后，延伸至后极部时还需要色素上皮和葡萄膜辅助诱导成形，如果出现胚裂闭合不全，眼组织会发生缺损，影响新生巩膜的发育；还有一个方向是从内到外[2]，在接下来的几个月中胶原纤维的厚度增加，因此到第24周时，纤维的厚度是第6周时的3倍[2]。正常的眼球中，前部巩膜在2岁时、后巩膜在13岁时达到成人大小。足月婴儿的眼轴长度约为17 mm，到13岁时将达到23 mm[3]，如果仅将眼球当作一个简单的球体，那么这段时间内它的体积扩大了2.5倍。眼球生长发育的神奇之处在

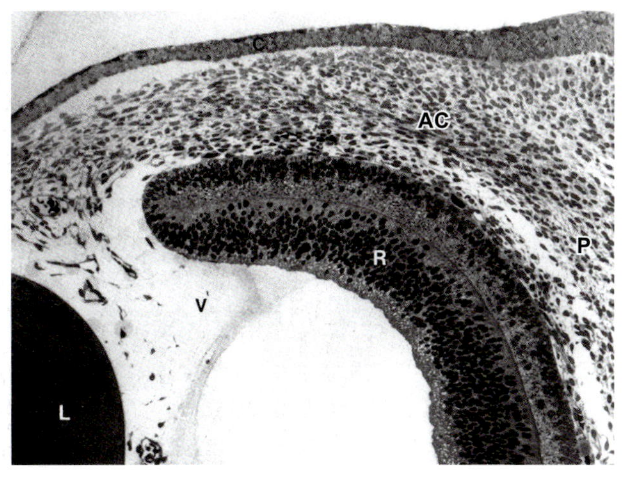

图9.1 在胚胎发育的第6.4周，间充质（AC）聚集环绕视杯。在这张切片上，间充质细胞的密度比后方（P）稍低。视网膜（R）正在分化并与玻璃体（V）相接。左下方可见晶状体（L）（图源自参考文献[2]）

于，尽管各组织以各自的速度生长，但总体上仍可以保持正视状态。

9.2 正视眼巩膜的大体解剖

正视眼巩膜[1]骨架的直径约为 24 mm，表面积约为 17 cm^2。巩膜没有淋巴管或细胞边界。非近视眼的巩膜厚度在不同部位的差异较大：最厚的是视神经周围，略大于 1 mm，而在直肌附着处仅有 0.3 mm，黄斑下区域约为 0.9 mm（图 9.2）。巩膜上层位于巩膜实质的外表面，是一层疏松的结缔组织，前巩膜上层内含毛细血管丛，但缺淋巴管。巩膜外为 Tenon 囊所覆盖，Tenon 囊是具有光滑内界的双层纤维组织，与巩膜间有一个潜在的腔隙，偶有上巩膜的半透明纤维穿过[4]。Tenon 囊与肌肉套囊相接，后极处延伸为视神经的硬脑膜。巩膜的内表面为棕黑层（lamina fusca），较薄，内含的色素细胞使其呈棕色外观，命名由此而来。

巩膜前部止于角膜的后边界，此处巩膜有一大孔，称为巩膜前孔，两者的过渡区为角膜缘。巩膜后方最大的开口是巩膜管，为视神经的出口。视神经管内口由 Bruch 膜和巩膜环形成，直径约为 1.8 mm，视网膜神经纤维层在此处弯曲，改变方向向后离开眼球。在视神经管中点的稍前方，有一个筛状的纤维网络横跨视神经纵横交错，称为筛板。筛板的每一层层板上有许多微孔，即筛孔，纤维就分布于每个筛孔的周围。在非青光眼的正视眼中，筛孔呈圆形或椭圆形，除了筛板边缘外，筛孔在层板平面的垂直方向上叠合排列，形成的通道让视神经纤维通过。位于层板中央的开口比周围筛孔大，是视网膜中央动静脉通过的地方。大部分神经纤维由上方和下方进入视神经管，所以上下两侧的筛孔最大[5]。神经胶质细胞为该区域提供了额外的结构和代谢支持[6, 7]。当视神经穿过筛板时，周围是 Elschnig 边缘组织，穿出筛板后，因髓鞘化而变粗，视神经管的直径相应变大，约为 3.5 mm。巩膜外三分之二的胶原纤维掺和入硬脑膜中，一同包裹于管内段的视神经上。

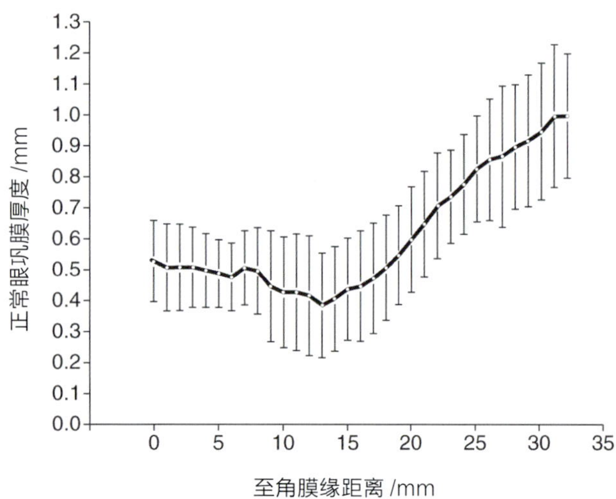

图 9.2 正常眼巩膜厚度图示，从角膜缘（左侧）至视神经（右侧）（图源自参考文献 [1]）

动脉、静脉和神经以较小的开口斜行穿入巩膜，从而防止眼压升高时眼内容物的逸出。在视神经和黄斑四周有 15~20 条睫状后短动脉从眼球后极处穿入眼球，进入脉络膜。随着光学相干断层扫描技术（OCT）的发展，影像扫描的层次更深，人们发现在巩膜内一些睫状后血管还会进一步分支，因此巩膜上供血管和神经穿行的内口数量绝不会少于外口。睫状后短动脉属于脉络膜循环体系，它的分支在筛板前围绕视神经形成一完整或不完整的动脉环，被称为 Zinn-Haller 血管环。正常情况下，Zinn-Haller 血管环与视盘边缘平均距离为 403 μm，血管直径差异大，在 20~230 μm 之间波动，平均为 123 μm[7]，平均深度不一，有学者认为是在巩膜内表面以下 345 μm[8]。血管荧光造影可以证明 Zinn-Haller 血管环的存在[9, 10]。睫状后长动脉分别由视神经鼻侧和颞侧穿入巩膜，直到赤道部穿出巩膜。脉络膜的静脉引流主要通过涡静脉，涡静脉斜行穿过巩膜，壶腹位于赤道部，在赤道后方离开眼球。由直肌肌腱处穿出的睫状前动脉负责睫状体的血液供应，浅支还参与巩膜上层的血液循环。巩膜还有丰富的神经支配，因此当外伤或炎症时，会有疼痛感。

9.3 巩膜的显微解剖

巩膜由不同尺寸的胶原纤维组成，但内壁的纤维细一些，直径约为 62 nm，外壁纤维粗，约为 125 nm[11]（图 9.3）。胶原纤维由 I 型胶原蛋白组成，因此具有高比例的脯氨酸、羟脯氨酸和羟赖氨酸。羟赖氨酸有利于分子交联，增加了巩膜的拉伸强度和机械稳定性，但这类修饰也一定程度上牺牲了原有结构的刚性。基质由蛋白聚糖组成，填充于胶原纤维束间。蛋白聚糖由一条或多条糖胺聚糖和一个核心蛋白链接而成，这些糖胺聚糖是由糖亚基组成的长分子。蛋白聚糖根据核心蛋白的性质和连接的糖胺聚糖的数量和类型进行分类。巩膜中的两种主要糖胺聚糖是硫酸软骨素和硫酸皮肤素，它们单独或联合与核心蛋白链接可以形成主要的蛋白聚糖、双糖链蛋白聚糖、聚集蛋白聚糖和核心蛋白聚糖[13]。糖胺聚糖赋予了蛋白聚糖与大量水结合的能力，使其以很小的干重占据很大的体积，所形成的凝胶状物质能够有效抵抗挤压，并与胶原纤维相互嵌合保持巩膜的复杂结构。在巩膜的不同位置，主要的糖胺聚糖略有差异[14]。人们对巩膜各成分的比例有不同估计，粗略地说，巩膜大约由68%的水、24%的胶原蛋白、1.5%的弹性蛋白、1.5%的蛋白聚糖组成，剩下的是成纤维细胞、神经组织、血管组织和盐分。巩膜内层的棕黑层含有大量的弹性蛋白纤维[15]。弹性蛋白由疏水性氨基酸和少量的羟脯氨酸和羟赖氨酸组成，它还含有锁链素（dosmosine），赖氨酸的一种衍生物，用于弹性纤维间的交联。除此以外，巩膜中还含有基质金属蛋白酶，平时以非活性形式储存，在炎症和生长过程中被激活，能够降解蛋白聚糖和胶原蛋白。

筛束核心由弹性蛋白构成，其外包裹着胶原纤维。在筛板区域环绕视神经的是同心排列的胶原纤维和弹性纤维[16]。筛板与巩膜结合部存在一个弹性纤维环状带，虽然巩膜中弹性纤维含量极少，但是该带及以内的筛板却有大量的弹性蛋白，由此发出的弹性纤维走行于筛板层板间。胶质细胞的细胞突起从筛板延伸到同心排列的弹性纤维处，帮助固定层板。这个弹性纤维环有助于缓冲外力，调整筛板整体的受力状态，减轻眼压快速变化时筛板的形变程度。

随着年龄的增长，巩膜会发生许多分子变化。相邻胶原纤维之间的交联增加，糖基化和晚期糖基化终产物的积累也会增加[17]。Ⅰ型胶原蛋白的数量减少，胶原纤维的直径增加，并且年龄越大，纤维间的变异越大[18]（图9.3）。核心蛋白聚糖和双糖链蛋白聚糖的含量减少，巩膜水合因此减少[19, 20]，弹性蛋白的数量也出现减少。这些解释了巩膜生物力学特征随年龄改变的原因，特别是硬度的增加[20-23]。此外，筛板中的胶原蛋白含量增加，其间交联的比例也增加[24]。

与透明的角膜相比，巩膜的相对不透明的白色属性，与胶原纤维的方向更随机、直径更大以及结合的水量更多有关。比如，视网膜脱离手术中常常出现局部巩膜干燥脱水的情况，由此能依稀看见内部的脉络膜层。而经复水补液后，巩膜又恢复了瓷白不透明的外观。

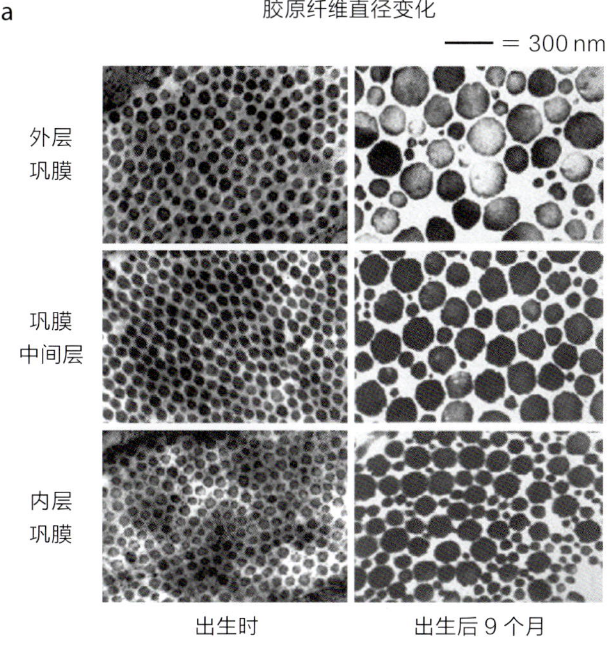

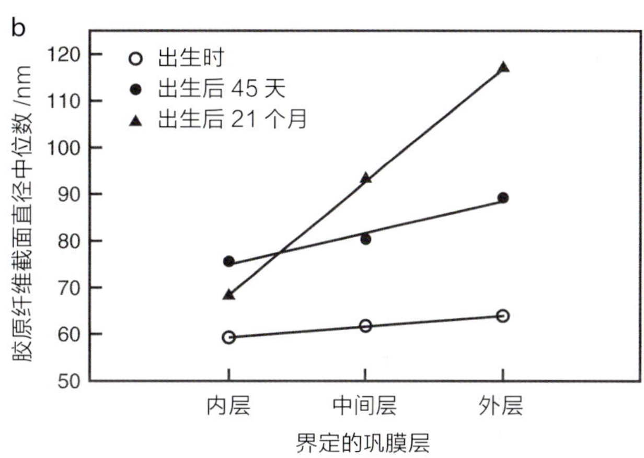

图 9.3 （a）出生时及出生后 9 个月大时巩膜外、中、内层胶原纤维的横截面厚度。（b）树鼩出生时、出生后 45 天及 21 个月大时巩膜胶原纤维的平均截面直径（图源自参考文献 [12]）

9.4 巩膜的机械特性

巩膜具有黏弹性。在较小的拉伸拉力或应力范围内，巩膜样本会拉长或应变[25]（图9.4）。短时间内解除应力，样本长度能够回复，但长时间内施加相同的负载，样本除了弹性拉伸，还会有组织变形。这种因负载时间不同而产生的差异称为黏弹组

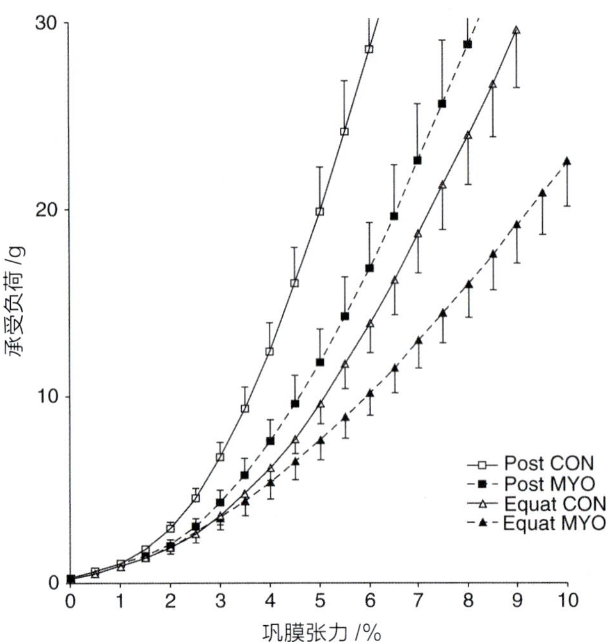

图 9.4 巩膜的黏弹性特性。正常眼（CON）与高度近视眼（MYO）的后极部（Post）和赤道部（Equat）巩膜张力与承受负荷之间的关系图（图源自参考文献 [12]）

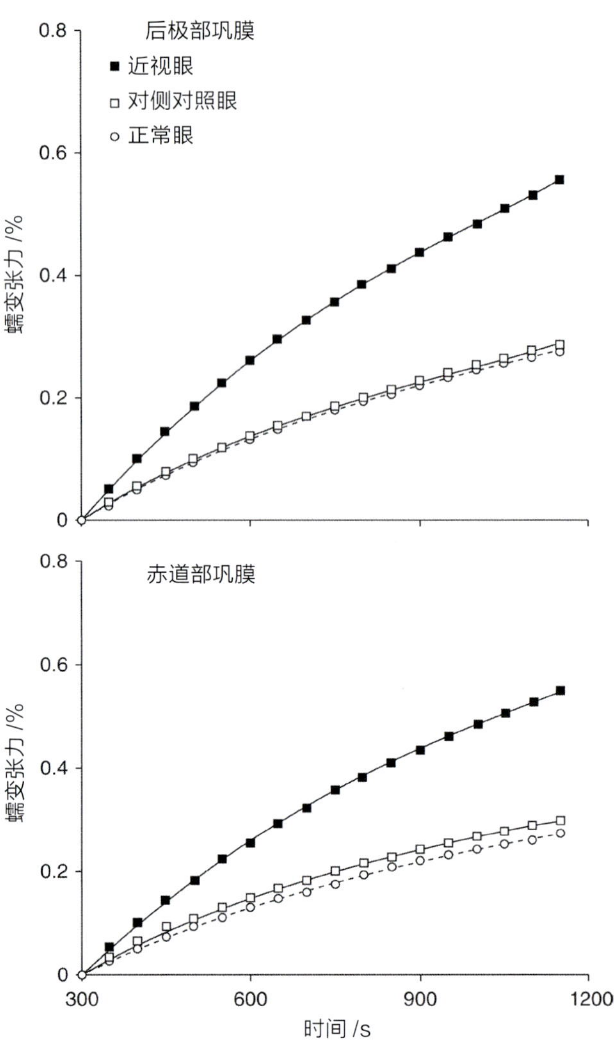

图 9.5 巩膜的黏弹性特性。在恒定的负荷下，巩膜张力随时间延长而增加，这种缓慢的形变称为蠕变。注意近视眼与正常眼或对侧对照眼相比，蠕变量是增加的。上图为后极部巩膜蠕变率，下图为赤道部巩膜蠕变率（图源自参考文献 [12]）

织的蠕变率（图 9.5）。巩膜黏弹性特性的一个常见实例是巩膜扣带术后几天，隆起嵴的高度会逐渐增加，最初的扣带效应来自弹性应变，但后续几天则是因黏弹性巩膜的慢性蠕变，扣带效应逐渐加强。

应力和应变之间的关系可以用于衡量材料的硬度。年龄增长，巩膜硬度增加。在婴儿期，巩膜有高度的可扩张性，先天性青光眼的新生儿眼可以扩张呈牛眼样外观。在整个生命过程中，巩膜的可扩张性逐渐下降，有趣的是，硬度的增加程度却在不同位置有很大差异。Geragthy 等的一项研究显示，仅前巩膜随年龄的变化具有统计学意义，后巩膜要微弱得多[21]。此外，眼球增加的压力负荷也会给巩膜的硬度带来不同程度的增加。巩膜中的胶原纤维相互交织，使得同等体积的胶原纤维形成的结构刚度更大[26]。

巩膜后极部应对增加的压力时表现出的生物力学特性因人而异，不是线性的，而是各向异性的[27]。对孤立眼球的实验也许过度诱导出某些生物力学特性，因为在一般情况下，眼睛悬浮在眼外组织中，眼外组织有其自身的压力。眼眶外压力约为眼内压的 20%，这意味着巩膜内外的压力梯度低于后方眼眶内的眼压，但高于前方眼球外表面的眼压。

角膜上皮层是阻隔水和大分子物质通过角膜的主要屏障[28]，内皮层也能阻隔，但比上皮层的作用小很多。巩膜既无上皮也无内皮，因此对水和大分子物质的渗透性相当好[29, 30]，其内为脉络膜，缺乏淋巴系统，但富含血管，渗透性也很好。因此，蛋白质、液体和其他血管内物质如果未被脉络膜血管重吸收，会渗漏到血管外，向后经巩膜扩散进入 Tenon 囊。

巩膜实质层的营养和氧供来自外层的上巩膜层和 Tenon 囊，也有理论认为氧气可能来源于内层的脉络膜。虽然在巩膜内成纤维细胞不多，但维持其代谢仍然需要源自脉络膜的蛋白质及相关成分，它们经被动扩散进到巩膜实质层。脉络膜引流液体时，液量可能与其厚度和血管的通透性有关。巩膜的液体流出阻力则可能取决于巩膜本身的厚度和确切的成分。举例而言，葡萄膜渗漏综合征的眼球脉络膜和巩膜都增厚[31]，胶原纤维变粗且变异性更大[32]，导致较大分子量的物质（如白蛋白）通过巩膜的扩散变少[33]。当部分区域的巩膜被切除一定比率的厚度时，即可见液体从所创建的窗口渗出。

9.5 正视化和近视化

从婴儿期到成年期，眼轴长度增加了约35%[3, 34]。调整屈光时眼球各配件的变化率略有不同[35-38]，但它们的变化分布最终都是正态的。合并方差是各组方差的加权计算结果，故而屈光度也应呈正态分布，但实际测得的数据却呈现尖峰分布，这是因为太多的眼睛都处于正视或轻度远视状态。各个屈光配件尽管并不相同，但协同工作。除非变化分布曲线向近视倾斜，大多数情况下它们都会使眼睛尽可能达到正视状态。正视化是一个神奇的过程，从进化论的角度看却也合乎逻辑：如果视觉对人类有帮助，那么形成良好的视觉就更利于在进化中胜出。

正视化是一个主动的过程，主要受脉络膜和巩膜调节（图9.6）。出生后视觉遮挡、形觉剥夺和透镜诱导都会导致动物眼睛的屈光能力发生变化。在鱼、小鸡、红隼、松鼠、老鼠、豚鼠、猫、树鼩、猴子等动物上的实验已经证明了形觉剥夺和透镜诱导的屈光变化，在人类中似乎也是如此[40-57]。脉络膜厚度最先改变[55, 58-60]，与远视化的眼睛相比，近视化的眼睛脉络膜变得更薄。去除刺激因素，屈光不正诱发的变化也相应停止，脉络膜厚度的变化趋势和变化方向始终是在一个既定的方向[58-61]。

长期形觉剥夺或透镜诱导下，眼球的轴向长度会发生变化，远视情况下会缩短，近视情况下会变长（图9.7）。这些变化也是可逆的，去除刺激因素可以加速或阻碍眼球增长，直到眼球随时间增加接近正视眼。切断视神经或破坏睫状神经不会阻止实验性近视眼的发展[41, 44, 62]。半侧视野的形觉剥夺会导致对应半侧眼球的扩张[56, 63, 64]。这些发现都支持同一个假设，即眼球的重塑属于眼球内部的自我调节，效应信号起自视网膜，最终作用于脉络膜和巩膜。

脉络膜和巩膜等眼球各部分的调节是双向且精确的[65]。在同一只眼睛中，视网膜对于不同的离焦信号会产生眼球的相应代偿性改变[64, 66]。在远视性和近视性离焦模型中，正视化的信号通路似乎并不

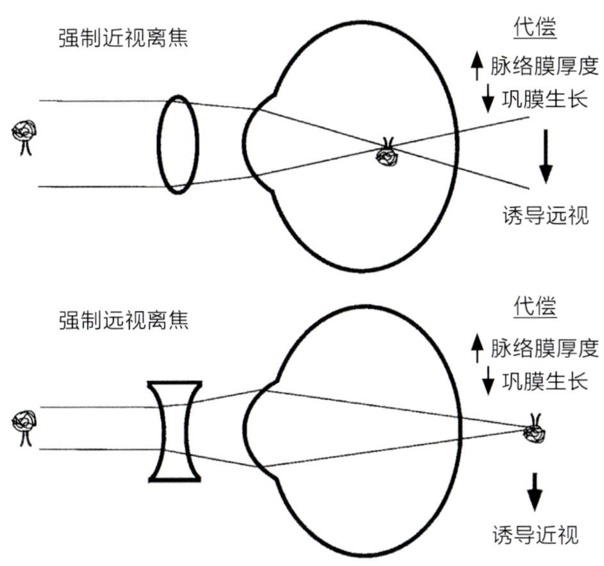

图9.6 主动正视化的证据：强制配镜引起的眼球补偿性屈光变化。（a）强制配戴凸透镜使成像平面位于视网膜之前。作为补偿，脉络膜厚度增加。这在鸟类中尤其明显，可占早期代偿性反应的1/2。最终巩膜的生长速率下降。（b）凹透镜的配戴使焦平面移到视网膜之后，脉络膜厚度减小，巩膜重塑以适应后极部的伸长增加。在不同情况下，眼球特性的改变都使得视网膜的水平移向由透镜和眼球屈光机制共同形成的焦面。此外，去除透镜后，可导致完全相反的诱导效果。例如，移除凸透镜后脉络膜变薄，眼球向正常大小扩张[39]

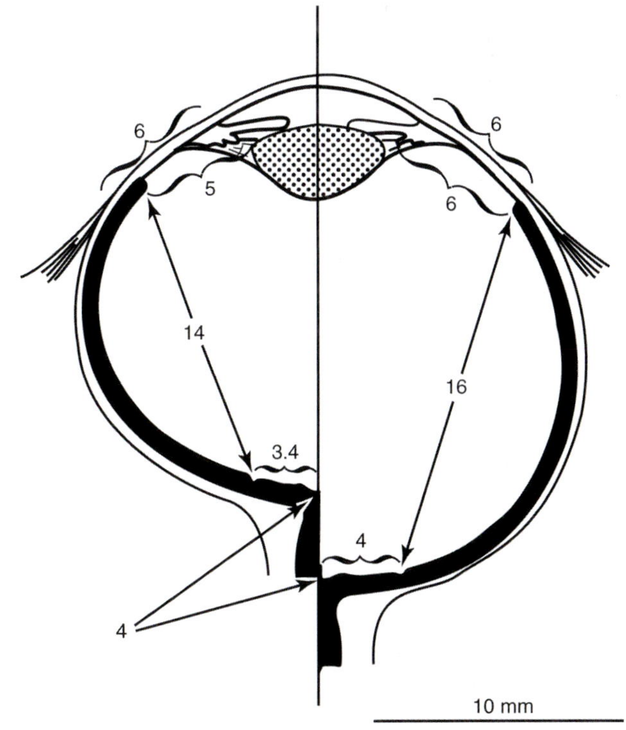

图9.7 眼睑缝合的猴子模型出现后极部巩膜的扩张（左侧为正常状态，右侧为模型表现），前部巩膜几乎没有改变。（图源自参考文献[53]）

相同。在狨猴中，视网膜对远视性离焦的反应涉及至少 12 条不同的途径，而近视性离焦至少涉及 14 条[67]。这种信息传递是通过多层进行的，不仅是视网膜，还有色素上皮层、脉络膜，最后是巩膜。远视性离焦会导致脉络膜和巩膜变薄，巩膜弹性增加，眼球扩张，近视性离焦则相反。

实验性近视会引起巩膜成分的数种变化。一是胶原蛋白和蛋白聚糖普遍流失。随着实验性近视的开始，正在合成的 I 型胶原减少，已有的胶原和蛋白聚糖被基质金属蛋白酶降解[68-70]。二是近视程度较重时，胶原纤维的直径会减小，尤其发生于巩膜外层[68]。减少和改变的胶原蛋白可能是造成巩膜生物力学特性变化的原因[12, 71]。随着时间的推移，近视眼巩膜显示出更大的弹性和蠕变（图 9.3、图 9.4），提示眼球的被动扩张可能源于眼内压力。然而，在小鸡模型中，噻吗洛尔滴眼液滴眼虽然降低了眼压，但对近视眼的发展没有影响[72]，所以可能另存一种调控机制驱动眼轴延长进而导致了近视发展。

9.6 人类近视

从流行病学的角度来看，近视是一个与现代社会相关的日益严重的问题。人们由农耕生活向城市生活转变，屈光不正的类型发生了翻天覆地的变化[73-77]。城市儿童在室内进行近距离活动的时间多，而在户外的时间少[78-81]。在 20 世纪早中期，爱斯基摩人屈光不正的类型从远视转变为近视就与引入学校教育息息相关[82, 83]。尽管近视有一定的遗传效应[84]，但最主要的因素似乎还是青少年时期过近的阅读距离和过少的户外时间[79, 81]。户外运动有利于放松眼球的屈光系统，同时与室内照明相比，光的波长更短，方便眼球暴露于更多的短波光。户外时间对于眼球近视化的影响可能部分由多巴胺介导[85]，但这种影响不太大：延长户外时间的前提下，近视进展可能仅减少 0.2 度 / 年左右[86-89]。

高度近视的发展动力源自正视化，但这类正视化的效果并不理想，因其产生的屈光系统的适应性改变完全不适用于视远。另外，近距离工作是人类近视的危险因素，近视化是长期近距离工作下眼球发生的一种适应性改变，使得视网膜处于眼球最常用的焦平面上。由于个体视近物的能力与晶状体自动调焦有关，一个多世纪以来，人们一直在尝试通过此途径来减慢近视眼的进展。1876 年，Loring 在一篇非常有趣的综述中讨论了近视眼发展的可能机制以及阿托品潜在的药物治疗作用[90]。1891 年，Taylor 推荐使用阿托品、防蓝光眼镜和光线滤过器治疗进展中的近视[91]。1979 年，Bedrossian 报告与未治疗的眼睛相比，用阿托品治疗的眼睛出现近视进展的可能性较小[92]。McBrien 和他的同事证明，阿托品可以通过一种非调节机制，抑制形觉剥夺诱导的近视发展[93]。阿托品浓度与延缓近视之间存在剂量依赖效应，停用阿托品后，近视度数会反弹、加深。反弹效应与剂量也有关：1% 的阿托品比 0.01% 的阿托品反弹更严重[94]。使用 0.01% 的阿托品时，减去反弹的药物净效应似乎大于 0.1% 或 1% 的阿托品[94]。但与高剂量相比，低剂量的阿托品散瞳和松弛睫状肌的效果差，因而也有权威人士建议使用更高的药物剂量，可见关于最合适的药物剂量还存在争议[95]。

在人类近视眼的进展过程中，后极部巩膜随之扩张，玻璃体腔也扩大。随着近视程度加重，脉络膜变薄[96-98]，但正如在动物模型中所见，脉络膜变薄先于巩膜扩张，提示巩膜的调控机制可能由脉络膜介导，或至少受脉络膜影响。这就提出了一个重要问题：脉络膜的异常是否会导致近视眼的发展？其意义在于探究是否存在不良反馈回路推动近视眼的进展。事实上，近视常常与许多直接影响脉络膜或先影响视网膜进而影响脉络膜的疾病相关，如无脉络膜症、回旋状萎缩、色素性视网膜炎、先天性静止性夜盲症、Kearns-Sayre 综合征、进行性双灶性脉络膜视网膜萎缩、色盲和眼底黄色斑点症[99-106]。随着近视度数的增加，脉络膜通常会变得很薄，甚至会出现斑片状缺失。最终，斑块变大甚至相互融合，出现大片白色的脉络膜萎缩灶，视网膜色素上皮层甚至整个外层视网膜缺失。而有此类表现的眼睛，其巩膜的病变往往也很严重[107]。人们还不知道，当脉络膜缺损殆尽时，起自脉络膜的相关信号还能否正常发出。

近视引起的后极部的扩张和拉伸会影响巩膜的各个方面：壁厚减小，曲率改变，导孔变宽，巩膜管扩大、倾斜、变形；当扩张加重到一定程度时，巩膜出现某一区域的外突，即后巩膜葡萄肿。下面将介绍这些变化的临床表现。

9.7 眼球大体形状及其改变

与位置、旋转和大小一样，形状也是物体的基本特征之一。形状可能难以描述，但眼球大致上呈椭圆体状，因此可能更容易建立模型。数字建模是最为精确的方式，但数学公式并不适于日常使用。口头语言有时因过度简化而描述不清，已被取代。在大多数出版物中，将形状的三维特征简化为基本平面以便于描述和分析，从测量线性距离和角度到拟合曲线形状，其复杂程度各不相同。描述椭球体的一种常用方法是使用术语“扁圆形”和“扁长形”。沿椭圆形的短轴旋转能够获得扁球体，由扁球体模拟的眼球形状在后极更平坦，向赤道延伸时逐渐变陡，类似于鸡蛋较平坦的一头。沿椭圆形的长轴旋转则获得扁长球体，它在极径方向上被拉长，类似于鸡蛋尖的一头。估量眼球的形状主要有两种方法：第一种是用断层扫描对眼球进行成像，如计算机轴向断层扫描或磁共振成像，较为精确和实用；第二种是测量屈光度从而推测眼球各部分的数据，广角的屈光数据有助于更有效地理解与近视眼发展相关的生理过程。但相关论文中估算方法是次要的，他们更关注视网膜屈光不正对近视眼发展的影响，如下所述（图 9.8）。

Cheng 团队[108]获得了多层磁共振图像并测量了矢状面、冠状面和横切面的直径。远视眼和正视眼的形状相似，并且冠状面的直径都大于横截面和矢状面。近视眼具有相同的基础结构，但在每个平面上的半径范围都更大一些。Atchison 和同事们[109]用对称的椭球体拟合正视眼的横截和矢状图像，用磁共振扫描形成近视眼的图像。他们发现个体间眼球的形状差异很大，但大多数正视眼仍为后极较平的扁圆形形状。近视眼在所有维度上的测量值都增加，变得不那么扁圆，但真正呈明显的扁长形状也只有少数。

Lim 和同事们[110]在新加坡一项以人群为基础的调查中研究了新加坡的华裔男孩们，建立了三维模型来评估眼球形状并记录了各个基轴的直径，正如所料，近视眼眼球的体积和表面积更大，眼轴和横径更大，但冠状面上的垂直直径不会增大。在轴向平面上近视眼则呈扁长形。这项调查在更年轻的人群中再次证明了眼球大小和形状的个体差异。Ohno-Matsui 和同事们[107]评估了近视眼并将眼球后极的曲度分为四种类型：前三种类型似乎都是扁

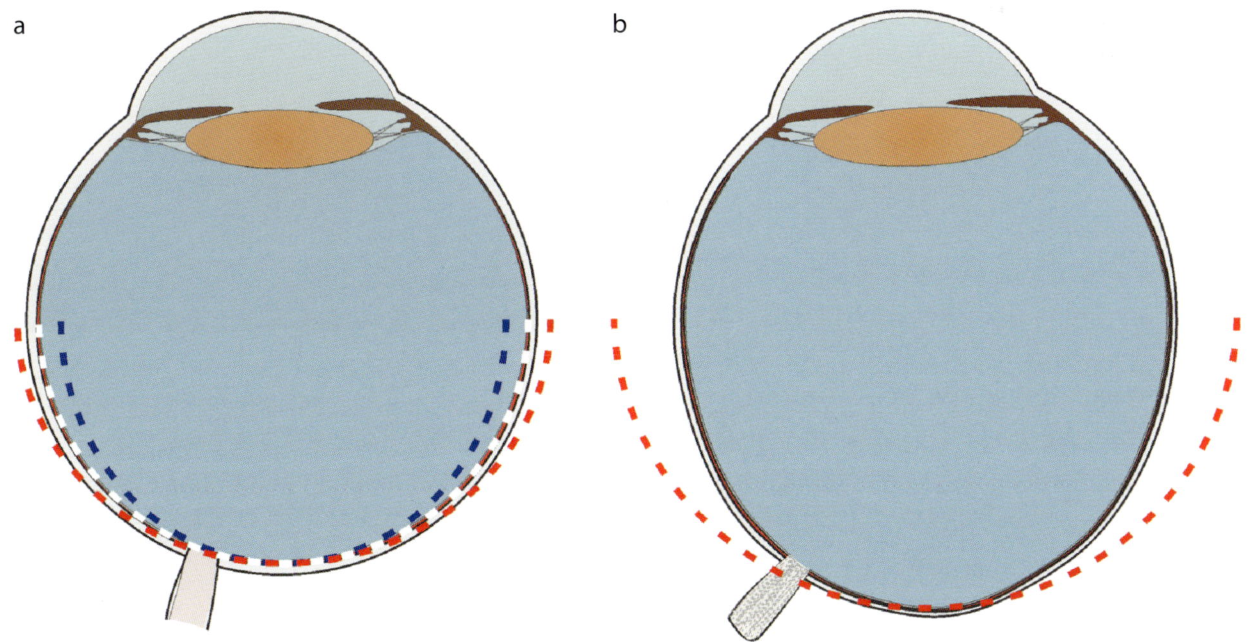

图 9.8 （a）图为正视眼的横截面，具有典型的轻度扁圆形形状。三条虚线表示三种不同的成像平面，在后方中央凹处相交。白色虚线落在周边视网膜上。蓝色虚线显示周边的图像平面呈相对近视状态。在正视眼中很常见，尤其是有晶体调节的情况下。红色虚线显示图像平面位于视网膜之后。在这种情况下，与后极部相比周边相对远视。（b）高度近视眼的眼球形状扁长，导致周边部呈远视状态。这种改变的意义在于正视化过程中，尽管黄斑中央凹的视力是最重要的，但这种改变可以最大程度地平衡整体的屈光不正。周边远视可能会加重后极部的近视程度

长形的变异，曲线的顶点位于视神经、黄斑中央凹或黄斑中央偏颞侧，可惜的是没有讨论一个重要的因素，即是否存在后巩膜葡萄肿；第四种由于没有平滑的曲率被描述为“不规则形”，该类人群年龄更大、眼轴更长、更容易出现近视相关眼底病变。目前尚不清楚近视相关眼底病变是与形状的不规则更有关，还是与眼轴长度和年龄增加更有关。

断层扫描可以展示眼球的大体形状，但确定形状异常可能产生的屈光影响还需要掌握不同子午线上角膜的形状和晶状体的屈光度，而这些准确数据是断层扫描无法提供的。常用的屈光测量和矫正旨在矫正黄斑上的离焦和散光，也就是说只提高中心视力。相机中的理想镜头能使平面的图像经折射后仍为平面图像，而实际使用的简单镜头，形成的图像平面是弯曲的。场曲使得平面的传感器（例如数字传感器）难以接收信号并产生均匀清晰的图像，但眼球本身就是弯曲的，反而是一个理想的接收器。当然，需要考虑到眼球的屈光机制形成的场曲是否与自身的解剖曲率相匹配（图 9.9）。在许多正视眼中，周边是相对近视的，并且这种相对近视随着晶体调节而加深[111]。高度近视眼的眼轴延长，因此与赤道部位相比，从眼球节点到后极之间距离差异更大。这意味着，周边与后极相比通常是相对远视化的，这已有多项研究提供了相关证据[112-120]。因为轴向近视中眼球的扩大并不对称，周边远视的程度会随着近视的加重而加深，故而眼球越来越趋于扁长形，进而后极和周边的屈光差异越来越明显[112-117]。

近视眼动物模型上的一系列实验表明，无论黄斑中央凹消融与否，离焦和形觉剥夺都会导致近视[120-124]。一项研究给幼猴配戴周边视野遮目镜（形觉剥夺），比较发现中央凹消融组与未进行中央凹消融组近视的进展程度一致[121]。中央凹消融的动物正视化过程不受影响[122]，仍能产生形觉剥夺导致近视，周边屈光度与未进行中央凹消融的动物没有差异[123]。上述发现都指明了周边视网膜在形觉剥夺性近视眼发展中的重要性。另一项研究用同心双驱透镜使小鸡的视野在不同的区域同时受到不同屈光度的透镜诱导，评估眼球总体的正视化程度[125]，结果显示后极部对于整体屈光度的影响与其表面积成正比。虽然眼球确实存在影响生长的自我调节机制，但似乎存在着一个更广泛的主动调节机制作用于后极部的生长。就以上文表面积影响屈光度的理论而言，周边所占的面积是最大的，但在日常生活中，眼球的屈光状态却以中心黄斑为准，而以黄斑为准的视力矫正会更加加重周边部的远视性离焦。总而言之，笔者推测正视化的过程涉及整个眼球，而周边部和后极部视网膜的表面积对于整体屈光各

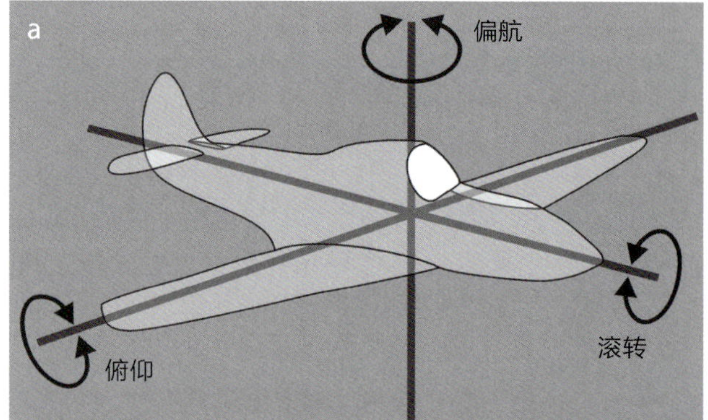

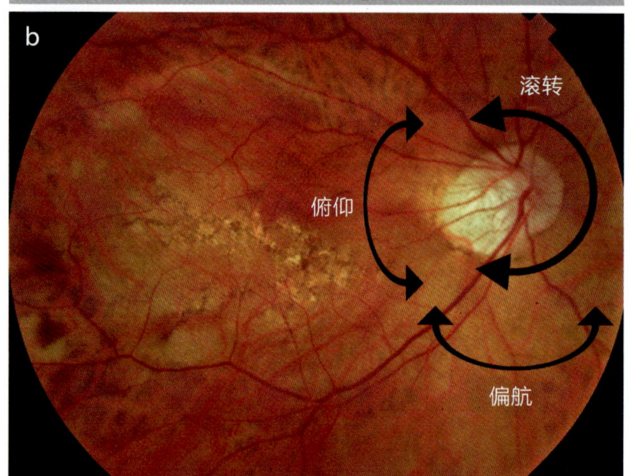

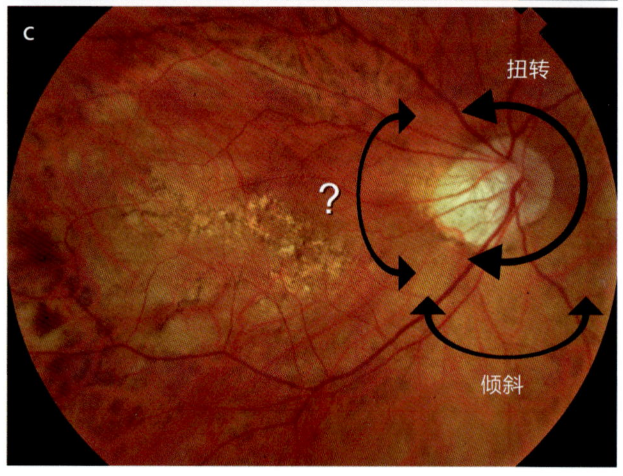

图 9.9 用于描述旋转轴的术语。（a）飞机围绕其三条轴的运动分别称为偏航、滚转和俯仰。（b）在视神经上运用飞机轴运动术语来突出这三条轴的旋转。（c）眼科用“倾斜”来表示“偏航”，“扭转”表示“滚转”。目前在眼科还没有用来表示类似飞机“俯仰”的术语。由于缺乏精确术语，许多研究者使用“倾斜”来描述不同的运动

有一定比重的影响。因此，虽然高度近视眼的眼球可能变得非常大，并且黄斑有近视性的屈光不正，但由于整体的形状和场曲，周边仍然处于远视状态（图 9.8），这可能会加剧近视倾向。

考虑到周边部对于轴性近视发展的重要性，一些研究已经检验了周边远视先于或至少能够预测轴性近视的假设，但是研究的结果似乎并不能予以强有力的验证。一项涉及 605 名儿童的、为期 8 年多的前瞻性研究首先证明了相对周边远视先于轴性近视的发展 [115]。但另一项用时 1.26 年研究 105 名儿童的调查没有发现相同的证据，不过该调查的统计功效有限 [126]。Mutti 对 1~8 年级的 774 名近视眼儿童进行的一项更大规模的研究发现，周边视网膜的远视化可作为近视的适度预测因素 [120]。这个假设的不足之处在于，一方面，种族不同对于结果可能产生影响；另一方面，周边视网膜的成像质量还会受到离焦、斜向散光、球面像差、彗差和色差的影响 [127-130]，周边成像质量的下降可能引起近视，但单纯的离焦只是导致图像质量下降的众多潜在因素之一。事实上，周边视网膜权衡由径向和切向散光所形成的影像模糊的程度来提供反馈信号 [114, 131]。

表现为巩膜扩张的眼球形状是导致近视的关键。人类近来开展的动物实验很可能是解开近视谜团的关键。动物实验结果运用于人类时会有局限性。第一，如果黄斑中央凹参与有关眼球表面积扩张的调控信号，那么仅从面积大小的角度，周边部视网膜将更加重要。第二，人类经常从事阅读等近距离工作，非常依赖中心视力，所以周边视力在影响近视眼发展中占的相对比例可能与猴子不同。然而，值得注意的是，本章前文列举的与近视相关的脉络膜视网膜疾病首先损伤的是周边视力。因此，对周边视觉功能的评估，应是未来近视眼研究的一个重要领域。

9.8 眼球局部区域的形状改变

在评估了眼球的大体形状后，下一步则是局部改变。眼球较大区域的形状改变通常表现为外突，即后巩膜葡萄肿。葡萄肿的高发位置在眼球扩张最严重的区域，即眼后极部。与葡萄肿相关的眼部异常包括视网膜下积液 [132, 133]、脉络膜新生血管 [134]、息肉状脉络膜血管病变 [135]、视网膜脱离 [136]、近视性黄斑劈裂 [137, 138]、盘周脉络膜空洞 [139]、黄斑脉络膜空洞 [140]、脉络膜皱襞 [141] 和视盘倾斜，这当中的大部分疾病将在葡萄肿专题章节中讨论。下面简单介绍一下视盘倾斜，详细内容请见第 25 章近视性视神经病变。

正视眼的视神经平面指向玻璃体腔的几何中心，高度近视眼眼球不均匀地机械扩张，导致后极部的截面变成一个类似扁长形的椭圆，视神经平面转而指向这个椭圆形的焦点。同时，平面的法线与冠状面所成的锐角角度也变小，横截面上视盘的前缘更前，后缘更后。这种方向的转变常伴随眼球扩张和视盘（视圆锥）颞下侧萎缩灶，后者为脉络膜层和视网膜色素上皮层内的类三角形缺损。

从更小的范围单位上观察，还会发现眼球后极部扩张带来显著影响和改变。

9.9 巩膜扩张和巩膜内空洞

巩膜导血管通常以斜角穿入眼球，经巩膜走行至脉络膜，随着眼球的扩大，巩膜变薄，血管走行的通道也会变短，巩膜内层的导血管开口受到拉伸而扩大（图 9.10~ 图 9.12）。同时，由小动脉供养的组织如脉络膜很薄，在某些区域甚至已经缺失，用于供应这些组织的血管也变得更细。眼底漏斗样的凹陷区域通行着更深处巩膜发出的线状血管，导血管开口在此明显可见。由于血管通道的走向通常与巩膜呈一个浅角，因此开口本身可以是倾斜的。高度近视眼的部分区域由于脉络膜、视网膜色素上皮层及其上的视网膜萎缩，这些导血管开口更加明显。在某些情况下，可发展为视网膜的全层缺损。开口处连续 OCT 显示，当扫描逐步接近漏斗的内边缘时，先可见周围的视网膜组织，随后通道上方的巩膜内层也渐渐显现出来。视网膜组织的覆盖创造了一个密闭的空间，底为巩膜组织，顶为视网膜，如若顶部加入了巩膜纤维，即为一个真正的巩膜内空腔。这些扩张的开口常发生在较多血管穿行处、明显萎缩灶和眼球显著扩张处，因此常出现于视盘附近 [142]，当然也可能出现在距离视盘很远的地方（图 9.10）。

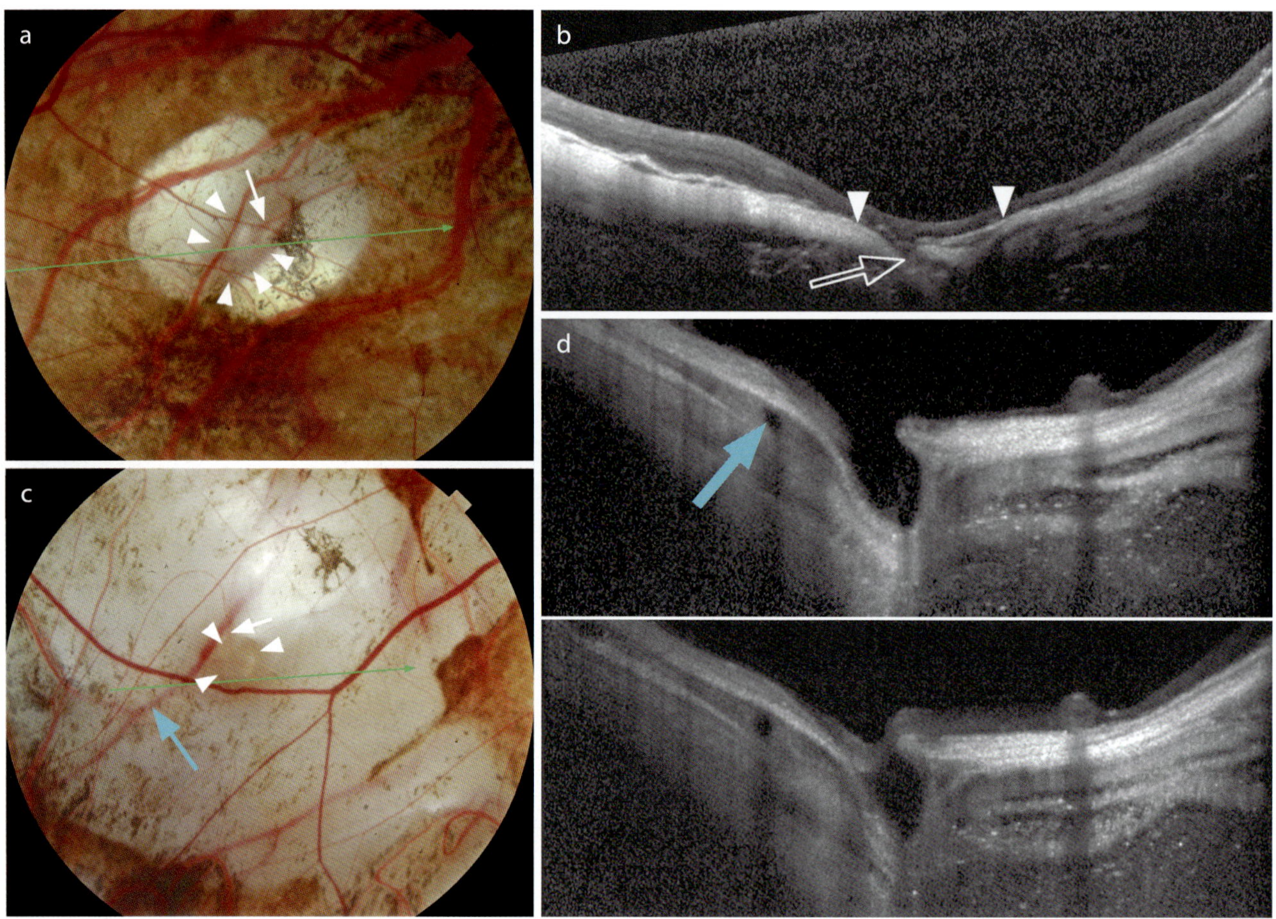

图 9.10 巩膜导血管及其开口扩张。(a)该患者眼底有一个椭圆形凹陷(箭头),凹陷区域可见巩膜中走行的血管(箭)。(b)相应的 OCT 检查显示箭头之间的凹陷,导血管通道(空心箭)明显扩张可见巩膜全层缺损。注意缺口颞侧的巩膜很薄。(c)箭头围绕的范围是一个圆形凹陷,有一条不易发现的血管发自导血管开口处(白色箭)。注意脉络膜的缺失暴露了底层大血管(青色箭)。(d)上方的图像为沿图 c 中青色箭所指处 OCT 检查的结果,可见深部凹陷、巩膜扩张和巩膜内血管(青色箭)。下方的 OCT 图像扫描平面略低于上方,显示了跨越巩膜缺口上方的视网膜

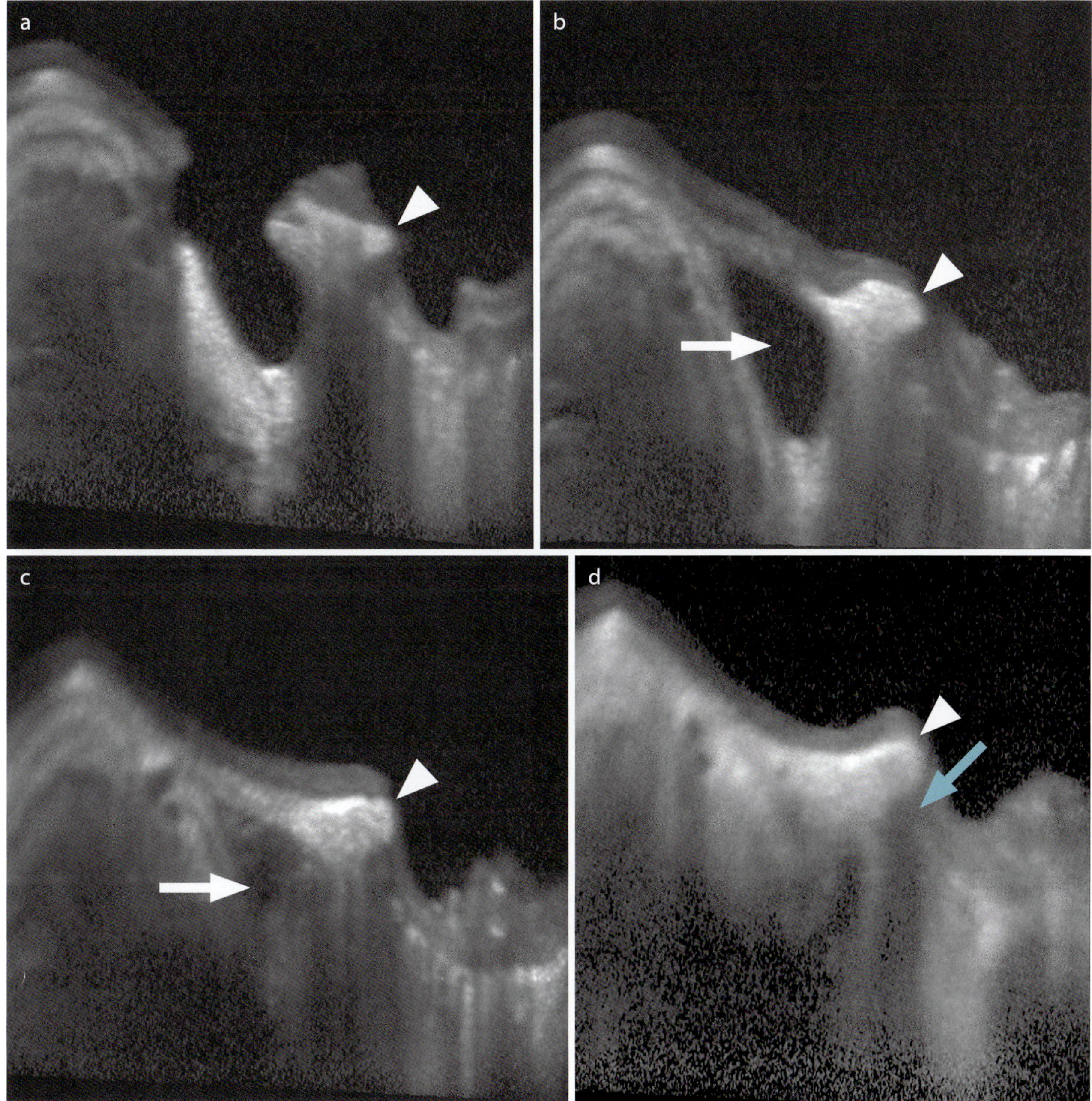

图 9.11 在高度近视眼近视神经处每隔 300 μm 行连续 OCT 检查。该组图中视神经边缘的巩膜环由箭头表示。（a）箭头两侧可见坑状凹陷。左侧凹陷为导血管开口之处，右侧凹陷为视神经通过处。（b）在图 a 扫描平面下方 300 μm 处进行的 OCT 成像显示在导血管通道上方有一条视网膜组织带（箭头）。（c）在图 b 扫描平面下方获得的 OCT 成像，显示导血管上方有巩膜组织，形成了一个巩膜内空洞（箭）。（d）在图 c 扫描平面下方获得的 OCT 成像，显示导血管暴露于巩膜外层。注意筛板处的撕裂（青色箭）

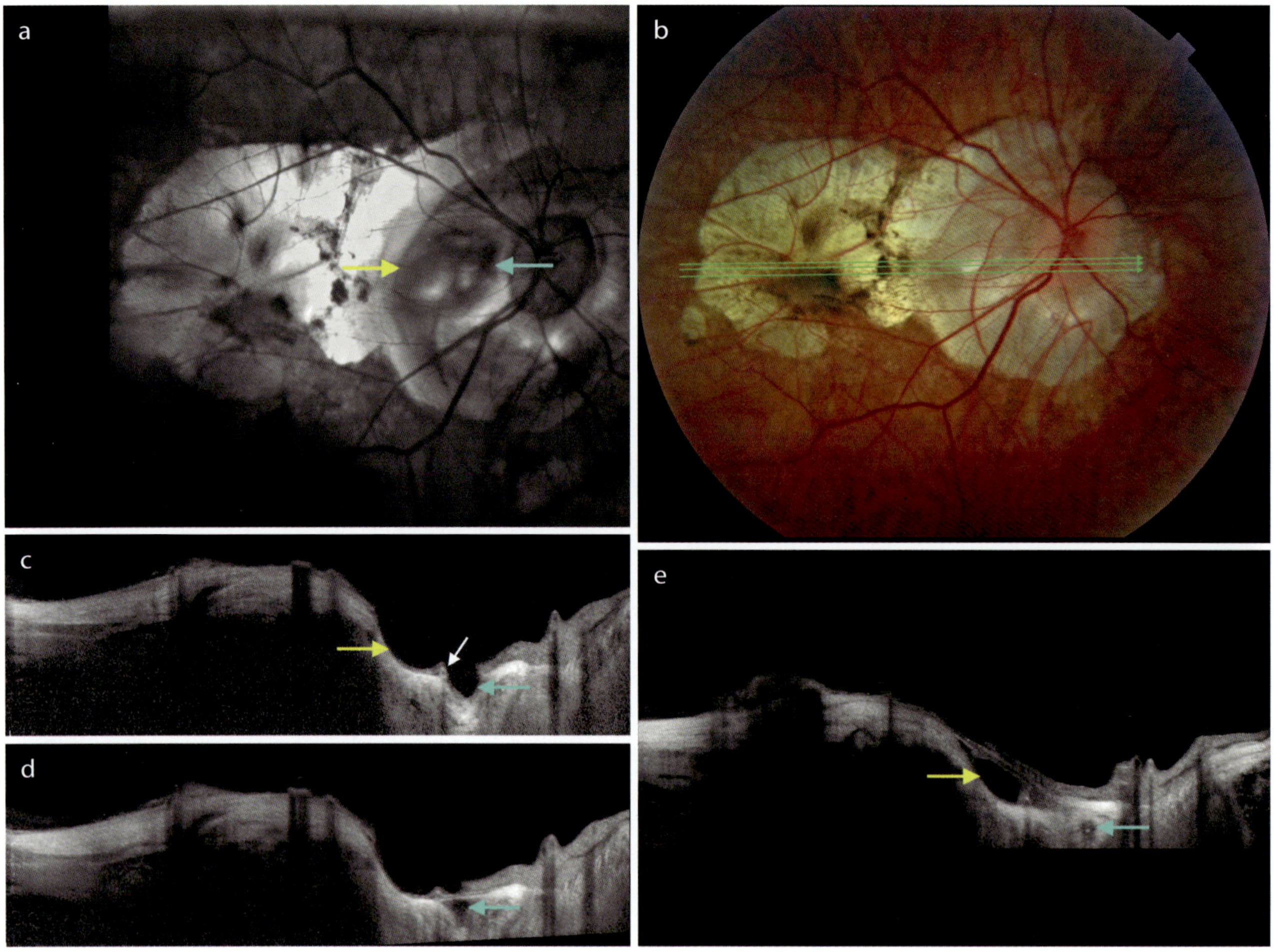

图 9.12 （a）患眼在激光扫描检眼镜图像中显示出视神经颞侧的复杂凹陷，包括两个主要成分（黄色和青色箭）。（b）同一只眼的彩色眼底照。绿色箭方向为 OCT 检查扫描方向。（c）该扫描对应于图 b 最上方的扫描线，有两个坑状凹陷：颞侧凹陷较宽（黄色箭），鼻侧凹陷较小、较深（青色箭），之间由一个隆起（白色箭）隔开。（d）该扫描对应于图 b 中间的扫描线，鼻侧凹陷（青色箭）已被组织覆盖，而颞侧凹陷仍然存在。（e）该扫描对应于图 b 最下方的扫描线，完整的视网膜覆盖在颞侧凹陷处（黄色箭）。注意图 d 中看到的空腔延续为图 e 中的巩膜内腔，如青色箭所示。图 e 中的大空腔可能被误认为是脉络膜内空腔，但图 e 中空腔周围不存在脉络膜组织，而且形成机制也不同

9.10 巩膜的不规则薄变

随着眼球的扩张，在牵拉力和重塑的双重作用下，巩膜越来越薄。OCT 技术的发展推动了眼球更深层次结构的可视化，如图 9.13 显示，巩膜的薄变效应并不均一，在很多高度近视眼中厚度变异很大。

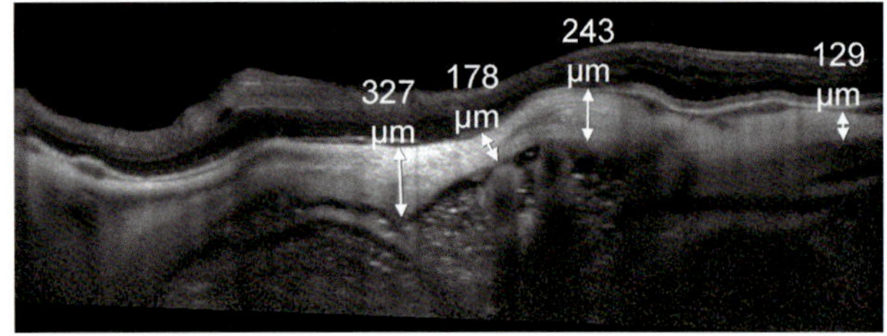

图 9.13 高度近视眼在眼球拉伸和重塑过程中后部巩膜越来越薄。其他部位的巩膜厚度变异很大

参考文献

[1] Olsen TW, Aaberg SY, Geroski DH, Edelhauser HF. Human sclera: thickness and surface area. Am J Ophthalmol. 1998;125(2):237–41.

[2] Sellheyer K, Spitznas M. Development of the human sclera: a morphological study. Graefes Arch Clin Exp Ophthalmol. 1988;226:89–100.

[3] Fledelius HC, Christensen AC. Reappraisal of the human ocular growth curve in fetal life, infancy, and early childhood. Br J Ophthalmol. 1996;80:918–21.

[4] Kakizaki H, Takahashi Y, Nakano T, Asamoto K, Ikeda H, Ichinose A, Iwaki M, Selva D, Leibovitch I. Anatomy of tenons capsule. Clin Exp Ophthalmol. 2012;40(6):611–6.

[5] Quigley HA, Addicks EM. Regional differences in the structure of the lamina cribrosa and their relation to glaucomatous optic nerve damage. Arch Ophthalmol. 1981;99(1):137–43.

[6] Anderson DR. Ultrastructure of human and monkey lamina cribrosa and optic nerve head. Arch Ophthalmol.

1969;82(6):800–14.
[7] Ko MK, Kim DS, Ahn YK. Morphological variations of the peripapillary circle of Zinn-Haller by flat section. Br J Ophthalmol. 1999;83(7):862–6.
[8] Gauntt CD. Peripapillary circle of Zinn-Haller. Br J Ophthalmol. 1998;82(7):849.
[9] Ko MK, Kim DS, Ahn YK. Peripapillary circle of Zinn-Haller revealed by fundus fluorescein angiography. Br J Ophthalmol. 1997;81(8):663–7.
[10] Ohno-Matsui K, Futagami S, Yamashita S, Tokoro T. Zinn-Haller arterial ring observed by ICG angiography in high myopia. Br J Ophthalmol. 1998;82(12):1357–62.
[11] Spitznas M. The fine structure of human scleral collagen. Am J Ophthalmol. 1971;71(1 Pt 1):68.
[12] McBrien NA, Jobling AI, Gentle A. Biomechanics of the sclera in myopia: extracellular and cellular factors. Optom Vis Sci. 2009;86(1):E23–30.
[13] Rada JA, Achen VR, Perry CA, Fox PW. Proteoglycans in the human sclera. Evidence for the presence of aggrecan. Invest Ophthalmol Vis Sci. 1997;38(9):1740–51.
[14] Trier K, Olsen EB, Ammitzbøll T. Regional glycosaminoglycans composition of the human sclera. Acta Ophthalmol. 1990;68(3):304–6.
[15] Anatomical, physiological, and comparative aspects. In: Watson PG, Hazleman BL, McCluskey P, Pavesio CE, editors. The sclera and systemic disorders. 3rd ed. London: JP Medical Publishers; 2012. p. 11–45.
[16] Hernandez MR, Luo XX, Igoe F, Neufeld AH. Extracellular matrix of the human lamina cribrosa. Am J Ophthalmol. 1987;104(6):567–76.
[17] Beattie JR, Pawlak AM, McGarvey JJ, Stitt AW. Sclera as a surrogate marker for determining AGE-modifications in Bruch's membrane using a Raman spectroscopy-based index of aging. Invest Ophthalmol Vis Sci. 2011;52(3):1593–8.
[18] Watson PG, Young RD. Scleral structure, organisation and disease. A review. Exp Eye Res. 2004;78(3):609–23.
[19] Rada JA, Achen VR, Penugonda S, Schmidt RW, Mount BA. Proteoglycan composition in the human sclera during growth and aging. Invest Ophthalmol Vis Sci. 2000;41(7):1639–48.
[20] Brown CT, Vural M, Johnson M, Trinkaus-Randall V. Age-related changes of scleral hydration and sulfated glycosaminoglycans. Mech Ageing Dev. 1994;77(2):97–107.
[21] Geraghty B, Jones SW, Rama P, Akhtar R, Elsheikh A. Age-related variations in the biomechanical properties of human sclera. J Mech Behav Biomed Mater. 2012;16:181–91.
[22] Girard MJ, Suh JK, Bottlang M, Burgoyne CF, Downs JC. Scleral biomechanics in the aging monkey eye. Invest Ophthalmol Vis Sci. 2009;50(11):5226–37.
[23] Elsheikh A, Geraghty B, Alhasso D, Knappett J, Campanelli M, Rama P. Regional variation in the biomechanical properties of the human sclera. Exp Eye Res. 2010;90(5):624–33.
[24] Albon J, Karwatowski WS, Avery N, Easty DL, Duance VC. Changes in the collagenous matrix of the aging human lamina cribrosa. Br J Ophthalmol. 1995;79(4):368–75.
[25] Curtin BJ. Physiopathologic aspects of scleral stress-strain. Trans Am Ophthalmol Soc. 1969;67:417–61.
[26] Wang B, Hua Y, Brazile BL, Yang B, Sigal IA. Collagen fiber interweaving is central to sclera stiffness. Acta Biomater. 2020;113:429–37.
[27] Girard MJ, Suh JK, Bottlang M, Burgoyne CF, Downs JC. Biomechanical changes in the sclera of monkey eyes exposed to chronic IOP elevations. Invest Ophthalmol Vis Sci. 2011;52(8):5656–69.
[28] Prausnitz MR, Noonan JS. Permeability of cornea, sclera, and conjunctiva: a literature analysis for drug delivery to the eye. J Pharm Sci. 1998;87:1479–88.
[29] Ambati J, Canakis CS, Miller JW, Gragoudas ES, Edwards A, Weissgold DJ, Kim I, Delori FC, Adamis AP. Diffusion of high molecular weight compounds through sclera. Invest Ophthalmol Vis Sci. 2000;41(5):1181–5.
[30] Anderson OA, Jackson TL, Singh JK, Hussain AA, Marshall J. Human transscleral albumin permeability and the effect of topographical location and donor age. Invest Ophthalmol Vis Sci. 2008;49(9):4041–5.
[31] Harada T, Machida S, Fujiwara T, Nishida Y, Kurosaka D. Choroidal findings in idiopathic uveal effusion syndrome. Clin Ophthalmol. 2011;5:1599–601.
[32] Stewart DH 3rd, Streeten BW, Brockhurst RJ, Anderson DR, Hirose T, Gass DM. Abnormal scleral collagen in nanophthalmos. An ultrastructural study. Arch Ophthalmol. 1991;109(7):1017–25.
[33] Jackson TL, Hussain A, Salisbury J, Sherwood R, Sullivan PM, Marshall J. Transscleral albumin diffusion and suprachoroidal albumin concentration in uveal effusion syndrome. Retina. 2012;32(1):177–82.
[34] Mayer DL, Hansen RM, Moore BD, Kim S, Fulton AB. Cycloplegic refractions in healthy children aged 1 through 48 months. Arch Ophthalmol. 2001;119:1625–8.
[35] Jones LA, Mitchell GL, Mutti DO, Hayes JR, Moeschberger ML, Zadnik K. Comparison of ocular component growth curves among refractive error groups in children. Invest Ophthalmol Vis Sci. 2005;46:2317–27.
[36] Stenstrom S. Investigation of the variation and the correlation of the optical elements of human eyes. Am J Optom Arch Am Acad Optom. 1948;25:496–504.
[37] Sorsby A, Leary GA, Fraser GR. Family studies on ocular refraction and its components. J Med Genet. 1966;3:269–73.
[38] Zadnik K, Manny RE, Yu JA, Mitchell GL, Cotter SA, Quiralte JC, Shipp M, Friedman NE, Kleinstein RN, Walker TW, Jones LA, Moeschberger ML, Mutti DO. Ocular component data in schoolchildren as a function of age and gender. Optom Vis Sci. 2003;80:226–36.
[39] Wildsoet CF. Active emmetropization – evidence for its existence and ramifications for clinical practice. Ophthalmic Physiol Opt. 1997;17(4):279–90; Shen W, Vijayan M, Sivak JG. Inducing form-deprivation myopia in fish. Invest Ophthalmol Vis Sci. 2005;46(5):1797–803.
[40] Shen W, Sivak JG. Eyes of a lower vertebrate are susceptible to the visual environment. Invest Ophthalmol Vis Sci. 2007;48:4829–37.
[41] Wildsoet CF, Schmid KL. Optical correction of form deprivation myopia inhibits refractive recovery in chick eyes with intact or sectioned optic nerves. Vis Res. 2000;40(23):3273–82.
[42] Wallman J, Adams JI. Developmental aspects of experimental myopia in chicks: susceptibility, recovery and relation to emmetropization. Vis Res. 1987;27:1139–63.
[43] Troilo D, Gottlieb MD, Wallman J. Visual deprivation

causes myopia in chicks with optic nerve section. Curr Eye Res. 1987;6:993–9.
[44] McBrien NA, Moghaddam HO, New R, Williams LR. Experimental myopia in a diurnal mammal (Sciurus carolinensis) with no accommodative ability. J Physiol. 1993;469:427–41.
[45] Andison ME, Sivak JG, Bird DM. The refractive development of the eye of the American kestrel (Falco sparverius): a new avian model. J Comp Physiol A. 1992;170:565–74.
[46] Tejedor J, de la Villa P. Refractive changes induced by form deprivation in the mouse eye. Invest Ophthalmol Vis Sci. 2003;44:32–6.
[47] Howlett MH, McFadden SA. Form-deprivation myopia in the guinea pig (Cavia porcellus). Vis Res. 2006;46:267–83.
[48] Kirby AW, Sutton L, Weiss H. Elongation of cat eyes following neonatal lid suture. Invest Ophthalmol Vis Sci. 1982;22:274–7.
[49] Sherman SM, Norton TT, Casagrande VA. Myopia in the lid-sutured tree shrew (Tupaia glis). Brain Res. 1977;124:154–7.
[50] Norton TT, Essinger JA, McBrien NA. Lid-suture myopia in tree shrews with retinal ganglion cell blockade. Vis Neurosci. 1994;11(1):143–53.
[51] Siegwart JT Jr, Norton TT. The susceptible period for deprivation-induced myopia in tree shrew. Vis Res. 1998;38:3505–15.
[52] McBrien NA, Lawlor P, Gentle A. Scleral remodeling during the development of and recovery from axial myopia in the tree shrew. Invest Ophthalmol Vis Sci. 2000;41:3713–9.
[53] Wiesel TN, Raviola E. Myopia and eye enlargement after neonatal lid fusion in monkeys. Nature. 1977;266:66–8.
[54] Smith EL III, Hung LF, Harwerth RS. Effects of optically induced blur on the refractive status of young monkeys. Vis Res. 1994;34:293–301.
[55] Hung LF, Wallman J, Smith EL 3rd. Vision-dependent changes in the choroidal thickness of macaque monkeys. Invest Ophthalmol Vis Sci. 2000;41:1259–69.
[56] Smith EL III, Hung LF, Huang J, Blasdel TL, Humbird TL, Bockhorst KH. Effects of optical defocus on refractive development in monkeys: evidence for local, regionally selective mechanisms. Invest Ophthalmol Vis Sci. 2010;51:3864–73.
[57] von Noorden GK, Lewis RA. Ocular axial length in unilateral congenital cataracts and blepharoptosis. Invest Ophthalmol Vis Sci. 1987;28(4):750–2.
[58] Wallman J, Wildsoet C, Xu A, et al. Moving the retina: choroidal modulation of refractive state. Vis Res. 1995;35:37–50.
[59] Nickla DL, Wildsoet C, Wallman J. Compensation for spectacle lenses involves changes in proteoglycan synthesis in both the sclera and choroid. Curr Eye Res. 1997;16(4):320–6.
[60] Troilo D, Nickla DL, Wildsoet CF. Choroidal thickness changes during altered eye growth and refractive state in a primate. Invest Ophthalmol Vis Sci. 2000;41:1249–58.
[61] Zhu X, Park TW, Winawer J, Wallman J. In a matter of minutes, the eye can know which way to grow. Invest Ophthalmol Vis Sci. 2005;46(7):2238–41.
[62] Schmid KL, Wildsoet CF. Effects on the compensatory responses to positive and negative lenses of intermittent lens wear and ciliary nerve section in chicks. Vis Res. 1996;36(7):1023–36.
[63] Smith EL 3rd, Huang J, Hung LF, Blasdel TL, Humbird TL, Bockhorst KH. Hemiretinal form deprivation: evidence for local control of eye growth and refractive development in infant monkeys. Invest Ophthalmol Vis Sci. 2009;50(11):5057–69.
[64] Diether S, Schaeffel F. Local changes in eye growth induced by imposed local refractive error despite active accommodation. Vis Res. 1997;37(6):659–68.
[65] Wildsoet C, Wallman J. Choroidal and scleral mechanisms of compensation for spectacle lenses in chicks. Vis Res. 1995;35(9):1175–94.
[66] Smith EL 3rd, Hung LF, Huang J, et al. Effects of local myopic defocus on refractive development in monkeys. Optom Vis Sci. 2013;90(11):1176–86.
[67] Tkatchenko TV, Tkatchenko AV. Pharmacogenomic approach to antimyopia drug development: pathways lead the way. Trends Pharmacol Sci. 2019;40(11):833–52.
[68] Gentle A, Liu Y, Martin JE, et al. Collagen gene expression and the altered accumulation of scleral collagen during the development of high myopia. J Biol Chem. 2003;278(19):16587–94.
[69] Rada JA, Brenza HL. Increased latent gelatinase activity in the sclera of visually deprived chicks. Invest Ophthalmol Vis Sci. 1995;36(8):1555–65.
[70] Guggenheim JA, McBrien NA. Form-deprivation myopia induces activation of scleral matrix metalloproteinase-2 in tree shrew. Invest Ophthalmol Vis Sci. 1996;37(7):1380–95.
[71] Rada JA, Shelton S, Norton TT. The sclera and myopia. Exp Eye Res. 2006;82(2):185–20.
[72] Schmid KL, Abbott M, Humphries M, Pyne K, Wildsoet CF. Timolol lowers intraocular pressure but does not inhibit the development of experimental myopia in chick. Exp Eye Res. 2000;70(5):659–66.
[73] Lin LL, Shih YF, Hsiao CK, Chen CJ, Lee LA, Hung PT. Epidemiologic study of the prevalence and severity of myopia among schoolchildren in Taiwan in 2000. J Formos Med Assoc. 2001;100(10):684–91.
[74] Saw SM. A synopsis of the prevalence rates and environmental risk factors for myopia. Clin Exp Optom. 2003;86(5):289–94.
[75] Lin LL, Shih YF, Hsiao CK, Chen CJ. Prevalence of myopia in Taiwanese schoolchildren: 1983 to 2000. Ann Acad Med Singap. 2004;33(1):27–33.
[76] He M, Zheng Y, Xiang F. Prevalence of myopia in urban and rural children in mainland China. Optom Vis Sci. 2009;86(1):40–4.
[77] Shih YF, Chiang TH, Hsiao CK, Chen CJ, Hung PT, Lin LL. Comparing myopic progression of urban and rural Taiwanese schoolchildren. Jpn J Ophthalmol. 2010;54(5):446–51.
[78] Saw SM, Hong RZ, Zhang MZ, Fu ZF, Ye M, Tan D, Chew SJ. Near-work activity and myopia in rural and urban schoolchildren in China. J Pediatr Ophthalmol Strabismus. 2001;38(3):149–55.
[79] Ip JM, Rose KA, Morgan IG, Burlutsky G, Mitchell P. Myopia and the urban environment: findings in a sample of 12-year-old Australian school children. Invest Ophthalmol Vis Sci. 2008;49(9):3858–63.
[80] Guo Y, Liu LJ, Xu L, Lv YY, Tang P, Feng Y, Meng

M, Jonas JB. Outdoor activity and myopia among primary students in rural and urban regions of Beijing. Ophthalmology. 2012. pii: S0161-6420(12)00750-6. https://doi.org/10.1016/j.ophtha. 2012.07.086 [Epub ahead of print].

[81] Guggenheim JA, Northstone K, McMahon G, Ness AR, Deere K, Mattocks C, Pourcain BS, Williams C. Time outdoors and physical activity as predictors of incident myopia in childhood: a prospective cohort study. Invest Ophthalmol Vis Sci. 2012;53(6):2856–65.

[82] Young FA, Leary GA, Baldwin WR, West DC, Box RA, Goo FJ, Harris E, Johnson C. Refractive errors, reading performance, and school achievement among Eskimo children. Am J Optom Arch Am Acad Optom. 1970;47(5):384–90.

[83] Young FA, Leary GA, Baldwin WR, West DC, Box RA, Harris E, Johnson C. The transmission of refractive errors within Eskimo families. Am J Optom Arch Am Acad Optom. 1969;46(9):676–85.

[84] Tsai MY, Lin LL, Lee V, Chen CJ, Shih YF. Estimation of heritability in myopic twin studies. Jpn J Ophthalmol. 2009;53(6):615–22.

[85] French AN, Ashby RS, Morgan IG, Rose KA. Time outdoors and the prevention of myopia. Exp Eye Res. 2013;114:58–68.

[86] Chakraborty R, Ostrin LA, Nickla DL, Iuvone PM, Pardue MT, Stone RA. Circadian rhythms, refractive development, and myopia. Ophthalmic Physiol Opt. 2018;38(3):217–45.

[87] Read SA, Collins MJ, Vincent SJ. Light exposure and eye growth in childhood. Invest Ophthalmol Vis Sci. 2015;56(11):6779–87.

[88] Wu PC, Tsai CL, Wu HL, Yang YH, Kuo HK. Outdoor activity during class recess reduces myopia onset and progression in school children. Ophthalmology. 2013;120(5):1080–5.

[89] He M, Xiang F, Zeng Y, et al. Effect of time spent outdoors at school on the development of myopia among children in China: a randomized clinical trial. JAMA. 2015;314(11):1142–8.

[90] Loring EG. Are progressive myopia and conus (posterior staphyloma) due to hereditary predisposition or can they be induced by defect of refraction acting through the influence of the ciliary muscle? In: Shahurst Jr J, editor. Tansactions of the Internation Medical Congress of Philadelphia. Philadelphia: Collins, Printer 1877; 1876. p. 923–41.

[91] Taylor CB. Lectures on diseases of the eye. London: Kegan Paul, Trench and Co; 1891. p. 110.

[92] Bedrossian RH. The effect of atropine on myopia. Ophthalmology. 1979;86(5):713–9.

[93] McBrien NA, Moghaddam HO, Reeder AP. Atropine reduces experimental myopia and eye enlargement via a nonaccommodative mechanism. Invest Ophthalmol Vis Sci. 1993;34(1):205–15.

[94] Chia A, Lu QS, Tan D. Five-year clinical trial on atropine for the treatment of myopia 2: myopia control with atropine 0.01% eyedrops. Ophthalmology. 2016; 123(2):391–9.

[95] Khanal S, Phillips JR. Which low-dose atropine for myopia control? Clin Exp Optom. 2020;103(2):230–2.

[96] Fujiwara T, Imamura Y, Margolis R, Slakter JS, Spaide RF. Enhanced depth imaging optical coherence tomography of the choroid in highly myopic eyes. Am J Ophthalmol. 2009;148:445–50.

[97] Ikuno Y, Tano Y. Retinal and choroidal biometry in highly myopic eyes with spectral-domain optical coherence tomography. Invest Ophthalmol Vis Sci. 2009;50(8):3876–80.

[98] Nishida Y, Fujiwara T, Imamura Y, Lima LH, Kurosaka D, Spaide RF. Choroidal thickness and visual acuity in highly myopic eyes. Retina. 2012;32:1229–36.

[99] Burke MJ, Choromokos EA, Bibler L, Sanitato JJ. Choroideremia in a genotypically normal female. A case report. Ophthalmic Paediatr Genet. 1985;6(3):163–8.

[100] Hayasaka S, Shiono T, Mizuno K, Sasayama C, Akiya S, Tanaka Y, Hayakawa M, Miyake Y, Ohba N. Gyrate atrophy of the choroid and retina: 15 Japanese patients. Br J Ophthalmol. 1986;70(8):612–4.

[101] Sieving PA, Fishman GA. Refractive errors of retinitis pigmentosa patients. Br J Ophthalmol. 1978;62(3):163–7.

[102] Pruett RC. Retinitis pigmentosa: clinical observations and correlations. Trans Am Ophthalmol Soc. 1983;81: 693–735.

[103] Nemet P, Godel V, Lazar M. Kearns-Sayre syndrome. Birth Defects Orig Artic Ser. 1982;18(6):263–8.

[104] Godley BF, Tiffin PA, Evans K, Kelsell RE, Hunt DM, Bird AC. Clinical features of progressive bifocal chorioretinal atrophy: a retinal dystrophy linked to chromosome 6q. Ophthalmology. 1996;103(6):893–8.

[105] Haegerstrom-Portnoy G, Schneck ME, Verdon WA, Hewlett SE. Clinical vision characteristics of the congenital achromatopsias. I. Visual acuity, refractive error, and binocular status. Optom Vis Sci. 1996;73(7): 446–56.

[106] Doka DS, Fishman GA, Anderson RJ. Refractive errors in patients with fundus flavimaculatus. Br J Ophthalmol. 1982;66(4):227–9.

[107] Ohno-Matsui K, Akiba M, Modegi T, Tomita M, Ishibashi T, Tokoro T, Moriyama M. Association between shape of sclera and myopic retinochoroidal lesions in patients with pathologic myopia. Invest Ophthalmol Vis Sci. 2012;53(10):6046–61.

[108] Cheng HM, Singh OS, Kwong KK, Xiong J, Woods BT, Brady TJ. Shape of the myopic eye as seen with high-resolution magnetic resonance imaging. Optom Vis Sci. 1992;69(9):698–701.

[109] Atchison DA, Pritchard N, Schmid KL, Scott DH, Jones CE, Pope JM. Shape of the retinal surface in emmetropia and myopia. Invest Ophthalmol Vis Sci. 2005;46(8):2698–707.

[110] Lim LS, Yang X, Gazzard G, Lin X, Sng C, Saw SM, Qiu A. Variations in eye volume, surface area, and shape with refractive error in young children by magnetic resonance imaging analysis. Invest Ophthalmol Vis Sci. 2011;52(12):8878–83.

[111] Lundström L, Mira-Agudelo A, Artal P. Peripheral optical errors and their change with accommodation differ between emmetropic and myopic eyes. J Vis. 2009;917:1–11.

[112] Schmid GF. Variability of retinal steepness at the posterior pole in children 7-15 years of age. Curr Eye Res. 2003;27(1):61–8.

[113] Atchison DA, Jones CE, Schmid KL, Pritchard N,

Pope JM, Strugnell WE, Riley RA. Eye shape in emmetropia and myopia. Invest Ophthalmol Vis Sci. 2004;45(10):3380–6.
[114] Faria-Ribeiro M, Queirós A, Lopes-Ferreira D, Jorge J, González-Méijome JM. Peripheral refraction and retinal contour in stable and progressive myopia. Optom Vis Sci. 2013;90:9–15.
[115] Mutti DO, Sholtz RI, Friedman NE, Zadnik K. Peripheral refraction and ocular shape in children. Invest Ophthalmol Vis Sci. 2000;41(5):1022–30.
[116] Mutti DO, Hayes JR, Mitchell GL, Jones LA, Moeschberger ML, Cotter SA, Kleinstein RN, Manny RE, Twelker JD, Zadnik K, CLEERE Study Group. Refractive error, axial length, and relative peripheral refractive error before and after the onset of myopia. Invest Ophthalmol Vis Sci. 2007;48(6):2510–9.
[117] Logan NS, Gilmartin B, Wildsoet CF, Dunne MCM. Posterior retinal contour in adult human anisomyopia. Invest Ophthalmol Vis Sci. 2004;45:2152–62.
[118] Seidemann A, Schaeffel F, Guirao A, Lopez-Gil N, Artal P. Peripheral refractive errors in myopic, emmetropic and hyperopic young subjects. J Opt Soc Am A Opt Image Sci. 2002;19:2363–73.
[119] Sng CC, Lin XY, Gazzard G, Chang B, Dirani M, Chia A, Selvaraj P, Ian K, Drobe B, Wong TY, Saw SM. Peripheral refraction and refractive error in Singapore Chinese children. Invest Ophthalmol Vis Sci. 2011;52(2):1181–90.
[120] Mutti DO, Sinnott LT, Mitchell GL, Jones-Jordan LA, Moeschberger ML, Cotter SA, Kleinstein RN, Manny RE, Twelker JD, Zadnik K, CLEERE Study Group. Relative peripheral refractive error and the risk of onset and progression of myopia in children. Invest Ophthalmol Vis Sci. 2011;52(1):199–205.
[121] Smith EL III, Kee CS, Ramamirtham R, Qiao-Grider Y, Hung LF. Peripheral vision can influence eye growth and refractive development in infant monkeys. Invest Ophthalmol Vis Sci. 2005;46:3965–72.
[122] Smith EL 3rd, Ramamirtham R, Qiao-Grider Y, Hung LF, Huang J, Kee CS, Coats D, Paysse E. Effects of foveal ablation on emmetropization and form-deprivation myopia. Invest Ophthalmol Vis Sci. 2007; 48(9):3914–22.
[123] Huang J, Hung LF, Smith EL 3rd. Effects of foveal ablation on the pattern of peripheral refractive errors in normal and form-deprived infant rhesus monkeys (Macaca mulatta). Invest Ophthalmol Vis Sci. 2011;52(9):6428–34.
[124] Smith EL 3rd, Hung LF, Huang J. Relative peripheral hyperopic defocus alters central refractive development in infant monkeys. Vis Res. 2009;49(19):2386–92.
[125] Tse DY, To CH. Graded competing regional myopic and hyperopic defocus produce summated emmetropization set points in chick. Invest Ophthalmol Vis Sci. 2011; 52(11):8056–62.
[126] Sng CC, Lin XY, Gazzard G, Chang B, Dirani M, Lim L, Selvaraj P, Ian K, Drobe B, Wong TY, Saw SM. Change in peripheral refraction over time in Singapore Chinese children. Invest Ophthalmol Vis Sci. 2011;52(11):7880–7.
[127] Ferree CE, Rand G. Interpretation of refractive conditions in the peripheral field of vision. Arch Ophthalmol. 1933;9:925–37.
[128] Williams DR, Artal P, Navarro R, McMahon MJ, Brainard DH. Off-axis optical quality and retinal sampling in the human eye. Vis Res. 1996;36:1103–14.
[129] Guirao A, Artal P. Off-axis monochromatic aberrations estimated from double pass measurements in the human eye. Vis Res. 1999;39:4141–4.
[130] Gustafsson J, Terenius E, Buchheister J, Unsbo P. Peripheral astigmatism in emmetropic eyes. Ophthalmic Physiol Opt. 2001;21:393–400.
[131] Rosén R, Lundström L, Unsbo P. Sign-dependent sensitivity to peripheral defocus for myopes due to aberrations. Invest Ophthalmol Vis Sci. 2012;53(11): 7176–82.
[132] Cohen SY, Quentel G, Guiberteau B, Delahaye-Mazza C, Gaudric A. Macular serous retinal detachment caused by subretinal leakage in tilted disc syndrome. Ophthalmology. 1998;105:1831–4.
[133] Nakanishi H, Tsujikawa A, Gotoh N, et al. Macular complications on the border of an inferior staphyloma associated with tilted disc syndrome. Retina. 2008; 28(10):1493–501.
[134] Quaranta M, Brindeau C, Coscas G, Soubrane G. Multiple choroidal neovascularizations at the border of a myopic poste-rior macular staphyloma. Graefes Arch Clin Exp Ophthalmol. 2000;238:101–3.
[135] Becquet F, Ducournau D, Ducournau Y, Goffart Y, Spencer WH. Juxtapapillary subretinal pigment epithelial polypoid pseudocysts associated with unilateral tilted optic disc: case report with clinico-pathologic correlation. Ophthalmology. 2001; 108(9): 1657–62.
[136] Baba T, Ohno-Matsui K, Futagami S, Yoshida T, Yasuzumi K, Kojima A, Tokoro T, Mochizuki M. Prevalence and characteristics of foveal retinal detachment without macular hole in high myopia. Am J Ophthalmol. 2003;135(3):338–42.
[137] Dałkowska A, Smogulecka E, Dziegielewska J. Retinoschisis in myopic eye. Klin Ocz. 1979;81(1):17–9.
[138] Takano M, Kishi S. Foveal retinoschisis and retinal detachment in severely myopic eyes with posterior staphyloma. Am J Ophthalmol. 1999;128(4):472–6.
[139] Spaide RF, Akiba M, Ohno-Matsui K. Evaluation of peripapillary intrachoroidal cavitation with swept source and enhanced depth imaging optical coherence tomography. Retina. 2012;32(6):1037–44.
[140] Ohno-Matsui K, Akiba M, Moriyama M, Ishibashi T, Hirakata A, Tokoro T. Intrachoroidal cavitation in macular area of eyes with pathologic myopia. Am J Ophthalmol. 2012;154(2):382–93.
[141] Cohen SY, Quentel G. Chorioretinal folds as a consequence of inferior staphyloma associated with tilted disc syndrome. Graefes Arch Clin Exp Ophthalmol. 2006;244:1536–8.
[142] Ohno-Matsui K, Akiba M, Moriyama M, Shimada N, Ishibashi T, Tokoro T, Spaide RF. Acquired optic nerve and peripapillary pits in pathologic myopia. Ophthalmology. 2012;119(8):1685–92.

10 脉络膜

Richard F. Spaide

脉络膜位于巩膜与玻璃膜（Bruch 膜）之间，主要由血管构成；70% 的眼内血液流经脉络膜 [1]。光感受器是机体耗氧量最高的组织（以单位重量计）[2]，氧主要用于光感受器内节的线粒体代谢活动。视网膜的血液循环占眼内血液循环的 5%，主要供应内层视网膜，而脉络膜供应包括光感受器内节在内的外层视网膜所需的氧气。脉络膜还有散热 [3]，吸收散射光线，参与免疫反应与宿主防御 [4]，参与正视化过程 [5] 等功能。虽然人们早在一百多年前就已对高度近视的眼部表现有了一定的认识，但直到最近才认识到高度近视中脉络膜的变化。脉络膜在许多重要视觉异常的发病机制中起着重要作用，高度近视通常伴随着脉络膜的巨大改变。影像学的进步使得人们能直观地观察到脉络膜，进而提高了人们对脉络膜病理和生理的认识。

10.1 脉络膜的胚胎学与解剖学

10.1.1 胚胎学

眼泡构成前脑的外翻部分，眼泡内凹形成双层视杯，视杯内层将会发育成视网膜，而视杯外层则会发育成视网膜色素上皮（RPE）。视杯的下部最初有一个形成脉络膜裂的间隙，玻璃体动脉由此处进入眼，间隙最终闭合。葡萄膜由中胚层及移位的环绕视杯的神经外胚层发育而来。中胚层细胞在 RPE 出现的同时分化成血管组织。脉络膜毛细血管在胚胎发育第 5 到第 6 周开始形成，到第 6 周前，Bruch 膜在 RPE 和脉络膜毛细血管的基底层之间形成 [6]。在其他脉络膜血管系统生成之前，脉络膜毛细血管形成管腔并互相连成毛细血管网络。孕 8 周后，睫状动脉进入脉络膜，但直到第 22 周睫状动静脉才发育成熟。黑色素细胞前体在孕第 1 个月末从神经嵴迁移到脉络膜原基，直至孕 7 个月开始分化。脉络膜的色素化从视神经开始向前延伸至锯齿缘。该过程大约需要 9 个月结束 [7]。巩膜来源于间叶组织浓缩，在第 12 周时从前向后发展完成。

10.1.2 脉络膜的解剖学

脉络膜是一种独特的结构，主要由血管组成，但也有结缔组织、黑色素细胞和内在的脉络膜神经元。在鸟类脉络膜中存在的充满液体的腔隙起到淋巴管的功能 [8]。虽然人类的眼中没有淋巴系统，但 Schroedl 等发现，人类脉络膜具有巨噬细胞样细胞，这些细胞使淋巴管内皮细胞特异性标记物——淋巴内皮细胞透明质酸受体，呈阳性 [9]。人眼脉络膜中也存在非血管平滑肌样成分的细胞 [10, 11]，这些细胞分布于睫状后血管和神经进入脉络膜的部位，后极部脉络膜血管，以及黄斑中央凹下。据推测，这些具有肌动蛋白收缩成分的细胞可能有助于眼睛调节时稳定黄斑的位置 [12]。人类脉络膜内含脉络膜神经，其功能尚不明确 [13]。脉络膜通过结缔组织束附着在巩膜上，结缔组织束很容易分离，因此在脉络膜与巩膜之间形成一个潜在的空间，即脉络膜上腔。

睫状后短动脉的血液进入眼睛后流经脉络膜内的小动脉分支，最终进入脉络膜。传统上认为脉络膜从外到内分为三层：Haller's 层、Sattler's 层和脉络膜毛细血管层。Haller's 层包含管径较大的脉络膜血管，而 Sattler's 层包含中等大小的血管，向内分支以供应脉络膜毛细血管。在 Haller's 层和 Sattler's 层之间没有明显的分界，且在大管径血管、中等管径血管方面也没有明确的定义。血压从全身血压 75% 左右的睫状后短动脉血压降低到脉络膜毛细血管中的血压，在兔子体内测量到该血压比眼内压高几毫米汞柱 [14]。眼内压升高会导致脉络膜毛细血管血压成比例升高 [14]。虽然可能存在肌源性机制，但脉络膜似乎没有有效的自动调节，复杂的神经支配能提供部分控制。与大脑一样，眼的血流速度也很快，并且被包裹在一个不顺应的外壳中。作为调节颅骨脉动压力的一部分，大脑利用静脉储存和 Starling 电阻效应来调节静脉流出量。脉络膜也可以提供类似的眼部功能，它包含大量的静脉束，这些静脉束汇成漩涡，从眼部排出。这个涡流区似乎是 Starling 电阻效应可能存在的地方。

脉络膜毛细血管是由小血管组成的平面丛，其管腔略大于典型的毛细血管。脉络膜毛细血管网在眼后部紧密排列，但在眼周围其结构变得更松散。传出和传入血管在脉络膜毛细血管内建立压力梯度，以形成小叶血流。此处的血液流动特性被认为更依赖于复杂的压力梯度，而不是严格由脉络膜毛细血管解剖决定的解剖模式[15]。

脉络膜毛细血管由 RPE 分泌的血管内皮生长因子（VEGF）维持[16]。脉络膜毛细血管是高度极化的[17]，其内表面具有多个局部毛细血管壁变薄的区域，称为开窗。这些较薄的区域似乎有助于物质从毛细血管中流出，并引导流至 RPE。与中周边或远周边区域相比，眼底区域的开窗数量更为显著[18]。相同管径的视网膜毛细血管壁无开窗。脉络膜毛细血管出现开窗需要可溶性 VEGF 亚型[14]，这些开窗随着 VEGF 的去除而消失[19]。在实验性近视中，脉络膜毛细血管密度降低（图 10.1）、管腔缩小、管壁开窗消失[20]。且在近视眼中，脉络膜比正视眼中的薄且大血管管径变小。

脉络膜小静脉收集脉络膜毛细血管血液流入外层大静脉中，然后进一步流向涡静脉的壶腹。涡静脉通常斜向穿过巩膜，在巩膜壁内走行约 4.5 mm 后出眼。前部脉络膜也有部分血液通过睫状前静脉流入睫状体。每只眼通常有 4 条涡静脉，其壶腹位于眼球赤道部，但涡静脉数量可变异为 3~8 条[21]；在高度近视眼中，通常有 4 条以上，且后涡静脉通常被称为睫状鞘静脉，该静脉从视神经孔或其邻近处穿出眼球（图 10.2）。近视眼的涡静脉数量和形态不同；由于近视随时间发展，近视眼中多出的涡静脉很可能是获得性的。上涡静脉流入眼上静脉，下涡静脉流入眼下静脉，眶内这两条主要引流途径之间存在吻合[14]。

10.2 脉络膜内的血流

Hayreh 通过对人类和猴眼球的观察发现了很多脉络膜血流的特征[22, 23]。虽然吻合口连接有限，但脉络膜的动脉供应和静脉引流一样是节段性的；但这些分段分布并不相互对应。脉络膜具有高血流量，将氧气和代谢物输送到视网膜，并充当散热器。血液通过眼动脉输送到脉络膜，眼动脉通常分支形成两条睫状后动脉[23]，后者又分支形成许多条睫状后短动脉和两条睫状后长动脉。睫状后动脉之间或脉络膜内的动脉供应中没有直接吻合。脉络膜毛细血管中可能发生因压力波动引起的局部血流改变。一旦血液离开脉络膜毛细血管层，即进入独立的脉络膜静脉（相互之间无吻合支）。脉络膜动静脉系统的分级不相同。

在眼底荧光血管造影的早期，常见相邻脉络膜区域的充盈速度不一。如果脉络膜充盈区域延迟超过视网膜静脉的层流期，则称为分水带充盈缺损[24]。分水带区的常见外观是一条一至数毫米宽的垂直条带，位于视盘的颞侧盘沿区域，该区域脉络膜荧光强度低于邻近区域[22]。该分水带区被认为是由鼻侧和颞侧睫状后动脉供血的分界。具有两个以上睫状后动脉的眼睛通常分水带也更多，其垂直条带包含视神经区和大量从神经延伸出的辐射带，且具体数目取决于睫状后动脉的实际个数。静脉分水带区存在于静脉循环中，并形成一个以视神经略微偏颞侧为中心的十字形交叉[22]。当脉络膜灌注降低时，由于分水带区位于血流的边界，因此其血流受影响最大。由于视盘旁脉络膜血管床的血流对于前部视神经和视盘的血供来说至关重要，因此该血管床是很重要的区域。

10.3 脉络膜血流的调节

视网膜对血流有自动调节作用，但眼内没有自主神经系统控制。视网膜血管嵌入视网膜组织中，可以对代谢需求和神经血管耦合作出反应。脉络膜由几层与其供应的组织分离，可能限制代谢反馈机制。脉络膜被几层其供应的组织分离，可能限制代谢反馈机制。脉络膜在通常意义上没有自动调节，但可由交感神经、副交感神经和感觉神经纤维提供[25]。这些纤维与动脉和静脉有关，但与脉络膜毛细血管无关。可能释放的介质有多种：交感神经末梢释放去甲肾上腺素和神经肽 Y[26, 27]，副交感神经乙酰胆碱，血管活性肠多肽和神经元一氧化氮合酶，以及感觉纤维 P 物质和降钙素基因相关肽[25]。交

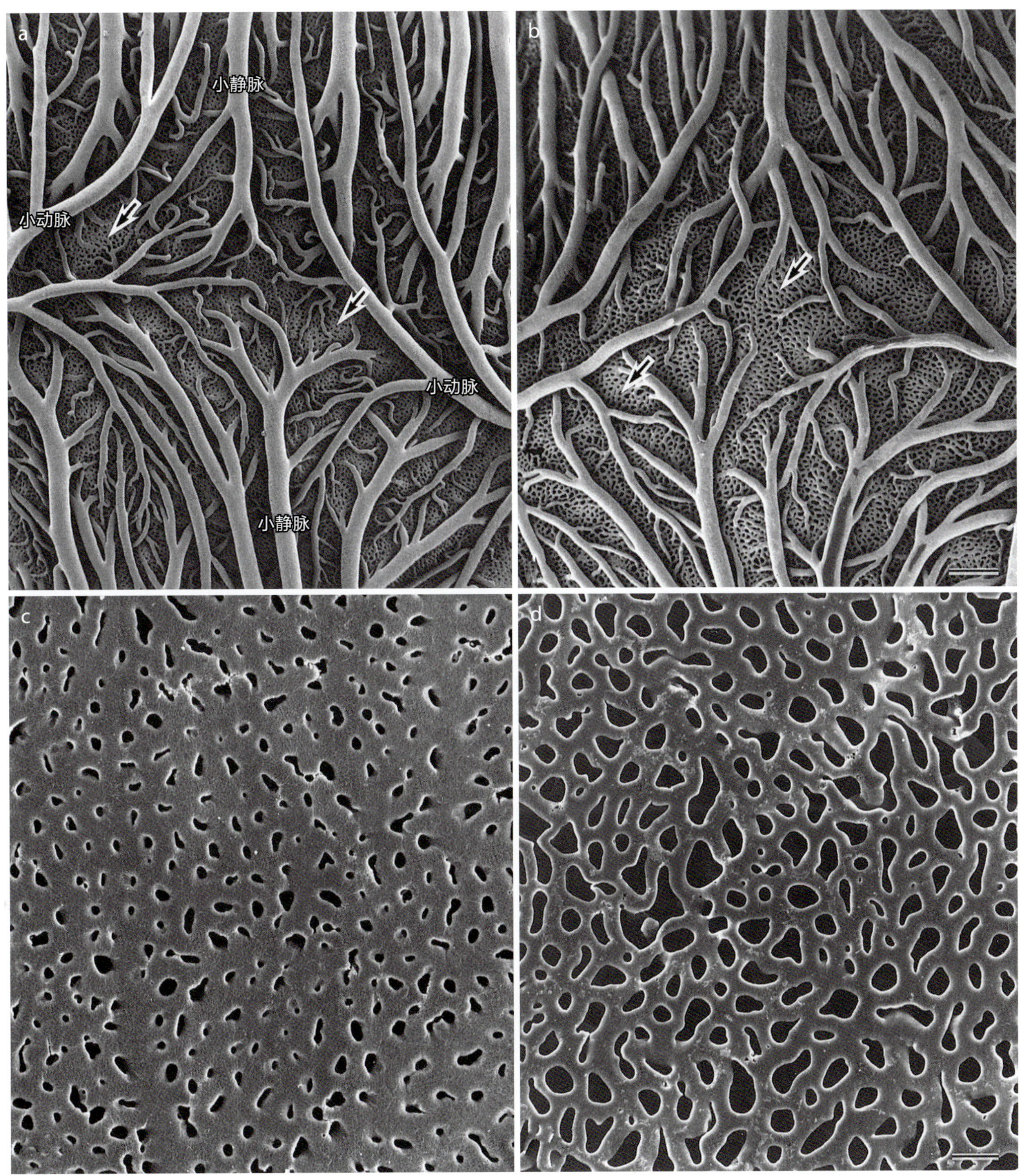

图 10.1 脉络膜毛细血管。（a~c）对照组和近视组小鸡的第 4 周脉络膜血管铸型标本的扫描电镜照片。对照眼（a）的脉络膜毛细血管（箭）密度大于近视眼（b）。对照组脉络膜毛细血管正面图（c）可见血管密度高。（d）在具有代表性的近视眼中，脉络膜毛细血管密度较低，血管管腔较狭窄，具有更多的管样结构（图片源于参考文献 [20]）

感神经刺激导致脉络膜血流减少，这可能有助于防止“战斗或逃避”（应激）情况下脉络膜过载。脉络膜小动脉收缩可抵消全身性血压升高。刺激交感神经支配可增加血管阻力并减少脉络膜的血流量。这是由于去甲肾上腺素的释放，可能还有神经肽 Y 释放的作用[28]。副交感神经刺激导致脉络膜血管扩张[29]。副交感神经系统在“休息和消化”时更占主导地位，并抵消交感神经激活的影响。脉络膜中的血管张力由乙酰胆碱、血管活性肠多肽和副交感神经末梢释放的 NO 调节。

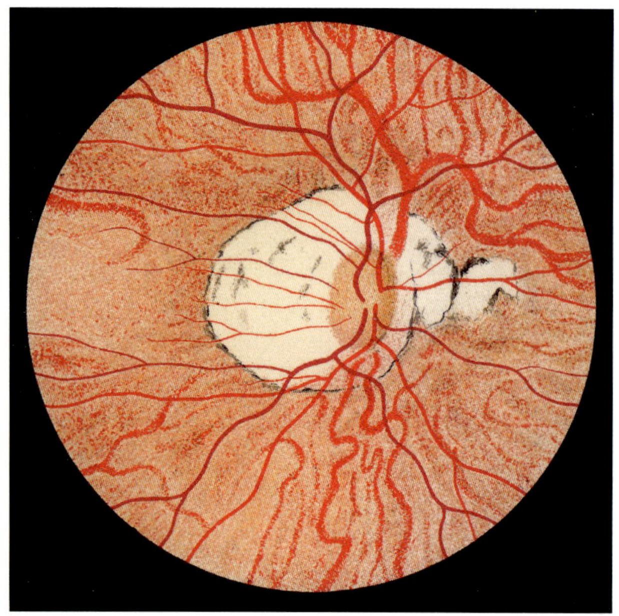

图 10.2 后涡静脉。瑞士著名眼科医生 Otto Haab 描述了高度近视眼的后静脉引流，并将其命名为后涡静脉，这一名称沿用至今。在这幅从《Haab's 图谱（第三版）》中摘取的彩图中，可以看到一条明显的静脉位于视神经鼻侧上方。视神经下缘可见两条较小的静脉。该图准确反映了高度近视人群的后静脉回流情况。与外周典型的涡静脉不同，后涡静脉没有壶腹部和喷嘴系统

脉络膜静脉外流具有不寻常的解剖结构。从各组脉络膜毛细血管小叶来的血液由引流小静脉收集，这些小静脉会合并形成更大的静脉。这些较大的静脉不会继续与其他静脉连接形成更大的引流静脉。相反，它们以平行的方式行进，与大小相似的静脉吻合最少，直到它们会聚在涡静脉的壶腹上。虽然人体内的血管系统形成自相似网络，形成类似分形的排列，但脉络膜静脉不遵循异速缩放定律。有人提出，该系统可以储存静脉血，以缓解收缩期动脉血流期间的脉压峰。类似的过程也发生在颅骨中，大脑静脉控制流入上矢状窦的血流，以帮助减少与脉搏相关的颅内压升高。涡静脉离开眼后的压力约为 3 mmHg，而脉络膜中的静脉压力可能远高于此。有人提出，静脉流出由 Starling 电阻器控制，并与眼压整体相关 [14]。

体内正常组织的灌注通常将氧分压保持在相对较低的水平，而脉络膜却不同，其氧分压非常高，从目的论的角度来看，这是可取的，因其有助于外层视网膜接收尽可能多的氧气。RPE 分泌 VEGF 帮助维持脉络膜毛细血管。CD-36 是一种在基底 RPE 中表达的清道夫受体。Houssier 及其同事表明，CD-36 缺陷小鼠未能在 RPE 水平诱导 COX-2 和随后的 VEGF 合成并发展为脉络膜毛细血管的进行性变性 [30]。因此，RPE 与 CD-36 的结合，就如光感受器外段正常吞噬过程中发生的情况，似乎是维持内部脉络膜血管的因素之一。

10.4 脉络膜的其他功能

有人提出了脉络膜血流量大的其他原因。入射光传递到视网膜的光能量不足以引起温度的显著升高，因此不太可能解释这一现象 [31]。外层视网膜的高代谢可能产生过高的热量，需要一种机制来降低局部温度。高血流量可能有助于将热量从外层视网膜 / 视网膜色素上皮复合体传导出去。脉络膜包含黑色素细胞，黑色素细胞通过吸收散射光来改善光学功能，也可能间接避免了氧化应激。这些黑色素细胞存在于高氧分压的环境中，加上光照的增加，可能会是其恶性转化为黑色素瘤的风险因素。人类视网膜色素上皮中的黑色素细胞还特别富含锌，可能是这种金属离子的蓄水池 [32-34]。

10.5 脉络膜成像

由于脉络膜位于富含色素的视网膜色素上皮层及纤维致密的不透明巩膜之间，因此脉络膜难以采用传统方式进行影像学检查。由于 RPE 和脉络膜色素的遮挡，采用反射光或荧光成像的方法均难以显示脉络膜的结构。传统 OCT 受黑色素的影响以及血流和血管散射的影响而难以清楚呈现脉络膜。脉络膜的解剖学位置较深，这影响了检测的灵敏度。

10.5.1 血管造影

荧光素通常被波长在 465~490 nm 的蓝光激发释放出绿光，发射光谱曲线的峰值在 520~530 nm 之间，发射光谱的范围可扩展到 600 nm 左右。荧光素的激发光谱和发射光谱会部分被黑色素阻断，使脉络膜的可视性降低。荧光素可迅速从脉络膜毛细血管渗出，并在血管外间隙发出荧光，这也导致难以辨认脉络膜血管的边界。使用荧光素血管造影分析脉络膜也受到视网膜色素上皮层和脉络膜色素以及脉络膜血液的光吸收和散射的限制。脉络膜的灌注和灌注缺损均可通过荧光造影进行粗略评估。

引起动脉炎的疾病，如巨细胞动脉炎或 Wegener's 肉芽肿等，可引起脉络膜局部灌注减少，但不能清楚分辨脉络膜血管。因此，使用荧光素血管造影不容易评估脉络膜血管密度。另一方面，荧光素血管造影有助于显示视网膜血管异常和多种形式的脉络膜新生血管（CNV），尤其是 2 型 CNV。

吲哚菁绿（ICG）吸收峰在 790~805 nm，根据局部环境的蛋白质含量和 pH 值，它在稍长的波长范围内发出荧光。与荧光素血管造影的波长相比，其较长的波长具有更好地穿透眼色素沉着的属性。视网膜色素上皮和脉络膜吸收高达 75% 的用于荧光素血管造影的蓝绿光，但仅吸收 38% 的用于 ICG 血管造影的近红外光[35]。ICG 98% 与蛋白质结合，80% 与更大的蛋白质结合，如球蛋白和 α 1- 脂蛋白[36, 37]。在典型血管造影检查期间，ICG 产生的荧光波长远低于荧光血管造影中荧光素产生的荧光波长，并且其发射的荧光为近红外光。由于照相胶片对近红外光的灵敏度较低，因此直到数字电荷耦合器件（CCDs）的商业化应用，临床上才首次实现 ICG 血管造影成像。光学分辨率与波长有关，因此 ICG 血管造影的分辨率低于荧光素血管造影。

ICG 与蛋白质高度结合，因此染料从正常脉络膜血管渗漏的机会较少。在 ICG 血管造影的早期阶段，脉络膜血管可见。由于不同层次脉络膜血管影重叠在一起，因而难以分辨不同层次的脉络膜血管。随着时间的延长，有些血管外组织尤其是 Bruch 膜着染，使得深层血管影变得模糊。这意味着 ICG 血管造影早期影像可用于评估脉络膜血流，但晚期影像则由于组织着染而无法用于评估脉络膜血流。

在 ICG 血管造影技术出现以后，人们便采用该技术研究了许多疾病，并得出了许多荧光素血管造影无法提供的新信息。从研究角度来看，这些信息中的许多都很有趣，但无临床实用价值。在现实中 ICG 血管造影的最大作用在于协助诊断和评估息肉状脉络膜血管病变（PCV）和中心性浆液性脉络膜视网膜病变；次要用途包括评估脉络膜炎症性疾病、血管样条纹和脉络膜肿瘤，还可提供脉络膜血流的粗略估计。自体荧光成像和光学相干断层扫描（OCT）方法广泛用于评估脉络膜，以至于 ICG 血管造影的这些次要用途在很大程度上被取代。

10.5.2 超声检查

接触式 B 超通常使用一个 10~12 兆赫的探头放置在眼睑上。该探头内包含一个压电晶体，压电晶体受到短时间电驱动电流的刺激而振动。反射回来的声波可引起晶体震荡进而通过压电效应产生电流。由于中间组织引起声波的散射和衰减，声波强度随着距离的增加而降低，因此反射回来的声波的强度随眼组织深度不同而有所差异。为了补偿声波信号随时间的衰减，随着检测的进行可增加检测头的放大增益。深度信息直接从声波反射时间及所穿透组织的声波传播速度获得。探头内的马达可轻微改变晶体的方向，从而建立二维影像，即 B 超图像。

尽管 A 超扫描结果以细线形式记录于 B 超图像上，但实际情形却大不相同。压电晶体有一定的聚焦能力，但实际上传统 B 超探头的压电晶体产生的声波由一个主波和数个副波构成[38]。主波在视网膜前的投射直径也仅为 1 mm。而副波在眼内的散射使反射图像更加的模糊。鉴于眼球是一个弯曲的结构，宽探头发射声波从眼球后部产生回声，回声随着时间延长而变得模糊。理论上超声波的波长决定了其轴向分辨率约为 150 μm，但实际临床使用的超声分辨率要低得多。例如，典型的视乳头 B 超扫描不会显示杯状结构，除非杯盘比较大，另一个重要问题是，超声无法确定探测图像的确切位置，因此只能通过探头朝向和周边结构来大致估计探测部位。

在无病理改变的情况下，脉络膜的反射率很难与其上的视网膜和其下的巩膜区分。高度近视眼脉络膜的厚度很容易低于接触式 B 超的分辨率，因而不可能通过 B 超来评估高度近视眼的脉络膜。但可采用接触式 B 超评估眼球壁的形态和后巩膜葡萄肿。

10.5.3 光学相干断层扫描（OCT）

10.5.3.1 干涉测量法

声波在干燥空气中的传播速度为 343.2 m/s，在有晶状体眼中的传播速度为 1555 m/s[39]。这很容易得出声音在轴向长度为 24 mm 的有晶状体眼中传播所需的时间约为 15.4 μs。由于光传播速度非常快（3×10^8 m/s），因此不可能利用设备测量出光在微米距离上的传播延迟时间。光传播 1 μm 的时间等于或小于电子在电路中传播相同距离的时间。用探测器和随后所需的电子电路测量多次反射需要比光线路径长度变化长得多的电子传导路径。然而光波有其自身的内在重复性，可利用内在的光波特征作为内在标准测量光线传播特定距离所需的时间。通过检测光波的时相差可测量光传播的时间，这就是 Michelson 干涉测量法。通过使用干涉查找光波中的相位差，将样品反射的飞行时间与参考反射的已知延迟进行比较，从而实现微米级分辨率。

光的相干性是衡量一束光波长与另一束光波长相关性的指标。时间相干性是测量不同时间产生的一束光与另一束光之间的相关性。相干长度指在相干时间内光通过的距离。由于一束光与之前或之后产生的光特性相似，因此传统激光产生的光有较长的相干时间（但也可能产生短相干长度的光）。在这种情况下同一时间产生的所有光波形完全相同，但不同时间产生的光波形则不同。这样，基本上每一种光波形都有其独特的时间特征。低相干光分裂成一束参照光，而这一参照光仅和传播长度相同或相似的光相干涉。

在时域 OCT（TD-OCT）中一次仅能取样一个组织点。探照光照亮组织，在每一时间点仅能获取一小部分组织的信息。由于安全标准限制对组织的光照总量，这意味着时域 OCT 在一定光照量内获取组织信息的效率较低。光谱域 OCT（SD-OCT）从干涉测量仪提取光信息，然后传到一个光栅从而分离光波组成信息。通过傅里叶转换有可能测出同一时间从组织不同部位反射的不同强度的光线，从而在每一个 A 超扫描中获取所有层次的组织信息。效率的增加大大提高了扫描速度。比如光谱域 OCT 扫描眼球的速度通常比时域 OCT 快 100 倍。但光谱域技术也存在一些内在问题。深层组织产生较高频信号，但光栅及检测器检测到的这种频率变化并非线性。高频信息比低频信息更大程度地结合在一起，并且检测的敏感度随频率的升高而下降，这使得光谱域 OCT 测量的敏感性和分辨率随着测量深度的增加而降低。

灵敏度降低的一个后果是，在许多传统 SD-OCT 正视眼中无法成像脉络膜。高度近视眼有较薄的脉络膜和相对脱色素，这使得在许多高度近视眼中使用传统 SD-OCT 可以检测脉络膜的全部厚度。由于使用傅里叶转换，因此从干涉信号中生成两个共轭图像。在实际操作中，仅显示其中一个图像，且通常显示为视网膜朝上。如果高峰敏感部位后移至巩膜内层，则脉络膜等深层结构清晰可见。脉络膜颠倒共轭像可以被观察到，但眼眶内结构的正位像，由于缺乏反射的影像信息，却是空白的。这种方法称为增强深层扫描（EDI）[40]。现在，可以很方便使用光谱域 OCT 进行深层扫描模式检查，通常仅需在软件中选择深层扫描模式即可。为了提高信噪比以提高图像质量，可以平均并叠加多幅 B 超扫描，通常使用 50~100 幅 B 超扫描图像进行平均。OCT 图像的分层分析可以检测到眼睛不同层次组织。在高度近视眼中，脉络膜可以变得极薄，因而很难进行准确的分层扫描。扫频源 OCT（SS-OCT）使用扫频光源和扫频检测器来检测干涉输出作为时间函数[41, 42]。SS-OCT 的灵敏度也受扫描深度影响，但其灵敏度的衰减没有 SD-OCT 明显。SS-OCT 使用较长的光波长作为检测光源提高了组织穿透性，因而可以同时获取玻璃体和脉络膜的图像，无需在检查时选择其中一个进行检测。必须注意的是，SS-OCT 也有其缺点，尽管长波长光有较大的组织穿透深度，但水对长波长光吸收性较高。由于玻璃体大部分成分为水，这便限制了该方法检测眼组织的波长范围。增加波长往往会导致分辨率下降，水对长波长光的吸收在很大程度上限制了对 1 μm 检测光源带宽的扩展，因为带宽增加会导致分辨率下降。目前正在开发新的短波长光源 OCT，这些短波长光源可以避免水吸收光所带来的问题。例如，使用中央波长为 850 nm 的宽带光源的 SS-OCT 进行检测能够获得高速、高分辨率的影像，并且与 SD-OCT 相比其灵敏度不会随着深度的增加而出现较大的下降。

无论采用何种扫描模式，用 OCT 检测高度近视均有一定难度。高度近视的眼轴延长很难获得清晰图像。高度近视的后极部往往有后巩膜葡萄肿，眼球壁的形态和曲线往往在 OCT 中被进一步放大。大多数商业化 OCT 设备的检测范围大约为 2 mm，高度近视眼的广角扫描范围往往超过了其 2 mm 的设定值。2 mm 以外的图像往往为颠倒的共轭图像。这便产生了折叠或镜像伪迹。然而对高度近视眼的影像学检查可用其他的方式：由于脉络膜较薄且色素较少，应用深层扫描模式或 SS-OCT 扫描往往可以探测到全层巩膜甚至视神经周围的蛛网膜上腔组织（图 10.3）[43]。

10.6 脉络膜厚度测量及其可重复性

人工脉络膜厚度测量具有良好的系统间[44, 45]、观察者间和随访间可重复性[45]。使用 EDI-OCT[45, 46]、

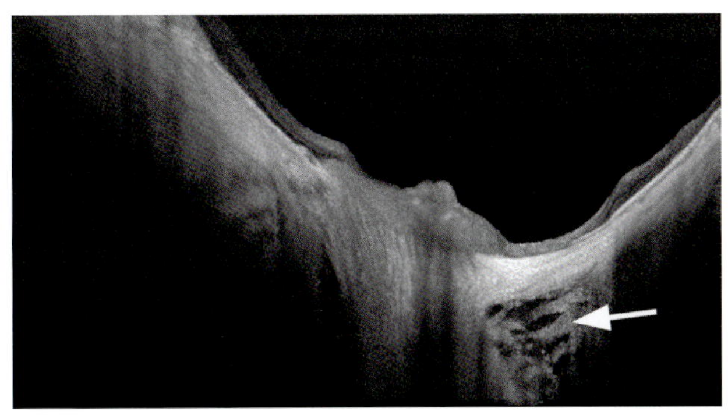

图 10.3 如果视盘旁出现萎缩尤其是在弧形斑的区域，SS-OCT 可见蛛网膜上腔。注意可见组织的光束（箭）

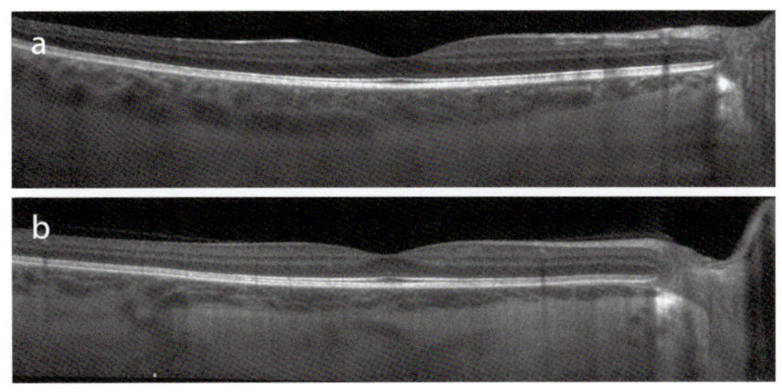

图 10.4 脉络膜厚度。（a、b）31 岁正视眼（a）和 29 岁近视眼（b）的脉络膜厚度。除相对年轻外，近视眼的黄斑下方脉络膜厚度较正视眼明显变薄

Cirrus HD-OCT[44, 47]、Optovue RTVue[45] 和 SS-OCT[45, 48] 观察者间的重复性良好。研究评估了 EDI-OCT 及 SS-OCT 系统间的可重复性，以及三种不同 SD-OCT 之间 [45] 以及三种不同的 SD-OCT 设备之间评估了脉络膜厚度测量的系统的可重复性 [44]：Cirrus HD-OCT、使用 EDI 模块的 Spectralis 以及 RTVue。Tan 等发现，观察者间可重复性检测的组内相关系数为 0.994。通过对 12 个健康受试者的 24 只眼的脉络膜厚度进行测量发现，评估者间的平均差别仅为 2.0 μm[46]。这一差异低于人类脉络膜厚度的昼夜节律变异 [46]。自动分层分析通常可快速完成，但不同软件准确性差异较大并且和观察者密切相关。

10.7 正常中央凹下脉络膜厚度

Margolis 和 Spaide 使用 EDI-OCT 调查了 54 只平均年龄为 50.4 岁的非近视正常眼，并报告了平均中央凹下脉络膜厚度为 287 μm（图 10.4）[49]。正常的定义是没有任何显著视网膜或脉络膜病变、无未控制的糖尿病或高血压、屈光不正等效球镜度数在 6 D 以下的受试者。该研究中，所有受试者都确认了脉络膜 - 巩膜交界面 [49]。研究表明，年龄的增加与所有检测点的脉络膜厚度减少显著相关。研究发现，每增长 10 岁，中央凹下脉络膜厚度减少 15.6 μm[49]。Ikuno 等使用 SS-OCT 研究了平均年龄为 39.4 岁的健康日本人的 86 只非近视眼，发现其中央凹下脉络膜厚度为 354 μm，且脉络膜厚度每增长 10 岁减少 14 μm[50]。研究发现，中央凹下脉络膜的平均厚度在 31 只眼（平均年龄 64.6 岁）[48] 的 203.6 μm 到 22 只眼（均值 35.7 岁）[51] 的 448.5 μm 不等。中央凹下脉络膜厚度必须考虑屈光不正和年龄，以及昼夜变化，这使得许多研究无法比较一般平均值。此外，某些研究无法区分所有眼球的脉络膜 - 巩膜交界，更无法对相关数值进行比较。在一项对 34 只眼的病例系列研究中，SD-OCT 仅能在 74% 的眼中分辨出脉络膜 - 巩膜交界 [47]。一些研究排除了眼部疾病患者 [47–49]，一些研究排除了眼部和全身疾病患者 [50, 52]，而有些研究则仅排除患有可能对脉络膜厚度产生影响的全身疾病的患者 [48, 49]。尽管有些研究报道测量的是正常眼脉络膜厚度，但在研究中却纳入了度数超过 –6 D 的高度近视眼 [48, 52, 53]。

脉络膜厚度随年龄增长而下降，可能与以下因素有关，如脉络膜毛细血管丢失、脉络膜毛细血管直径下降、脉络膜大血管直径下降和脉络膜中层缩减等 [54, 55]。对眼库尸眼组织病理学研究发现，随年龄增长脉络膜厚度每年下降 1.1 μm，这一数值低于活体测量的数值 [49]。这种差异可能与测量技术有关，病理检查是在尸检眼中进行的，无血液灌流，而脉络膜则是有血流灌注的组织 [54–56]。

脉络膜的厚度也随着人眼的离焦发生变化 [46, 57]。现已知维持正视眼需要依赖于感知模糊图像后通过包括移动视网膜来减少图像模糊及永久改变眼球大小来改善图像质量的机制。首先改变的是脉络膜厚度，来调节视网膜的位置，这已在小鸡 [58, 59] 和灵长类动物 [60, 61] 的实验中得到证实。Read 等的研究表明在人眼中也存在类似的改变，近远视离焦后脉络膜厚度会发生相应变化 [57]。近视离焦中脉络膜增厚而在远视离焦中脉络膜变薄 [62]。人类的脉络膜厚度存在昼夜变化 [46, 63]，这一变化与基线脉络膜厚度及收缩压相关 [46]。

10.8 脉络膜厚度的地形图

正视眼的脉络膜厚度在后极部呈现区域性变化：中央凹下最厚，鼻侧方向迅速变薄，下方脉络膜厚度薄于上方脉络膜[47, 48, 50, 52]。视盘下方脉络膜厚度比视盘周围其他部位脉络膜厚度薄[64, 65]。这种区域差异的原因尚不清楚，但可能与眼球的胚胎发育相关。胚胎发育过程中视裂位于视杯下方，是胚眼最后闭合的区域。另一个可能是该区域往往是脉络膜血液循环的分水岭所在。Ho 等的研究表明，在正常眼球中脉络膜厚度在视神经周围各方向放射状逐渐增加，最后达到一个稳定值[64]。

10.9 脉络膜内部结构成像

脉络膜毛细血管的基底层构成 Bruch 膜的外层，Bruch 膜的柱状突起将脉络膜毛细血管相互隔开。OCT 上视网膜外层高反光带被认为是 RPE 层，该层实际上也包括 Bruch 膜和脉络膜毛细血管层。Fong 等提出 Bruch 膜下高反光点代表脉络膜小动脉和小静脉的横截面[66]。大管径脉络膜血管由低反射的内腔和高反射的血管壁构成。影像中管腔直径可能与实际管腔直径成一定比例，但不一定完全相同。血流最外层有可能在影像上被认为是血管壁的一部分。

10.10 光学相干断层扫描血管造影

在连续的眼部 OCT 图像中，如果患者保持不动，除了血流外，图像之间几乎没有变化。通过在短时间间隔内获得多个 B 扫描并计算随时间的变化，可以检测到流量信号[67]。使用多个 B 扫描生成三维信息块。在实际应用中，该板块被压缩以产生流动的表面表示。选择的板块通常基于视网膜或脉络膜的解剖结构。脉络膜毛细血管的 OCT 血管造影图像有噪声，过去根据未检测到血流信号的区域进行分析。这些被称为流量缺陷或信号缺陷。脉络膜毛细血管扫描的帧平均生成可以产生二值化然后骨架化的脉络膜图像。可以定量评估网格中的毛细血管段。使用 10~20 μm 厚的板块分析脉络膜毛细血管。由于高度近视的总脉络膜厚度，特别是老年受试者，可能没有那么厚，脉络膜毛细血管图像也包含了来自脉络膜其他层的血流信息。

10.11 高度近视眼的脉络膜

脉络膜厚度与年龄及近视程度呈负相关，年龄越大、近视程度越高，脉络膜则越薄（表 10.1、表 10.2）。脉络膜厚度也与眼轴呈负相关，回归模型与厚度与屈光度的关系相似。可能门诊诊断的高度近视大都是轴性近视，因此这一特点未必在所有高度近视眼中都符合（也许在非轴性近视中不符合）。在高度近视的发展过程中，眼球扩张但并不产生更多的组织（即组织并不增殖）。例如，在实验性近视眼中巩膜胶原的含量并不随近视的发展而增加，实际上还会减少。在近视的进展过程中脉络膜也可能被牵拉变薄，但并不生长出更多的血管组织。这一点尚未确定，因为需要借助全眼的扩张模型加以研究，而不是仅仅通过有限面积的 OCT 扫描来证实。高度近视眼的脉络膜厚度变薄现象被称为近视性脉络膜变薄（图 10.5）[68]。眼球的扩张似乎也可引起视网膜光感受器密度下降[69]，但视力却能保

表 10.1 脉络膜厚度的决定因素

参数估计							
参数	B	标准差	95%Wald 置信区间		假设检验		
			下限值	上限值	Wald 卡方检验	df	Sig.
（截距）	310.693	27.3223	257.142	364.244	129.309	1	<0.001
年龄	−1.550	0.4064	−2.347	−0.754	14.553	1	<0.001
屈光	8.133	1.8408	4.525	11.741	19.520	1	<0.001

说明：因变量 = 中央凹下脉络膜厚度。
145 只不伴黄斑病变的高度近视眼黄斑中央凹下脉络膜厚度的研究发现，每增加 1 岁，脉络膜厚度约下降 1.55 μm；每增加 1 个近视屈光度，脉络膜厚度约下降 8.13 μm。参考文献 [77]。

表 10.2 视力与脉络膜厚度

参数估计							
参数	B	标准差	95%Wald 置信区间		假设检验		
			下限值	上限值	Wald 卡方检验	df	Sig.
（截距）	0.287	0.0630	0.163	0.410	20.689	1	<0.001
中央凹下脉络膜厚度	−0.0011	0.0003	−0.002	0.000	13.397	1	<0.001

说明：因变量 = 最小分辨角对数（logMAR）。
145 例高度近视眼视力 logMAR 的预测因素。只有中央凹下脉络膜厚度可作为预测因子。参考文献 [77]。

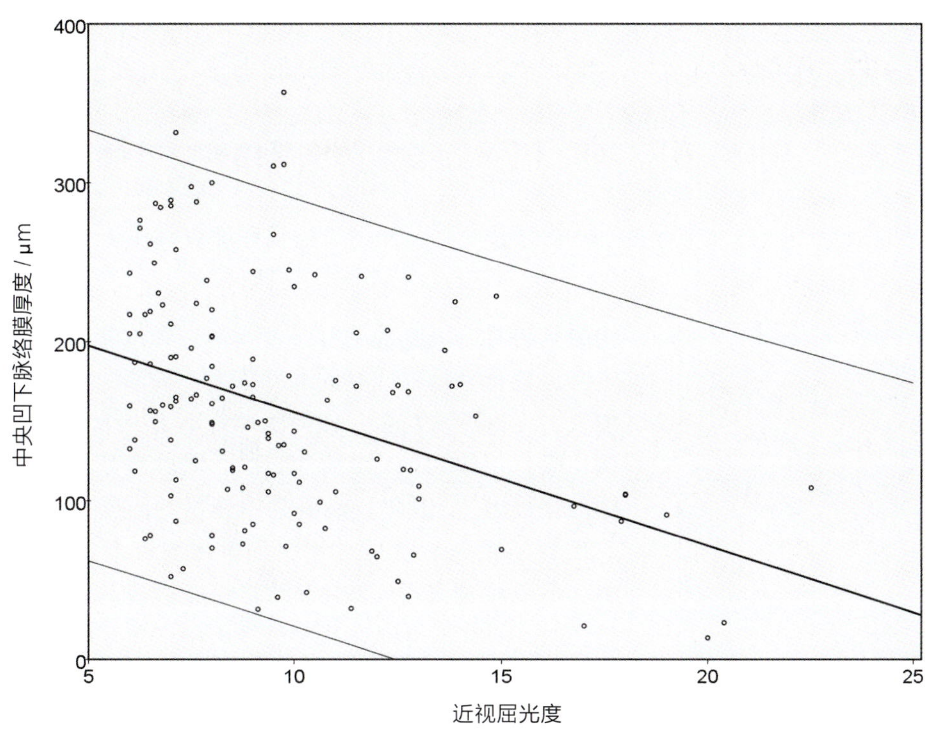

图 10.5 145 只无黄斑病变的高度近视眼中黄斑中央凹下脉络膜厚度与近视屈光度的相关性。趋势线显示脉络膜厚度减少与增加与近视屈光度相关，上下两条边界线代表趋势线 95% 的可信区间范围。Y 轴以 μm 显示脉络膜厚度

持不变，因为眼轴延长同时也引起相应的视标在眼底影像扩大。尽管脉络膜变薄，但由于光感受器的密度下降，单位面积外层视网膜氧耗需求可能也相应下降（图 10.6）。然而，脉络膜厚度随年龄增长而变薄在近视和非近视眼中都比较明显。有意思的是，在高度近视和非高度近视眼中，脉络膜厚度随年龄增长而变薄的绝对量大致相似（图 10.7）[68]。脉络膜在高度近视开始时变薄，之后则显著变薄甚至完全缺失。脉络膜薄变到一定程度可能会引起血氧供应不足，此时可称为高度近视脉络膜萎缩 [68]。在非高度近视的老年人中脉络膜有可能变薄，这被称为年龄相关性脉络膜萎缩（ARCA）[70]。这些患者的眼轴长度正常，但眼底呈豹纹状与高度近视老年人相似，同时还可出现视盘旁 β 萎缩区。年龄相关性脉络膜萎缩眼容易出现假性玻璃疣，但高度近视眼却几乎从未出现假性玻璃疣 [71]。在以人群为基础的研究中，年龄相关性脉络膜萎缩被定义为脉络膜厚度低于 125 μm，但近视性脉络膜萎缩缺乏此类数据定义。

目前仍很缺乏对高度近视眼的病理学研究，尚未获得早期高度近视眼组织病理学数据。动物模型研究发现，近视眼脉络膜毛细血管的直径和密度均下降 [20]，然而在动物模型中却缺乏年龄相关的重要数据。ICG 血管造影研究也显示高度近视眼脉络膜血管发生了改变 [72, 73]。彩色多普勒超声研究显示高度近视眼脉络膜血循环减少 [74]。高度近视患者的脉络膜比正常眼显著变薄 [68, 75]。由于脉络膜向视网膜色素上皮细胞和外层视网膜提供血氧，因此脉络膜血循环下降可能会（至少部分地）导致高度近视眼视网膜功能受损及视力丧失。

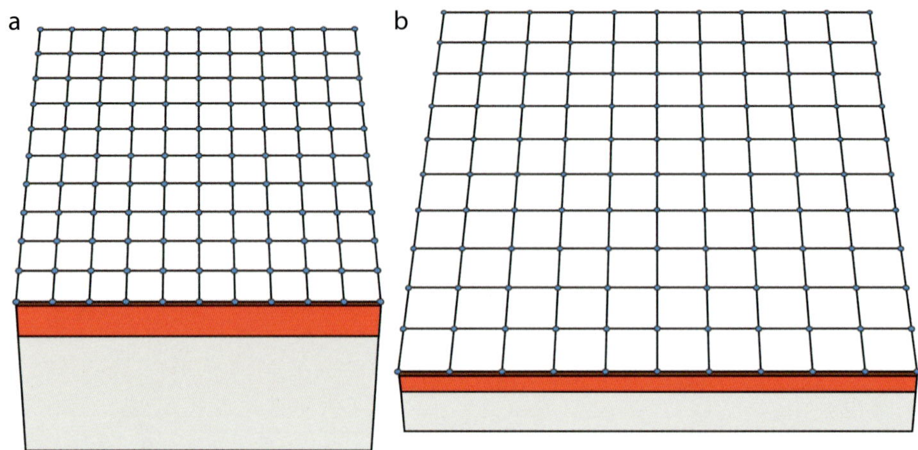

图 10.6 脉络膜变薄及其对视网膜供氧和代谢影响的假设性示意图。（a）正视眼中光感受器（蓝点）具有一定的集合密度，其位于视网膜色素上皮细胞（褐色层面）之上，之后依次为脉络膜（橘红色层面）。巩膜被描绘为灰色。高度近视眼（b）后极部被拉伸，光感受器集合密度减少，脉络膜比正视眼变薄。但在高度近视眼中脉络膜供氧和代谢与光感受器的集合密度的比例可能并不成负相关，因为至少在年轻时患者的视觉功能仍正常。随着年龄的增长脉络膜变薄，之后可能由于脉络膜萎缩造成视觉功能的衰退

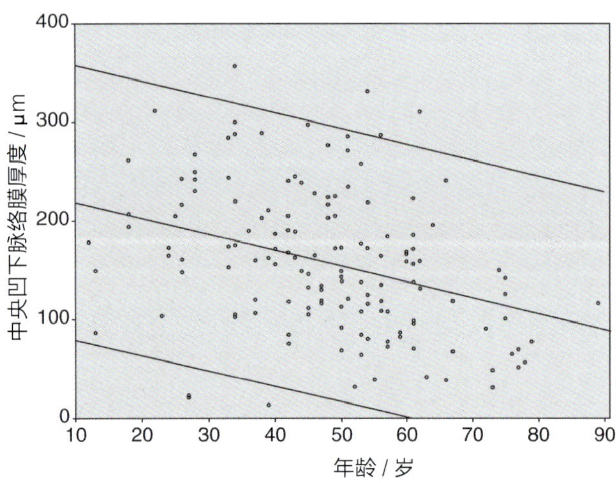

图 10.7 145 只无黄斑病变的高度近视眼黄斑中央凹下脉络膜厚度与年龄的相关性。趋势线显示厚度减少与年龄相关，上下两条边界线代表 95% 的可信区间。Y 轴以 μm 显示脉络膜厚度

10.12 脉络膜的生物特征变化及其临床意义

用 SD-OCT 对 18 名平均年龄 52 岁的高度近视患者（平均近视 -15.5 D）的 31 只眼进行研究发现，平均脉络膜厚度仅为 100.5 μm，且年龄越大及后巩膜葡萄肿高度更大的患者脉络膜厚度越薄 [76]。研究者对后巩膜葡萄肿高度的定义为从中央凹下 RPE 水平到鼻侧、颞侧、上方及下方 OCT 图像边缘 4 个垂直测量值的总和。但研究者没有提及如何明确是否有后巩膜葡萄肿，及其形态和位置。根据定义，葡萄肿是眼球壁的局部膨出，局部曲率急剧加大。无论近视与否，任何眼球都不是一个平面结构，而且正如 SD-OCT 所测量的，其本身就具有一定的“高度”。因此，该研究中测量的高度实际上只反映了眼球后部的曲率，而并不意味着局部膨出（后巩膜葡萄肿）。由于脉络膜显著变薄，应用传统的 SD-OCT 可以在高度近视眼中清楚观察到脉络膜 - 巩膜交界面 [75]。Ikuno 等认为当脉络膜厚度超过 300 μm 时常规 SD-OCT 无法辨认脉络膜 - 巩膜交界面 [75]。是否可观察到脉络膜 - 巩膜交界面也取决于 RPE 和脉络膜的色素。在另外一组 31 名平均年龄 60 岁，平均近视度数为 -11.9 D 的高度近视患者（55 只眼）中，EDI-OCT 发现平均中央凹下脉络膜厚度为 93.2 μm，且脉络膜厚度与年龄（$P=0.006$）和近视屈光度（$P<0.001$）呈负相关 [68]，有 CNV 病史的眼脉络膜也较薄（$P=0.013$）。然而因该组患者进行了光动力（PDI）治疗而可能会损伤脉络膜 [68]。在该 EDI-OCT 研究中，年龄每增长 10 岁中央凹下脉络膜厚度变薄 12.7 μm，近视度数每增加 1 个屈光度脉络膜厚度变薄 8.7 μm。Nishida 等对 145 只高度近视患眼，发现脉络膜厚度每 10 年减少 15.5 μm，每增加 1 个屈光度脉络膜厚度下降 8.13 μm[77]。

鉴于脉络膜厚度随年龄和近视程度的增加而减少，研究者进行了一项研究，以观察与高度近视

眼视力相关的因素，这些高度近视眼没有其他明显的病理变化。分别对两组患者（一组来自美国纽约，另一组来自日本）进行评估，并将其作为一个集合组[77]。两个独立的阅片人对 OCT 进行了设盲的多参数测量，最后分析发现唯一影响视力的因素是黄斑区中央凹下脉络膜厚度，两组患者单独和综合分析得出的结果一致。尽管一些脉络膜明显变薄的患者视力中轻度下降，但总的情况是脉络膜越薄视力就越差。有意思的是，在测量视功能时发现，即使轻度视力下降也会引起视觉功能不成比例的丧失。例如，视力从 20/20 下降到 20/40 的，与视力从 20/40 下降到 20/200 的，对视力的影响程度可能相当。一项对 60 只没有黄斑病变的高度近视眼的研究发现，视力与黄斑区脉络膜厚度、中央凹下脉络膜厚度和光感受器 / 视网膜色素上皮聚集厚度呈负相关[78]。一项对 37 只高度近视眼与 86 只正常眼的研究发现，脉络膜厚度与视力呈负相关[79]。一项病例对照研究发现，经年龄调整后，眼轴长度与视力呈负相关。脉络膜厚度的增加没有引起统计上显著的变化。在一项对 105 名高度近视受试者的研究中，脉络膜厚度与视力呈负相关，但在校正球面当量等因素后，相关性不再显著[80]。需注意脉络膜厚度的最大预测因素是年龄和屈光不正（或轴向长度）。这意味着，如果将这些变量包括在回归方程中，再加上脉络膜厚度作为一个变量，则只会评估可变脉络膜厚度和视力的共享方差，而该方差不是由脉络膜厚度与年龄和屈光不正之间的共享方差所解释的。按照同样的逻辑，如果以高度进行校正的话，从帝国大厦上跳下来并不比从椅子上跳下来风险更大。如果样本量足够大可以克服相互混淆的影响，则可能包括所有变量，如北京眼科研究的一项研究评估了 3233 名受试者，发现即使包括年龄和眼轴长度，最佳矫正视力与中央凹下脉络膜厚度也呈负相关[81]。

对高度近视，人们常常对发生视网膜脱离或脉络膜新生血管的少数患者印象深刻，因为他们的视力会突然丧失。许多高度近视眼患者视力损伤较此二者轻，因此对个体影响不甚明显。然而受累的眼数量非常庞大，所以对社会的整体影响很大。这类似于世界某些地方的人群缺乏碘的摄入，在这些区域的少部分人罹患克汀病（呆小症），而更多的人则表现为智力的轻微下降。克汀病就是生动的例子，少部分克汀病患者失去了更多功能。然而从社会学的观点来看，更多的人都失去一小部分也是非常重要的。

10.13 高度近视眼的脉络膜视网膜萎缩

回归分析显示脉络膜厚度与近视度数及年龄呈负线性关系（图 10.8）。总体来说这种线性回归关系成立，但有一个小的局限性是理论上再薄的脉络膜仍具有一定功能。血细胞有一定体积，转运这些血细胞的血管肯定要大于血细胞。在高度近视眼的 OCT 图像中，脉络膜的厚度可仅为 15 μm 左右。脉络膜变得如此薄的眼有显著的色素改变，包括色素斑块形成及其周边色素丢失。这些脉络膜极度变薄的区域与完全丢失脉络膜的区域相邻。在脉络膜完全丢失的区域眼底呈白色，且由于完全缺失 RPE 和脉络膜，其下的巩膜可直接透见（图 10.9~图 10.11）。这些区域的视网膜也变薄，称为脉络膜视网膜萎缩或斑片状萎缩（斑片状萎缩一词有一定的误导性，因为其周围区域的脉络膜也出现萎缩）。在脉络膜视网膜萎缩边界，脉络膜通常变得非常薄

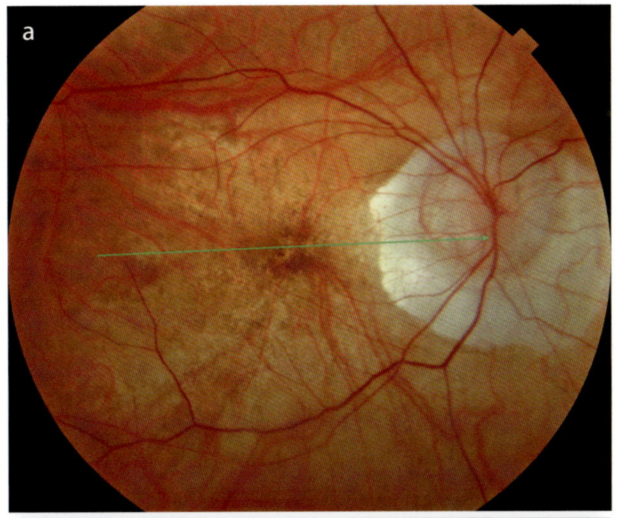

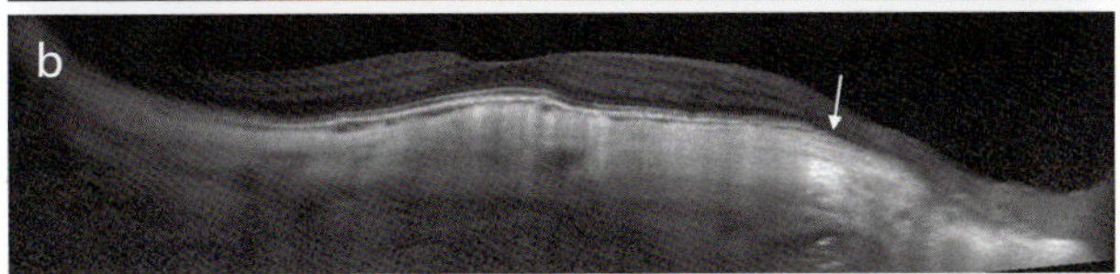

图 10.8 70 岁女性高度近视。（a）眼底图片显示脉络膜血管减少。注意：黄斑中央区相对无血管区。该患者有轻度的色素沉着，没有明显的棋盘样眼底改变。可见视盘旁萎缩灶。（b）EDI-OCT 显示脉络膜明显变薄（图 a 中绿色箭所示扫描层面定位）；中央凹下脉络膜厚度为 14 μm。注意：脉络膜在正常脉络膜和视盘旁萎缩灶的边界处陡然终止（白色箭）

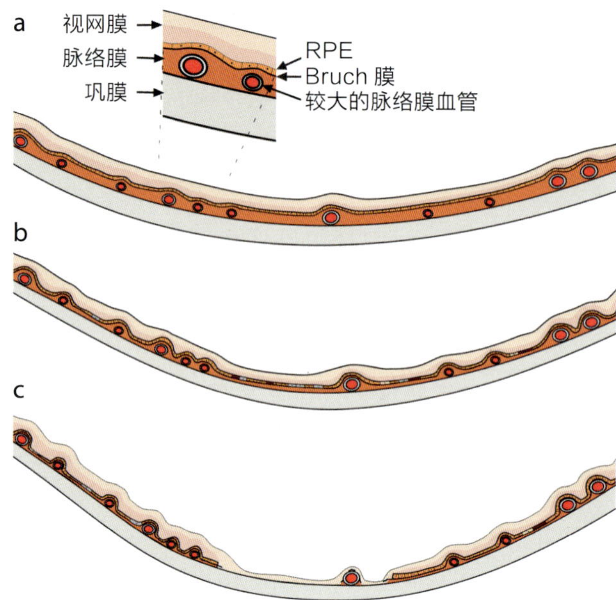

图 10.9 脉络膜变薄和萎缩示意图。(a)高度近视患者脉络膜变薄，似乎脉络膜中间部尤其明显。较大的脉络膜血管可以占有大部分脉络膜的厚度。(b)随着脉络膜逐渐变薄，较大的脉络膜血管处上覆的单层 RPE 形成隆起。(c)老年高度近视患者的脉络膜似乎变得非常薄，以至于上覆的视网膜和视网膜色素上皮细胞不再具有活力，其自身也不再具有活力。在缺乏外层视网膜、视网膜色素上皮细胞的区域可以透见脉络膜。残余组织实质上是内层视网膜，由于这部分是透明的，而下方的组织是巩膜，因此这些区域显示为白色

然后突然消失。这可能与脉络膜的解剖结构有关，其血管可能有少量残余或完全缺失。随着脉络膜的萎缩，其供氧和代谢能力下降，残留的脉络膜基质、其上的 PRE 及外层视网膜也会随之萎缩。另一种可能导致完全缺失的机制是漆裂纹的形成。Bruch 膜上的每一条裂缝都会导致脉络膜毛细血管的创伤性破裂。脉络膜毛细血管的潜在修复目前尚不清楚。然而，漆裂纹的反复形成可能会造成损害，并降低受影响区域脉络膜毛细血管的完整性。

Okabe 及其同事分析了 3 只因各种原因被摘除的眼，这些眼患有脉络膜视网膜萎缩和病理性近视，由疱疹性角膜炎和继发性青光眼、眼内出血和疼痛的丝状角膜炎引起[82]。一只眼睛的近视度数为 -20 D，另外两只眼睛的近视度数没有确定。组织病理学的观察为高度近视提供了有价值的信息：脉络膜薄，部分区域存在血管，但其他区域完全缺失[82]；该作者团队假设在过度近视的情况下，脉络膜毛细血管比其他脉络膜血管更早阻塞和消失，并且脉络膜毛细血管阻塞以分叶状方式发生。这些眼的相关情况可能会影响组织超微结构的分析。

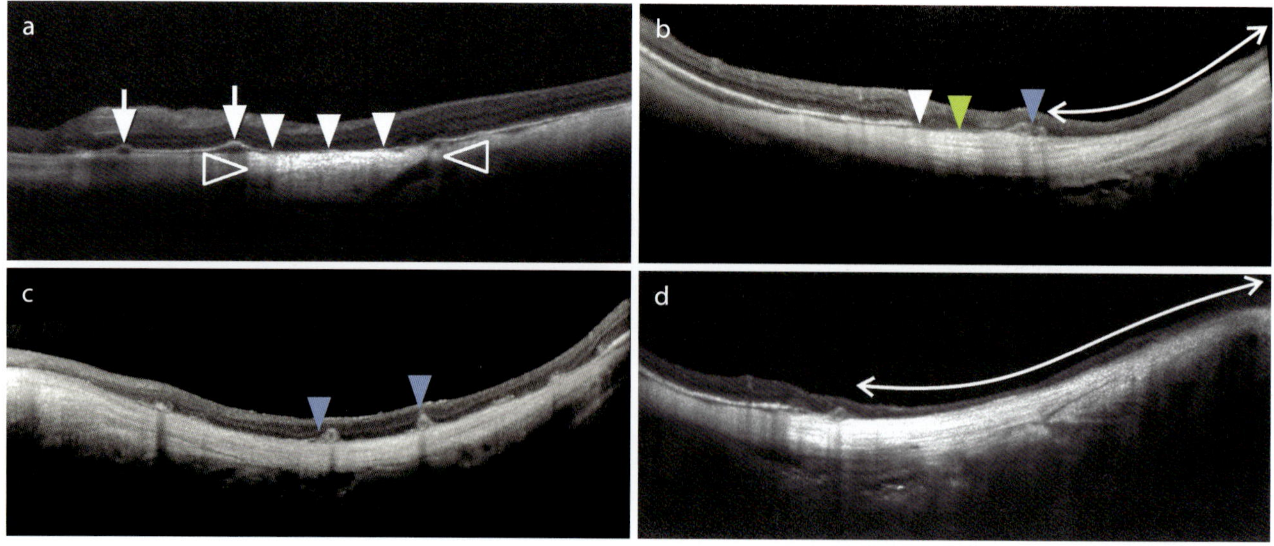

图 10.10 OCT 显示高度近视晚期脉络膜萎缩。(a)脉络膜变薄，可以看到两根上抬 RPE 的较大脉络膜血管(箭)。一些研究者将这些隆起称为“脉络膜微皱”，但这显然不正确。因为脉络膜并没有皱褶。在 RPE 缺失的区域更多的光传到深层(空心箭头)。这个区域内似乎也可以看到 Bruch 膜(箭头)。(b)随着脉络膜缺失的更加明显，RPE 终止端留下了 Bruch 膜的痕迹(白色箭头)和残余的 Bruch 膜(黄色箭头)。较大的脉络膜血管周围似乎有脉络膜基质的残余部分(蓝色箭头)。双头白色箭显示没有任何可见血管的脉络膜后极部。注意上方视网膜内实质和分层结构的缺失。(c)该眼 OCT 显示区域内脉络膜几乎完全缺失。可以看到两根遗留的伴有少量脉络膜组织残留的较大的脉络膜血管(蓝色箭头)。(d)随着脉络膜的慢性缺损，如双头白色箭所示，上覆的视网膜显著变薄

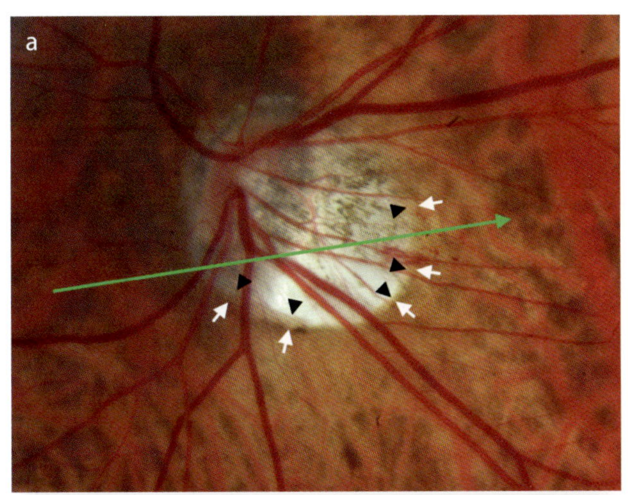

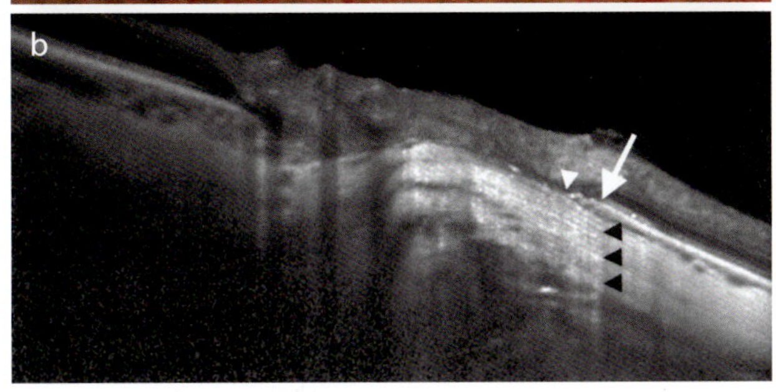

图 10.11 高度近视眼的视盘倾斜和弧形斑。红外扫描激光成像投影到彩图上以便能准确定位（图 a 中绿色箭所示的扫描线）。（a）此眼呈现视盘倾斜和视盘颞下方明显的弧形斑萎缩灶。弧形斑外侧边界是由两个同心圆曲线之间构成的区域。区域外侧（白色箭）是橙色终止的地方。内侧是位于外侧和弧形斑内部强烈反射区边界之间细小的延续阴影区，边界由黑色箭头所示。（b）橙色终止线对应于白色箭。注意该区域后部的光通透性增加，如黑色箭头所示。这些征象表明 RPE 的止端，或至少在此处变薄。在鼻侧有较薄的弯曲结构终止（白色箭头），似乎是 Bruch 膜的止端。该止端对应于图 a 中黑色箭头所示的界线

10.14 脉络膜内空腔

高度近视眼视盘下方有时会出现一种黄白色病变[83-89]，该病变曾被称为病理性近视视盘旁脱离，因为有人认为这种病变是由视网膜和 RPE 隆起导致的。Shimada 等报道高度近视眼患者视盘旁脱离的概率为 4.9%[84]。下方弧形斑可见一个陡峭的凹陷毗邻视盘周围脱离[85]。关于此病变概念的修订，突显了与已知的视网膜色素上皮细胞脱离的病理解剖所不同的方面，即病变似乎是一个腔体，但是位于脉络膜[86, 87]。Toranzo 等在病例报告中描述，“脉络膜下方出现了深层的低反射，像是一个把视网膜色素上皮和巩膜分开的位于脉络膜内的空腔”[86]。在他们的病例描述中，Toranzo 及其同事表示“在下面的脉络膜中存在深度低反射性，类似于将视网膜色素上皮与巩膜分离的脉络膜内空穴”[87]，因此他们将视盘旁脱离改称为视盘旁脉络膜内空腔（ICC）[87]。Wei 等扩展了视盘旁脉络膜内空腔这一概念，提出巩膜向后扩张力、玻璃体牵拉力及玻璃体液化流动决定了空腔病变的大小和形态[88]。对 16 例视盘旁脉络膜内空腔进行的 EDI-OCT 和 SS-OCT 检查发现了一个有趣的解剖特征[89]，即近视萎缩弧区域的巩膜向后移位并一直延伸到脉络膜内空腔区域，而该区域的视网膜 RPE 区 Bruch 膜的形态位置相对保持不变。空腔的产生是由于巩膜内表面和 Bruch 膜后表面之间距离的扩大。也似乎是由于巩膜后移产生的视神经周围解剖结构的改变（图 10.12）。约 1/4 的患眼在近视萎缩弧边缘出现视网膜全层缺损。

眼内压使眼球有向外扩张的趋势，而眼球壁则是限制其膨胀的屏障。眼球壁对抗眼球变形的能力与其弹性及厚度相关。在正常情况下，眼球壁包括视网膜、RPE、Bruch 膜、脉络膜及巩膜。在近视萎缩弧区没有脉络膜、RPE 及外层视网膜，内层视网膜也往往变得很薄。高度近视眼的巩膜变薄在萎缩弧区域尤其明显，此区域相对薄的巩膜承受的眼内压形成的压强和眼球其他区域一致，因而与其他各层组织完整区域相比，此处由于上述的组织萎缩甚至缺失而易于往外膨突。由于巩膜有一定的弹性，膨突累及周边正常组织而形成巩膜与 Bruch 膜的分离，进而形成脉络膜内空腔。高度近视眼后巩膜葡萄肿在颞下方区域似乎更为显著，可能这也解释了为什么视盘旁脉络膜空腔常见于视盘下方[89]。

这种机械性缺损也可能存在于其他区域，这可以解释高度近视眼中出现的黄斑区脉络膜空腔。这些空腔通常出现在后极部，与脉络膜和 RPE 萎缩缺失区域相邻[90]。后巩膜向后移位累及相对正常的区域从而引起脉络膜空腔。将近 1/4 有脉络膜内空腔的眼在视网膜变薄区域和其周围正常视网膜区域之间存在视网膜缺损。由于玻璃体液体流到视网膜下，某些患者的眼球会出现局部视网膜脱离。

10.15 局灶性脉络膜凹陷

近视眼通常会随近视的程度出现巩膜厚度变薄，其中有一组特殊患者出现局部脉络膜内空腔，这些

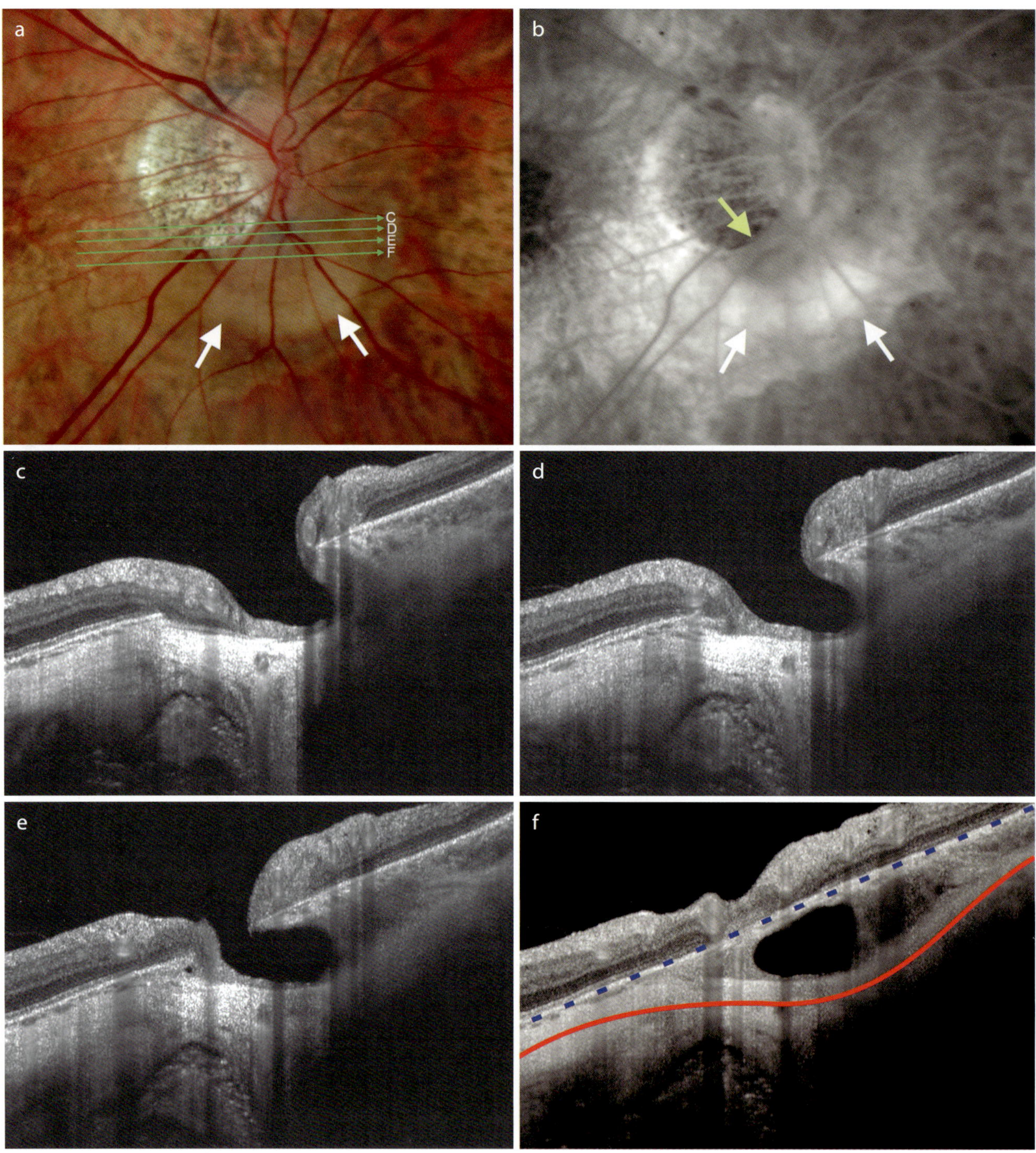

图 10.12 （a）橘黄色区域的脉络膜内空腔（白色箭）。绿色箭显示 OCT 分层的位置。（b）荧光血管造影显示了空腔中晚期荧光积存。注意视网膜缺损的边界比在图 a 中更为清晰。（c~f）SS-OCT 进行连续分层扫描显示内层视网膜缺损及空腔扩张进入脉络膜。在空腔的边界可见一层遮蔽组织延伸。在图 f 中，对应视网膜色素上皮的高反射条带几乎是笔直的，如蓝色虚线所示。巩膜在中心点厚度显现出凸起，以红线标记

患者伴有黄斑区脉络膜局部减少[91-93]。患者通常都患有近视，其中有些为高度近视。受累眼有局部色素改变，但在眼底检查时很难发现空腔结构。OCT 检查可发现脉络膜空腔（图 10.13）。这些区域在荧光造影及吲哚菁绿血管造影时呈现为低荧光，自发荧光检查也呈现为局部低荧光。对一组 10 只眼中的 6 只眼进行 EDI-OCT 检查发现，围绕凹陷区域周边的脉络膜异常增厚[93]，但脉络膜－巩膜交界面未见异常。这些凹陷被认为是局灶性再塑功能低下的区域。

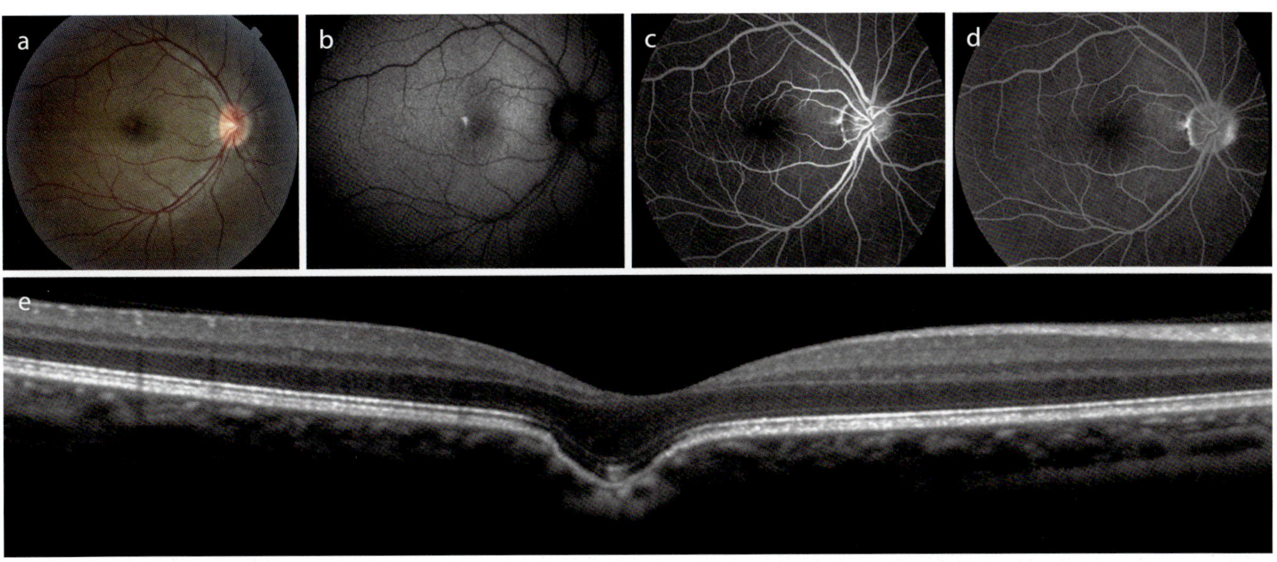

图 10.13 33 岁男性局灶性脉络膜凹陷。（a）右眼旁中央凹的淡黄色斑点，与小的卵黄样病变一致。（b）右眼底自身荧光显示一个局灶性与卵黄样改变对应的增强的自发荧光区。（c、d）静脉晚期（c）和再循环期（d）的荧光血管造影图显示偏黄斑中央凹颞上方的局灶性高荧光点。（e）SD-OCT 通过黄斑中央凹扫描显示与卵黄样病变位置一致，伴小面积外层视网膜高反射的明确局灶性脉络膜凹陷（来自参考文献 [97]）

10.16 未来的研究趋势

脉络膜在近视中的作用有待于进一步研究。高度近视眼的正视化过程会发生偏差或异常，正视化过程部分受脉络膜调节。然而在高度近视眼中脉络膜变得越来越不正常，但并不清楚此类改变对近视进展的影响。由于应用 OCT 来检测脉络膜厚度的时间不长，因而缺乏长期随访数据。高度近视后极部改变的分类完全依赖于眼底镜检查，由于脉络膜厚度对视功能及保护相关组织都有显著影响，因此将脉络膜厚度整合到分类系统中有其生物学上的合理性。脉络膜灌注的下降也和高度近视继发的病变如 CNV 密切相关，相关内容在本书的其他章节已有讨论。

大量研究试图延缓近视进展，但减少近视引起的脉络膜改变可能将首先消除许多引起视力丧失的原因。脉络膜增厚可见于炎性疾病 [94] 和中心性浆液性脉络膜视网膜病变 [95]。可以通过使用药物来影响脉络膜厚度。口服西地那非可致正常志愿者的脉络膜厚度增加 [96, 97]。糖皮质激素和中心性浆液性脉络膜视网膜病变相关，可能引起脉络膜增厚。对一名老年高度近视患者进行的影像学检查发现其脉络膜增厚，有趣的是，该患者之前曾做过肾移植并多年口服泼尼松治疗（图 10.14）。

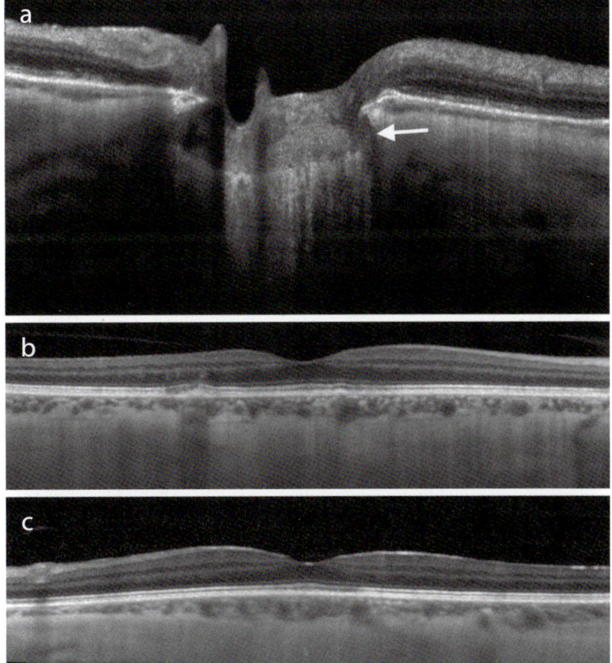

图 10.14 （a）66 岁高度近视女性表现出高度近视的典型特征，包括 SS-OCT 看到的筛状板裂隙（箭）。但患者的脉络膜出乎意料地增厚。（b、c）考虑到患者的年龄和眼轴长度，其黄斑中央凹下脉络膜厚度预计约为 50 μm，但患者的脉络膜厚度实际约为 200 μm。曾有肾移植病史并口服泼尼松多年以防止排斥反应

10.16.1 脉络膜厚度在近视眼底改变分级中的潜在应用

流行病学研究采用分级系统进行眼底病变分级，从而定量分析人群中近视性眼底病变的严重程度和发病率。任何有用的分级系统都包含下述几个关键属性：能全面涵盖疾病谱、应基于客观信息以及疾病进程进行分级、分级结果应准确且可重复。目前的近视分级系统基于眼底特征如豹纹状眼底、弥漫性萎缩、斑状萎缩、漆裂纹和 Fuchs 斑等确定，但并未囊括所有可能的病变，分级比较主观，且发病率依赖于所研究的人群。例如，豹纹状眼底指由透见眼底脉络膜大血管和脉络膜外层的色素而导致的条纹状眼底。具有豹纹状眼底的眼脉络膜薄于正常眼底的眼。脉络膜变薄主要发生于中层，导致可透见深层脉络膜。血管和色素之间的对比度取决于色素的含量。色素多的人会呈现为以血管为边界的黑色区域，而北欧裔（白种人，色素少）则该区域可能并不明显[98]。所以在脉络膜改变相似的情况下，色素多的人脉络膜豹纹状眼底更明显。Fuchs 斑指色素包裹的 CNV 瘢痕，白种人的 CNV 很少发展为色素性瘢痕，并且经过抗 VEGF 治疗的眼也较少发生瘢痕。因此，不管是豹纹状眼底还是 Fuchs 斑，其分类并不能反映疾病的严重程度，而疾病严重程度需要依赖其他因素（比如不同人种色素的多少）确定。当前临床上可以评估脉络膜厚度的唯一手段是 OCT，因此相关临床病理的研究将大有裨益。

10.16.2 OCT 血管成像

OCT 血管成像有助于评估近视性脉络膜新生血管，这一应用将在单独的章节中介绍。OCT 血管成像可用于评估脉络膜毛细血管血流，该技术的早期应用分析了脉络膜毛细血管层中无法检测到流动的区域，这些区域被称为流动空洞[99-101]。脉络膜毛细血管图像的帧平均通过增加信噪比提高图像质量（图 10.15）[102]。高度近视眼的脉络膜毛细血管成像存在几个问题。首先，由于当前商用 OCT 仪器的成像深度有限，可以成像的第一个区域有所限制。其次，高度近视眼的分割容易出错，因此可能需要手动校正分割线。第三，脉络膜毛细血管的分割板厚度可能是 15 μm 或 20 μm，而高度近视眼脉络膜的很大一部分总厚度只有 30 μm。脉络膜毛细血管水平以下的血管也可以成像。在脉络膜成像中，很难从较浅的血管中减去较深的血管。但如果不移除，脉络膜中的血管密度和流量可能会被高估。为了获得高度近视患者整个脉络膜的 OCT 血管成像图像，一个有趣的方法是将分割板放置在巩膜中，并根据脉络膜厚度对投影伪影进行成像[103]。

参考文献

[1] Parver LM, Auker C, Carpenter DO. Choroidal blood flow as a heat dissipating mechanism in the macula. Am J Ophthalmol. 1980;89(5):641–6.

[2] Wangsa-Wirawan ND, Linsenmeier RA. Retinal oxygen: fundamental and clinical aspects. Arch Ophthalmol. 2003;121(4):547–57.

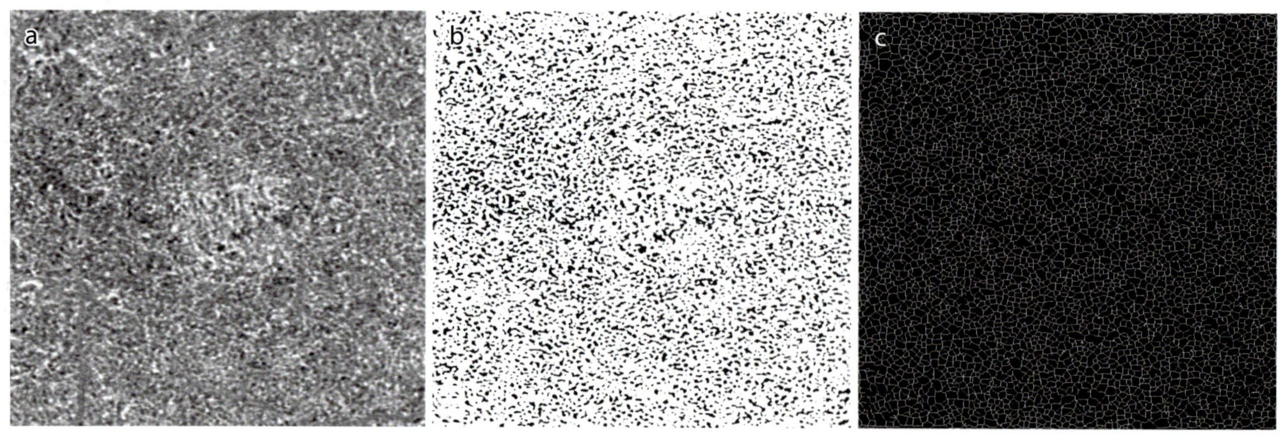

图 10.15 脉络膜毛细血管成像。（a）帧平均 OCT 血管成像显示正视眼中的脉络膜毛细血管结构。（b）图 a 的二值化图像。（c）根据图 b 创建骨架化图像。可以分析该图像的分支长度和每平方毫米的分支数。高度近视的脉络膜毛细血管，虽然脉络膜毛细血管网在一定程度上是可见的，但该受试者的中、大血管也部分可见

[3] Parver LM, Auker C, Carpenter DO. Choroidal blood flow as a heat dissipating mechanism in the macula. Am J Ophthalmol. 1980;84:641–6.
[4] Yuan X, Gu X, Crabb JS, et al. Quantitative proteomics: comparison of the macular Bruch membrane/choroid complex from age-related macular degeneration and normal eyes. Mol Cell Proteomics. 2010;9:1031–46.
[5] Nickla DL, Wallman J. The multifunctional choroid. Prog Retin Eye Res. 2010 Mar;29(2):144–68.
[6] Sellheyer K. Development of the choroid and related structures. Eye (Lond). 1990;4(Pt 2):255–61.
[7] Mund ML, Rodrigues MM, Fine BS. Light and electron microscopic observations on the pigmented layers of the developing human eye. Am J Ophthalmol. 1972; 73(2):167–82.
[8] Meriney SD, Pilar G. Cholinergic innervation of the smooth muscle cells in the choroid coat of the chick eye and its development. J Neurosci. 1987;7(12):3827–39.
[9] Schroedl F, Brehmer A, Neuhuber WL, et al. The normal human choroid is endowed with a significant number of lymphatic vessel endothelial hyaluronate receptor 1 (LYVE-1)-positive macrophages. Invest Ophthalmol Vis Sci. 2008;49(12):5222–9.
[10] May CA. Non-vascular smooth muscle cells in the human choroid: distribution, development and further characterization. J Anat. 2005;207(4):381–90.
[11] Poukens V, Glasgow BJ, Demer JL. Nonvascular contractile cells in sclera and choroid of humans and monkeys. Invest Ophthalmol Vis Sci. 1998;39(10):1765–74.
[12] Flugel-Koch C, May CA, Lutjen-Drecoll E. Presence of a contractile cell network in the human choroid. Ophthalmologica. 1996;210(5):296–302.
[13] Schrödl F, De Laet A, Tassignon MJ, Van Bogaert PP, Brehmer A, Neuhuber WL, Timmermans JP. Intrinsic choroidal neurons in the human eye: projections, targets, and basic electrophysiological data. Invest Ophthalmol Vis Sci. 2003;44(9):3705–12.
[14] Spaide RF. Choroidal blood flow: review and potential explanation for the choroidal venous anatomy including the vortex vein system. Retina. 2020;40(10):1851–64.
[15] Flower RW, Fryczkowski AW, McLeod DS. Variability in choriocapillaris blood flow distribution. Invest Ophthalmol Vis Sci. 1995;36:1247–58.
[16] Saint-Geniez M, Kurihara T, Sekiyama E, et al. An essential role for RPE-derived soluble VEGF in the maintea nance of the choriocapillaris. Proc Natl Acad Sci U S A. 2009;106(44):18751–6.
[17] Bernstein MH, Hollenberg MJ. Fine structure of the choriocappillaris and retinal capillaries. Investig Ophthalmol. 1965;4(6):1016–25.
[18] Federman JL. The fenestrations of the choriocapillaris in the presence of choroidal melanoma. Trans Am Ophthalmol Soc. 1982;80:498–516.
[19] Peters S, Heiduschka P, Julien S, et al. Ultrastructural findings in the primate eye after intravitreal injection of bevacizumab. Am J Ophthalmol. 2007;143(6):995–1002.
[20] Hirata A, Negi A. Morphological changes of choriocapillaris in experimentally induced chick myopia. Graefes Arch Clin Exp Ophthalmol. 1998;236:132–7.
[21] Rutnin U, Schepens CL. Fundus appearance in normal eyes. II. The standard peripheral fundus and developmental variations. Am J Ophthalmol. 1967;64(5): 840–52.
[22] Hayreh SS. In vivo choroidal circulation and its watershed zones. Eye (Lond). 1990;4(Pt 2):273–89.
[23] Hayreh SS. Posterior ciliary artery circulation in health and disease: the Weisenfeld lecture. Invest Ophthalmol Vis Sci. 2004;45(3):749–8.
[24] Chen JC, Fitzke FW, Pauleikhoff D, Bird AC. Functional loss in age-related Bruch's membrane change with choroidal perfusion defect. Invest Ophthalmol Vis Sci. 1992;33:334–40.
[25] Reiner A, Fitzgerald MEC, Del Mar N, Li C. Neural control of choroidal blood flow. Prog Retin Eye Res. 2018;64:96–130.
[26] Nilsson SF. Neuropeptide Y (NPY): a vasoconstrictor in the eye, brain and other tissues in the rabbit. Acta Physiol Scand. 1991;141(4):455–67.
[27] Lütjen-Drecoll E. Choroidal innervation in primate eyes. Exp Eye Res. 2006;82(3):357–61.
[28] Granstam E, Nilsson SF. Non-adrenergic sympathetic vasoconstriction in the eye and some other facial tissues in the rabbit. Eur J Pharmacol. 1990;175(2):175–86.
[29] Li C, Fitzgerald ME, Del Mar N, et al. Disinhibition of neurons of the nucleus of solitary tract that project to the superior salivatory nucleus causes choroidal vasodilation: implications for mechanisms underlying choroidal baroregulation. Neurosci Lett. 2016;633:106–11.
[30] Houssier M, Raoul W, Lavalette S, et al. CD36 deficiency leads to choroidal involution via COX2 down-regulation in rodents. PLoS Med. 2008;5(2):e39.
[31] Geiser MH, Bonvin M, Quibel O. Corneal and retinal temperatures under various ambient conditions: a model and experimental approach. Klin Monatsbl Augenheilkd. 2004;221(5):311–4.
[32] Biesemeier A, Schraermeyer U, Eibl O. Chemical composition of melanosomes, lipofuscin and melanolipofuscin granules of human RPE tissues. Exp Eye Res. 2011;93:29–39.
[33] Ulshafer RJ, Allen CB, Rubin ML. Distributions of elements in the human retinal pigment epithelium. Arch Ophthalmol. 1990;108:113–7.
[34] Biesemeier A, Julien S, Kokkinou D, Schraermeyer U, Eibl O. A low zinc diet leads to loss of Zn in melanosomes of the RPE but not in melanosomes of the choroidal melanocytes. Metallomics. 2012;4:323–32.
[35] Geeraets WJ, Berry ER. Ocular spectral characteristics as related too hazards from lasers and other light sources. Am J Ophthalmol. 1968;66:15–20.
[36] Ketterer SG, Wiegand BD. Hepatic clearance of indocyanine green. Clin Res. 1959;7:289.
[37] Hayashi K, Hasegawa T, Tokoro T, Delaey JJ. Value of indocyanine green angiography in the diagnosis of occult choroidal neovascular membrane. Jpn J Ophthalmol. 1988;42:827–9.
[38] Hewick SA, Fairhead AC, Culy JC, Atta HR. A comparison of 10 MHz and 20 MHz ultrasound probes in imaging the eye and orbit. Br J Ophthalmol. 2004;88(4): 551–5.
[39] Hoffer KJ. Ultrasound velocities for axial eye length measurement. J Cataract Refract Surg. 1994;20(5):554–62.
[40] Spaide RF, Koizumi H, Pozzoni MC. Enhanced depth imaging spectral-domain optical coherence tomography. Am J Ophthalmol. 2008;146(4):496–500.

[41] Chinn SR, Swanson EA, Fujimoto JG. Optical coherence tomography using a frequency-tunable optical source. Opt Lett. 1997;22(5):340–2.
[42] Choma M, Sarunic M, Yang C, Izatt J. Sensitivity advantage of swept source and Fourier domain optical coherence tomography. Opt Express. 2003;11(18):2183–9.
[43] Ohno-Matsui K, Akiba M, Moriyama M, et al. Imaging retrobulbar subarachnoid space around optic nerve by swept-source optical coherence tomography in eyes with pathologic myopia. Invest Ophthalmol Vis Sci. 2011;52(13):9644–50.
[44] Branchini L, Regatieri CV, Flores-Moreno I, et al. Reproducibility of choroidal thickness measurements across three spectral domain optical coherence tomography systems. Ophthalmology. 2012;119:119–23.
[45] Ikuno Y, Maruko I, Yasuno Y, et al. Reproducibility of retinal and choroidal thickness measurements in enhanced depth imaging and high-penetration optical coherence tomography. Invest Ophthalmol Vis Sci. 2011;52(8):5536–40.
[46] Tan CS, Ouyang Y, Ruiz H, Sadda SR. Diurnal variation of choroidal thickness in normal, healthy subjects. Invest Ophthalmol Vis Sci. 2012;53(1):261–6.
[47] Manjunath V, Taha M, Fujimoto JG, Duker JS. Choroidal thickness in normal eyes measured using Cirrus HD optical coherence tomography. Am J Ophthalmol. 2010;150(3):325–9.e1.
[48] Hirata M, Tsujikawa A, Matsumoto A, et al. Macular choroidal thickness and volume in normal subjects measured by swept-source optical coherence tomography. Invest Ophthalmol Vis Sci. 2011;52(8):4971–8.
[49] Margolis R, Spaide RF. A pilot study of enhanced depth imaging optical coherence tomography of the choroid in normal eyes. Am J Ophthalmol. 2009;147(5):811–5.
[50] Ikuno Y, Kawaguchi K, Nouchi T, Yasuno Y. Choroidal thickness in healthy Japanese subjects. Invest Ophthalmol Vis Sci. 2010;51(4):2173–6.
[51] Benavente-Perez A, Hosking SL, Logan NS, Bansal D. Reproducibility-repeatability of choroidal thickness calculation using optical coherence tomography. Optom Vis Sci. 2010;87(11):867–72.
[52] Esmaeelpour M, Povazay B, Hermann B, et al. Three-dimensional 1060-nm OCT: choroidal thickness maps in normal subjects and improved posterior segment visualization in cataract patients. Invest Ophthalmol Vis Sci. 2010;51(10):5260–6.
[53] Li XQ, Larsen M, Munch IC. Subfoveal choroidal thickness in relation to sex and axial length in 93 Danish university students. Invest Ophthalmol Vis Sci. 2011; 52(11):8438–41.
[54] Feeney-Burns L, Burns RP, Gao CL. Age-related macular changes in humans over 90 years old. Am J Ophthalmol. 1990;109(3):265–78.
[55] Sarks SH. Ageing and degeneration in the macular region: a clinico-pathological study. Br J Ophthalmol. 1976;60(5): 324–41.
[56] Ramrattan RS, van der Schaft TL, Mooy CM, et al. Morphometric analysis of Bruch's membrane, the choriocapillaris, and the choroid in aging. Invest Ophthalmol Vis Sci. 1994;35(6): 2857–64.
[57] Read SA, Collins MJ, Sander BP. Human optical axial length and defocus. Invest Ophthalmol Vis Sci. 2010;51(12):6262–9.
[58] Wallman J, Wildsoet C, Xu A, et al. Moving the retina: choroidal modulation of refractive state. Vis Res. 1995; 35(1):37–50.
[59] Wildsoet C, Wallman J. Choroidal and scleral mechanisms of compensation for spectacle lenses in chicks. Vis Res. 1995;35(9):1175–94.
[60] Troilo D, Nickla DL, Wildsoet CF. Choroidal thickness changes during altered eye growth and refractive state in a primate. Invest Ophthalmol Vis Sci. 2000;41(6):1249–58.
[61] Hung LF, Wallman J, Smith EL 3rd. Vision-dependent changes in the choroidal thickness of macaque monkeys. Invest Ophthalmol Vis Sci. 2000;41(6):1259–69.
[62] Rohrer K, Frueh BE, Walti R, et al. Comparison and evaluation of ocular biometry using a new noncontact optical low-coherence reflectometer. Ophthalmology. 2009;116(11):2087–92.
[63] Brown JS, Flitcroft DI, Ying GS, et al. In vivo human choroidal thickness measurements: evidence for diurnal fluctuations. Invest Ophthalmol Vis Sci. 2009;50(1):5–12.
[64] Ho J, Branchini L, Regatieri C, et al. Analysis of normal peripapillary choroidal thickness via spectral domain optical coherence tomography. Ophthalmology. 2011;118(10):2001–7.
[65] Tanabe H, Ito Y, Terasaki H. Choroid is thinner in inferior region of optic disks of normal eyes. Retina. 2012;32(1):134–9.
[66] Fong AH, Li KK, Wong D. Choroidal evaluation using enhanced depth imaging spectral-domain optical coherence tomography in Vogt-Koyanagi-Harada disease. Retina. 2011;31(3):502–9.
[67] Spaide RF, Fujimoto JG, Waheed NK, et al. Optical coherence tomography angiography. Prog Retin Eye Res. 2018;64:1–55.
[68] Fujiwara T, Imamura Y, Margolis R, et al. Enhanced depth imaging optical coherence tomography of the choroid in highly myopic eyes. Am J Ophthalmol. 2009; 148(3):445–50.
[69] Chui TY, Song H, Burns SA. Individual variations in human cone photoreceptor packing density: variations with refractive error. Invest Ophthalmol Vis Sci. 2008; 49(10):4679–87.
[70] Spaide RF. Age-related choroidal atrophy. Am J Ophthalmol. 2009;147:801–10.
[71] Mrejen S, Spaide RF. The relationship between pseudodrusen and choroidal thickness. Retina. 2014; 34(8):1560–6.
[72] Moriyama M, Ohno-Matsui K, Futagami S, et al. Morphology and long-term changes of choroidal vascular structure in highly myopic eyes with and without posterior staphyloma. Ophthalmology. 2007;114(9): 1755–62.
[73] Quaranta M, Arnold J, Coscas G, et al. Indocyanine green angiographic features of pathologic myopia. Am J Ophthalmol. 1996;122(5):663–71.
[74] Akyol N, Kukner AS, Ozdemir T, Esmerligil S. Choroidal and retinal blood flow changes in degenerative myopia. Can J Ophthalmol. 1996;31(3):113–9.
[75] Ikuno Y, Tano Y. Retinal and choroidal biometry in highly myopic eyes with spectral-domain optical coherence tomography. Invest Ophthalmol Vis Sci. 2009; 50(8):3876–80.

[76] Ohno-Matsui K, Akiba M, Moriyama M, et al. Intrachoroidal cavitation in macular area of eyes with pathologic myopia. Am J Ophthalmol. 2012;154(2):382–93.
[77] Nishida Y, Fujiwara T, Imamura Y, et al. Choroidal thickness and visual acuity in highly myopic eyes. Retina. 2012;32(7):1229–36.
[78] Flores-Moreno I, Ruiz-Medrano J, Duker JS, Ruiz-Moreno JM. The relationship between retinal and choroidal thickness and visual acuity in highly myopic eyes. Br J Ophthalmol. 2013;97(8):1010–3.
[79] Chalam KV, Sambhav K. Choroidal thickness measured with swept source optical coherence tomography in posterior staphyloma strongly correlates with axial length and visual acuity. Int J Retina Vitreous. 2019;5:14.
[80] Gupta P, Cheung CY, Saw SM, et al. Choroidal thickness does not predict visual acuity in young high myopes. Acta Ophthalmol. 2016;94(8):e709–15.
[81] Wei WB, Xu L, Jonas JB, et al. Subfoveal choroidal thickness: the Beijing Eye Study. Ophthalmology. 2013; 120(1):175–80.
[82] Okabe S, Matsuo N, Okamoto S, Kataoka H. Electron microscopic studies on retinochoroidal atrophy in the human eye. Acta Med Okayama. 1982;36(1):11–21.
[83] Freund KB, Ciardella AP, Yannuzzi LA, et al. Peripapillary detachment in pathologic myopia. Arch Ophthalmol. 2003;121:197–204.
[84] Shimada N, Ohno-Matsui K, Nishimuta A, Tokoro T, Mochizuki M. Peripapillary changes detected by optical coherence tomography in eyes with high myopia. Ophthalmology. 2007;114:2070–6.
[85] Shimada N, Ohno-Matsui K, Yoshida T, et al. Characteristics of peripapillary detachment in pathologic myopia. Arch Ophthalmol. 2006;124:46–52.
[86] Tateno H, Takahashi K, Fukuchi T, Yamazaki Y, Sho K, Matsumura M. Choroidal schisis around the optic nerve in myopic eyes evaluated by optical coherence tomography. Jpn J Clin Ophthalmol. 2005;59:327–31.
[87] Toranzo J, Cohen SY, Erginay A, Gaudric A. Peripapillary intrachoroidal cavitation in myopia. Am J Ophthalmol. 2005;140:731–2.
[88] Wei YH, Yang CM, Chen MS, Shih YF, Ho TC. Peripapillary intrachoroidal cavitation in high myopia: reappraisal. Eye (Lond). 2009;23:141–4.
[89] Spaide RF, Akiba M, Ohno-Matsui K. Evaluation of peripapillary intrachoroidal cavitation with swept source and enhanced depth imaging optical coherence tomography. Retina. 2012;32:1037–44.
[90] Shimada N, Ohno-Matsui K, Iwanaga Y, Tokoro T, Mochizuki M. Macular retinal detachment associated with peripapillary detachment in pathologic myopia. Int Ophthalmol. 2009;29:99–102.
[91] Jampol LM, Shankle J, Schroeder R, Tornambe P, Spaide RF, Hee MR. Diagnostic and therapeutic challenges. Retina. 2006;26(9):1072–6.
[92] Wakabayashi Y, Nishimura A, Higashide T, Ijiri S, Sugiyama K. Unilateral choroidal excavation in the macula detected by spectral-domain optical coherence tomography. Acta Ophthalmol. 2010;88(3):e87–91.
[93] Margolis R, Mukkamala SK, Jampol LM, Spaide RF, Ober MD, Sorenson JA, Gentile RC, Miller JA, Sherman J, Freund KB. The expanded spectrum of focal choroidal excavation. Arch Ophthalmol. 2011;129(10):1320–5.
[94] Maruko I, Iida T, Sugano Y, Oyamada H, Sekiryu T, Fujiwara T, Spaide RF. Subfoveal choroidal thickness after treatment of Vogt-Koyanagi-Harada disease. Retina. 2011;31:510–7.
[95] Imamura Y, Fujiwara T, Margolis R, Spaide RF. Enhanced depth imaging optical coherence tomography of the choroid in central serous chorioretinopathy. Retina. 2009;29:1469–73.
[96] Harris A, Kagemann L, Ehrlich R, Ehrlich Y, López CR, Purvin VA. The effect of sildenafil on ocular blood flow. Br J Ophthalmol. 2008;92:469–73.
[97] Vance SK, Imamura Y, Freund KB. The effects of sildenafil citrate on choroidal thickness as determined by enhanced depth imaging optical coherence tomography. Retina. 2011;31:332–5.
[98] Yamashita T, Terasaki H, Tanaka M, et al. Relationship between peripapillary choroidal thickness and degree of tessellation in young healthy eyes. Graefes Arch Clin Exp Ophthalmol. 2020;258(8):1779–85.
[99] Mastropasqua R, Viggiano P, Borrelli E, et al. In vivo mapping of the Choriocapillaris in high myopia: a Widefield swept source optical coherence tomography angiography. Sci Rep. 2019;9(1):18932.
[100] Su L, Ji YS, Tong N, et al. Quantitative assessment of the retinal microvasculature and choriocapillaris in myopic patients using swept-source optical coherence tomography angiography. Graefes Arch Clin Exp Ophthalmol. 2020;258(6):1173–80.
[101] Wong CW, Teo YCK, Tsai STA, et al. Characterization of the choroidal vasculature in myopic maculopathy with optical coherence tomographic angiography. Retina. 2019;39(9):1742–50.
[102] Spaide RF, Ledesma-Gil G. Novel method for image averaging of optical coherence tomography angiography images. Retina. 2020;40(11):2099–105.
[103] Maruko I, Spaide RF, Koizumi H, et al. Choroidal blood flow visualization in high myopia using a projection artifact method in optical coherence tomography angiography. Retina. 2017;37(3):460–5.

11 近视理论：Bruch 膜后扩张的潜在作用

Jost B. Jonas, Kyoko Ohno-Matsui, Songhomitra Panda-Jonas

11.1 引言

到目前为止，正视化过程中眼轴过度延长导致近视化的机制仍不清楚。根据 Smith 及其同事和其他学者的研究，轴性近视可能是由于试图消除眼球赤道部的远视模糊而导致正视化失败的结果[1, 2]。如果赤道部视网膜是控制眼球轴性延长的反馈回路中的传入通路，那么迄今为止，眼球的哪一部分是眼轴延长的真正源头尚不明确。虽然之前的研究主要集中在脉络膜和巩膜，认为它们最有可能是眼轴延长的起始部位，但本综述主要关注 Bruch 膜（Bruch's membrane, BM）在正视化和近视化过程中的潜在作用[1-10]。

眼轴延长的特点是脉络膜变薄，以黄斑中央凹下区域最为明显[11-13]。如果眼轴延长始于巩膜，脉络膜所在空间会变大，则无法解释脉络膜变薄这个眼球轴性延长的特征。因此，我们假设 BM 是一种向后扩张并引起眼轴延长的结构。BM 的这种向后扩张会导致脉络膜的压缩和变薄，以后极部最为明显，巩膜会继发性变薄，类似于骨骼受长期局部加压后出现凹陷的过程[10]。BM 是眼轴延长的起始结构这个观点得到了解剖学和临床研究结果的支持。

11.2 巩膜

组织形态计量学研究表明，在 3 岁以上的人群中，巩膜的横截面积、体积与年龄、眼轴长度无关[13, 14]。结论是，在正视化和近视化过程中，巩膜的体积并没有变化，巩膜组织在眼轴延长过程中进行了重新排列[13, 15]。在 2 岁以下的儿童中，巩膜横截面积和体积随年龄增长而增加。其他研究表明，在原发性轴性近视中，巩膜厚度仅在眼球后半部减少[15-18]。原发性近视眼巩膜变薄在后极部最明显，赤道部或锯齿缘处最不明显，锯齿缘之前的巩膜厚度、角膜厚度和直径与眼轴长度不相关。有人推测，正视化和近视化的过程发生在眼睛的后半部，巩膜变化主要发生在后极部。在 3 岁以上的个体中，巩膜体积与眼轴长度无关联的发现表明，巩膜并非在正视化 / 近视化过程中具有积极作用。相反，在先天性青光眼引起的继发性高度近视眼中，整个巩膜都变薄和扩张。与巩膜变薄和扩张相似的是，这类患者的角膜变大，厚度减少[19, 20]。

11.3 脉络膜

与巩膜上的观察结果相似，在组织形态计量学研究中，18 岁以上个体脉络膜的横截面积、体积与眼轴长度不相关。这表明与巩膜变薄相似，脉络膜变薄不是由于体积的变化，而可能是由于组织的重新排列[14]。这并不支持脉络膜在正视化 / 近视化过程中起积极作用的观点。

11.4 Bruch 膜

与巩膜和脉络膜的变薄相反，Bruch 膜（BM）的厚度并没有随着眼轴长度的增加而变薄，因此高度近视眼和正视眼在后极部和眼球任何其他位置的 BM 厚度都是相同的[21, 22]。这表明，BM 的体积随着眼轴长度的增加而增加，反映出 BM 的活跃生长，因此 BM 在眼轴延长过程中起着积极的作用[10]。由于脉络膜和巩膜的厚度随眼轴长度的增加而减小，因此在眼轴延长的眼球中，赤道部后方的脉络膜厚度和巩膜厚度分别与 BM 厚度的比值均减小。

与原发性近视眼或正视眼相比，先天性青光眼引起的继发性高度近视眼的 BM 厚度显著降低，而原发性近视眼和继发性近视眼的脉络膜和巩膜厚度的差异没有统计学意义[19]。这可能表明，先天性青光眼眼内压升高是眼球扩张的主要因素，因此巩膜、脉络膜和BM这三层在眼球的各个区域都扩张并变薄。

BM在视神经乳头处的生理开口称为BM开口（BM opening, BMO）。在中度近视眼中，BMO向颞侧移位，导致BM突出到视乳头鼻侧内空隙，而BM在颞侧视乳头旁区域缺如（即视乳头旁 γ 区）[23]。在眼轴长度超过26.0 mm或26.5 mm的眼中，BMO随着眼轴长度的增加而增大，导致 γ 区呈圆形增大，并且在鼻侧视乳头旁区域也出现 γ 区[23]。在眼轴长度≥28.0 mm的眼中，黄斑部BM缺损眼的BMO明显小于无黄斑部BM缺损眼的BMO[23, 24]。这表明，较大的 γ 区可以防止黄斑部BM缺损的发展。

这些黄斑部BM缺损可以通过光镜组织学和基于光学相干断层扫描（OCT）的组织学检测出来。在眼轴长度超过26.5 mm的眼中，其患病率和数量随着眼轴长度增加而增加[25–28]。其特点是BM、视网膜色素上皮（retinal pigment epithelium, RPE）和脉络膜毛细血管缺失，还有几乎视网膜的外层和中层，以及脉络膜的Haller层和Sattler层的丢失[25]。在一项高度近视眼的横断面研究中，在视乳头旁 γ 区和 δ 区扩大后，BM缺损的数量有所增加[23, 28]。这提示在眼轴延长过程中，BMO先增大，再出现眼球后部区域BM的继发性缺损。作为近视性黄斑病变定义的一部分，黄斑部BM缺陷对应于所谓的斑片状脉络膜视网膜萎缩[26, 29, 30]。在斑片状萎缩区，RPE缺失的区域大于BM缺损的区域[30]。

11.5 黄斑BM长度和黄斑区及周边眼底视网膜色素上皮细胞密度及视网膜厚度

黄斑中央凹和视盘之间的距离随着眼轴长度的增加而增加[31, 32]。视盘 – 黄斑中央凹距离的扩大是由于视盘旁 γ 区（BM缺失区）的发展和扩大所致。在没有BM缺失的近视眼中，γ 区周边边界与中央凹小凹之间的距离与眼轴长度无关[32, 33]。因此，黄斑区BM的长度与眼轴长度不相关。同样，在没有黄斑BM缺失的眼中，颞上动脉弓和颞下动脉弓之间的距离与眼轴长度也不相关，因此在眼轴增长但没有BM缺失的眼中，整个黄斑区域的BM不会扩大，也不会被拉伸[31, 34]。相应地，BM的厚度不会随着眼轴长度的增加而变薄。由于视盘 – 黄斑中央凹的距离随着眼轴长度的增加而增加，并且颞上、颞下血管弓之间的距离与眼轴长度无关，因此颞上、颞下血管弓之间的角度随着眼轴长度的增加而减小[34]。

与黄斑部BM不会随着眼轴长度的增加而扩大这个发现相对应的是，黄斑区视网膜色素上皮（retinal pigment epithelium, RPE）细胞的密度、视网膜的厚度均与眼轴长度不相关[35, 36]。这符合临床观察结果，即如果排除患有近视性黄斑病变眼，最佳矫正视力与眼轴长度不相关[37]。与黄斑区相反，RPE细胞的密度和周边眼底的视网膜厚度随着眼轴的增加而减少[35, 36]。

11.6 近视眼的视盘大小和形状

如果眼球拉长，视盘形状将从近似圆形变为垂直椭圆形结构[38]。同时，位于视盘颞侧边缘的 γ 区发展并扩大[24, 25, 28, 38, 39]。

γ 区的宽度对应于BM伸入视盘内空隙的长度[23]。由于BM的突出通常位于视盘鼻侧，因此 γ 区位于颞侧视盘旁区域。可以推断，中度近视眼 γ 区的形成是由于BMO向黄斑方向移动，而视盘的脉络膜层和巩膜层（含筛板）仍留在后面。这也可能导致视神经纤维斜着穿出眼球，首先是向鼻侧前方，然后向后弯曲朝向眼眶顶点。BMO向黄斑方向的移动符合近视化过程中赤道部BM生成的观念。

检眼镜检查视盘形状垂直拉长的另一个原因可能是检眼镜观察到的视觉假象，因为在眼轴延长时，检眼镜观察视盘的角度从最垂直的角度变为倾斜角[40]。这导致视觉上视盘水平直径相对缩短。

影响高度近视眼视盘形状的另一个机制可能是内转时视神经（硬脑膜）的潜在向后牵拉[41, 42]。眼轴越长，在极端注视位置时，视神经硬脑膜对巩膜的拉力可能越大，因为视神经可能太短，无法使明显拉长的眼球完全内转。由于视神经起自眼眶的鼻上部分，高度近视眼眼球内转将导致视盘颞侧边缘向后牵拉比鼻侧边缘更明显。这可能导致视盘绕垂直轴旋转，颞侧视盘边缘被向后牵拉。这还可能导致视盘周围巩膜缘扩张，从而扩大视盘旁 γ 区和 δ 区。高度近视眼视神经相关的视盘旁巩膜的潜在后拉也可以解释视盘周围脉络膜上方空腔的发生[10, 43, 44]。

视盘增大的高度近视眼的眼轴长度大约超过26.5 mm，或近视度数超过约 -8.00 D[45]。

11.7 正视化过程

正视化可以描述为眼轴长度适应角膜和晶状体的光学特性的过程，这个过程不影响光感受器密度和最佳矫正视力。它可能由一个具有传入和传出回路的反馈机制组成。近视化可视为过度的正视化过程。根据实验研究和临床观察，正视化过程的传入部分可能位于眼球赤道部[1, 46–48]。基于上述解剖学发现，可以认为反馈机制的传出回路也可能位于赤道部，由局部 RPE 细胞产生新的 BM 组成，压迫后极处 BM。这可以解释后极处脉络膜因压迫而变薄，并且后极处巩膜变薄是继发的。赤道部 BM 面积的增加也可以解释赤道部 RPE 细胞密度和视网膜厚度的减少。由于黄斑区的 BM 不会受到赤道区 BM 增大的影响，因此该假设与组织学发现一致，即黄斑区 BM 的厚度和长度、RPE 细胞密度、脉络膜毛细血管和视网膜的厚度与眼轴长度无关。这符合正视化过程中不降低黄斑光感受器密度的前提条件，并且符合临床发现，即如果排除黄斑病变眼，最佳矫正视力与眼轴长度无关。

如果赤道部视网膜上的像出现远视离焦，该机制将通过在赤道部生成新的 BM 区域来延长眼轴。赤道部的像处于远视离焦状态，而中央凹的像则聚焦清晰，这有几个原因[1]，这些原因包括外周光通路与中央光通路、其他光通路的光学特性之间的差异。

赤道部 BM 过度增大主要发生在矢状方向，在水平和垂直方向上为略微增大，由于 BM 在水平和垂直方向上的增大和（或）由于各个子午线之间 BM 增大的不对称性，后极部 BM 内的张力或应力可能会增加。这可能会导致视盘区域内的BMO增大，其次是黄斑 BM 缺失（近视性黄斑病变定义中的第Ⅲ类）。

最近的实验研究结果与 BM 对眼球大小和形状起生物力学作用的观点一致。在 0 和 5% 应变下，BM 的平均弹性模量分别为（1.60 ± 0.81）和（2.44 ± 1.02）MPa，BM 在破裂前可以承受 82 mmHg 的眼压[49]。BM 作为生物力学重要结构的观念也可能提示了高度近视眼穹隆状黄斑和嵴状黄斑的病因[50, 51]。正如 Spaide 等所描述的，黄斑 BM 缺失也可能发生在非高度近视眼中，例如 Stargardt 病患者的眼球，弓形虫性视网膜脉络膜瘢痕的眼球或弹性假黄瘤和视盘旁萎缩患者[52–54]。未来的研究可能会评估这种 BM 缺失对局部巩膜葡萄肿形成的影响。

最近的实验研究并不反对 BM 是眼轴延长过程中的潜在驱动结构的观念。在 Dong 及其同事进行的一项研究中，一组幼豚鼠接受了镜片诱导的眼轴延长，而对照组的幼豚鼠没有任何干预措施[55]。研究表明，实验组眼轴延长与视网膜、脉络膜和巩膜变薄以及 RPE 细胞密度降低有关，其中后极的变化最为显著。相反，BM 厚度与眼轴延长无关。这与上述人眼组织形态计量学检查的结果一致[21, 22]。在 Dong 及其同事进行的另一项研究中，玻璃体内注射双调蛋白抗体与镜片诱导的眼轴延长的减少、生理性眼球生长的减缓有关，而双调蛋白本身增加了幼豚鼠（伴或不伴镜片诱导的眼轴延长）的眼轴延长[56]。与无镜片诱导的眼轴延长眼相比，有镜片诱导的眼轴延长眼在免疫组织化学上显示出更多的双调蛋白，并且内源性双调蛋白和表皮生长因子（epidermal growth factor, EGF）受体的 mRNA 呈现高表达，尤其是在视网膜内核层的外部和 RPE 中[56]。双调蛋白是 EGF 家族的一员，RPE 拥有包括双调蛋白在内的 EGF 受体。特别是，EGF 可促进细胞培养中 RPE 细胞的增殖。RPE 产生 BM，其内层由 RPE 的基底膜形成。

在讨论上述研究结果时，应考虑本综述的局限性。首先，必须强调的是，本综述侧重于 BM 在正视化和近视化过程中的潜在作用，未涉及与眼轴延长过程有关的其他或补充的理论。在本综述中未提及其他假设，如脉络膜和巩膜在近视化中的作用，并不代表这些假设是无效的[3–9]。其次，目前尚不清楚正常眼和近视眼之间的解剖差异是正视化过程和眼轴延长过程的原因还是结果。眼部结构的变化可能只是与眼的扩张机制有关，而与眼轴延长现象的原因无关。第三，需要特别强调的是，对于 BM 作为眼轴延长过程中的驱动结构的假设，可能存在许多反对意见。比如脉络膜具有为适应巩膜而自我塑形的倾向，因此如果巩膜是向后扩张的起始结构，就没有理由产生脉络膜上方空腔。但如果在眼轴延长的过程中，BM 带着视网膜跟随脉络膜变化，则显得更为正确。另外，在眼轴延长过程中，BM 的增殖尚未直接显示出来。事实上，近视眼的特征之一是黄斑区 BM 缺失的发展，这可能是反对 BM 增殖的一个主要发现。然而，BM 在赤道部增殖，导致眼球直径增加，主要发生在矢状轴上，水平和垂直方向上占次要部分。眼球在冠状方向的扩张可能导致后极部 BM 内的张力增加，首先导致视盘 BMO 的扩大，第二步导致黄斑区新的 BM 缺失的发展。从这个角度来看，赤道区域 BM 的增殖与后极部 BM 的缺失可能并不矛盾。第四，还应注意的是，虽然现在普遍认为周边视网膜在正视化过程中具有调节作用，但这并不意味着中央视网膜没有作用，最近一篇关于动物模型和近视的报道也表达了这一观点[9]。

综上所述，BM 是由五层组成的复合物，即 RPE 基底膜、内胶原层、弹力层、外胶原层和脉络膜毛细血管基底膜，可能在影响眼球大小和形状方面发挥着生物力学作用，因此可能参与了正视化和近视化过程。

财务披露 Jost B. Jonas：持有生物相容性英国有限公司（Farnham, Surrey, UK）的专利［标题：使用编码和分泌神经保护因子和（或）抗血管生成因子的胶囊细胞治疗眼病；专利号：20120263794］，以及欧洲专利局 16720043.5 和美国专利申请 US 2019 0085065 A1“用于治疗或预防近视或远视的药物”。

Songhomitra Panda-Jonas：持有生物相容性英国有限公司的专利［标题：使用编码和分泌神经保护因子和（或）抗血管生成因子的胶囊细胞治疗眼病；专利号：20120263794］和海德堡大学的专利申请（标题：用于治疗或预防近视或远视的药物；欧洲专利局 15000771.4）。

参考文献

[1] Smith EL 3rd, Hung LF, Huang J, et al. Effects of optical defocus on refractive development in monkeys: evidence for local, regionally selective mechanisms. Invest Ophthalmol Vis Sci. 2010;51:3864–73.

[2] Smith EL 3rd. Prentice award lecture 2010: a case for peripheral optical treatment strategies for myopia. Optom Vis Sci. 2011;88(9): 1029–44. https://doi.org/10.1097/OPX.0b013e3182279cfa.

[3] Troilo D, Wallman J. The regulation of eye growth and refractive state: an experimental study of emmetropization. Vis Res. 1991;31:1237–50.

[4] Nickla DL, Wallman J. The multifunctional choroid. Prog Retin Eye Res. 2010;29:144–68.

[5] Guo L, Frost MR, Siegwart JT Jr, et al. Scleral gene expression during recovery from myopia compared with expression during myopia development in tree shrew. Mol Vis. 2014;20:1643–59.

[6] Wang KK, Metlapally R, Wildsoet CF. Expression profile of the integrin receptor subunits in the Guinea pig sclera. Curr Eye Res. 2017;42:857–63.

[7] Wang M, Schaeffel F, Jiang B, Feldkaemper M. Effects of light of different spectral composition on refractive development and retinal dopamine in chicks. Invest Ophthalmol Vis Sci. 2018;59:4413–24.

[8] Hung LF, Arumugam B, She Z, Ostrin L, Smith EL 3rd. Narrow-band, long-wavelength lighting promotes hyperopia and retards vision-induced myopia in infant rhesus monkeys. Exp Eye Res. 2018;176:147–60.

[9] Troilo D, Smith EL III, Nickla DL, et al. IMI – report on experimental models of emmetropization and myopia. Invest Ophthalmol Vis Sci. 2019;60:M31–88.

[10] Jonas JB, Ohno-Matsui K, Jiang WJ, et al. Bruch's membrane and the mechanism of myopization. A new theory. Retina. 2017;37:1428–40.

[11] Fujiwara T, Imamura Y, Margolis R, et al. Enhanced depth imaging optical coherence tomography of the choroid in highly myopic eyes. Am J Ophthalmol. 2009;148:445–50.

[12] Wei WB, Xu L, Jonas JB, et al. Subfoveal choroidal thickness: the Beijing Eye Study. Ophthalmology. 2013;120:175–80.

[13] Jonas JB, Holbach L, Panda-Jonas S. Scleral cross section area and volume and axial length. PLoS One. 2014;9:e93551.

[14] Shen L, You QS, Xu X, et al. Scleral and choroidal volume in relation to axial length in infants with retinoblastoma versus adults with malignant melanomas or end-stage glaucoma. Graefes Arch Clin Exp Ophthalmol. 2016;254:1779–86.

[15] Heine L. Beiträge zur Anatomie des myopischen Auges. Arch Augenheilk. 1899;38:277–90.

[16] Olsen TW, Aaberg SY, Geroski DH, et al. Human sclera: thickness and surface area. Am J Ophthalmol. 1998;125:237–41.

[17] Norman RE, Flanagan JG, Rausch SM, et al. Dimensions of the human sclera: thickness measurement and regional changes with axial length. Exp Eye Res. 2010;90:277–84.

[18] Vurgese S, Panda-Jonas S, Jonas JB. Sclera thickness in human globes and its relations to age, axial length and glaucoma. PLoS One. 2012;7:e29692.

[19] Jonas JB, Holbach L, Panda-Jonas S. Histologic differences between primary high myopia and secondary high myopia due to congenital glaucoma. Acta Ophthalmol. 2016;94:147–53.

[20] Shen L, You QS, Xu X, et al. Scleral and choroidal thickness in secondary high axial myopia. Retina. 2016;36:1579–85.

[21] Jonas JB, Holbach L, Panda-Jonas S. Bruch's membrane thickness in high myopia. Acta Ophthalmol. 2014;92:e470–4.

[22] Bai HX, Mao Y, Shen L, et al. Bruch's membrane thickness in relationship to axial length. PLoS One. 2017;12:e0182080.

[23] Zhang Q, Xu L, Wei WB, Wang YX, Jonas JB. Size and shape of Bruch's membrane opening in relationship to axial length, gamma zone and macular Bruch's membrane defects. Invest Ophthalmol Vis Sci. 2019;60:2591–8.

[24] Jonas JB, Jonas SB, Jonas RA, et al. Parapapillary

atrophy: histological gamma zone and delta zone. PLoS One. 2012;7:e47237.
[25] Jonas JB, Ohno-Matsui K, Spaide RF, et al. Macular Bruch's membrane defects and axial length: association with gamma zone and delta zone in peripapillary region. Invest Ophthalmol Vis Sci. 2013;54:1295–302.
[26] Ohno-Matsui K, Jonas JB, Spaide RF. Macular Bruch's membrane holes in highly myopic patchy chorioretinal atrophy. Am J Ophthalmol. 2016;166:22–8.
[27] You QS, Peng XY, Xu L, et al. Macular Bruch's membrane defects in highly myopic eyes. The Beijing Eye Study. Retina. 2016;36:517–23.
[28] Jonas JB, Fang Y, Weber P, et al. Parapapillary gamma zone and delta zone in high myopia. Retina. 2018;38: 931–8.
[29] Ohno-Matsui K, Kawasaki R, Jonas JB, et al. International classification and grading system for myopic maculopathy. Am J Ophthalmol. 2015;159:877–83.
[30] Du R, Fang Y, Jonas JB, Yokoi T, Takahashi H, Uramoto K, Kamoi K, Yoshida T, Ohno-Matsui K. Clinical features of patchy chorioretinal atrophy in pathologic myopia. Retina. 2019; https://doi. org/10.1097/ IAE.0000000000002575. [Epub ahead of print]
[31] Jonas RA, Wang YX, Yang H, et al. Optic disc – fovea distance, axial length and parapapillary zones. The Beijing Eye Study 2011. PLoS One. 2015;10:e0138701.
[32] Guo Y, Liu LJ, Tang P, et al. Optic disc-fovea distance and myopia progression in school children: the Beijing Children Eye Study. Acta Ophthalmol. 2018; https://doi. org/10.1111/aos.13728. [Epub ahead of print]
[33] Jonas JB, Wang YX, Zhang Q, et al. Macular Bruch's membrane length and axial length. The Beijing Eye Study. PloS ONE. 2015;10:e0136833.
[34] Jonas RA, Wang YX, Yang H, et al. Optic disc-fovea angle: the Beijing Eye Study. PLoS One. 2015;10: e0141771.
[35] Jonas JB, Ohno-Matsui K, Holbach L, et al. Retinal pigment epithelium cell density in relationship to axial length in human eyes. Acta Ophthalmol. 2017;95:e22–8.
[36] Jonas JB, Xu L, Wei WB, et al. Retinal thickness and axial length. Invest Ophthalmol Vis Sci. 2016;57:1791–7.
[37] Shao L, Xu L, Wei WB, et al. Visual acuity and subfoveal choroidal thickness. The Beijing Eye Study. Am J Ophthalmol. 2014;158:702–9.
[38] Guo Y, Liu LJ, Tang P, et al. Parapapillary gamma zone and progression of myopia in school children: the Beijing Children Eye Study. Invest Ophthalmol Vis Sci. 2018;59:1609–16.
[39] Dai Y, Jonas JB, Huang H, et al. Microstructure of parapapillary atrophy: Beta zone and gamma zone. Invest Ophthalmol Vis Sci. 2013;54:2013–8.
[40] Dai Y, Jonas JB, Ling Z, et al. Ophthalmoscopic-perspectively distorted optic disc diameters and real disc diameters. Invest Ophthalmol Vis Sci. 2015;56:7076–83.
[41] Demer JL. Optic nerve sheath as a novel mechanical load on the globe in ocular ductionoptic nerve sheath constrains duction. Invest Ophthalmol Vis Sci. 2016;57: 1826–38.
[42] Wang X, Rumpel H, Lim WE, et al. Finite element analysis predicts large optic nerve head strains during horizontal eye movements. Invest Ophthalmol Vis Sci. 2016;57:2452–62.
[43] Dai Y, Jonas JB, Ling Z, et al. Unilateral peripapillary intrachoroidal cavitation and optic disc rotation. Retina. 2015;35:655–9.
[44] Jonas JB, Dai Y, Panda-Jonas S. Peripapillary suprachoroidal cavitation, parapapillary gamma zone and optic disc rotation due to the biomechanics of the optic nerve dura mater. Invest Ophthalmol Vis Sci. 2016;57: 4373.
[45] Jonas JB. Optic disc size correlated with refractive error. Am J Ophthalmol. 2005;139:346–8.
[46] Benavente-Pérez A, Nour A, Troilo D. Axial eye growth and refractive error development can be modified by exposing the peripheral retina to relative myopic or hyperopic defocus. Invest Ophthalmol Vis Sci. 2014;55: 6765–73.
[47] Hasebe S, Jun J, Varnas SR. Myopia control with positively aspherized progressive addition lenses: a 2-year, multicenter, randomized, controlled trial. Invest Ophthalmol Vis Sci. 2014;55:7177–88.
[48] Harder BC, von Baltz S, Schlichtenbrede FC, et al. Intravitreal bevacizumab for retinopathy of prematurity: refractive error results. Am J Ophthalmol. 2013;155: 1119–24.
[49] Wang X, Teoh CKG, Chan ASY, et al. Biomechanical properties of Bruch's membrane-choroid complex and their influence on optic nerve head biomechanics. Invest Ophthalmol Vis Sci. 2018;59:2808–17.
[50] Fang Y, Jonas JB, Yokoi T, et al. Macular Bruch's membrane defect and dome-shaped macula in high myopia. PLoS One. 2017;12:e0178998.
[51] Fang Y, Du R, Jonas JB, et al. Ridge-shaped macula progressing to Bruch membrane defects and macular suprachoroidal cavitation. Retina. 2018; https://doi. org/10.1097/IAE.0000000000002404. [Epub ahead of print]
[52] Park SP, Chang S, Allikmets R, et al. Disruption in Bruch membrane in patients with Stargardt disease. Ophthalmic Gen. 2012;33:49–52.
[53] Spaide RF, Jonas JB. Peripapillary atrophy with large dehiscences in Bruch membrane in pseudoxanthoma elasticum. Retina. 2015;35:1507–10.
[54] Jonas JB, Panda-Jonas S. Secondary Bruch's membrane defects and scleral staphyloma in toxoplasmosis. Acta Ophthalmol. 2016;94:e664–e66.
[55] Dong L, Shi XH, Kang YK, Wei WB, Wang YX, Xu XL, Gao F, Jonas JB. Bruch's membrane thickness and retinal pigment epithelium cell density in experimental axial elongation. Sci Rep. 2019;9:6621.
[56] Dong L, Shi XH, Kang YK, Wei WB, Wang YX, Xu XL, Gao F, Yuan LH, Zhen J, Jiang WJ, Jonas JB. Amphiregulin and ocular axial length. Acta Ophthalmol. 2019; https://doi.org/10.1111/aos.14080. [Epub ahead of print]

12 高度近视的视神经头 / 视乳头内和视乳头旁区域异常

Jost B. Jonas, Songhomitra Panda-Jonas

视神经头（optic nerve head, ONH）或视神经乳头（papilla nervi optici，简称视乳头）是眼球壁后段的凹陷，是视网膜神经纤维和视网膜中央静脉的出口以及视网膜中央动脉的入口。同时，它是眼球壁的一部分，用于保持较高的眼内压力（即眼内压）和眼外压力差异[1, 2]。ONH 可以看成是一个三层孔，Bruch 膜开口（BMO）形成内层，脉络膜孔形成中间层，巩膜管形成 ONH 的外层[3]。ONH 可将巩膜管和脉络膜管内的所有区域视为视乳头内区，将围绕视乳头内区的区域视为视乳头旁区。如果将筛板覆盖的巩膜管定义为视乳头内区的底部，则眼底镜下可见的 ONH 边界是视乳头周围环。后者是眼底镜下脉络膜（Jacoby）的视乳头边缘组织，它在内侧与 BM 的末端融合，在外侧继续进入巩膜缘（Elschnig）的视乳头周围组织[3]。巩膜缘的视乳头周围组织本身是视神经软脑膜的延续。

12.1 视乳头内区

12.1.1 视盘

在检眼镜下，视乳头内区域由相当于视网膜神经纤维的神经视网膜边缘和中央视杯组成，整个区域没有被视神经纤维填满[1, 2]。视盘（optic disc）是视杯和神经视网膜边缘的总和。在正常的非高度近视高加索人群中，ONH 区域显示出约 1 ∶ 7 的显著个体间变异性[1]。视乳头区域还显示出种族间的差异，白种人的视盘最小，非洲裔美国人的视盘最大[2]。根据经验，视盘面积随着到赤道距离的减小而增加。在非高度近视组中，视盘大小与屈光不正和眼球大小略有相关：远视眼的视盘较小，中度近视的视盘稍大。在近视度数超过 –8 D 或眼轴长度超过 26.5 mm 的临界值时，视盘面积随着近视度数和轴向长度的增加而显著增大。它会导致高度近视眼发生继发性或获得性巨大视盘。这些继发性巨大视盘必须与非高度近视眼中的原发性巨大视盘区分开来。原发性巨大视盘通常呈圆形，其大小与屈光不正或眼轴长度没有显著相关性。原发性巨大视盘与较大且相对较肥厚的角膜有关，并且与水平和垂直方向的眼球直径相关，但与眼球矢状方向的直径延长无关。高度近视眼继发巨大视盘呈椭圆形或卵形。部分原因可能是由于检眼镜进行观察的视角。因为随着中央凹 – 视盘距离的增加，近视眼轴长的增加会使视乳头更靠近眼球的鼻侧壁。这样，在视乳头上的检眼镜视图不再是正面或垂直的，而是与视盘表面呈一定夹角。这可能导致视盘形状的倾斜和视盘大小被低估，尤其是在水平直径上。在非高度近视眼中，视盘大小与视网膜光感受器视锥细胞和视杆细胞的数量、视网膜色素上皮（RPE）细胞的数量、视网膜神经纤维的数量（可能还有视网膜神经节细胞），筛板孔的数量和总孔面积[4, 5]相关。由于高度近视为获得性，而且视网膜细胞的数量在出生后可能不会增加，因此视盘大小和视网膜细胞数量之间的关系在高度近视眼中可能不适用。鉴于视盘玻璃疣、假性视乳头水肿和非动脉炎性前部缺血性视神经病变几乎只发生在小视盘中，而先天性视盘小凹更常见于大视神经乳头[2]，所以视盘的大小变化具有病理遗传学意义。动脉炎性前部缺血性视神经病变和视网膜中央动脉或静脉阻塞的患病率与视盘大小无关[2]。这可能意味着视盘大的种族中视盘玻璃疣、假性视乳头水肿和非动脉炎性前部缺血性视神经病变的发生率可能比在视盘相对较小的白种人中要低，并且这些疾病的患病率可能在高度近视眼中比在正视眼中要低。

在检眼镜检查中，视盘呈略微垂直的椭圆形，垂直直径比水平直径大 7%~10%[1, 2]。视盘形状与年龄、性别、体重和身高无关。异常视盘形态可分为围绕垂直视轴旋转的视盘（“垂直旋转盘”）、围绕水平视轴旋转的视盘（“水平旋转盘”）和沿矢状轴旋转的视盘。在视盘垂直旋转的情况下，由于近视后极部的扩大可能导致视乳头向鼻侧壁被动运动。它会导致视乳头表面的斜面和作为二维检眼镜检查中的光学伪影的水平视盘直径显著减小。水平旋转的视盘称为“视盘倾斜”。视盘倾斜的患病率与屈光不正无关，而垂直旋转视盘与高度近视有关。视盘倾斜与角膜散光和弱视的增加显著相关。相比之下，高度近视眼中垂直旋转的视盘与角膜散光增加无关，因为与高度近视发展相关的变化主要发生在赤道后方，并且角膜没有变化。根据最近的一项研究，形成视盘形状的一个主要因素可能是视乳头三层的错位[6]。如果在正视或近视过程中 BMO 向颞侧方向移动，则 BM 在视盘鼻侧的悬垂导致检眼镜下呈垂直椭圆形。如果 BMO 向下方移动，则在视盘上缘出现 BM 悬垂，导致检眼镜检查时呈水平椭圆形。如果 BMO 向鼻侧移动，则可能会出现“乳头反转部位”，在鼻侧有一个伽马（γ）区，视网膜血管的出口首先进入鼻侧，然后转向颞侧，朝向黄斑区。

12.1.2 盘沿

盘沿相当于视网膜神经纤维和视神经纤维[1, 2]。与其他生物学定量参数一样，盘沿大小在个体间并非恒定，而是与视盘和视杯类似，个体间差异很大。盘沿大小与视盘面积相关。盘沿面积随着视盘面积的扩大而增加，该现象在无视盘凹陷的眼中最为显著，在视杯颞侧倾斜的眼中较为明显，而在视杯显著环形凹陷的眼中不明显。盘沿面积和视盘面积之间的关系与视盘大小以及视神经纤维数目之间呈正相关。由于高度近视是在出生后发展形成的，而视网膜神经纤维数量在出生后不会增加，因此这些相关性仅在非高度近视眼中成立。盘沿大小的个体差异性可能由下述因素导致：不同个体在神经纤维数、胚胎发育过程中形成和退化的视网膜神经节细胞轴突的比率、视盘内神经纤维密度、筛板结构、视网膜神经节细胞轴突直径、神经胶质细胞在整个视乳头内组织中的占比以及其他方面存在的差异[2]。盘沿内神经纤维按视网膜分布排列，接近视盘的神经节细胞的轴突位于更靠近视盘中心的位置，而周边视网膜细胞的轴突则位于视乳头边缘，其与视网膜神经纤维层中神经纤维的分布一致。虽然未在高度近视眼中进行此类检查，但可以假定高度近视眼中视网膜神经纤维的神经视网膜边缘内的神经纤维也按正常视网膜分布排列。

盘沿的形状遵循下 - 上 - 鼻 - 颞（inferior-superior-nasal-temporal, ISNT）法则：通常为下方盘沿最宽、上方次之、鼻侧较窄、颞侧最窄（图 12.1）。鉴于许多正常眼的上方盘沿宽于下方盘沿且鼻侧盘沿宽度不具有重要临床意义，ISNT 法则最重要的部分是 T（颞侧），因为在超过 95% 的正常眼中盘沿最窄的部位位于 ONH 颞侧 60° 处。ISNT 法则可用于早期发现青光眼视神经损害，同时也适用于高度近视眼。

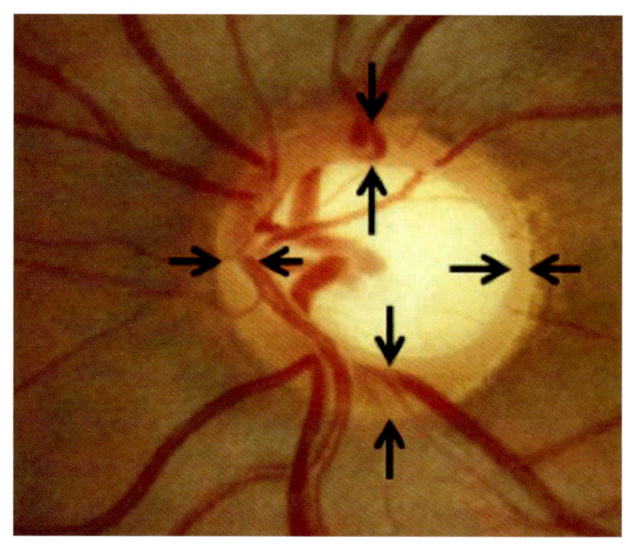

图 12.1 原发性巨大视盘影像，盘沿的形状遵循下 - 上 - 鼻 - 颞（ISNT）法则：下方盘沿最宽、上方次之、鼻侧较窄、颞侧最窄（顶头对箭间的区域）

非高度近视眼的盘沿形状（ISNT 法则）与视网膜小动脉直径（颞下弓中的小动脉显著宽于颞上弓中的小动脉）、视网膜神经纤维层的可见度和厚度（与颞上区域相比，颞下区域纤维层的可见度更高且更厚）、黄斑中央凹的位置（比水平视盘轴线中心低约 0.5）、筛板的形态（与鼻侧和额侧相比，下部和上部孔最大且孔间结缔组织少）以及 ONH 后视神经内粗细神经纤维的分布（黄斑凹的细纤维位于神经的颞部）相关[2]。虽然未在高度近视眼中明确这些关系，但可以假设这些关系在高度近视眼中也成立，除非中央凹的位型因后极部近视性伸长而发生明显变化。

青光眼会导致盘沿丢失和盘沿形状改变，但在非青光眼性视神经损害眼中，盘沿的大小和形状基本保持不变。这一论述同样适用于非高度近视眼和高度近视眼。

相比正视眼，在高度近视眼中界定视杯和盘沿的界限更加困难，原因是高度近视眼中的 ONH 近视性拉伸会降低盘沿高度和视杯深度之间的空间对比度；由于高度近视眼的视轴较长，眼底后部结构图像的尺寸减小，从而进一步在视觉上降低了空间对比度。此外，由于高度近视眼的盘沿呈粉色，明显淡于正视眼盘沿颜色，因此盘沿和视杯之间的颜色对比度也下降。目前尚不清楚这是否由高度近视眼盘沿的神经组织变薄导致（该情况会使下层筛板胶原组织反光更强），以及是否可以反映毛细血管密度降低或盘沿血液供应减少。盘沿和视杯边界中存在的这些问题是难以在高度近视眼中检测青光眼性视神经损害的原因之一。其他原因包括：高度近视眼中的眼底反光较亮，明显阻碍对视网膜神经纤维层的评估；与近视性视网膜病变相关的眼底变化导致视野缺损，从而降低了视野检查在青光眼诊断中的可靠性；高度近视型原发开角型青光眼的眼内压通常在正常范围内。

12.1.3 视杯

与视盘和盘沿一样，视杯也具有高度个体差异。大视杯（巨大视杯）可以分为原发性巨大视杯（通常发生于原发性巨大视盘）和继发性或获得性巨大视杯。后者可进一步细分为继发性高度近视型巨大视杯（出现于视神经乳头近视性拉伸导致的继发性巨大视盘的高度近视眼中），和由青光眼性盘沿变小而导致的继发性巨大视杯。在非青光眼（包括非青光眼高度近视眼）中，视杯面积与视盘面积彼此相关：视盘越大则视杯越大。垂直椭圆视盘和水平椭圆视杯使得正常眼水平方向上的视杯 / 视盘直径比显著大于垂直方向的视杯 / 视盘直径比。在不到 7% 的非青光眼中水平方向的视杯 / 视盘比小于垂直方向的视杯 / 视盘比。这表示水平方向与垂直方向的视杯 / 视盘比通常大于 1.0。这对青光眼的诊断很重要，因为在青光眼早期到中晚期，垂直方向的视杯 / 视盘直径比的增加速度大于水平方向，使得水平方向与垂直方向的视杯 / 视盘比小于 1.0。这也适用于在高度近视眼中检测青光眼性视神经损伤。与视杯 / 视盘直径比一样，杯 / 盘比取决于视盘和视杯的大小。视杯和视盘直径的高度个体差异可以解释在非青光眼人群（包括高度近视人群）中视杯 / 视盘比具有高度个体差异性（0.0~0.9）。

12.1.4 视乳头内区域的组织学

视乳头内区域的底部由筛板构成（图 12.2、图 12.3）[7]。视乳头周围巩膜突（Elschnig）的边界组织与巩膜突垂直缠绕在一起[3]。筛板是一个多层的胶原层结构，在胶原层上有无数小孔。在盘沿区域内视网膜神经纤维穿过筛板孔，在离开筛板时髓鞘化并形成眼球后的视神经。在视杯区域内，筛板孔似乎被结缔组织覆盖密封。目前尚不清楚这种组织层是否具有水密性，或是否允许眼内液体流到眼球后脑脊液腔隙。在平坦部玻璃体切除术后，对眼内视杯底部大色素颗粒沉积进行的临床观察支持“筛板可以像筛子一样允许一些液体流过但留住较大颗粒”这一推测。这意味着房水有额外的流出途径，也表明眼球后脑脊液的成分可能含有眶尖部脑脊液没有的其他物质。

在正常眼中，筛板的形状像一个悬挂的垫子。在青光眼视神经损伤晚期的眼中筛板变得致密且薄，而且形状发生改变[6]，在中心区域（中心视网膜血管主干似乎在该区域稳定筛板）轻微隆起并在上下周围区域扇形凹陷，最终形成一个 W 形结构。

在以往的组织病理学研究中，筛板厚度与角膜厚度没有显著相关性[8, 9]。同样，角膜厚度既不与视乳头周围巩膜凸缘的厚度相关，也不与眼内区域和脑脊液腔隙之间的最短距离相关。这表明假定的

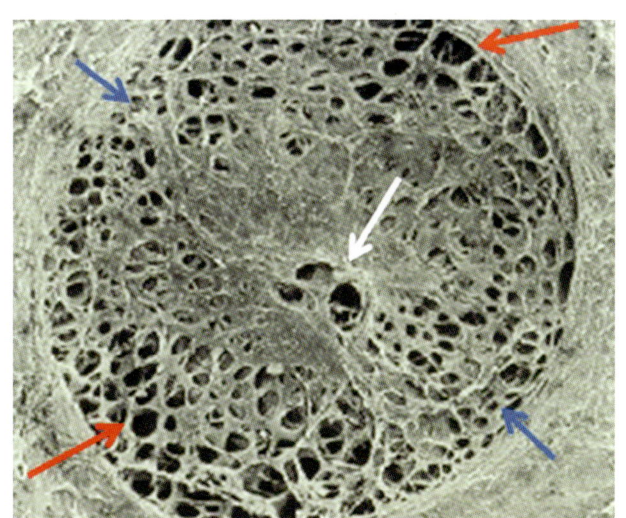

图 12.2 消化视网膜神经纤维后的筛板内表面的电子显微图像。白色箭，中心视网膜血管干；红色箭，视盘下方和上方区域大的筛板孔；蓝色箭，颞侧和鼻侧区域小的筛板孔。靠近视盘边缘的筛板孔更大

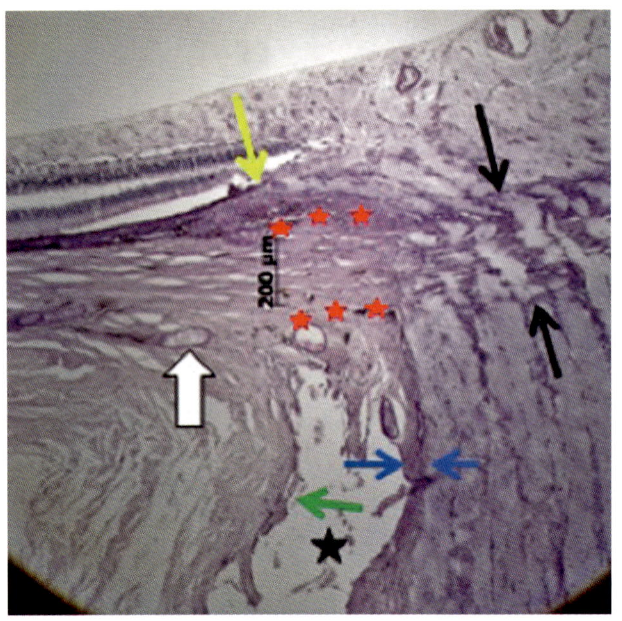

图 12.3 中度近视眼中正常视神经乳头的显微照片。黑色箭，正常厚度的筛板；黄色箭，Bruch 膜的末端，没有 BM 的视乳头旁区域（γ 区）；红星，正常厚度和长度的视盘周围巩膜凸缘；蓝色箭，视神经软脑膜；绿色箭，视神经硬脑膜；黑星，球后脑脊液空间；白色空心箭，Zinn-Haller 血管环

中央角膜厚度和青光眼易感性之间的关系无法用角膜厚度和视神经乳头解剖结构的组织形态计量学之间的对应关系来解释[9, 10]。

在高度近视眼中，筛板明显变薄和拉长（图 12.4）[10]。据推测，这种近视相关的筛板变化可能是高度近视眼青光眼易感性增加的部分原因[11]。筛板变薄导致有眼内压的眼内区域和有眼眶脑脊液压的眼球后区域之间的距离缩短。距离缩短可能会导致跨筛板压力梯度陡增。近期研究表明，视乳头跨筛板压力差（和梯度）比跨角膜压力差（所谓的眼内压）更具有生理学的重要性，而且有可能在青光眼视神经病变的发病机制中起重要作用[12]。

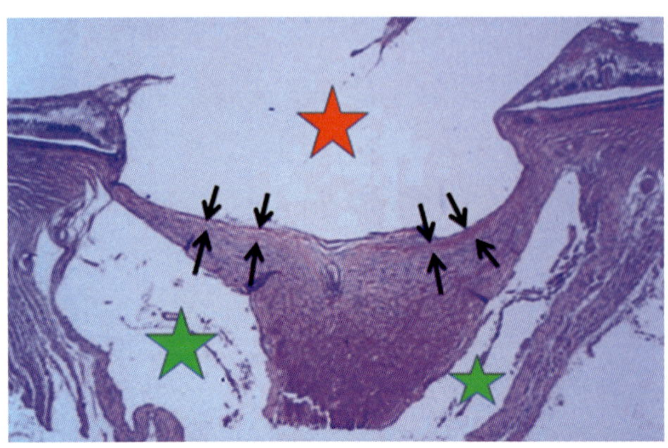

图 12.4 高度近视眼视神经乳头的组织照片。黑色箭，变薄的筛板；红星，眼内腔；绿星，球后脑脊液间隙

Anderson 以及后来的 Hernandez 和 Quigley 等的研究评估了筛板弹性纤维及其随着年龄的增长或青光眼发展，筛板弹性纤维的更新或增加情况[13, 14]。Burgoyne 等的研究阐述了青光眼视乳头中筛板重构情况[15]。到目前为止，尚不清楚高度近视的筛板改变是否与筛板结缔组织改变相关（涉及年龄和青光眼）。

12.2 视乳头旁区域

12.2.1 视乳头旁萎缩

一直以来，视乳头旁区域分为 α 区和 β 区（图 12.5）[16, 17]。α 区是一个不规则的色素沉着区，几乎可以在所有眼球中看到。区外侧与视网膜相邻，内侧与 β 区或视乳头周围环（若无 β 区）相邻。在眼底镜下，约 25% 的正常眼中 β 区可见脉络膜大血管和巩膜，这一比例在青光眼中显著更高。在横断面和纵向研究中，β 区与青光眼性盘沿丢失以及青光眼性视野缺损加重具有相关性，但 α 区则与此无关。所有高度近视眼都因围绕高度近视 ONH 的近视性弧形斑（myopic crescent）而存在（旧）β 区（即传统定义的 β 区），且与是否存在青光眼性视神经损害无关（图 12.6）[18]。与青光眼性视神

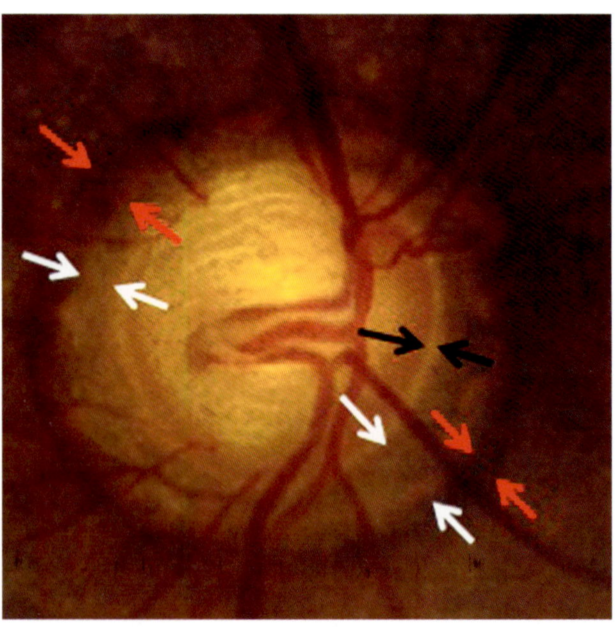

图 12.5 非高度近视青光眼的视乳头照片；白色箭头，视乳头旁 β 区；红色箭头，视乳头旁 α 区；黑色箭头，视神经旁环

经病变相比，非青光眼性视神经损伤与 β 区扩大无关。

然而，在最近的临床和组织学研究中，（旧）β 区的概念受到了挑战[19-21]。在一项组织学研究中，将 α 区定义为有 Bruch 膜以及结构不规则和有色素沉着的视网膜色素上皮的区域，将 β 区定义为有 Bruch 膜但无视网膜色素上皮的区域，将 γ 区定义为无 Bruch 膜但有正常厚度的视乳头周围巩膜凸缘的区域，并将 δ 区定义为无 Bruch 膜但有延长变薄的视乳头周围巩膜凸缘的区域（图 12.7、图 12.8）。研究表明，β 区（有 Bruch 膜但无视网膜色素上皮）与青光眼形成相关，但与眼球伸长无关；γ 区（视乳头周围巩膜，但无脉络膜、Bruch 膜和视网膜深层）与眼球伸长有关，但与青光眼形成无关；δ 区只存在于眼球严重轴向伸长的眼中，与青光眼形成无关。研究人员还推断，在视乳头旁萎缩的过程中，由于脉络膜毛细血管闭塞区小于 β 区，视网膜色素上皮可能会在脉络膜毛细血管层完全闭合之前彻底丢失[22]。有趣的是，γ 区与眼轴长度（达到 26.5 mm 后陡增）紧密相关。临床研究表明，在划分中度近视和高度近视时，以眼轴长度 26.5 mm 为临界值和以 -8 D 的近视度数为临界值所得出的结果类似。乳头旁 γ 区有两个步骤发展。第一步包括在中度近视过程中 BMO 的颞侧偏移，

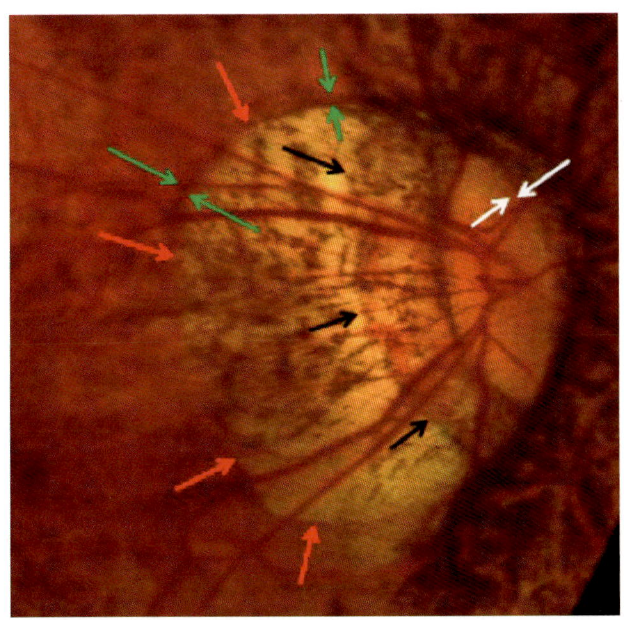

图 12.6 高度近视的视神经乳头照片。绿色箭，视乳头旁 α 区；红色箭，视乳头旁 β 区；黑色箭，插入线可能是视神经的硬脑膜进入巩膜后段的标志线，这条线的中心区域是乳头周围的巩膜凸缘；白色箭，视神经旁环

导致 BM 悬垂到视盘鼻侧的乳头内区域中，并导致颞侧视乳头区域缺少 BM（即 γ 区）。第二步，如果眼轴长度超过 26.0 mm 或 26.5 mm，BMO 会扩大，导致 γ 区圆形扩大，并且鼻侧视乳头旁区域也会出现 γ 区[6]。BMO 的颞侧偏移导致中度近视眼中巩膜管和 BMO 之间错位的概念基础是假设赤道部新产生的 BM 和滑动 BM 理论。由于 BM 不与巩膜紧密固定，而是通过海绵状脉络膜和脉络膜上腔与巩膜分开，因此可以假设海绵状脉络膜在空间关系上相对于巩膜滑动或移动。Heine 在 1899 年已经描述过视网膜和脉络膜颞侧的“过度延伸”，BM 悬垂到鼻侧视乳头巩膜开口的开放区域和颞侧视乳头没有 BM 的区域[23]。以往的眼科医生曾经将 BM 突入乳头内区域鼻侧称为“过度延伸”，将无 BM 的颞侧乳头旁区域称为“弧形斑”。在眼内压（IOP）显著降低后，还观察到眼睛中 BM 的滑动[24]。

视乳头旁 γ 区和 δ 区与高度近视眼黄斑深层的变化有关[25]。正如最近的组织学和临床研究所示[25-28]，高度近视眼可以观察到黄斑区域的 BM 缺陷。BM 上的这些缺陷可能导致 RPE 和脉络膜完全缺乏以及光感受器和脉络膜大血管显著减少。黄斑区 BM 孔的存在与眼轴长度以及视乳头旁 γ 区和 δ 区密切相关。在最近的一项研究中，尺寸较大的乳头状BMO与较低的黄斑BM缺陷发生率相关[6]。组织学研究中定义和描述的视乳头旁 α 区、β 区、γ 区和 δ 区，也可以通过使用 OCT 的增强深度成像在临床上进行可视化和分析[21]。在最近的一项临床研究中，γ 区与较长的眼轴长度、较长的垂直视盘直径、较大的年龄和无青光眼显著相关，而 β 区与较长的眼轴长度和患有青光眼相关。它表明 γ 区和 β 区在临床上可以相互区分，并且这种区分在临床上是有用的[21, 29]。

12.2.2 脉络膜和周围巩膜缘的视乳头周围组织

脉络膜和视乳头周围的巩膜突通过脉络膜的视乳头边缘组织（Jacoby）和巩膜突的视乳头边缘组织（Elschnig）分别与视乳头内腔和筛板分开[3]。在一项组织形态学研究中，较厚的脉络膜边缘组织［平均值为（68.8 ± 35.7）μm］与较短的眼轴长度相关，较长的脉络膜边缘组织［平均值为（531 ± 802）μm］与较长的眼轴长度相关。相应地，脉络膜边缘组织的横截面积与眼轴长度无关。较厚的

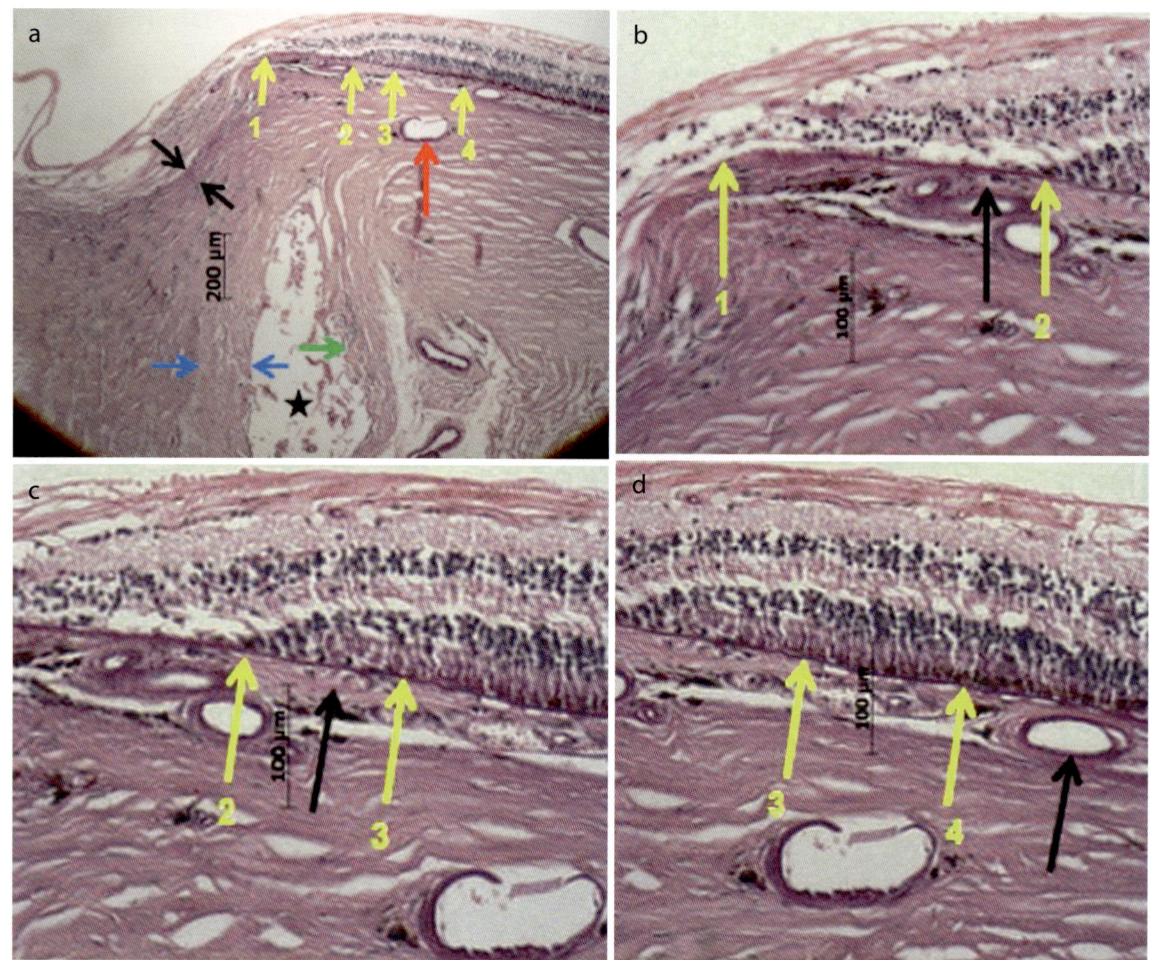

图 12.7 非高度近视青光眼患者视乳头的显微照片。（a）黑色箭，压缩变薄的筛板；蓝色箭，视神经软脑膜；红色箭，Zinn-Haller 血管环；黄色箭，1 为视乳头边缘的 BM 末端，2 为光感受器的末端，3 为视网膜色素上皮层的末端，4 为视网膜色素上皮规则结构层的末端；绿色箭，视神经的硬脑膜；黑星，球后脑脊液空间。（b）与图 a 相同，更高放大倍数。黄色箭，1 为视乳头边缘的 BM 末端，2 为光感受器的末端；黑色箭，开放的脉络膜毛细血管层末端。（c）与图 a 相同，放大倍数更高。黄色箭，2 为光感受器末端，3 为视网膜色素上皮层末端；黑色箭，开放性脉络膜毛细血管层。（d）与图 a 相同，放大倍数更高。黄色箭，3 为视网膜色素上皮层的末端，4 为视网膜色素上皮有规则的结构层起始端；黑色箭，较大的脉络膜血管

巩膜突边缘组织［平均值为（83±21）μm］与青光眼的存在相关，视神经软脑膜的厚度也是如此[3]。由于边界组织将 BM 与筛板连接起来，因此这些发现可能对一般视乳头的生物力学有意义，特别是在高度近视中。

12.2.3 视乳头周围巩膜凸缘

视乳头周围巩膜凸缘起源于后巩膜的内半部，并继续进入筛板，其厚度几乎与视乳头周围巩膜凸缘的厚度相同（图 12.3、图 12.8、图 12.9）[19, 20]。后巩膜内 50% 为视乳头周围巩膜凸缘，膜外 50% 与球后视神经的硬脑膜汇合。视乳头周围巩膜凸缘是视神经边界（定义为视神经乳头巩膜管或软脑膜的前续）和视神经硬脑膜与巩膜汇合处之间巩膜的一部分。因此，视乳头周围的巩膜凸缘形成了眼眶脑脊液腔隙的眶顶前部。视乳头周围巩膜凸缘可能还具有动态功能性作用：眼眶脑脊液腔隙搏动和眼搏动（“眼脉搏”）呈最大值的时间相位可能略有不同。这将导致筛板压力差的波动变化，从而导致筛板在矢状方向上出现波动。视乳头周围的巩膜凸缘在这里可以起到类似于一个来回开关的门的凸缘或铰链的作用。

巩膜凸缘的长度随着眼轴长度的增加而增加，随着凸缘厚度增加而缩短[17, 18]。高度近视眼中，凸缘长度的增加导致眼眶脑脊液腔隙延伸到球后视乳头周围区域。在此位置，仅靠较薄的视乳头周围巩

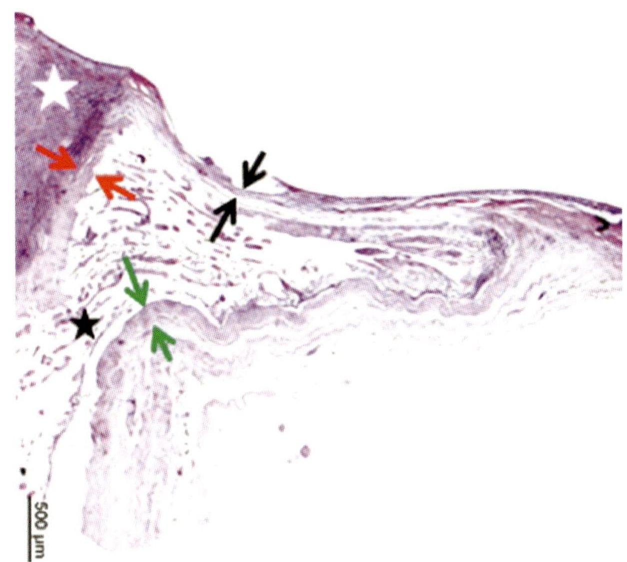

图 12.8 高度近视眼的显微照片。黑色箭，拉长的视乳头周围巩膜凸缘（δ 区）；绿色箭，视神经硬脑膜；红色箭，视神经软脑膜；黑星，球后脑脊液间隙；白色箭，视神经

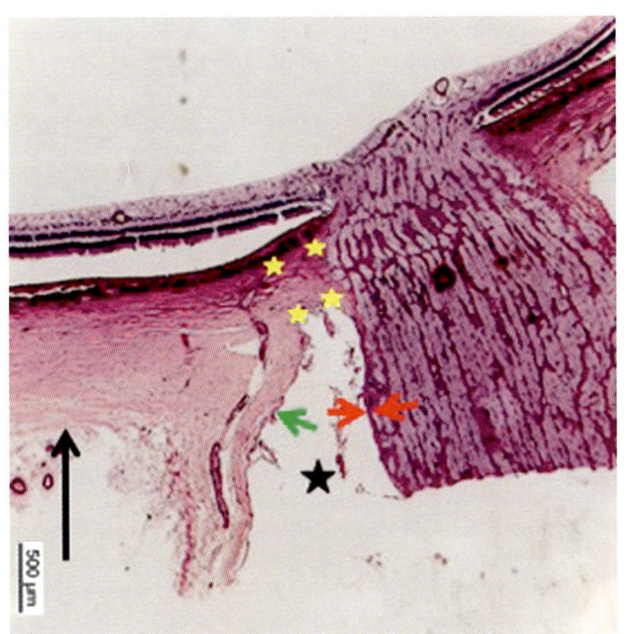

图 12.9 正常眼的显微照片。黑色箭，后巩膜全层；黄星，球后视神经的硬脑膜；绿色箭，视神经硬脑膜；红色箭，视神经软脑膜；黑星，球后脑脊液间隙

膜凸缘（薄至 50 μm）、视网膜神经纤维和视网膜内界膜将脑脊液与玻璃体腔隔开。目前尚不清楚眼内腔和延伸后的视乳头周围脑脊液腔之间的这一水密层是否存在，以及如果存在的话，在哪一层中。鉴于高度近视眼的巩膜凸缘内表面缺乏 Bruch 膜和视网膜色素上皮覆盖，推测是否会有一些液体通过视网膜神经纤维层和可透水的巩膜组织发生渗漏。这种液体渗漏会降低眼内压并导致球后区域的脑脊液中存在眶顶没有的物质。目前，尚不清楚眼球后脑脊液腔隙延伸至视乳头旁区域是否会导致病理生理性后果，但可以推测高度近视眼中非常薄的视乳头旁巩膜凸缘的作用是否跟婴儿未闭合囟门的作用方式一样。巩膜凸缘可能会随眼脉搏而波动，进而导致眼脉搏的变化。

在高度近视眼中，视乳头周围巩膜凸缘以 10 倍的系数从约 500 μm 伸长至 5 mm。同时，巩膜凸缘的厚度按 1∶10 的系数从约 500 μm 变薄至 50 μm。由于乳头周围巩膜凸缘是筛板的生物力学锚点，因此近视相关的凸缘变薄和拉伸可能是高度近视眼青光眼易感性增加的原因之一。研究发现，高度近视眼中没有正常的视乳头旁解剖结构，这可能会进一步加重高度近视眼中视乳头旁巩膜过薄导致的不良生物力学效应。与非高度近视眼相比，高度近视眼的视乳头旁视网膜由视网膜神经纤维层（或其残余）构成，而不含其他视网膜层的成分，或视乳头旁的 Bruch 膜或脉络膜。到目前为止，高度近视眼视网膜脉络膜复合物的整体结构中缺少 Bruch 膜作为稳定元件以及视乳头边界缺少脉络膜血管的影响仍不清楚。

高度近视眼 δ 区中的视乳头周围巩膜凸缘的伸长 Zinn-Haller 血管环和视盘边界之间的距离增加有关。Zinn-Haller 血管环通常位于硬膜与后巩膜的融合点附近[30]。Zinn-Haller 血管环为视乳头（尤其是筛板区域）供血，由此可以推测动脉环和筛板之间的距离增加 10 倍可能会导致筛板的血液灌注不足。然而，目前尚没有关于 Zinn-Haller 血管环和高度近视眼中筛板组织之间交通血管的解剖学研究。

高度近视眼中巩膜凸缘变薄伴随着眼底其他区域巩膜的近视相关变化。最近一项组织形态学研究表明，经福尔马林固定的人类眼球，在眼轴长度≤26 mm 的非轴向伸长的眼内，后极部巩膜最厚为（0.94 ± 0.18）mm，其后依次为视神经周围的神经区为（0.86 ± 0.21）mm、后极与赤道之间的中点为（0.65 ± 0.15）mm、角膜缘为（0.50 ± 0.11）mm、视网膜锯齿缘为（0.43 ± 0.14）mm、赤道部为（0.42 ± 0.15）mm，而最薄处位于视乳头周围的巩膜凸缘为（0.39 ± 0.09）mm[31]。在轴向伸长的眼球中，巩膜在后极部以及后极部到赤道部的部分变薄，在越接近后极部的位置和眼轴长度更长的眼中更为明显。赤道部之前的巩膜厚度在高度近视眼和非高度近视眼之间没有明显差异。前部和后部巩膜厚度的测量值彼此相关。后部巩膜厚度与筛板厚度相关。在任何检查位置测量的巩膜厚度值与角膜厚度、年龄、性别、是否患有纯粹的继发性闭角型青光眼均没有明显相关性[31]。

参考文献

[1] Jonas JB, Gusek GC, Naumann GO. Optic disc, cup and neuroretinal rim size, configuration and correlations in normal eyes. Invest Ophthalmol Vis Sci. 1988;29:1151–8.

[2] Jonas JB, Budde WM, Panda-Jonas S. Ophthalmoscopic evaluation of the optic nerve head. Surv Ophthalmol. 1999;43:293–320.

[3] Jonas RA, Holbach L. Peripapillary border tissue of the choroid and peripapillary scleral flange in human eyes. Acta Ophthalmol. 2020;98:e43–e9.

[4] Jonas JB, Schmidt AM, Müller-Bergh JA, Schlötzer-Schrehardt UM, Naumann GOH. Human optic nerve fiber count and optic disc size. Invest Ophthalmol Vis Sci. 1992;33:2012–8.

[5] Panda-Jonas S, Jonas JB, Jakobczyk M, Schneider U. Retinal photoreceptor count, retinal surface area, and optic disc size in normal human eyes. Ophthalmology. 1994;101:519–23.

[6] Zhang Q, Xu L, Wei WB, Wang YX, Jonas JB. Size and shape of Bruch's membrane opening in relationship to axial length, gamma zone and macular Bruch's membrane defects. Invest Ophthalmol Vis Sci. 2019;60:2591–8.

[7] Jonas JB, Mardin CY, Schlötzer-Schrehardt U, Naumann GOH. Morphometry of the human lamina cribrosa surface. Invest Ophthalmol Vis Sci. 1991;32:401–5.

[8] Jonas JB, Berenshtein E, Holbach L. Anatomic relationship between lamina cribrosa, intraocular space, and cerebrospinal fluid space. Invest Ophthalmol Vis Sci. 2003;44:5189–95.

[9] Jonas JB, Holbach L. Central corneal thickness and thickness of the lamina cribrosa in human eyes. Invest Ophthalmol Vis Sci. 2005;46:1275–9.

[10] Jonas JB, Berenshtein E, Holbach L. Lamina cribrosa thickness and spatial relationships between intraocular space and cerebrospinal fluid space in highly myopic eyes. Invest Ophthalmol Vis Sci. 2004;45:2660–5.

[11] Xu L, Wang Y, Wang S, Wang Y, Jonas JB. High myopia and glaucoma susceptibility. The Beijing Eye Study. Ophthalmology. 2007;114:216–20.

[12] Ren R, Jonas JB, Tian G, Zhen Y, Ma K, Li S, Wang H, Li B, Zhang X, Wang N. Cerebrospinal fluid pressure in glaucoma. A prospective study. Ophthalmology. 2010;117:259–66.

[13] Hernandez MR. Ultrastructural immunocytochemical analysis of elastin in the human lamina cribrosa. Changes in elastic fibers in primary open-angle glaucoma. Invest Ophthalmol Vis Sci. 1992;33:2891–903.

[14] Quigley EN, Quigley HA, Pease ME, Kerrigan LA. Quantitative studies of elastin in the optic nerve heads of persons with primary open-angle glaucoma. Ophthalmology. 1996;103:1680–5.

[15] Roberts MD, Grau V, Grimm J, Reynaud J, Bellezza AJ, Burgoyne CF, Downs JC. Remodeling of the connective tissue microarchitecture of the lamina cribrosa in early experimental glaucoma. Invest Ophthalmol Vis Sci. 2009;50:681–90.

[16] Jonas JB, Nguyen XN, Gusek GC, Naumann GO. Parapapillary chorioretinal atrophy in normal and glaucoma eyes. I. Morphometric data. Invest Ophthalmol Vis Sci. 1989;30:908–18.

[17] Jonas JB, Naumann GOH. Parapapillary chorio-retinal atrophy in normal and glaucoma eyes. II. Correlations. Invest Ophthalmol Vis Sci. 1989;30:919–26.

[18] Jonas JB, Gusek GC, Naumann GOH. Optic disk morphometry in high myopia. Graefes Arch Clin Exp Ophthalmol. 1988;226:587–90.

[19] Jonas JB, Jonas SB, Jonas RA, Holbach L, Panda-Jonas S. Histology of the parapapillary region in high myopia. Am J Ophthalmol. 2011;152:1021–9.

[20] Jonas JB, Jonas SB, Jonas RA, Holbach L, Dai Y, Sun X, Panda-Jonas S. Parapapillary atrophy: Histological gamma zone and delta zone. PLoS One. 2012;7:e47237.

[21] Dai Y, Jonas JB, Huang H, Wang M, Sun X. Microstructure of parapapillary atrophy: Beta zone and gamma zone. Invest Ophthalmol Vis Sci. 2013;54:2013–8.

[22] Wang YX, Jiang R, Wang NL, Xu L, Jonas JB. Acute peripapillary retinal pigment epithelium changes associated with acute intraocular pressure elevation. Ophthalmology. 2015;122:2022–8.

[23] Heine L. Beiträge zur Anatomie des myopischen Auges. Arch Augenheilkd. 1899;38:277–90.

[24] Panda-Jonas S, Xu L, Yang H, Wang YX, Jonas SB, Jonas JB. Optic disc morphology in young patients after antiglaucomatous filtering surgery. Acta Ophthalmol. 2014;92:59–64.

[25] Jonas JB, Ohno-Matsui K, Spaide RF, Holbach L, Panda-Jonas S. Macular Bruch's membrane holes in high myopia: associated with gamma zone and delta zone of parapapillary region. Invest Ophthalmol Vis Sci. 2013;54:1295–30.

[26] Ohno-Matsui K, Jonas JB, Spaide RF. Macular Bruch membrane holes in highly myopic patchy chorioretinal atrophy. Am J Ophthalmol. 2016;166:22–8.

[27] Ohno-Matsui K, Jonas JB, Spaide RF. Macular Bruch membrane holes in choroidal neovascularization-related myopic macular atrophy by swept-source optical coherence tomography. Am J Ophthalmol. 2016;162:133–9.

[28] Fang Y, Jonas JB, Yokoi T, Cao K, Shinohara K, Ohno-Matsui K. Macular Bruch's membrane defect and dome-shaped macula in high myopia. PLoS One. 2017;12:e0178998.

[29] Manalastas PIC, Belghith A, Weinreb RN, Jonas JB, Suh MH, Yarmohammadi A, Medeiros FA, Girkin CA, Liebmann JM, Zangwill LM. Automated beta zone parapapillary area measurement to differentiate between healthy and glaucoma eyes. Am J Ophthalmol. 2018;191:140–8.

[30] Jonas JB, Jonas SB. Histomorphometry of the circular arterial ring of Zinn-Haller in normal and glaucomatous eyes. Acta Ophthalmol. 2010;88:e317–22.

[31] Vurgese S, Panda-Jonas S, Jonas JB. Sclera thickness in human globes and its relations to age, axial length and glaucoma. PLoS One. 2012;7:e29692.

13 近视眼的玻璃体变化

Shoji Kishi

13.1 引言

玻璃体具有透明的凝胶状结构，体积为 4 mL。玻璃体皮质由致密的胶原蛋白构成，覆盖于玻璃体凝胶表面。Cloquet 管起源于视盘的 Martegiani 区，并穿过中央玻璃体至称为 Berger 空间的晶状体间隙。虽然玻璃体看起来是惰性的，但它在各种眼底疾病的进展中扮演重要角色，包括孔源性视网膜脱离、黄斑裂孔、视网膜前膜和增殖性糖尿病视网膜病变。

最近，玻璃体手术扩大了其在糖尿病性黄斑水肿和近视性中央凹劈裂等玻璃体视网膜疾病的适应证[1, 2]。在玻璃体切除术中作为操作对象的玻璃体并不是均质组织。玻璃体有其自身的结构，这已通过尸眼的生物显微镜进行了阐明。光学相干断层扫描的最新进展极大地提高了人们对玻璃体解剖和玻璃体视网膜界面疾病的理解。

在近视眼中，玻璃体液化在早期发生，较早出现玻璃体后脱离（PVD）。轴性近视与孔源性视网膜脱离之间存在很强的相关性[3]。近视性黄斑劈裂眼中尽管有明显的带有 Weiss 环的玻璃体后脱离，但玻璃体手术医生经常会发现视网膜上的膜样结构。本章对正常眼的玻璃体解剖结构及其与年龄相关的变化以及近视眼的玻璃体变化进行描述。

13.2 玻璃体解剖

13.2.1 玻璃体胚胎学[4]

13.2.1.1 原始玻璃体的形成（4~6 周胎龄，长度 4~13 mm）

在妊娠的第 4 周，当胚胎长 4~5 mm 时，原始玻璃体首先出现在表皮外胚层和神经外胚层之间的狭窄空间中。它主要来源于表皮外胚层和神经外胚层，部分来源于通过胚胎脉络膜裂侵入的中胚层。原始玻璃体的浓缩原纤维形成了晶状体周纤维膜。

在 5~7 mm 阶段，玻璃体动脉通过胎儿裂进入视茎远端，并在胚胎长度达 7 mm 时到达晶状体周纤维膜。然后纤维膜通过玻璃体动脉血管化，并在胚胎长度达 13 mm 时发育出晶状体血管膜。

13.2.1.2 次级玻璃体的形成（6 周至 3 个月胎龄，长度 13~70 mm）

次级玻璃体是成人玻璃体的主要成分，来源于神经外胚层。在胚胎第 6 周末或胚胎长度达 13 mm 时，次级玻璃体出现在发育中的视网膜和原始玻璃体之间。它在原始玻璃体周围生长并轴向聚集。原始玻璃体和次级玻璃体之间，一种玻璃体内界膜发育形成凝聚膜，它构成了 Cloquet 管的壁。到胚胎第 3 个月，次级玻璃体占视杯体积的 2/3。在胚胎长度达 16 mm 后，玻璃体动脉形成玻璃体固有血管，在胚胎长度为 40~60 mm 时达到最大值。在胚胎第 2 个月到第 5 个月，一团名为 Bergmeister's 乳头的锥形细胞团发育。晶状体悬韧带在胚胎长度达 70~110 mm 时发育形成。

13.2.1.3 胎儿发育晚期

在胚胎第 4 至第 9 个月，或在胎儿身长达 110~300 mm 时，眼球迅速发育。随着次级玻璃体的生长，玻璃体体积增大。玻璃体血管系统萎缩，在 Cloquet 管留下一些纤维状结构。 在 胎儿身长达 110 mm 和 150 mm 时，或胎龄第 5 个月时，晶状体血管膜退化。

13.2.2 出生后玻璃体发育

出生时，玻璃体呈均质凝胶状态，无液化。Cloquet 管从晶状体一直延伸到视盘。此后，中央部凹陷，前部呈线状悬挂于晶状体后表面。新生儿玻璃体凝胶可见放射状纤维。在青少年时期，被称为玻璃体束的层状结构形成于玻璃体的前部[5]。成人玻璃体束横穿整个玻璃体。在新生儿时期，黄斑区可见玻璃体液化的早期迹象[6]。在5岁时，黄斑前囊（有时被称为后玻璃体皮质前囊）发育[7]。

13.2.3 显微解剖

13.2.3.1 玻璃体

玻璃体由98%的水和2%的蛋白质组成，其中包括胶原蛋白、透明质酸、硫酸软骨素和其他非胶原蛋白。胶原蛋白建立了玻璃体凝胶的三维网状结构。Ⅱ型胶原蛋白占总胶原蛋白含量的75%[8]，Ⅸ型胶原蛋白占15%[9]。透明质酸是一种大分子多聚阴离子，围绕在玻璃体胶原纤维的四周并吸附玻璃体凝胶中的大量水分。玻璃体基底是从周边视网膜到睫状体平面部的2~6 mm宽的环形区域。玻璃体纤维从玻璃体基底向睫状体、中央玻璃体和后极展开。玻璃体皮质是玻璃体凝胶的外壳，其胶原蛋白的密度高于玻璃体内部。玻璃体皮质厚100~200 μm，玻璃体细胞嵌入玻璃体皮质中，玻璃体基底密度最高，其次是后极部，它在代谢中的作用是有争议的。玻璃体细胞似乎充当巨噬细胞[10]。前玻璃体皮层附着在晶状体后囊直径约8 mm的圆形区域（Weiger's韧带）上。

13.2.4 玻璃体视网膜交界面

在玻璃体皮质的最外层，玻璃体胶原与视网膜的内界膜（ILM）和睫状上皮的基底膜融合。ILM由与糖蛋白相关的Ⅳ型胶原蛋白、可能促进玻璃体视网膜粘连的Ⅵ型胶原蛋白和与Opticin蛋白结合的ⅩⅧ型胶原蛋白组成。

Opticin蛋白与硫酸肝素结合，促进玻璃体视网膜粘连[11]。玻璃体后皮质具有板层结构[12]，这可能是部分玻璃体脱离中玻璃体皮质分裂的原因。玻璃体与周围组织的附着强度因位置而异。玻璃体基底具有最牢固的附着。玻璃体胶原纤维呈放射状排列并插入玻璃体基底部相邻视网膜和睫状上皮细胞的基底膜或细胞突中。第二个牢固的附着区域位于视神经乳头的外周边缘。相对牢固的玻璃体视网膜附着存在于中央凹的边缘和中央，导致中央凹周围玻璃体脱离。有时沿视网膜血管也可以观察到玻璃体视网膜粘连。ILM是Müller细胞的基底膜。ILM在玻璃体基底部薄（51 nm）且均匀，但在赤道区（增厚6倍）和后极部（增厚37倍）逐渐不规则地增厚[13]。ILM在玻璃体基底、视盘和中央凹处非常薄。ILM在主要视网膜血管上也非常薄，其上的缺损允许胶质细胞延伸到内部视网膜[14]。玻璃体视网膜附着越牢固，该区域的ILM越薄。

13.2.5 生物显微解剖

玻璃体的解剖结构已在尸眼上使用暗视野狭缝显微镜进行研究，方法是将巩膜、脉络膜和视网膜与玻璃体仔细分离并浸入生理溶液中以保留其三维结构。Eisner[5]观察到玻璃体纱膜，并将其标记为玻璃体束（Cloquet管的内壁）、冠状束、正中束和视网膜前束。这些玻璃体纱膜在新生儿中没有观察到，而仅在成人中形成（图13.1）。

Worst将玻璃体与巩膜、脉络膜和视网膜分离后，通过选择性彩色印度墨水注射来研究玻璃体。他展示了成人眼球的蓄水池系统[15, 16]（图13.2）。蓄水池系统包括玻璃体核心周围在睫状体后缘水平的72个液化池、赤道水平的36个液化池和玻璃体后部的12个大液化池。玻璃体中央后极部包含视前池（Martegiani的视乳头前区）、黄斑前囊和环乳头黄斑液化池。黄斑前囊是Ciliobursale管的延续，是一种从睫状体到黄斑区域的非完全性螺旋结构。黄斑前囊的后壁很薄，其纤维由纤细的放射状线条组成，在后部有三个同心环，脱离的玻璃体皮质向前突起形成囊下腔隙，而黄斑前囊腔位于该囊下腔隙。在其早期文献[16]中，Worst表示黄斑前囊的中央凹前部和中央凹之间存在分离，他将其命名为囊下空间。这个空间可以通过黄斑前囊底部的中心看到，称为中央凹前眼。在他看来，黄斑前囊的后壁在解剖学上与视网膜脱离，这使得后壁不可能对黄斑施加前向牵引。在后来的样本中，Worst指出这是一个尸检的假象。他修正观点，认为黄斑前囊后壁本身也是一层薄的玻璃体皮质[17]。

Sebag等[18]在玻璃体皮质中观察到两个孔，即视乳头前孔和黄斑前膜。玻璃体纤维可突破黄斑前孔进入玻璃体后腔隙（图13.3a）。

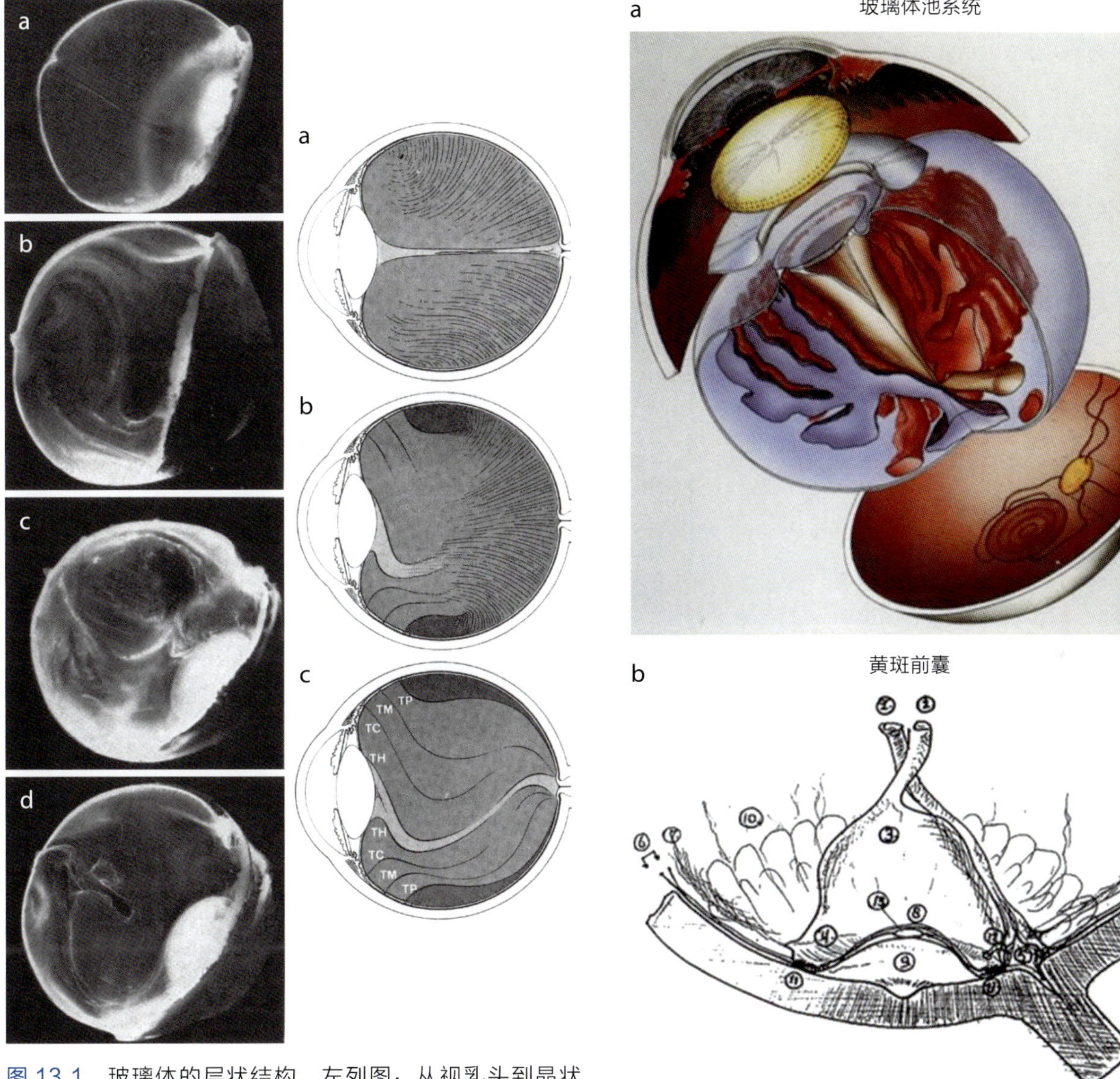

图 13.1 玻璃体的层状结构。左列图：从视乳头到晶状体后表面中央的玻璃体光学切面。（a）7 个月大的孩子，（b）40 岁的成年人，（c）35 岁的成年人，（d）60 岁的成年人。右列图：玻璃体结构发育示意图。（a）新生儿，（b）青少年，（c）成人。TC. 冠状动脉；TH. 透明束；TM. 中束；TP. 视网膜前束（转载自参考文献 [5]）

图 13.2 （a）玻璃体池系统（转载自参考文献 [35]）。（b）黄斑前囊。放大示意图：① Cloquet 管；②上分支管；③黄斑前囊；④囊穹隆；⑤ Martegiani 区域；⑥玻璃体视网膜界膜（Gärtner）；⑦视网膜前束（Eisner）；⑧玻璃体膜盘部；⑨黄斑前囊下腔；⑩花瓣状结构；⑪黄斑周结合环；⑫下分支管；⑬中央凹前透光区（转载自参考文献 [16]）

13.2.6 后部玻璃体皮质前囊腔

13.2.6.1 生物组织显微镜检查后部玻璃体皮质前囊腔

Kishi 等通过用荧光素染色玻璃体凝胶成分，研究了玻璃体结构和玻璃体视网膜界面（通过将视网膜保留在一个一分为二的眼球标本中）[7]。玻璃体腔隙通常在成人眼中出现。腔隙的后壁是较薄的玻璃体皮质，前端则由玻璃体凝胶形成（图 13.4）。这种生理性玻璃体腔隙被定义为后部玻璃体皮质前囊腔（PPVP）。这似乎与 Worst 描述的[16]“黄斑前囊”结构类似，但定义不同。PPVP 否定了既往对玻璃体黄斑牵拉的观点，即认为玻璃体纤维呈前后排列并延伸至中央凹，可对中央凹形成直接牵拉。由于玻璃体凝胶与后部玻璃体皮质被 PPVP 分割开来，因此玻璃体对中央凹的牵拉通过后部玻璃体皮质传导。与黄斑前囊的定义不同，PPVP 并不是一个有囊膜的囊腔，而是一个充满液体的腔隙。PPVP 的后壁即为与视网膜粘连的玻璃体后皮质，

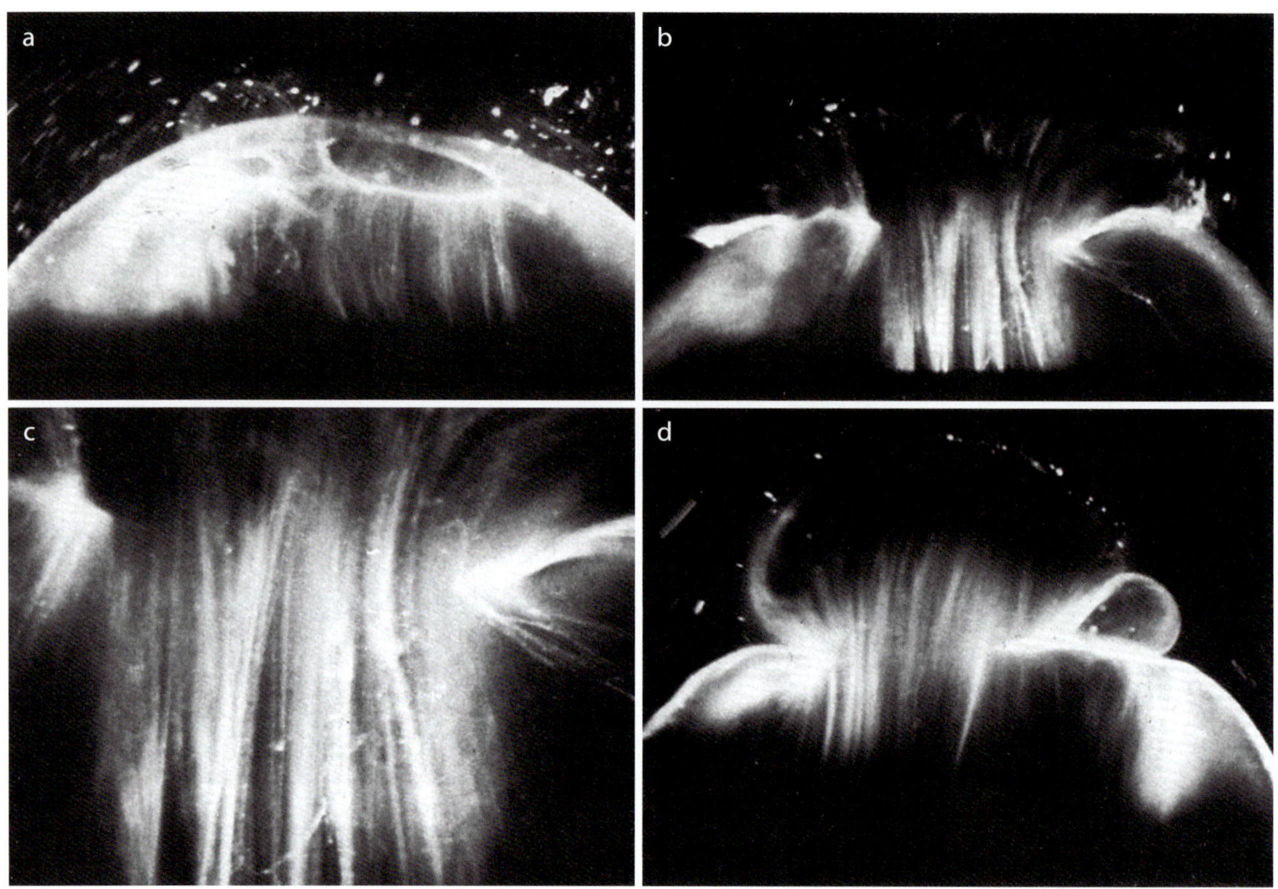

图 13.3　（a）52 岁男性，左眼后部玻璃体。玻璃体被玻璃体皮质包裹。可见玻璃体皮质上有两个孔，分别位于视盘前（小，左侧）和黄斑前（大，右侧）。玻璃体纤维朝向黄斑前区走行。（b）57 岁男性，玻璃体后部。一大束前向走行的纤维通过玻璃体皮质的黄斑前孔进入玻璃体后间隙。（c）为图 b 的放大图。（d）53 岁女性，右眼玻璃体后部。可见玻璃体从视盘前孔（右侧）和黄斑前孔（左侧）涌入玻璃体后间隙（转载自参考文献 [35]）

二者之间没有其他囊下间隙。前壁是玻璃体凝胶。在玻璃体液化的眼球中，PPVP 前界扩大并发生病理性改变。在裂隙灯双目显微镜下观察活体眼时，很难观察到透明的 PPVP 的整体结构。曲安奈德辅助下的玻璃体手术可以很容易地发现 PPVP[19]。

13.2.6.2　后皮质前玻璃体袋的光学相干断层扫描

在活体情况下光谱域光学相干断层扫描（SD-OCT）及其降噪版本可以看到 PPVP 的形态[20, 21]。最近使用的扫频源 OCT（SS-OCT）能够进一步清楚地显示 PPVP 的整个结构（图 13.5）。PPVP 是位于后极部前的舟状玻璃体腔隙[22]。坐位时舟状玻璃体腔隙的前表面弧度增加。PPVP 后壁是较薄的玻璃体皮质，在中央凹处最薄。PPVP 的前界为玻璃体凝胶。在无玻璃体液化的眼中，PPVP 的前界分明。Cloquet 管中的 Martegiani 空间和 PPVP 之间有一个隔膜。该隔膜前表面有一个连接这两个结构的通道。在 PPVP 周围的玻璃体凝胶中，一条玻璃体纤维垂直插入玻璃体皮质中。任一个体，双眼的 PPVP 结构几乎一样，即使在 5 岁以上的儿童中也可以看到发育完全的 PPVP。Yokoi 等报道用 SS-OCT 在新生儿中发现 PPVP 的前体[6]。

13.2.6.3　PPVP 的临床意义

假性玻璃体后脱离　由于 PPVP 的存在，玻璃体凝胶常与视网膜分离。在 PPVP 后壁的玻璃体皮质与视网膜紧密贴服时，无法通过双目裂隙灯显微镜看到，因此这种情况通常会被误诊为玻璃体后脱离（PVD）。若玻璃体后部已出现明显玻璃体液化，而玻璃体后皮质仍然与视网膜紧贴，这种现象 Balazs[23] 定义为玻璃体劈裂（Vitreoschisis）。玻璃体劈裂可以被视为一个较大的 PPVP，常见于轴性近视眼中。

中央凹旁玻璃体后脱离　PPVP 后壁是一层与

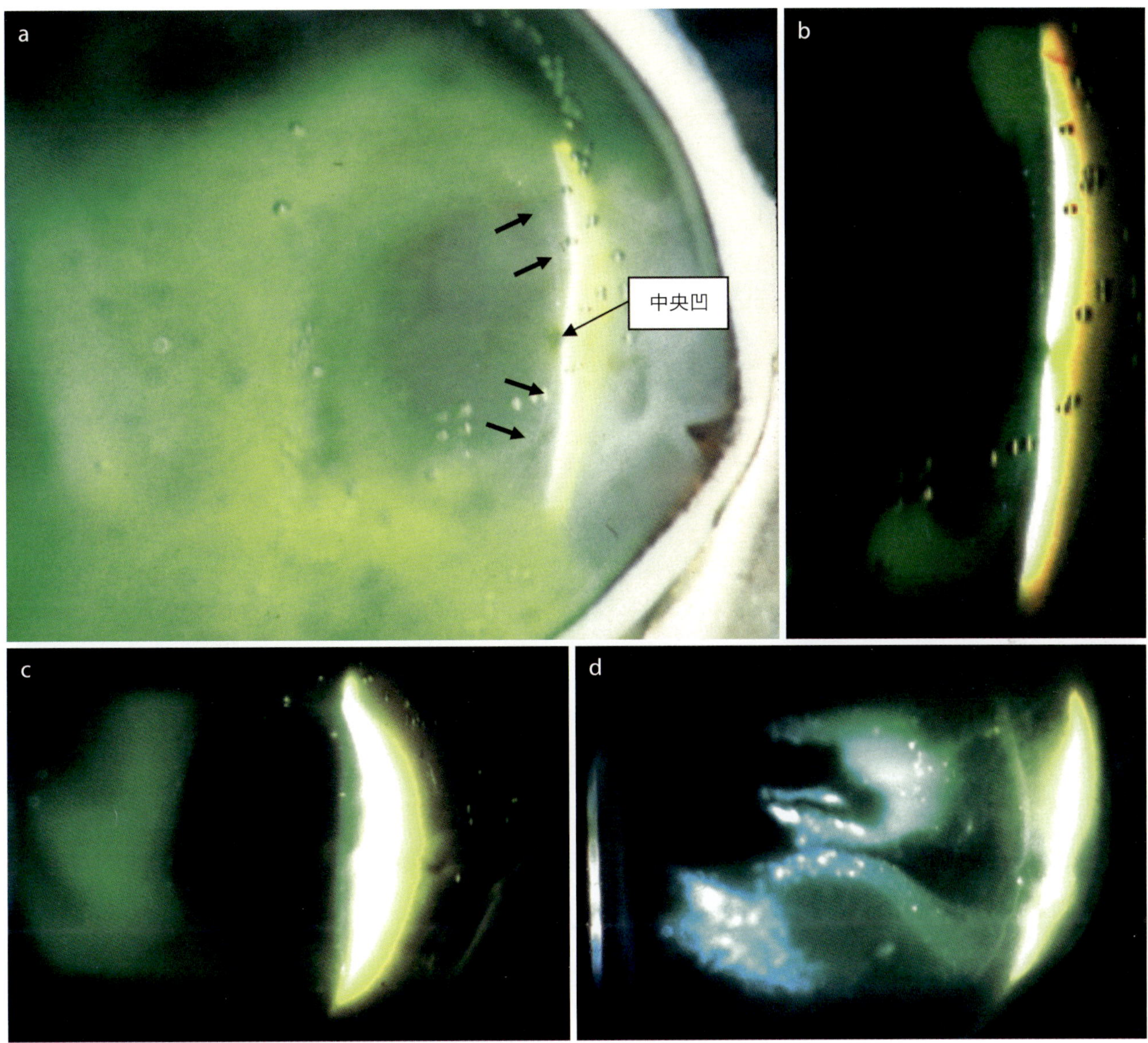

图 13.4 PPVP。（a）具有背景照明下的一分为二的老年人眼球。箭所指为 PPVP 的后壁。（b）同一标本中 PPVP 的光学切面。PPVP 后壁是很薄的玻璃体皮质。（c）28 岁成人眼的 PPVP 光学切片，内层玻璃体无液化腔。（d）老年人眼的内层玻璃体有液化腔（转载自参考文献 [7]）

玻璃体凝胶分开的膜，这使黄斑前的皮质免受玻璃体凝胶直接牵拉，但可造成蹦床样的牵拉。中央凹处的玻璃体视网膜粘连十分紧密，这就使蹦床样的玻璃体后脱离变成了中央凹旁玻璃体后脱离。在中央凹旁玻璃体后脱离时，玻璃体皮质在中央凹旁由外向内与视网膜分离，表明黄斑前玻璃体皮质具有一定的弹性。中央凹旁玻璃体后脱离可导致玻璃体对视网膜形成持续牵拉，从而可能导致形成黄斑孔 [24, 25] 或玻璃体黄斑牵拉综合征。中央凹旁玻璃体后脱离会出现在玻璃体完全后脱离的早期 [26, 27]（图 13.6）。

玻璃体皮质残留 由于黄斑前的玻璃体皮质已在玻璃体后脱离之前与玻璃体凝胶分离，因此在玻璃体后脱离时，偶尔仍会有玻璃体皮质残留并与视网膜粘连 [28]。残留的皮质是前膜的主要来源。在视网膜前膜（ERM）患者中，后脱离的玻璃体中常可见黄斑部视网膜前玻璃体卵圆形缺损 [29]。

糖尿病性视网膜病变 在糖尿病性视网膜病变中，PPVP 周围通常会出现纤维血管增殖，导致纤维血管膜环形增殖 [30]。玻璃体后脱离通常出现在 PPVP 之外。在 PPVP 之外玻璃体纤维插入玻璃体皮质，导致玻璃体皮质与玻璃体凝胶一起脱离。由于有 PPVP，黄斑部视网膜前的玻璃体皮质不会受到玻璃体凝胶的直接牵拉。PPVP 后壁发展成舟样

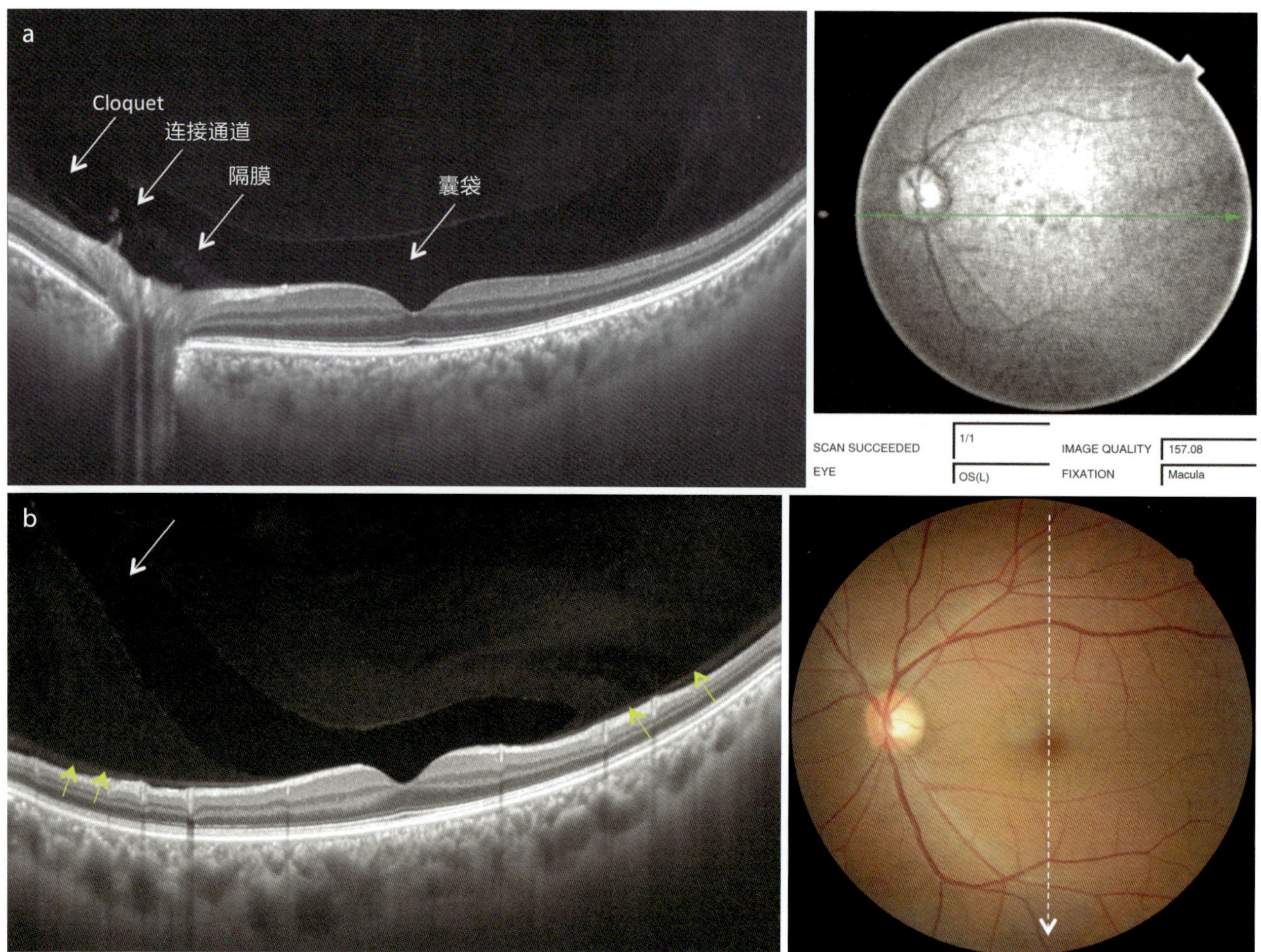

图 13.5 SS-OCT 下没有玻璃体液化的正常 PPVP。46 岁男性，左眼 -5.0 D 中度近视。（a）水平扫描，PPVP 呈舟状，玻璃凝胶分界线清晰。Cloquet 管和囊袋隔膜上有一个连接通道。（b）垂直扫描 PPVP 的上方被向上牵拉（箭）。在 PPVP 外的玻璃体凝胶，玻璃体纤维垂直插入玻璃体皮质

玻璃体后脱离或中央凹旁玻璃体后脱离，最终可能会导致黄斑囊样水肿 [31]。

中央凹处玻璃体视网膜粘连 Kishi 等 [28] 通过扫描电子显微镜检查了 59 只具有完整 PVD 的尸眼。发现 58 只眼中有 26 只眼（44%）在黄斑中央凹处发现玻璃体皮质残留。在这 26 只眼中半数在中央凹处的皮质残留直径约为 500 μm。在一些眼中，除了这些残留的皮质外，还会存在直径约为 1500 μm 的皮质环（图 13.7a）。在 30% 的眼中，直径为 500 μm 的残留皮质环与中央凹外缘相连（图 13.7c）。在 20% 的眼中，直径为 200～300 μm 的玻璃体皮质横跨在黄斑中央凹上形成假性囊肿（图 13.7d）。这些发现提示黄斑中央凹和中央凹外缘处玻璃体皮质与视网膜粘连紧密。由于 PPVP 将玻璃体皮质与玻璃体凝胶分开，因此这些残留的皮质呈膜样结构，并没有玻璃体凝胶。Spaide[32] 等对中央凹旁玻璃体后脱离患眼的黄斑中央凹的结构进行了观察（主要针对已出现黄斑孔的患者和早期黄斑孔患者）发现，在发生中央凹旁玻璃体后脱离的患眼中，玻璃体粘连的直径与可能会造成的黄斑中央凹的解剖改变相关。在玻璃体粘连直径为 1828 μm 的眼中仍然可以看到正常的黄斑中央凹，在玻璃体粘连直径为 840 μm 的眼中黄斑中央凹消失，在玻璃体粘连直径仅为 281 μm 的眼中黄斑中央凹呈空泡状改变。

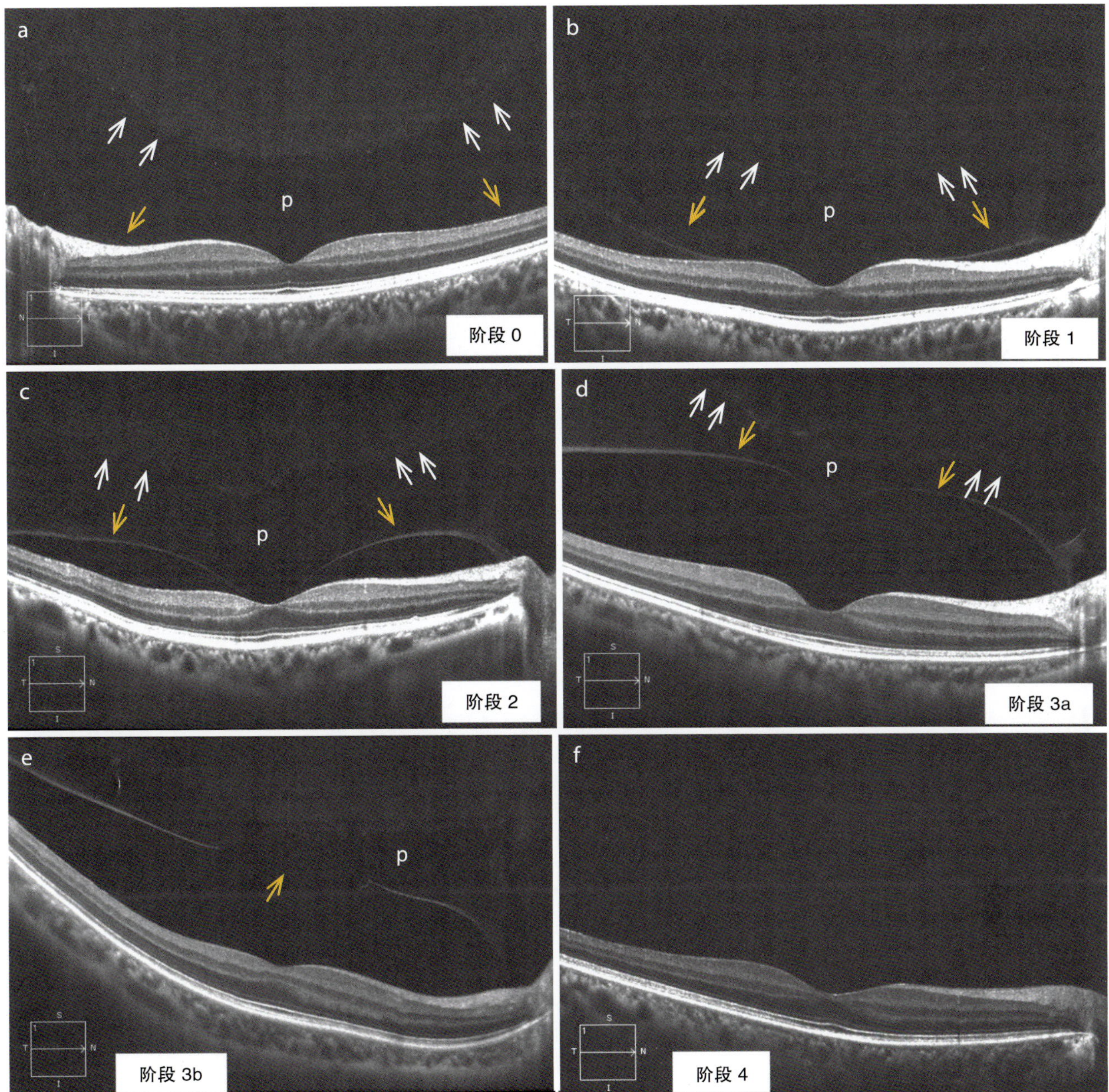

图 13.6 （a）阶段 0：无 PVD。PPVP（p）位于黄斑前。PPVP 后壁为菲薄的玻璃体皮质（黄色箭），前界为玻璃体凝胶（白色箭）。（b）阶段 1：黄斑旁玻璃体皮质脱离（黄色箭）。白色箭表示 PPVP（p）的前界。（c）阶段 2：中央凹旁 PVD（黄色箭）。白色箭表示 PPVP（p）的前界。（d）阶段 3a：黄斑区 PVD，其玻璃体皮质或 PPVP 后壁完整（黄色箭）。白色箭表示 PPVP（p）的前界。（e）阶段 3b：黄斑区 PVD，PPVP 后壁（黄色箭）破裂。（f）阶段 4：形成 Weiss 环的完全 PVD。未见明显玻璃体结构

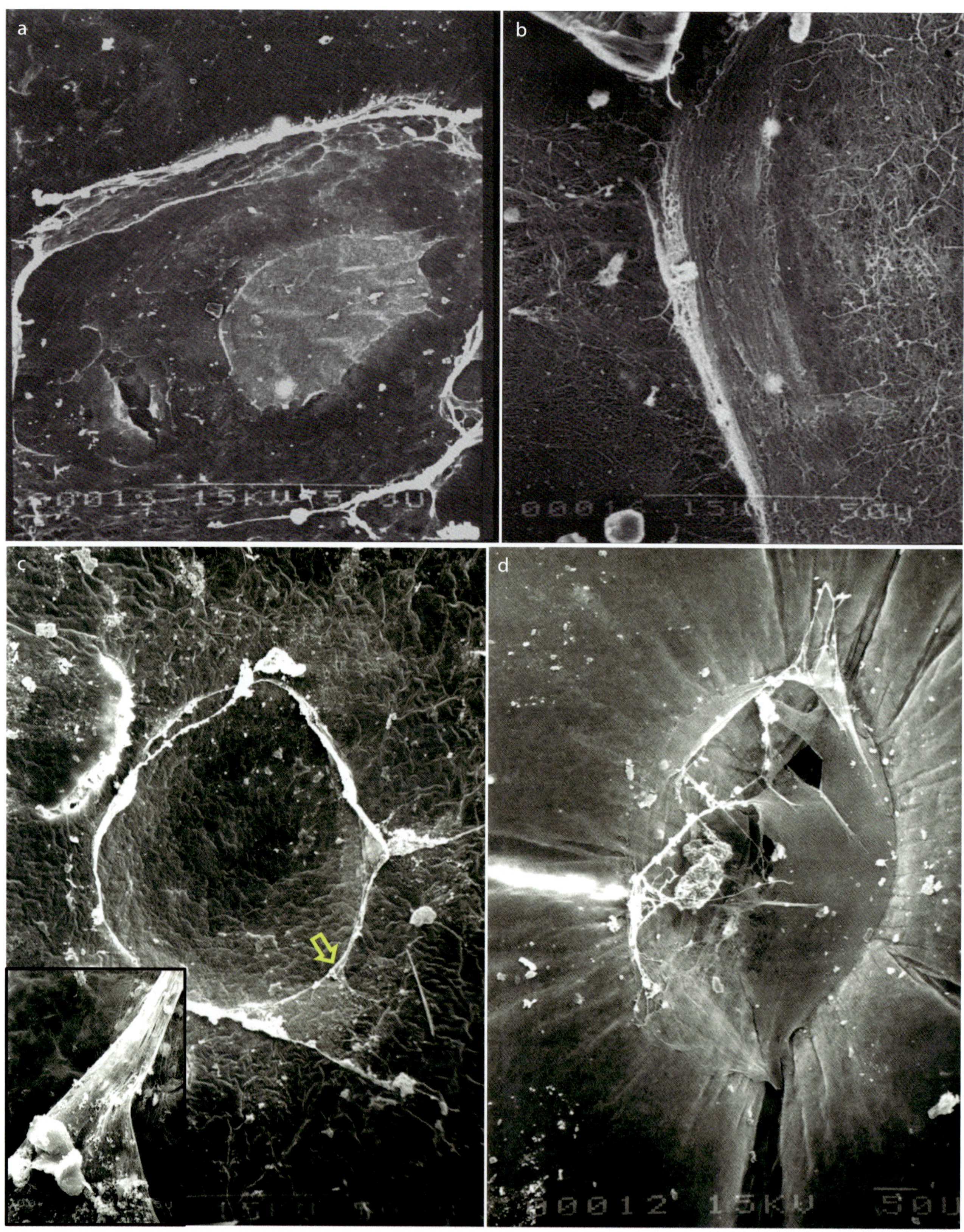

图 13.7 扫描电子显微镜下观察到玻璃体皮质在中央凹处残余。（a）中央凹处有直径 500 μm 的残留皮质，外缘包绕着另一个直径为 1500 μm 的残留环形玻璃体皮质。（b）高倍镜下残存的玻璃体皮质。（c）中央凹外缘环状残留物。插图显示高倍镜下黄色箭所指位置。（d）中央凹前桥状玻璃体皮质（转载自参考文献 [28]）

13.3 年龄相关性玻璃体病变

13.3.1 玻璃体液化

Balazs[33] 测量了 610 只人眼的液化玻璃体和凝胶玻璃体的体积。液化玻璃体从 5 岁开始出现，并随年龄增长而增大，到十几岁时体积可达到整个玻璃体容积的 50% 以上（图 13.8）。在生命的头 10 年，凝胶玻璃体体积伴随眼球的增大而增大，此后一直保持稳定。至 40 岁时凝胶玻璃体逐渐液化，同时液化的玻璃体体积等速增加。Foos[34] 用空气悬浮技术对 2246 只眼进行检查，研究玻璃体液化与玻璃体后脱离的关系。发现随着年龄的增长玻璃体液化和后脱离的发生率均增加，玻璃体的后脱离与玻璃体亚级液化（液化体积达到 50%）和Ⅳ级液化（液化体积达到 67%）显著相关。Eisner[5] 和 Sebag[18, 35] 报道了暗视野裂隙灯照明下玻璃体随年龄增长的变化情况。在 7 月龄婴儿眼玻璃体由含 Cloquet 管的同质凝胶构成[5]。在 4~8 岁幼儿玻璃体中未见液化腔。玻璃体被黄斑前玻璃体皮质挤压到玻璃体后区域，但并未出现液化和纤维聚集。在一名 57 岁男性的眼中，一大束呈前后走向的纤维穿过玻璃体皮质上的黄斑前孔进入玻璃体后腔[35]（图 13.3b）。在一名 88 岁女性的眼中，玻璃体的纤维结构退化并伴有纤维增粗和扭曲现象[35]。整个玻璃体内部塌陷出现空腔，并与增粗的玻璃体纤维相连。研究认为，玻璃酸胶原纤维复合物的塌陷会导致玻璃体液化，同时胶原纤维聚集成较大的平行纤维束。借助裂隙灯生物显微镜可以观察到玻璃体液化与胶原纤维聚合相关（图 13.9）。在玻璃体切除术获取的玻璃体样本中，透明质酸含量随年龄增长显著降低[36]。

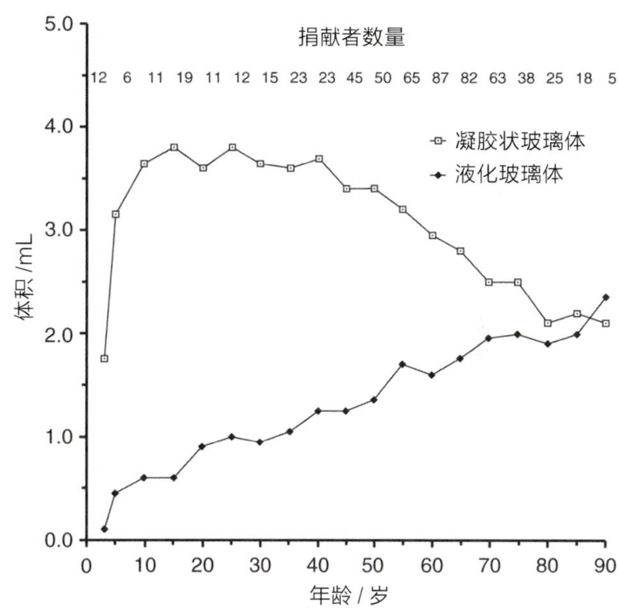

图 13.8 610 只人眼液化玻璃体和凝胶状玻璃体的体积（转载自参考文献 [33]）

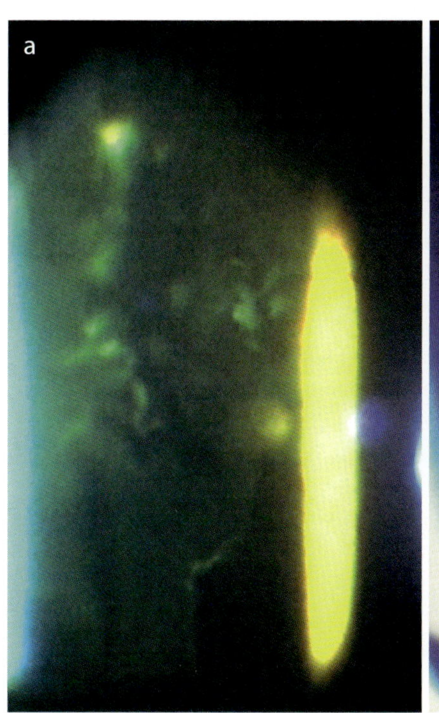

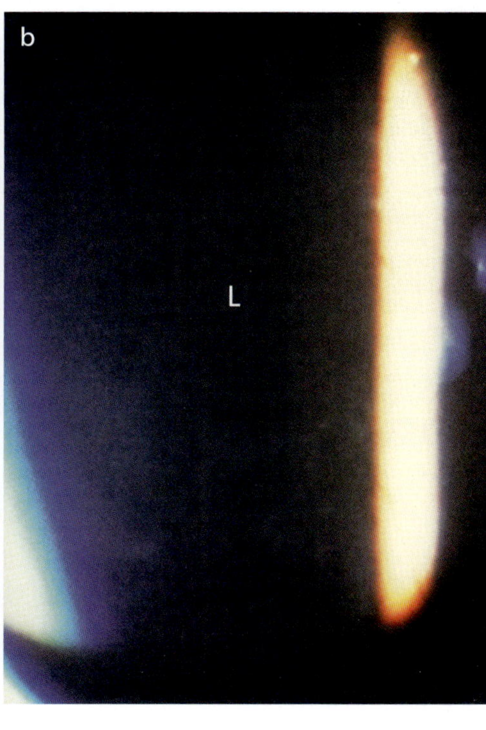

图 13.9 裂隙灯生物显微镜下观察的玻璃体液化。（a）非近视眼的玻璃体后脱离（PVD）。（b）近视眼的大液化腔（L），类似 PVD

13.3.2 玻璃体后脱离

当液化的玻璃体穿过玻璃体皮质的裂隙进入玻璃体后间隙时，就会发生玻璃体后脱离（PVD）。此时，玻璃体皮质从视网膜内界膜脱离。在 50~70 岁时玻璃体后脱离的概率显著增高[33, 34]。如 Sebag 尸检所示，凝胶玻璃体会通过玻璃体皮质上的黄斑前孔涌入玻璃体后腔（图 13.10）。黄斑前孔似乎与 PPVP 的后囊缺陷或破裂相关。由于在视乳头处玻璃体视网膜粘连最紧密，发生 PVD 的眼中视乳头前出现环形结构（Weiss 环），标志着玻璃体后脱离完全形成（图 13.11）。

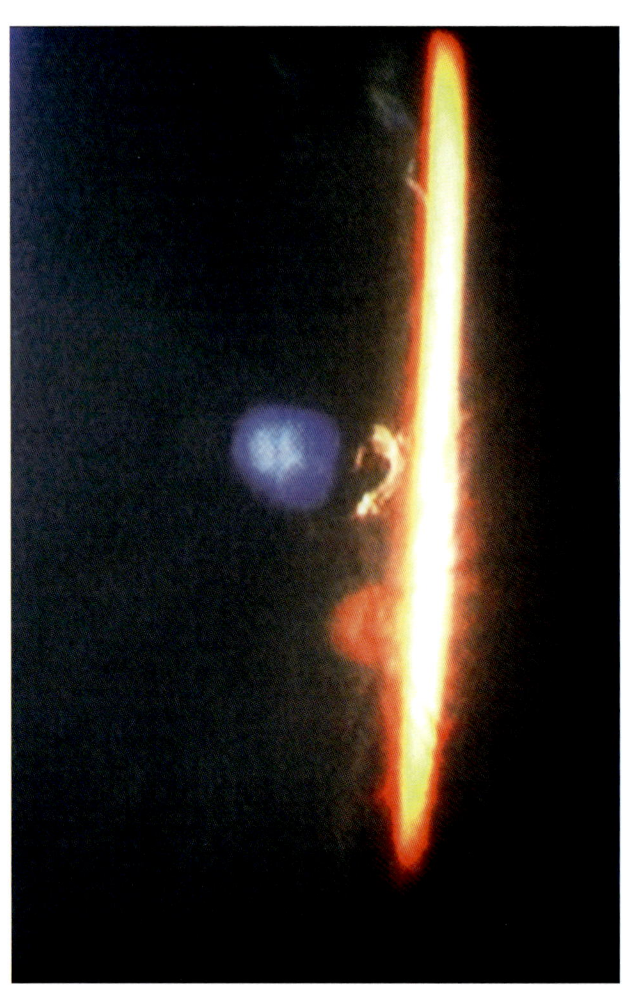

图 13.11 在脱离玻璃体皮质中的 Weiss 环

13.3.3 玻璃体黄斑部视网膜脱离的发展

玻璃体后脱离（PVD）一度被认为是急性事件。然而，OCT 揭示了完全性 PVD 的前驱阶段[26, 27]。由于有 PPVP，黄斑前的玻璃体皮质可以免受玻璃体凝胶的直接牵拉。黄斑前玻璃体皮质或 PPVP 后壁出现帐篷顶样脱离。黄斑前皮质的切线性收缩可能产生前向向量，从而促进帐篷顶样 PVD 的发生。中央凹处紧密的玻璃体视网膜粘连可能会使帐篷顶样玻璃体后脱离变成中央凹旁 PVD。针对正常非近视眼进行的前瞻性研究（图 13.6）[27]发现，PVD 最初发生在黄斑周围（阶段 1），然后进展到中央

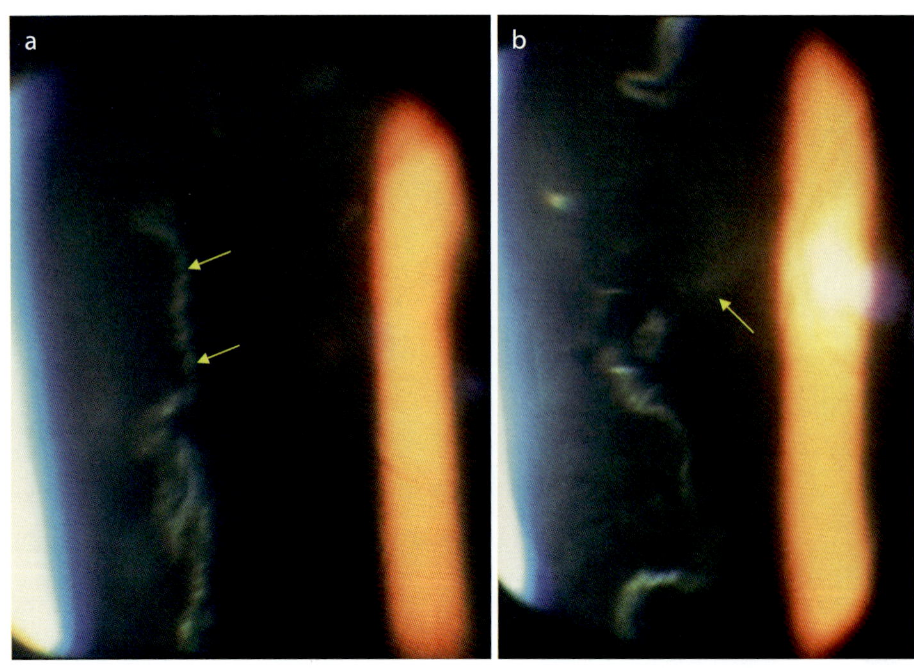

图 13.10 裂隙灯生物显微镜下观察的玻璃体后脱离。（a）中央凹前可见玻璃体后皮质（箭）。（b）凝胶玻璃体（箭）通过黄斑前缺失的玻璃体皮质向后突出

凹旁（阶段 2），接着玻璃体皮质从中央凹脱离（阶段 3）。在玻璃体 - 中央凹脱离时（阶段 3），有些个体可能会出现完整的玻璃体皮质结构，而有些个体的玻璃体皮质则会破裂。最后，视盘区的玻璃体后脱离，形成有 Weiss 环的完全 PVD（阶段 4）。图 13.12 显示了正常非近视眼人群中，玻璃体后脱离不同阶段在不同年龄段的发生率[27]。

13.3.4 玻璃体皮质劈裂

由于玻璃体皮质是层状结构，因此有可能发生玻璃体皮质劈裂，尤其是在 PPVP 的后壁。针对正常人眼进行 SD-OCT 研究[20]发现，玻璃体皮质劈裂在 51 岁以上人群中的发生率为 22%（图 13.13）。在玻璃体对视网膜持续牵拉的病例中，例如玻璃体黄斑牵拉综合征患眼中，玻璃体皮质劈裂的发生率更高[37]（图 13.14）。这表明在发生 PVD 的眼中即便是 PPVP 的后壁完整脱离，玻璃体皮质外层仍有可能残留在视网膜上。Sebag 将玻璃体皮质的劈裂称为玻璃体劈裂，这为解释发生在玻璃体视网膜交界面的疾病提供了基础[12, 38]。

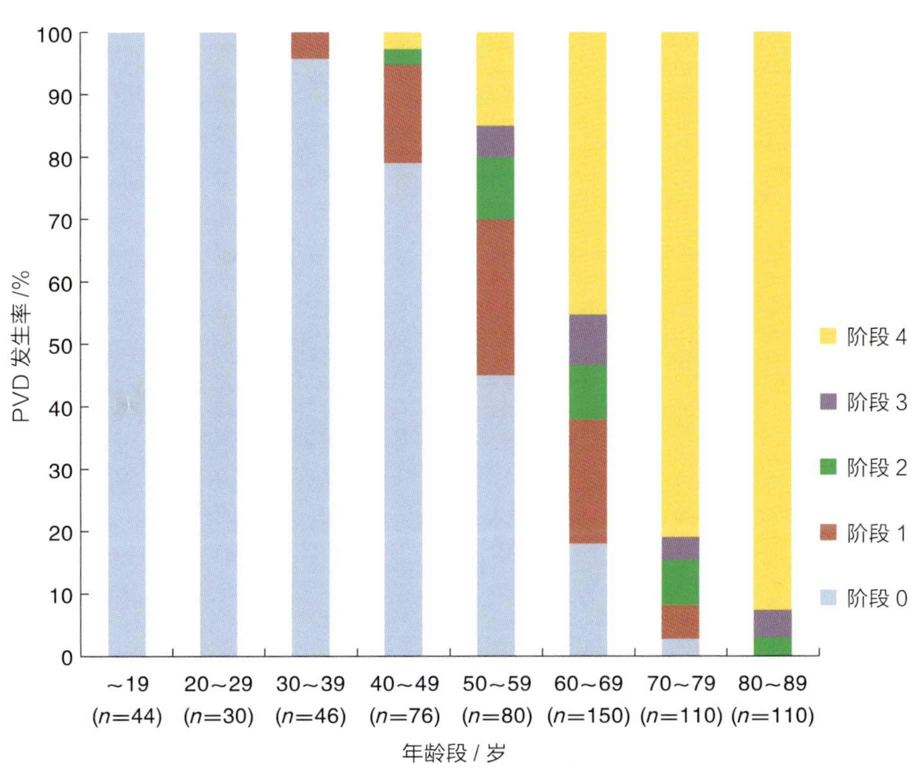

图 13.12 不同年龄段的正常非近视人群各阶段 PVD 发生率。阶段 4 为完全性 PVD，阶段 0 为无 PVD（摘录于参考文献 [27]）

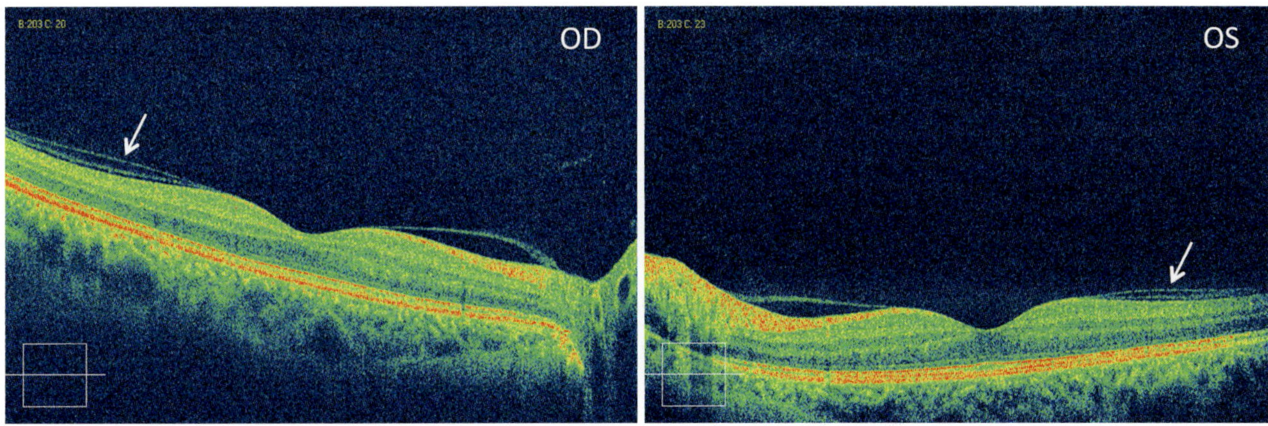

图 13.13 58 岁女性，双眼（OD 右眼，OS 左眼）玻璃体皮质劈裂（箭），SD-OCT 水平扫描图（摘录于参考文献 [20]）

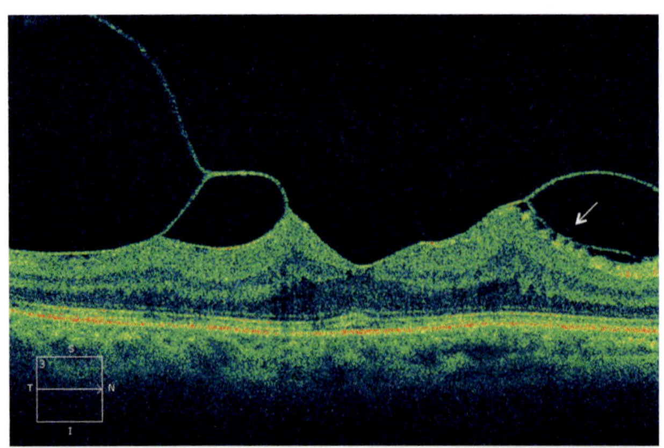

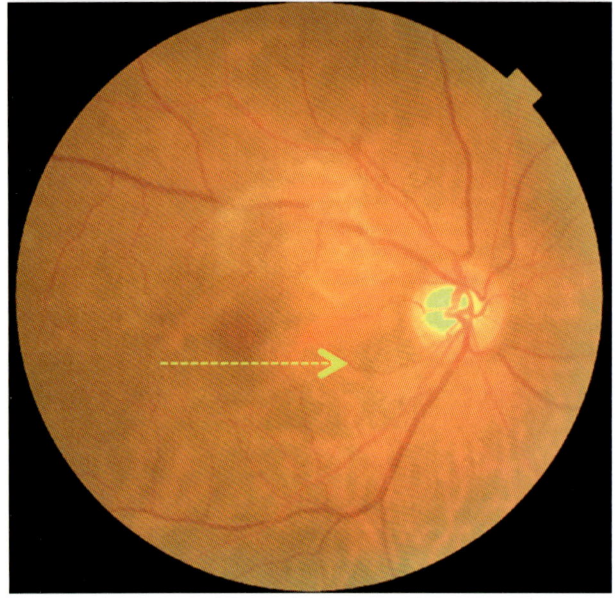

图 13.14 玻璃体黄斑牵拉综合征中玻璃体皮质劈裂（箭）（摘录于参考文献 [37]）

13.4 近视眼的玻璃体改变

13.4.1 大液化腔隙形成

相对于非近视眼，轴性近视眼出现与玻璃体液化和玻璃体后脱离（PVD）的年龄更早[39–41]。高度近视眼可出现一个大的玻璃体液化腔隙，类似于 PVD（图 13.9b）。由于在未发生 PVD 液化的孔源性视网膜脱离患眼中，视网膜下液来源于玻璃体，因此在病理性近视眼中更容易发生视网膜脱离。发生 PVD 时大量液化玻璃体涌入玻璃体后腔，导致玻璃体坍塌。视网膜脱离在高度近视眼中更为严重。

目前尚不清楚高度近视眼大液化腔隙形成的原因。在形觉剥夺性近视的小鸡模型中，眼轴的增长使玻璃体腔变深，同时还使玻璃体腔容积增大[42, 43]。近视眼增大的玻璃体增加了液化玻璃体（而非凝胶状玻璃体）的体积[42]。

通过这个近视模型，Seko 等发现玻璃体的电解质平衡被破坏了[44]。液化玻璃体中，钾和磷酸盐的浓度降低了，而氯含量增加。视网膜释放钾到玻璃体中，维持视网膜的稳态，Müller 细胞在调节细胞外钾中有重要作用[45]。视觉剥夺将导致视网膜尤其是 Müller 细胞的光传导和代谢功能降低。由于胶体玻璃体似乎来源于视网膜或者 Müller 细胞，轴性近视中其视网膜或者 Müller 细胞代谢功能的降低就将导致大的空腔形成。

OCT 显示尽管发生了玻璃体液化，PPVP 的后表面仍然存在，提示液化的腔隙可能在较早期形成于玻璃体中央。在这种情况下，PPVP 保留清晰的前边界标志。液化的腔隙在 PPVP 之前，中间是胶状玻璃体（图 13.15）。PPVP 的高度和近视的屈光度有显著的相关性[22]。在近视眼中，PPVP 扩大，其前边界发展为不规则，尽管其后边界及与 Cloquet 管相邻的隔膜是保留的（图 13.16）。在大 PPVP 的个例中，年轻时期就可以发生黄斑前 PVD（图 13.16、图 13.17）。如果 PPVP 非常大，它的前边界就在 SS-OCT 的扫描范围以外（图 13.17、图 13.18）。甚至在这种情况下，PPVP 的后界和相连管道都是保留的，但黄斑前 PVD 却很常见（图 13.16~ 图 13.18）。这些 PPVP 的特征在每一个患者几乎都是双眼对称的。然而，如果双眼的屈光度有差异，那么两眼间 PPVP 的这些特征和大小也存在差异（图 13.19）。

13.4.2 不完全性 PVD

高度近视不完全性 PVD 的特征最早被 SS-OCT 证实。如果在裂隙灯上不能发现 Weiss 环，而只看到前脱位的胶样玻璃体，我们就认为这是一个大的 PPVP 或者广泛的液化。SS-OCT 可以很好地发现玻璃体皮质或者 PPVP 的后壁黏附于视网膜或者部分粘连。相对于非近视眼，黄斑前 PVD 在近视眼中更常见。通过裂隙灯观察没有 PVD 的个例，SS-OCT 可以很好地观察到后玻璃体皮质与黄斑脱离而粘连在视盘上（图 13.20a）。在玻璃体黄斑分离的病例，PPVP 的后壁可以黏附在视网膜上，类似于视网膜前膜（图 13.20b）。SS-OCT 证明 PVD 病例的黄斑区域有平坦的 PPVP（图 13.21）。PPVP 可以有完整或者不完整的后壁（图 13.6）。

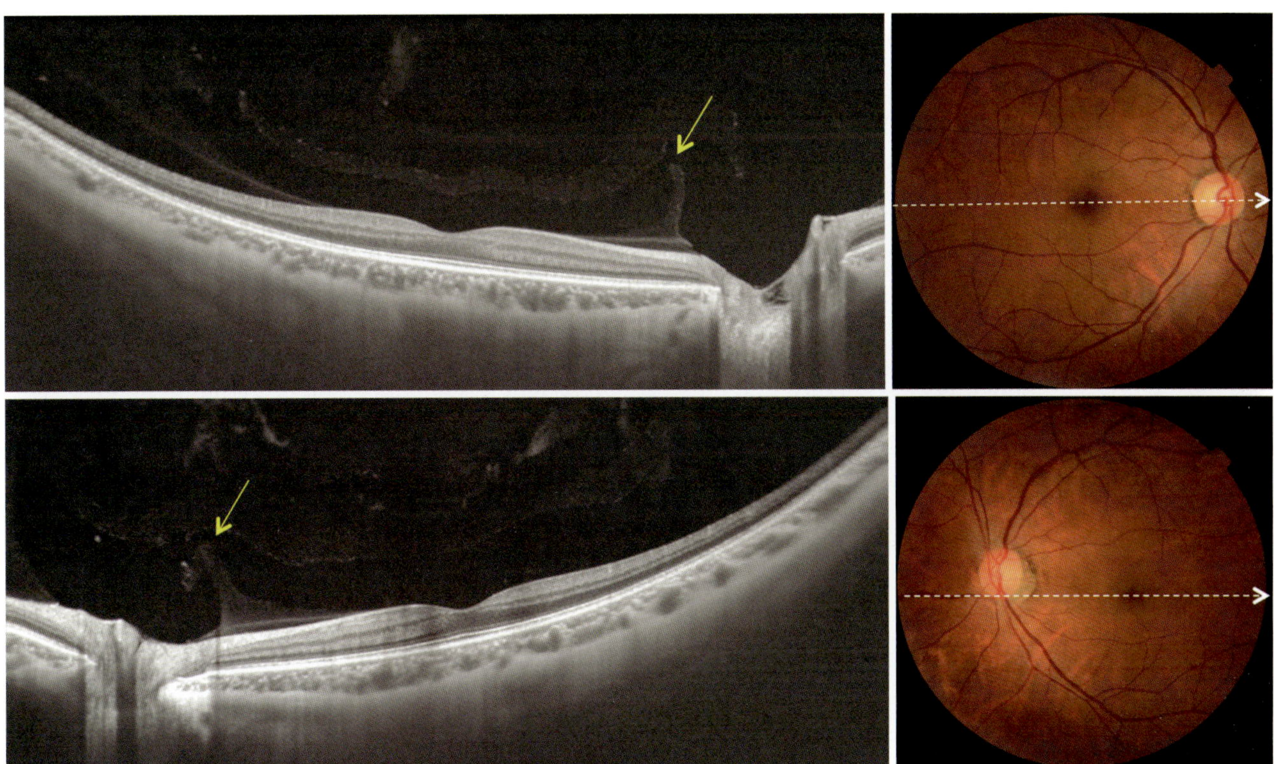

图 13.15 46 岁女性，右眼视力为 -5.5 D=1.2，左眼视力为 -8.5 D=1.2。双眼的 PPVP 有相似的形态改变。PPVP 呈一个平底船样。PPVP 和 Cloquet 管的 Martegiani 空间之间的连接管道（箭）。双眼 PPVP 前均有液化的腔隙

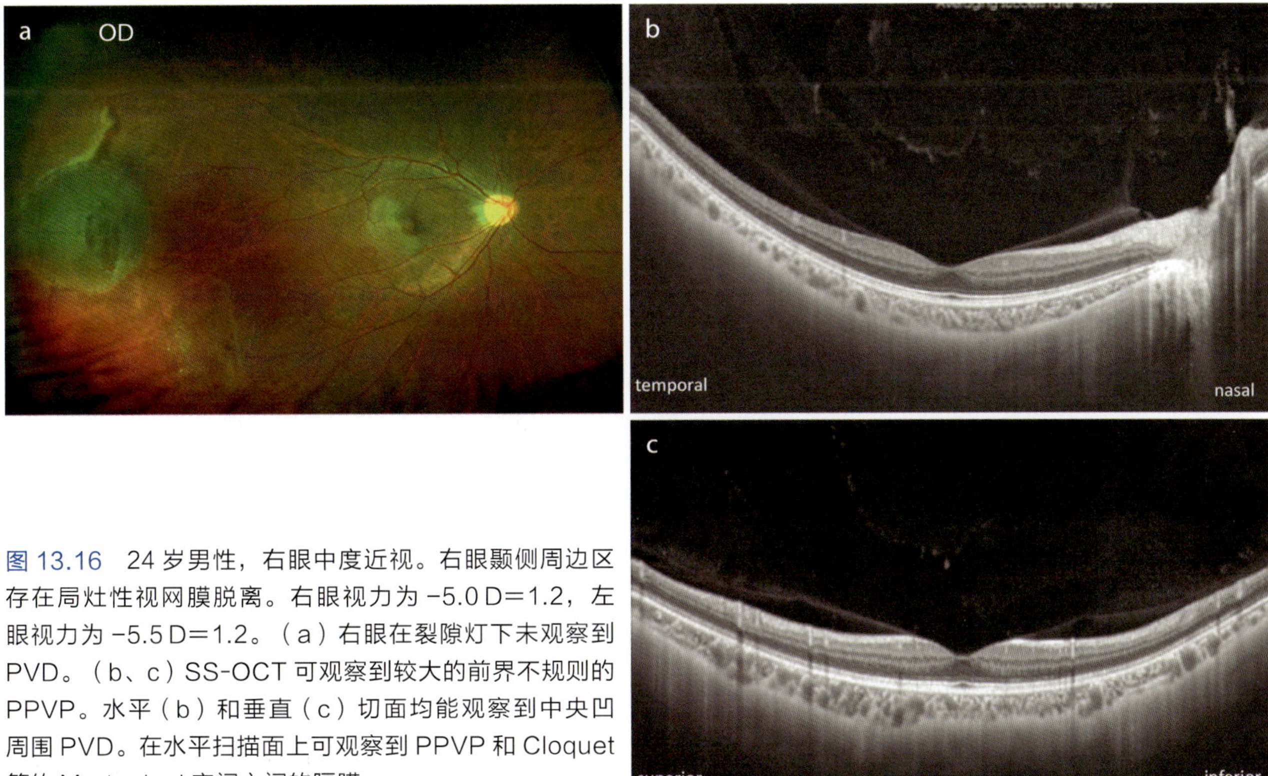

图 13.16 24 岁男性，右眼中度近视。右眼颞侧周边区存在局灶性视网膜脱离。右眼视力为 -5.0 D=1.2，左眼视力为 -5.5 D=1.2。（a）右眼在裂隙灯下未观察到 PVD。（b、c）SS-OCT 可观察到较大的前界不规则的 PPVP。水平（b）和垂直（c）切面均能观察到中央凹周围 PVD。在水平扫描面上可观察到 PPVP 和 Cloquet 管的 Martegiani 空间之间的隔膜

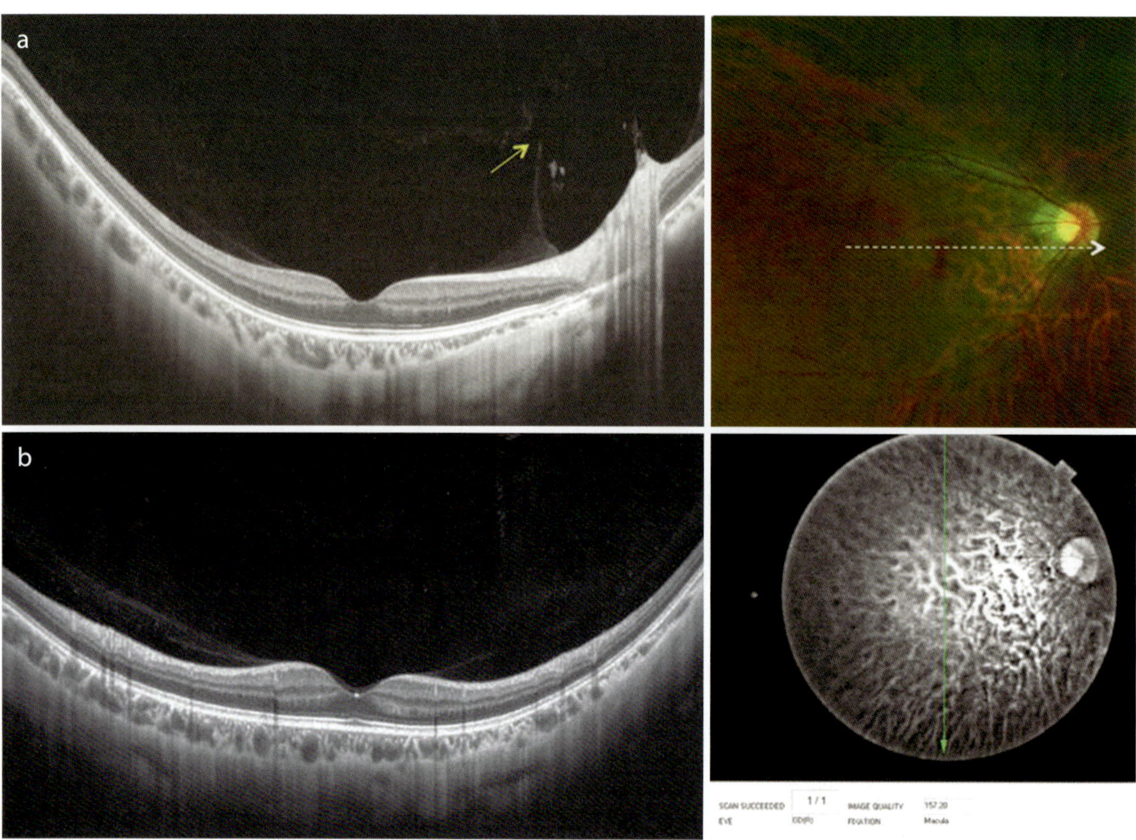

图 13.17　21 岁男性，右眼视力为 -11.0 D=1.2，于裂隙灯下可观察到液化，但无 PVD。左眼做过视网膜脱离手术。(a) SS-OCT 展示出大 PPVP；隔膜顶部可见连接管道（箭）。(b) 观察到大 PPVP 和中央凹旁 PVD

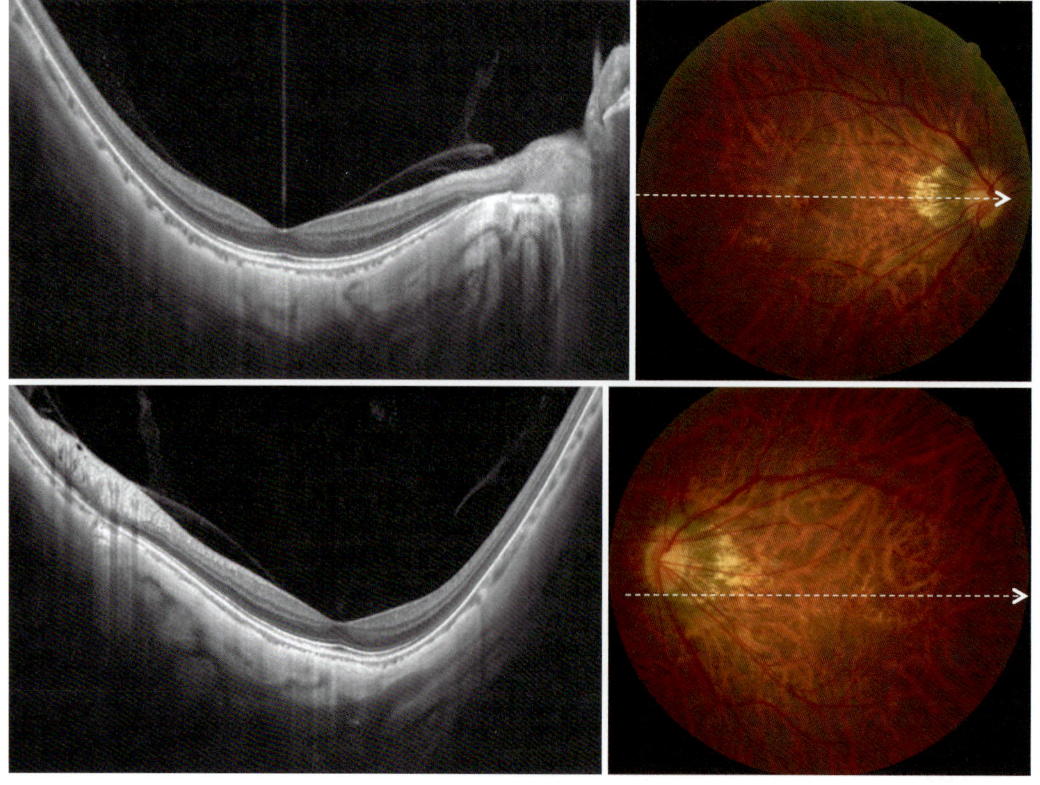

图 13.18　48 岁女性，右眼视力为 -11.5 D=1.2，左眼视力为 -12.5 D=1.2。双眼均有前界未脱离的 PPVP。双眼黄斑旁区均存在局灶性 PVD

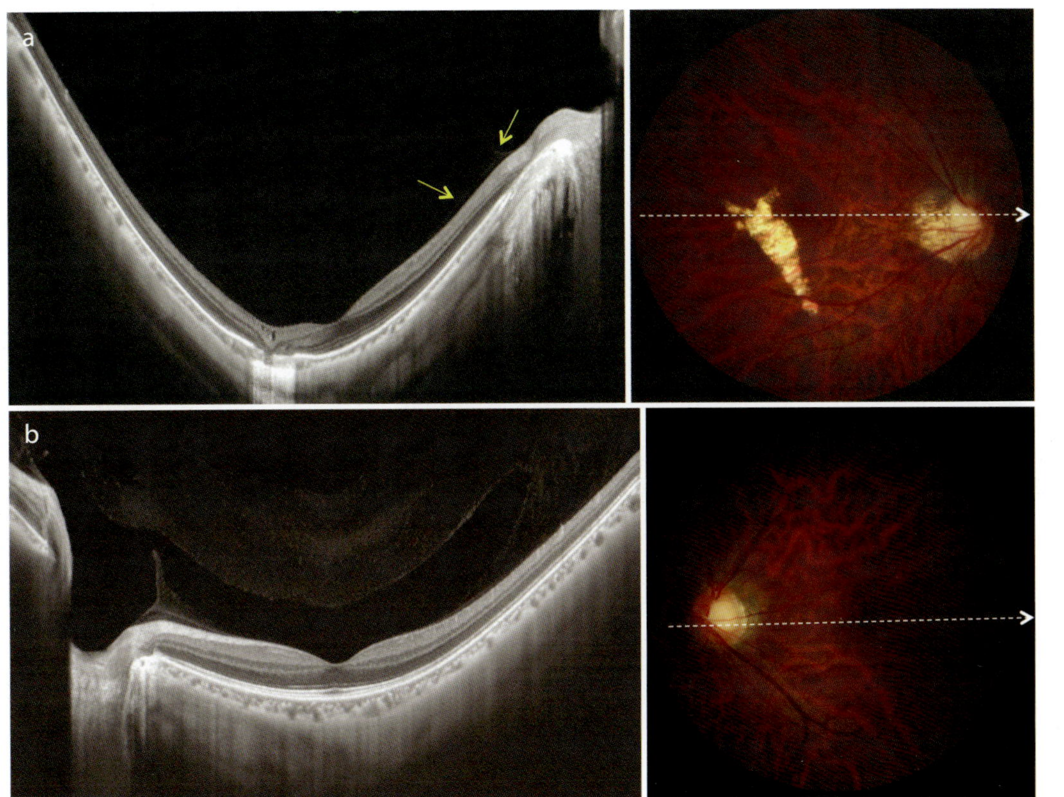

图 13.19 44 岁男性，右眼有大片漆裂纹样的改变。右眼视力为 -12.0 D=1.0，左眼视力为 -6.0 D=1.2。双眼均未探查到 PVD。（a）SS-OCT 显示右眼存在广泛的玻璃体液化。PPVP 的前界未能探查。可见轻度脱离的玻璃体皮质和 Cloquet 管颞侧边界的隔膜（黄色箭）。（b）左眼可见舟样 PPVP。PPVP 前存在一个液化腔隙

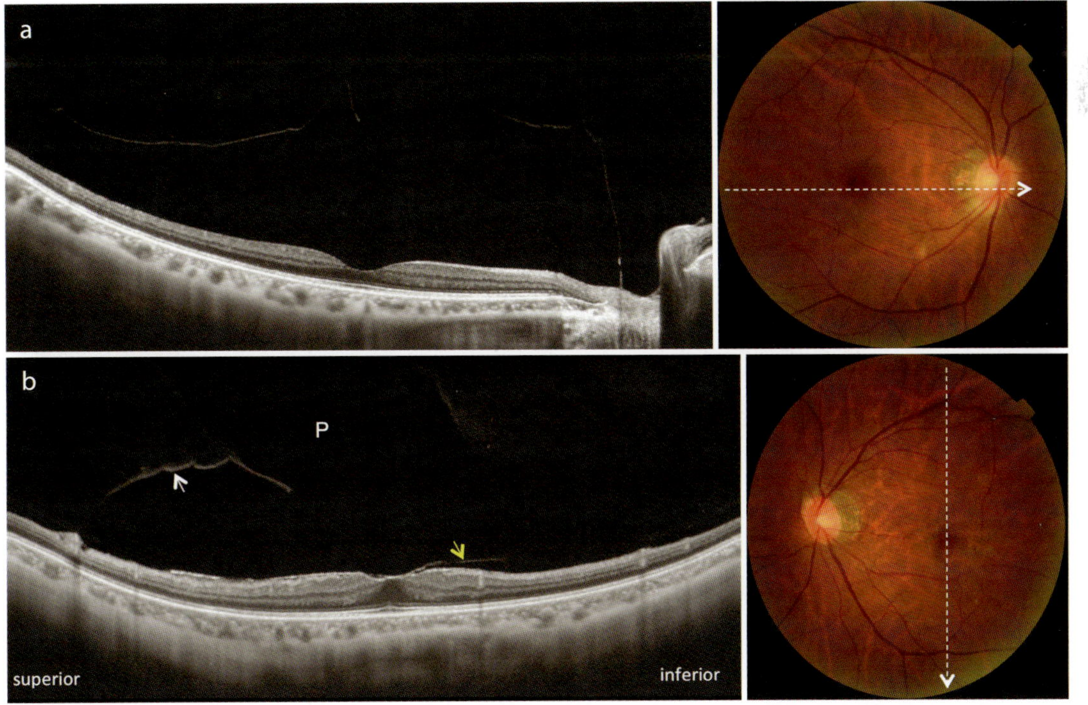

图 13.20 59 岁女性，左眼存在视网膜前膜。右眼视力为 -10 D=1.2，左眼视力为 -7.0 D=1.2。（a）右眼黄斑区存在 PVD，玻璃体皮质与视盘粘连。PPVP 的后壁，即黄斑前玻璃体皮质，从视网膜上脱离并已破裂。（b）在左眼的垂直扫描面上，玻璃体皮质在中央凹（白色箭头）上方已经脱离，而仍附着于中央凹下方。视网膜前膜（黄色箭）似乎与 PPVP 的后壁一致，PPVP 似乎呈一个空腔（P）

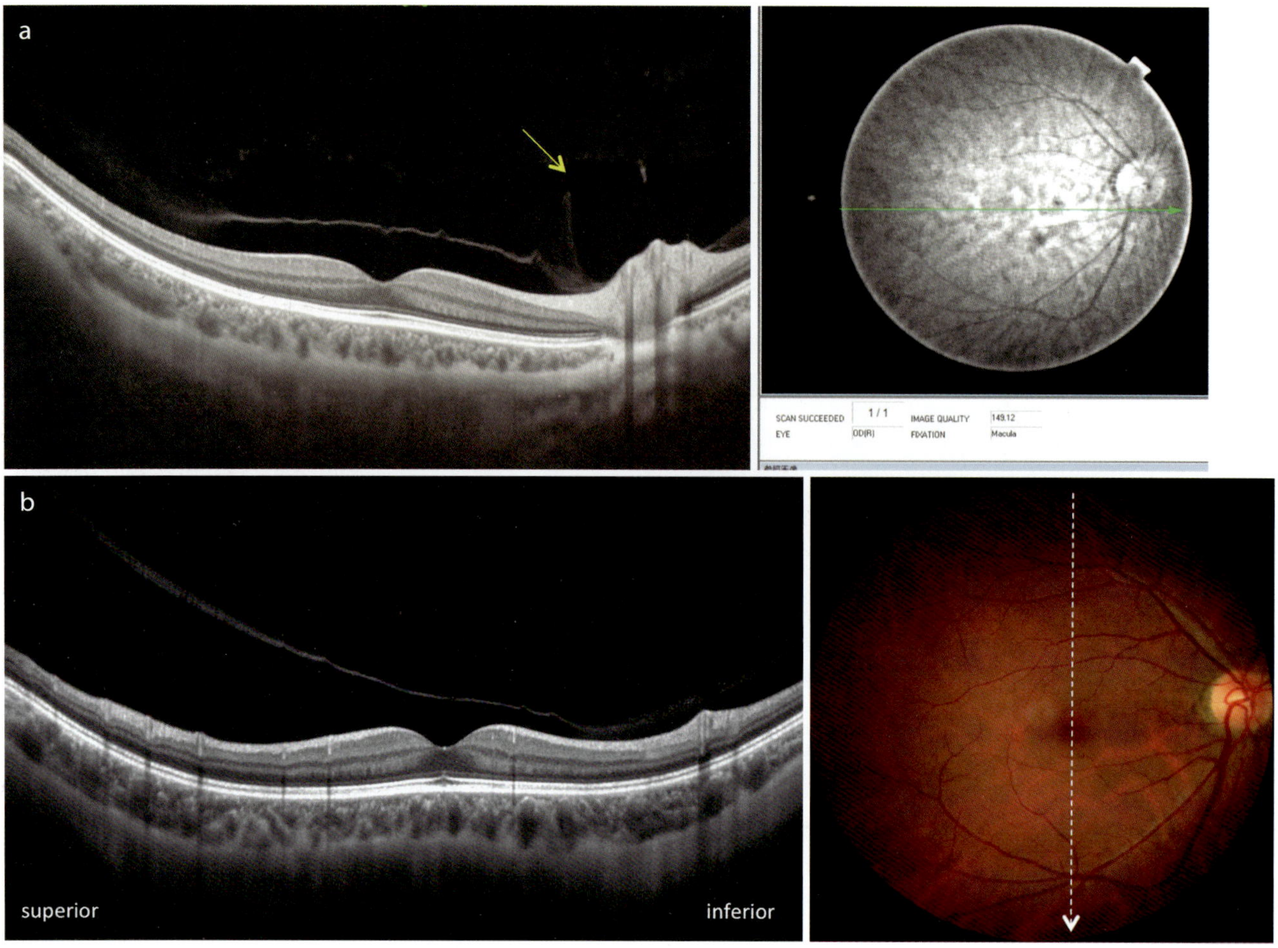

图 13.21 43 岁女性，右眼视力为 -6.0 D=1.2。（a、b）SS-OCT 展现出黄斑区 PVD，而玻璃体仍附着于视盘处。黄斑前玻璃体皮质，即 PPVP 的后壁，从视网膜上脱离，但是完好的。水平扫描面可见 PPVP 和 Cloquet 管的 Martegiani 裂隙之间的连接管道（a）。其左眼存在视网膜脱离

13.4.3 早期 PVD

我们前瞻性地使用 SD-OCT 及 SS-OCT 研究非近视眼（对照）和超过 -8.0 D 的高度近视眼的后部玻璃体。我们把含有 Weiss 环的脱离的玻璃体皮质定义为完全的 PVD。在 20~39 岁，对照眼只有 8.3% 的部分 PVD，而高度近视眼已经有 27.8% 完全性 PVD 和 16.7% 的部分 PVD（图 13.22）。在 40~59 岁，高度近视眼有 43.2% 的完全性 PVD 和 35.1% 的部分 PVD，而对照组只有 8.2% 的完全性 PVD 和 38.8% 的部分 PVD（图 13.23）。在 60~79 岁，高度近视有 91.4% 的完全性 PVD 和 8.6% 的部分 PVD，而对照组有 60.6% 的完全性 PVD 和 29.4% 的部分 PVD（图 13.24）。

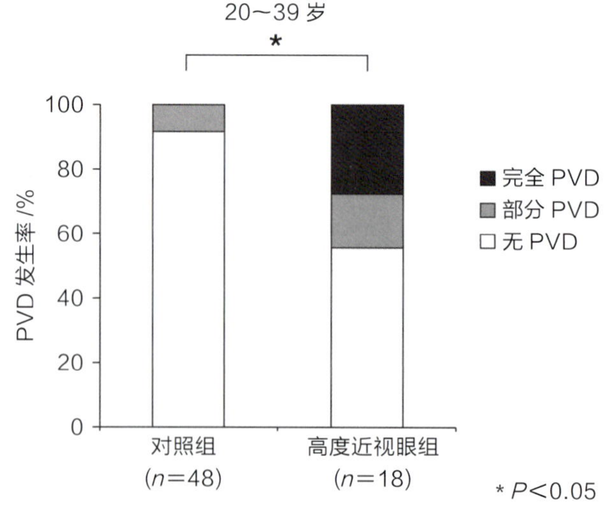

图 13.22 20~39 岁人群非近视眼对照组和超过 -8.0 D 的高度近视眼中的 PVD 发生率

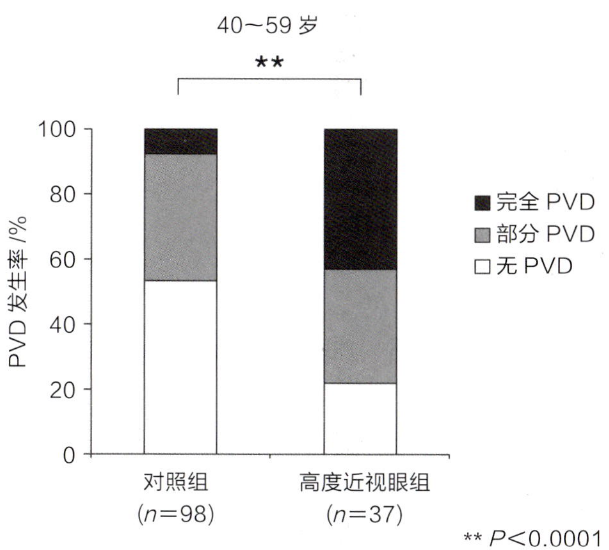

图 13.23 40~59 岁人群非近视眼对照组和超过 -8.0 D 的高度近视眼中的 PVD 发生率

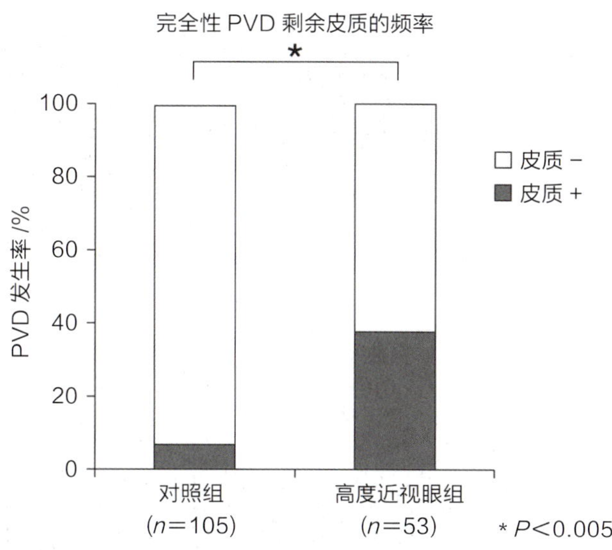

图 13.25 非近视眼对照组和超过 -8.0 D 的高度近视眼中 SS-OCT 探测到完全性 PVD 剩余皮质的频率

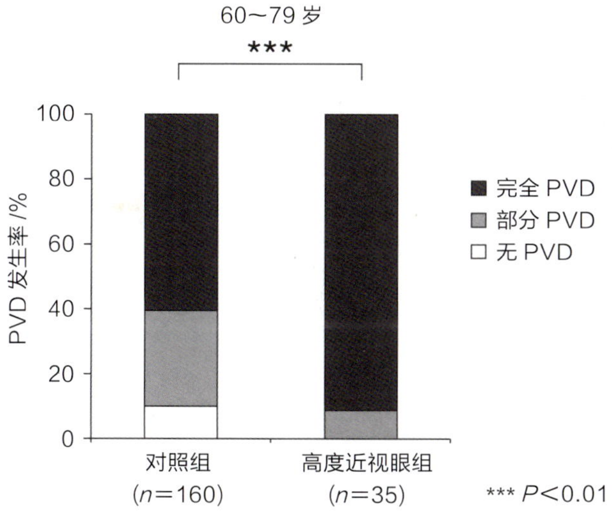

图 13.24 60~79 岁人群非近视眼对照组和超过 -8.0 D 的高度近视眼中的 PVD 发生率

13.4.4 完全性 PVD 眼的剩余玻璃体皮质

黏附在视网膜上的剩余玻璃体皮质只能在 SS-OCT 上观察到。在我们前瞻性的研究中，在 105 例有 PVD 的非近视眼中，6.7% 可以观察到残余玻璃体皮质，53 例高度近视眼中，则有 37.7% 可以观察到（图 13.25）。视网膜表面的残余玻璃体在玻璃体切割手术中经常可以看到。

通过裂隙灯显微镜很难评估近视眼的玻璃体情况。如果观察前移的胶样玻璃体，有广泛的液化而没有 Weiss 环，我们就推测没有 PVD。SS-OCT 给出了更多确实信息证明 PPVP 的后壁与 Martegiani 腔隙连接的空隙（图 13.26a）。在近视黄斑劈裂眼，尽管有明显的伴有 Weiss 环的 PVD，玻璃体外科医生也经常在后极部葡萄肿处发现剩余的玻璃体皮质[46]。SS-OCT 证明了伴有 Weiss 环的近视黄斑劈裂 PVD 中剩余的玻璃体皮质（图 13.26b）。

在近视性黄斑劈裂伴有完全性 PVD 的玻璃体手术中，偶尔遇到没有残留玻璃体皮质的病例。在这种病例，只需去除后极部的内界膜（ILM）。SS-OCT 可以在术前清楚地显示视网膜上没有玻璃体皮质（图 13.27a）。即使有明显的伴有 Weiss 环的 PVD，高度近视眼的视网膜上可以有很薄的玻璃体皮质残留（图 13.27b、图 13.28）。这种残留的皮质可以解释为 PPVP 的后壁残余或者是劈裂的玻璃体皮质最外层。这种膜也可能不是残余的皮质而是一层由增生的胶质细胞或者是色素上皮细胞新形成的视网膜前膜。另一种可能性是 PVD 后再生的玻璃体皮质，这种可能还没有被证实。

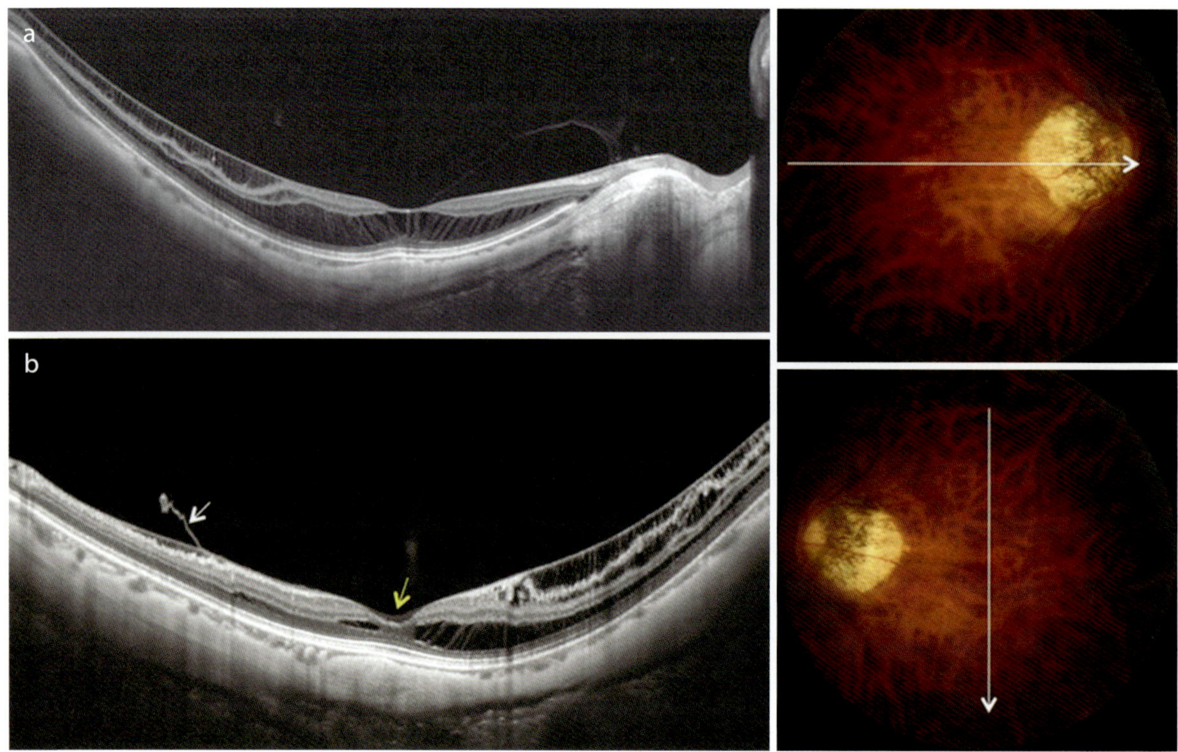

图 13.26 58 岁女性，双眼均有近视黄斑劈裂。双眼视力均为 −14.0 D=1.2。裂隙灯观察，右眼未见 PVD，左眼可见 PVD 伴 Weiss 环。（a）SS-OCT 展示出右眼中央凹鼻侧玻璃体皮质部分脱离。未见 PPVP 前界。（b）中央凹上方可见部分脱离的视网膜前膜（白色箭），此膜在黄斑处与视网膜相连（黄色箭）

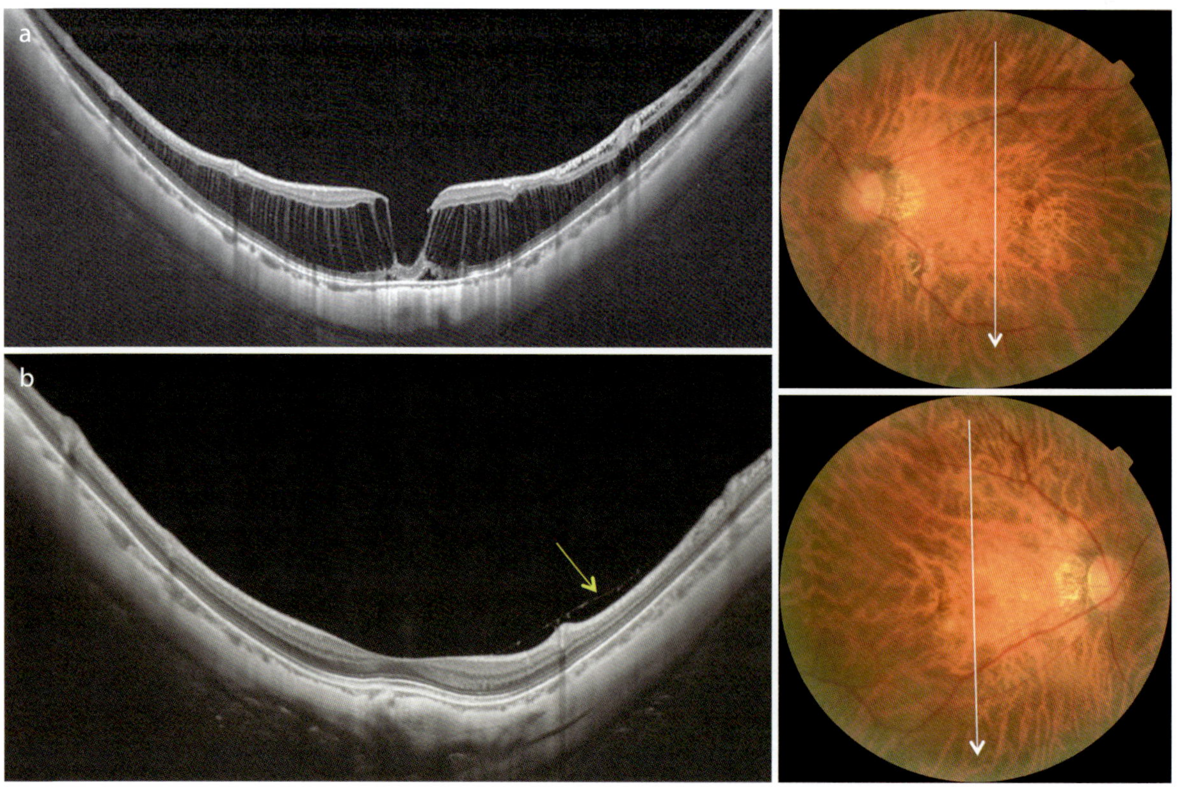

图 13.27 70 岁女性，右眼存在近视黄斑劈裂。右眼视力为 −10.5 D=0.8，左眼视力为 -9.0 D=1.2。双眼均可见 PVD 伴 Weiss 环。（a）右眼视网膜上无剩余玻璃体皮质，其在黄斑劈裂的玻璃体切除术中得到证实。（b）尽管左眼发生了 PVD，但黄斑区下方仍有轻微脱离的玻璃体皮质（黄色箭头）

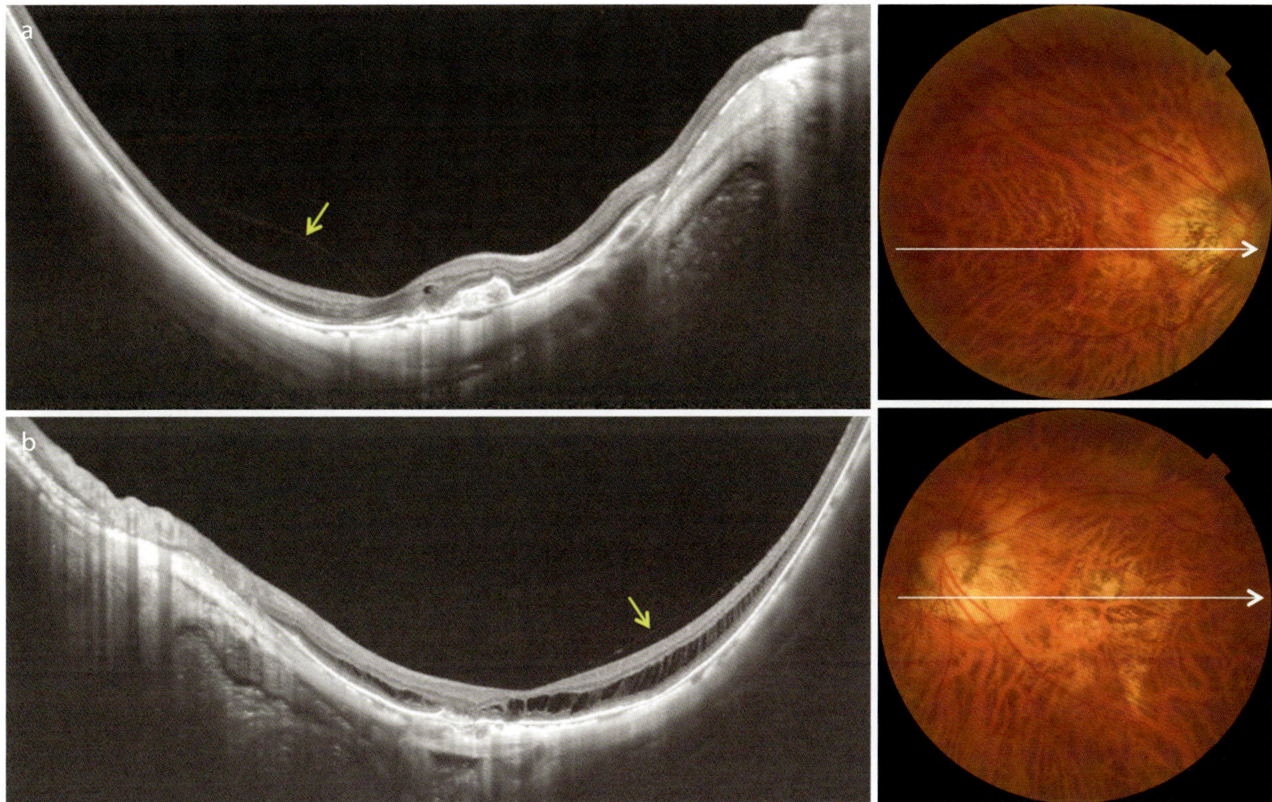

图 13.28 73岁女性，右眼患有近视性脉络膜新生血管，曾使用玻璃体内注射贝伐单抗治疗。右眼视力为 -15.0 D=0.5，左眼视力为 -15.0 D=0.1。（a、b）尽管双眼于裂隙灯均可观察到 PVD 伴 Weiss 环，但 SS-OCT 揭示双眼中央凹颞侧存在轻微脱离的薄物，可能为玻璃体皮质

13.5 结论

由于裂隙灯显微镜的局限，不能明确后巩膜葡萄肿的玻璃体病理性情况。通过 TD-OCT，Takano 等在 1999 年首次报道了近视性黄斑劈裂[1]。在当时，TD-OCT 不能描绘出玻璃体的结构。近年来发展的 SS-OCT 清楚地显示出高度近视玻璃体皮质的特征。PPVP 的后壁在高度近视及非近视眼的玻璃体视网膜界面疾病中有重要作用。

参考文献

[1] Takano M, Kishi S. Foveal retinoschisis and retinal detachment in severely myopic eyes with posterior staphyloma. Am J Ophthalmol. 1999;128(4):472–6.
[2] Kobayashi H, Kishi S. Vitreous surgery for highly myopic eyes with foveal detachment and retinoschisis. Ophthalmology. 2003;110(9):1702–7.
[3] Schepens CL, Marden D. Data on the natural history of retinal detachment. Further characterization of certain unilateral nontraumatic cases. Am J Ophthalmol. 1966; 61(2):213–26.
[4] Tolentino FI, Schepens CL, Freeman HM. Vitreoretinal disorders. Philadelphia: W.B. Sanders Co.; 1976. p. 1–12.
[5] Eisner G. Biomicroscopy of the peripheral fundus. New York: Springer; 1979. p. 20, 21, 106, 107.
[6] Yokoi T, Toriyama N, Yamane T, Nakayama Y, Nishina S, Azuma N. Development of a premacular vitreous pocket. JAMA Ophthalmol. 2013;131(8):1095–6.
[7] Kishi S, Shimizu K. Posterior precortical vitreous pocket. Arch Ophthalmol. 1990;108(7):979–82.
[8] Schmut O, Mallinger R, Paschke E. Studies on a distinct fraction of bovine vitreous body collagen. Graefes Arch Clin Exp Ophthalmol. 1984;221(6):286–9.
[9] Bishop PN, Crossman MV, McLeod D, Ayad S. Extraction and characterization of the tissue forms of collagen types II and IX from bovine vitreous. Biochem J. 1994;299(Pt 2):497–505.
[10] Sakamoto T, Ishibashi T. Hyalocytes: essential cells of the vitreous cavity in vitreoretinal pathophysiology? Retina. 2011;31(2):222–8.
[11] Ramesh S, Bonshek RE, Bishop PN. Immunolocalisation of opticin in the human eye. Br J Ophthalmol. 2004; 88(5):697–702.
[12] Gupta P, Yee KM, Garcia P, Rosen RB, Parikh J, Hageman GS, Sadun AA, Sebag J. Vitreoschisis in macular diseases. Br J Ophthalmol. 2011;95(3):376–80.
[13] Foos RY. Vitreoretinal juncture; topographical variations. Investig Ophthalmol. 1972;11(10):801–8.
[14] Kishi S, Numaga T, Yoneya S, Yamazaki S. Epivascular glia and paravascular holes in normal human retina.

Graefes Arch Clin Exp Ophthalmol. 1986;224(2):124–30.
[15] Worst JG. Cisternal systems of the fully developed vitreous body in the young adult. Trans Ophthalmol Soc U K. 1977;97(4):550–4.
[16] Worst J. Extracapsular surgery in lens implantation (Binkhorst lecture). Part IV. Some anatomical and pathophysiological implications. J Am Intraocul Implant Soc. 1978;4:7–14.
[17] Worst J, Los L. Cisternal anatomy of the vitreous. Amsterdam: Kugler Publications; 1995. p. 28.
[18] Sebag J, Balazs EA. Human vitreous fibers and vitreoretinal disease. Trans Ophthalmol Soc U K. 1985;104:123–8.
[19] Fine HF, Spaide RF. Visualization of the posterior precortical vitreous pocket in vivo with triamcinolone. Arch Ophthalmol. 2006;124(11):1663.
[20] Itakura H, Kishi S. Aging changes of vitreomacular interface. Retina. 2011;31(7):1400–4.
[21] Itakura H, Kishi S. Alterations of posterior precortical vitreous pockets with positional changes. Retina. 2013;33(7):1417–20.
[22] Itakura H, Kishi S, Li D, Akiyama H. Observation of posterior precortical vitreous pocket using swept-source optical coherence tomography. Invest Ophthalmol Vis Sci. 2013;54(5):3102–7.
[23] Balazs EA. The vitreous. In: Zinn K, editor. Ocular fine structure for the clinician, vol. 15. Boston: Little, Brown; 1973. p. 53–63.
[24] Kishi S, Hagimura N, Shimizu K. The role of the premacular liquefied pocket and premacular vitreous cortex in idiopathic macular hole development. Am J Ophthalmol. 1996;122(5):622–8.
[25] Johnson MW, Van Newkirk MR, Meyer KA. Perifoveal vitreous detachment is the primary pathogenic event in idiopathic macular hole formation. Arch Ophthalmol. 2001;119(2):215–22.
[26] Uchino E, Uemura A, Ohba N. Initial stages of posterior vitreous detachment in healthy eyes of older persons evaluated by optical coherence tomography. Arch Ophthalmol. 2001;119(10):1475–9.
[27] Itakura H, Kishi S. Evolution of vitreomacular detachment in healthy subjects. Arch Ophthalmol. 2013;131(10):1348–52.
[28] Kishi S, Demaria C, Shimizu K. Vitreous cortex remnants at the fovea after spontaneous vitreous detachment. Int Ophthalmol. 1986;9(4):253–60.
[29] Kishi S, Shimizu K. Oval defect in detached posterior hyaloid membrane in idiopathic preretinal macular fibrosis. Am J Ophthalmol. 1994;118(4):451–6.
[30] Kishi S, Shimizu K. Clinical manifestations of posterior precortical vitreous pocket in proliferative diabetic retinopathy. Ophthalmology. 1993;100(2):225–9.
[31] Imai M, Iijima H, Hanada N. Optical coherence tomography of tractional macular elevations in eyes with proliferative diabetic retinopathy. Am J Ophthalmol. 2001;132:81–4.
[32] Spaide RF, Wong D, Fisher Y, Goldbaum M. Correlation of vitreous attachment and foveal deformation in early macular hole states. Am J Ophthalmol. 2002;133(2):226–9.
[33] Balazs EA, Flood MT. Data first presented at 3rd International Congress for Eye Research, Osaka, Japan. In: Sebag J, editor. The vitreous. New York: Springer; 1989. p. 81.
[34] Foos RY, Wheeler NC. Vitreoretinal juncture. Synchysis senilis and posterior vitreous detachment. Ophthalmology. 1982;89(12):1502–12.
[35] Sebag J. The vitreous. New York: Springer; 1989. p. 41, 76, 78, 79, 85.
[36] Itakura H, Kishi S, Kotajima N, Murakami M. Decreased vitreal hyaluronan levels with aging. Ophthalmologica. 2009;223(1):32–5.
[37] Itakura H, Kishi S. Vitreous cortex splitting in cases of vitreomacular traction syndrome. Ophthalmic Surg Lasers Imaging. 2012;43:e27–9.
[38] Sebag J. Anomalous posterior vitreous detachment: a unifying concept in vitreo-retinal disease. Graefes Arch Clin Exp Ophthalmol. 2004;242(8):690–8.
[39] Sanna G, Nervi I. Statistical research on vitreal changes in relation to age and refraction defects. Ann Ottalmol Clin Ocul. 1965;91(5):322–35.
[40] Novak MA, Welch RB. Complications of acute symptomatic posterior vitreous detachment. Am J Ophthalmol. 1984;97(3):308–14.
[41] Akiba J. Prevalence of posterior vitreous detachment in high myopia. Ophthalmology. 1993;100(9):1384–8.
[42] Pickett-Seltner RL, Doughty MJ, Pasternak JJ, Sivak JG. Proteins of the vitreous humor during experimentally induced myopia. Invest Ophthalmol Vis Sci. 1992;33(12):3424–9.
[43] Wallman J, Adams JI. Developmental aspects of experimental myopia in chicks: susceptibility, recovery and relation to emmetropization. Vis Res. 1987;27(7):1139–63.
[44] Seko Y, Shimokawa H, Pang J, Tokoro T. Disturbance of electrolyte balance in vitreous of chicks with form-deprivation myopia. Jpn J Ophthalmol. 2000;44(1):15–9.
[45] Newman EA. Regional specialization of retinal glial cell membrane. Nature. 1984;309(5964):155–7.
[46] Spaide RF, Fisher Y. Removal of adherent cortical vitreous plaques without removing the internal limiting membrane in the repair of macular detachments in highly myopic eyes. Retina. 2005;25(3):290–5.

14 病理性近视的玻璃体超广角成像

Hiroyuki Takahashi, Kyoko Ohno-Matsui

14.1 引言:“活体”超广角玻璃体成像技术

14.1.1 超声检查法

B 超检查（ultrasonography, US）可显示玻璃体的结构性改变，在 B 超影像中玻璃体显示为均匀的液体腔隙，内部无回声，玻璃体和视网膜之间形成平滑的凹形界面。超声波穿透力强，即使是屈光介质不透明的仍可以提供玻璃体的影像学信息[1, 2]。此外，超声检查可以实时可视化监测玻璃体对眼球运动的响应。近期研究实现了玻璃体回声密度的定量分析，可帮助诊断和临床决策制订[3]。

14.1.2 光学相干断层扫描

自 Huang 等在 1991 年引入后，光学相干断层扫描技术（OCT）彻底改变了玻璃体视网膜疾病的临床观察[4]。临床上的光谱域（spectral-domain, SD）或扫频源（swept source, SS）OCT 仪器可以提供约 30 度的高分辨率的后段玻璃体的三维（three-dimensional, 3D）图像[5–7]。另一方面，由于图像质量有限，这种模式很少用于周边视网膜的观察。

以往的研究人员使用图像编辑软件，将单个 OCT 图像拼接后可获得广角 OCT 图像[8–10]。Tsukahara 等使用这种技术观察到了随着年龄的增长出现的玻璃体后脱离（posterior vitreous detachment, PVD）[9]。在这些研究中，图像拼接技术能够生成从赤道部一侧到另一侧的单个 OCT 图像。Choudhry 等报道了可以通过转向 SD-OCT 仪器来观察包含玻璃体基底部的远周边眼底。尽管 OCT 在固视较差、瞳孔直径小或屈光介质混浊时的使用会受到限制，但该技术仍可以很好地提供周边视网膜和玻璃体的详细解剖信息[11]。

14.1.3 原型广角光学相干断层扫描仪器

为了克服有限的图像质量和编辑时间长的缺点，研究人员开发了广角 OCT 系统，并应用于许多研究[12–14]。McNabb 等使用 SS-OCT 在单次采集中同时获得了黄斑和周边视网膜的图像。该研究团队认为，与 SD-OCT 相比，SS-OCT 可以获得大量 A 扫描，进而在获得广角图像方面有优势[14]。

Takahashi 等使用超广角扫频源 OCT（UWF-SS-OCT）检查后段玻璃体，光源是可调谐激光（佳能公司，东京，日本）[15]。A 扫描重复频率为 100 000 Hz。在 23 mm 长度和 5 mm 深度的范围内，后段玻璃体在 UWF-SS-OCT 图像上是清晰可见的（图 14.1），除非其完全与视网膜表面分离。

14.2 病理性近视中玻璃体的超广角 OCT 成像

14.2.1 早期玻璃体后脱离

Itakura 等评估了 151 例高度近视眼（highly myopic，HM）和 363 例健康对照眼中不完全性和完全性 PVD 的发生，结果显示，与伴有 PVD 的对照组相比，HM 组的 PVD 患者更年轻[16]。最近的一个研究也支持这一结论，该研究使用超广角 OCT（UWF-OCT）检测，结果显示，尽管 HM 组患者比非 HM 组更年轻，但在 HM 眼中晚期的不完全性 PVD 的发生率更高[15]。

14.2.2 不对称的玻璃体后脱离

Takahashi 等研究了玻璃体中央凹粘连的 9 只非 HM 眼和 94 只 HM 眼，发现 9 只非 HM 眼中的 5 只眼（56%）的 PVD 是对称的，该发生率显著高于 94 只 HM 眼中的 6 只眼（6%）[15]。也就是说，

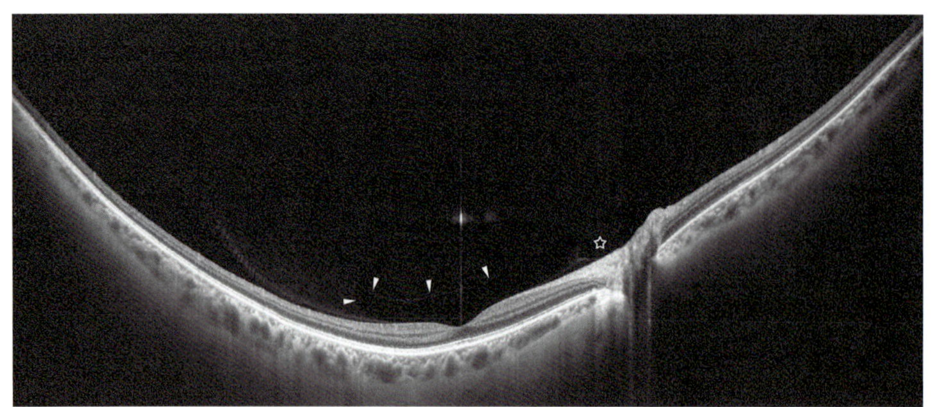

图 14.1 非高度近视眼的 UWF-SS-OCT 成像。37 岁无视网膜疾患的女性的右眼。在长度为 23 mm 的水平扫描，图像显示黄斑旁的玻璃体后脱离。UWF-SS-OCT 图上可以看到 Cloquet 管的黄斑前囊（白色箭头）和 Martegiani 区（白色五角星）

94 只 HM 眼中有 88 只眼（94%）具有不对称的 PVD。在这些具有中央凹周围 PVD 的眼中，下方和颞侧 PVD 的检出率更高，而且这些不对称 PVD 的发生部位对应于巩膜最向后凸出的部位。这些结果表明，HM 眼中的不对称 PVD 可能与巩膜后凸的变化同步。

14.2.3 多点位和多层玻璃体后脱离

在 167 只 HM 眼中的 15 只眼（9.0%）中，可以观察到多点位的 PVD，玻璃体后部在多个点位上黏附在视网膜内表面（图 14.2、图 14.3）。在这 15 只眼中，有 11 只眼（73%）的多点位 PVD 的边界和玻璃体与视网膜血管黏附的部位一致。这些结果表明，玻璃体后部在眼球运动期间移动，这将导致视网膜血管以及周围视网膜内部组织的牵引力大小发生变化。

除了多点位的 PVD 之外，在 167 只 HM 眼的 12 只眼（7.2%）中也观察到了多层 PVD。在这 12 只眼中，有 11 只眼的视网膜血管被后段玻璃体皮质牵拉抬起（图 14.4、图 14.5）。HM 中多层 PVD 的发病机制尚不清楚，考虑到在实际情况中 HM 眼中经常检测到不对称的 PVD，多层 PVD 可能是由不规则的 PVD 引起的。多层 PVD 可能是玻璃体后皮质的劈裂，Sebag 将其描述为非 HM 眼中的玻璃体劈裂 [17]。

14.2.4 玻璃体后部条索形成

在 167 只 HM 眼的 32 只眼（19%）中，玻璃体后部观察到了条索形成。这些条索黏附在视网膜血管上，UWF-OCT 图像上显示其向前方延伸很长的距离，且与其他结构都没有黏附（图 14.6）。因此，这些条索似乎起自视网膜血管，并在玻璃体腔中垂直漂浮（图 14.7、图 14.8）。在 32 只显示条索的眼中，有 14 只眼（48%）的视网膜血管和视网膜组织被这些条索牵引抬起，提示这些条索对视网膜血管的牵引力非常强。

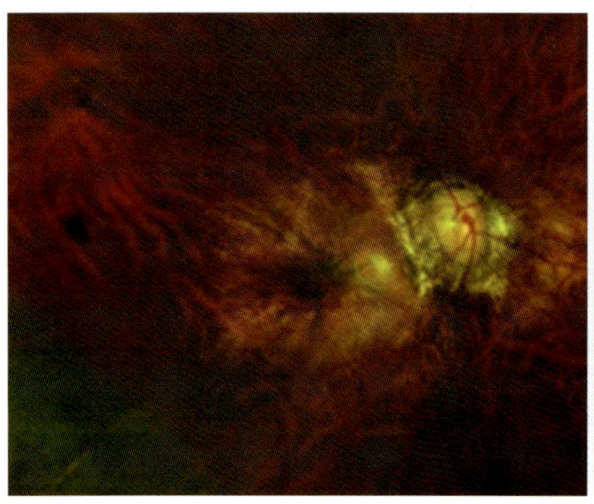

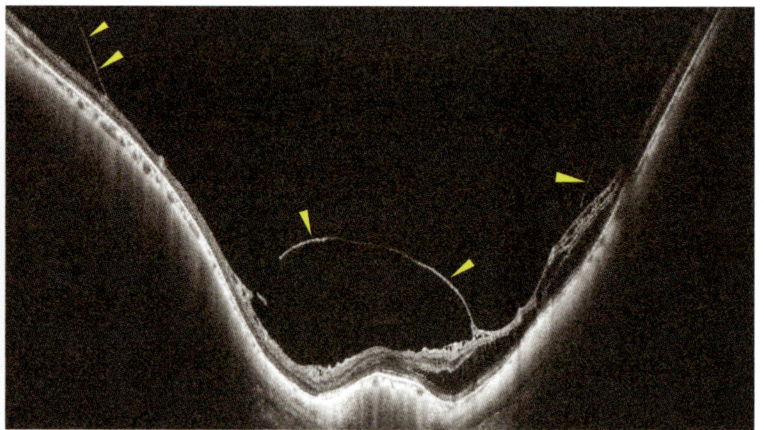

图 14.2 58 岁患有病理性近视的女性。右眼轴长 30.14 mm。彩色眼底照片显示，眼底后部弥漫性脉络膜视网膜萎缩和累及黄斑的后巩膜葡萄肿。UWF-OCT 的垂直扫描图像显示多处玻璃体后脱离（黄色箭头）。视网膜血管被玻璃体后部牵拉

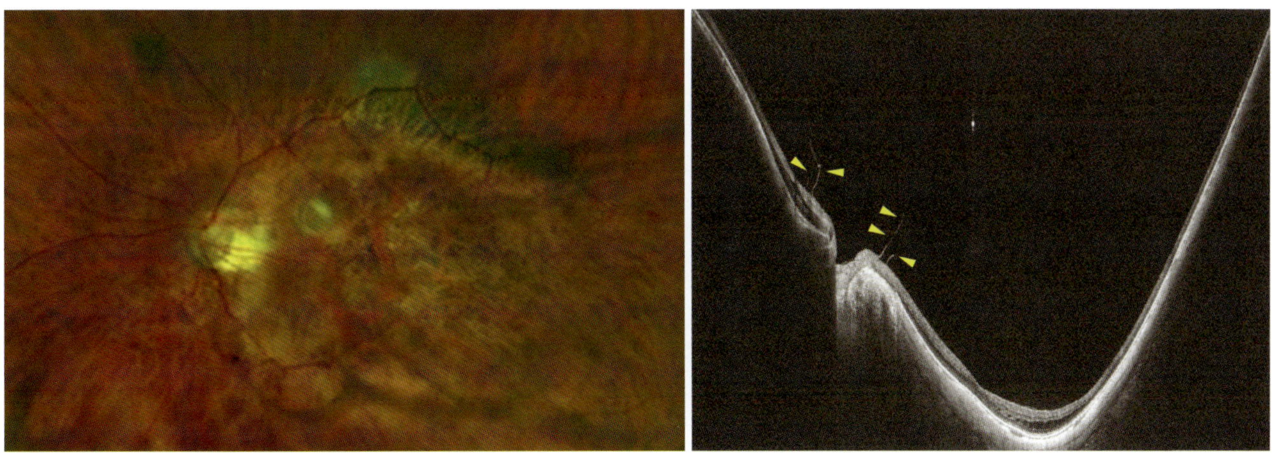

图 14.3 76 岁患有病理性近视的男性。左眼轴长 30.65 mm。彩色眼底照片显示，有豹纹状眼底以及累及黄斑的后巩膜葡萄肿。UWF-OCT 检测整个视盘，显示多处玻璃体后脱离，玻璃体后部在多个点位（黄色箭头）黏附在视盘周围的视网膜上

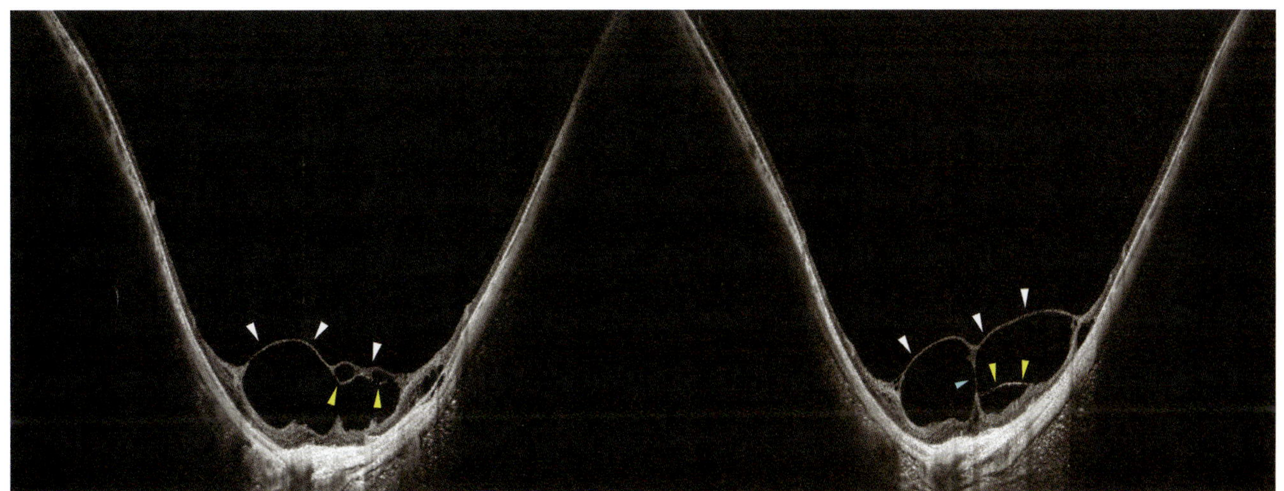

图 14.4 UWF-OCT 系列径向扫描图像展示 71 岁男性的右眼，其眼轴长度为 31.88 mm。增厚的玻璃体皮质在多个点位（白色箭头）黏附在视网膜内表面。在一层玻璃体皮质的后方，可以看到另一层玻璃体皮质与视网膜表面分离（黄色箭头）。在玻璃体皮质和视网膜内表面之间存在柱状组织（浅蓝色箭头）

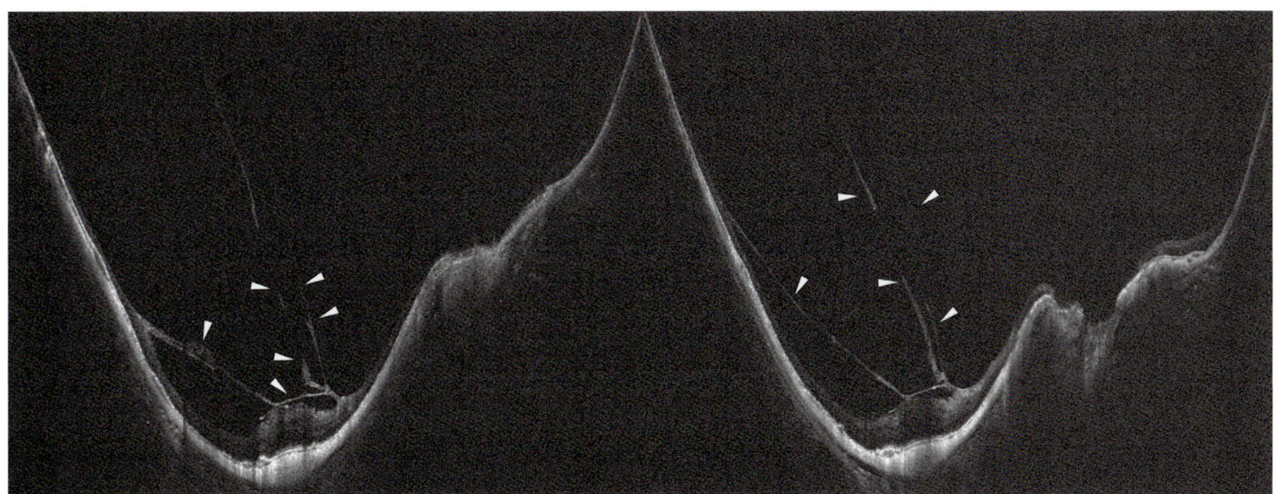

图 14.5 UWF-OCT 系列径向扫描图像展示 54 岁女性的右眼，其眼轴长度为 34.15 mm。玻璃体皮质增厚，厚度不均匀（白色箭头），且与视网膜内表面在多个点位粘连，玻璃体皮质分裂成多层并彼此分离

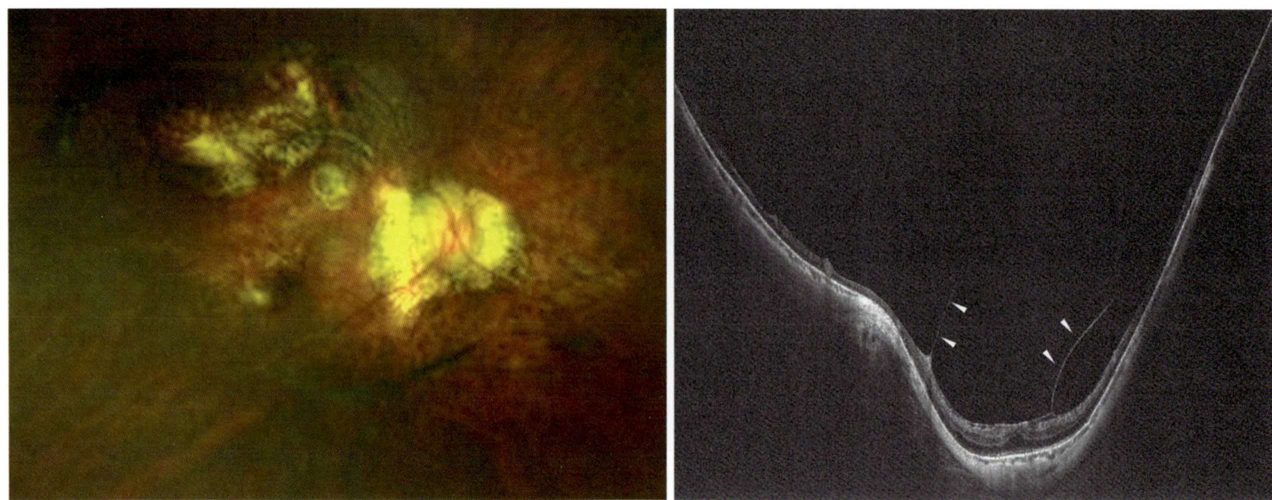

图 14.6 55 岁伴有眼轴严重拉长的女性。右眼轴长度为 32.26 mm。彩色眼底影像显示纤维样玻璃体混浊，在血管旁和视乳头周围区域有脉络膜视网膜萎缩性病灶出现。UWF-OCT 显示后段玻璃体皮质条索一端黏附在视网膜表面，另一端漂浮在玻璃体腔中（白色箭头）

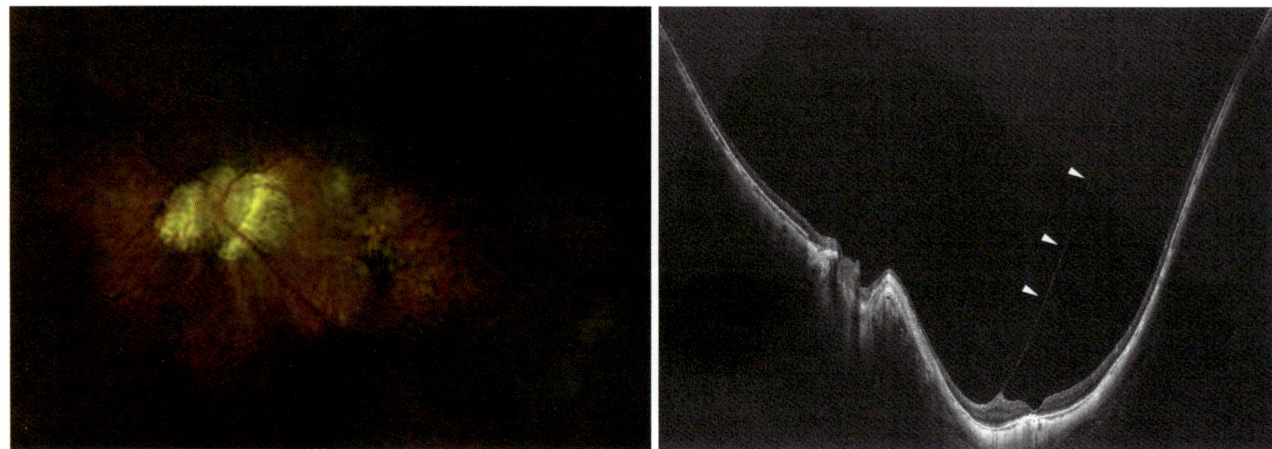

图 14.7 患有病理性近视的 55 岁女性。左眼轴长度为 32.41 mm。彩色眼底图像显示后段眼底弥漫性脉络膜视网膜萎缩。UWF-OCT 检测整个视盘，显示后段玻璃体皮质条索。条索未和周边眼底发生黏附，整段漂浮在玻璃体腔中（白色箭头）

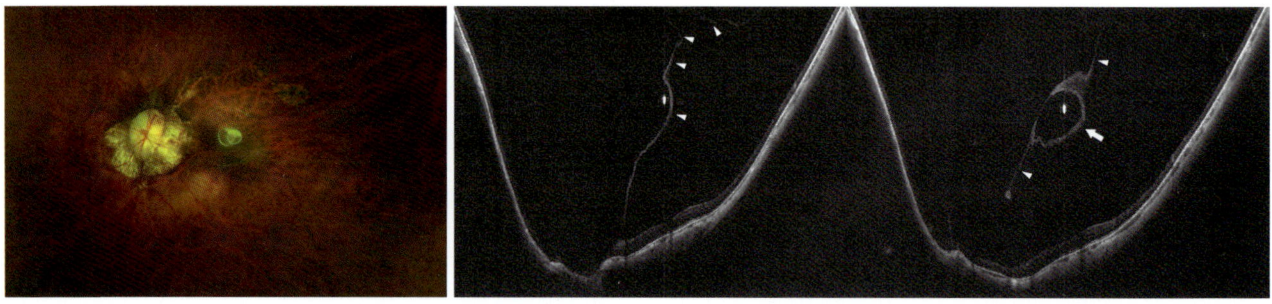

图 14.8 患有病理性近视的 53 岁女性。左眼轴长度为 30.17 mm。彩色眼底图像显示大视盘和后段眼底弥漫性脉络膜视网膜萎缩。连续 UWF-OCT 图像显示后段玻璃体皮质条索漂浮在视网膜表面的前方（白色箭头）。玻璃体腔内可以看到指环样的皮质条索（白色箭）

14.3 病理性近视中后段玻璃体和视网膜血管的关系

14.3.1 玻璃体－血管界面

伴随着晶状体囊的形成，原始玻璃体的胚胎发育终止，之后次级玻璃体形成，并与视网膜神经胶质细胞密切接触。随着玻璃体血管停止生长并开始萎缩，视网膜继续形成无血管的玻璃体。出生后，玻璃体和视网膜之间被菲薄的基底膜、玻璃体皮质和视网膜内界膜（internal limiting membrane，ILM）分隔。

在玻璃体的外层和皮质的浅表面，可以看到大而扁平的细胞沿着周边视网膜和视网膜血管分布。此外，在视网膜血管接近玻璃体表面的位置，ILM 比周围其他部位的 ILM 更薄，这些特征可能提示玻璃体和视网膜血管之间存在生理和代谢的相互作用[18]。

14.3.2 玻璃体和视网膜血管的黏附

在 UWF-OCT 图像中，可以观察到增厚的玻璃体皮质为一层高反射信号的膜样组织。在 167 只 HM 眼中，有 84 只眼（50%）的玻璃体皮质后表面黏附在视网膜血管上，而 11 只非 HM 眼中只有 1 只眼（9.1%）观察到了同样的现象[15]。视网膜血管在粘连部位被后段玻璃体皮质向前牵拉。后段玻璃体不仅在中央凹处黏附在视网膜内表面，而且在视网膜血管的几个点位上同样和视网膜内表面有粘连（图 14.9）。以往的研究报告也证实了玻璃体与

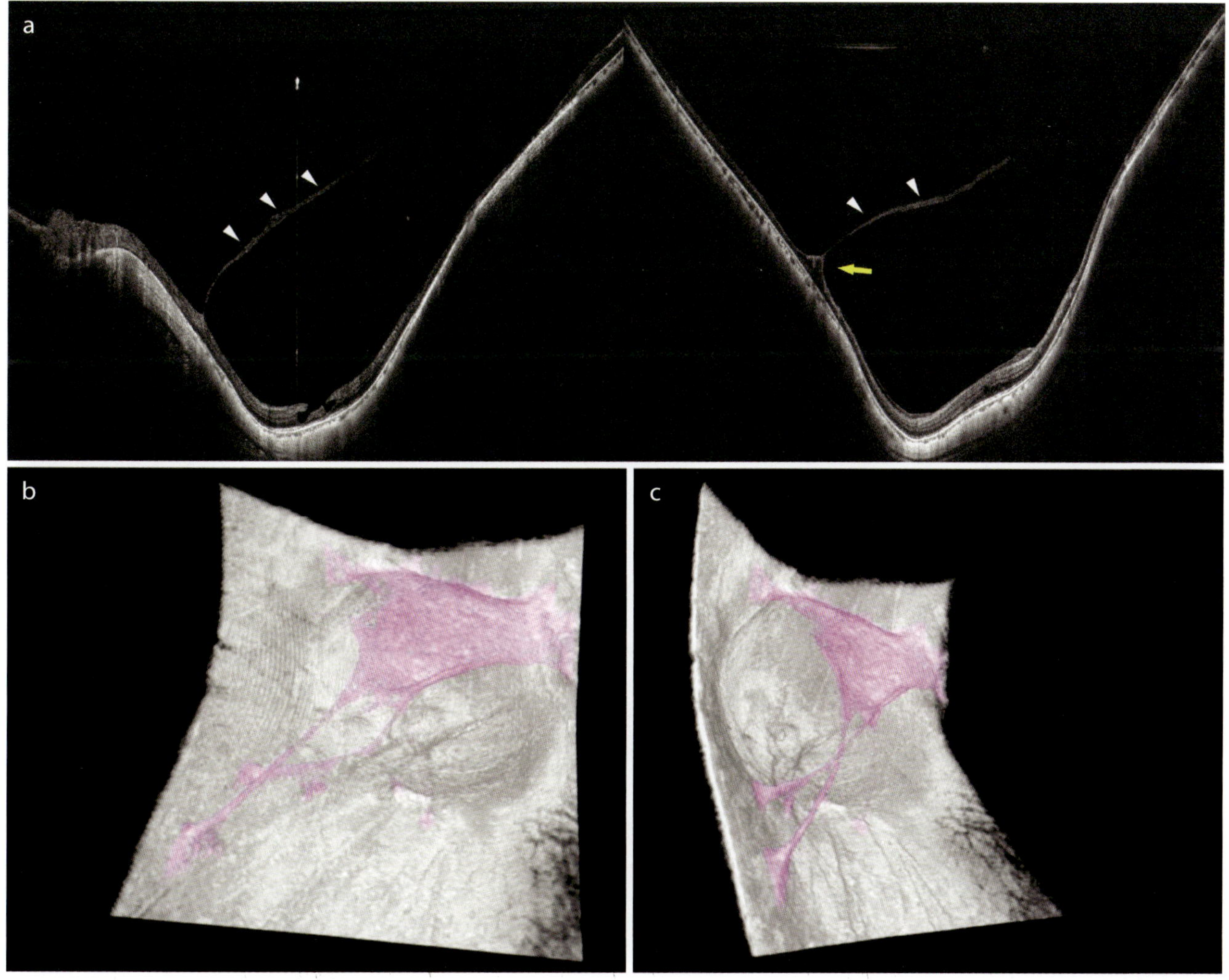

图 14.9 （a）患有病理性近视的 51 岁女性的左眼水平扫描和垂直扫描图像。眼轴长度为 30.29 mm，其后段玻璃体在视网膜表面上方分离（白色箭头），局部黏附在视网膜血管上，并将其向上牵拉（黄色箭）。（b、c）该患者的后段眼底和玻璃体的三维图像。玻璃体后部呈亮紫色，在眼底上方延伸，且黄斑部有后巩膜葡萄肿。后段玻璃体在多个点位在视网膜表面粘连，形成伪足

视网膜血管的强黏附[19-21]。Kishi 等通过扫描电子显微镜检查了尸眼的视网膜表面，发现沿着视网膜血管可以看到胶质样细胞[21]。Spencer 等也发现血管旁视网膜的薄弱是与后玻璃体黏附相关的[19]。

14.3.3 血管旁囊性病变、血管旁板层孔和血管微皱褶

在 167 只 HM 眼中，分别在 114 只眼（68%）和 80 只眼（48%）中观察到血管微褶皱和血管旁视网膜囊肿。在 167 只 HM 眼中的 20 只眼（12%）发现了血管旁板层孔。在某些病例中，在牵拉的视网膜血管周围观察到视网膜劈裂（图 14.10）。这些结果表明，玻璃体视网膜黏附在视网膜血管上引起的强牵引力可能是血管旁异常的原因之一。

14.3.4 玻璃体后部与黄斑区视网膜劈裂的关系

Takahashi 等发现了 54 只 HM 眼有黄斑区视网膜劈裂（macular retinoschisis, MRS），113 只 HM 眼没有 MRS，并提出，有 MRS 的眼中后段玻璃体和视网膜血管发生黏附的频率高于没有 MRS 的眼[15]。在血管旁区域，囊性病变、板层孔和视网膜劈裂在有 MRS 眼中更常见（图 14.11），Shimada 等也有类似的发现，即血管旁板层孔和血管旁视网膜囊肿在有 MRS 的眼中更常见[22]。这些研究表明，病理性玻璃体改变和玻璃体与视网膜血管的持续黏附可能是视网膜血管受到强牵引的原因，进而最终导致 MRS。

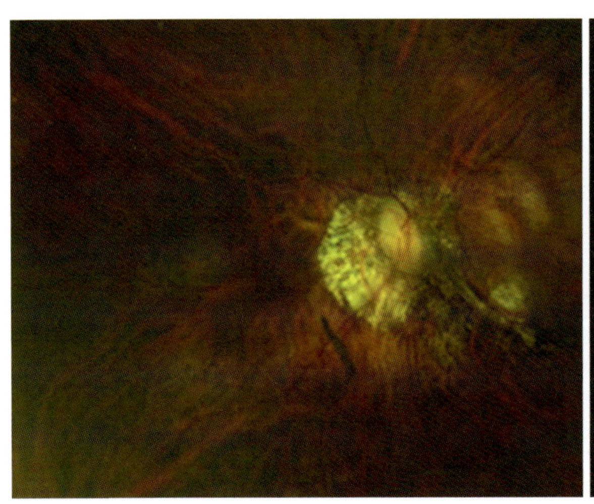

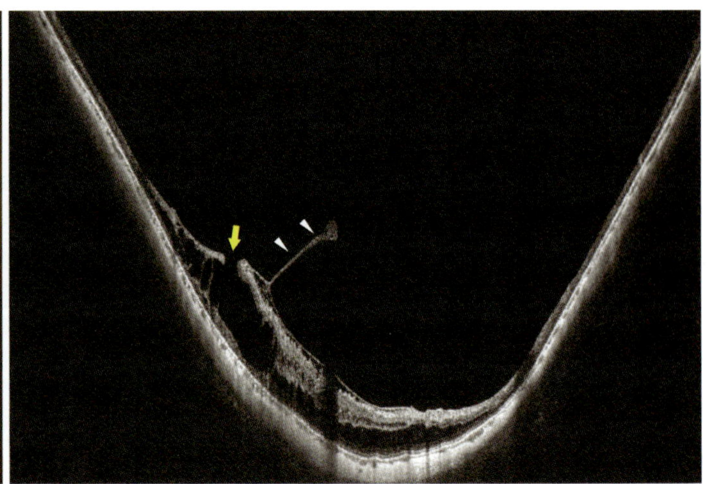

图 14.10 患有近视性 MRS 的 63 岁女性。右眼轴长度为 30.93 mm。彩色眼底图像显示豹纹状眼底和倾斜的视盘。UWF-OCT 图像显示玻璃体后部黏附在视网膜表面（白色箭头）。在粘连部位的旁边有血管旁板层孔，并伴有外层视网膜劈裂（黄色箭）

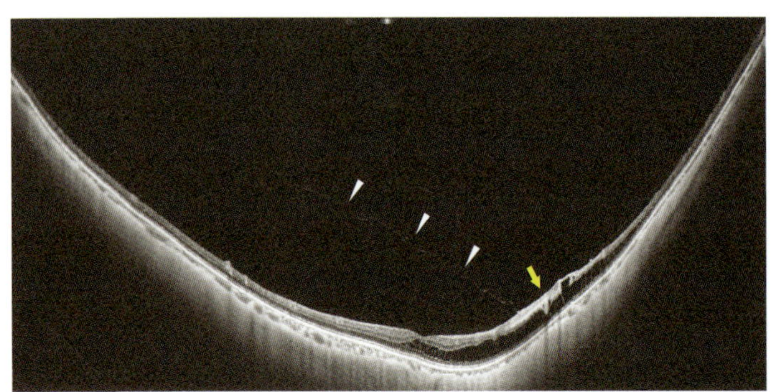

图 14.11 UWF-OCT 图像显示 65 岁患有近视性 MRS 的男性眼底。眼轴长度为 28.65 mm。近视性黄斑劈裂从中央凹扩展到黄斑区域外。玻璃体后部（白色箭头）与中央凹视网膜分离，但未与视网膜血管分离（黄色箭）

参考文献

[1] Coleman DJ. Reliability of ocular and orbital diagnosis with B-scan ultrasound; 1. Ocular diagnosis. Am J Ophthalmol. 1972;73(4):501–16.

[2] Jack RL, Hutton WL, Machemer R. Ultrasonography and vitrectomy. Am J Ophthalmol. 1974;78(2):265–74.

[3] Sebag J, Silverman RH, Coleman DJ. To see the invisible: the quest of imaging vitreous. In: Sebag J, editor. Vitreous in health and disease. New York: Springer; 2014. p. 193–219.

[4] Huang D, Swanson EA, Lin CP, et al. Optical coherence tomography. Science. 1991;254:1178–81.

[5] Liu JJ, Witkin AJ, Adhi M, et al. Enhanced vitreous imaging in healthy eyes using swept source optical coherence tomography. PLoS One. 2014;9(7):e102950.

[6] Stanga PE, Sala-Puigdollers A, Caputo S, et al. In vivo imaging of cortical vitreous using 1050-nm swept-source deep range imaging optical coherence tomography. Am J Ophthalmol. 2014;157:397–404.

[7] Spaide RF. Visualization of the posterior vitreous with dynamic focusing and window averaging swept source optical coherence tomography. Am J Ophthalmol. 2014;158:1267–74.

[8] Mori K, Kanno J, Gehlbach PL, et al. Montage images of spectral-domain optical coherence tomography in eyes with idiopathic macular holes. Ophthalmology. 2012;119:2600–8.

[9] Tsukahara M, Mori K, Gehlbach PL, et al. Posterior vitreous detachment as observed by wide-angle OCT imaging. Ophthalmology. 2018;125(9):1372–83.

[10] Gregori NZ, Lam BL, Gregori G, et al. Wide-field spectral-domain optical coherence tomography in patients and carriers of X-linked retinoschisis. Ophthalmology. 2013;120:169–74.

[11] Choundhry N, Golding J, Manry MW, et al. Ultra-widefield steering-based spectral-domain optical coherence tomography imaging of the retinal periphery. Ophthalmology. 2016;123:1368–74.

[12] Reznicek L, Klein T, Wieser W, et al. Megahertz ultra-wide-field swept-source retina optical coherence tomography compared to current existing imaging devices. Graefes Arch Clin Exp Ophthalmol. 2014;252:1009–16.

[13] Uji A, Yoshimura N. Application of extended field imaging to optical coherence tomography. Ophthalmology. 2015;122:1272–4.

[14] McNabb RP, Grewal DS, Mehta R, et al. Wide field of view swept-source optical coherence tomography for peripheral retinal disease. Br J Ophthalmol. 2016;100:1377–82.

[15] Takahashi H, Tanaka N, Shinohara K, et al. Ultra-widefield optical coherence tomographic imaging of posterior vitreous in eyes with high myopia. Am J Ophthalmol. 2019;206:102–12.

[16] Itakura H, Kishi S, Li D, et al. Vitreous changes in high myopia observed by enhanced vitreous imaging of spectral domain optical coherence tomography. Invest Ophthalmol Vis Sci. 2014;55(3):1447–52.

[17] Sebag J. Vitreoschisis. Graefes Arch Clin Exp Ophthalmol. 2008;246:329–32.

[18] Fine BS, Yanoff M. The retina. In: Ocular histology: text and atlas. 2nd ed. Hagerstown, MD: Harper & Row; 1979. p. 61–127.

[19] Spencer LM, Foos RY. Paravascular vitreoretinal attachments. Role in retinal tears. Arch Ophthalmol. 1970;84:557–64.

[20] Foos RY. Vitreoretinal juncture over retinal vessels. Albrecht Von Graefes Arch Klin Exp Ophthalmol. 1977;204:223–34.

[21] Kishi S, Numaga T, Yoneya S, et al. Epivascular glia and paravascular holes in normal human retina. Graefes Arch Clin Exp Ophthalmol. 1986;224:124–30.

[22] Shimada N, Ohno-Matsui K, Nishimuta A, et al. Detection of paravascular lamellar holes and other paravascular abnormalities by optical coherence tomography in eyes with high myopia. Ophthalmology. 2008;115:708–17.

第三部分

病理性近视的后遗症及其治疗方法

15 后巩膜葡萄肿

Richard F. Spaide

15.1 发现历史

解剖学家 Antonio Scarpa 在 1801 年首先描述了后巩膜葡萄肿，他在一次尸体解剖中发现了尸体的双侧眼球后部有向外凸起的表现（图 15.1）[1]，眼前部的葡萄肿在当时公认为炎症或肿瘤并发症所致，但后部葡萄肿似乎与前部葡萄肿不同。1830 年，Ammon 描述了在两只眼中发现眼球在胚裂部位向外膨出[2]。随后的数年中，相似的异常在虹膜和晶状体中也被报道。这个充满液体的空腔缺损，被称为 Ammon 葡萄肿。Arlt 指出了 Antonio Scarpa 发现的后巩膜葡萄肿与近视的相关性[3, 4]。他认为，近视眼呈圆锥形，存在脉络膜和视网膜色素上皮缺失的区域。在大多数情况下，这种圆锥形态只在近视的眼中可见，当然正视眼甚至远视眼也可能有圆锥形态。随着 Arlt 的发现，近视和后巩膜葡萄肿被认为是同义词，近视是继发于后巩膜葡萄肿。通过观察眼球是否存在圆锥形态，可以推断近视眼中存在后巩膜葡萄肿（当时双目间接检眼镜还没有广泛使用）。Arlt 推断圆锥是脉络膜萎缩的结果，但似乎很难确定伴随圆锥眼的视网膜异常。Arlt 认为圆锥眼有更大的盲点，因此必定有局部的光敏细胞缺失。还有其他的观点认为，圆锥眼是由于炎症或先天因素所致。

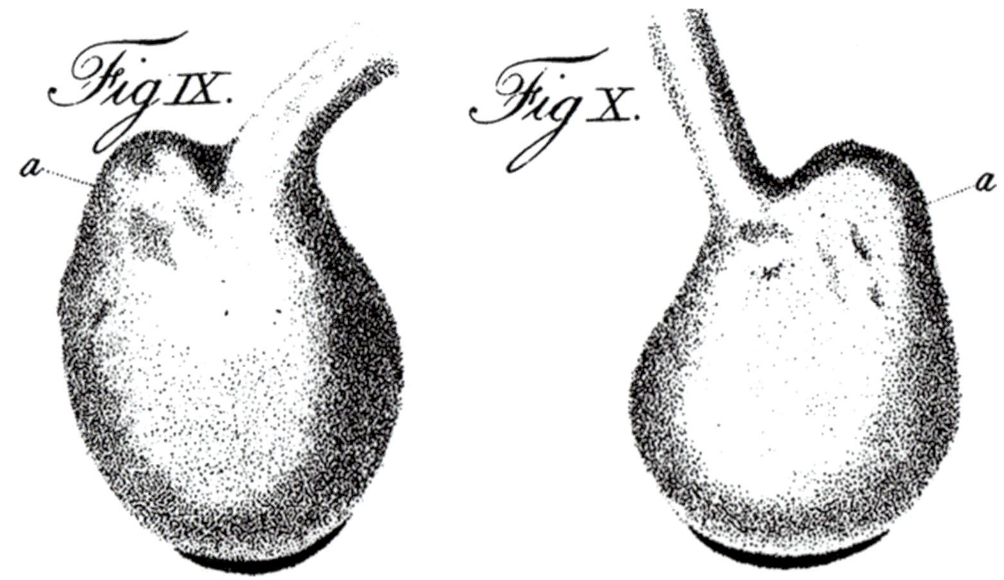

图 15.1 来自 Antonio Scarpa 的描述[1]：在尸体上，我碰巧两次见到眼球后部巩膜葡萄肿，我不知道别人是否看到过或者描述过。第一例是由于其他原因所获取的一位 40 岁女性眼球（参考图Ⅸ）。这只眼呈椭圆形，总体来说较对侧眼大。在其后部视神经颞侧有一个小坚果样椭圆形巩膜隆起（参考图Ⅸ，a）。把眼球后部浸泡到白葡萄酒里，再加上几滴亚硝酸使视网膜固定和变透明后，我清楚地看到葡萄肿腔内缺乏神经视网膜扩张；此处的脉络膜非常薄而且失色，缺少正常的血管丛；巩膜尤其葡萄肿顶端巩膜变得薄如蝉翼。据我所知，该女性因顽固性眼炎及急性发作性头痛而摘除眼球，摘除的眼球多年前已不能视物（图Ⅹ来自捐献给 Antonio Scarpa 的眼）

通过对近视病例的采样分析，Tscherning 在 1883 年确定近视眼并不一定会有后巩膜葡萄肿[5]。1898 年，Schnabel[6] 回顾了已发表的病例并添加了新的内容。他发现后巩膜葡萄肿只出现在近视度数在 -8 D 以上的近视眼中。这些眼几乎都有圆锥形态，而圆锥还会出现在近视 -8 D 以内的近视眼中。Schnabel 认为眼球的圆锥形态在胚胎早期就已经存在了，但是随着眼球的发育而扩大，同时近视变得越来越明显。早期关于后巩膜葡萄肿是如何形成的有许多不同的观点。一种观点认为是近距离工作造成的应力改变会导致脉络膜萎缩，从而产生后巩膜葡萄肿[7]；另一种观点则认为是巩膜由于发育不全，被拉伸而导致葡萄肿。还有观点认为局部炎症也可能会引起后巩膜葡萄肿。然而，Knowles 对此表示怀疑，他指出，大多数合并后巩膜葡萄肿的眼球中并没有炎症的相关表现[8]。随着研究的进展，后巩膜葡萄肿被定义为非葡萄组织的眼球壁的一种向外的囊袋样扩张，且这种扩张与葡萄膜相关。但该定义方法无法解释为什么后巩膜葡萄肿区域的视网膜葡萄膜组织会在近视退行性进展阶段出现萎缩，以及为什么即使没有葡萄膜组织，后巩膜葡萄肿还是会形成。

15.2 分级与分类

Curtin 的研究极大地扩展了对近视后巩膜葡萄肿形成的临床认识[9, 10]。Curtin 将一组 250 名后巩膜葡萄肿患者的眼球外观分为 10 种不同的类型（图 15.2）。前五种为眼球后部向外的囊袋状扩张，Curtin 称之为单纯型后巩膜葡萄肿，或累及到黄斑和视神经区域，或以黄斑区为中心扩展到视盘上方、鼻侧或下方[10]。Curtin 指出视盘下方的葡萄肿与视盘倾斜有关，对该情况需进行具体描述。然而，其他类型的后巩膜葡萄肿也可能与视盘倾斜有关。其余的五类被称为复合型后巩膜葡萄肿，表现为包含一种或多种单纯型后巩膜葡萄肿，或是比单纯型葡萄肿更为复杂的类型。比如，Ⅵ型葡萄肿是仅在后极部出现的Ⅰ型葡萄肿与以黄斑区为中心的Ⅱ型葡萄肿的组合，并形成双层凹陷。Ⅸ型葡萄肿包含两个相连的葡萄肿，这两个葡萄肿分别累及视盘和黄斑。虽然研究未专门提及，但多类葡萄肿都与视盘倾斜相关。Curtin 分类法并未涵盖所有类型的葡萄肿。Moriyama 针对多个眼球做了高分辨率 MRI 和 3D 重建，发现了很多 Curtin 未提到的葡萄肿构型[11]。Curtin 关于葡萄肿的分类具有里程碑式的意义，它清楚地把葡萄肿当成整个眼结构中的特殊部分。相反，Arlt 把葡萄肿当成近视，或将近视等同于葡萄肿。Curtin 的分类强调了特殊结构异常，这种异常与近视进展有关。

后巩膜葡萄肿是近视的一个单独的并发症，而不是近视不可分割的一部分，但这一理论并未被普遍接受。人们仍习惯将近视眼患者眼球后部的异常称为后巩膜葡萄肿，即使并未出现囊袋样向外扩张[12]。高度近视眼球后极部的弯曲均被称为后巩膜

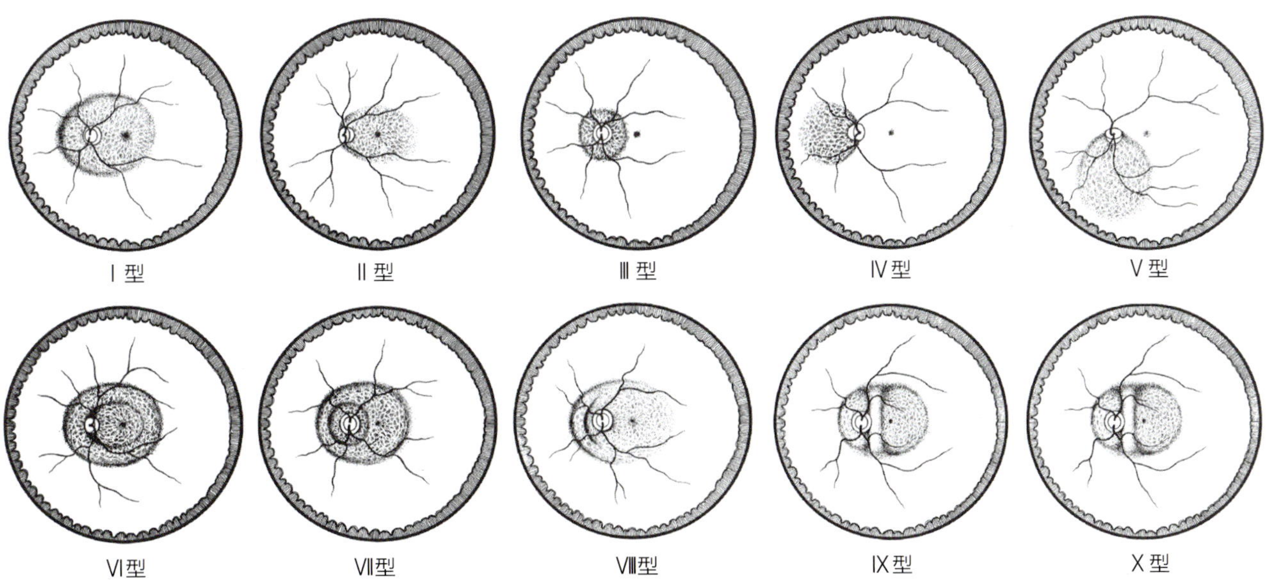

图 15.2 Curtin 把近视眼葡萄肿分为 10 类。前五种结构简单，后五种结构复杂

葡萄肿，即使这种弯曲与正常眼球相比并不存在差异或未出现向外的囊袋样扩张[13]。仍不清楚后巩膜葡萄肿如何造成眼轴延长，以及眼球屈光度的增加是否与葡萄肿造成的眼轴延长相关。大多数与后巩膜葡萄肿相关的困惑均是由于对后巩膜葡萄肿没有一个清晰、详细的定义所致。

Curtin 采用眼底镜检查和眼底画图的方式对后巩膜葡萄肿进行了分类。其他研究人员采用彩色眼底摄影或联合眼超声和间接眼底镜检查开展研究。Curtin 发现多数类型的后巩膜葡萄肿累及后极部，导致视神经或黄斑区等区域向外呈囊袋样扩张。一项基于 250 名患者的研究发现有近一半的患者可以用 Curtin 分类法进行分类[10]。Curtin 分类法中的Ⅱ型后巩膜葡萄肿以黄斑为中心，此类葡萄肿最常见于 3~19 岁的患者，而在年龄更大的患者中较少见。在更年长的患者中，Ⅷ型到Ⅹ型复合型葡萄肿更常见。Ⅷ型葡萄肿是Ⅰ型和Ⅱ型葡萄肿的复合症状，该结构异常有可能由巩膜胶原纤维的异常造成。在眼球的后极部有一些环绕视神经出口的环形巩膜纤维。因此，Ⅸ型葡萄肿有可能是在Ⅱ型葡萄肿增大过程中被相对不容易变形的环形巩膜纤维分割而成。Ⅹ型葡萄肿表现为在Ⅱ型葡萄肿基础上出现的颞侧扩张及视神经周围不完整的边界。

后巩膜葡萄肿的形成最终会导致后极部巩膜局限性变薄，并潜在增加了眼部异常的概率。事实上，高度近视眼中所见的异常与眼轴长度高度相关，但在后巩膜葡萄肿的作用可能被夸大。有些类型的葡萄肿属于眼球异常的高位因素，这些将在下文继续讨论。

15.3 流行病学

在高度近视眼中，后巩膜葡萄肿的患病率与眼轴长度和患者构成相关。从高度近视患者中随机选择患者计算出来的比例，与实际眼科临床中计算的结果可能并不一致。对巩膜葡萄肿所采取的检测方法也会对患病率的结果产生较大影响。Curtin 和 Karlin 使用间接检眼镜，但并没有说明哪些改变属于后巩膜葡萄肿[10]。Hsiang[14] 等用眼部超声技术测量眼球后极部到视神经的深度对眼进行评估，他们测量了眼在视神经后方的深度。该方法认为，仅累及视神经的葡萄肿不属于后巩膜葡萄肿，原因在于此类眼球的视神经位于眼球的最后方。而在一个呈球形且中央凹位于光轴的正常眼球，中央凹应该位于视神经后方。如果采用这种方法，正常眼球反而会被认为是尺寸较小的后巩膜葡萄肿。

因此，这些方法计算出来的后巩膜葡萄肿的患病率并非绝对准确，仅可作为一种参考。Curtin 和 Karlin 发现随着眼轴的增长，后巩膜葡萄肿的患病率明显增加。在眼轴为 26.5~27.4 mm 的眼中后巩膜葡萄肿的患病率为 1.4%，而在眼轴为 33.5~36.6 mm 的眼中，患病率增加到 71.4%。复杂型葡萄肿在不同年龄人群中的患病率差异较大。在年龄较小的患者单纯型葡萄肿较多，多数累及整个后极部或黄斑区。在年龄较大的患者复杂型葡萄肿的比例增加。Hsiang 等利用眼部超声来判定葡萄肿，发现在 209 例高度近视眼中 90% 的患眼合并后巩膜葡萄肿。他们同样发现，随着患者年龄的增加，复杂型葡萄肿的比例增加[14]。

15.4 分型

高度近视患眼的眼球曲度有别于后极部扁平的正视眼，其眼球后部的曲线会产生畸变。Moriyama 及其同事通过了 3D MRI 发现了一种桶样眼球，表明在高度近视眼这种结构畸变并不一定都是后巩膜葡萄肿[11]。后巩膜葡萄肿的定义为一种眼球壁外扩张的现象，扩张半径小于眼球壁外周曲率（图 15.3）。单纯型后巩膜葡萄肿仅包含一个扩张区域，同时也仅具有一个对应的曲率半径。复杂型后巩膜葡萄肿包含两种不同曲率半径的扩张，并存在部分或全部融合的现象。复合型后巩膜葡萄肿则包含两种或更多种扩张，这些扩张彼此分开。由此，被 Curtin 称为Ⅶ型缺损的葡萄肿（此类葡萄肿表现为视盘周围一个较小葡萄肿嵌入一个累及后极部的葡萄肿）属于一种复杂型后巩膜葡萄肿；两个相连排列的即Ⅸ型葡萄肿则为复合型后巩膜葡萄肿。而如图 15.4 所示，很容易观察到并不适用于 Curtin 分类系统的葡萄肿。因此，应采用更精确的术语来描述后巩膜葡萄肿。Moriyarna 等[11]报道的许多复合型葡萄肿眼球，无法按 Curtin 分类法进行分类。虽然 Curtin 分类法提供了一种相对精确的描述后巩膜葡萄肿的方法，但仍需要一种更简单并且更实用的分类法。

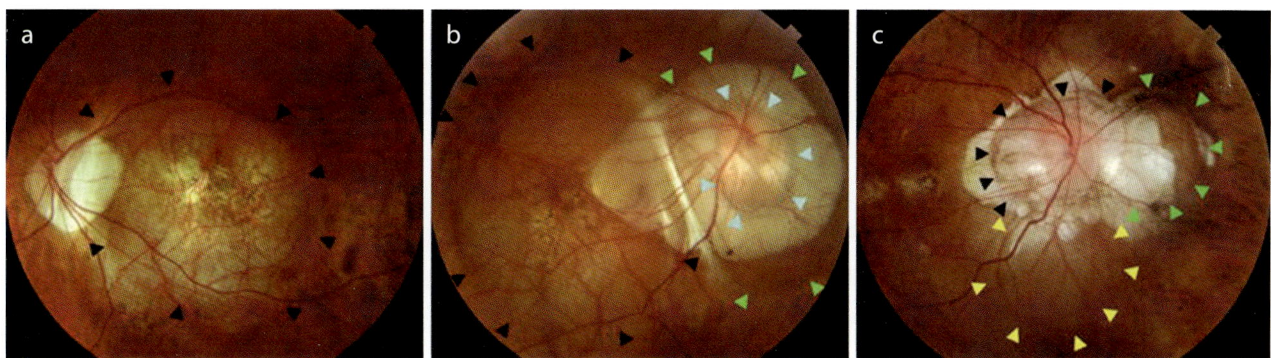

图 15.3 3 种不同形态的葡萄肿。（a）鼻侧边缘接近视神经的黄斑区葡萄肿，类似 Curtin 的Ⅱ型葡萄肿，但有视盘倾斜。后极部呈现一般葡萄肿外观：脉络膜变薄，葡萄肿区明显且伴有色素改变。（b）该患者似乎有两个相互邻近的葡萄肿（黑色及绿色箭头），和 Curtin 的Ⅸ型葡萄肿相似。然而仔细观察发现葡萄肿内还有一个围绕视神经（浅蓝色箭头）的葡萄肿，所以是Ⅲ型和Ⅸ型葡萄肿的组合。（c）该患者含有 3 个相邻的葡萄肿（黑色、绿色及黄色箭头），因此与任何 Curtin 描述的葡萄肿都不相似

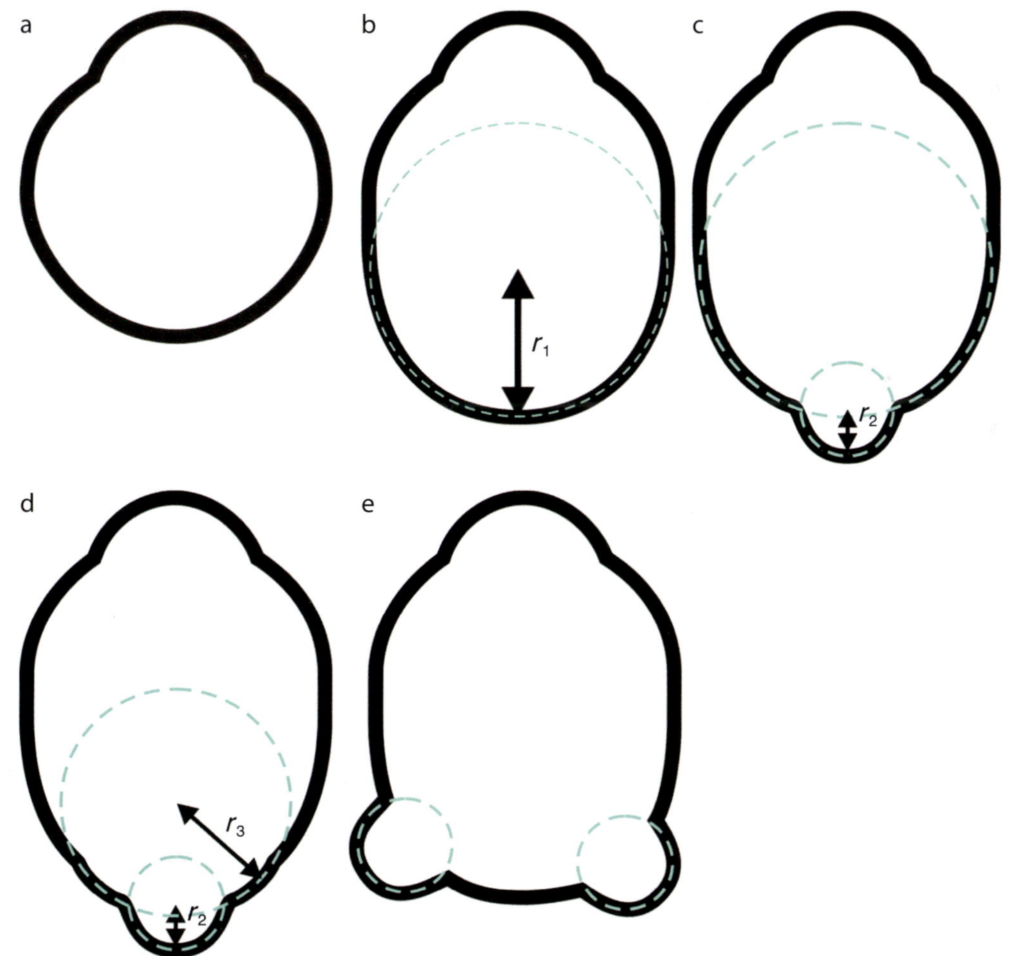

图 15.4 葡萄肿相关术语。（a）正常眼球形状。（b）眼球赤道部轴性延长但后极部弯曲度无任何改变。该眼是轴性近视但无葡萄肿。（c）眼球后极部出现第二弯曲且其半径（r_2）小于周围的眼球壁弯曲半径（r_1）。这种第二弯曲称葡萄肿，因只有一个故称单纯（简单）型葡萄肿。（d）一些眼的葡萄肿内又含一葡萄肿，或称复杂型葡萄肿。注意两个继发半径 r_2 和 r_3。（e）另一些眼具有两个以上互不相干的弯曲，称复合型葡萄肿

15.5 病因

如同近视的成因一样，目前尚不明确后巩膜葡萄肿的成因。在正视化动物模型实验中发现眼球可以对离焦产生局部反应[15-24]。离焦发出一个错误的信号，眼球会通过局部生长将这种错误信号弱化[17, 24]。可通过将眼镜片改为近视或远视来实现离焦诱导。这说明错误信号的数量和方向可以通过矫正眼球的屈光状态来调整[24]。去除小鸡眼前的镜片后，由镜片造成的屈光度改变也随之消除。在成长过程中视物模糊会带来一系列改变，从而导致近视的形成。因此，正视化的过程似乎与近视的形成相关。

在动物模型中，眼球主要通过两种方式来适应离焦。在鸟类主要靠改变脉络膜的厚度来进行适应。研究人员在鸟类眼中发现了可以帮助增加脉络膜厚度的淋巴系统[25]。

近视化可能由脉络膜血流减少和潜在的脉络膜毛细血管改变导致，有时这种改变可在很短的时间内发生[26, 27]。人眼中没有这种淋巴系统，但光学低相干反射仪检查发现离焦也可导致脉络膜厚度的细微改变[28]。在正视化过程中，这种长期的影响可以导致眼球扩大，眼轴增长，巩膜组织重塑、变薄、弹性增加。在动物模型中对半侧视野施加离焦效应可以使该半侧视野对应的眼部结构发生改变[29, 30]，表明有可以影响眼球局部的机制，并可以选择性地控制眼球发育和屈光度的进展。随后研究人员对整个视网膜对眼轴长度影响的规律进行研究。有趣的是，猴眼黄斑消融联合形觉剥夺仍能诱导眼轴延长进而导致近视[31]。与视网膜周边相关的远视离焦可导致眼轴长度的改变，表明改变周边视网膜的屈光可作为预防和治疗近视的方法[18, 32]。

巩膜的主要成分为 I 型胶原。这些纤维保证了眼球的结构强度。从内层巩膜到外层巩膜，纤维的直径存在梯度差，表现为和发育过程一致的由内向外顺序。在高度近视眼中，胶原纤维净重较正常眼少且直径减小。高度近视眼巩膜中所有纤维的直径都较小，且不像正视眼那样存在典型的梯度差。这一改变在眼球后极部最为明显，即使后极部未形成后巩膜葡萄肿[33, 34]。与正视眼相比，黏多糖含量也明显减少。在近视动物模型中，巩膜也被证明呈变薄趋势，组织和延展性的缺失导致了这种改变。巩膜变薄并伴随一定程度的弹性增加，导致任何外力带来的应力增加[35]。根据 La Place 定律，巩膜上的应力可以用 $\delta=PR/2T$ 来估计，其中 δ 为应力，P 为眼压，R 为半径，T 为球壁厚度。在高度近视眼中，眼球壁的应力随眼球扩张和眼壁厚度下降而增加。

大多数成年人的屈光度和眼轴长度相对稳定。但部分高度近视患者即使已经成年，其眼轴和屈光度仍会持续增长[36, 37]。虽然进展为高度近视可能受遗传因素的影响，但总体而言，高度近视似乎更易于在易感人群中由环境因素诱发。流行病学调查发现，在农耕和打猎人群转为上学人群后近视患病率增加，表明近距离用眼和缺乏户外活动是主要致病因素，这一结论也在动物实验中得到了证实[38-48]。这意味着在高度近视眼中存在一种使巩膜结构进行性改变的危险因素，这种危险因素不仅作用于眼球迅速增长的阶段如童年后期，也会作用于老年阶段。假设正视化的过程可以局部控制，那么图像的局部离焦就可能导致巩膜生长和机械性能的局部改变。户外活动时，视物距离一般大于 1 米，也就是说屈光差异范围最多在 1 D 以内。在户外阳光充分照射下瞳孔变小、景深增加，这进一步减少了离焦的发生。另一方面，户外视物距离与户内完全不同，范围可从几厘米到数米，距离的差异导致对应的调节范围增大。室内光照水平低而且灯光的光谱组成更容易造成近视[49]，因此可以想象，视野中央部分的区域很容易清晰聚焦，而其他部分则呈离焦状态。相对于中央区域的屈光不正，周边区域屈光不正才是影响眼球扩张的最主要因素。动物实验也明确证实，视网膜成像的离焦诱发眼球局部出现适应机制从而改变了眼球发育。目前尚不清楚视网膜成像离焦如何影响了后巩膜葡萄肿的发展。但在动物眼中，离焦是诱导近视发生的常用方法。如果在人类眼球中同样存在这种病理机制，那么局部离焦也可造成人眼球的局部扩张。此外，由于成人眼球在不同区域的敏感性不同，也有可能导致眼球扩张不均匀。

脉络膜的异常也可能导致眼球不均匀扩张[50]。该发现来源于对 Vogt-Koyanagi-Harada 疾病患者进行的研究。在疾病好转后，这些患者的眼球出现快速而明显的扩张从而导致高度近视，该情况被认为与疾病造成的脉络膜明显变薄相关。有理论认为，巩膜的成分和形态在一定程度上与脉络膜的调控相关。随着高度近视的发展，脉络膜明显变薄，甚至部分区域会出现缺失。任何可能维持眼球形状和大小的潜在机制均可能出现变化。

15.6 高度近视眼后巩膜葡萄肿可能导致的眼部病变

后巩膜葡萄肿中眼球壁的扩展可导致局部扩张。在葡萄肿区域内任何扩张都可能导致不良反应。如果眼球壁扩张拐点位置邻近黄斑区，也可能导致潜在的异常。这一情况主要出现在V型后巩膜葡萄肿中，该型葡萄肿也称为下方葡萄肿或视盘倾斜综合征。

一些类型的后巩膜葡萄肿可以把黄斑中心区分为不同区域，在此类葡萄肿中，V型后巩膜葡萄肿具有比较特殊的表现：上半区域的扩张程度较下半区域轻；视神经通常位于葡萄肿边缘并呈倾斜外观。因此，该型后巩膜葡萄肿被命名为下葡萄肿或视盘倾斜综合征[51-63]。已对该特殊葡萄肿的异常表现进行了诸多描述。眼球壁弯曲度变化成葡萄肿时，沿葡萄肿的上缘往往伴随一条弓形色素减少带[61]。一些眼球出现更多色素异常相关的并发症。和周围区域相比，拐角处的脉络膜变薄，而其后的巩膜变厚。这些眼球还经常出现视网膜下液[54]。对于下液的来源有多种猜测：视网膜色素上皮萎缩导致其泵功能减弱，或巩膜厚度增加阻碍葡萄膜－巩膜间液的外流[63]。在荧光血管造影检查中，一些患者表现为类似中心性浆液性脉络膜视网膜病变的渗漏，但中心性浆液性脉络膜视网膜病变在高度近视患者中非常少见。有研究者认为，视网膜下液引起明显的视网膜色素上皮改变[63]。视盘倾斜综合征被认为与玻璃疣的分布不均相关，上方区域的玻璃疣多于下方[58]。许多患有息肉样脉络膜血管病变的眼球中合并视盘倾斜综合征[56, 57]。此类眼中主要存在典型性、多灶的脉络膜新生血管[53]。这有可能因为该部分区域内眼球壁曲率改变而导致多处玻璃膜出现微小破裂。出现视盘倾斜综合征的眼球多合并上方视野缺损，调整屈光状态后视野检查结果会改善[59]。尽管一些患者视野缺损可能与神经或视网膜因素有关，但也与眼轴长度差异有关。

15.7 葡萄肿引起的局限性视网膜脱离

眼球扩张造成的球壁变薄和曲率改变可导致后巩膜葡萄肿局部改变（图 15.3a）。当脉络膜的厚度薄到一定程度后，巩膜葡萄肿内脉络膜细微的变化就会对视力造成明显的影响。眼球壁外向囊袋样扩张也会造成眼球壁的各种结构扩大。比如，视网膜的延展造成面积增大，当延展到一定程度时视网膜所受的应力就会增加。由于眼球本身和后巩膜葡萄肿表面呈曲线，视网膜扩张产生的应力可以被分解为沿视网膜曲率切线方向的力和垂直于视网膜的力（图 15.4）。垂直于视网膜的第二矢量将视网膜向眼球壁相反的方向牵拉。任何视网膜表面膜或残余玻璃体对视网膜的牵拉都会增加这种力。反向力则为视网膜本身的附着力，包括RPE泵的作用力和从玻璃体到脉络膜的矢量拉力[64]。若这个垂直于视网膜的矢向拉力超过视网膜的抗张力强度或附着力，就会导致视网膜劈裂或脱离。对此，可通过玻璃体切割术去除与视网膜粘连的玻璃体或移除视网膜内界膜来解决（图 15.5、图 15.6）[64]。

15.8 眼位问题

眼位与眼外肌、眼球和神经控制之间的精准相互联系有关。在对眼球运动的常规分析中，眼外肌的收缩力被假定作用于球形的眼球。而高度近视的眼球往往因为不均匀扩张而不是球形的。在本书的另一章中，对高度近视患者的斜视有更全面的阐述，但与这一章密切相关的是葡萄肿和眼球运动之间的相互作用。Demer在一项研究中对21例近视患者进行了高分辨率MRI，确定了可能与眼位问题有关的一些因素[65]。大多数眼不是球形的，表现为弥漫性后极部、赤道前后或赤道部葡萄肿。眼球运动时，葡萄肿随注视发生变化。葡萄肿可引起眼外肌通路的较大位移。

15.9 视野异常

不均匀的眼球增大可导致葡萄肿区域的成像离焦。视野测试过程中遇到的光线会扩散到更大的区域，从而降低了被发现的可能性[66]。内部区域或沿葡萄肿边缘的脉络膜可能明显变薄，这也可能影响敏感度[67]。视野检查的异常可能是由于葡萄肿内的劈裂、脱离或潜在的Stiles-Crawford效应引起的。一名双侧葡萄肿患者出现了双颞部视野缺损[68]。

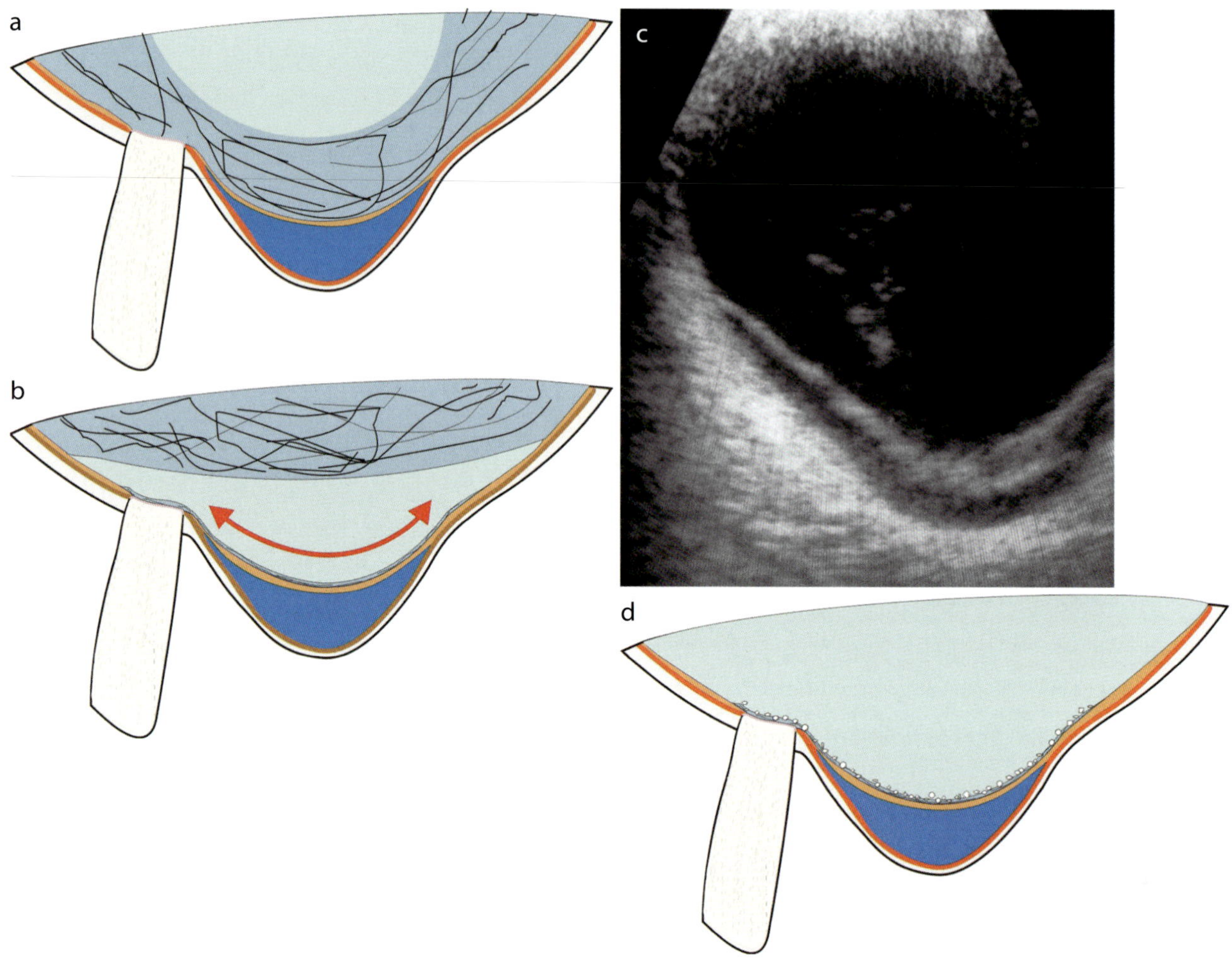

图 15.5 葡萄肿内后部巩膜和脉络膜向后膨出。维持视网膜贴服的力包括由玻璃体向脉络膜的液流净矢量以及 RPE 泵功能。（a、b）导致视网膜脱离的力包括未脱离玻璃体的牵引（a）或玻璃体后脱离后残存的牵引力（b）。视网膜的原有弹性也是一个重要因素。视网膜通常紧绷横跨于葡萄肿，视网膜平面存在明显张力（b，双箭），这种力可能分解为两个矢量，一个垂直视网膜指向眼球中心。（c）B 超显示一葡萄肿眼合并局部视网膜脱离。（d）可用曲安奈德染色辅助解除玻璃体牵引（玻璃体表面白色结晶）以及尽可能剥除内界膜

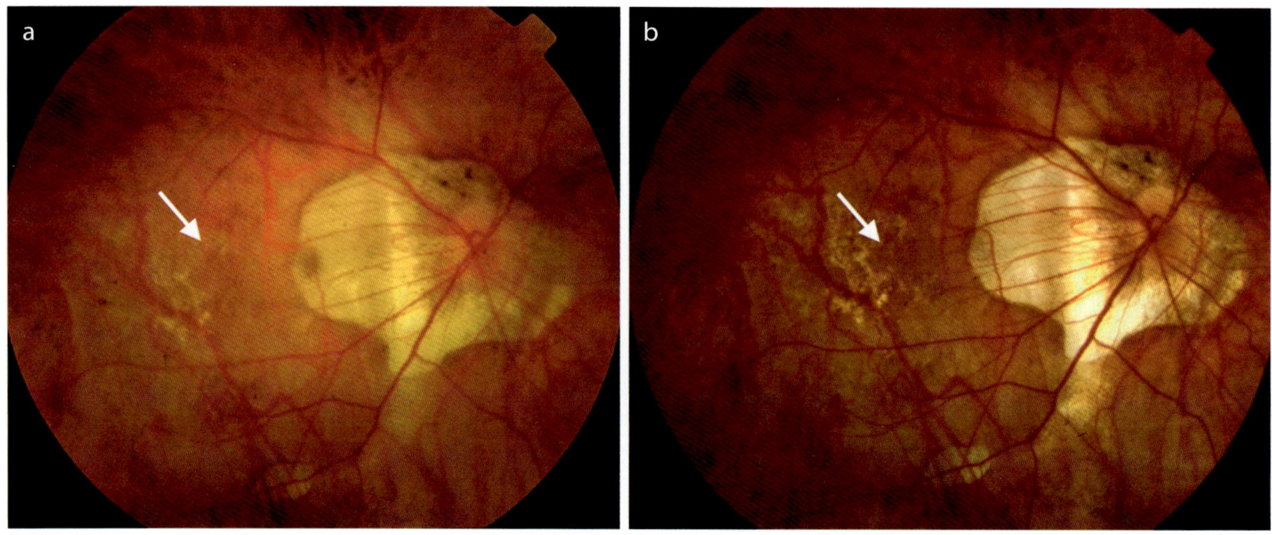

图 15.6 （a）葡萄肿内有视网膜浅脱离，注意其下的脉络膜结构清晰度下降（箭）。（b）玻璃体切除视网膜复位后，视力提高，注意脉络膜结构可见度增加（箭）

15.10 拱形黄斑和相关疾病

Gaucher 等描述了高度近视眼球的一种新型改变[12]。与常见的高度近视患者巩膜不同，黄斑中心区的巩膜不在后巩膜葡萄肿区域向外弯曲，而向内弯曲。他们将这种高度近视后巩膜葡萄肿的异常称为拱形黄斑（圆顶状黄斑，dome-shaped macula，DSM），并认为该异常可能与局部脉络膜增厚相关。他们在这种眼球中没有发现外扩张现象。之后，他们在写给编辑的信中提到了其他两种可能：该异常是由玻璃体牵拉和后极部薄弱巩膜的向内塌陷导致[69]。玻璃体牵拉理论未被 OCT 检查证实，合并这种拱形黄斑的眼球眼压正常，且巩膜塌陷理论也未获支持。Imamura 等对有拱形黄斑的 15 位患者（23 只眼）进行了 EDI-OCT 检查[70]。患者的平均年龄为 59.3 岁，平均屈光度为 −13.6 D。黄斑中央凹下方巩膜的平均厚度为 570 μm，而在与其平均屈光度相近的 25 只不合并拱形黄斑的患眼中，这一厚度为 281 μm（$P<0.001$）。距中央凹颞侧 3000 μm 处的巩膜厚度为 337 μm，与不合并拱形黄斑患眼（320 μm）相比没有明显差异。拱形黄斑的形成似乎与高度近视眼中巩膜厚度的差异相关，而与已知任何类型的后巩膜葡萄肿均不同。一些合并拱形黄斑的患者会出现局限性视网膜下液，这可能由局部巩膜增厚影响脉络膜液体外流导致。

作为正视化和近视化的一部分，巩膜和脉络膜的厚度会发生改变。离焦的区域差异可导致眼轴长度的代偿性改变以及脉络膜和巩膜厚度的反向变化。可能在阅读图像等活动中，黄斑中心区相对清晰，而更多周边区域出现离焦。黄斑中心区聚焦和黄斑以外区域的离焦可能会导致适应性效应，从而产生拱形黄斑的变化[70]。

关于拱形黄斑的其他报道扩展了对该表型的理解，并导致了其他相关构型的发现。Errera 等[71]报道了 DSM 与许多遗传性视网膜疾病相关。在他们的系列研究中，81% 的 DSM 患者患有近视。作者指出，他们在高度近视眼中的发现支持以下理论：DSM 的形成可能是一种减少黄斑离焦的适应性机制，这与 Imamura 及其同事的论点基本相同。在 Errera 等的系列研究中，32.7% 的眼可见中心性浆液性表型，与中心性浆液性脉络膜视网膜病变患者的典型情况相比，这些眼的脉络膜厚度并未增加。Viola 等[72]回顾了 52 只患有 DSM 的高度近视眼的纵向成像结果。虽然 44% 的无黄斑新生血管的病例可见浆液性脱离，但这些眼在吲哚菁绿（ICG）血管造影并未显示高通透性，这是中心性浆液性脉络膜视网膜病变的标志。在 ICG 血管造影中，眼球确实有高荧光点状斑点。文献中 OCT 检查有所表现，但不是所有这些患者都有黄斑新生血管。黄斑轮廓的改变，以及视网膜下积液或新生血管形成，不仅仅包括葡萄肿和 DSM。有些眼似乎合并了葡萄肿和 DSM。与周围巩膜相比，其他眼可能显示黄斑有不同程度的向内突出[73]。在垂直 DSM 中，曲率的改变似乎比水平子午线的更大。在不太常见的情况下，可能会观察到相反的情况，水平子午线比垂直子午线显示出更大的曲率变化量。有些眼似乎有一个或多个沿水平子午线行进的嵴[74, 75]。

关于 DSM 患眼视网膜下液的出现有不同的报道。García-Ben 等[76]评估了西班牙 21 例垂直 DSM 患者的 40 只高度近视眼，发现 11 只眼（27.5%）有视网膜下液。与积液出现相关的显著变量是黄斑隆起高度和脉络膜厚度降低。Ohno-Matsui 等[77]评估了连续 67 例患者的 91 只高度近视眼，发现 5 只眼（5.5%）有浆液性脱离。黄斑隆起高度和黄斑中央凹下脉络膜厚度与视网膜下液无关。Errera 等[71]发现 36 例 DSM 患者的 58 只眼中有 19 只眼（32.8%）有视网膜下积液。他们发现，视网膜下积液眼的中央凹下脉络膜厚度显著大于无积液眼。Hocaoglu 等[73]检查了土耳其 90 例患者的 167 只患眼，发现 7.8% 的患眼发生了浆液性视网膜脱离。研究发现浆液性视网膜脱离与脉络膜厚度增加和黄斑隆起高度增加相关。这些不同的结果提示，可能还有其他变量需要考虑，如种族、近视或眼轴扩张的数量、合并症、圆顶的构型、Bruch 膜的完整性和穹隆下的巩膜厚度（图 15.7）。

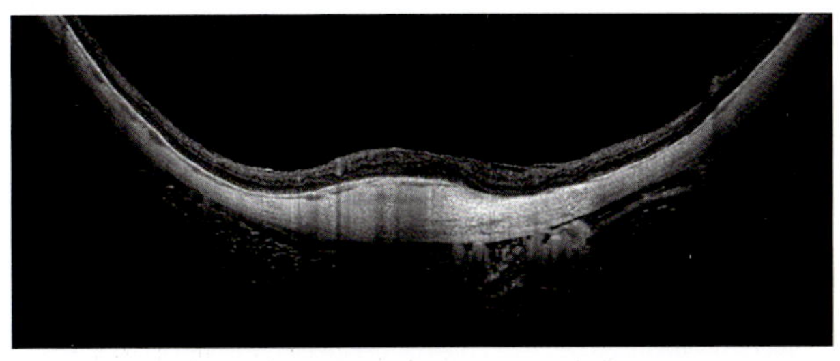

图 15.7　这是为拱形黄斑患者 12 mm SS-OCT。眼球没有任何“膨出”，意味着没有明显葡萄肿。然而，尽管中央凹及周围眼球壁较正视眼薄，后部的巩膜仍较周围厚

巩膜向内膨隆可能引起相关结构的继发性改变，从而可能产生病理学后果。脉络膜在巩膜和 Bruch 膜之间。巩膜具有重塑的能力。对于 Bruch 膜在应激状态下短期或长期改变的能力，研究还不全面。任何一只眼的外伤造成的短期压力增加都可能导致 Bruch 膜破裂，称为血管样条纹。随着发育期的眼球扩张，Bruch 膜似乎会无损伤地扩张。然而，随着年龄增长眼球扩张和病理性近视的发展，Bruch 膜似乎表现出形成断裂的倾向，称为漆裂缝。这些似乎是拉伸应力增加的结果。奇怪的是，这些裂缝的存在可能会持续数年或几十年。这表明，在成年期 Bruch 膜可能不会重塑，事实上是可能会变得更加脆弱。缺乏重塑意味着潜在巩膜的改变可能发生在 Bruch 膜轮廓变化较小的情况下。随着 DSM 的发展，中间的脉络膜可能会被挤压在增厚的巩膜顶部和紧绷的 Bruch 膜之间。在拱底部，脉络膜可能显得略厚。对 Bruch 膜的过度张力可能导致裂缝或裂隙，这有可能改变有利于拱顶升高和上方脉络膜厚度的力量，或使新生血管向内生长。

15.11　葡萄肿和拱形黄斑浆液性脱离的潜在机制

眼内任何一层或区域出现的液体是液体流入、产生和流出量的函数[78]。在本章的前面，讨论了牵引产生脱离的影响。在浆液性脱离中，该模型扩展包括其他特征。在全身组织中，液体通过毛细血管壁的过滤离开毛细血管，这受到毛细血管内压力以及毛细血管周围间质内压力的影响。液体的净通量取决于净驱动压力和血管壁的通透性。静水压力沿毛细血管的运动方向下降。随着液体离开毛细血管，驱动液体进入毛细血管增加。毛细血管近端有液体净流出，远端和毛细血管后小静脉有液体净流入。任何净差产生的多余液体，即血管释放和吸收的液体量，由淋巴管清除。在这个过程中，眼球有一些有趣的变化。脉络膜毛细血管层的毛细血管有窗孔，这增加了血管的通透性。此外，脉络膜没有淋巴系统。脉络膜中产生的过量液体通常通过巩膜存于眼中（图 15.8）。如果脉络膜产生过多的液体，例如在中心性浆液性脉络膜视网膜病变中，脉络膜会扩张，液体被包裹在脉络膜中，RPE 的屏障功能会以渗漏的形式被打破。

中心性浆液眼通常远视并有厚巩膜。在这些眼中，脉络膜产生的任何液体都可能难以离开眼后部。虽然葡萄肿的后部显示脉络膜和巩膜变薄，但葡萄肿的边缘，即巩膜，可能出现区域性增厚（图 15.9）。穿过眼曲度拐点的血管（和 RPE）可能会受到额外的压力。任何脉络膜积液都很难从后方排出，并可能导致视网膜下积液，就像在其中一些眼中看到的那样[79]。这一理论的延伸可以用于分析 DSM。通过穹隆下增厚的巩膜流出的液体可能会减少。通过巩膜 /Bruch 膜的不匹配作用于脉络膜的力的改变可能导致了液体从脉络膜血管渗漏。这些因素可能在视网膜下间隙积液中发挥作用。这些因素

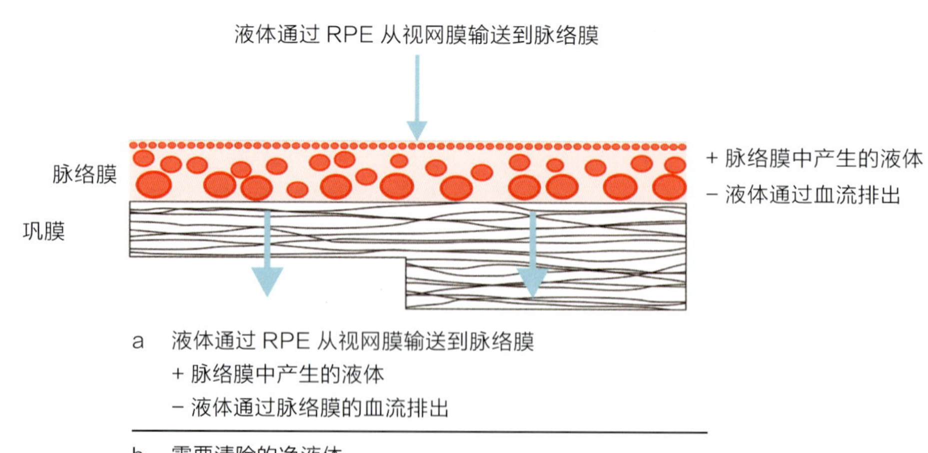

图 15.8　眼液体生理学示意图。（a）液体通过 RPE 从视网膜输送到脉络膜。绒毛膜毛细血管具有高度渗透性，似乎也能参与液体的吸收。液体也可通过巩膜离开脉络膜。薄巩膜的区域预计比厚巩膜的区域具有更高的渗透性。（b）离开眼（如通过巩膜）的净液体是 RPE 输送的量加上脉络膜产生的量减去血液中离开眼的量。增加液体的产生量将使离开的净量增多。巩膜的流出便利性是液体通过巩膜离开的主要障碍

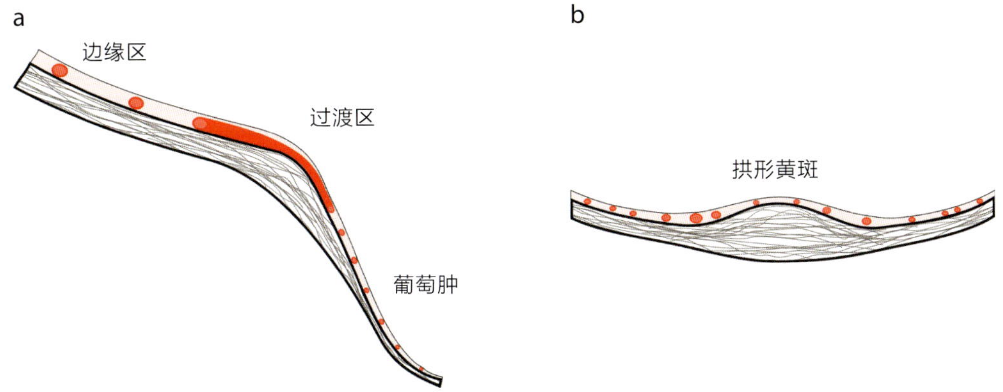

图 15.9 在高度近视眼中由巩膜异常产生的积液，示意图仅显示了脉络膜和巩膜。（a）葡萄肿的边缘处巩膜增厚，导致该区域血管通透性降低，且该处脉络膜循环承受的压力不同，产生积液的量也不同。（b）类似地，拱形黄斑局部巩膜增厚，导致该区域血流外流减少，在拱形隆起边缘的血管在黄斑形态发生变化时受到的压力也会变化

也可能影响与新生血管相关的液体积聚的倾向。通常情况下，与年龄相关性黄斑变性的典型情况相比，近视性新生血管的视网膜下积液最少。在 DSM 中，从视网膜下间隙清除积液的能力可能受到影响，甚至黄斑新生血管的最小渗漏也可能导致积液。

治疗与 DSM 相关的积液比较复杂。这种液体在不治疗的情况下会逐渐增多或减少。对于脉络膜血管通透性高的少数病例，以尽量减少脉络膜渗漏的光动力疗法可能有一定的疗效。如果没有，高通透性光动力疗法 [80] 可能有一些边际效应，因仅通过损伤脉络膜毛细血管。虽然这可能导致液体状况的短期改善，但有长期萎缩的风险。有报道称，在一些患者中，碳酸酐酶抑制剂 [81] 或格栅激光光凝术 [80] 似乎有助于溶解积液（但没有改善视力），然而对于 DSM 中的视网膜下积液，目前还没有经过证实的可靠治疗方法。

参考文献

[1] Scarpa A. Chapter 17. Dello Stafiloma. Practical observations on the principal diseases of the eyes. Pravia: Presso Baldassare Comino; 1801. p. 215–28.
[2] Lawrence W. Section III. Staphyloma scleroticae, in a treatise of the diseases of the eye. 3rd ed. London: Henry G. Bohn; 1844. p. 337–9.
[3] Arlt F. Die Krankenheiten des Auges fur praktische Artze. Prague: F.A. Credner; 1859.
[4] Arlt F. Über die Ursachen und die Entstehung der Kurzsichtigkeit. Vienna: Wilhelm Braumueller; 1876.
[5] Tscherning M. Studien über die Aetiologie der Myopie. Graefes Arch Clin Exp Ophthalmol. 1883;29:201–72.
[6] Schnabel I. The anatomy of staphyloma posticum, and the relationship of the condition to myopia. In: Norris WF, Oliver CA, editors. System of diseases of the eye. Vol 3. Local diseases, glaucoma, wounds and injuries, operations. Philadelphia: J.B. Lippincott Co; 1898. p. 395–411.
[7] Souter WN. Posterior staphyloma in the refraction and motility of the eye. For students and practitioners. Philadelphia: Lea Brothers & Co; 1903. p. 249–55.
[8] Knowles RH. An encyclopedia-dictionary and reference handbook of the ophthalmic sciences. New York: The Jewelers Circular Publishing Company; 1903.
[9] Curtin BJ, Karlin DB. Axial length measurements and fundus changes of the myopic eye. Part 1. The posterior fundus. Trans Am Opthalmal Soc. 1970;68:312–34.
[10] Curtin BJ, Karlin DB. Axial length measurements and fundus changes of the myopic eye. I. The posterior fundus. Trans Am Ophthalmol Soc. 1970;68:312–34.
[11] Moriyama M, Ohno-Matsui K, Modegi T, et al. Quantitative analyses of high-resolution 3D MR images of highly myopic eyes to determine their shapes. Invest Ophthalmol Vis Sci. 2012;53(8):4510–8.
[12] Gaucher D, Erginay A, Lecleire-Collet A, et al. Dome-shaped macula in eyes with myopic posterior staphyloma. Am J Ophthalmol. 2008;145:909–14.
[13] Ikuno Y, Tano Y. Retinal and choroidal biometry in highly myopic eyes with spectral-domain optical coherence tomography. Invest Ophthalmol Vis Sci. 2009; 50(8):3876–80.
[14] Hsiang HW, Ohno-Matsui K, Shimada N, Hayashi K, Moriyama M, Yoshida T, Tokoro T, Mochizuki M. Clinical characteristics of posterior staphyloma in eyes with pathologic myopia. Am J Ophthalmol. 2008; 146(1):102–10.
[15] Young FA. The effect of nearwork illumination level on monkey refraction. Am J Optom Arch Am Acad Optom. 1962;39:60–7.
[16] Shen W, Vijayan M, Sivak JG. Inducing form-deprivation myopia in fish. Invest Ophthalmol Vis Sci. 2005;46(5):1797–803.
[17] Wallman J, Gottlieb MD, Rajaram V, Fugate-Wentzek LA. Local retinal regions control local eye growth and myopia. Science. 1987;237(4810):73–7.
[18] Smith EL 3rd, Hung LF, Huang J. Relative peripheral hyperopic defocus alters central refractive development

in infant monkeys. Vis Res. 2009;49(19):2386–92.
[19] Schaeffel F, Glasser A, Howland HC. Accommodation, refractive error, and eye growth in chickens. Vis Res. 1988;28:639–57.
[20] Smith EL 3rd., Hung LF. The role of optical defocus in regulating refractive development in infant monkeys. Vis Res. 1999;39:1415–35.
[21] Graham B, Judge SJ. The effects of spectacle wear in infancy on eye growth and refractive error in the marmoset (Callithrix jacchus). Vis Res. 1999;39:189–206.
[22] Norton TT, Siegwart JT, Amedo AO. Effectiveness of hyperopic defocus, minimal defocus, or myopic defocus in competition with a myopiagenic stimulus in tree shrew eyes. Invest Ophthalmol Vis Sci. 2006;47:4687–99.
[23] Shen W, Sivak JG. Eyes of a lower vertebrate are susceptible to the visual environment. Invest Ophthalmol Vis Sci. 2007;48:4829–37.
[24] Zhu X, Park TW, Winawer J, Wallman J. In a matter of minutes, the eye can know which way to grow. Invest Ophthalmol Vis Sci. 2005;46(7):2238–41.
[25] Nickla DL, Wallman J. The multifunctional choroid. Prog Retin Eye Res. 2010;29(2):144–68.
[26] Fitzgerald ME, Wildsoet CF, Reiner A. Temporal relationship of choroidal blood flow and thickness changes during recovery from form deprivation myopia in chicks. Exp Eye Res. 2002;74(5):561–70.
[27] Hirata A, Negi A. Morphological changes of choriocapillaris in experimentally induced chick myopia. Graefes Arch Clin Exp Ophthalmol. 1998;236(2):132–7.
[28] Read SA, Collins MJ, Sander BP. Human optical axial length and defocus. Invest Ophthalmol Vis Sci. 2010;51:6262–9.
[29] Smith EL 3rd, Huang J, Hung LF, Blasdel TL, Humbird TL, Bockhorst KH. Hemiretinal form deprivation: evidence for local control of eye growth and refractive development in infant monkeys. Invest Ophthalmol Vis Sci. 2009;50(11):5057–69.
[30] Smith EL 3rd, Hung LF, Huang J, Blasdel TL, Humbird TL, Bockhorst KH. Effects of optical defocus on refractive development in monkeys: evidence for local, regionally selective mechanisms. Invest Ophthalmol Vis Sci. 2010;51(8):3864–73.
[31] Smith EL 3rd, Ramamirtham R, Qiao-Grider Y, Hung LF, Huang J, Kee CS, Coats D, Paysse E. Effects of foveal ablation on emmetropization and form-deprivation myopia. Invest Ophthalmol Vis Sci. 2007;48(9):3914–22.
[32] Smith EL 3rd. Prentice award lecture 2010: a case for peripheral optical treatment strategies for myopia. Optom Vis Sci. 2011;88(9):1029–44.
[33] Phillips JR, McBrien NA. Form deprivation myopia: elastic properties of sclera. Ophthalmic Physiol Opt. 1995;15:357–62.
[34] McBrien NA, Gentle A. Role of the sclera in the development and pathological complications of myopia. Prog Retin Eye Res. 2003;22(3):307–38.
[35] McBrien NA, Cornell LM, Gentle A. Structural and ultrastructural changes to the sclera in a mammalian model of high myopia. Invest Ophthalmol Vis Sci. 2001;42(10):2179–87.
[36] McBrien NA, Adams DW. A longitudinal investigation of adult-onset and adult-progression of myopia in an occupational group. Refractive and biometric findings. Invest Ophthalmol Vis Sci. 1997;38(2):321–33.
[37] Saka N, Ohno-Matsui K, Shimada N, Sueyoshi S, Nagaoka N, Hayashi W, Hayashi K, Moriyama M, Kojima A, Yasuzumi K, Yoshida T, Tokoro T, Mochizuki M. Long-term changes in axial length in adult eyes with pathologic myopia. Am J Ophthalmol. 2010;150(4):562–8, e1.
[38] Rose KA, Morgan IG, Smith W, Burlutsky G, Mitchell P, Saw SM. Myopia, lifestyle, and schooling in students of Chinese ethnicity in Singapore and Sydney. Arch Ophthalmol. 2008;126(4):527–30.
[39] Jones LA, Sinnott LT, Mutti DO, Mitchell GL, Moeschberger ML, Zadnik K. Parental history of myopia, sports and outdoor activities, and future myopia. Invest Ophthalmol Vis Sci. 2007;48(8): 3524–32.
[40] Dirani M, Tong L, Gazzard G, Zhang X, Chia A, Young TL, Rose KA, Mitchell P, Saw SM. Outdoor activity and myopia in Singapore teenage children. Br J Ophthalmol. 2009;93(8):997–1000.
[41] Morgan RW, Speakman JS, Grimshaw SE. Inuit myopia: an environmentally induced "epidemic"? Can Med Assoc J. 1975;112(5):575–7.
[42] Alward WL, Bender TR, Demske JA, Hall DB. High prevalence of myopia among young adult Yupik Eskimos. Can J Ophthalmol. 1985;20(7):241–5.
[43] Lv L, Zhang Z. Pattern of myopia progression in Chinese medical students: a two-year follow-up study. Graefes Arch Clin Exp Ophthalmol. 2012;251(1):163–8.
[44] Mutti DO, Mitchell GL, Moeschberger ML, Jones LA, Zadnik K. Parental myopia, near work, school achievement, and children's refractive error. Invest Ophthalmol Vis Sci. 2002;43:3633–40.
[45] Zylbermann R, Landau D, Berson D. The influence of study habits on myopia in Jewish teenagers. J Pediatr Ophthalmol Strabismus. 1993;30:319–22.
[46] Hepsen IF, Evereklioglu C, Bayramlar H. The effect of reading and near-work on the development of myopia in emmetropic boys: a prospective, controlled, three-year follow-up study. Vis Res. 2001;41:2511–20.
[47] Kinge B, Midelfart A, Jacobsen G, Rystad J. The influence of near-work on development of myopia among university students: a three-year longitudinal study among engineering students in Norway. Acta Ophthalmol Scand. 2000;78:26–9.
[48] Rose KA, Morgan IG, Ip J, et al. Outdoor activity reduces the prevalence of myopia in children. Ophthalmology. 2008;115:1279–85.
[49] Rucker FJ, Wallman J. Chick eyes compensate for chromatic simulations of hyperopic and myopic defocus: evidence that the eye uses longitudinal chromatic aberration to guide eye-growth. Vis Res. 2009;49(14): 1775–83.
[50] Kyoko patient.
[51] Young SE, Walsh FB, Knox DL. The tilted disk syndrome. Am J Ophthalmol. 1976;82:16–23.
[52] Prost M, De Laey JJ. Choroidal neovascularization in tilted disc syndrome. Int Ophthalmol. 1988;12(2):131–5.
[53] Quaranta M, Brindeau C, Coscas G, Soubrane G. Multiple choroidal neovascularizations at the border of a myopic posterior macular staphyloma. Graefes Arch Clin Exp Ophthalmol. 2000;238:101–3.
[54] Cohen SY, Quentel G, Guiberteau B, Delahaye-Mazza

C, Gaudric A. Macular serous retinal detachment caused by subretinal leakage in tilted disc syndrome. Ophthalmology. 1998;105:1831–4.

[55] Cohen SY, Quentel G. Chorioretinal folds as a consequence of inferior staphyloma associated with tilted disc syndrome. Graefes Arch Clin Exp Ophthalmol. 2006;244:1536–8.

[56] Becquet F, Ducournau D, Ducournau Y, Goffart Y, Spencer WH. Juxtapapillary subretinal pigment epithelial polypoid pseudocysts associated with unilateral tilted optic disc: case report with clinicopathologic correlation. Ophthalmology. 2001;108(9):1657–62.

[57] Mauget-Faÿsse M, Cornut PL, Quaranta El-Maftouhi M, Leys A. Polypoidal choroidal vasculopathy in tilted disk syndrome and high myopia with staphyloma. Am J Ophthalmol. 2006;142(6):970–5.

[58] Cohen SY, Quentel G. Uneven distribution of drusen in tilted disc syndrome. Retina. 2008;28(9):1361–2.

[59] Vuori ML, Mäntyjärvi M. Tilted disc syndrome may mimic false visual field deterioration. Acta Ophthalmol. 2008;86(6):622–5.

[60] Nakanishi H, Tsujikawa A, Gotoh N, et al. Macular complications on the border of an inferior staphyloma associated with tilted disc syndrome. Retina. 2008; 28(10):1493–501.

[61] Cohen SY, Dubois L, Ayrault S, Quentel G. T-shaped pigmentary changes in tilted disk syndrome. Eur J Ophthalmol. 2009;19(5):876–9.

[62] Ohno-Matsui K, Shimada N, Nagaoka N, Tokoro T, Mochizuki M. Choroidal folds radiating from the edge of an inferior staphyloma in an eye with tilted disc syndrome. Jpn J Ophthalmol. 2011;55(2):171–3.

[63] Maruko I, Iida T, Sugano Y, Oyamada H, Sekiryu T. Morphologic choroidal and scleral changes at the macula in tilted disc syndrome with staphyloma using optical coherence tomography. Invest Ophthalmol Vis Sci. 2011;52(12):8763–8.

[64] Spaide RF, Fisher Y. Removal of adherent cortical vitreous plaques without removing the internal limiting membrane in the repair of macular detachments in highly myopic eyes. Retina. 2005;25(3):290–5.

[65] Demer JL. Knobby eye syndrome. Strabismus. 2018; 26(1):33–41.

[66] Fledelius HC, Goldschmidt E. Eye shape and peripheral visual field recording in high myopia at approximately 54 years of age, as based on ultrasonography and Goldmann kinetic perimetry. Acta Ophthalmol. 2010;88(5):521–6.

[67] Tanaka Y, Shimada N, Ohno-Matsui K. Extreme thinning or loss of inner neural retina along the staphyloma edge in eyes with pathologic myopia. Am J Ophthalmol. 2015; 159(4):677–82.

[68] Gupta A, Smith JM. Bitemporal hemianopia secondary to nasal staphylomata. J Neuroophthalmol. 2015;35(1):99–101.

[69] Mehdizadeh M, Nowroozzadeh MH. Dome-shaped macula in eyes with myopic posterior staphyloma. Am J Ophthalmol. 2008;146:478; author reply-9.

[70] Imamura Y, Iida T, Maruko I, et al. Enhanced depth imaging optical coherence tomography of the sclera in dome-shaped macula. Am J Ophthalmol. 2011;151:297–302.

[71] Errera MH, Michaelides M, Keane PA, et al. The extended clinical phenotype of dome-shaped macula. Graefes Arch Clin Exp Ophthalmol. 2014;252(3):499–508.

[72] Viola F, Dell'Arti L, Benatti E, et al. Choroidal findings in dome-shaped macula in highly myopic eyes: a longitudinal study. Am J Ophthalmol. 2015;159(1):44–52.

[73] Hocaoglu M, Ersoz MG, Sayman Muslubas I, et al. Factors associated with macular complications in highly myopic eyes with dome-shaped macular configuration. Graefes Arch Clin Exp Ophthalmol. 2019;257(11):2357–65.

[74] Liang IC. Horizontal ridge as a posterior pole finding in a highly myopic eye with dome-shaped macula. Retina. 2017;37(7):1261–2.

[75] Fang Y, Du R, Jonas JB, et al. Ridge-shaped macula progressing parallel to bruch membrane defects and macular suprachoroidal cavitation. Retina. 2020;40(3): 456–60.

[76] García-Ben A, Sanchez MJM, Gómez AG, et al. Factors associated with serous retinal detachment in highly myopic eyes with vertical oval-shaped dome. Retina. 2019;39(3):587–93.

[77] Ohno-Matsui K, Fang Y, Uramoto K, et al. Peri-dome choroidal deepening in highly myopic eyes with dome-shaped maculas. Am J Ophthalmol. 2017;183:134–40.

[78] Spaide RF, Yannuzzi LA. Mechanisms maintaining retinal and pigment epithelial attachment: a theoretical framework with practical considerations. In: Marmor MF, Wolfensberger TJ, editors. The retinal pigment epithelium. New York: Oxford Press; 1998.

[79] Ishida T, Moriyama M, Tanaka Y, et al. Radial tracts emanating from staphyloma edge in eyes with pathologic myopia. Ophthalmology. 2015;122(1):215–6.

[80] Chinskey ND, Johnson MW. Treatment of subretinal fluid associated with dome-shaped macula. Ophthalmic Surg Lasers Imaging Retina. 2013;44(6):593–5.

[81] Chen NN, Chen CL, Lai CH. Resolution of unilateral dome-shaped macula with serous detachment after treatment of topical carbonic anhydrase inhibitors. Ophthalmic Surg Lasers Imaging Retina. 2019;50(8): e218–21.

16 病理性近视后巩膜葡萄肿的形态特征：3D MRI 和 UWF-SS-OCT 分析

Kyoko Ohno-Matsui, Muka Moriyama, Kosei Shinohara

16.1 引言

后巩膜葡萄肿是眼后段的局部向外膨出，为病理性近视的标志性改变[1, 2]。1977 年，Curtin[1] 将病理性近视眼后巩膜葡萄肿分为 10 种类型。Ⅰ～Ⅴ型为单纯型后巩膜葡萄肿，Ⅵ～Ⅹ型为复合型后巩膜葡萄肿（详见第 15 章）。

Moriyama 等应用三维磁共振成像（3D MRI）来分析整个眼球的形态[3, 4]。Ohno-Matsui 等[5] 根据后巩膜葡萄肿的大小、形状和位置，应用 3D MRI 和超广角眼底成像组合将后巩膜葡萄肿分为 6 种不同类型。尽管 3D MRI 可以从任意角度分析后巩膜葡萄肿等宽区域的形态，但 3D MRI 无法用于筛查。这是由于 3D MRI 技术在 T_2 加权图像下可见眼内液体，显示玻璃体视网膜界面或视网膜内表面，而不显示巩膜曲率。

大部分葡萄肿累及眼底范围较广，因此常规眼底照片 50° 拍摄范围不适用于整个葡萄肿区域。光学相干断层扫描（OCT）是分析眼部曲率的有用工具；然而，市售 OCT 的最大扫描长度不足以完全覆盖广泛的葡萄肿病变范围。

超广角扫频源 OCT（UWF-SS-OCT）系统的新原型样机使用多条扫描线生成扫描图，允许在 23 mm × 20 mm、深度 5 mm 的感兴趣区域内对后巩膜葡萄肿进行 3D 重建[6, 7]。在这种 UWF-SS-OCT 的帮助下，它使得广泛后巩膜葡萄肿完整 3D 可视化成为可能。UWF-SS-OCT 图像与 3D MRI 对后巩膜葡萄肿的检出无显著差异，提示 UWF-SS-OCT 可替代 3D MRI 评估后巩膜葡萄肿[6]。

因此，本章提出一种简单的后巩膜葡萄肿分类方法，并基于 3D MRI 图像和 UWF-SS-OCT 图像检查后巩膜葡萄肿的形态特征。

后巩膜葡萄肿的分类原则

- 仅分析后巩膜葡萄肿最外缘轮廓

在 Curtin 分级中复合型后巩膜葡萄肿的特点是后巩膜葡萄肿区内存在不规则结构。然而，最近的增强深度成像 OCT（EDI-OCT）[8] 和 SS-OCT 显示，葡萄肿内存在更多更复杂的不规则性巩膜，如圆顶状黄斑[9-13]，视盘周围脉络膜空腔（ICC）[14]，黄斑 ICC[15]，在斑片状萎缩或在密闭性开口处的巩膜裂开[16]，硬脑膜附着点的巩膜曲率改变[17]，盘周巩膜后突暴露于扩张的蛛网膜下腔[17]。因此，很难将许多不同种类的巩膜不规则结构纳入葡萄肿的分类。综合上述原因，我们只分析了葡萄肿最外缘边界。也就是说，Ⅵ至Ⅹ型统一归类为Ⅰ型（图 16.1）。

- 根据位置和分布对葡萄肿类型进行重命名（图 16.2）

Ⅰ型→广泛的黄斑区后巩膜葡萄肿

Ⅱ型→局限的黄斑区后巩膜葡萄肿

Ⅲ型→视盘周围的后巩膜葡萄肿

Ⅳ型→鼻侧的后巩膜葡萄肿

Ⅴ型→下方的后巩膜葡萄肿

除Ⅰ型至Ⅴ型外的葡萄肿→其他

16.2 UWF-SS-OCT 检测葡萄肿边缘

与空间分辨率较低的 3D MRI 不同，UWF-SS-OCT 由于其高分辨率，甚至可以检测到微小的葡萄肿。UWF-SS-OCT 通过识别“葡萄肿边缘”这一 OCT 特征，以及后巩膜局部后弯曲，可以准确检测葡萄肿（图 16.3）。

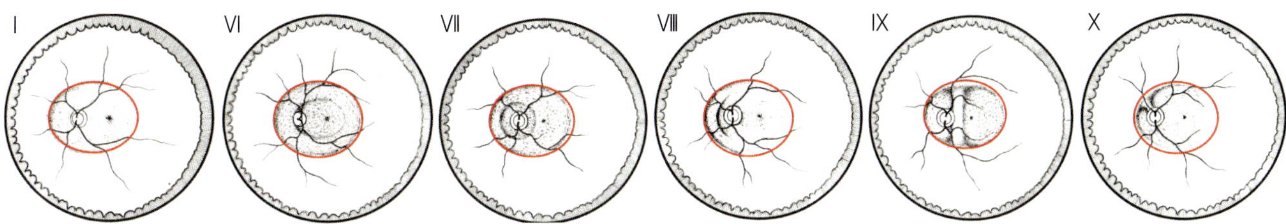

图 16.1 根据葡萄肿最外缘边界的分类。葡萄肿最外缘用红线标记。在这种分类情况下，Ⅵ到Ⅹ型统一归类为Ⅰ型（Curtin 分类）

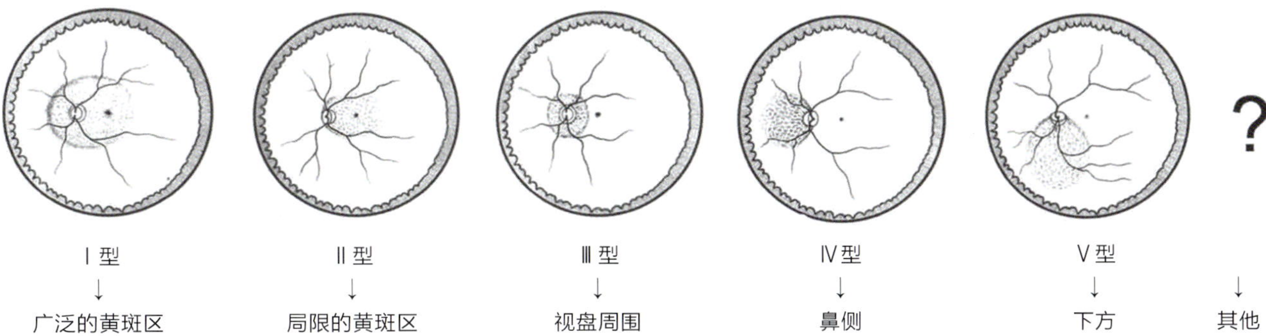

图 16.2 根据葡萄肿的分布重新命名

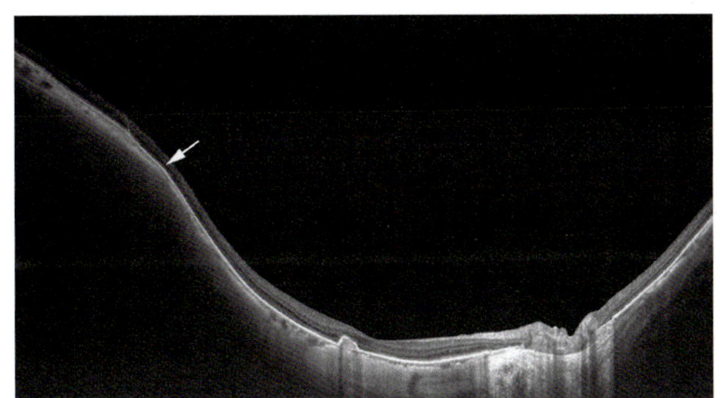

图 16.3 后巩膜葡萄肿的 UWF-SS-OCT 图像[6]。除了后巩膜葡萄肿巩膜向后弯曲外，葡萄肿边缘（箭）还具有两个明显特征：① 从外周到葡萄肿边缘的脉络膜逐渐变薄，沿后极的脉络膜逐渐重新增厚；② 葡萄肿边缘的巩膜逐渐增厚并向内突出

UWF-SS-OCT 检测后巩膜葡萄肿的形态学特征为：从外周到葡萄肿边缘的脉络膜逐渐变薄，而沿后极的脉络膜逐渐重新增厚（图 16.3）。此外，葡萄肿边缘的巩膜逐渐增厚并向内突出。

UWF-SS-OCT 显示，即便在儿童和青少年中也可以看到葡萄肿的早期迹象[18]。

16.2.1 无明显葡萄肿的高度近视眼

葡萄肿边缘可见色素异常，尤其当边缘陡峭时。在无明显葡萄肿的高度近视眼的 Optos 全景图像中（图 16.4），眼底彩色照相和眼底自发荧光（FAF）均未见提示葡萄肿边缘明显异常，尽管眼底表现为病理性近视的特征性表现，如近视的脉络膜视网膜萎缩和近视弧（图 16.4a、e），3D MRI 图像在水平和垂直剖面均显示为椭圆形（图 16.4c、d）或桶形（图 16.4g、h）。对眼轴较长的高度近视眼（尤其是眼轴 >30 mm），当无明显葡萄肿时，其眼球更易呈桶状球形，而非椭圆形。在无明显葡萄肿的高度近视眼的 UWF-SS-OCT 图像中（图 16.5），未发现提示葡萄肿边缘的 OCT 特征，且眼底后极部脉络膜厚度均匀分布。

16.3 伴明显葡萄肿的高度近视眼

虽然各种研究的检测方法不同，但对每种类型葡萄肿患病率的研究结果是相似的。广泛的黄斑区后巩膜葡萄肿（相当于 Curtin 分类的Ⅰ型葡萄肿）是迄今为止最常见的类型（74% 眼伴有葡萄肿[5]）。局限的黄斑区后巩膜葡萄肿（相当于 Curtin 分类的Ⅱ型葡萄肿）是第二常见类型，其中 14% 眼伴有葡萄肿[5]。更多描述见图 16.6~图 16.12。

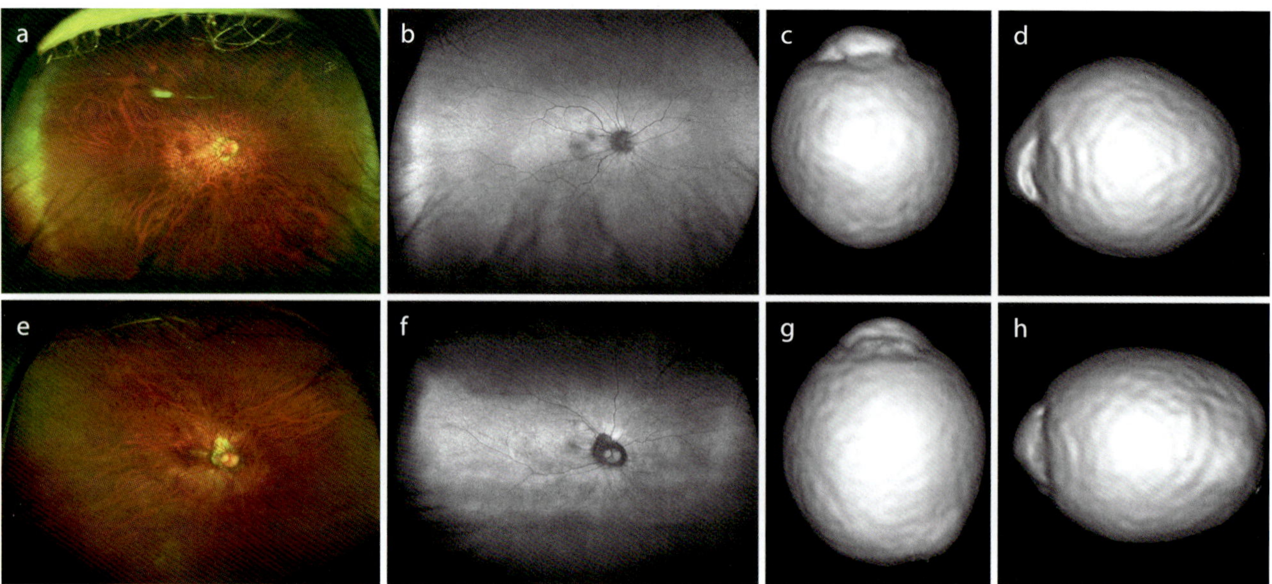

图 16.4 无明显葡萄肿的高度近视眼的 Optos 全景图像和 3D MRI。(a、e)右眼底后极部可见黄色脉络膜视网膜萎缩，提示葡萄肿边界的色素异常不明显。(b、f)FAF 图像显示未见葡萄肿边缘的异常荧光。(c、d)3D MRI 图像。右眼下方(c)和鼻侧(d)图像显示，眼球被拉长成椭圆形，未发现任何提示眼球曲率突变的切迹。(g、h)3D MRI 图像。右眼下方(g)和鼻侧(h)图像显示，眼球前后拉长，呈桶形外观

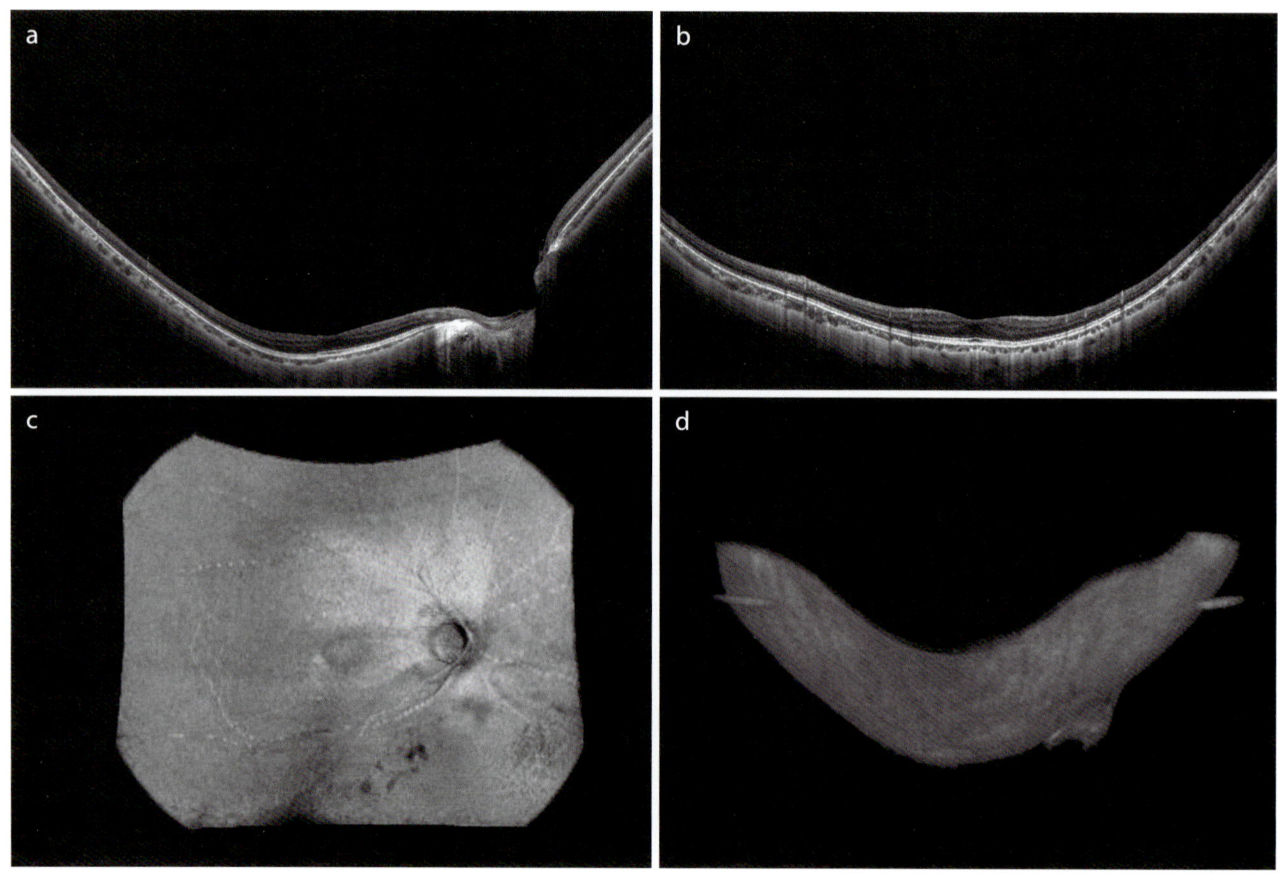

图 16.5 采用广角光学相干断层扫描(WF-OCT)分类为无葡萄肿眼(3D MRI 也证实)(a、b)横断面 WF-OCT 图像。(a)水平扫描。(b)垂直扫描。巩膜弯曲一般是陡峭的；然而，OCT 未见葡萄肿边缘。(c、d)三维 WF-OCT 前面图像(c)和下面图像(d)显示，均未见任何葡萄肿边缘

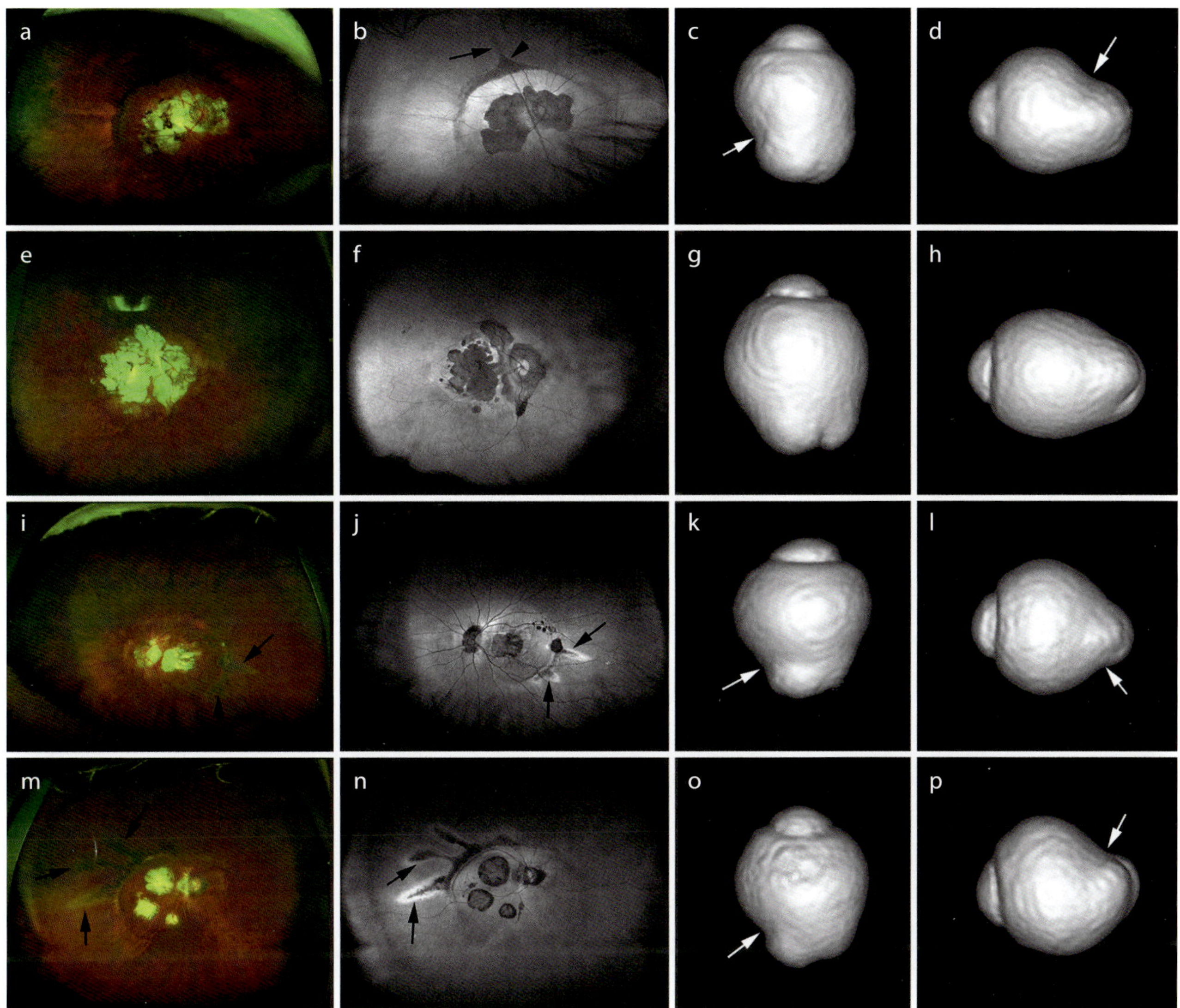

图 16.6 高度近视伴广泛型黄斑葡萄肿的 Optos 全景图像和 3D MRI。（a）右眼底可见黄斑脉络膜视网膜萎缩合并近视弧。葡萄肿的上边界可识别为色素线。（b）FAF 图像显示沿葡萄肿上缘的低自发荧光。从葡萄肿上缘可见一带状线性弱自发荧光病灶（箭）。致密的弱自发荧光区域（箭头）可见于带状病灶的底部。（c、d）该患者的 3D MRI。右眼下方 3D MRI（c）显示后极广泛区域向后扩张膨出。颞缘的突起比鼻缘更突兀。因此，沿着突起的颞边可见一切迹（箭）。在鼻侧的 3D MRI 上（d）也可以看到后极较宽区域的扩张膨出。上边界（箭）似乎比下边界更陡峭。（e）右眼底可见黄斑脉络膜萎缩合并近视弧。葡萄肿的边界轻度色素增殖。然而，葡萄肿边界不像前一例患者明显。（f）FAF 图像显示葡萄肿边界未见明显异常。（g、h）该患者的 3D MRI。右眼下方 3D MRI（g）显示后极广泛区域向后扩张膨出。颞缘和鼻缘突出边界都不陡峭。右眼鼻侧的 3D MRI 上（h）显示后极广泛区域向后扩张膨出。上下边界膨出都不陡峭。在两幅图像的膨出区域内都能观察到嵴状突起。（i）左眼底显示眼底后极部黄斑萎缩，观察到葡萄肿边界为色素线，特别是沿颞侧边界。可见两处从葡萄肿颞缘放射的线状病灶（箭）。（j）FAF 图像显示沿葡萄肿边缘的低自发荧光（特别是沿颞边）。两处低自发荧光的线状病灶，被从葡萄肿的颞边发出的不规则的强自发荧光包绕（箭）。（k、l）该患者的 3D MRI。右眼下方 3D MRI（k）显示后极广泛区域向后扩张膨出。颞缘比鼻缘更突兀，因此沿着突起的颞边可见一切迹。鼻侧的 3D MRI 上（l）显示膨出区域不像下方所示的那么宽，提示该患者的膨出水平较宽，下缘似乎比上缘更突兀，沿着突起的下缘可见一切迹（箭）。（m）右眼底可见后极部脉络膜视网膜萎缩斑。葡萄肿的边缘（特别是上缘）见色素沉着。三处色素沉着的线状病灶（箭）从葡萄肿的颞上边缘放射走行，并可见视盘颞侧嵴状突起。（n）FAF 图像显示沿葡萄肿边缘的低自发荧光（特别是沿上缘）。三处低自发荧光的线状病灶，被从葡萄肿的颞上缘发出的不规则的强自发荧光包绕（箭）。（o、p）该患者的 3D MRI。右眼 3D MRI 下方（o）和鼻侧图像（p）显示后极广泛区域向后扩张膨出。颞缘比鼻缘更突兀，因此沿着突起的颞边可见一切迹（o）。此外，上缘似乎比下缘更突兀，并在上缘发现一个切迹（箭）。在膨出的线性沟槽内可观察到嵴状突起

16.4 黄斑区后巩膜葡萄肿

黄斑区后巩膜葡萄肿主要根据葡萄肿鼻侧边缘的位置，进一步分为广泛型和局限型。当黄斑区后巩膜葡萄肿的鼻侧边缘沿着视盘的鼻侧边缘分布时，可定义本型为局限型黄斑区后巩膜葡萄肿；当黄斑区后巩膜葡萄肿的鼻侧边缘位于视盘鼻侧边缘更靠近鼻侧的区域时，则定义本型为广泛型黄斑区后巩膜葡萄肿。

16.5 广泛型黄斑区后巩膜葡萄肿

在 Optos 全景图像中，大多数患者的葡萄肿边缘呈色素或脱色素样改变，对应 FAF 图像中的低自发荧光线。通常情况下，葡萄肿的上缘、颞缘较下缘、鼻缘更清晰。在某些情况下，会出现带状或舌状的低自发荧光病灶，周围绕以不规则的强自发荧光，在 FAF 图片中病灶似乎是从葡萄肿边缘向外放射（图 16.6b、j、n）。此病灶在眼底彩照中显示为色素沉着（图 16.6 m），然而在 FAF 图像中病灶显示得比眼底彩照更清晰。

3D MRI 影像显示，眼部下方和鼻侧的图像可见后极部广泛隆起。与 Optos 全景图像相对应，在鼻侧观察的图像中，大多数患者的上缘或颞缘边界较下缘或鼻缘边界更陡峭。因此，沿陡峭的上缘边界（图 16.6d、p）或颞缘边界（图 16.6c、k、o）有一个类似切迹的凹痕。然而，部分患者也可出现沿下缘边界的凹痕（图 16.6 l）或无明显凹痕。尽管所有的下方 3D MRI 影像显示了较宽的陡峭区域，但在鼻侧的 3D MRI 影像中，部分患者陡峭区域范围并不大（图 16.6 l）。这提示了部分广泛型黄斑区后巩膜葡萄肿横向较宽。

在广泛型黄斑区后巩膜葡萄肿的 UWF-SS-OCT 图像中，可见巩膜弯曲后部出现较大位移，葡萄肿边缘清晰可见。高度近视伴广泛型黄斑区后巩膜葡萄肿的大体图像，如图 16.7 所示。

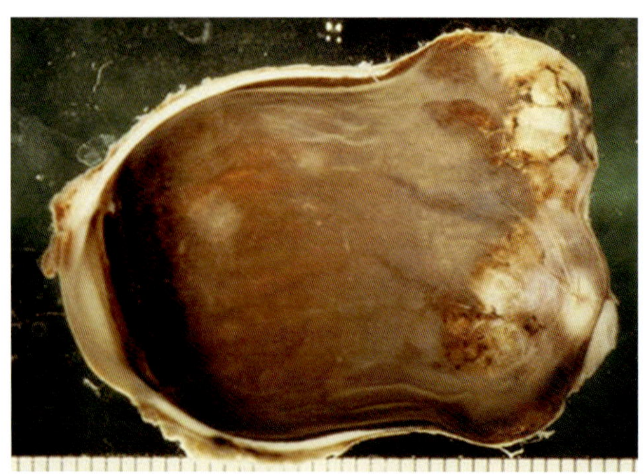

图 16.7 高度近视眼广泛型黄斑区后巩膜葡萄肿伴有多个大而膨出的解剖标本图。盘周和黄斑周围都向后突出膨隆。整个后极部可见广泛脉络膜视网膜萎缩（由日本国防医科大学名誉教授 Shigekuni Okisaka 提供）

16.6 局限型黄斑区后巩膜葡萄肿

在 Optos 全景图像中，扩张区域局限于视盘鼻侧边缘和黄斑中央凹颞侧的狭窄区域。有时，视盘鼻侧可见另一个小而浅表、低位的葡萄肿（图 16.8e、f）。葡萄肿边界，特别是颞上边界，可见色素异常（图 16.8a、e）。尽管 FAF 有时显示轻度强自发荧光，但在葡萄肿边缘的 FAF 异常不像在广泛型黄斑区后巩膜葡萄肿中看到的那样显著。在某些病例中，可见从葡萄肿上缘放射的带状异常 FAF 病变（图 16.8f），然而这种病灶比广泛型黄斑区后巩膜葡萄肿更少见，也更不明显。

之前报道过，3D MRI 图像显示为“圆柱形”病变[3]。与广泛型黄斑区后巩膜葡萄肿所见的宽而钝的膨出不同，在鼻侧及下方的图像中，局限型黄斑区后巩膜葡萄肿膨出的区域是狭窄的，且眼后段突起呈三角形。在大多数眼鼻侧观察的图像中，上缘比下缘更锐利（图 16.8d、h）。然而，一般来说，与广泛型黄斑区后巩膜葡萄肿相比，其膨隆程度相对较轻。在下面的图像中，大部分患眼中的颞缘比鼻缘更明显（图 16.8c）；然而，在一些患眼中，鼻缘更明显（图 16.8g）。在鼻侧图像中，所有眼中最突出的点都位于中轴线上。

图 16.9 示局限型黄斑区后巩膜葡萄肿解剖标本图。

16.7 下方的后巩膜葡萄肿

在 Optos 全景图像中，葡萄肿存在于下方眼底较宽的区域，并伴有葡萄肿的近视脉络膜视网膜萎缩。Optos 全景图像显示，彩色眼底图像的上边界可见清晰的色素线样改变，而 FAF 图像的上边界

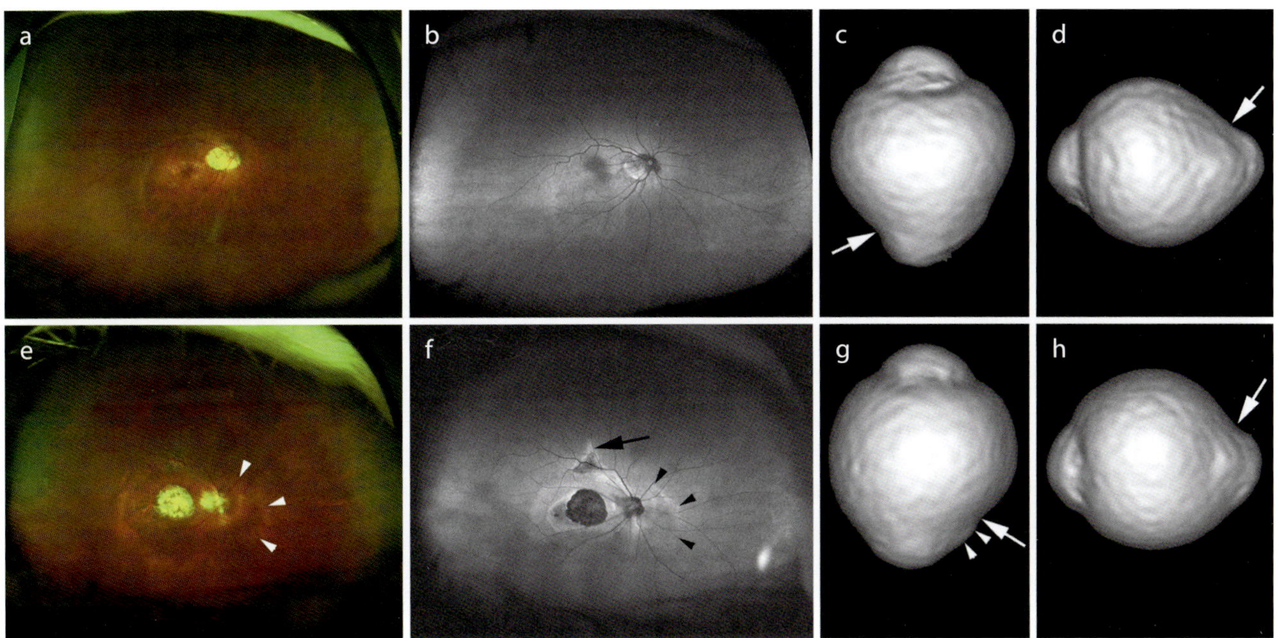

图 16.8 高度近视伴局限型黄斑区后巩膜葡萄肿的 Optos 全景图像和 3D MRI。（a）右眼底可见狭窄的葡萄肿。葡萄肿的颞上边缘显示轻度脱色素。葡萄肿的鼻缘沿着视盘的鼻缘，视盘呈倾斜外观。（b）FAF 图像提示葡萄肿边界，未见异常自发荧光。（c、d）该患者的 3D MRI。右眼 3D MRI 下方（c）和鼻侧图像（d）显示狭窄的膨出区域，后极部膨出类似三角形。颞缘比鼻缘更突兀（c，箭），上缘比下缘更尖锐（d，箭）。在鼻侧图像中，所有眼中最突出的点都位于中轴线上。（e）右眼底可见狭窄的葡萄肿。葡萄肿的颞上边缘显示轻度脱色素。葡萄肿的鼻缘沿着视盘的鼻缘，视盘呈倾斜外观。该患眼中视盘鼻侧也可见另一个小的葡萄肿（箭头）。（f）FAF 图像显示沿葡萄肿边缘轻度强自发荧光。图示葡萄肿上缘可见一短线性弱自发荧光病灶，周围环绕强自发荧光。（g、h）该患者的 3D MRI。右眼 3D MRI 下方（g）和鼻侧图像（h）显示狭窄的膨出区域，后极部膨出似乎很尖锐。在下方图像中，鼻缘比颞缘（g，箭）更突兀。在视盘鼻侧也发现了小的额外的葡萄肿（g，箭头）。上缘比下缘更尖锐（h，箭）。在鼻侧图像中，所有眼中最突出的点都位于中轴线上

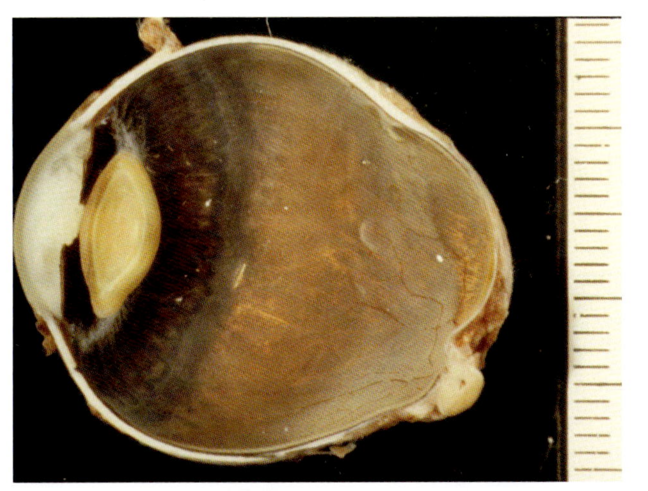

图 16.9 高度近视眼局限型黄斑区后巩膜葡萄肿的解剖标本图。黄斑区向后突出膨隆，膨隆区巩膜极薄（由日本国防医科大学名誉教授 Shigekuni Okisaka 提供）

为强或弱自发荧光（图 16.10a、b）。在葡萄肿边缘的一些区域可见斑片状清晰的弱自发荧光，提示视网膜色素上皮萎缩。有时从葡萄肿上缘及鼻缘放射可见带状或舌状的低自发荧光病变，周围环绕不规则的强自发荧光（图 16.10b）。下方的后巩膜葡萄肿的 3D MRI 显示眼下段的突出膨隆。由于突出的区域会影响到整个眼球的下半部分（图 16.10c、d），因此突出部位的下界不明显，突出部位的曲率逐渐连续到眼球下半部分其他部位的曲率。在鼻侧图像中，最突出的尖端结构位于中轴线下方。

在 UWF-SS-OCT 图像中，整个下方的后巩膜葡萄肿范围清晰可见。

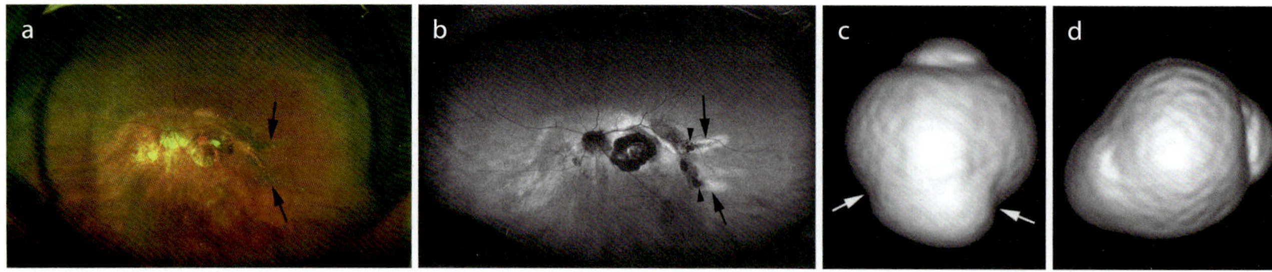

图 16.10 高度近视伴下方的后巩膜葡萄肿的 Optos 全景图像和 3D MRI。（a）左眼底可见下方的后巩膜葡萄肿。视盘向下倾斜，可见下方弧形斑。黄斑萎缩可见。下方的后巩膜葡萄肿上缘有色素沉着，尤其在颞上至颞缘。可见两个来自葡萄肿颞缘的线性病灶（箭）。（b）FAF 图像显示弱自发荧光，对应于葡萄肿沿颞上至颞边缘的色素沉着。其余部分葡萄肿上缘轻度强自发荧光。两个线状病灶起源于葡萄肿的颞缘（箭）。上面线状病灶的中心有强自发荧光，外围被强自发荧光包绕。下方线状病灶显示强自发荧光。在两个线状病灶的底部，可以观察到致密的弱自发荧光（箭头）。（c、d）该患者的 3D MRI。下方 3D MRI（c）显示大范围突出膨隆。沿突起的颞缘和鼻缘均可观察到一个切迹（箭）。在鼻侧观察的图像（d）中，突出向下方偏斜。突出的下缘逐渐与眼部其他部分相连，因此突出部分和眼部其他部分之间的边界不明显

16.8 视盘周围的后巩膜葡萄肿

在 Optos 全景图像中，彩色眼底图像和 FAF 图像中视盘周围的后巩膜葡萄肿的边界通常不明显，可能是因为眼部曲率变化不突兀。然而，尤其在视盘周围可见淡黄色弥漫性萎缩灶（图 16.8a），在某些病例中，可以看到视盘周围沿葡萄肿边界分布的脱色素分界线。下方 3D MRI 分析显示在视神经附着处周围的一个局限性的突出区域。在鼻侧图像中，眼部形状类似于圆柱形，与局限型黄斑区后巩膜葡萄肿患眼的表达相似；然而，突出的区域往往更多地局限在视神经周围。患眼曲率朝向膨隆部位的变化相对呈线性，而眼后极呈三角形突起（图 16.11c、d）。

图 16.12 示视盘周围的后巩膜葡萄肿的解剖标本图。视神经周围区域特别突出，随后在乳头周围区域可见视网膜脉络膜萎缩。

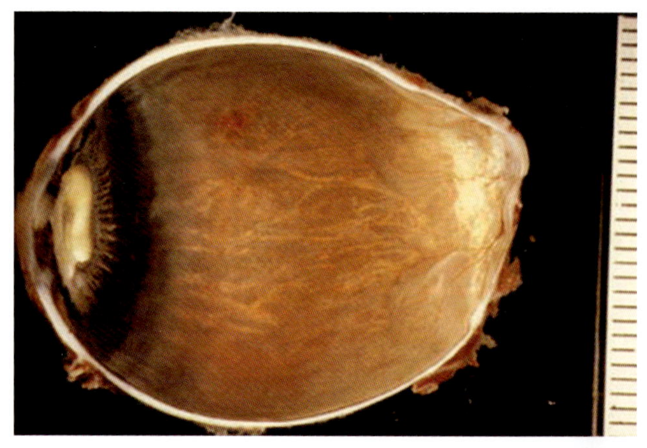

图 16.12 高度近视眼视盘周围的后巩膜葡萄肿的解剖标本图。盘周区域向后突出膨隆，视神经位于突出区域的底部。膨隆区域的巩膜极薄（由日本国防医科大学名誉教授 Shigekuni Okisaka 提供）

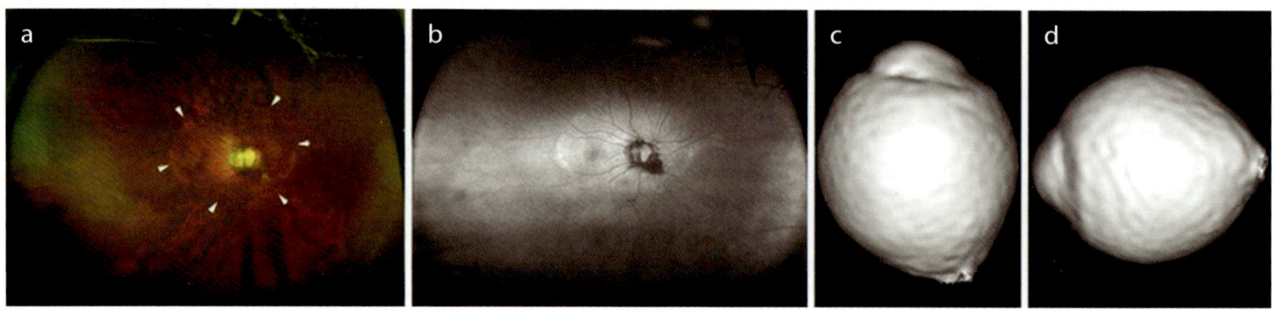

图 16.11 高度近视伴视盘周围的后巩膜葡萄肿的 Optos 全景图像和 3D MRI。（a）右眼底可见盘周葡萄肿边界轻度脱色素（箭头）。（b）FAF 图像显示轻度强自发荧光，与葡萄肿颞缘色素沉着相对应。（c、d）该患者的 3D MRI。下方的 3D MRI（c）显示视神经附着部位周围局部区域的突出。在鼻侧观察的图像（d）中，眼部形状类似于圆柱形，然而突出的区域往往受到更多的限制。眼曲率朝向膨隆部位的变化是相对呈线性的，且眼后极呈三角形突起

16.9 鼻侧的后巩膜葡萄肿

在 Optos 全景图像中，大多数情况下鼻侧葡萄肿的边界不明显。然而，从视盘鼻侧可见淡黄色弥漫性萎缩，并伴有视盘鼻侧倾斜和鼻侧近视弧。在某些病例中，可见伴异常自发荧光的带状线平行于眼扩张方向，远离葡萄肿边界（图 16.13b）。虽然 3D MRI 显示鼻侧葡萄肿眼部整体形状与盘周葡萄肿相似，但突出区域较宽，曲度变化较平缓，因此眼后极的曲率更像曲线而不是三角形。

16.10 其他

16.10.1 广泛的视盘周围型后巩膜葡萄肿

广泛的视盘周围型后巩膜葡萄肿一般见于视神经周围。然而，视盘周围的后巩膜葡萄肿有时病变范围增宽，呈广泛型分布，病变区域包括黄斑中央凹。在 Optos 全景图像中，本型与典型的视盘周围的后巩膜葡萄肿不同。本型有时并不向中心围绕视盘发展，葡萄肿的颞侧边缘斜向走行穿过黄斑中央凹。3D MRI 呈现出与视盘周围的后巩膜葡萄肿相似的特征，然而其膨隆区域比典型的视盘周围的后巩膜葡萄肿更宽。在 UWF-SS-OCT 图像，葡萄肿的整个范围清晰可见。这种类型的葡萄肿也可在 Wang 等[19]报道的非高度近视眼的葡萄肿患者中发现，这是由于患眼黄斑中央凹位于葡萄肿边缘。

16.10.2 评论

除了 Optos 全景图像和 3D MRI 的结合外，UWF-SS-OCT 还可以用 3D 的方式展示后巩膜葡萄肿的整个范围。临床上不仅可根据 Optos 全景图像识别葡萄肿类型，而且可根据 3D MRI 显示各种不同的特征。在 Optos 全景图像中，与其他类型的葡萄肿相比，在广泛型黄斑区后巩膜葡萄肿或下方的后巩膜葡萄肿中，葡萄肿边界表现为更清晰的色素异常。UWF-SS-OCT 能够清晰显示后巩膜葡萄肿的全部范围。UWF-SS-OCT 由于其可行性和高分辨率的图像，有望成为客观、定量判断后巩膜葡萄肿最有力的工具。

与 3D MRI 不同，UWF-SS-OCT 可以同时显示以葡萄肿为代表的巩膜改变的神经组织[7, 20]。这使人们能够清楚地了解葡萄肿是如何促进病理性近视引起的各种眼底并发症发生的，从而建立最适合治疗葡萄肿相关眼底并发症的手术入路。最后，如第 31 章所示，治疗和预防葡萄肿本身的疗法有望问世。UWF-SS-OCT 有望成为检出葡萄肿及其病变程度的强大工具。

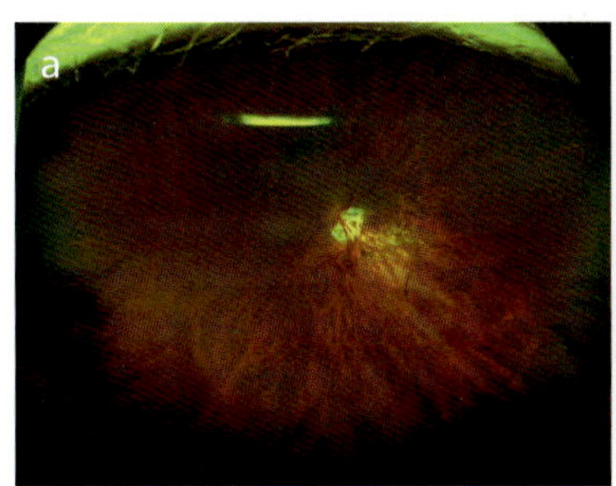

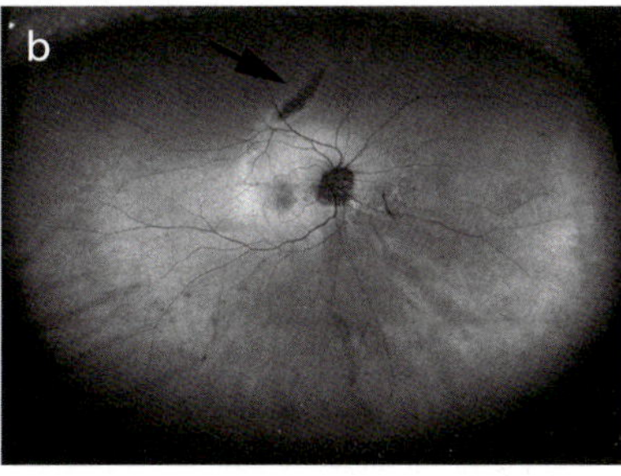

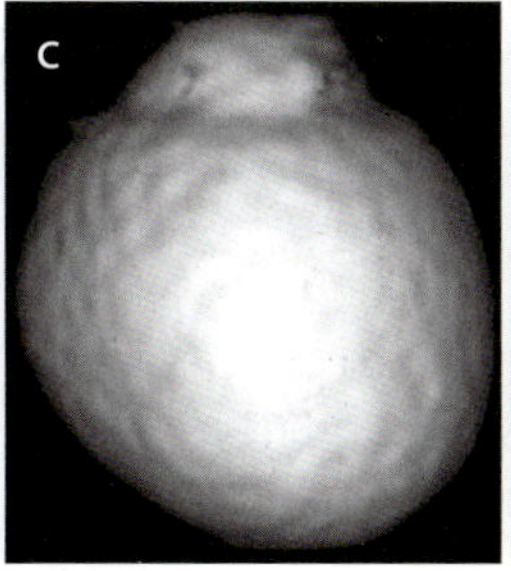

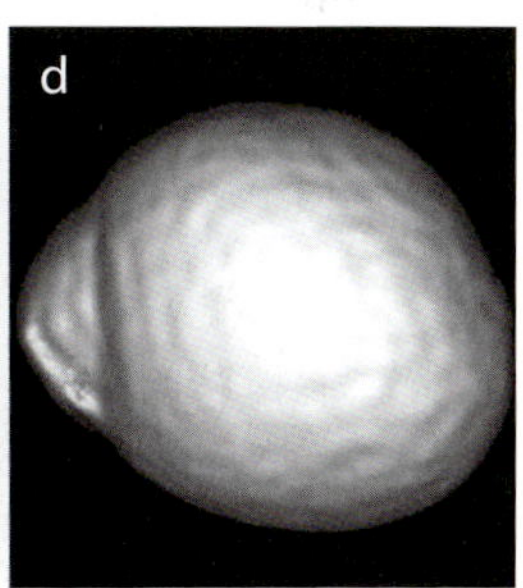

图 16.13 高度近视伴鼻侧葡萄肿的 Optos 全景图像和 3D MRI。（a）右眼底可见鼻侧扩张。视盘向鼻侧倾斜，伴鼻侧近视弧。视盘鼻侧可见黄色弥漫性萎缩。未见明显提示葡萄肿边界的征象。（b）FAF 图像未见明显提示葡萄肿的异常。远离鼻侧葡萄肿的上方可见一线性低荧光病灶，周围环绕一高荧光边缘（箭）。这个线性病灶的方向似乎与鼻侧倾斜平行。（c、d）该患者的 3D MRI。下方的 3D MRI（c）显示眼部鼻侧膨隆；在鼻侧观察的图像（d）显示眼部下方的膨隆。虽然 3D MRI 显示眼部整体形状与视盘周围的后巩膜葡萄肿相似，但膨隆区域较宽，曲度变化较平缓，因此眼后极的曲率更像曲线而不是三角形

参考文献

[1] Curtin BJ. The posterior staphyloma of pathologic myopia. Trans Am Ophthalmol Soc. 1977;75:67–86.

[2] Ohno-Matsui K, Jonas JB. Posterior staphyloma in pathologic myopia. Prog Retin Eye Res. 2018;70:99–109.

[3] Moriyama M, Ohno-Matsui K, Hayashi K, et al. Topographical analyses of shape of eyes with pathologic myopia by high-resolution three dimensional magnetic resonance imaging. Ophthalmology. 2011;118(8):1626–37.

[4] Moriyama M, Ohno-Matsui K, Modegi T, et al. Quantitative analyses of high-resolution 3D MR images of highly myopic eyes to determine their shapes. Invest Ophthalmol Vis Sci. 2012;53(8):4510–8.

[5] Ohno-Matsui K. Proposed classification of posterior staphylomas based on analyses of eye shape by three-dimensional magnetic resonance imaging. Ophthalmology. 2014;121(9):1798–809.

[6] Shinohara K, Shimada N, Moriyama M, et al. Posterior staphylomas in pathologic myopia imaged by widefield optical coherence tomography. Invest Ophthalmol Vis Sci. 2017;58(9):3750–8.

[7] Shinohara K, Tanaka N, Jonas JB, et al. Ultra-widefield optical coherence tomography to investigate relationships between myopic macular retinoschisis and posterior staphyloma. Ophthalmology. 2018;125(10):1575–86.

[8] Margolis R, Spaide RF. A pilot study of enhanced depth imaging optical coherence tomography of the choroid in normal eyes. Am J Ophthalmol. 2009;147(5):811–5.

[9] Gaucher D, Erginay A, Lecleire-Collet A, et al. Dome-shaped macula in eyes with myopic posterior staphyloma. Am J Ophthalmol. 2008;145(5):909–14.

[10] Imamura Y, Iida T, Maruko I, et al. Enhanced depth imaging optical coherence tomography of the sclera in dome-shaped macula. Am J Ophthalmol. 2011;151(2):297–302.

[11] Pardo-Lopez D, Gallego-Pinazo R, Mateo C, et al. Serous macular detachment associated with dome-shaped macula and tilted disc. Case Rep Ophthalmol. 2011; 2(1):111–5.

[12] Coco RM, Sanabria MR, Alegria J. Pathology associated with optical coherence tomography macular bending due to either dome-shaped macula or inferior staphyloma in myopic patients. Ophthalmologica. 2012;228(1):7–12.

[13] Jonas JB, Jonas SB, Jonas RA, et al. Parapapillary atrophy: histological gamma zone and delta zone. PLoS One. 2012;7(10):e47237.

[14] Spaide RF, Akiba M, Ohno-Matsui K. Evaluation of peripapillary intrachoroidal cavitation with swept source and enhanced depth imaging optical coherence tomography. Retina. 2012;32(6):1037–44.

[15] Ohno-Matsui K, Akiba M, Moriyama M, et al. Intrachoroidal cavitation in macular area of eyes with pathologic myopia. Am J Ophthalmol. 2012;154(2):382–93.

[16] Ohno-Matsui K, Akiba M, Moriyama M, et al. Acquired optic nerve and peripapillary pits in pathologic myopia. Ophthalmology. 2012;119(8):1685–92.

[17] Ohno-Matsui K, Akiba M, Moriyama M, et al. Imaging the retrobulbar subarachnoid space around the optic nerve by swept source optical coherence tomography in eyes with pathologic myopia. Invest Ophthalmol Vis Sci. 2011;52:9644–50.

[18] Tanaka N, Shinohara K, Yokoi T, et al. Posterior staphylomas and scleral curvature in highly myopic children and adolescents investigated by ultra-widefield optical coherence tomography. PLOS One. 2019;14(6):e0218107.

[19] Wang NK, Wu YM, Wang JP, et al. Clinical characteristics of posterior staphylomas in myopic eyes with axial length shorter than 26.5 mm. Am J Ophthalmol. 2016;162:180–90.

[20] Takahashi H, Tanaka N, Shinohara K, et al. Ultra-widefield optical coherence tomographic imaging of posterior vitreous in eyes with high myopia. Am J Ophthalmol. 2019;206:102–12.

17 近视性黄斑病变

Yuxin Fang, Kyoko Ohno-Matsui

17.1 引言

近视性黄斑病变的发展是病理性近视的特征性表现（图 17.1、图 17.2），且这些病变在很久以前就已为人所熟知（详见第 1 章）。Schweizer（1890 年）检查了 2910 个近视患者，发现在所有近视患者中有 6.3% 出现了黄斑病变，而在屈光不正 3D 及 20D 以上的患者中，这个百分比分别为 14% 及 100%。Schweizer（1890 年）和 Sattler（1907 年）提出近视性黄斑并发症包括黄斑出血、萎缩白点和小血管萎缩性硬化，甚至出现大面积的萎缩，直到脉络膜和视网膜在中央凹区域大片消失。由脉络膜新生血管周围的视网膜色素上皮（RPE）增生引起的中心圆形暗斑（the Förster-Fuchs spot），临床上由 Forster 于 1862 年首次描述并由 Lehmus 于 1875 年首次行解剖学检查，在 1901 年由 Fuchs 进行了进一步研究。Salzmann 于 1902 年发现漆裂纹为玻璃体板（Bruch 膜的古称）中的裂隙状或分支状缺陷[1, 2]。

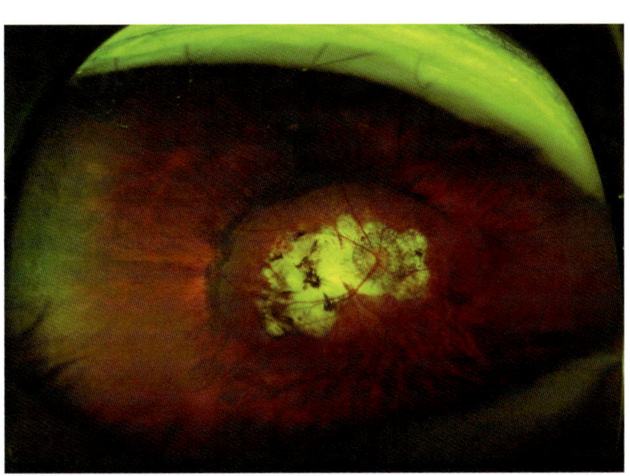

图 17.1　病理性近视眼超广角眼底照片。后葡萄巩膜葡萄肿区域内可见广泛的脉络膜视网膜萎缩与大的近视弧融合

Curtin 对近视性黄斑病变进行了细致的研究[3]，他按照患者的年龄出生至 30 岁、30 至 60 岁和 60 岁或以上，分三组对近视性黄斑病变与后巩膜葡萄肿的相关性进行了分析。Grossniklaus 和 Green[4] 对患有近视性黄斑病变的眼进行了组织学分析，为近视性黄斑病变的病理学研究打下了坚实的基础。在之后的研究中，Avila 等学者[5] 对近视性黄斑病变的严重程度进行了分级。

此后，Tokoro 更新了近视性黄斑病的眼底图像。Tokoro[6] 根据眼底镜检查将近视性黄斑病变分为 4 类：① 豹纹状眼底（图 17.2a），② 弥漫性脉络膜视网膜萎缩（图 17.2b），③ 斑片状脉络膜视网膜萎缩（图 17.2c）以及 ④ 黄斑出血（图 17.2d）。其中，黄斑出血又被细分为两类病变——近视 CNV 和单纯性黄斑出血。随后，Hayashi 等[7] 进行了一些补充，并将漆裂纹视为独立于弥散性萎缩的病变（表 17.1）。

近视性黄斑病变的重要性在于它通常是双侧发病且不可逆，并且对处于劳动年龄的人们产生影响。由于不同研究对近视性黄斑病变的定义不同，不可能简单地比较不同研究的结果。研究显示，近视黄斑病变是日本 40 岁及以上成人失明的主要原因（22%）[8]，是中国南方城市 50 岁及以上中国成人失明的第三大原因（6.6%）[9]，是新加坡 40 岁以上印度裔视力障碍的第三大原因（6.7%）[10]。在一项对 2263 名 40~79 岁的日本成年人进行的调查中，近视成年人的视力损害 OR 值为 2.9（95% CI：1.4，6.0）[11]。除东亚国家及地区外，近视性黄斑病变目前是美国 40 岁以上成年拉丁裔人失明的第三大原因[12]，是丹麦的城市老年人双眼失明的第二大原因[13]，是英国老年人视力障碍的第四大常见原因[14]，是爱尔兰[15] 和以色列[16] 工作年龄人口失明的第三大常见原因。一项对 50 岁以上的 4582 名美

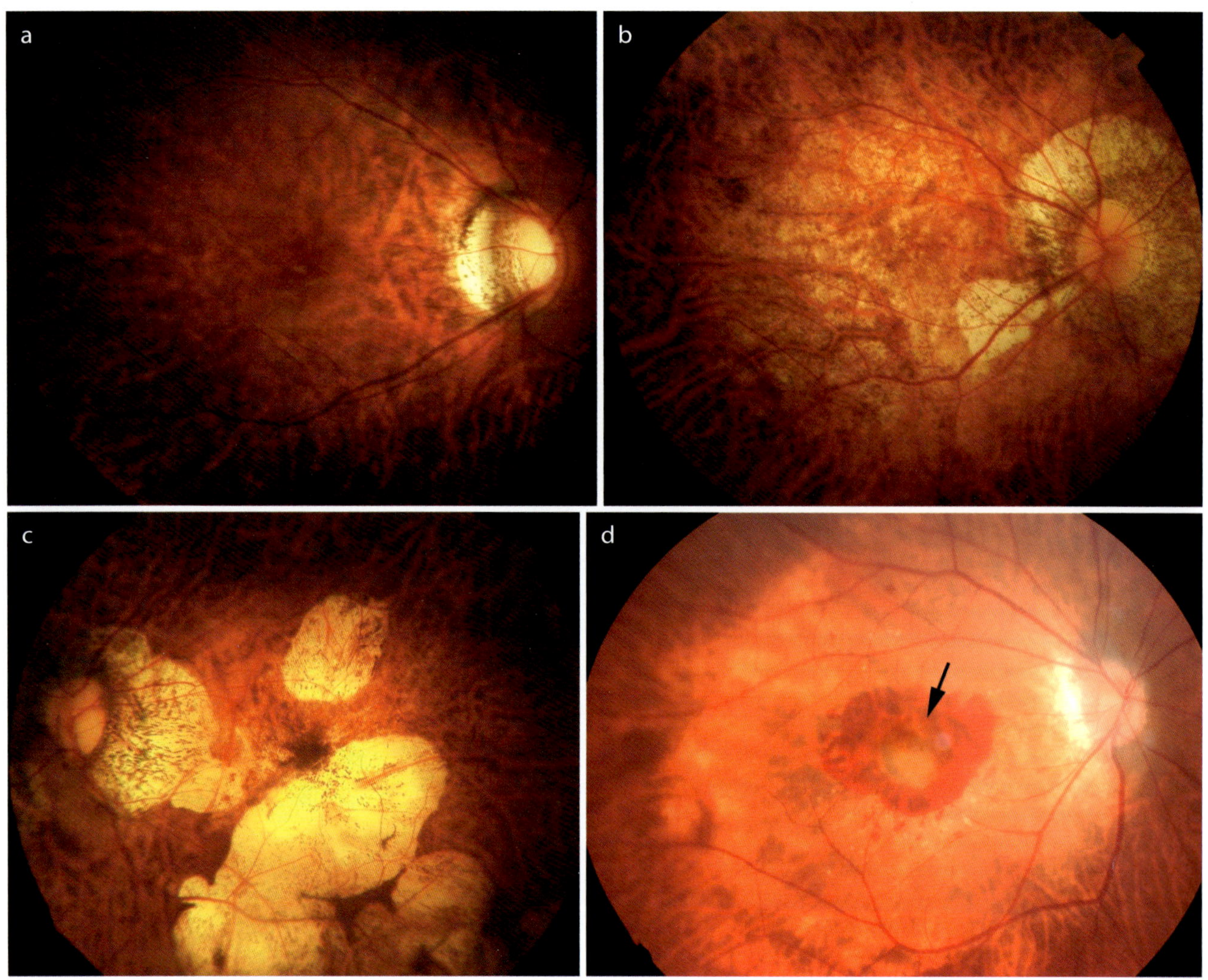

图 17.2　根据 1998 年 Tokoro 的近视性黄斑病变分类的眼底病变。（a）豹纹状眼底。后极部可见大片脉络膜血管。（b）弥漫性脉络膜视网膜萎缩。后极部视网膜可见淡黄色、界限不清的萎缩。（c）斑片状脉络膜视网膜萎缩。弥漫性萎缩区内存在多个界限分明的白色萎缩病灶（与近视弧颜色一致）。（d）黄斑出血。箭所示提示脉络膜新生血管膜

表 17.1　近视性黄斑病变的自然病程（Hayashi 等，2010）

豹纹状眼底
弥漫性脉络膜视网膜萎缩
漆裂纹
斑片状脉络膜视网膜萎缩
近视性脉络膜新生血管

籍华人成人最新研究显示，最常见的致盲原因是近视性视网膜病变[17]。实际上，高度近视性黄斑病变患者的预后视力比无黄斑病变患者差[18]。早期基于大样本全人群的研究显示，矫正视力差与近视性黄斑病变之间存在相关性[19, 20]。

近年来，眼科影像学的进步尤其是光学相干断层扫描技术（OCT），为探索近视性黄斑病变提供了新的重要途径。因此，在本章中，我们将利用通过最新技术获得的最新知识，概述近视性黄斑病变各病变的特征。

17.2　近视性黄斑病变各病变的特征

17.2.1　豹纹状眼底

在高度近视眼中，眼轴延长后视网膜色素上皮（RPE）萎缩，暴露脉络膜血管（图 17.2a）。豹纹状眼底（tessellated fundus）是高度近视眼早期体征之一，如：出现在视盘周围的近视弧改变。该病变最初出现在视盘周围，尤其是在视盘和中央凹之

间的区域。虽然在高度近视的儿童和青年患者中很少检测到其他近视眼底病变（如近视性脉络膜视网膜萎缩或脉络膜新生血管）[21]，但豹纹状眼底为常见病变，且豹纹状眼底的高度近视患者往往比其他近视性黄斑病变的患者年轻[7, 22]。Wang 等[22]研究发现，单纯豹纹状眼底的高度近视患者较弥漫性脉络膜视网膜萎缩的高度近视患者近视度数更少，眼轴更短，葡萄肿程度更轻。Tokoro 等[6]研究发现，约 90% 仅具有豹纹状眼底且无脉络膜视网膜萎缩的患者眼轴长小于 26 mm。这一百分比与眼轴长度呈线性相关，眼轴越长，仅发生豹纹状眼底改变的百分比越低，当眼轴轴长大于 31 mm 时此百分比降低为 0。实际上，轴长每延长 1 mm 将使发生脉络膜萎缩的概率增加约 13%。

豹纹状眼底的成因目前尚不完全明确。在近视模型的研究中，由于眼球后部的拉伸和扩张，学者发现 RPE 层变薄[23, 24]。在早期使用玻璃体荧光光度测定法的研究中发现，年龄在 40 岁以下的近视患者[25]及近视动物模型[26-28]的视网膜血管屏障受损。此眼底病变也可见于其他疾病，如老年人的眼底改变或小柳原田病（Vogt-Koyanagi-Harada disease, VKH）的慢性阶段。Spaide[29]分析了年龄相关性脉络膜萎缩（脉络膜厚度小于 125 μm）患者的眼底特征，并报告所有眼均具有豹纹状眼底表现。高度近视豹纹状眼底患者的黄斑下脉络膜厚度的平均值（或中位值）在 80~166 μm 之间[22, 30-32]，与高度近视中没有近视性黄斑病变相比，各观测点的脉络膜厚度均减少了一半[30, 31]。这提示脉络膜萎缩，伴随着 RPE 层的异常。

尽管已有研究显示，在豹纹状眼底的高度近视眼中，多焦视网膜电图（mERG）的振幅和延迟潜伏期会降低[33-36]，但这并不意味着单纯的豹纹状眼底会引起视力的下降。

在一项涉及 429 名（806 只眼）高度近视患者（近视屈光不正 >8D 或眼轴长度 >26.5 mm）的研究中发现[7]，仅 13.4% 豹纹状眼底出现了病变进展；10.1% 发生弥漫性脉络膜萎缩，2.9% 发生漆裂纹改变，0.4% 发生脉络膜新生血管（CNV）。北京眼科研究中心经过 10 年随访也发现 19% 的患者眼底病变发生了进展[37]。另一项随访 10 年以上（平均随访 18 年），涉及 810 只高度近视眼的研究结果提示，27% 豹纹状眼底患者随访期间眼底改变加重，其中 74.3% 进展为弥漫性萎缩，21.6% 进展为斑片状萎缩，10.8% 出现新漆裂纹，6.8% 出现近视 CNV[38]。研究发现合并有其他近视眼底病变较单纯豹纹状眼底患眼病变发展速度更快，这表明豹纹状眼底可能相对稳定，高度近视眼会在此病变阶段持续相对长的时间，但当进入下一阶段的病变后，病程往往发展得更快。

17.2.2 漆裂纹

高度近视眼底常见漆裂纹（lacquer cracks），表现为不规则，纵横交错的黄色条纹（图 17.3）。使用前置镜（+90 D 或 +75 D）观察眼底可见中央凹处漆裂纹较少，周边视网膜分布较多，常伴随较大的脉络膜血管从病变区后穿过。也偶有报道可在中周部[39]或视盘鼻侧[40]观察到漆裂纹。Pruett 等[41]分析了有漆裂纹、血管样条纹和 Bruch 膜创伤性撕裂的疾病特征：在后巩膜葡萄肿内发现漆裂纹；表现为以视神经为中心的周边蛛网状血管样条纹；外伤性 Bruch 膜撕裂常发生在视神经周围，其特征是形状弯曲、沿神经旁侵犯、偏心性。Curtin 和 Karlin[42]报道，4.3% 的高度近视眼出现漆裂纹。组织学上，漆裂纹代表 RPE-Bruch 膜 - 绒毛膜毛细血管复合体中已愈合的机械性裂隙[4]。

高度近视患者出现漆裂纹病变较早（30 岁左右）。漆裂纹发病率最高的人群是 20~39 岁。Klein 和 Curtin[43]报道漆裂纹患者的平均年龄为 32 岁，范围为 14~52 岁。Tokoro[6]报道，在年龄小于 20 岁以及老年患者中，漆裂纹的发生率较低，但在 40 岁和 60 岁左右发病率有所增加，而在 35~39 岁和 55~59 岁之间最高。

漆裂纹的诊断主要依靠检眼镜、荧光素血管造影（FA）[43]。漆裂纹在整个显影期间表现出持续的线性强荧光（图 17.4），这是由于在血管造影早期，由于 RPE 萎缩导致不能完全覆盖 Bruch 膜，在造影晚期填充 Bruch 膜缺陷的愈合瘢痕组织显影。然而，在有弥漫性脉络膜视网膜萎缩的病例中，淡黄色弥漫性萎缩眼底常为诊断漆裂纹带来困难，并且弥漫性萎缩内的荧光渗漏也易于与漆裂纹的强荧光混淆。因此，有报道称可使用吲哚菁绿血管造影（ICGA）进行辅助诊断[44-49]。在有些病例中，ICGA 观察到的漆裂纹比荧光素血管造影（FA）观察到的漆裂纹更加明显。在 ICGA 的整个显影期内，漆裂纹表现为线性低荧光，因球后血管或脉络膜血管在荧光早期大片渗漏带来的干扰，学者提出漆裂

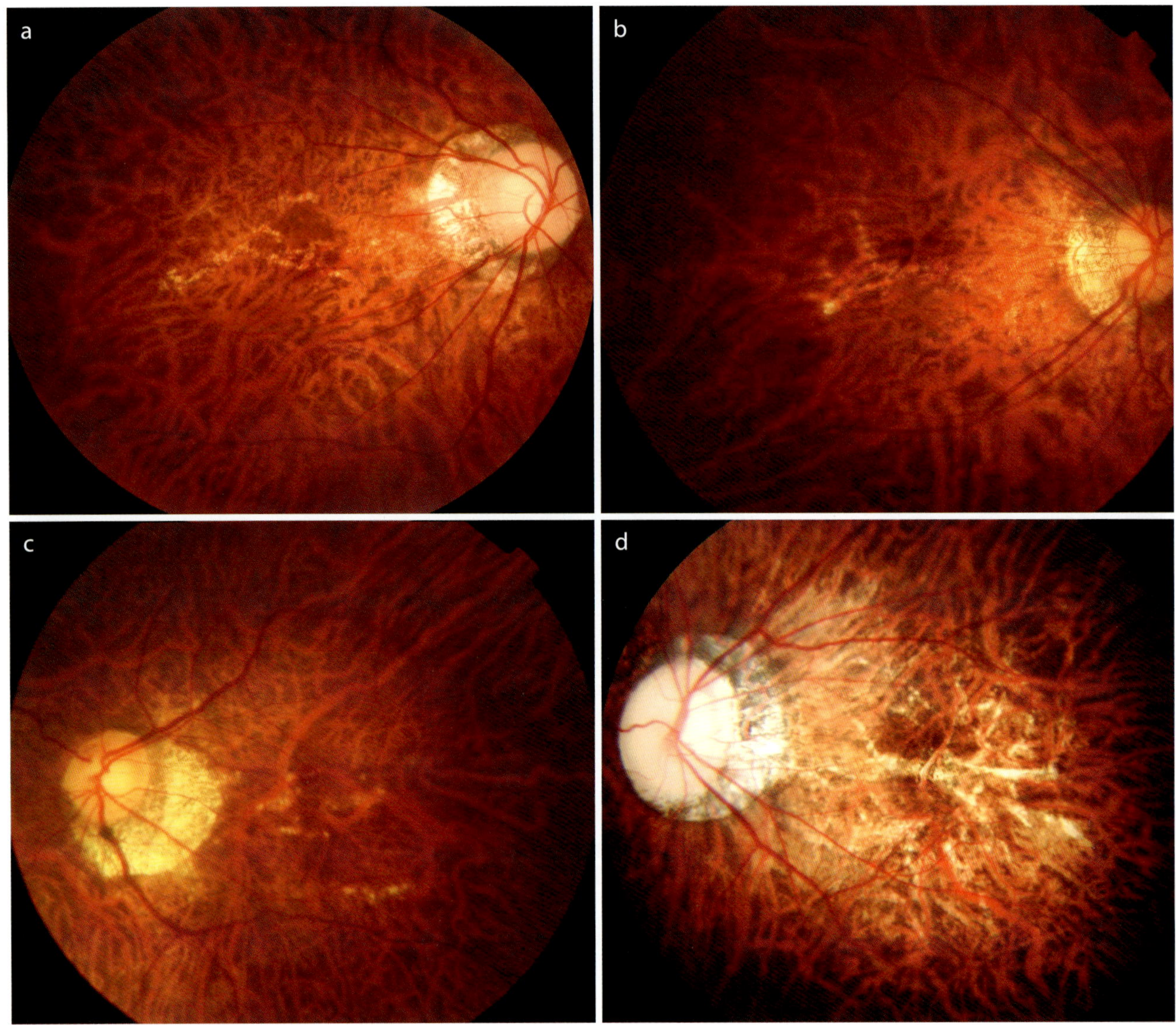

图 17.3　漆裂纹。漆裂纹表现为平行或交错排列的淡黄色线性损伤。常伴随大脉络膜血管在病变区后穿行而过

纹荧光表现在造影晚期更加容易识别。此外，即使在 Bruch 膜破裂开始时，漆裂纹的 ICGA 也可表现为视网膜下出血后的线性低荧光[46]。漆裂纹在眼底自体荧光造影时还可表现为线性的弱自发荧光（图 17.4）。因为漆裂纹病变狭窄，所以用 OCT 很难检测出。但在有些漆裂纹的病例中，OCT 检测提示 RPE（或 Bruch 膜）的连续性中断和渗出增多（图 17.4）。一旦检测到，OCT 被认为是最准确的诊断工具，因为只有 OCT 才能观察到 Bruch 膜的不连续性，这是漆裂纹的一个整体特征。

当 Bruch 膜发生机械性破裂时，会出现无 CNV 的视网膜下黄斑出血（图 17.5）[50–52]。这种视网膜下出血可自行吸收，而后可以在先前出血的相应区域观察到淡黄色线性的漆裂纹。大多数无 CNV 的视网膜下出血患者在出血吸收后视力恢复良好，而在出血较重并渗透到外界膜外的患眼中，在积血吸收后使用 OCT 可以发现视网膜椭圆体带（IS/OS）破坏，导致永久性视力损伤[53]。

漆裂纹可能是近视性黄斑病变的一种独特病变，因为它几乎完全是由眼球的机械性扩张引起的，并且不受年龄的影响。实验性近视的小鸡模型在视觉剥夺2周内发展为轴性近视，而后可发展为漆裂纹[54]。有研究证明，漆裂纹和由于新的漆裂纹形成引起的视网膜下出血是在实验性近视的动物模型中唯一的黄斑病变。此外，激光原位角膜磨镶术（LASIK 手术）术后[55–59]或激光光凝后[60]也会出现漆裂纹。

患眼一旦出现漆裂纹，随后会接二连三地出现相同病变，漆裂纹患者的双眼往往有多个病变区。

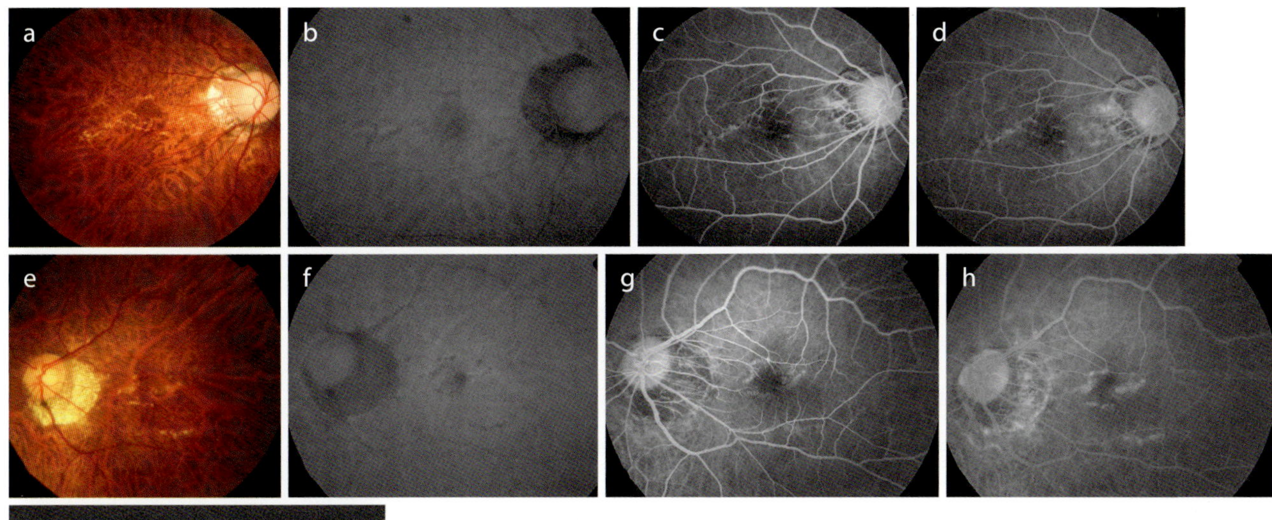

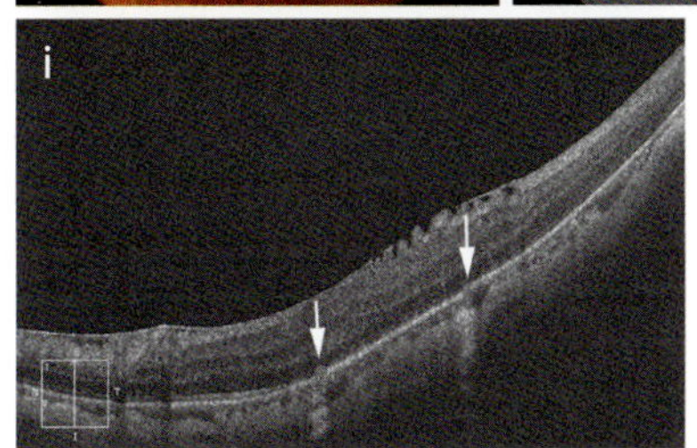

图 17.4 漆裂纹血管造影和 OCT 结果。（a～d）右眼：（a）眼底显示多处漆裂纹：细小、不规则、纵横交错的黄色线条，伴随病变后部脉络膜血管穿行而过；（b）眼底自发荧光（FAF）显示漆裂纹为线性低自发荧光；（c、d）荧光素血管造影（FA）检查。漆裂纹表现为从早期血管造影阶段（c）到晚期阶段（d）的线性强荧光。（e～h）左眼：（e）眼底显示平行排列的多个漆裂纹；（f）FAF 显示对应于漆裂纹的线性自发荧光；（g、h）通过 FA，漆裂纹表现为从早期血管造影阶段（g）到晚期（h）的线性强荧光。（i）OCT 表现为视网膜色素上皮的不连续和光信号在漆裂纹相应部位的向深层穿透

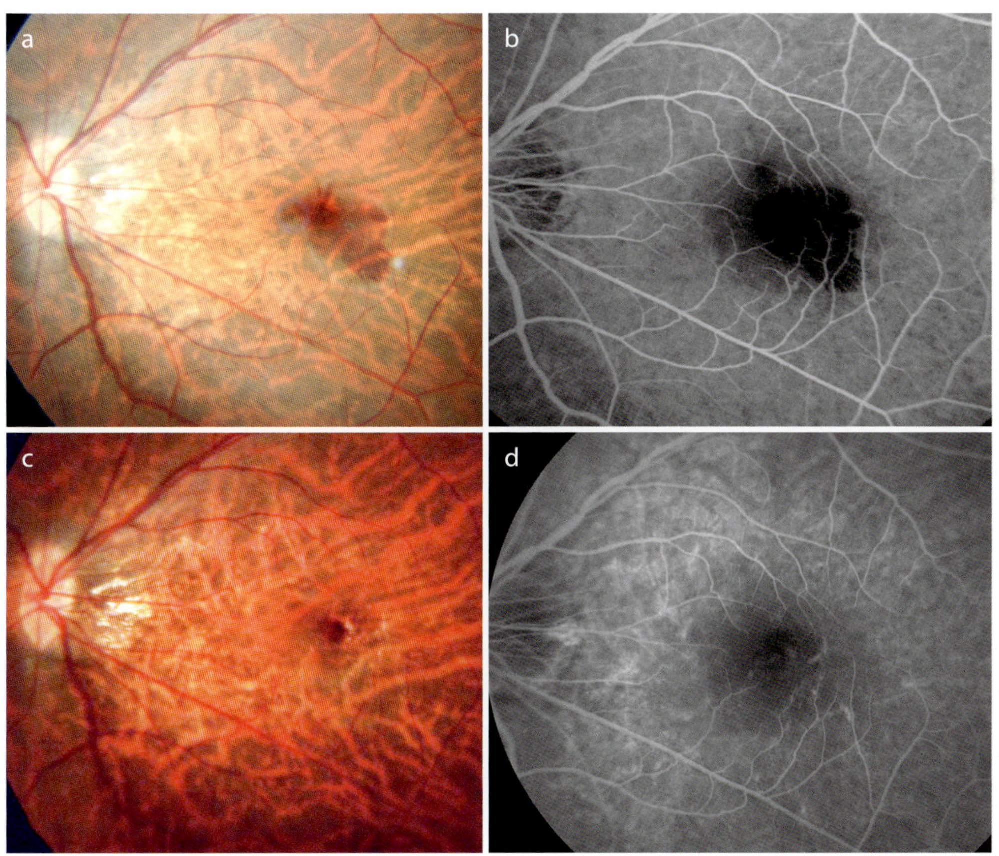

图 17.5 无脉络膜新生血管的视网膜下出血，作为漆裂纹新形成的标志。（a）左眼底显示黄斑视网膜下出血。（b）FA 显示由于出血荧光受阻。（c）两个月后，出血自行吸收。在先前出血的部位观察到漆裂纹。（d）FA 漆裂纹显示为线性强荧光

在病理性近视患者中，漆裂纹可能存在遗传倾向。

病理性近视的眼轴长度与漆裂纹的形成无明显相关性。Klein 和 Curtin[43] 报道，有漆裂纹的眼平均眼轴长度为 31.8 mm（范围为 29.8~34.7 mm），而另一报道称 [6] 在 29.0~29.4 mm 之间出现漆裂纹的眼数量最多。

在黄斑中央凹并不常出现漆裂纹，因此漆裂纹本身通常不会损害中心视觉。但是，对于在 Bruch 膜破裂早期即出现的视网膜下出血的患眼，即使在吸收出血后也能引起中央视觉的损伤。

蓝山眼病研究（BMES）发现 8.7% 的人在 5 年内出现新的漆裂纹 [61]。在一项对 66 只漆裂纹眼随访长达 72.8 个月（7~243 个月）的研究中 [62]，学者发现 37 只眼病变出现了进展（56.1%），其中，14 只眼的漆裂纹数量增加，25 只眼发生了其他近视眼底改变，包括斑片状萎缩、弥漫性萎缩和 CNV。在另一项包含 75 只漆裂纹病变的眼研究中，经过 5 年随访，学者发现 32 只眼漆裂纹宽度增加并进展为斑片状脉络膜视网膜萎缩（42.7%）（图 17.6），10 只眼（13.3%）出现 CNV，10 只眼（13.3%）漆裂纹数量增加 [7]。从漆裂纹发展而来的斑片状萎缩通常表现为纵向椭圆形或矩形（图 17.6）。从漆裂纹向斑片状萎缩的进展代表了 Bruch 膜缺损面积的增加。Xu 等 [63] 研究表明，从漆裂纹向斑片状萎缩的病变不是沿着原有漆裂纹均匀变宽，而是沿漆裂纹延伸出小的斑片状萎缩的圆形区域，然后这些圆形区域扩大并相互融合。研究表明，RPE-Bruch 膜复合体在漆裂纹形成过程中不会同时破裂。当 Bruch 膜破裂时，由于其裂缝较窄，裂缝上覆的 RPE 层可能仍保持连续。随着机械张力的增加，病变处 RPE 层破裂，RPE 层裂孔形成。

虽然在 CNV 附近经常观察到漆裂纹 [5]，但鲜有发现从漆裂纹发展而来的 CNV。漆裂纹是表现为淡黄色线性病变的已愈合的瘢痕组织，并且在 Bruch 膜破裂完全瘢痕愈合后，CNV 很少出现。当 CNV 与漆裂纹相关时，可能是由于 Bruch 膜破裂瘢痕化前，新的血管穿透病损处，导致 CNV 的发展。无 CNV 的视网膜下出血后不久发生 CNV 的病例间接支持这一观点。

鉴别诊断

- 近视牵拉条纹 Yannuzzi 博士首次报道近视牵拉条纹（myopic stretch lines）[64] 为高度近视眼底后极部自发荧光呈高荧光的线性病变（图 17.7）。近视延长线在脉络膜大血管旁表现为棕色色素线（图 17.7），然而有时很难从眼底镜观察到这种病变，只能通过 FA 寻找这种病变的线索。近视延长线常见于伴有严重弥漫性萎缩和后巩膜葡萄肿的高度近视眼中。尽管在 ICGA 漆裂纹和近视牵拉条纹表现类似（线性低荧光），这两种病变在眼底镜、血管造影和 OCT 的表现不同。与漆裂纹相反，眼底自发荧光（FAF）显示近视牵拉条纹呈线性强荧光（图 17.7）。OCT 图像显示脉络膜大血管上及周围

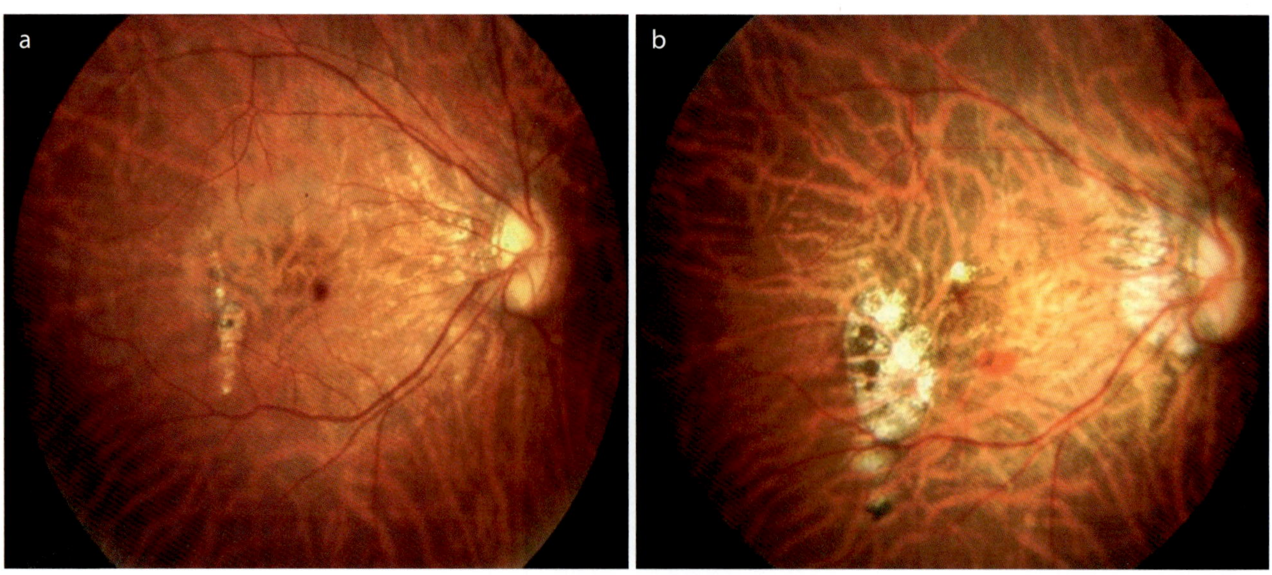

图 17.6 漆裂纹发展为斑片状脉络膜视网膜萎缩。（a）28 岁女性的右眼底，显示颞侧至中央凹的漆裂纹。（b）5 年后，漆裂纹增加并进展为斑片状萎缩。在视网膜中央凹的上部和下部形成新的漆裂纹，在视网膜中央凹的下部观察到与新漆裂纹形成相关的视网膜下出血

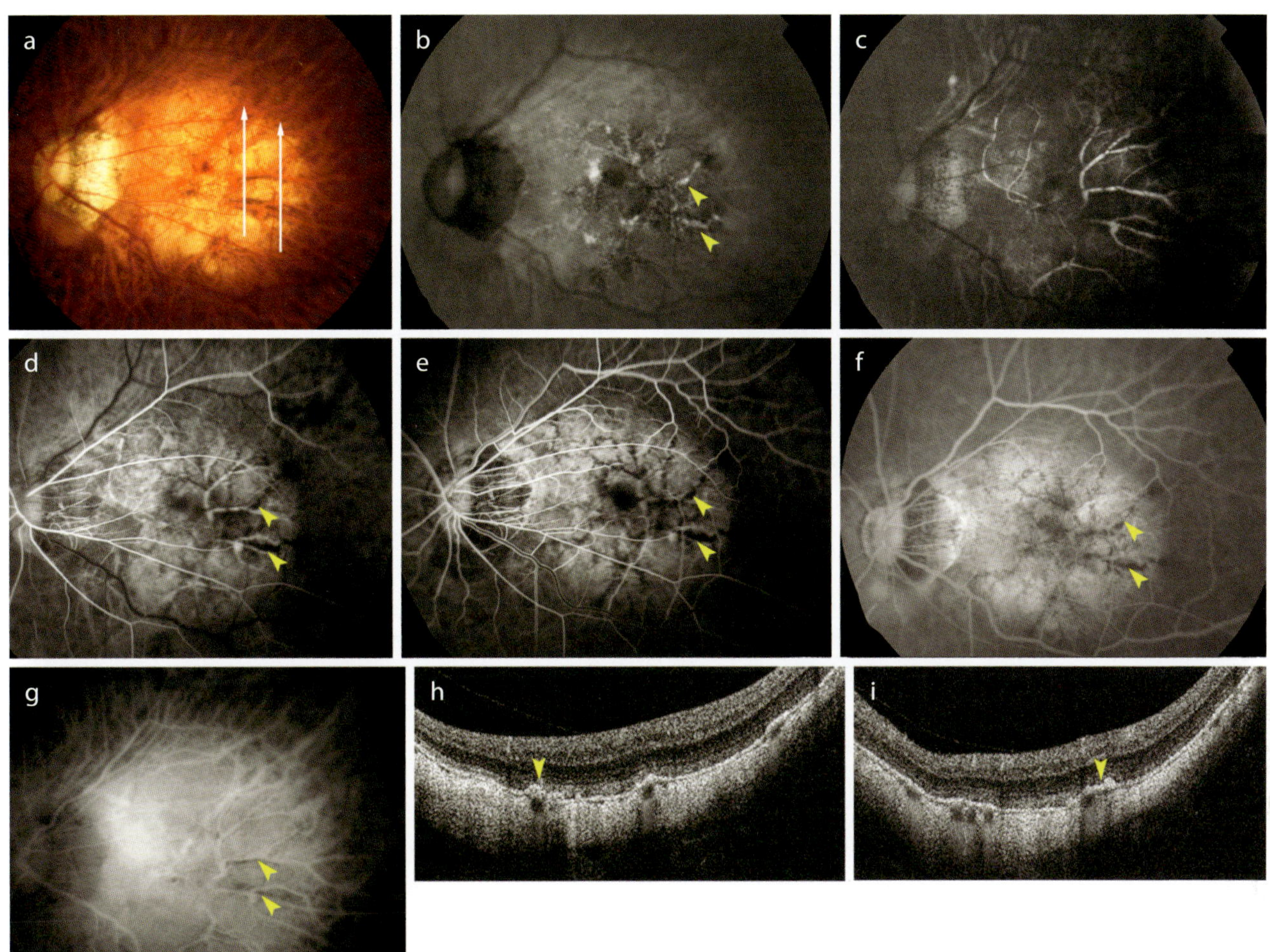

图 17.7 近视牵拉条纹。（a）左眼底显示从颞侧到黄斑的大脉络膜血管的棕色色素线。白色线条为图 h 和图 i 中 OCT 扫描箭头所指的线条。（b）FAF 显示多条线，中央凹周围自发强荧光。图 b、d、e 和 f 中箭头所指为同一点。（c）FA 的脉络膜期显示脉络膜大动脉。脉络膜大动脉的某些部分由于近视延长线部分荧光被遮蔽而出现弱荧光点。（d）FA 的视网膜动脉期。近视牵拉条纹表现为低荧光的线性病变。（e）FA 的视网膜静脉期。在中央凹周围和轻微染色的弥漫性萎缩内，可以清楚地观察到多条低荧光近视延长线。（f）FA 晚期清晰显示近视延长线，为轻度染色弥漫性萎缩内的多条弱荧光线。（g）ICGA 显示与牵拉条纹相对应的轻度低荧光。（h、i）OCT 显示脉络膜几乎整个缺失，仅偶见大脉络膜血管。大脉络膜血管似乎向玻璃体突出，在脉络膜血管上和周围可见视网膜色素上皮的团块和增生（箭头）

有 RPE 或 RPE 增生团块（大部分脉络膜层消失后向玻璃体突出）（图 17.7）。这表明近视牵拉条纹可能代表了剩余大脉络膜血管和周围的 RPE 增生 [65]。由于近视牵拉条纹与漆裂纹在 ICGA 诊断中具有相同的识别标志，并且在许多研究中，漆裂纹的诊断有时仅基于 ICGA，因此需谨慎区分近视牵拉条纹和漆裂纹。

17.2.3 弥漫性脉络膜萎缩

弥漫性脉络膜萎缩（diffuse choroidal atrophy）是在高度近视眼的后极部眼底观察到的界限不清的淡黄色病变（图 17.8、图 17.9）。这种病变开始出现在视盘周围，并随着年龄的增长而增大，最终覆盖了葡萄肿内的整个区域（图 17.9）。当仅在视盘周围观察到弥漫性萎缩时，需要将其与视盘周围的脉络膜空腔（视盘周围 ICC）区分开来 [66–70]，因为不论 OCT 图像有无差异，ICC 也显示出类似的体征（见章节 10.14 内 ICC 内容）。

弥漫性萎缩的频率随着年龄和眼轴长度的增加而增加 [6]。30%~40% 的患者 40 岁后开始在眼底后极部出现弥漫性萎缩 [6]。弥漫性萎缩每 10 年增加约 10.5%[6]。当眼轴长度在 27~33 mm 范围内时，可使用简单的回归方程计算弥漫性萎缩眼的百分比增加量。在近视眼总数中增加的百分比为 13.3%/mm，其中

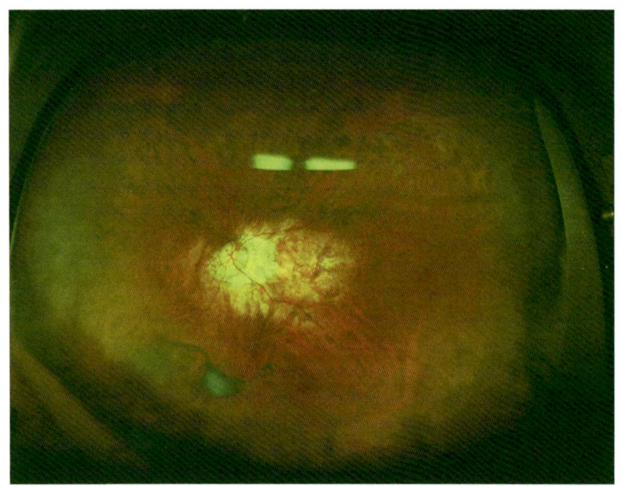

图 17.8 弥漫性脉络膜萎缩超广角眼底照片。在眼底后极部可见一个黄色、界限不清的病灶

40 岁以下为 9.4%/mm，40 岁以上为 12.2%/mm[6]。

FA 显示，由于血管造影后期组织染色，出现轻度强荧光（图 17.10）。在 ICGA，弥漫性萎缩本身并不显示明显的异常；但在弥漫性萎缩区可见脉络膜毛细血管（大、中型脉络膜血管）明显减少，有时可透过后极部巩膜见到眼后部血管。由于睫状后短动脉的穿出部位移至后巩膜葡萄肿边缘，后极脉络膜血管密度降低。与 ICGA 显示的脉络膜血管明显减少一致，OCT 显示弥漫性萎缩区脉络膜明显变薄。在大多数病例中，除偶尔可见大的脉络膜血管外，脉络膜几乎不存在。剩余的大脉络膜血管似乎向玻璃体突出。有趣的是，即使在脉络膜层大部分缺失的区域，RPE 层和外层视网膜也存在于具有

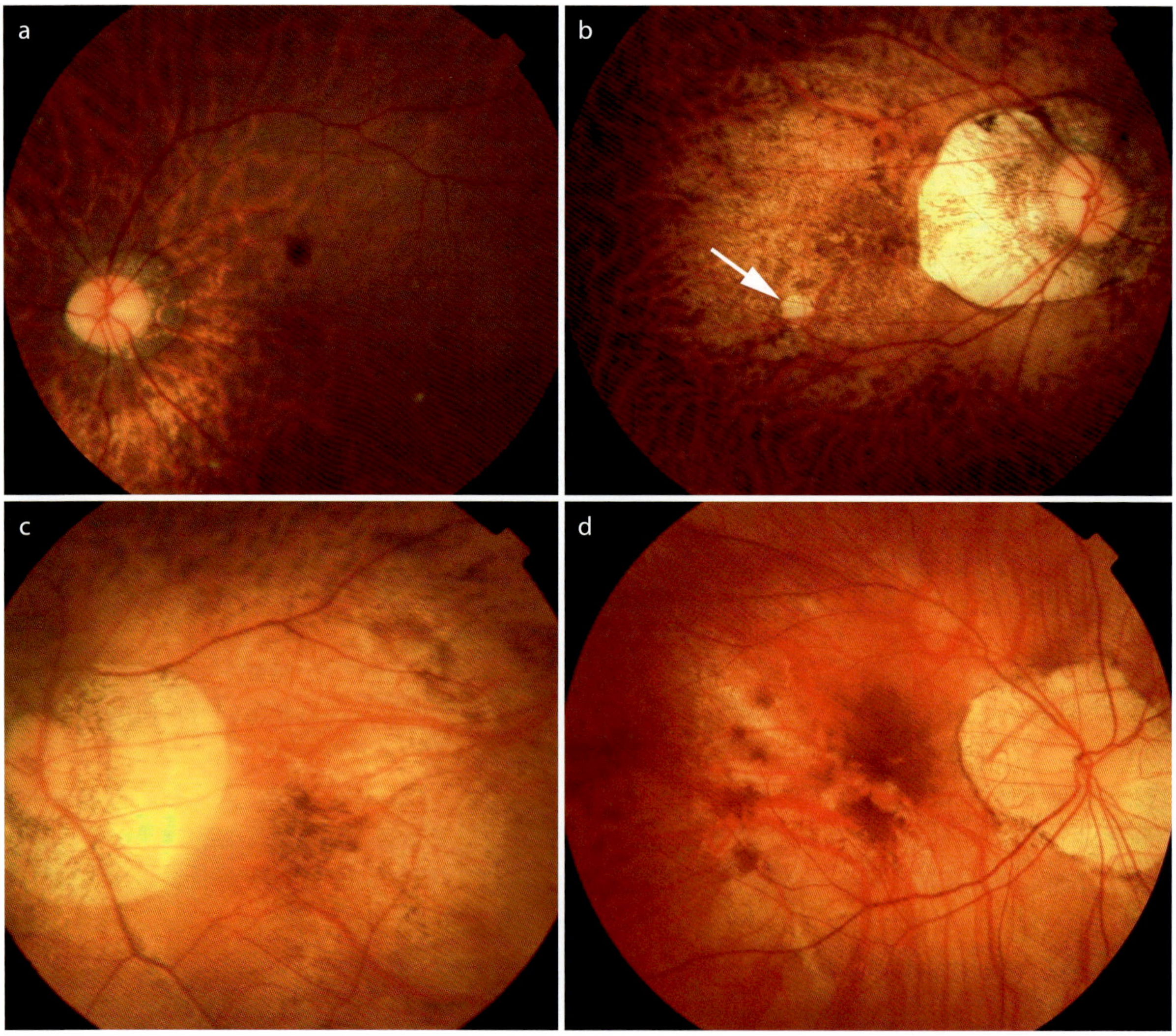

图 17.9 弥漫性脉络膜萎缩。（a）弥漫性萎缩的早期阶段。在视盘下方观察到淡黄色、界限不清的病变。（b）弥漫性萎缩晚期。黄色、界限不清的萎缩覆盖了整个黄斑区。弥漫性萎缩区域内还可见斑片状脉络膜视网膜萎缩的小病灶（箭）。（c）弥漫性萎缩进展期。巩膜葡萄肿被弥漫性萎缩所取代。图 a～c 是亚洲人的眼。（d）白种人患者，弥漫性萎缩明显可见，尤其是在下部眼底。弥漫性萎缩在色素沉着眼中更为明显

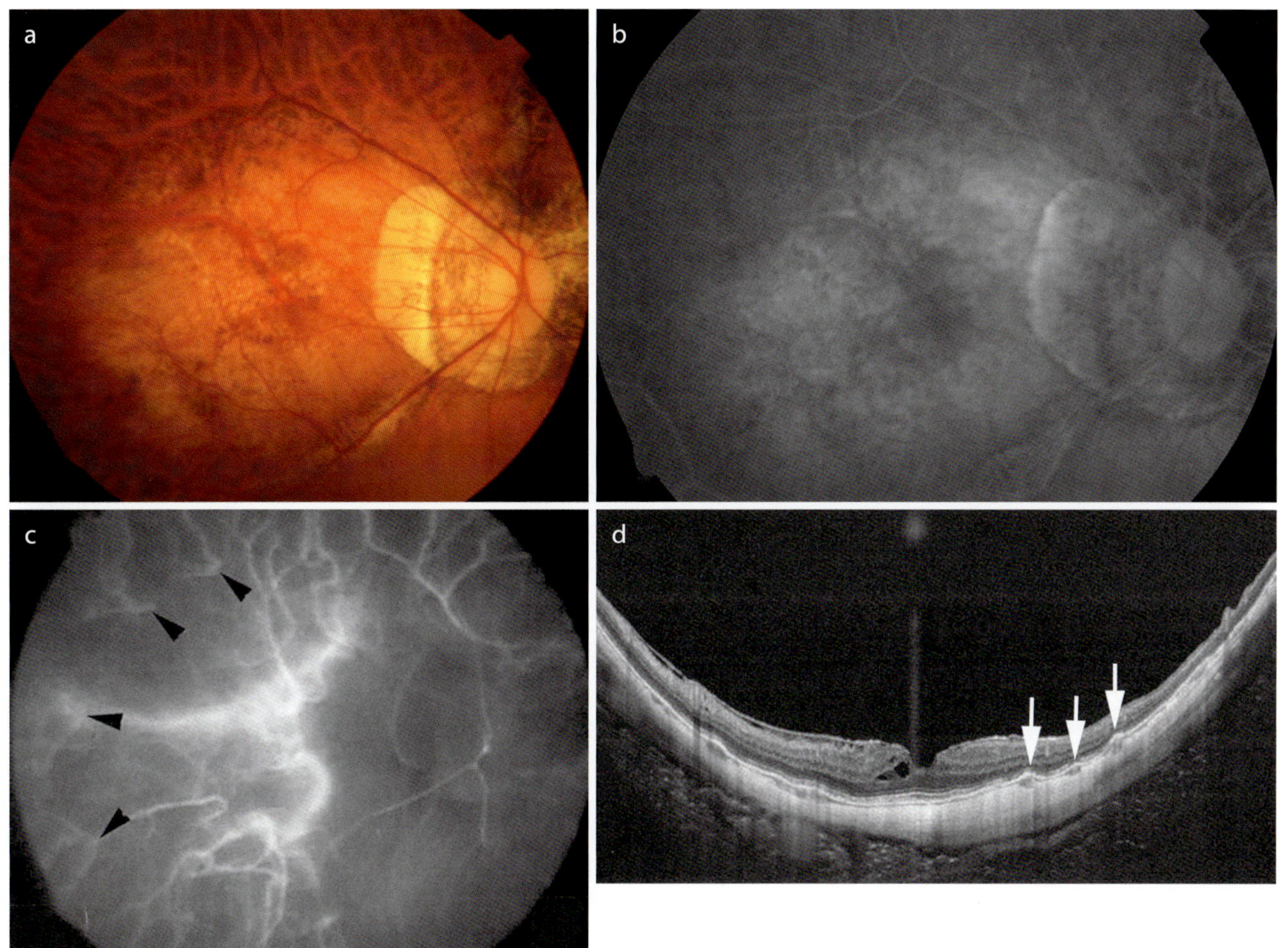

图 17.10 弥漫性脉络膜萎缩的血管造影和 OCT 结果。（a）左眼眼底可见后极部弥漫性脉络膜萎缩。（b）FA 晚期影像显示弥漫性萎缩区域轻度强荧光。（c）ICGA 显示睫状后短动脉进入脉络膜的部位向后巩膜葡萄肿的边缘发生了偏移。黄斑区几乎没有大、中型脉络膜血管，相反，球后血管显示出强荧光。（d）OCT 检查显示大部分脉络膜缺失，仅偶见大脉络膜血管。观察到大脉络膜血管向视网膜突出（箭）

弥散性萎缩的眼中（图 17.10）。即使在大部分脉络膜消失的区域，也存在外层视网膜和 RPE，这可能解释了弥漫性萎缩眼中的视力相对保留的原因。Okisaka[71] 的研究指出，病理性近视的脉络膜改变始于毛细血管小动脉或毛细血管后小静脉的闭塞，随后是脉络膜毛细血管的闭塞。最后，大脉络膜血管也消失了，脉络膜几乎消失一样。与脉络膜血管改变平行，脉络膜黑色素细胞也消失。尽管在豹纹状眼底的眼中脉络膜变薄，但在弥漫性萎缩的眼中脉络膜变薄的程度要严重得多。与周围组织（RPE、外层视网膜和巩膜）相比，脉络膜的这种不成比例的变薄可能是弥漫性萎缩的一个关键现象。

至于弥漫性萎缩为何呈黄色改变目前尚不明确。弥漫性萎缩并非均匀的黄色，而是呈现颗粒状黄色外观（图 17.10）。

17.2.4 斑片状脉络膜视网膜萎缩

斑片状脉络膜视网膜萎缩（patchy chorioretinal atrophy）表现为灰白色、边界清晰的萎缩（图 17.11、图 17.12）[6]。由于缺少 RPE 和大部分脉络膜，可透过透明的视网膜组织观察到巩膜而显现为白色。该病变又称局灶性脉络膜视网膜萎缩 [3]。大脉络膜血管在斑片状萎缩区域内穿行而过。在某些情况下，随着眼球的转动，在斑片状萎缩区域可观察到球后血管移动。立体眼底检查显示，与周围弥漫性萎缩相比，斑片状萎缩区较凹陷。在斑片状萎缩区域内特别是沿萎缩边缘或沿大脉络膜血管可观察到色素呈团块状增生。FA 和 ICGA 在斑片状萎缩区域显示出脉络膜缺损（图 17.11），说明该病变为脉络膜毛细血管的完全闭合 [6]。

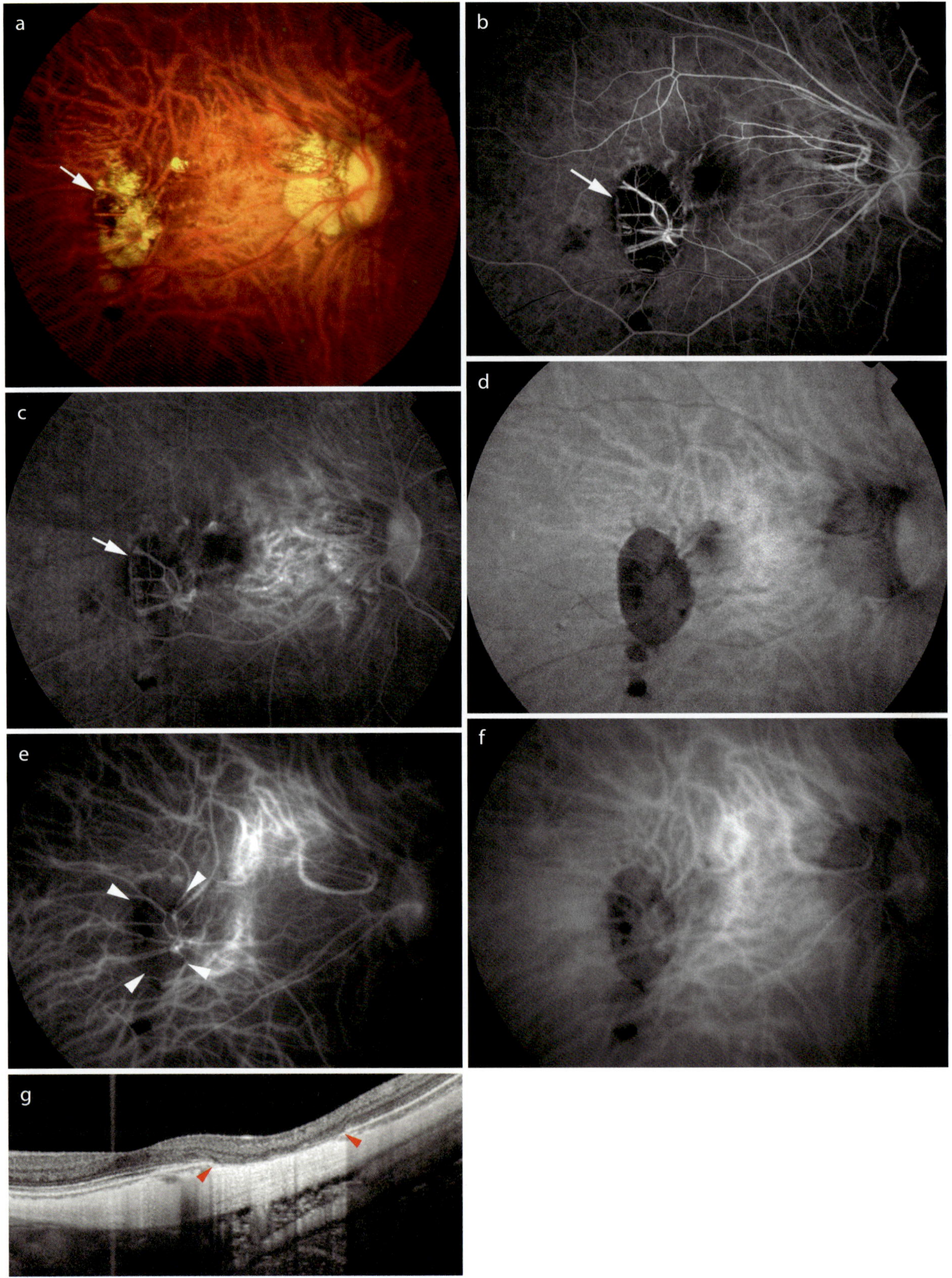

图 17.11　斑片状脉络膜视网膜萎缩。（a）右眼眼底显示由颞侧至中央凹的斑片状萎缩（箭）。根据斑片状萎缩的亚类，该病例为 P（Lc）。（b）FA 早期显示由于脉络膜充盈缺损（箭）导致的低荧光。（c）FA 晚期，病变边缘出现轻度高荧光（箭）。（d）FAF 显示明显的低自发荧光，对应于斑片状萎缩。（e、f）ICGA 显示从早期血管造影阶段（e，箭头）至晚期阶段（f），由于脉络膜充盈缺损导致的低荧光表现。（g）OCT 检查显示，除脉络膜变薄外，还缺少 RPE 和外层视网膜（箭头之间）。在斑片状萎缩区域中观察到由于光穿透性增加而在深层组织中可见高反射

由于随后在斑片状萎缩区域 RPE 细胞缺失，病变的眼底自发荧光呈无荧光表现。斑片状萎缩在 OCT 上可表现为大部分脉络膜、RPE 和外层视网膜厚度缺损（图 17.11）。因此，内层视网膜直接位于斑片状萎缩区域内的巩膜上。SS-OCT 也显示了斑片状萎缩区域中 Bruch 膜的不连续性[72, 73]。RPE 缺损范围与在黄斑 Bruch 膜缺损范围一致。黄斑 Bruch 膜缺损常边界明显，缺口朝上。这与以下事实相反：在大多数弥漫性萎缩的眼中，RPE、Bruch 膜和外层视网膜均得以保留，尽管尚不确定这些眼中剩余的光感受器和 RPE 细胞是否正常发挥功能。

斑片状萎缩分为 3 种类型（图 17.12）：由漆裂纹发展而来的斑片状萎缩，P（Lc）；在晚期弥漫性脉络膜视网膜萎缩区域内发生的斑片状萎缩，P（D）；和沿后巩膜葡萄肿边缘可见的斑片状萎缩，P（St）[7]。P（D）通常为圆形或椭圆形，P（Lc）为纵向椭圆形。通常认为 P（Lc）是由于漆裂纹引起的 Bruch 膜缺损增大，P（D）也可能代表弥漫性萎缩晚期区域内形成的 Bruch 膜裂孔[74]。Jonas[74] 最近报道称：眼轴长度为 26.5 mm 的高度近视眼中发现黄斑 Bruch 膜缺损概率为 30.8%。Bruch 膜缺损可能与黄斑 ICC 的发生有关。由于缺乏有张力的 Bruch 膜以及在薄巩膜上缺乏脉络膜，斑片状萎缩区在承受眼内压负荷时非常脆弱。斑片状萎缩区域的巩膜可以向眼后膨出，类似于高度近视眼中在近视弧附近脉络膜空腔（视盘周围的脉络膜空腔；视盘周围 ICC）。因此，巩膜后移也可称为黄斑 ICC[75]。黄斑视网膜劈裂在黄斑 ICC 眼中比在非黄斑 ICC 眼中更为常见[75]。这是因为巩膜弯曲和视网膜塌陷的机械分离可能会促进斑片状萎缩及其周围视网膜劈裂的发展。

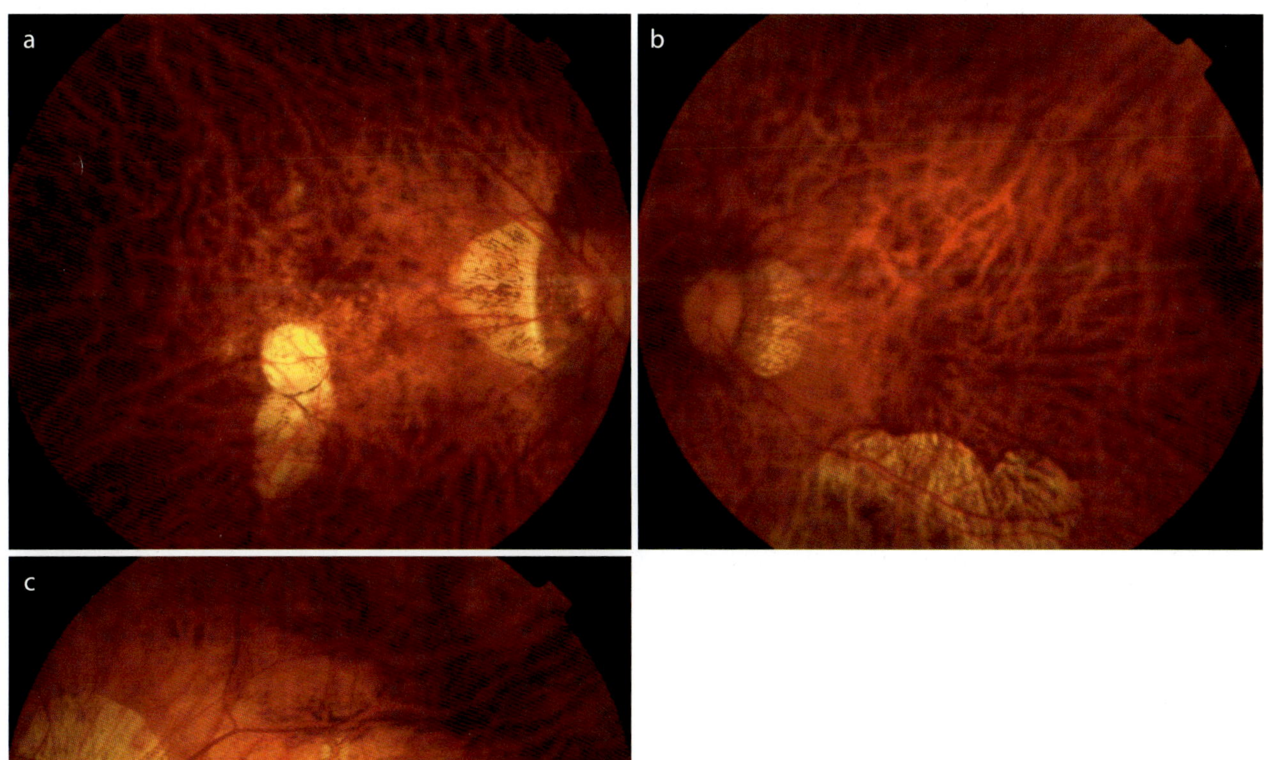

图 17.12 3 种类型的斑片状脉络膜视网膜萎缩。（a）P（Lc），由漆裂纹发展而来的斑片状萎缩。中央凹下方可见纵向萎缩灶。中央凹内及周围亦有漆裂纹，弥漫性萎缩程度较轻。（b）P（St），沿后巩膜葡萄肿边缘形成的斑片状萎缩。（c）P（D），弥漫性萎缩晚期发生的斑片状萎缩。观察到中央凹颞侧可见椭圆形萎缩。P（St）也可见于葡萄肿的下缘

据报道，在日本久山町研究中，年龄≥40 岁的普通人群中有 0.4% 存在斑片状萎缩[76]。斑片状萎缩的百分比随眼轴长度线性增加，60 岁后达到 32.5%[6]。对于眼轴长度在 27~27.9 mm 之间的患眼，其斑片状萎缩占 3.3%，如果轴向长度大于 31 mm，则这个百分比超过 25%；如果轴向长度大于 32 mm，则超过 50%[6]。

随着年龄的增长，斑片状萎缩逐渐扩大并相互融合[3, 7, 38]。在一项对 74 只眼斑片状萎缩进行了 5 年的随访研究中，52 只眼斑片状萎缩（70.3%）出现进展[7]。50 只眼（67.6%）表现为斑片状区域扩大，10 只眼（13.5%）表现为 P（D）或 P（St）融合，2 只眼（2.7%）出现了 CNV[7]。在晚期扩大并融合斑片状萎缩的眼中，眼底后极部呈“巩膜暴露”状态（图 17.13）。平均随访 18 年后，几乎所有（95%）斑片状萎缩的眼均发生了进展，其中 98% 的患者原始斑片状萎缩增大，47% 的患者发现新发的斑片状萎缩，21.7% 的患者出现近视 CNV，8.3% 的患者患斑片状相关黄斑萎缩[38]。斑片状萎缩的眼出现进展的比例如此之高，可能与 Bruch 膜的生物力学特性有关。一旦形成缺损，Bruch 膜缺损将随着时间的推移而扩大，并伴有持续的眼轴延长。蓝山眼病研究结果显示，5.2% 的受试者在 5 年内出现新发的或扩大的斑片状脉络膜视网膜萎缩灶[61]。Ito-Ohara 等[77]研究了斑片状萎缩的扩大方向，发现葡萄肿边缘病变的斑片状萎缩向黄斑延伸，黄斑的斑片状萎缩向各方向扩大。尽管该病变由于萎缩区域内光感受器丧失而导致中央旁绝对暗点，但萎缩灶很少累及中央凹，并且引起中枢性视力丧失的情况较少见。

在斑片状萎缩及其周围可发生各种玻璃体视网膜并发症。这可能是因为斑片状萎缩区的内层视网膜和巩膜之间的黏附较弱，黄斑视网膜劈裂较易发生在斑片状萎缩区[78]。在广泛的脉络膜视网膜病变区域，由于视网膜劈裂显示较少的柱状结构，因此对于视网膜劈裂的诊断需要谨慎[79]。另据报道，病理性近视患者中，斑片状萎缩区域会出现血管旁线状视网膜裂孔，进而导致视网膜脱离[80]。

虽然斑片状萎缩本身并不损害中心视力，但 CNV 沿斑片状萎缩区域的视网膜中央凹边缘进展，显著损害中心视力（图 17.14）[81]。CNV 特别是在 P（Lc）眼中进展，可能是因为漆裂纹往往出现在中央凹附近，因此 P（Lc）常出现在此区域。此外，与在晚期弥漫性萎缩区域内发生并失去大部分脉络膜的 P（D）不同，P（Lc）倾向于在脉络膜萎缩程度较轻的眼中发生。一旦 CNV 在斑片状萎缩的边缘发展，CNV 周围的脉络膜视网膜萎缩扩大并与 P（Lc）融合，眼底后极部最终被大面积的斑片状萎缩所取代（图 17.14）。

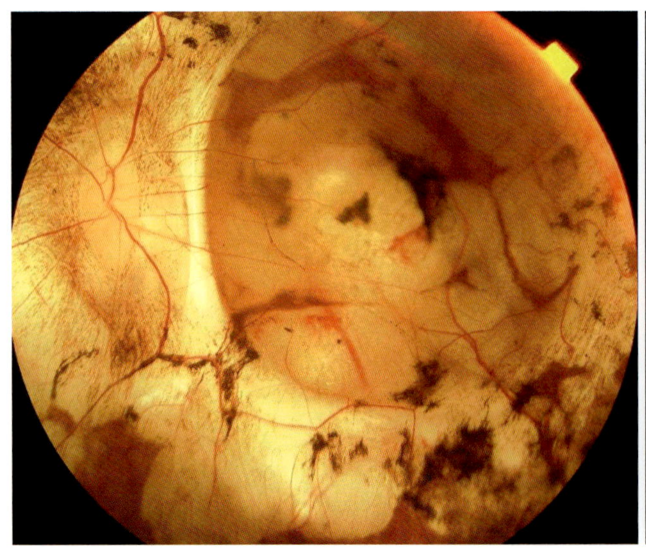
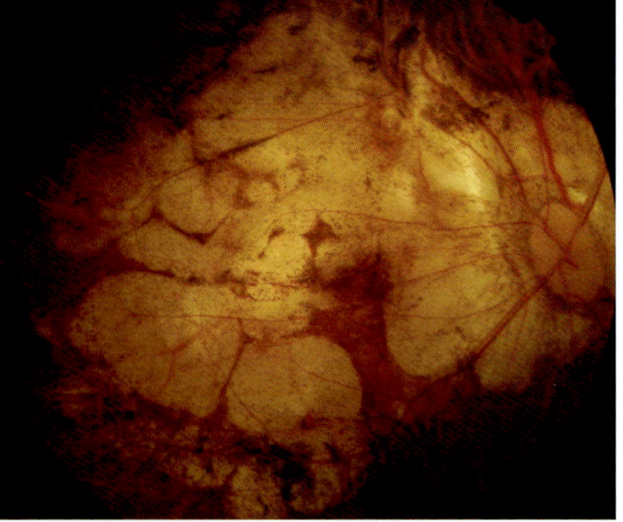

图 17.13 斑片状脉络膜视网膜萎缩增大呈“巩膜暴露”。大片的斑片状萎缩覆盖了整个后极部区域

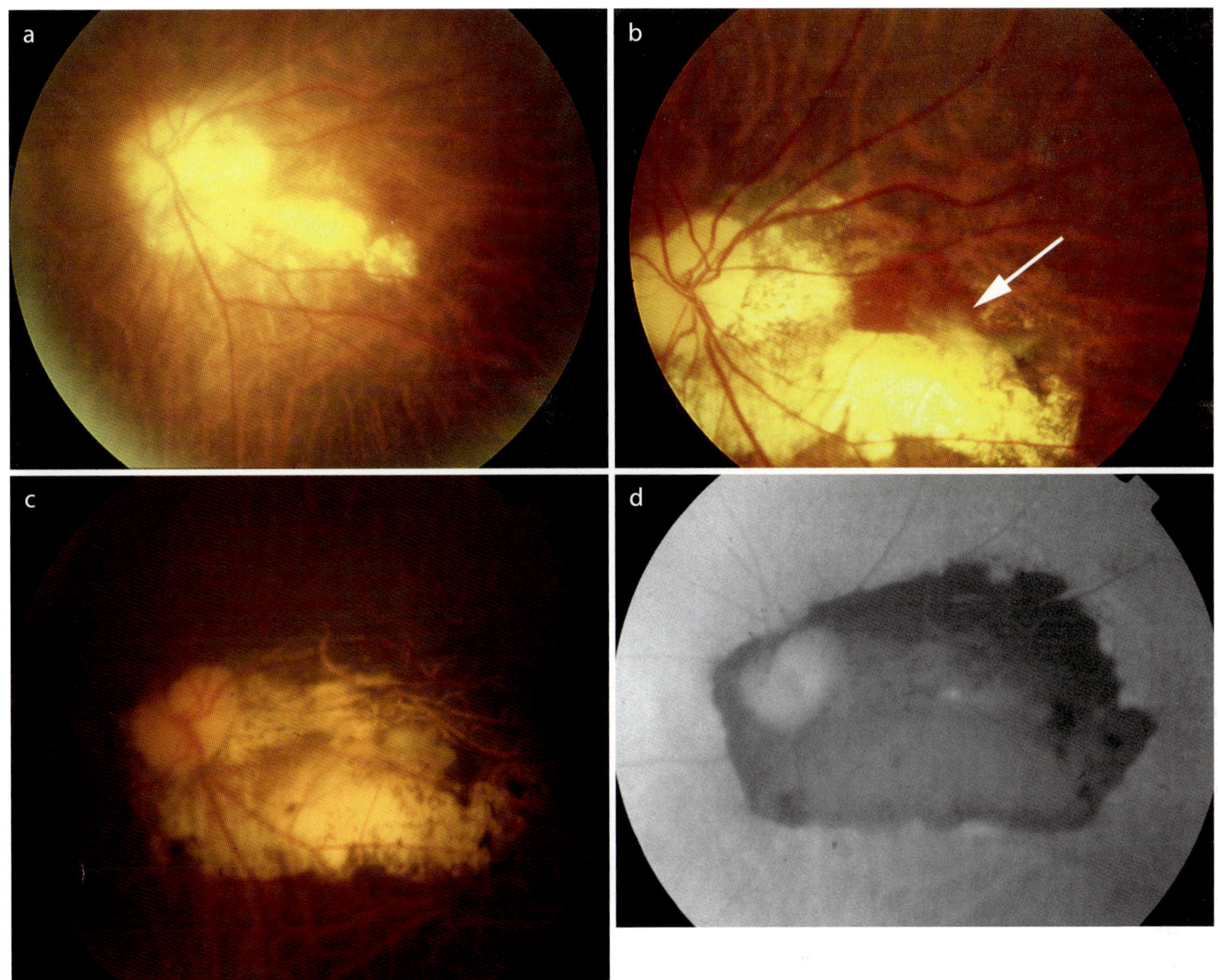

图 17.14 融合 P（Lc）和近视脉络膜新生血管（CNV）周围萎缩。（a）初次就诊时，观察到水平纵向 P（Lc）低于中央凹。（b）2 年后，CNV 已沿视网膜中央凹边缘扩大 P（Lc）。（c）CNV 消退 10 年后，瘢痕 CNV 周围出现萎缩，扩大并与 P（Lc）融合。（d）FAF 显示后极部眼底有大面积的低自发荧光

鉴别诊断

• 近视 CNV 的萎缩期　为在瘢痕化 CNV 周围形成清晰的脉络膜视网膜萎缩灶，并逐渐扩大（图 17.15；详见第 19 章）。鉴别近视 CNV 的萎缩阶段与斑片状萎缩是很重要的。近视 CNV 萎缩期和斑片状萎缩期的眼底特征、血管造影、FAF 和 OCT 检查结果均相同。尤其在近视 CNV 消退很久之后，很难在脉络膜视网膜萎缩灶内检测到残留的纤维血管组织。近视 CNV 的萎缩期和斑片状萎缩期之间的主要区别在于其相对于中央凹的位置。近视 CNV 周围的脉络膜视网膜萎缩几乎总是以视网膜中央凹为中心，并以视网膜中央凹为圆心向四周扩大。而斑片状萎缩通常不累及中央凹。

• 多灶性脉络膜炎（multifocal choroiditis, MFC）或点状内层脉络膜病变（punctate inner choroidopathy, PIC）　常发生于年轻近视女性（约 75%）。这些患者的深层视网膜和脉络膜出现局灶性炎症，进而发展为萎缩性和色素性脉络膜视网膜瘢痕。急性病变通常为多发性、双侧，外观呈黄白色或浅灰色。当观察到高度近视眼（尤其是年轻女性）出现类似斑片状萎缩的病变而无弥漫性视网膜萎缩时，需要考虑 MFC/PIC 的可能。

MFC 和 PIC 经常引发 CNV，因此有必要对 MFC/PIC 引起的近视 CNV 和 CNV 进行鉴别诊断。

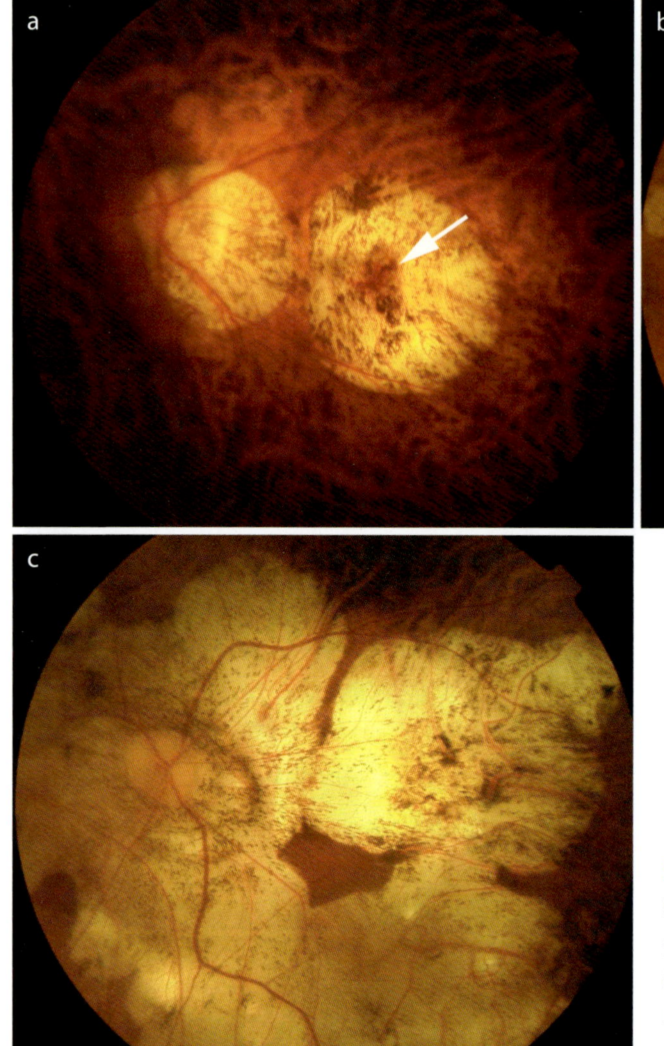

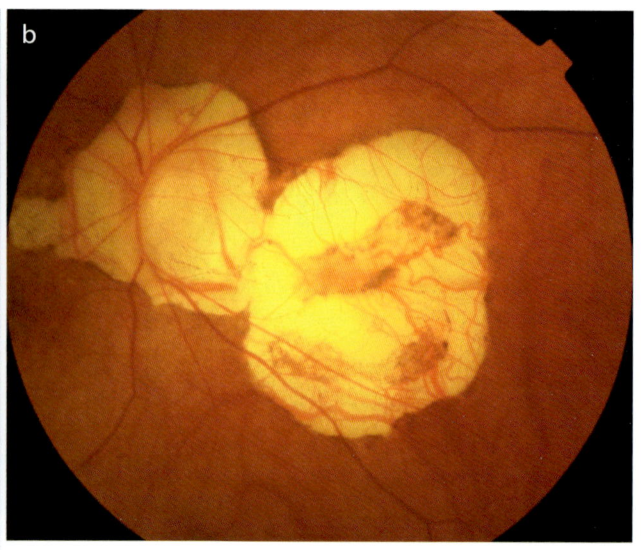

图 17.15 近视脉络膜新生血管（CNV）的萎缩期。（a）近视 CNV 发病 10 年后，在萎缩区观察到纤维血管瘢痕组织（箭）。（b）白化病患者发生近视 CNV 11 年后，在瘢痕化的 CNV 周围可以观察到边界清晰的萎缩。萎缩与近视弧融合。（c）近视 CNV 发病 20 年后。CNV 周围扩大的萎缩灶与 P（St）以及近视弧融合

17.2.5 其他

17.2.5.1 圆顶状黄斑的黄斑病变

圆顶状黄斑（dome-shaped macula, DSM）最初是由 Gaucher 及其同事描述为高度近视患者后葡萄肿内黄斑部的向内凸起[82]。通过使用增强深度成像光学相干断层扫描（EDI-OCT）技术，Imamura 和 Spaide[83] 发现，DSM 是高度近视患者黄斑下巩膜相对局部厚度变化的结果。OCT 检查是诊断 DSM 不可缺少的检查手段，但 DSM 并不是在所有 OCT 中都可发现。按照其形态，DSM 可分为三种：对称型圆形凸起、水平方向椭圆形凸起和垂直方向椭圆形凸起[84]。根据以下扩展，DSM 可以定量诊断为垂直或水平扫描中黄斑最凸隆起高度 >50 μm[85]。浆液性视网膜脱离（SRD）的患病率因分型而异，在 2%~67% 之间。SRD 在亚洲较少见[85-87]，在欧洲比例较高[82, 88]。作为 DSM 眼中无 CNV 的 SRD 的发病机制，Imamura 和 Spaide[83] 提出了厚巩膜可能阻碍脉络膜液体流出。Ellabban 及其团队[89] 研究表明，41.2% 的 DSM 患者出现 CNV 病。

Gaucher 等[82] 还报道，15 只 DSM 眼中有 10 只既往存在 CNV 病史。尽管在 17.6% 的患者中发现了视网膜中央凹外劈裂，但在存在 DSM 的眼中，视网膜中央凹劈裂并不常见，这表明 DSM 可能对视网膜中央凹劈裂的发生起到保护作用。

仅从眼底镜检查结果很难判断 DSM，然而 DSM 眼尤其是在黄斑处表现明显的 DSM，可见黄斑色素沉着和连接视盘和视网膜中央凹的水平嵴状隆起[89]。此外，在沿中央凹垂直切面分布的 DSM 眼中，视盘倾向于横椭圆形。因为除了视盘倾斜综合征之外，大多数近视视盘呈垂直或垂直倾斜，水平长椭圆形视盘可能为怀疑 DSM 的诊断提供线索。

值得注意的是，在 9% 的高度近视儿童和年轻人中也可检测到 DSM[90]。与老年患者的 DSM 相比，儿童的 DSM 病变仅在垂直 OCT 中发现，且具有更宽的基底部和更平滑的斜率。此外，儿童的 DSM 病变不合并黄斑 Bruch 膜缺损和任何类型的葡萄肿。

17.2.6 视盘倾斜综合征边缘的黄斑病变

在 DSM 患者眼中观察到的黄斑病变与在视盘倾斜综合征（tilted disc syndrome, TDS）患者眼中沿葡萄肿上缘观察到的病变类似，如视网膜下渗漏或 CNV 引起的浆液性视网膜脱离（SRD）[91, 92]。Maruko 和 Iida[93] 报道，24 只 TDS 眼中有 7 只（29%）出现 SRD。通过使用 EDI-OCT 和 SS-OCT，他们[93] 还指出在黄斑区可见葡萄肿边缘的 TDS 中，视网膜中央凹下脉络膜相对较薄，巩膜较厚。根据这些结果，他们认为特征性的中央凹下巩膜解剖改变可能导致脉络膜变薄并抑制脉络膜 - 巩膜流出。Nakanishi 及其团队[92] 报告指出，在 32 只 TDS 近视性黄斑病变眼中，有 25 只眼（78%）在下方的后巩膜葡萄肿上缘发现黄斑并发症。黄斑并发症包括：息肉状脉络膜血管病变（PCV）占 22%，典型 CNV 占 3%，无 PCV 或 CNV 的局灶性 SRD 占 41%，RPE 萎缩占 13%。鉴别 DSM 和 TDS 之间的相似之处是很有趣的。

17.3 近视性黄斑病变的发生率

蓝山眼病研究（BMES）[61] 将近视性视网膜病变定义为以下特定体征：葡萄肿、漆裂纹、Fuchs 斑、近视性脉络膜视网膜变薄或萎缩。根据这一定义，参加 BMES 年龄≥49 岁（n=3654）的受试者中，1.2% 的人有近视性视网膜病变迹象，其中葡萄肿 26 例（0.7%），漆裂纹 8 例（0.2%），Fuchs 斑 3 例（0.1%），脉络膜视网膜萎缩 7 例（0.2%）。

Chen 等[94] 利用 Tokoro 的分类方法报道了 604 例高度近视（屈光不正 δ -6.0 D）患者中有 443 例（73%）出现近视性黄斑病变，其中漆裂纹是最常见的类型（29.1%），其次是 CNV（20.7%）、豹纹状眼底（9.3%）、斑片状脉络膜视网膜萎缩（5.8%）、弥漫性脉络膜视网膜萎缩（4.6%）和黄斑萎缩（3.8%）。Asakuma 等[76] 采用 Hayashi 的[7] 分类标准进行研究，并在 Hisayama 研究中（1969 年）发现，40 岁及以上的日本居民中有 1.7% 发现近视性黄斑病变。Asakuma 等[76] 报道弥漫性萎缩、斑片状萎缩、漆裂纹和黄斑萎缩分别出现在 1.7%、0.4%、0.2% 和 0.4% 的受试者中。较差的视力与漆裂纹、黄斑萎缩和 CNV 有关，而相对较好的视力与豹纹状眼底和弥漫性萎缩有关。使用不一致的近视黄斑病变定义导致可比性有限。现在 META-PM 分类被众多研究一致地用于调查近视性黄斑病变的患病率[95–98]。

新加坡一项以人群为基础的眼科疾病流行病学（SEED）研究显示[96]（该研究纳入了 8716 名 40 岁及以上、具有眼内晶状体的成人），近视性黄斑病变的年龄标化患病率（定义为 META-PM 第 2、3、4 类或任何“附加”病变）为 3.8%。不同种族间患病率存在差异：印度人为 2.3%，马来人为 3.7%，中国人为 4.6%。近视性黄斑病变不仅存在于高度近视（-8.0 D<SE≤-5.0 D；17.1%）和重度近视（SE≤-8.0D；53.3%）人群中，在低度近视（-3.0 D<SE≤0.5 D；7.0%）和中度近视（-5.0 D<SE≤-3 D；10.4%）人群中也同样存在。日本的另一项基于人口的研究（Hisayama 研究）使用相同的定义，调查了近视性黄斑病变在三个时间点的患病率趋势：从 2005 年的 1.6%，到 2012 年的 3.0%，再到 2017 年的 3.6%，表明近视性黄斑病变的患病率在 12 年内明显增加[97]。然而，即使葡萄肿被纳入近视性黄斑病变的定义中，中国南方农村地区的近视性黄斑病变的患病率也较低，仅为 1.4%[98]。

17.4 近视性黄斑病变的进展

图 17.16 为各种近视性黄斑病变的进展模式图，该模式图是根据一项对 806 只高度近视眼平均随访 12.7 年[7] 的研究进行改进的。在这项研究中，40.6% 的眼出现了病变进展。高度近视眼发展到近视性黄斑病变阶段的第一个迹象是出现豹纹状眼底。CNV 可以由近视性黄斑病变的各种病变发展而来，病变最终形成黄斑萎缩。出现进展的典型病例见图 17.17~ 图 17.19。Liu 等[20] 在北京眼科研究中报道，在 5 年随访中，9% 的眼观察到后极部眼底脉络膜视网膜萎缩扩大。Vongphanit 等[61] 报道，平均 61 个月后，17.4% 的近视性视网膜病变明显进展（视盘周围萎缩扩大和斑片状脉络膜视网膜萎缩发展）。

根据 META-PM 分型，一项回顾性病例系列研

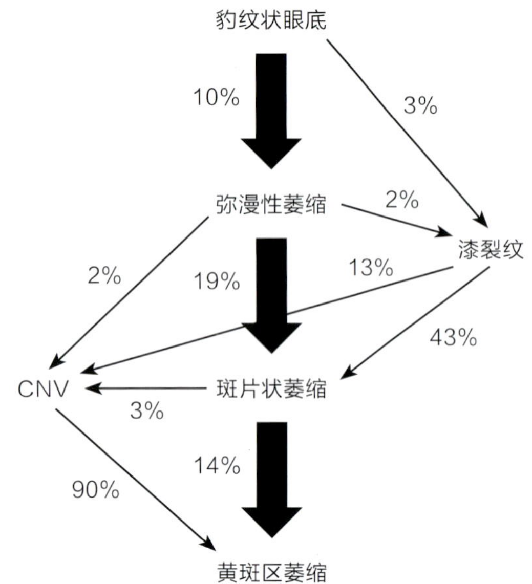

图 17.16 一项长期随访研究提示近视性黄斑病变的进展模式图（Hayashi 等，2010）。中间较宽的箭头显示高度近视患者最常见的进展模式。箭头旁边的数字表示每个进程的比率

究对 432 例 810 只眼的高度近视患者进行了 10 年以上的随访，平均随访 18 年。在基线 74.3% 的病理性近视患者中，58.6% 的患者出现近视性黄斑病变的进展。最常见的进展模式为：弥漫性萎缩中，视盘周围弥漫性萎缩扩展至黄斑弥漫性萎缩；斑片状萎缩中，原萎缩病变扩大；漆裂纹中，斑片状萎缩进展。两项基于中国人群的纵向研究显示，中国（40 岁以上）老年人（北京眼科研究）[37] 的近视黄斑病变 10 年进展率为 35.5%，中国农村（30 岁以上）成人的 5 年进展率也为 35.3%（邯郸眼科研究）[99]。中山市眼科中心 – 布莱恩霍尔登视力研究所的一项大样本高度近视队列研究表明，657 例中国高度近视人群中 2 年以上约 15% 的患者出现近视性黄斑病变进展 [100]。

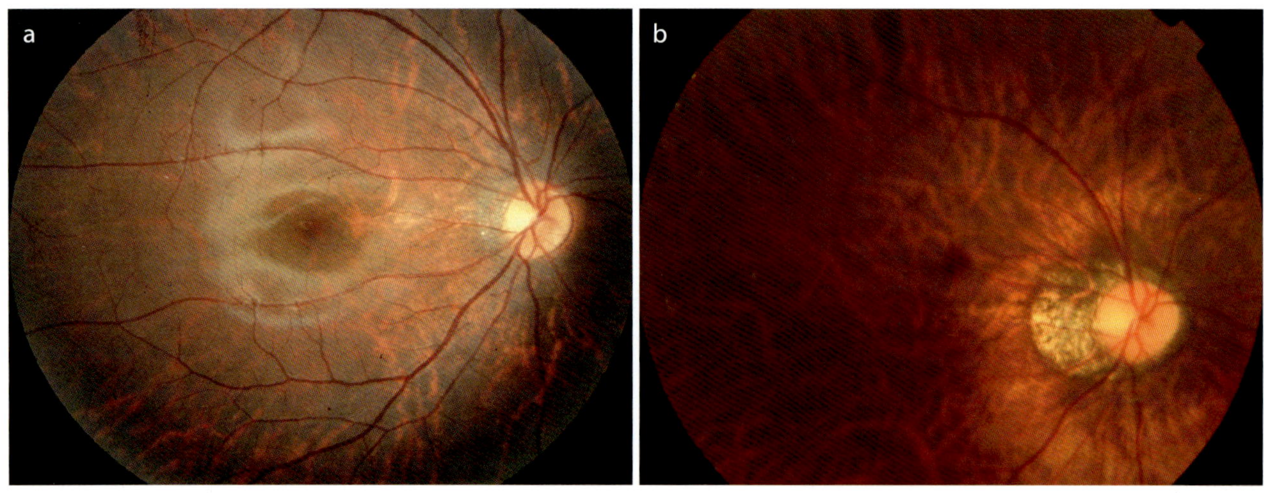

图 17.17 从豹纹状眼底发展为弥漫性脉络膜视网膜萎缩。（a）5 岁右眼眼底呈豹纹状改变，眼轴长度 26.8 mm。（b）20 年后，视盘周围发生弥漫性脉络膜视网膜萎缩，眼轴长度增加到 31.4 mm

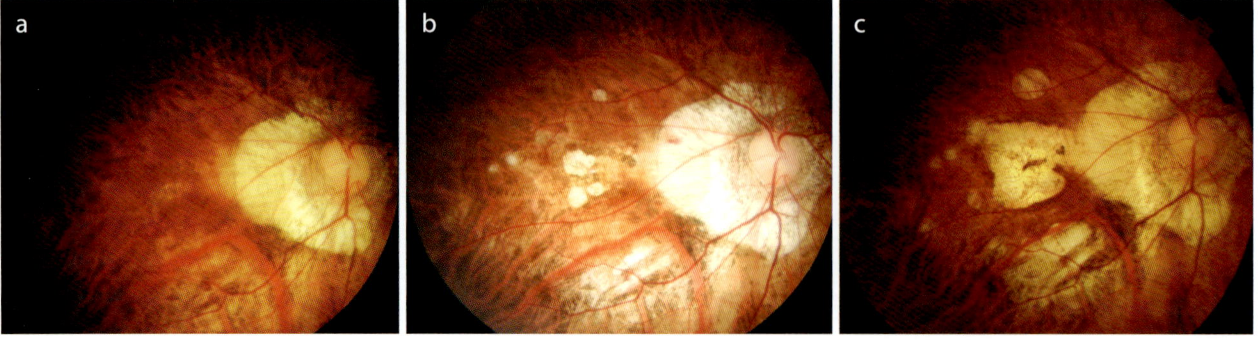

图 17.18 弥漫性视网膜脉络膜萎缩进展为斑片状脉络膜视网膜萎缩。（a）50 岁右眼眼底弥漫性脉络膜视网膜萎缩，特别是下方眼底，眼轴长度为 29.5 mm。（b）6 年后，弥漫性萎缩区域内出现多发性圆形斑片状萎缩病灶，眼轴长度为 30.2 mm。（c）又过了 5 年后，病灶扩大，相互融合。眼轴长度为 30.6 mm

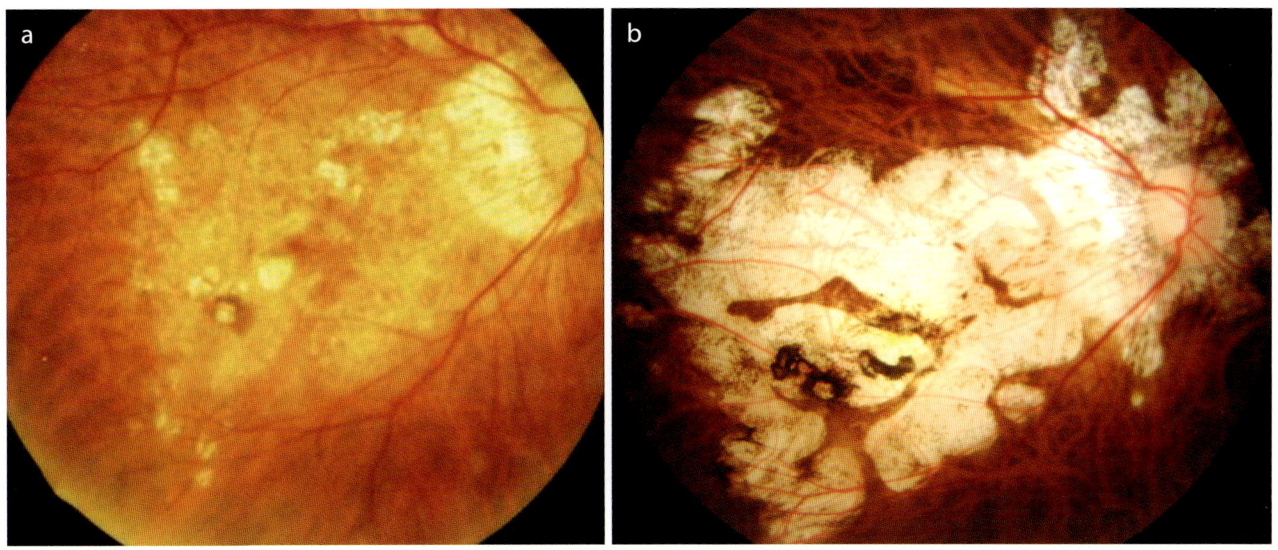

图 17.19 斑片状脉络膜视网膜萎缩病灶扩大融合。（a）55 岁右眼眼底弥漫性萎缩区多发斑片状萎缩。眼轴长度为 30.3 mm。（b）10 年后，多个斑片状萎缩的病灶扩大，发展为黄斑萎缩。眼轴长度为 31.1 mm

17.5 近视性黄斑病变发生的相关因素

年龄、眼轴长度、后葡萄肿是影响黄斑病变发生发展的主要因素。其中，年龄增长与近视性视网膜病变患病率较高有关 [3, 42, 101]。即使眼轴很长，年轻或儿童患者也不容易发生近视性黄斑病变 [21, 102, 103]。对于萎缩性黄斑病变尤其如此，因为弥漫性或斑片状的脉络膜视网膜萎缩通常发生在老年人身上。但漆裂纹是一种特殊情况，儿童 [102] 和年轻患者也会出现漆裂纹。Chen 等 [94] 利用广义估计方程（GEE）模型分析了近视性黄斑病变的相关危险因素。他们报道，年龄增长与弥漫性脉络膜视网膜萎缩（P=0.024）、斑片状脉络膜视网膜萎缩（P=0.001）、CNV（P<0.001）和黄斑区萎缩（P=0.002）显著相关。年龄较轻与漆裂纹有关（P<0.001）。

有报道称屈光度和近视性黄斑病变之间存在显著的高度非线性关系 [61, 101]。随着近视屈光不正度数的增加，近视性视网膜病变的患病率显著增加（P<0.001），患病率从 <–4.0 D 眼的 3.8% 增加到 –10.0 D 眼的 89.6%。小于 5D 的近视患者近视性黄斑病变患病率为 0.42%，而大于 5D 的近视患者近视性黄斑病变患病率为 25.3%，即高度近视患近视性黄斑病变的风险增加了 60 倍。高度近视是几乎所有黄斑病变（豹纹状眼底、漆裂纹、弥漫性脉络膜视网膜萎缩、斑片状脉络膜视网膜萎缩和黄斑萎缩）的危险因素，而较低度数的近视与 CNV 相关 [94]。Steidl 和 Pruett[104, 105] 报道称，葡萄肿分级与漆裂纹和脉络膜–视网膜萎缩之间存在线性关系。然而，在较低级别的葡萄肿中，近视 CNV 发生率意外地高。

关于眼轴长度，Curtin[3, 42] 报道了超过 60% 的眼轴长度为 >29.5 mm 的眼发生近视性脉络膜视网膜变性，而在眼轴长度 <29.5 mm 的眼中发生近视性脉络膜视网膜变性的比例低于 40%。Lai 等 [106] 报道了眼轴长度 >29 mm 的眼与 <29 mm 的眼相比，更容易发生后极部脉络膜视网膜病变，包括脉络膜视网膜萎缩和漆裂纹 [106]。

年龄和眼轴长度共同影响近视性黄斑病变的发展。Lai 等 [106] 报道近视性黄斑病变患者的年龄明显较大（45.0 vs. 34.8 岁），眼轴长度较长（28.84 mm vs. 26.59 mm），平均等效球镜度较高（–16.8 D vs. –9.4 D）（以上三个变量均为 P<0.001）。

在利用 SS-OCT 分析巩膜轮廓与近视性脉络膜视网膜病变关系的研究中 [107]，在不规则曲率的眼中，近视眼底病变（近视 CNV、近视脉络膜视网膜萎缩、近视牵引性黄斑病变）出现的频率明显更高。

多普勒激光测速仪测得高度近视眼视网膜血流量减少 [108]，彩色多普勒超声测得睫状体后动脉和视网膜中央动脉血流量减少 [109]，这些可能与近视性脉络膜视网膜萎缩的发生有关。Benavente-Perez 等 [110] 报道，在年轻健康的近视眼中观察到的视网膜中央动脉搏动和血流动力学受损，是病理性近视眼血流量下降的早期特征。Li 等 [111] 报道近视视网膜病变与视网膜血管的衰减有关。

最近的 OCT（EDI-OCT 和 SS-OCT）显示，与视网膜厚度不同，高度近视眼的脉络膜明显变薄[112-114]。Nishida 和 Spaide[115] 报道了中央凹下脉络膜厚度与最小分辨率视角的对数呈负相关。实际上，对于最小分辨率视角的对数，汇总数据中唯一显著的预测因子是中央凹下脉络膜厚度（$P \leqslant 0.001$）。Wang 等[22] 报道了高度近视伴弥漫性视网膜虹膜萎缩患者的最佳矫正视力（BCVA）与黄斑脉络膜厚度显著相关。多元线性回归分析显示，年龄和黄斑脉络膜厚度是弥漫性萎缩患者中与 BCVA 相关性最强的变量，而屈光不正和轴长均不是 BCVA 的显著预测因子。然而，Fujiwara 等[112] 表明，在没有 CNV 和手术的眼中，logMAR 视力与中央凹下脉络膜厚度之间没有相关性。Pang 等[116] 也发现，70% 的高度近视且脉络膜极薄（平均脉络膜厚度 14 μm）的眼仍有良好的 BCVA（20/40 或更好）。

此外，有报道称高度近视眼房水中神经营养因子、色素上皮衍生因子（PEDF）减少[117, 118]。然而，目前尚不确定这是由于产生 PEDF 的主要细胞 RPE 细胞的退行改变引起的，还是由于近视眼体积增大导致的 PEDF 稀释，或是近视眼脉络膜视网膜萎缩的进展性病因。

近视性视网膜病变与身高体重、性别、居住地是农村还是城市、教育水平、眼压或中央角膜厚度[20] 无显著相关（$P>0.20$）。Chen 等[19] 报道了在校正了年龄、性别、吸烟、体重指数、舒张压、教育水平、饮酒、糖尿病病史或服用降压药物因素后，近视性黄斑病变与收缩压增高之间存在关系。

17.6 展望

近年来，由于影像学技术的进步，人们对近视性黄斑病变的特点有了更多的了解。然而，主要的问题是近视性黄斑病变的分类和定义在世界范围内还没有标准化。此外，眼底颜色在很大程度上受种族间色素沉着初始水平不同的影响。豹纹状眼底和弥漫性萎缩之间的差异可能是由于脉络膜残留量的不同导致的。在这种情况下，基于 OCT 检查的分类可能会成为一个重要而有力的工具。

参考文献

[1] Salzmann M. The choroidal changes in high myopia. Arch Ophthalmol. 1902;31:41–2.

[2] Salzmann M. Die Atrophie der Aderhaut im kurzsichtigen Auge. Albrecht von Graefes Archiv fur Ophthalmologie. 1902;54:384.

[3] Curtin BJ. Basic science and clinical management. In: Curtin BJ, editor. The myopias. New York: Harper and Row; 1985. p. 177.

[4] Grossniklaus HE, Green WR. Pathologic findings in pathologic myopia. Retina (Philadelphia, Pa). 1992;12: 127–33.

[5] Avila MP, Weiter JJ, Jalkh AE, Trempe CL, Pruett RC, Schepens CL. Natural history of choroidal neovascularization in degenerative myopia. Ophthalmology. 1984; 91:1573–81.

[6] Tokoro T, editor. Atlas of posterior fundus changes in pathologic myopia. Tokyo: Springer-Verlag; 1998. p. 5–22.

[7] Hayashi K, Ohno-Matsui K, Shimada N, et al. Long-term pattern of progression of myopic maculopathy: a natural history study. Ophthalmology. 2010;117:1595-611–1611 e1-4.

[8] Iwase A, Araie M, Tomidokoro A, et al. Prevalence and causes of low vision and blindness in a Japanese adult population: the Tajimi Study. Ophthalmology. 2006;113: 1354–62.

[9] Huang S, Zheng Y, Foster PJ, Huang W, He M. Prevalence and causes of visual impairment in Chinese adults in urban southern China. Arch Ophthalmol. 2009;127:1362–7.

[10] Zheng Y, Lavanya R, Wu R, et al. Prevalence and causes of visual impairment and blindness in an urban Indian population: the Singapore Indian Eye Study. Ophthalmology. 2011;118:1798–804.

[11] Iwano M, Nomura H, Ando F, Niino N, Miyake Y, Shimokata H. Visual acuity in a community-dwelling Japanese population and factors associated with visual impairment. Jpn J Ophthalmol. 2004;48:37–43.

[12] Cotter SA, Varma R, Ying-Lai M, Azen SP, Klein R, Los Angeles Latino Eye Study G. Causes of low vision and blindness in adult Latinos: the Los Angeles Latino Eye Study. Ophthalmology. 2006;113:1574–82.

[13] Buch H, Vinding T, La Cour M, Appleyard M, Jensen GB, Nielsen NV. Prevalence and causes of visual impairment and blindness among 9980 Scandinavian adults: the Copenhagen City Eye Study. Ophthalmology. 2004;111:53–61.

[14] Evans JR, Fletcher AE, Wormald RP. Causes of visual impairment in people aged 75 years and older in Britain: an add-on study to the MRC trial of assessment and management of older people in the community. Br J Ophthalmol. 2004;88:365–70.

[15] Kelliher C, Kenny D, O'Brien C. Trends in blind registration in the adult population of the Republic of Ireland 1996-2003. Br J Ophthalmol. 2006;90:367–71.

[16] Avisar R, Friling R, Snir M, Avisar I, Weinberger D. Estimation of prevalence and incidence rates and causes of blindness in Israel, 1998-2003. Isr Med Assoc J. 2006;8:880–1.

[17] Varma R, Kim JS, Burkemper BS, et al. Prevalence and causes of visual impairment and blindness in Chinese American adults: the Chinese American Eye Study. JAMA Ophthalmol. 2016;134:785–93.

[18] Shih YF, Ho TC, Hsiao CK, Lin LL. Visual outcomes for high myopic patients with or without myopic maculopathy: a 10 year follow up study. Br J Ophthalmol. 2006;90:546–50.

[19] Chen SJ, Cheng CY, Li AF, et al. Prevalence and associated risk factors of myopic maculopathy in elderly Chinese: the Shihpai Eye Study. Invest Ophthalmol Vis Sci. 2012;28:28.

[20] Liu HH, Xu L, Wang YX, Wang S, You QS, Jonas JB. Prevalence and progression of myopic retinopathy in Chinese adults: the Beijing Eye Study. Ophthalmology. 2010;117:1763–8.

[21] Kobayashi K, Ohno-Matsui K, Kojima A, et al. Fundus characteristics of high myopia in children. Jpn J Ophthalmol. 2005;49:306–11.

[22] Wang NK, Lai CC, Chu HY, et al. Classification of early dry-type myopic maculopathy with macular choroidal thickness. Am J Ophthalmol. 2012;153:669-77–677 e1-2.

[23] Lin T, Grimes PA, Stone RA. Expansion of the retinal pigment epithelium in experimental myopia. Vis Res. 1993;33:1881–5.

[24] Harman AM, Hoskins R, Beazley LD. Experimental eye enlargement in mature animals changes the retinal pigment epithelium. Vis Neurosci. 1999;16:619–28.

[25] Hosaka A. Permeability of the blood-retinal barrier in myopia. An analysis employing vitreous fluorophotometry and computer simulation. Acta Ophthalmol Suppl. 1988;185:95–9.

[26] Yoshida A, Ishiko S, Kojima M, Hosaka A. Blood-ocular barrier permeability in experimental myopia. J Fr Ophtalmol. 1990;13:481–8.

[27] Yoshida A, Ishiko S, Kojima M. Inward and outward permeability of the blood-retinal barrier in experimental myopia. Graefes Arch Clin Exp Ophthalmol. 1996;234:S239–42.

[28] Kitaya N, Ishiko S, Abiko T, et al. Changes in blood-retinal barrier permeability in form deprivation myopia in tree shrews. Vis Res. 2000;40:2369–77.

[29] Spaide RF. Age-related choroidal atrophy. Am J Ophthalmol. 2009;147:801–10.

[30] Fang Y, Du R, Nagaoka N, et al. OCT-based diagnostic criteria for different stages of myopic maculopathy. Ophthalmology. 2019;126:1018–32.

[31] Zhao X, Ding X, Lyu C, et al. Morphological characteristics and visual acuity of highly myopic eyes with different severities of myopic maculopathy. Retina (Philadelphia, Pa). 2018;40:461.

[32] Zhou Y, Song M, Zhou M, Liu Y, Wang F, Sun X. Choroidal and retinal thickness of highly myopic eyes with early stage of myopic chorioretinopathy: tessellation. J Ophthalmol. 2018;2018:2181602.

[33] Kawabata H, Adachi-Usami E. Multifocal electroretinogram in myopia. Invest Ophthalmol Vis Sci. 1997;38:2844–51.

[34] Chen JC, Brown B, Schmid KL. Delayed mfERG responses in myopia. Vis Res. 2006;46:1221–9.

[35] Luu CD, Lau AM, Lee SY. Multifocal electroretinogram in adults and children with myopia. Arch Ophthalmol. 2006;124:328–34.

[36] Chan HL, Mohidin N. Variation of multifocal electroretinogram with axial length. Ophthalmic Physiol Opt. 2003;23:133–40.

[37] Yan YN, Wang YX, Yang Y, et al. Ten-year progression of myopic maculopathy: the Beijing eye study 2001-2011. Ophthalmology. 2018;125:1253–63.

[38] Fang Y, Yokoi T, Nagaoka N, et al. Progression of myopic maculopathy during 18-year follow-up. Ophthalmology. 2018;125:863–77.

[39] Malagola R, Pecorella I, Teodori C, Santi G, Mannino G. Peripheral lacquer cracks as an early finding in pathological myopia. Arch Ophthalmol. 2006;124:1783–4.

[40] Bottoni FG, Eggink CA, Cruysberg JR, Verbeek AM. Dominant inherited tilted disc syndrome and lacquer cracks. Eye. 1990;4:504–9.

[41] Pruett RC, Weiter JJ, Goldstein RB. Myopic cracks, angioid streaks, and traumatic tears in Bruch's membrane. Am J Ophthalmol. 1987;103:537–43.

[42] Curtin BJ, Karlin DB. Axial length measurements and fundus changes of the myopic eye. I. The posterior fundus. Trans Am Ophthalmol Soc. 1970;68:312–34.

[43] Klein RM, Curtin BJ. Lacquer crack lesions in pathologic myopia. Am J Ophthalmol. 1975;79:386–92.

[44] Brancato R, Trabucchi G, Introini U, Avanza P, Pece A. Indocyanine green angiography (ICGA) in pathological myopia. Eur J Ophthalmol. 1996;6:39–43.

[45] Quaranta M, Arnold J, Coscas G, et al. Indocyanine green angiographic features of pathologic myopia. Am J Ophthalmol. 1996;122:663–71.

[46] Ohno-Matsui K, Morishima N, Ito M, Tokoro T. Indocyanine green angiographic findings of lacquer cracks in pathologic myopia. Jpn J Ophthalmol. 1998;42:293–9.

[47] Ikuno Y, Sayanagi K, Soga K, et al. Lacquer crack formation and choroidal neovascularization in pathologic myopia. Retina. 2008;28:1124–31.

[48] Kim YM, Yoon JU, Koh HJ. The analysis of lacquer crack in the assessment of myopic choroidal neovascularization. Eye. 2011;25:937–46.

[49] Wang NK, Lai CC, Chou CL, et al. Choroidal thickness and biometric markers for the screening of lacquer cracks in patients with high myopia. PLoS One. 2013;8:22.

[50] Klein RM, Green S. The development of lacquer cracks in pathologic myopia. Am J Ophthalmol. 1988;106:282–5.

[51] Ohno-Matsui K, Ito M, Tokoro T. Subretinal bleeding without choroidal neovascularization in pathologic myopia. A sign of new lacquer crack formation. Retina. 1996;16:196–202.

[52] Yip LW, Au Eong KG. Recurrent subretinal haemorrhages and progressive lacquer cracks in a high myope. Acta Ophthalmol Scand. 2003;81:646–7.

[53] Moriyama M, Ohno-Matsui K, Shimada N, et al. Correlation between visual prognosis and fundus autofluorescence and optical coherence tomographic findings in highly myopic eyes with submacular hemorrhage and without choroidal neovascularization. Retina. 2011;31:74–80.

[54] Hirata A, Negi A. Lacquer crack lesions in experimental chick myopia. Graefes Arch Clin Exp Ophthalmol. 1998;236:138–45.

[55] Ellies P, Pietrini D, Lumbroso L, Lebuisson DA. Macular

hemorrhage after laser in situ keratomileusis for high myopia. J Cataract Refract Surg. 2000;26:922–4.
[56] Loewenstein A, Lipshitz I, Varssano D, Lazar M. Macular hemorrhage after excimer laser photorefractive keratectomy. J Cataract Refract Surg. 1997;23:808–10.
[57] Luna JD, Reviglio VE, Juarez CP. Bilateral macular hemorrhage after laser in situ keratomileusis. Graefes Arch Clin Exp Ophthalmol. 1999;237:611–3.
[58] Principe AH, Lin DY, Small KW, Aldave AJ. Macular hemorrhage after laser in situ keratomileusis (LASIK) with femtosecond laser flap creation. Am J Ophthalmol. 2004;138:657–9.
[59] Loewenstein A, Goldstein M, Lazar M. Retinal pathology occurring after excimer laser surgery or phakic intraocular lens implantation: evaluation of possible relationship. Surv Ophthalmol. 2002;47:125–35.
[60] Johnson DA, Yannuzzi LA, Shakin JL, Lightman DA. Lacquer cracks following laser treatment of choroidal neovascularization in pathologic myopia. Retina. 1998;18:118–24.
[61] Vongphanit J, Mitchell P, Wang JJ. Prevalence and progression of myopic retinopathy in an older population. Ophthalmology. 2002;109:704–11.
[62] Ohno-Matsui K, Tokoro T. The progression of lacquer cracks in pathologic myopia. Retina (Philadelphia, Pa). 1996;16:29–37.
[63] Xu X, Fang Y, Uramoto K, et al. Clinical features of Lacquer Cracks in eyes with pathologic myopia. Retina (Philadelphia, Pa). 2019;39:1265–77.
[64] Yannuzzi LA. The retinal atlas. New York: Elsevier; 2010. p. 526–43.
[65] Shinohara K, Moriyama M, Shimada N, Tanaka Y, Ohno-Matsui K. Myopic stretch lines: linear lesions in fundus of eyes with pathologic myopia that differ from lacquer cracks. Retina. 2014;34(3):461–9.
[66] Freund KB, Ciardella AP, Yannuzzi LA, et al. Peripapillary detachment in pathologic myopia. Arch Ophthalmol. 2003;121:197–204.
[67] Freund KB, Mukkamala SK, Cooney MJ. Peripapillary choroidal thickening and cavitation. Arch Ophthalmol. 2011;129:1096–7.
[68] Shimada N, Ohno-Matsui K, Yoshida T, et al. Characteristics of peripapillary detachment in pathologic myopia. Arch Ophthalmol. 2006;124:46–52.
[69] Spaide RF, Akiba M, Ohno-Matsui K. Evaluation of peripapillary intrachoroidal cavitation with swept source and enhanced depth imaging optical coherence tomography. Retina. 2012;32:1037–44.
[70] Toranzo J, Cohen SY, Erginay A, Gaudric A. Peripapillary intrachoroidal cavitation in myopia. Am J Ophthalmol. 2005;140:731–2.
[71] Shin JY, Yu HG. Visual prognosis and spectral-domain optical coherence tomography findings of myopic foveoschisis surgery using 25-gauge transconjunctival sutureless vitrectomy. Retina. 2012;32:486–92.
[72] Ohno-Matsui K, Jonas JB, Spaide RF. Macular Bruch membrane holes in highly myopic patchy chorioretinal atrophy. Am J Ophthalmol. 2016;166:22–8.
[73] Du R, Fang Y, Jonas JB, et al. Clinical features of patchy chorioretinal atrophy in pathologic myopia. Retina (Philadelphia, Pa). 2019;40:951.
[74] Jonas JB, Ohno-Matsui K, Spaide RF, Holbach L, Panda-Jonas S. Macular Bruch's membrane defects and axial length: association with gamma zone and delta zone in peripapillary region. Invest Ophthalmol Vis Sci. 2013;54:1295–302.
[75] Ohno-Matsui K, Akiba M, Moriyama M, Ishibashi T, Hirakata A, Tokoro T. Intrachoroidal cavitation in macular area of eyes with pathologic myopia. Am J Ophthalmol. 2012;154:382–93.
[76] Asakuma T, Yasuda M, Ninomiya T, et al. Prevalence and risk factors for myopic retinopathy in a Japanese population: the Hisayama Study. Ophthalmology. 2012;10:10.
[77] Ito-Ohara M, Seko Y, Morita H, Imagawa N, Tokoro T. Clinical course of newly developed or progressive patchy chorioretinal atrophy in pathological myopia. Ophthalmologica. 1998;212:23–9.
[78] Baba T, Ohno-Matsui K, Futagami S, et al. Prevalence and characteristics of foveal retinal detachment without macular hole in high myopia. Am J Ophthalmol. 2003;135:338–42.
[79] Fang X, Zheng X, Weng Y, et al. Anatomical and visual outcome after vitrectomy with triamcinolone acedonide-assisted epiretinal membrane removal in highly myopic eyes with retinal detachment due to macular hole. Eye. 2009;23:248–54.
[80] Chen L, Wang K, Esmaili DD, Xu G. Rhegmatogenous retinal detachment due to paravascular linear retinal breaks over patchy chorioretinal atrophy in pathologic myopia. Arch Ophthalmol. 2010;128:1551–4.
[81] Ohno-Matsui K, Yoshida T, Futagami S, et al. Patchy atrophy and lacquer cracks predispose to the development of choroidal neovascularisation in pathological myopia. Br J Ophthalmol. 2003;87:570–3.
[82] Gaucher D, Erginay A, Lecleire-Collet A, et al. Dome-shaped macula in eyes with myopic posterior staphyloma. Am J Ophthalmol. 2008;145:909–14.
[83] Imamura Y, Iida T, Maruko I, Zweifel SA, Spaide RF. Enhanced depth imaging optical coherence tomography of the sclera in dome-shaped macula. Am J Ophthalmol. 2011;151:297–302.
[84] Caillaux V, Gaucher D, Gualino V, Massin P, Tadayoni R, Gaudric A. Morphologic characterization of dome-shaped macula in myopic eyes with serous macular detachment. Am J Ophthalmol. 2013;156:958–967.e1.
[85] Ellabban AA, Tsujikawa A, Matsumoto A, et al. Three-dimensional tomographic features of dome-shaped macula by swept-source optical coherence tomography. Am J Ophthalmol. 2013;155:320–328 e2.
[86] Liang IC, Shimada N, Tanaka Y, et al. Comparison of clinical features in highly myopic eyes with and without a dome-shaped macula. Ophthalmology. 2015;122:1591–600.
[87] Zhao X, Ding X, Lyu C, et al. Observational study of clinical characteristics of dome-shaped macula in Chinese Han with high myopia at Zhongshan Ophthalmic Centre. BMJ Open. 2018;8:e021887.
[88] Viola F, Dell'Arti L, Benatti E, et al. Choroidal findings in dome-shaped macula in highly myopic eyes: a longitudinal study. Am J Ophthalmol. 2015;159:44–52.
[89] Ellabban AA, Tsujikawa A, Matsumoto A, et al. Threedimensional tomographic features of dome-shaped macula by swept-source optical coherence tomography.

Am J Ophthalmol. 2012;3:00578.

[90] Xu X, Fang Y, Jonas JB, et al. Ridge-shaped macula in young myopic patients and its differentiation from typical dome-shaped macula in elderly myopic patients. Retina (Philadelphia, Pa). 2018;40:225.

[91] Cohen SY, Quentel G, Guiberteau B, Delahaye-Mazza C, Gaudric A. Macular serous retinal detachment caused by subretinal leakage in tilted disc syndrome. Ophthalmology. 1998;105:1831–4.

[92] Nakanishi H, Tsujikawa A, Gotoh N, et al. Macular complications on the border of an inferior staphyloma associated with tilted disc syndrome. Retina. 2008;28:1493–501.

[93] Maruko I, Iida T, Sugano Y, Oyamada H, Sekiryu T. Morphologic choroidal and scleral changes at the macula in tilted disc syndrome with staphyloma using optical coherence tomography. Invest Ophthalmol Vis Sci. 2011;52:8763–8.

[94] Chen H, Wen F, Li H, et al. The types and severity of high myopic maculopathy in Chinese patients. Ophthalmic Physiol Opt. 2012;32:60–7.

[95] Choudhury F, Meuer SM, Klein R, et al. Prevalence and characteristics of myopic degeneration in an adult Chinese American population: the Chinese American Eye Study. Am J Ophthalmol. 2018;187:34–42.

[96] Wong YL, Sabanayagam C, Ding Y, et al. Prevalence, risk factors, and impact of myopic macular degeneration on visual impairment and functioning among adults in Singapore. Invest Ophthalmol Vis Sci. 2018;59:4603–13.

[97] Ueda E, Yasuda M, Fujiwara K, et al. Trends in the prevalence of myopia and myopic maculopathy in a Japanese population: the Hisayama Study. Invest Ophthalmol Vis Sci. 2019;60:2781–6.

[98] Li Z, Liu R, Jin G, et al. Prevalence and risk factors of myopic maculopathy in rural southern China: the Yangxi Eye Study. Br J Ophthalmol. 2019;103:1797.

[99] Lin C, Li SM, Ohno-Matsui K, et al. Five-year incidence and progression of myopic maculopathy in a rural Chinese adult population: the Handan Eye Study. Ophthalmic Physiol Opt. 2018;38:337–45.

[100] Li Z, Liu R, Xiao O, et al. Progression of myopic maculopathy in highly myopic Chinese eyes. Invest Ophthalmol Vis Sci. 2019;60:1096–104.

[101] Gao LQ, Liu W, Liang YB, et al. Prevalence and characteristics of myopic retinopathy in a rural Chinese adult population: the Handan Eye Study. Arch Ophthalmol. 2011;129:1199–204.

[102] Samarawickrama C, Mitchell P, Tong L, et al. Myopia-related optic disc and retinal changes in adolescent children from Singapore. Ophthalmology. 2011;118:2050–7.

[103] Tong L, Saw SM, Chua WH, et al. Optic disk and retinal characteristics in myopic children. Am J Ophthalmol. 2004;138:160–2.

[104] Steidl SM, Pruett RC. Macular complications associated with posterior staphyloma. Am J Ophthalmol. 1997;123:181–7.

[105] Pruett RC. Complications associated with posterior staphyloma. Curr Opin Ophthalmol. 1998;9:16–22.

[106] Lai TY, Fan DS, Lai WW, Lam DS. Peripheral and posterior pole retinal lesions in association with high myopia: a crosssectional community-based study in Hong Kong. Eye. 2008;22: 209–13.

[107] Ohno-Matsui K, Akiba M, Modegi T, et al. Association between shape of sclera and myopic retinochoroidal lesions in patients with pathologic myopia. Invest Ophthalmol Vis Sci. 2012;9:9.

[108] Shimada N, Ohno-Matsui K, Harino S, et al. Reduction of retinal blood flow in high myopia. Graefes Arch Clin Exp Ophthalmol. 2004;242:284–8.

[109] Akyol N, Kukner AS, Ozdemir T, Esmerligil S. Choroidal and retinal blood flow changes in degenerative myopia. Can J Ophthalmol. 1996;31:113–9.

[110] Benavente-Perez A, Hosking SL, Logan NS, Broadway DC. Ocular blood flow measurements in healthy human myopic eyes. Graefes Arch Clin Exp Ophthalmol. 2010;248:1587–94.

[111] Li H, Mitchell P, Rochtchina E, Burlutsky G, Wong TY, Wang JJ. Retinal vessel caliber and myopic retinopathy: the Blue Mountains Eye Study. Ophthalmic Epidemiol. 2011;18:275–80.

[112] Fujiwara T, Imamura Y, Margolis R, Slakter JS, Spaide RF. Enhanced depth imaging optical coherence tomography of the choroid in highly myopic eyes. Am J Ophthalmol. 2009;148:445–50.

[113] Ikuno Y, Tano Y. Retinal and choroidal biometry in highly myopic eyes with spectral-domain optical coherence tomography. Invest Ophthalmol Vis Sci. 2009;50:3876–80.

[114] Barteselli G, Chhablani J, El-Emam S, et al. Choroidal volume variations with age, axial length, and sex in healthy subjects: a three-dimensional analysis. Ophthalmology. 2012;119:2572–8.

[115] Nishida Y, Fujiwara T, Imamura Y, Lima LH, Kurosaka D, Spaide RF. Choroidal thickness and visual acuity in highly myopic eyes. Retina (Philadelphia, Pa). 2012;32:1229–36.

[116] Pang CE, Sarraf D, Freund KB. Extreme choroidal thinning in high myopia. Retina (Philadelphia, Pa). 2015;35:407-15.

[117] Ogata N, Imaizumi M, Miyashiro M, et al. Low levels of pigment epithelium-derived factor in highly myopic eyes with chorioretinal atrophy. Am J Ophthalmol. 2005;140:937–9.

[118] Shin YJ, Nam WH, Park SE, Kim JH, Kim HK. Aqueous humor concentrations of vascular endothelial growth factor and pigment epithelium-derived factor in high myopic patients. Mol Vis. 2012;18:2265–70.

18 基于 OCT 的病理性近视黄斑病变分类综述

Kyoko Ohno-Matsui, Yuxin Fang

18.1 引言

在过去的二十年里，光学相干断层扫描（OCT）极大地提高了人们对各种视网膜病变的理解。OCT 最新的技术包括 EDI-OCT 和 SS-OCT，可为高度近视眼提供高分辨率图像和高度可靠的脉络膜测量。众所周知，高度近视患者的脉络膜显著变薄[1-20]。以往的研究均支持脉络膜异常可能在近视性黄斑病变发病机制中起关键作用的理论。此外，SS-OCT 显示，斑片状萎缩和近视性黄斑新生血管（MNV）相关性黄斑萎缩不仅仅是简单的萎缩，而是黄斑 Bruch 膜缺陷[21-25]。近期发现部分近视性 MNV 与巩膜血管连续，主要为睫状后短动脉，故称“近视性黄斑新生血管”（Myopic MNV）更为合适。此外，OCT 还发现了眼底照片没有发现的新的黄斑病变，如近视牵引性黄斑病变和拱形黄斑。2015 年，一个国际近视研究小组回顾了之前发表的研究和分类，并提出了一个简化的、统一的病理性近视分类系统，称为 META-PM 分类，用于未来的研究[26]。基于上述原因，基于OCT的近视性黄斑病变分类是必要的，本章中，根据近视性黄斑病变的 OCT 特征，提出了基于 OCT 的分类。这一客观分类对病理性近视的临床治疗有一定的指导意义。

18.2 近视性黄斑病变的 META-PM 分类

18.2.1 META-PM 分类的细节和近视性黄斑病变的几点补充

META-PM 分类（表 18.1）[26] 基于近视性黄斑病变的眼底表现。在这个分类中，近视性黄斑病变分为五类，从“无黄斑病变”（0 级）、“豹纹状眼底”（1 级）、“弥漫性脉络膜视网膜萎缩”（2 级）、“斑片状脉络膜视网膜萎缩”（3 级）到“黄斑萎缩”（4 级）。这些类别中附加了三个额外的特征，并被归类为“+”：① 漆裂纹，② 近视性 MNV，③ Fuchs 斑。具有代表性的近视性黄斑病变的眼底照片如图 18.1 所示。检眼镜检查发现弥漫性脉络膜萎缩是位于后部眼底的模糊的淡黄色病变；斑片状萎缩是一种灰白色、界限清楚的萎缩；漆裂纹是细小的、不规则的淡黄色线条，通常横跨下面的脉络膜血管。

表 18.1　近视性黄斑病变的 META-PM 分类

	近视性黄斑病变		其他病变
0 级	无黄斑病变	+	漆裂纹（Lc） 近视性 MNV Fuchs 斑
1 级	豹纹状眼底		
2 级	弥漫性脉络膜视网膜萎缩		
3 级	斑片性脉络膜视网膜萎缩		
4 级	黄斑萎缩		

黄斑萎缩可细分为以中央凹为中心发展的 MNV 相关性黄斑萎缩和首先在中央凹区域外发展并扩大或与其他斑片状萎缩合并进入中央凹的斑片状萎缩相关性黄斑萎缩。这些黄斑萎缩的鉴别是基于近视性 MNV 的病史或其眼底特征。近视性 MNV 包括三个阶段：① 活动期，纤维血管膜增生，包括 MNV、渗出和出血；② 瘢痕期，以 Fuchs 斑为代表；③ 萎缩期，以 MNV 相关性黄斑萎缩为代表。由于 Fuchs 斑是近视性 MNV 的一个方面，因此 Fuchs 斑没有作为独立的病变进行分析。

18.2.2 为什么需要基于 OCT 的分类

虽然 META-PM 分类非常有用，但弥漫性萎缩的诊断不能仅依赖于其在检眼镜检查中的淡黄色外观。因为根据不同种族的眼底色素沉着程度，眼底颜色可能会有所不同，这可能会影响对萎缩性病变

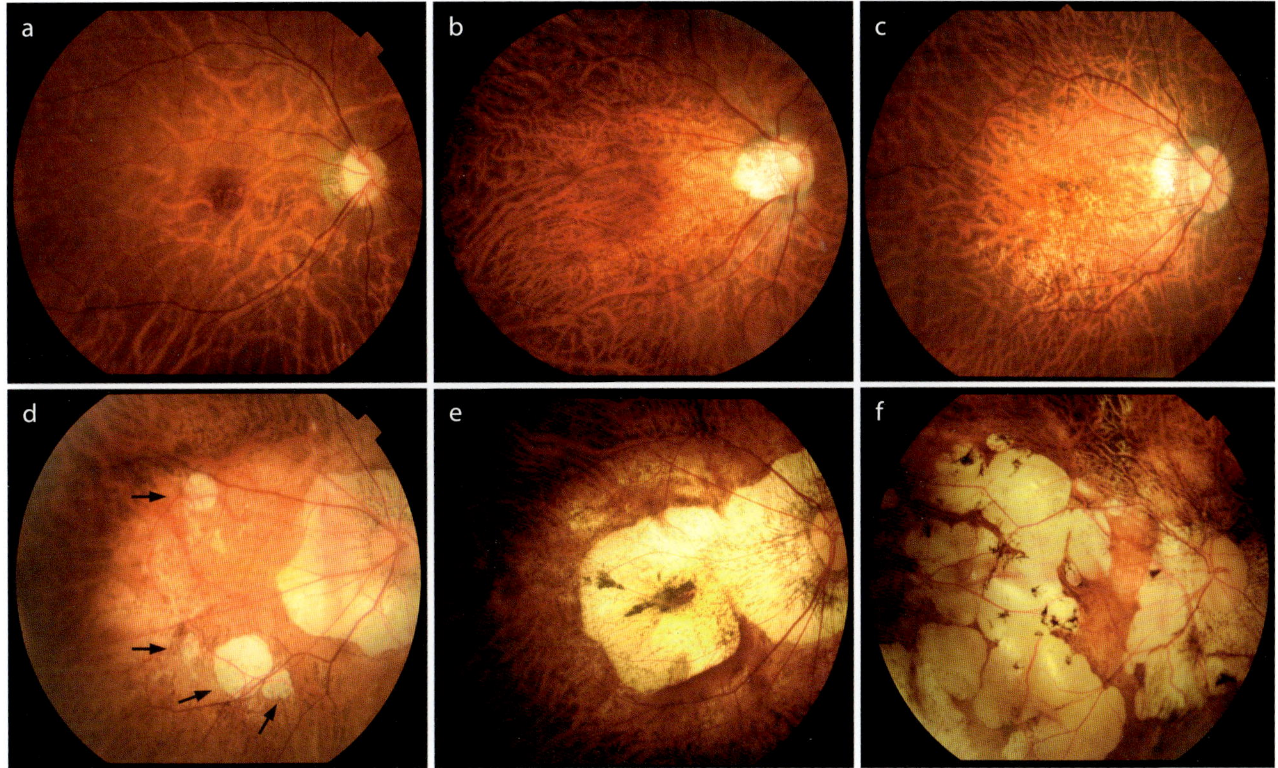

图 18.1 近视性黄斑病变几种代表性眼底照片。（a）豹纹状眼底，52 岁，眼轴长度为 28.15 mm。（b）视乳头周围弥漫性脉络膜萎缩，53 岁，男性，眼轴长度为 28.39 mm。（c）黄斑弥漫性脉络膜萎缩，58 岁，男性，眼轴长度为 33.40 mm。（d）斑片状萎缩（箭），73 岁，女性，眼轴长度为 32.63 mm。（e）近视性黄斑新生血管相关性黄斑萎缩，73 岁，眼轴长度为 29.24 mm。（f）斑片状萎缩相关性黄斑萎缩，74 岁，女性。由眼科转载

的准确诊断。早期的研究表明，弥漫性萎缩在 OCT 中表现为显著的脉络膜变薄[3, 17, 20, 27]。因此，将脉络膜厚度纳入分类系统将提供更加准确和可重复性的客观信息。此外，因为只使用了眼底照片，其他近视性黄斑病变，如近视牵引性黄斑病变和拱形黄斑病变并未包括在 META-PM 分类中。

18.3 近视性黄斑病变每种病变的OCT特征

18.3.1 脉络膜变薄

高度近视患者的脉络膜与正常眼相比明显变薄[1-20]，OCT 显示弥漫性脉络膜萎缩区域脉络膜极度变薄，并存在散在的脉络膜大血管[20, 27]。弥漫性萎缩的范围从视盘周围的限制性区域和部分黄斑到整个后极部不等。因此，弥漫性脉络膜萎缩可以另外细分为视乳头周围弥漫性脉络膜萎缩（PDCA）和黄斑弥漫性脉络膜萎缩（MDCA）[28]（图 18.2）。

一项在东京医科大学（TMDU）高度近视诊所进行的回顾性病例系列研究包括 15 岁及以下的儿童和青少年，他们接受了 20 年以上的随访[29]。最后一次检查时，其 35 只眼（63%）在成年有病理性近视的特征，其中 29 只眼（83%）在儿童或青春期有 PDCA。这提示高度轴性近视儿童中 PDCA 的存在可能是成年发生近视性黄斑病变的一个指标。此外，PDCA 与视乳头旁区域脉络膜厚度变薄显著相关[30]。

18.3.2 Bruch 膜孔

在高度近视眼的组织学研究中，报道了黄斑区 Bruch 膜的缺陷[31]。这些黄斑 Bruch 膜缺陷伴有 RPE 和脉络膜毛细血管的完全丧失，视网膜外层、中层和脉络膜中血管层几乎完全丧失。后来，通过使用 SS-OCT 发现，Bruch 膜缺损与两种不同的病理性近视特有的黄斑病变有关，即与 MNV 相关的黄斑萎缩和斑片状萎缩[21-23]（图 18.3）。这些研究表明，先前被认为是脉络膜视网膜萎缩的斑片状萎缩和 MNV 相关性黄斑萎缩并不是简单的萎缩，而是 Bruchs 膜的一个孔。漆裂纹是黄斑内部和周围的淡黄色线状病变。由于病变通常较窄，OCT 很难

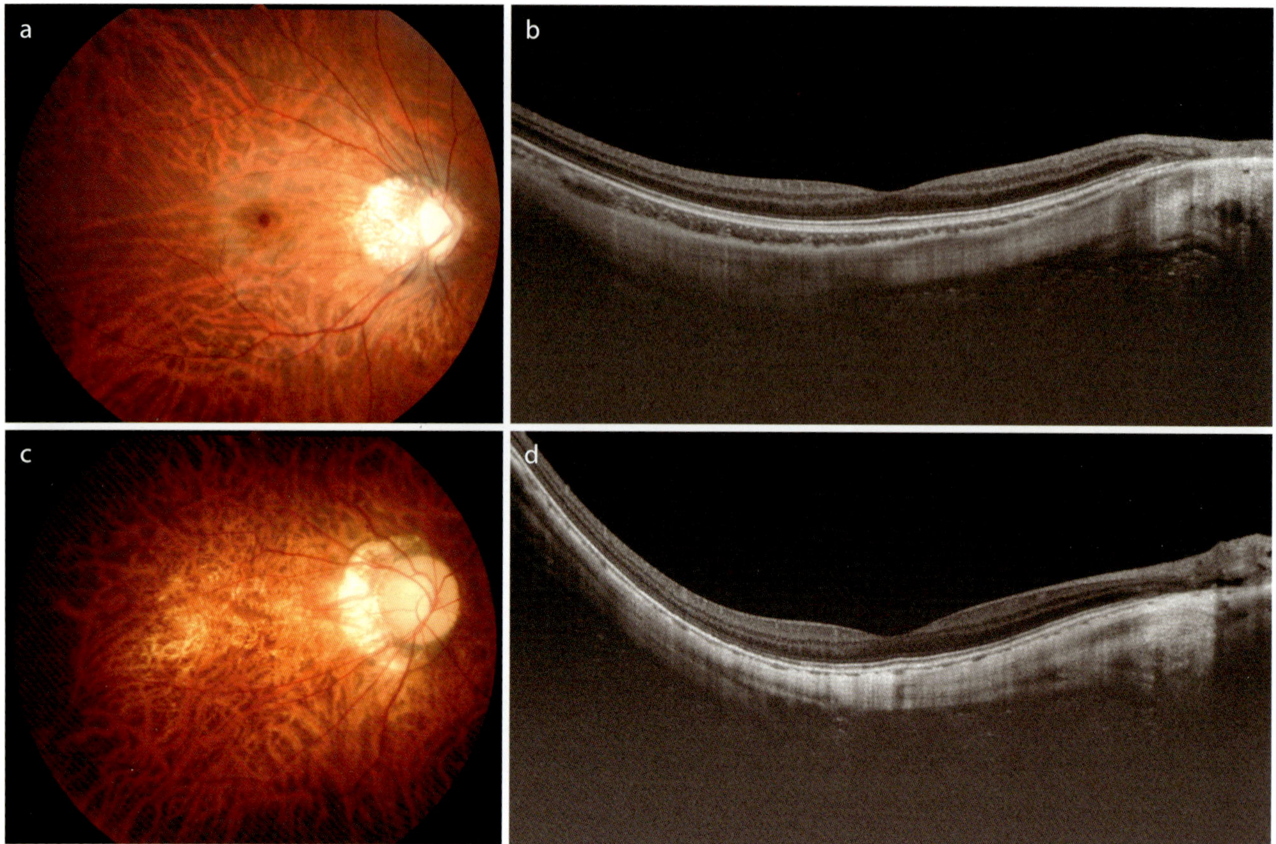

图 18.2 PDCA 和 MDCA 的典型眼底照片和 SS-OCT 图像。(a、b)30 岁，女性，PDCA，眼轴长度为 30.92 mm。中央凹下 CT 为 95 μm，颞侧 CT 为 146 μm，鼻侧 CT 为 47 μm。(c、d)44 岁，女性，MDCA，眼轴长度为 30.91 mm。中央凹下 CT 为 52 μm，颞侧 CT 为 36 μm，鼻侧 CT 为 27 μm

检测到。在某些情况下，漆裂纹被观察为 RPE 的不连续，并增加了对 RPE 以外更深层次组织的过度穿透[32, 33]。

18.3.3 其他近视病变（近视牵引性黄斑病变和拱形黄斑）

近视牵引性黄斑病变[34, 35]和拱形黄斑[36]是与高度近视密切相关的两种重要且常见的并发症。OCT 是诊断这两种病变的不可或缺的工具，尽管在少数情况下可以通过检眼镜猜测其存在。近视牵引性黄斑病变的定义通常基于 OCT 检查，包括裂隙样视网膜内液、裂隙样视网膜外液、中央凹脱离、板层或全层黄斑裂孔和（或）黄斑脱离[37]。用 OCT 首次描述了拱形黄斑是葡萄肿内黄斑区向内突出，这可能是近视患者视力障碍的原因[36]。根据以下扩展定义，无论是垂直扫描还是水平扫描，都可以定量诊断为黄斑隆起高度 >50 μm[38]。

18.4 建立基于 OCT 的分类

18.4.1 各种病变的脉络膜厚度分布特征

18.4.1.1 近视性黄斑病变患者的眼底特征与正常眼底不同

高度近视眼眼底正常的脉络膜厚度地形图与近视眼黄斑病变的脉络膜厚度地形图不同，即等于或大于豹纹状眼底。在高度近视眼和正常眼底，黄斑中央凹下脉络膜厚度在水平截面上最厚，也就是说，与非高度近视眼相同[39]，而在近视性黄斑病变的眼中，颞侧脉络膜厚度最厚（图 18.4a）。在垂直截面上，正常眼底的下部脉络膜厚度最薄，而近视性黄斑病变眼底的黄斑中央凹下脉络膜厚度最薄（图 18.4b）。另一项研究比较了具有豹纹状眼底和正常眼底的脉络膜厚度，在垂直扫描中也证实了这一观察结果[40]。实际上，具有豹纹状眼底的脉络膜厚度分布与其他近视性黄斑病变的眼相似，例如 PDCA、MDCA 和斑片状萎缩。这表明豹纹状眼底可能是近视眼变为病理性的第一个信号。

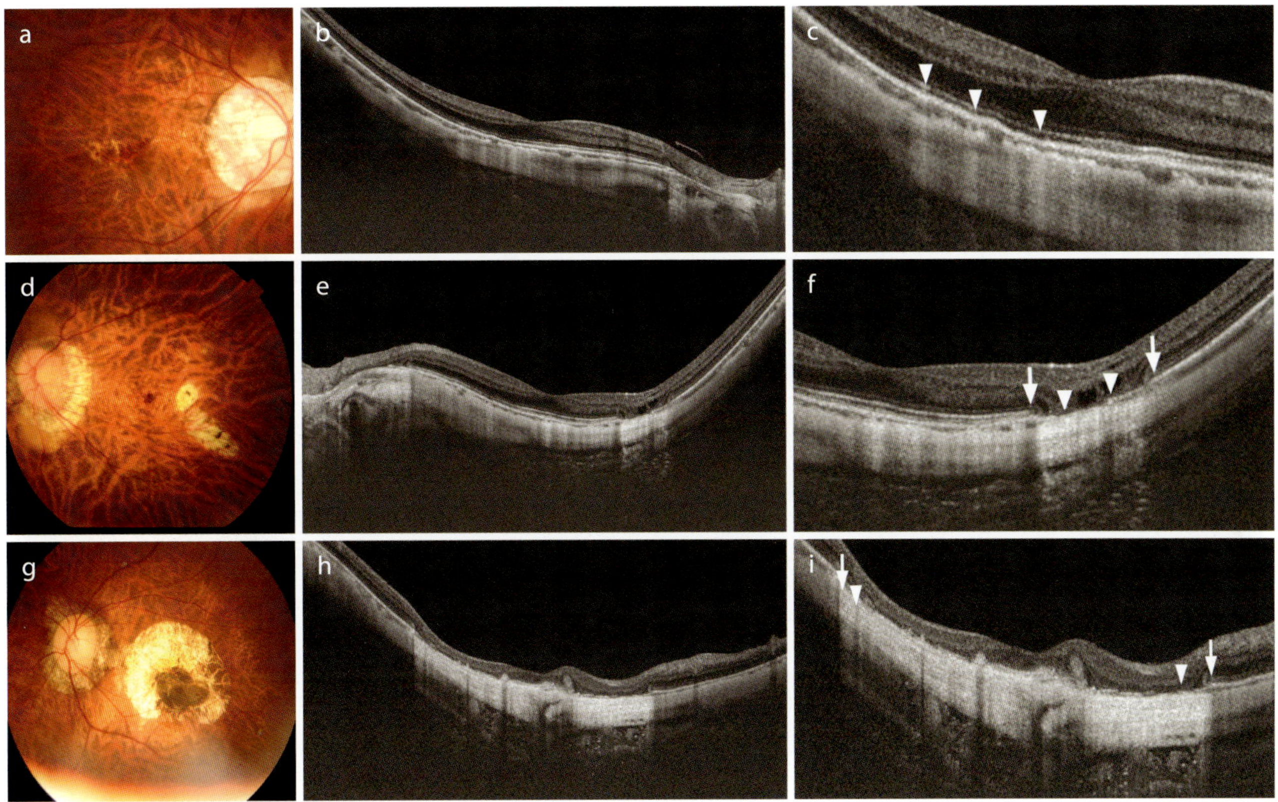

图 18.3 漆裂纹、斑片状萎缩和 MNV 相关性黄斑萎缩的代表性眼底照片和 SS-OCT 图像。（a~c）35 岁，男性，漆裂纹，轴向长度为 30.98 mm。漆裂纹在黄斑区可见为淡黄色线状病变。中央凹下 CT 为 39 μm，颞侧 CT 为 123 μm。鼻侧无脉络膜。漆裂纹的 OCT 图像显示 RPE 的轻微不连续性和进入更深组织的光穿透率增加。（d~f）49 岁，女性，斑片状萎缩，眼轴长度为 30.48 mm。中央凹下 CT 为 53 μm，颞侧 CT 为 63 μm。鼻侧无脉络膜。斑片状萎缩区域的 OCT 图像显示 RPE（箭）终止。Bruch 膜显示不连续性并终止于 RPE 缺损边缘（箭头）。在 Bruch 膜有缺陷的区域，几乎整个脉络膜都缺失，视网膜与巩膜直接接触。（g~i）59 岁，女性，MNV 相关性黄斑萎缩，眼轴长为 28.94 mm。箭表示 OCT 扫描的方向。黄斑中央凹下 CT 为 25 μm，颞部 CT 为 96 μm，鼻部 CT 为 38 μm，黄斑萎缩区的 OCT 图像显示 RPE 终点（箭）。RPE 缺损区 Bruch 膜破裂。Bruch 膜的终点如箭头所示

18.4.1.2 脉络膜厚度从豹纹状眼底到 PDCA 和 MDCA 逐渐变薄（之后不再持续发展）

早期文献显示脉络膜厚度与近视性黄斑病变的严重程度呈负相关[11, 17, 20]。Fang 等对 884 例（1487 只眼）高度近视患者（男 241 只眼，女 643 只眼）进行了 SS-OCT 检查。结果显示，正常眼底（0 级）的平均中央凹下脉络膜厚度为 274.5 μm，豹纹状眼底为 129.1 μm，PDCA 为 84.6 μm，MDCA 为 50.2 μm，斑片状萎缩为 48.6 μm，MNV 相关性黄斑萎缩为 27.3 μm，斑片相关性黄斑萎缩为 3.5 μm（图 18.5）[20]。在这一系列中，随着近视性黄斑病变严重程度的增加，从正常眼底到豹纹状眼底，再到 PDCA，再到 MDCA，所有位置的脉络膜厚度均逐渐变薄。但除鼻侧外，MDCA 和斑片状萎缩眼的脉络膜厚度在所有部位均无显著差异。

黄斑萎缩眼［包括 MNV 相关性黄斑萎缩和（或）斑片相关性黄斑萎缩］的黄斑中央凹下脉络膜厚度均明显小于其他任何一组。斑片相关性黄斑萎缩的黄斑中央凹下脉络膜厚度甚至比 MNV 相关性黄斑萎缩的脉络膜厚度还要薄。值得注意的是，MNV 相关性黄斑萎缩，MDCA 和斑片状萎缩在颞部、鼻部、上方和下方的脉络膜厚度上没有差异。

中山眼科中心的另一项高度近视临床研究[17]还根据 META-PM 分类调查了具有不同类别近视黄斑病变的大量高度近视眼的脉络膜厚度：中央凹下脉络膜厚度中位数在正常眼底（C0）中为 165 μm，在豹纹状眼底（C1）中为 80 μm，在弥漫性萎缩中（C2）中为 49 μm，在斑片状萎缩中（C3）中为 35 μm，在黄斑萎缩（C4）中为 6.5 μm。结果表明，随着 C0 至 C4 黄斑病变严重程度的增加，中央凹

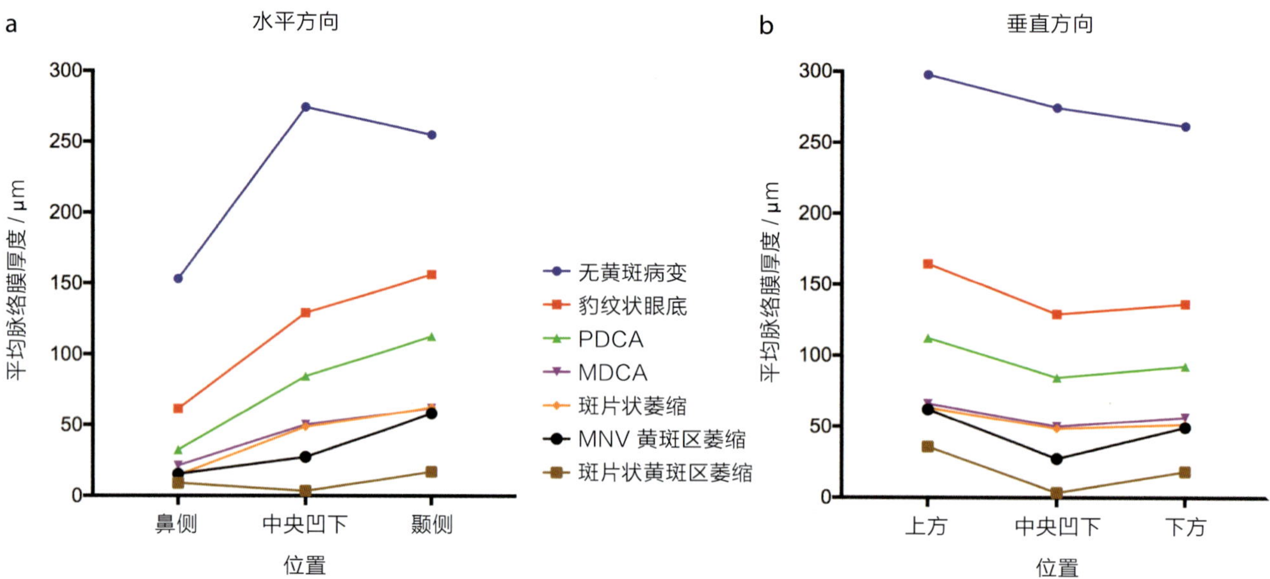

图 18.4 各种近视性黄斑病变的水平方向（a）和垂直方向（b）的脉络膜厚度（CT）地形图。CT 测量在中央凹下区域，鼻侧、颞侧、中央凹上方和下方 3 mm 处。高度近视眼眼底正常（= 无黄斑病变）的 CT 表现与近视性黄斑病变（即≥豹纹状眼底）不同。在近视性黄斑病变（≥豹纹状眼底）中，颞侧 CT 比中央凹下 CT 或鼻侧 CT 厚（a）。在垂直扫描中，中央凹下 CT 比上 CT 或下 CT 薄（图 18.1b）

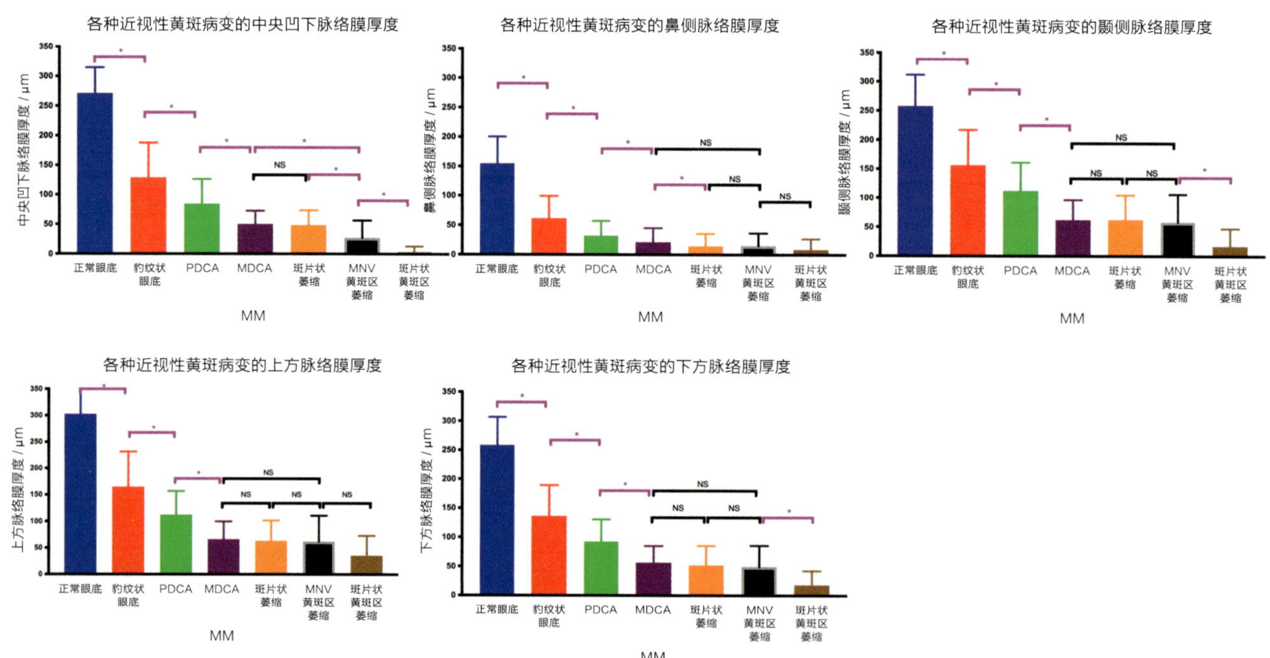

图 18.5 显示了各种近视性黄斑病变（MM）每个位置的脉络膜厚度（CT）（用平均值和标准差表示）。脉络膜厚度从正常眼底到豹纹状眼底，再到 PDCA，再到 MDCA，各部位的脉络膜厚度均显著变薄。除鼻侧 CT 外，MDCA 与斑片状萎缩眼的 CT 表现无显著差异。值得注意的是，MNV 相关性黄斑萎缩只有黄斑中央凹下 CT 明显薄于 MDCA 和斑片状萎缩的 CT，但与其他部位的 CT 无差异。*$P<0.05$；NS，无显著意义

下脉络膜厚度明显变薄，但 C3 至 C4 眼具有相似的中央凹旁脉络膜厚度，从而得出结论，C4 不是从 C3 进展的结果，这与 Fang 等的长期随访研究一致[28]。

18.4.2 鉴别 PDCA 和 MDCA 的脉络膜厚度临界值

目前对 PDCA 和 MDCA 的诊断仅基于眼底检查，主观性较强。由于脉络膜厚度在豹纹状眼底和

PDCA之间以及PDCA和MDCA之间存在显著差异，因此探讨脉络膜厚度是否可以作为这两种病变的诊断指标有重要意义。

利用受试者工作特征（ROC）曲线和Youden指数，可以确定诊断PDCA和MDCA的最佳临界CT值（图18.6）[20]。鼻侧脉络膜厚度（距中央凹3000 μm）在<20岁组预测PDCA的临界值为56.5 μm，灵敏度为90%，特异度为88%，与之前人们的研究结果一致[30]。各部位脉络膜厚度曲线下面积（AUC）随年龄增长而变薄。对于60~79岁年龄组，只能用中央凹下脉络膜厚度进行诊断。

要区分MDCA和PDCA，不能用鼻侧脉络膜厚度。相反，中央凹下脉络膜厚度临界值62 μm（敏感度71%，特异度72%），颞侧73 μm（敏感度67%，特异度90%），上方83 μm（敏感度67%，特异度80%），下部84.5 μm（敏感度81%，特异度65%）可以用来定义MDCA眼。虽然中央凹下脉络膜厚度的曲线下面积并不是所有位置中最大的，但区分MDCA和PDCA的临界值仍然是基于中央凹下脉络膜厚度，因为中央凹比中央凹旁的点能更容易和更准确地检测到脉络膜厚度。

18.5 基于OCT的近视性黄斑病变分类摘要

结合病理性近视中近视性黄斑病变的所有特征，我们提出了一种基于OCT结果的新分类。在这个新的系统中，对于PDCA到MDCA，弥漫性脉络膜萎缩建议命名为“视乳头周围脉络膜变薄”和“黄斑脉络膜变薄”。结合我们的研究结果，该系统增加了脉络膜厚度的临界值作为弥漫性萎缩的诊断工具。也就是说，视乳头周围脉络膜变薄定义为距中央凹鼻侧3000 μm处脉络膜厚度<56.5 μm，黄斑脉络膜变薄定义为中央凹下脉络膜厚度<62 μm。斑片状萎缩和MNV相关性黄斑萎缩不是简单的萎缩，而是Bruch膜上的孔洞。斑片状萎缩通过眼底照片被认为是一种清晰的、灰白色的病变，极少累及中央凹，根据OCT的定义，它被恰当地称为“中央凹外Bruch膜缺陷”。另一方面，“黄斑Bruch缺损”被称为黄斑萎缩，即META-PM分类中的第4级，既有MNV相关的，也有斑片相关的。此外，近视牵引性黄斑病变和拱形黄斑都是潜在的威胁视力的黄斑并发症，只有OCT检查才能发现，也被包括在基于OCT的近视性黄斑病变分类中（表18.2）。

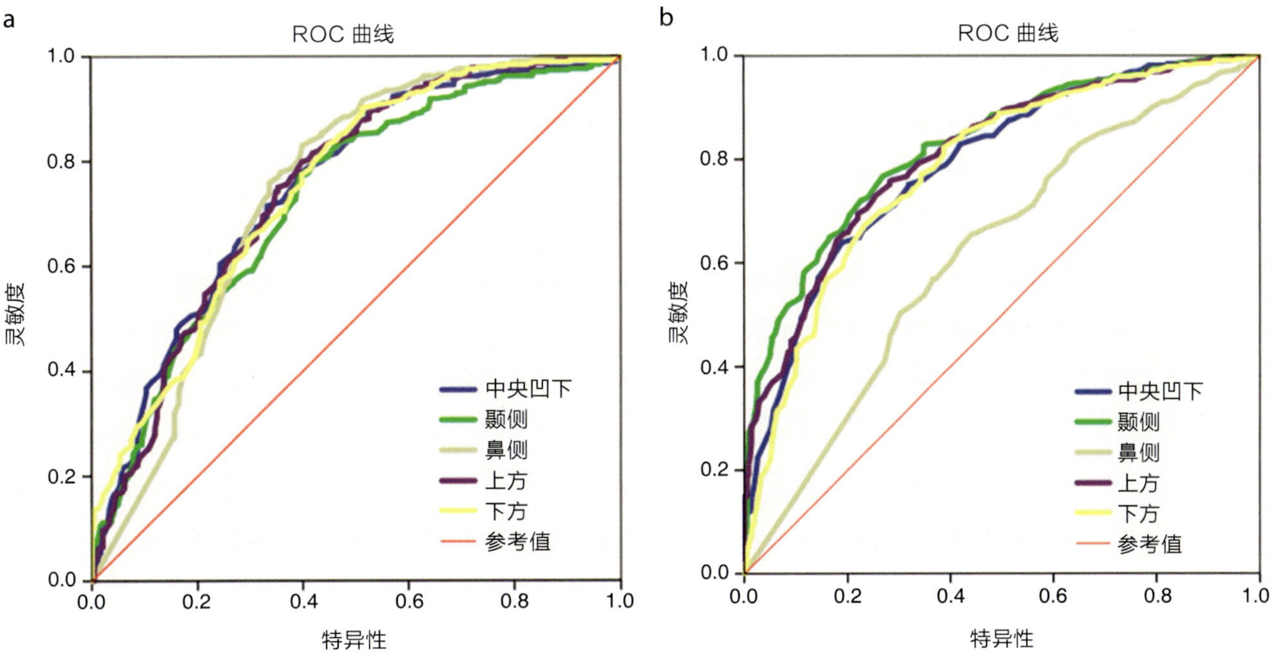

图 18.6 显示了用于预测PDCA（a）和MDCA（b）的每个位置的最佳脉络膜厚度的受试者工作特征（ROC）曲线

表 18.2　基于 OCT 的近视性黄斑病变分类

新术语	细节	旧术语
视乳头周围脉络膜变薄	中央凹鼻侧 3000 μm CT<56.5 μm	PDCA
黄斑脉络膜变薄	中央凹下 CT<62 μm	MDCA
线形 BM 缺陷	淡黄色线状病变。OCT 图像中 RPE 的不连续性和向 RPE 以外深层组织的过度穿透	漆裂纹
中央凹外 BM 缺陷	黄斑中央凹外区域边界清楚的灰白色圆形病变。BM 缺损区通常被范围稍大的 RPE 缺损区包围，RPE 缺损区的大小和形状决定了眼底病变的大小和形状。在 BM 缺损区，视网膜外层、RPE、脉络膜毛细血管层和大部分脉络膜中血管层缺失，偶尔可见中等大小的脉络膜血管。视网膜中间层和内层轻度变薄，与巩膜内表面直接接触	斑片状萎缩
近视性 MNV（mMNV）	有视乳头周围或黄斑脉络膜变薄的眼发生的 MNV	MNV
中央凹 BM 缺陷	—	黄斑萎缩
MNV 相关	以中央凹为中心的轮廓分明的圆形病变，并在中央凹周围离心扩张。黄斑 BM 缺损的边缘经常向上翻转。中央可见 BM 的残留物，在 RPE 相关瘢痕形成过程中折叠起来	MNV-MA
斑片状萎缩相关	在中央凹区域外发展并向中央凹方向扩大或与其他中央凹外 BM 缺陷向中央凹方向合并	斑片 -MA
黄斑牵引性黄斑病变	裂隙样视网膜内液、裂隙样视网膜外液、黄斑中央凹脱离、板层或全层黄斑裂孔和（或）黄斑脱离	—
拱形黄斑	在垂直或水平扫描中，RPE 层在连接 RPE 基线之上 >50 μm 的向内凸起	—

注：OCT 光学相干断层扫描，PDCA 视乳头周围弥漫性脉络膜萎缩，MDCA 黄斑弥漫性脉络膜萎缩，CT 脉络膜厚度，MNV 黄斑新生血管，MNV-MA 黄斑新生血管黄斑区萎缩，斑片 -MA 斑片状黄斑区萎缩，BM Bruch 膜，RPE 视网膜色素上皮。

18.6　结合 OCT 结果描述近视性黄斑病变进展方式的方案（图 18.7）

首先，从 0 级（无近视性黄斑病变）到 1 级（豹纹状眼底）的进展与视力下降无关。虽然豹纹状眼底不被认为是病理性近视，但脉络膜明显变薄始于豹纹状眼底的出现，这是近视性黄斑病变进展的第一个信号。其次，弥漫性萎缩（2 级）主要发生在视乳头周围区域（PDCA），最终延伸到黄斑（MDCA）。第三，斑片状萎缩的眼在黄斑 Bruch 膜上有一个孔洞，这个孔洞要么是由漆裂纹扩大形成的，要么是在后期弥漫性萎缩的区域进展形成的，Bruchs 膜更脆弱。第四，斑片状萎缩和黄斑萎缩（MNV 相关和斑片相关）都会随着时间的推移而扩大。第五，尽管斑片相关的 MA 偶尔也会发生，但黄斑萎缩几乎均与 MNV 相关。

18.7　未来展望

首先，需要进一步的研究来验证我们对脉络膜厚度的临界值的系列研究是否能在临床实践中很好地发挥作用。脉络膜在高度近视中的作用还需进一步研究，不仅要测量脉络膜厚度，还应结合脉络膜血流、脉络膜形态和血管特征等其他参数进行研究。对脉络膜变化的纵向研究将有助于描绘高度近视患者脉络膜变化的真实图像。

毫无疑问，人工智能（AI）是许多领域最伟大的革命之一，尤其是在眼科的图像分析方面。研究人员现在正在开发基于人工智能的系统，以更好地检测和评估糖尿病视网膜病变等眼科疾病。近视性黄斑病变的自动分级有望实现，这将有助于将基于 OCT 的新分类应用到人工智能中，以更好地诊断近视性黄斑病变。

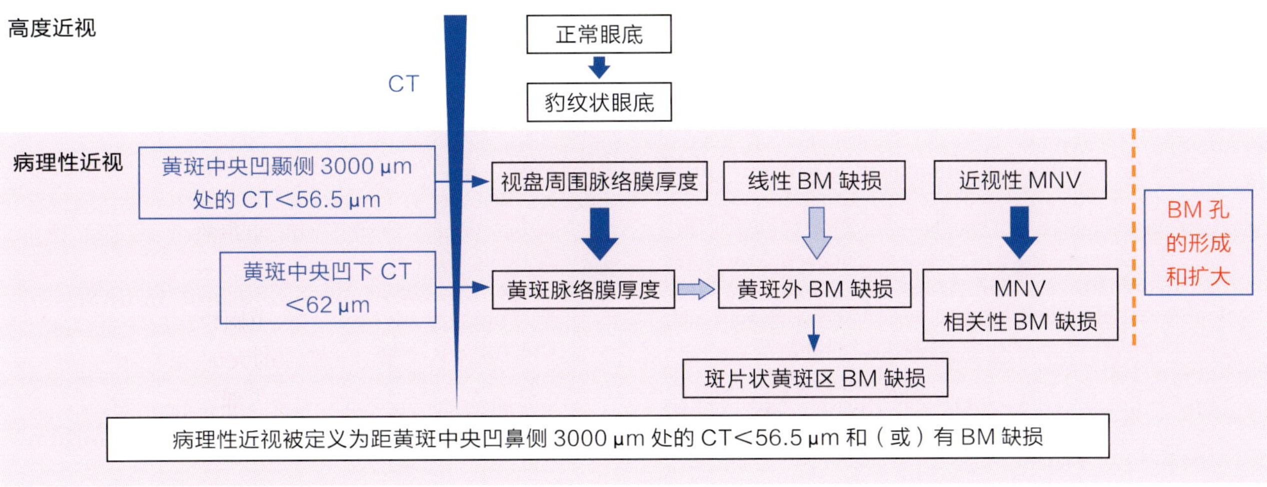

图 18.7 近视性黄斑病变的进展方式和相应的 OCT 表现特征。BM Bruch 膜，MNV 黄斑新生血管，CT 脉络膜厚度

参考文献

[1] Fujiwara T, Imamura Y, Margolis R, Slakter JS, Spaide RF. Enhanced depth imaging optical coherence tomography of the choroid in highly myopic eyes. Am J Ophthalmol. 2009;148:445–50.

[2] Ikuno Y, Tano Y. Retinal and choroidal biometry in highly myopic eyes with spectral-domain optical coherence tomography. Invest Ophthalmol Vis Sci. 2009;50:3876–80.

[3] Wang NK, Lai CC, Chu HY, et al. Classification of early dry-type myopic maculopathy with macular choroidal thickness. Am J Ophthalmol. 2012;153:669–77, 677 e1–2.

[4] Nishida Y, Fujiwara T, Imamura Y, Lima LH, Kurosaka D, Spaide RF. Choroidal thickness and visual acuity in highly myopic eyes. Retina. 2012;32:1229–36.

[5] Takahashi A, Ito Y, Iguchi Y, Yasuma TR, Ishikawa K, Terasaki H. Axial length increases and related changes in highly myopic normal eyes with myopic complications in fellow eyes. Retina. 2012;32:127–33.

[6] Flores-Moreno I, Lugo F, Duker JS, Ruiz-Moreno JM. The relationship between axial length and choroidal thickness in eyes with high myopia. Am J Ophthalmol. 2013;155:314–9. e1

[7] Ho M, Liu DT, Chan VC, Lam DS. Choroidal thickness measurement in myopic eyes by enhanced depth optical coherence tomography. Ophthalmology. 2013;120:1909–14.

[8] Flores-Moreno I, Ruiz-Medrano J, Duker JS, Ruiz-Moreno JM. The relationship between retinal and choroidal thickness and visual acuity in highly myopic eyes. Br J Ophthalmol. 2013;97:1010–3.

[9] Gupta P, Saw SM, Cheung CY, et al. Choroidal thickness and high myopia: a case-control study of young Chinese men in Singapore. Acta Ophthalmol. 2015;93:e585–92.

[10] Pang CE, Sarraf D, Freund KB. Extreme choroidal thinning in high myopia. Retina. 2015;35:407–15.

[11] Wong CW, Phua V, Lee SY, Wong TY, Cheung CM. Is choroidal or scleral thickness related to myopic macular degeneration? Invest Ophthalmol Vis Sci. 2017;58:907–13.

[12] Zhou LX, Shao L, Xu L, Wei WB, Wang YX, You QS. The relationship between scleral staphyloma and choroidal thinning in highly myopic eyes: the Beijing Eye Study. Sci Rep. 2017;7:9825.

[13] Abdolrahimzadeh S, Parisi F, Plateroti AM, et al. Visual acuity, and macular and peripapillary thickness in high myopia. Curr Eye Res. 2017;42:1468–73.

[14] Lee JH, Lee SC, Kim SH, et al. Choroidal thickness and chorioretinal atrophy in myopic choroidal neovascularization with anti-vascular endothelial growth factor therapy. Retina. 2017;37:1516–22.

[15] Xiong S, He X, Deng J, et al. Choroidal thickness in 3001 Chinese children aged 6 to 19 years using swept-source OCT. Sci Rep. 2017;7:45059.

[16] Liu B, Wang Y, Li T, et al. Correlation of subfoveal choroidal thickness with axial length, refractive error, and age in adult highly myopic eyes. BMC Ophthalmol. 2018;18:127.

[17] Zhao X, Ding X, Lyu C, et al. Morphological characteristics and visual acuity of highly myopic eyes with different severities of myopic maculopathy. Retina. 2018;40(3):461–7.

[18] Fledelius HC, Jacobsen N, Li XQ, Goldschmidt E. Choroidal thickness at age 66 years in the Danish high myopia study cohort 1948 compared with follow-up data on visual acuity over 40 years: a clinical update adding spectral domain optical coherence tomography. Acta Ophthalmol. 2018;96:46–50.

[19] Chalam KV, Sambhav K. Choroidal thickness measured with swept source optical coherence tomography in posterior staphyloma strongly correlates with axial length and visual acuity. Int J Retina Vitreous. 2019;5:14.

[20] Fang Y, Du R, Nagaoka N, et al. OCT-based diagnostic criteria for different stages of myopic maculopathy. Ophthalmology. 2019;126:1018–32.

[21] Ohno-Matsui K, Jonas JB, Spaide RF. Macular Bruch membrane holes in choroidal neovascularization-related myopic macular atrophy by swept-source optical coherence tomography. Am J Ophthalmol. 2016;162:133–9. e1.

[22] Ohno-Matsui K, Jonas JB, Spaide RF. Macular Bruch membrane holes in highly myopic patchy chorioretinal

atrophy. Am J Ophthalmol. 2016;166:22–8.
[23] Du R, Fang Y, Jonas JB, et al. Clinical features of patchy chorioretinal atrophy in pathologic myopia. Retina. 2019;40(5):951–9.
[24] Ishida T, Watanabe T, Yokoi T, Shinohara K, Ohno-Matsui K. Possible connection of short posterior ciliary arteries to choroidal neovascularisations in eyes with pathologic myopia. Br J Ophthalmol. 2019;103(4):457–62.
[25] Xie S, Fang Y, Du R, Onishi Y, Yokoi T, Moriyama M, Watanabe T, Ohno-Matsui K. Role of dilated subfoveal choroidal veins in eyes with myopic macular neovascularization. Retina. 2021;41(5):1063–70.
[26] Ohno-Matsui K, Kawasaki R, Jonas JB, et al. International photographic classification and grading system for myopic maculopathy. Am J Ophthalmol. 2015;159:877–83. e7.
[27] Marchese A, Carnevali A, Sacconi R, et al. Retinal pigment epithelium humps in high myopia. Am J Ophthalmol. 2017;182:56–61.
[28] Fang Y, Yokoi T, Nagaoka N, et al. Progression of myopic maculopathy during 18-year follow-up. Ophthalmology. 2018;125:863–77.
[29] Yokoi T, Jonas JB, Shimada N, et al. Peripapillary diffuse chorioretinal atrophy in children as a sign of eventual pathologic myopia in adults. Ophthalmology. 2016;123:1783–7.
[30] Yokoi T, Zhu D, Bi HS, et al. Parapapillary diffuse choroidal atrophy in children is associated with extreme thinning of parapapillary choroid. Invest Ophthalmol Vis Sci. 2017;58:901–6.
[31] Jonas JB, Ohno-Matsui K, Spaide RF, Holbach L, Panda-Jonas S. Macular Bruch's membrane defects and axial length: association with gamma zone and delta zone in peripapillary region. Invest Ophthalmol Vis Sci. 2013;54:1295–302.
[32] Liu CF, Liu L, Lai CC, et al. Multimodal imaging including spectral-domain optical coherence tomography and confocal near-infrared reflectance for characterization of lacquer cracks in highly myopic eyes. Eye (Lond). 2014;28:1437–45.
[33] Xu X, Fang Y, Uramoto K, et al. Clinical features of lacquer cracks in eyes with pathologic myopia. Retina. 2019;39:1265–77.
[34] Panozzo G, Mercanti A. Optical coherence tomography findings in myopic traction maculopathy. Arch Ophthalmol. 2004;122:1455–60.
[35] Baba T, Ohno-Matsui K, Futagami S, et al. Prevalence and characteristics of foveal retinal detachment without macular hole in high myopia. Am J Ophthalmol. 2003;135:338–42.
[36] Gaucher D, Erginay A, Lecleire-Collet A, et al. Dome-shaped macula in eyes with myopic posterior staphyloma. Am J Ophthalmol. 2008;145:909–14.
[37] Johnson MW. Myopic traction maculopathy: pathogenic mechanisms and surgical treatment. Retina. 2012; 32(Suppl 2):S205–10.
[38] Ellabban AA, Tsujikawa A, Matsumoto A, et al. Threedimensional tomographic features of dome-shaped macula by swept-source optical coherence tomography. Am J Ophthalmol. 2013;155:320–8. e2.
[39] Margolis R, Spaide RF. A pilot study of enhanced depth imaging optical coherence tomography of the choroid in normal eyes. Am J Ophthalmol. 2009;147:811–5.
[40] Zhou Y, Song M, Zhou M, Liu Y, Wang F, Sun X. Choroidal and retinal thickness of highly myopic eyes with early stage of myopic chorioretinopathy: tessellation. J Ophthalmol. 2018;2018:2181602.

19 脉络膜新生血管

Richard F. Spaide

高度近视眼患者容易发生脉络膜新生血管（choroidal neovascularization, CNV）是最近才被认识到的。Fuchs 斑[1]，也称为 Forster-Fuchs 斑，主要见于后极部有色素改变的近视人群。最初由 Foster 于 1862 年和 Fuchs 于 1901 年进行了描述。这些斑点有时会合并出血，出血原因在当时尚不明确。1953 年，Lloyd[2] 写道，Fuchs 斑前期通常会合并黄斑囊样水肿并对脉络膜毛细血管造成牵拉。1973 年，Focosi 等[3] 描述了一组合并炎症黄斑区浆液性脱离的近视患者中，荧光素血管造影中存在单个或多个荧光素渗漏点。仔细调查已发表的荧光造影结果，提示多灶性脉络膜炎和泛葡萄膜炎（MCP，稍后进行描述）并发新生血管。Focosi 等当时认为这些患者有浆液性色素上皮脱离但没有新生血管，而所观察到的出血来源于脉络膜血管。1977 年[4]，荧光素血管造影证据表明，Fuchs 斑实际上是由 CNV 引起的。文中[4]Levy 和合著者假设激光光凝可能是一种有用的治疗方法。自此，CNV 作为高度近视眼视力丧失主要原因的重要性得到了更充分的认识，研究人员基于此研发了更多有效的治疗方法。

19.1 背景

近视性脉络膜新生血管（mCNV）被归类为近视性黄斑病变的一个亚型，其起源于 2 型 CNV。高度近视是导致严重视力丧失的最重要原因。病理性近视通常是指近视屈光不正至少为 –6 D，在西方国家，患这种程度近视的比例在 1%~5% 之间，而在亚洲，这一比例可能高达 40%。世界卫生组织估计，到 2020 年，近视屈光不正大于 –5 D 人数接近世界人口的 4%，到 2050 年，这一数字预计将增加到 10%[5]。联合国经济和社会事务部预测，2050 年世界人口将约为 98 亿[6]，这意味着至少近 10 亿人将患有高度近视。这是建立在估计全世界 52% 人口罹患一定程度近视的基础上的。

据估计，发展为 mCNV 的病理性近视患者比例在 5.2%~11.3% 之间[7]，多达 30% 的患者有双侧疾病。CNV 可能是病理性近视眼的灾难性结果，因为它发生在视网膜功能尚存的区域，通常邻近受漆裂纹、视网膜萎缩或巩膜葡萄肿影响的区域。CNV 是全世界工作年龄成年人严重视力丧失的重要原因，尤其是在亚洲[8–13]。如果不进行治疗，超过 90% 的受累眼将在 10 年内发展为法定失明[14–16]。

19.2 临床特征

近视性 CNV 的主要症状是视力下降、视野暗点和视物变形。一些晚期近视退行性变患者的视力先前受到漆裂纹、视网膜萎缩或巩膜葡萄肿的损害，因此增加的 CNV 可能对已下降的视力影响较小，以致患者不能察觉新的变化。近视性 CNV 的眼底表现与年龄相关性黄斑变性（AMD）不同。近视性 CNV 很少出现视网膜下或视网膜内的液体或脂质渗出，与 AMD 的 CNV 相比，近视性 CNV 在视网膜下的增殖似乎更少。近视性 CNV 很少合并严重的浆液性色素上皮脱离。近视合并 CNV 的可能性要小于 AMD，近视性 CNV 的概率通常与近视度数呈负相关。

高度近视合并 CNV 通常还伴有其他异常表现。如漆裂纹，即高度近视眼后极部由于 Bruch 膜破裂形成的分支状线状改变，这些破裂通常会累及 Bruch 膜全层及脉络膜毛细血管层。高度近视漆裂纹的周围时常会出现视网膜下出血或出血合并新发的漆裂纹（图 19.1）[17–20]。Bruch 膜破裂引起的缺损似乎由视网膜色素上皮（RPE）重新填充，产生

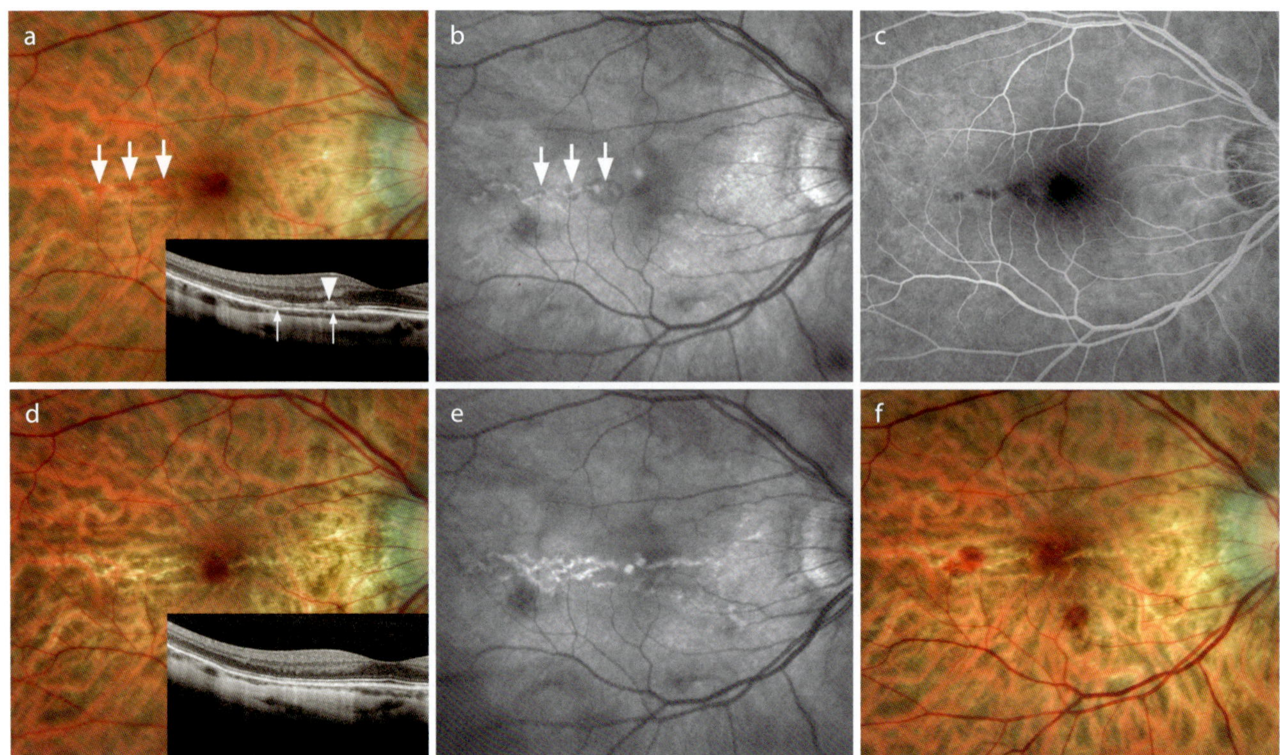

图 19.1　漆裂纹的发展。（a）高度近视患者，主诉视物变形。有一系列出血和一条隐约可见的裂缝（箭）。右下角插图显示，RPE 未隆起（箭），视网膜因血液聚集而隆起（箭头）。（b）近红外扫描激光检眼镜图像显示漆裂纹的对比度较高（箭）。（c）荧光素血管造影显示没有新生血管的迹象。（d）2 年后，在出现几次与新漆裂纹形成相关的视网膜下出血情况后，患者已没有出血。右下角插图显示没有出现基于新生血管的 RPE 增厚。（e）大量相互连接的漆裂纹很明显。（f）又 3 个月后，患者出现视网膜下出血，但没有新生血管的迹象

颗粒状色素沉着。随着时间的推移，漆裂纹会扩大，这可能是由于 Bruch 膜的拉伸牵引所致。这可能导致广泛的漆裂纹、相邻漆裂纹的增加或斑片状萎缩的发展。

高度近视脉络膜厚度会变薄[21-24]并随着近视度数的加深而更明显，尤其在老年患者中脉络膜厚度可变为零。有些患者眼球甚至出现区域脉络膜全层以及色素上皮萎缩。漆裂纹以及全层视网膜和脉络膜萎缩都是发生 CNV 的危险因素[17, 20, 25, 26]。CNV 前期发生的漆裂纹为异常血管提供了通道便利，但 CNV 也可以侵蚀完整的 Bruch 膜[27]。然而，在大多数情况下 CNV 似乎是源于漆裂纹[28]。一旦新生血管开始形成，过程中其可能部分或完全被色素增殖所包绕，形成 Fuchs 斑。在尚没有有效的治疗方法之前，新生血管周围明显的色素改变仅被认为是判断病变好转的体征，是病情稳定的标志。如果新生血管没有被 RPE 细胞包绕，则病变呈灰白色隆起状。这可能与少量出血及脂质斑点有关。而大量出血及脂质渗出极为少见。

荧光素血管造影早期的高荧光及晚期的血管渗漏能很好地显示血管的生成（图 19.2~ 图 19.4），少数病例造影几乎不显示渗漏，因此可能不需要发现所有的典型新血管特征即可判断为高度近视眼新生血管形成。维替泊芬（Verteporfin）光动力激光治疗病理性近视（VIP-PM）研究[28, 29]认为，大约 80% 的病变源于经典的新生血管，尽管一些学者认为更多[26]或全部[30]近视新生血管都是经典类型。

光学相干断层扫描（OCT）可以显示近视 CNV 合并的视网膜内及视网膜下渗出。OCT 通常不容易观察到少量出血。新生血管的渗透导致 RPE 单层轮廓发生低而平的改变。与新生血管相关的渗出和渗透，导致病变与视网膜外部之间的边界变得不那么清晰甚至“模糊”。通过病史或自然过程，渗出的消失，与边界变得更加清晰相关联[31]。OCT 血管造影展示了血流叠加的 B 扫描以及 en face 图像中的新生血管（图 19.5）。高度近视眼的图像分割不明确是很常见的，因此 en face 图像可能难以评估。具有流量叠加的 B 扫描图像的价值在于它们不

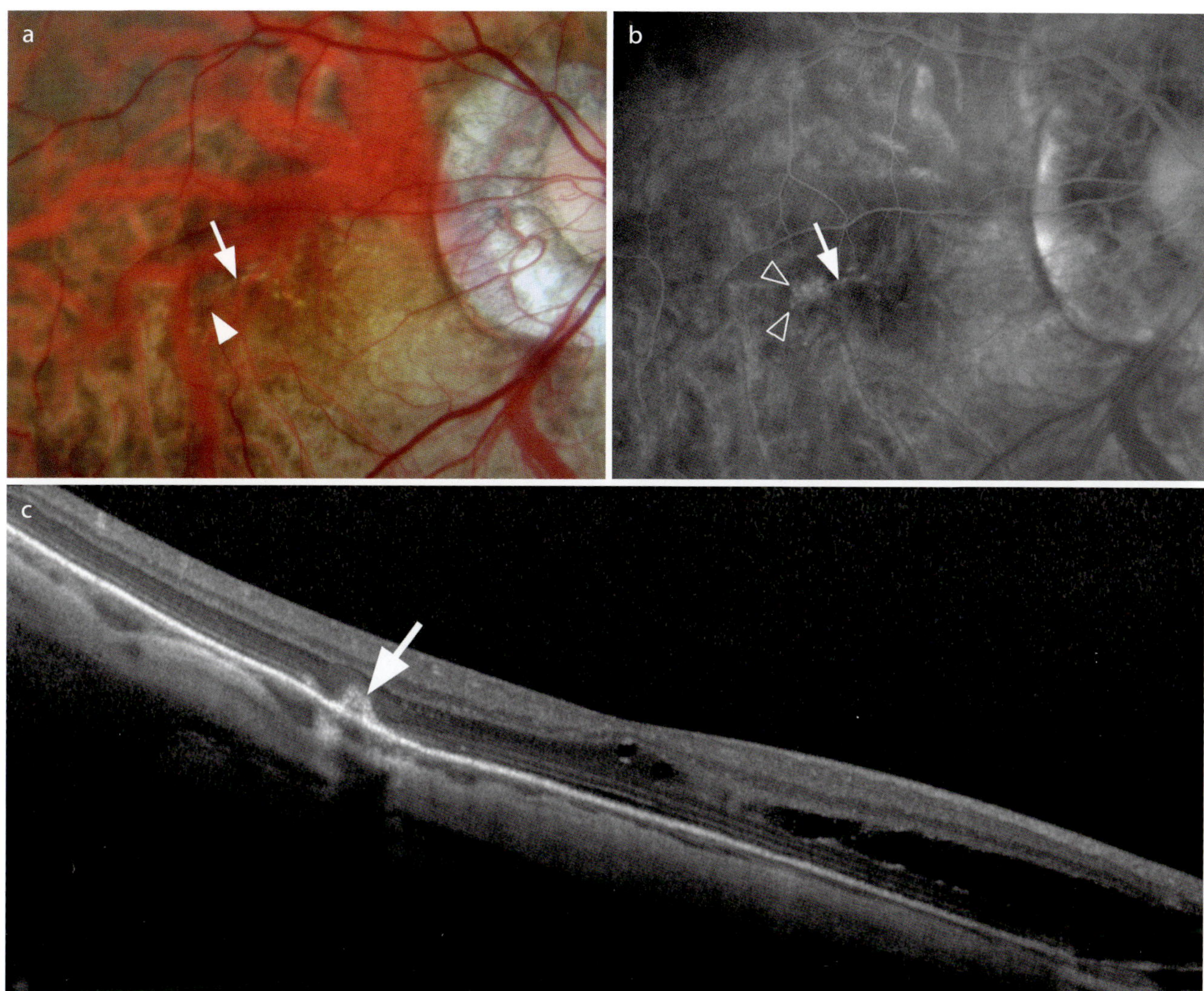

图 19.2 （a）近视患者 −16 D，在视野中心附近出现一个小暗点。眼底影像可见漆裂纹（箭），伴有色素改变（箭头）。（b）荧光素血管造影显示高荧光，病变符合 CNV，漆裂纹为水平线状（箭）和晚期荧光素着染（空心箭头）。（c）OCT 显示一个小的隆起病变（箭）未合并黄斑裂孔。在获得有效治疗之前 CNV 周围的色素改变仅被认为是病变稳定的标志。如果新生血管周围未被 RPE 细胞包围，则病灶呈灰白色隆起，可能合并少量出血和脂质渗出。大量出血和脂质渗出极其少见

受分割问题的影响，尽管在较大的扫描中图像折叠可能会出现问题。使用 3 mm × 3 mm 扫描克服了当前图像分割和图像折叠的许多问题。具有更深扫描范围和更好图像分割的商业仪器，特别是采用人工智能，可能有助于克服 OCT 血管造影普遍存在的局限性。

这些发现的细微之处，加上相对较小的新生血管病变，使某些患者的 CNV 诊断变得困难。近视性 CNV 的鉴别诊断包括黄斑裂孔、脉络膜视网膜萎缩、瘢痕以及炎症［如多灶性脉络膜炎并全葡萄膜炎（MCP）］等[20]。应用 OCT 进行诊断相对更容易。高度近视眼患者中通常可见后极部小片状的色素变化。小色素斑块通常比较平坦，周围无萎缩灶。真正的 CNV 呈现 RPE 层隆起病灶，荧光素血管造影显示晚期高荧光。Fuchs 斑周围环绕脱色素或萎缩。MCP 则在 RPE 层附近形成灰白色炎性病灶，在急性期可合并视网膜下液。OCT 显示的炎性病变在 RPE 层形成锥形隆起。在荧光素血管造影中这些病灶可显示早期的高荧光及晚期的着染。MCP 炎症的诊断依据还包括眼底近期出现活动性多发病灶、可见的炎性细胞或 OCT 的特征性改变。患眼也可同时合并 CNV，渗液增加或瘢痕加重均起到提示作用，也可见少量出血。这时患眼也可出现 RPE 改变，荧光素血管造影显示低荧光以及高自发荧光[32, 33]。

高度近视合并 CNV 的发病率可能与包括年龄、屈光状态、性别、另一只眼是否发病等因素相

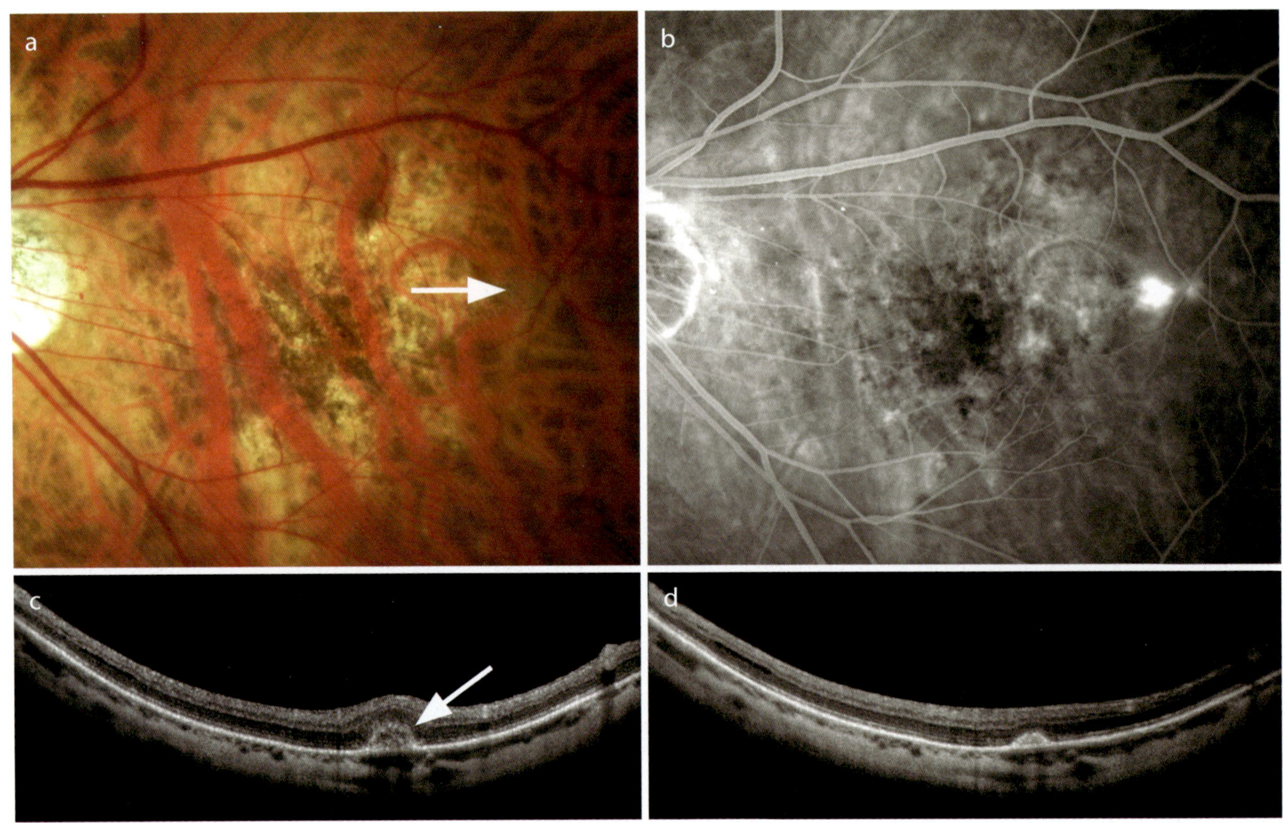

图 19.3 葡萄肿边缘的近视性脉络膜新生血管。（a）患者的视力发生了改变。有轻微的灰白色增厚（箭头）。（b）荧光素血管造影显示早期可见高荧光病变，明显渗漏，符合 2 型新生血管形成。（c）通过垂直扫描避免葡萄肿影响，获得的 OCT 显示视网膜深部有病变。病变边界不清楚。与远离病变的外核层相比，病变上方的外核层反射增加。患者接受玻璃体内注射抗血管内皮生长因子药物。（d）1 个月后观察到的同一处病变显示病变大小减小，病变的外边界更清晰

关[34–42]。Curin 和 Karlin 的报道称眼轴长度 >26.5 mm 的患眼中 5.2% 会出现 Fuchs 斑[34]。Grossniklaus 和 Green[43] 在进行组织病理学评估的近视眼中也发现了相似的比例，尽管该研究并未呈现眼轴长度和屈光不正的数据。近视性 CNV 似乎在女性中更为常见。

19.3 潜在的病理机制

事实上任何形式的 CNV 早期病理机制都尚不明确，近视合并 CNV 的原因也不明确。已采用多种理论解释 CNV 的发生原因，但都存在不足之处。所能观察到的只有近视患者的眼轴延长以及后极部结构异常。高度近视患者脉络膜厚度变薄[21, 22, 24]，与此同时 RPR 层的厚度以及相对应光感受器细胞层的厚度也可能出现同比例的降低。随着时间推移脉络膜变得越来越薄，伴继发性外层视网膜缺血。与脉络膜变薄同时发生或可能部分相关的是 Bruch 膜的改变，表现为漆裂纹。漆裂纹通常与 RPE 改变发生在相同区域标志 Bruch 膜普遍退化，漆裂纹可能提供了 CNV 向内生长的途径，为 CNV 的发生提供了条件。其他导致 Bruch 膜断裂、CNV 形成的条件包括外伤性脉络膜破裂、弹性纤维假黄瘤中的血管样条纹[44] 和年龄相关性黄斑变性（AMD）的微小破裂[45]，然而这些情况都存在其他诱导 CNV 形成的因素。大多数高度近视存在漆裂纹[17, 18, 25, 26]，但只有少数进展为 CNV，所以可能存在其他因素参与了近视 CNV 的形成。Grossniklaus 和 Green 通过观察 AMD 患者的脉络膜毛细血管层退行性病变，提出 CNV 的形成可能是由于脉络膜血液供血不足而出现的一种代偿机制[46]。同样的病理生理机制可为高度近视以及 CNV 的形成作出完美的阐释。然而，通过对近视性 CNV 的形成特性的观察奠定了单纯的缺血假说。如果 CNV 是代偿反应，那么很难理解 RPE 为什么会包裹和限制血管的生长。当然缺血会随着时间的推移而加剧，如果缺血是唯一的原因，那么高度近视合并 CNV 发病率也会随之不断增加，并且病灶也会不断增多。

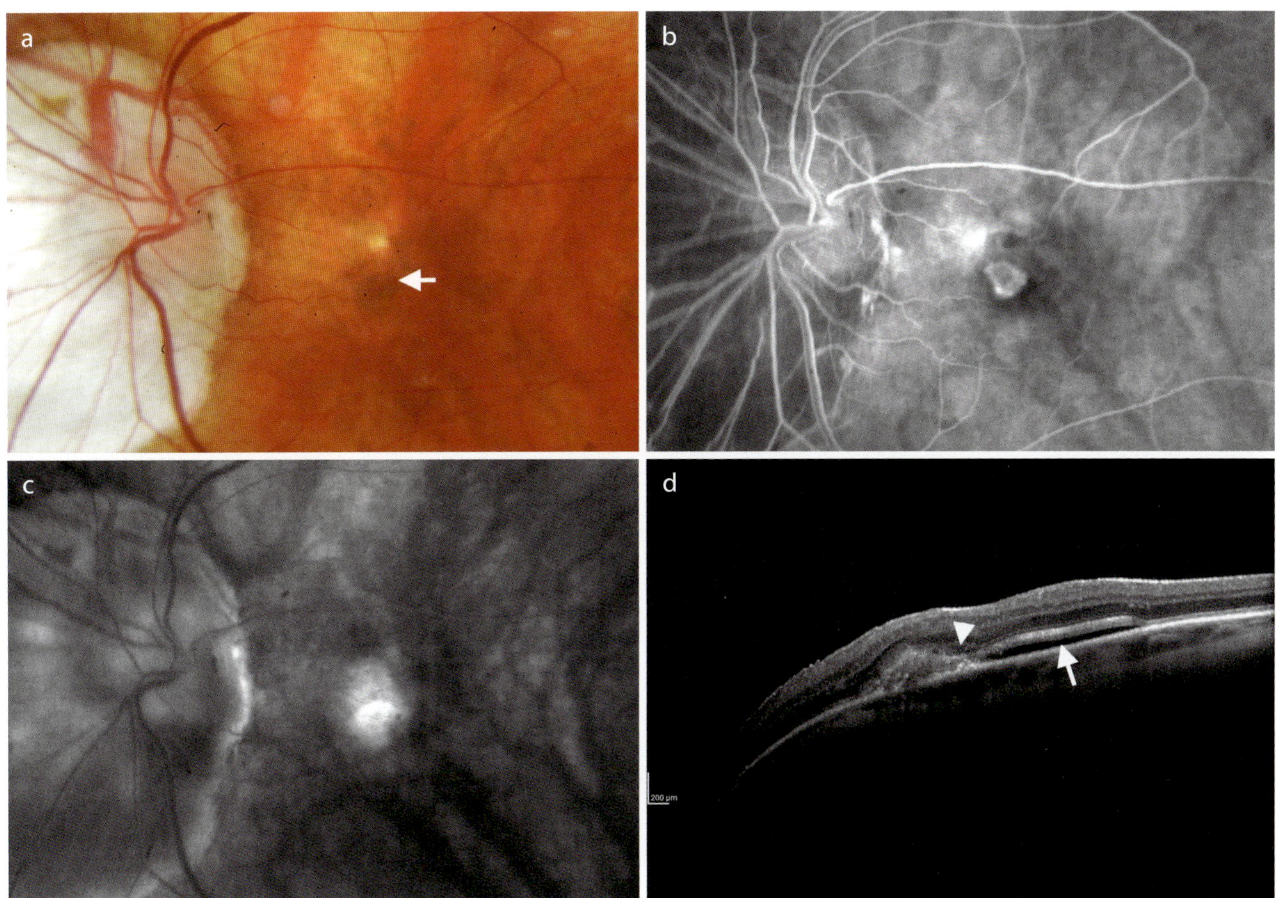

图 19.4 高度近视患者 CNV 的表现。（a）眼底显示一处局灶的脱色素改变，相邻的色素变化伴少量出血（箭）。（b）荧光素血管造影早期显示的血管网可以区别血管与脱色素区域。（c）造影晚期血管有渗漏是诊断 CNV 形成的典型特征。（d）OCT 显示边界不清的三角形隆起病灶。病灶上方有颗粒状高反射（箭头）和视网膜下液（箭）

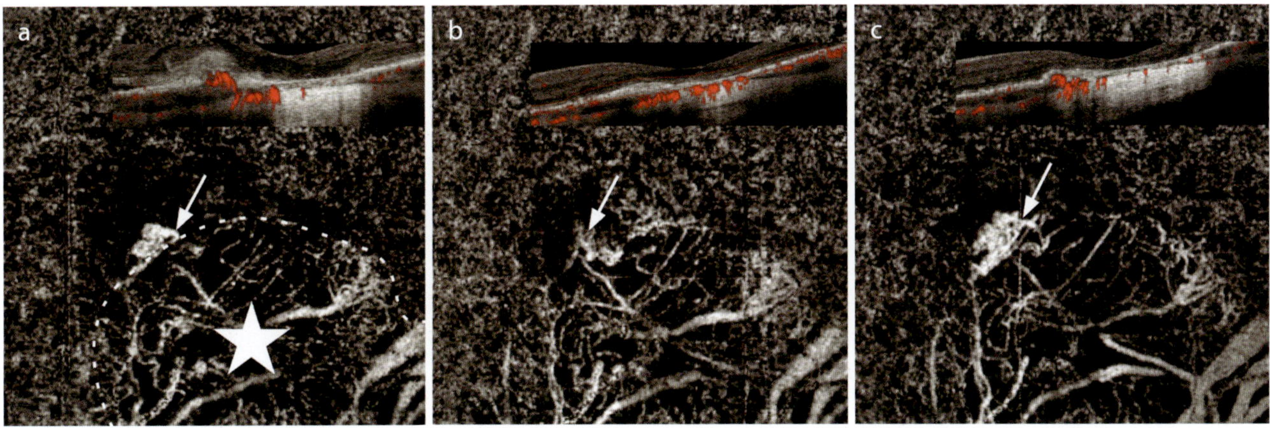

图 19.5 近视性新生血管的 OCT 图像。（a）新生血管出现在斑片状萎缩区域（星形，虚线所示区域）边缘的中央凹下位置（箭）。扫描板层特意延伸到了脉络膜内层，以显示萎缩区域中大的脉络膜血管消失。图中插图为 B 扫描，血流叠加显示新生血管的进入。患者接受抗血管内皮生长因子注射。（b）1 个月后，病变显示消退（箭）。图中插图显示病灶变小很多，没有明显的病灶内血流。（c）又过了 2 年后，患者出现新生血管复发（箭）。图中插图显示病变中血流信号的再现

19.4 疾病特征

1981 年发表的数篇论文展示了 mCNV 的许多显著特征。Hotchkiss 和 Fine 发表了一系列案例，其中近一半的眼随后恶化为法定失明[36]。CNV 发生的位置是最终视力的重要决定因素。相当一部分眼的中央凹下没有新生血管，这些眼出现视力不良的风险较低。该系列中的一些眼进行了激光光凝，这被认为有可能稳定视力。Hotchkiss 和 Fine 建议进行一项大型前瞻性研究，以评估激光光凝作为一种治疗方法的效果。同年，Rabb 等报道了大量继发于高度近视的 CNV 患者的临床发现[35]。他们描述了脉络膜萎缩，需要认识到漆裂纹是 CNV 的潜在前兆，患有 CNV 的眼会出现瘢痕、萎缩，甚至黄斑裂孔，并提到 CNV 的激光光凝可以保持视力。Rabb 等认为萎缩的发展是视力低下的最常见原因。同样在 1981 年，Fried 等对一组合并 Fuchs 斑的患者进行了研究[37]，上文描述的那些症状通常随着患者年龄的增长而发生，但在一些 14 岁的患者中也可见到。他们认为激光光凝是一种有效的治疗方法。1983 年，Hampton 等发表了一项对近视性 CNV 继发视力丧失患者的回顾性研究[47]。他们报告视力与新生血管的大小和位置、患者年龄和随访时间有关。最终，他们研究中的 60% 的眼视力发展为 20/200 或更差。在疾病的快速早期阶段，视力下降很快，随着萎缩的发展，视力下降变得缓慢，这是常见的终末期结果。Avila 等[36]在 1984 年针对一系列近视性 CNV 患者进行了研究，发现近视眼最终发生退行性变性，因此认为 CNV 是一种自限性疾病。医学院有一个古老的笑话认为出血是一种自限性过程，其实这意味着 CNV 病程开始后，在病理过程阶段早期就造成了视力下降，只是并没有继发病变恶化。Avila 等研究了经激光治疗后的 19 位患者，发现治疗后视力没有得到改善。他们称这些“令人失望”的结果使他们停止了激光治疗[48]。这很意外，因为这篇论文与其他同期相关论文的共同观点是这种疾病的自然进程预后很差。

1999 年，Tabandeh 等对一组年龄在 50 岁以上的高度近视合并 CNV 患者进行了调查[49]。发现典型近视性 CNV 的病灶并不大，但是很大比例的患者视力降低至 20/200 或更低。Bottoni 和 Tilanus[50]发现，平均随访患者 3 年后那些非黄斑中央凹下的 CNV 患者比黄斑中央凹下 CNV 的患者更容易保持较好的视力。Yoshida 等[14]对 25 例高度近视 CNV 患者开展了一系列为期 10 年的回顾性随访研究，发现几乎所有患者的视力均低于 20/200[14]。在一项为期 5 年的研究中，Hayashi 等发现排除治疗因素，视力预后良好的患者通常年龄较小、病变较小且病变不在黄斑中央凹下[51]。Seeretan 等[15]对一组 50 例非黄斑中央凹下 CNV 未经治疗的患者进行研究，发现随着时间的推移所有患者均发生黄斑下新生血管的扩张。Yoshida 等的结果也显示年长的近视性 CNV 患者更有可能发生视力下降[28]。在未经治疗 VIP-PM 组中，患者初期视力迅速下降、随时间延长出现 CNV 扩张及后期黄斑瘢痕扩大[28]。新生血管形成的初始阶段似乎会造成更显著的视力丧失，但是很多患者的视力下降会因新生血管的不断扩张和后期累及黄斑的萎缩而进行性发展。

19.5 近视性 CNV 的治疗

近视性 CNV 的治疗方案从治疗 AMD 继发 CNV 的方法中衍生而来。大部分研究主要涉及临床前期工作、小型临床试验和多中心随机临床试验等。幸运的是，多中心临床试验规模较大且经过精心设计，为医生提供了足够的信息来判断合理的预期效果以及适当狭窄的治疗效应置信区间。病理性近视继发 CNV 的治疗理论及实践均来自 AMD 的治疗，但近视治疗研究涵盖的患者数量相对较少且设计也存在缺陷，因此对治疗效果的评估和相应的置信区间都不够精确。但总体而言，它们惊人地预测了未来更大规模研究的结果。对于每种治疗方式，将介绍 AMD 治疗的发展和多中心试验结果。然后，通过审查适用的研究结果以及对其总体优缺点的讨论，将其引入对近视性 CNV 治疗的可应用性。将阐述高度近视眼的特征表现和并发症对治疗的反应。一些治疗似乎具有相似的晚期结果，即萎缩的进展，因此也将提出一组萎缩可能的发展机制。

19.6 热激光光凝

1960 年代，新生血管是渗出性 AMD 的一个重要组成部分的观点来源于当时最新开发的检测手段荧光素血管造影技术的应用[52]。研究人员观察到新生血管增殖并进入通常不含血管的组织中，并使患眼发生渗出和出血。不断发展的激光技术可以对眼球特定区域提供高密度的光热能量[53, 54]。针对激光光凝治疗 AMD 合并 CNV 进行的一系列研究提供了更明确的临床治疗效果[55–57]。从这些研究结果中获得的经验为后来随机临床试验设计奠定了基础。

1970 年代末至 1980 年代初，对热激光光凝术的疗效进行了一系列多中心临床试验的验证研究。为保护黄斑区周围的功能，主要使用激光光凝新生血管病变区以及看似正常的病变边界[58]。这一时期对 CNV 荧光造影进行了分类，区别经典型和隐匿型 CNV 的重要性也不言而喻。在两项研究[58–61]中，对病灶位于中央凹外 200~2500 μm 和中央凹旁 1~199 μm 的两种 CNV 进行了分析。不论病变是黄斑外病变还是黄斑旁病变，热激光治疗均可以减少视力严重下降的发生率（视力严重下降被定义为用标准方法测得视力下降≥6 行）[62]。热激光后 CNV 复发是常见的。新生血管重新出现更常见于在激光瘢痕朝向黄斑的一侧，通常与病变的黄斑下扩展相关[61]。没有复发 CNV 的眼视力预后相对较好。激光治疗 AMD 合并 CNV 的问题在于仅有很少一部分患眼没有黄斑旁病灶[63]。后来的研究表明，对非经典型新生血管病变的光凝治疗不会带来治疗益处，激光波长的选择不是影响治疗结果的重要因素[64]。

19.7 激光光凝治疗近视性 CNV

有几个潜在的原因表明，热激光光凝治疗继发于高度近视合并 CNV 比治疗 AMD 更容易。高度近视眼的新生血管通常不会被血液或脂质渗出遮挡，与 AMD 相比更容易发现病变。它们通常是小型经典型非中央凹下病变。包裹的色素细胞使得病变更容易吸收激光能量。早期关于激光治疗 CNV 的研究表明，治疗后患者病情趋于稳定甚至得到改善，但随着时间推移许多患者会发生萎缩并扩展[35, 36, 48, 65–68]。即使当时认识到近视性 CNV 自然过程的预后不佳，早期的一些研究人员仍对激光治疗的价值提出质疑[48]。后来 Pece 等选取更多的样本进行研究，经过长期的随访发现激光光凝治疗仅使患者视力达到平均水平[66]。一项对 70 只眼进行的随机试验发现相对于未治疗组，早期的激光光凝治疗可以得到更好的平均视力[67]。但是在 5 年随访时发现，治疗差异不再显著，这是由于治疗眼萎缩区域扩大的结果。同样一组人群的回顾性研究显示，激光治疗后 2 年之内视力下降较慢，但 5 年后随访治疗效果差异并不明显[15]。热激光治疗近视性 CNV 主要存在两个问题：① 新生血管复发，这与老年性黄斑变性的治疗情况一样，大多数患者治疗后均存在复发，复发位置通常在激光斑边缘朝黄斑方向。② 绝大多数患者在治疗后出现萎缩面积扩大，最终累及黄斑区导致视力丧失。后极部的机械牵拉可能会导致萎缩面积扩大[69]。与治疗 AMD 相比，激光治疗近视性 CNV 导致萎缩面积扩大的问题更为棘手。激光治疗近视性 CNV 仍主要用于非黄斑区的病变，但这类患者是少数。激光治疗黄斑下 CNV 会导致中央视力丧失，因此激光治疗近视性 CNV 并不是最好的方法。

19.8 手术治疗

年龄相关性黄斑变性的手术治疗包括三种独立或联合使用的主要策略：手术直接切除新生血管、手术清除出血或将黄斑移位到更有利的位置。早期研究显示，手术去除新生血管、出血或两者同时去除，可以维持 AMD 患者的视力稳定，甚至明显提高其视力[70–73]。患有特发性或继发于感染疾病（如眼假组织胞浆菌病综合征）的新生血管患者的预后更好[72]。关于视网膜下手术的多中心随机试验检查了手术在受累患者视觉表现中的作用[73–76]。在入组的 454 例 AMD 继发 CNV 患者的研究中，与单独观察相比，手术切除没有显示任何优势[74]。24 个月时，两组的平均视力都从 20/100 下降到 20/400。手术组继发了较多的白内障和视网膜脱离。AMD 继发 CNV 的相关研究入组了 336 例视网膜下出血患者，证实出血引流并没有增加、稳定或改善视力[75]。并且手术组发生孔源性视网膜脱离的患者比例增高（16%）。在 225 例原发性或与眼假组织胞浆菌病综合征继发 CNV 患者中，手术切除相对于保守观察的患者并不具备明显优势[76]。后来，这些患者的视觉偏好价值量表（VPVS）结果显示，与观察组结果相比，接受手术的患者的生活质量没有改善[77]。根据这些报告，以及抗血管内皮生长因子（VEGF）药物的可用性，似乎没有任何令人信服的理由去对原发性或与 AMD 或炎症性疾病相关的 CNV 病变进行手术切除。

黄斑转位（MT）是将黄斑移到没有新生血管区域的一种尝试。该方法可以通过结合去除新生血管的方式将中央凹移植在健康的 RPE 植床上。视网膜转动会导致视觉感知发生较大改变，并可能导致严重的复视，因此该方法在临床中仅用于治疗双眼发病患者的第二只眼[78-83]。在一项对 61 例 AMD 患者进行的研究中，患者接受了 360° 黄斑转位，其平均视力改善可达 7 个字母[80]。这种手术可显著改善患者视力相关的生活质量评分[81]。与光动力疗法（PDT）相比，对 50 只继发于 AMD 中央凹下有增殖膜的患眼进行随机试验发现，经过 2 年的随访转位组患者平均改善 0.3 个字母，而 PDT 组则平均下降 12.6 个字母[82]。生活质量评估均显示黄斑转位提高了患者的生活质量[83]。黄斑转位手术难度较大且手术耗时长，因此很多患眼最终会出现并发症。长期随访表明，萎缩是转位手术后一个普遍的并发症，这最终限制了视力的提高[84]。手术切除高度近视眼的新生血管似乎不会导致视力改善。Uemura 和 Thomas 报告了 23 例近视性 CNV 患者的视力结果，平均随访 24 个月，通过 Snellen 视力表进行评价，结果显示 9 只患眼平均视力提高了 2 行或以上，6 只患眼保持稳定，8 只患眼出现视力下降[85]，复发率为 57%。RuizMoreno 和 de la Vega 对 22 只眼进行的一系列近 30 个月的随访发现，患眼视力没有实质性的改善，4 只患眼复发，3 只患眼出现白内障，1 只患眼视网膜脱离，2 只患眼需要使用降眼压药物[86]。Hera 等对高度近视中央凹下 CNV 进行研究，发现 17 只患眼术后 4 只患眼视力改善、10 只患眼无变化、3 只患眼视力下降[87]。由于样本量小、缺乏标准化视力测量，加之缺乏对照组且无长期随访信息，因此很难衡量手术是否对患者有益。

在一些病例和一项对比试验中，已经报道了黄斑转位治疗高度近视中央凹下的 CNV。Hamelin 等报告了一项对 32 只眼的回顾性研究，其中 14 只眼进行了有限黄斑移位，18 只眼进行了手术摘除新生血管[88]。手术切除组平均随访 14 个月，视力平均损失 0.7 行。黄斑转位组平均随访 11 个月，视力变化平均为 3.8 行。手术切除组的复发率为 39%，转位组的复发率为 14%。每个组均存在 2 只患眼发生视网膜脱离。因样本量小、缺乏对照组且缺少长期随访使得目前仍不能判断黄斑转位治疗高度近视的手术疗效。

19.9 光动力疗法

在光动力疗法（photodynamic therapy, PDT）治疗 AMD 的临床试验（TAP）中，已应用注射维替泊芬光动力治疗 AMD 中央凹下 CNV。维替泊芬剂量为 6 mg/m^2（体表面积），新生血管病灶用非热激光点（50 J/cm^2，直径比病变的最大直径大 1000 μm）进行照射。如果患者荧光素血管造影出现渗漏，则需要每 3 个月进行一次该治疗[89]。患者平均第 1 年治疗 3.4 次、第 2 年治疗 2.2 次。对于经典型 CNV 患者，治疗的效果可以持续到第 2 年[90]。对隐匿型或非经典型 CNV 患者，第 1 年视力提高的数据在统计学上没有显著差异，但第 2 年视力获益有统计学差异[29]。对多组数据组合的回顾性分析发现，病灶大小与 PDT 疗效相关，无论病变成分如何小病灶都反应良好，而较大的病灶只对经典型 CNV 的治疗效果较好[91]。39% 以经典型为主的 CNV 患者视力可能下降 3 行或以上[89]，治疗后的患者视力下降速度较对照组减慢。分析阅片中心的病例发现，对登记的临床试验中的患者，有轻度治疗不足的现象。在开放标签的扩展试验中，按照临床设定对 4435 名患者进行调查，发现每年的治疗次数要比注册试验低[92]。对这一现象可有多种解释，其中一个是在真实世界制订的按需治疗策略可能导致治疗不足。

对维替泊芬光动力治疗近视性 CNV 的疗效在临床试验（VIP）中进行过评价，与研究治疗 AMD 不同，这个试验的主要观察结果是治疗眼出现少于 8 个字母，约 1.5 行视力丧失的患眼比例[28]。与对照组相比，光动力疗法在治疗 1 年后视力下降 8 个字母的患者更少。治疗眼的对比敏感度也有提升。平均治疗次数为 3.4 次、对照组为 3.2 次。治疗效果在后期开始减弱，第 2 年治疗组的视力优势不再显著[93]（图 19.6）。第 2 年的平均治疗次数治疗组为 1.7 次、对照组为 1.4 次。第 3 年结果与第 2 年结果相近[94]。一些研究对患者进行了长期随访，但由于这些研究缺乏对照组，因此所得的结论说服力较弱[95-112]。Krebs 等[102]对 20 只治疗了 3 年的患眼进行分析，发现远视力和中心视野敏感度阈值逐渐稳定，但近视力从第 1 到第 3 年均下降。Pece 等[103]随后对 62 位患者的 62 只眼（平均随访 31 个月）进行研究，发现 13% 的患眼视力提高了 1 行或更多行，32% 的患眼视力降低，55% 的患眼无变化。

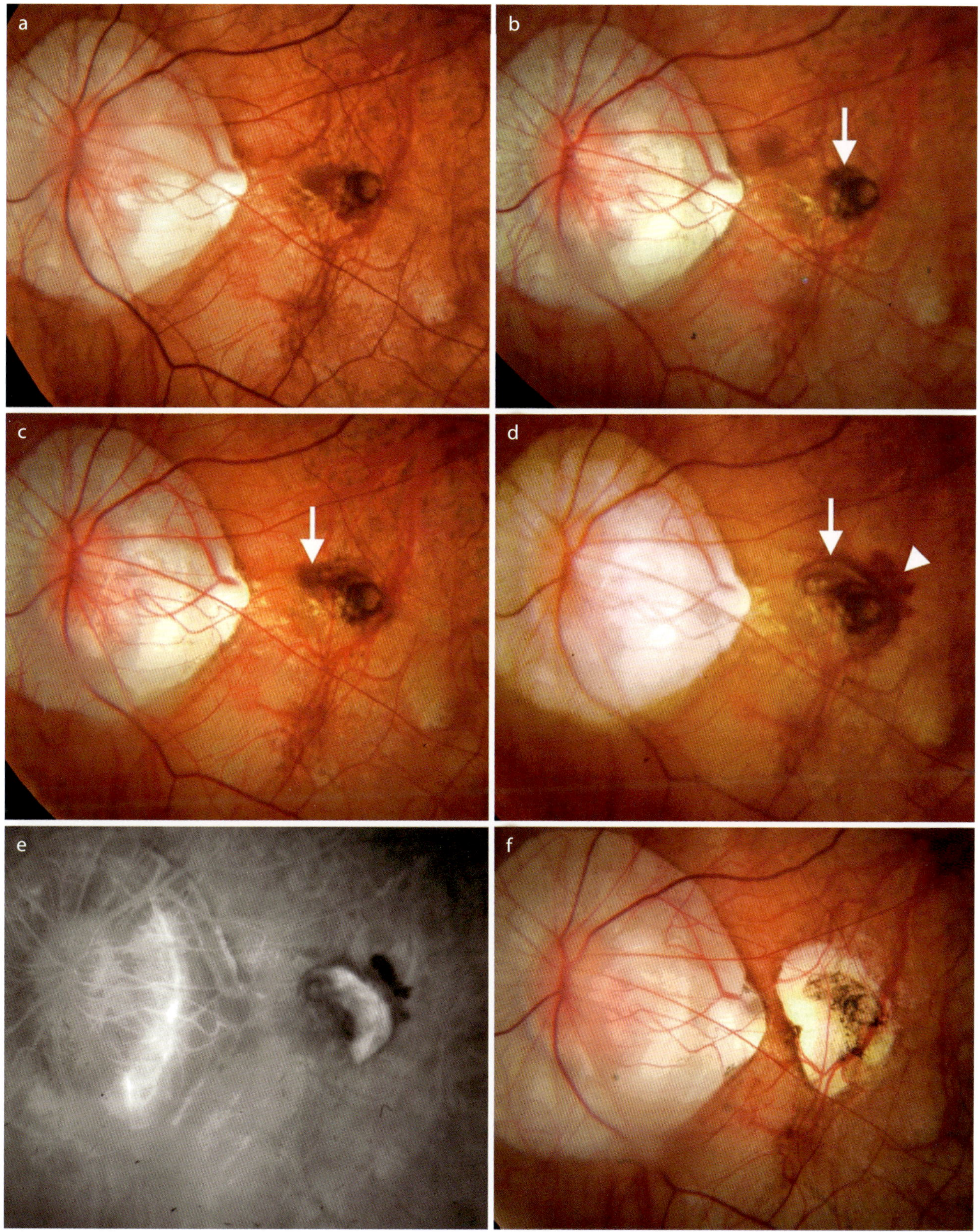

图 19.6 CNV 在光动力疗法和贝伐单抗治疗后的改变。（a）患者接受光动力疗法治疗近视性 CNV，可见病变周围的色素沉着。患者因造影显示渗漏而接受了光动力疗法。（b~d）该患者的病灶扩大（b，箭）。再次接受光动力疗法治疗，但病变仍有扩大（c，箭），病变进一步扩大（d，箭），伴有出血（d，箭头）。患者视力为 20/80。（e）荧光素血管造影图像显示新生血管形成。患者接受了 1.25 mg 贝伐单抗玻璃体腔注射。（f）随着时间的推移，患者又接受了两次注射。该图显示首次使用贝伐单抗治疗 6 年后，患者病变残留色素沉着并有广泛色素缺失。注射后 7 年，视力为 20/60

Pece 等认为年轻人（≤55 岁）的眼视力优于老年人。Lam 等[95]对中国病理性近视患者进行了为期 2 年的PDT研究，并将研究结果与VIP-PM进行了对比。他们认为两项研究的结果相似。与VIP-PM研究相比，中国患者似乎只需要较少的治疗。然而，该项研究排除了中央凹旁 CNV，可能会影响相关治疗次数的结论。相对于年长的患者，年轻（<55 岁）患者的最终视力预后更好。Hayashi 等[110]对 46 名日本患者的 48 只患眼进行了中央凹及非中央凹下病理性近视继发 CNV 研究，发现 PDT 治疗后视力没有显著改变。对少数患者随访长达 4 年以上，其中 70% 的患者尤其是中央凹下形成新生血管的病例，出现脉络膜视网膜萎缩。Coulinho 等对 36 名患者的 43 只患眼进行了连续为期 5 年的随访[111]，发现这些患者的平均视力获得了令人吃惊的改善，32.6% 的患者有 3 行以上的视力改善，第 5 年的平均视力也比基线要好。

所有研究均表明，在开始治疗的早期，两次治疗的时间间隔要短，晚期治疗次数可以减少。在 VIP-PM 对照研究中，对照组在第 2 年“需要”的治疗次数减少但视力依然稳定。这与疾病的自然病程相符，随着时间的推移，病灶的活动迹象减少，视力下降速度也逐渐减慢。但这并不表明自然病程的转归好，而表明在新生血管初始阶段之后，PDT 干预对改变视力的结局作用是有限的。对这些病例的诸多分析表明，疾病的发展倾向仍为萎缩。

19.10 针对血管内皮生长因子的药物

基于肿瘤生长需要诱导血管生成来提供代谢物质这一理论，科学家们经过长达数年的努力，最终研究出了阻断血管内皮生长因子（VEGF）效应的方法[113-115]。抗 VEGF 药物的第二种使用途径便是抗 CNV 的作用。在同一时期内，全长抗体贝伐珠单抗被研发用于治疗癌症，抗体片段雷珠单抗则被用于眼部治疗。贝伐珠单抗与标准化疗联合使用治疗结肠癌有效，并于 2004 年获得了美国联邦食品和药物管理局的批准[116]。在多中心、随机的Ⅲ期试验中，雷珠单抗在治疗 AMD 相关的 CNV 中表现出卓越的疗效[117, 118]。在开放标签临床试验阶段，患者接受治疗的频率要比注册试验中低得多[119]，但同时视力也降低，这表明按需治疗的策略应用于临床实际可能导致治疗不充分。

在雷珠单抗上市之前，依据美国 FDA 批准流程，试验结果早已公布。为了获得相同的临床疗效，将贝伐珠单抗注射到眼内，结果似乎也是有意义的[120-123]。早期发表的研究显示，贝伐珠单抗具有与雷珠单抗相似的效果。来自世界各地的研究人员对贝伐珠单抗在人类和动物研究中的潜在安全性和疗效进行了研究，未发现明显眼部毒性[113]。虽然缺乏随机性临床试验证明其确切疗效，但医保对贝伐珠单抗的报销使患有 AMD 的患者能够在使用该药物初期就获得费用覆盖。雷珠单抗和贝伐珠单抗二者的成本相差很大，一针雷珠单抗成本约为 2000 美元，而贝伐珠单抗的成本约为雷珠单抗的 1/50，这导致雷珠单抗的主要竞争对手变成了由同一家公司生产的贝伐珠单抗。2007 年，该公司发布了一份声明，宣布停止向混合药房销售贝伐珠单抗[124]。在政府参议员及医疗保险与医疗补助服务中心等的参与下[125]，在美国眼科学会和美国视网膜外科医师协会的协商下，该禁令被解除了。

随着时间的推移，关于贝伐珠单抗用于治疗与 AMD 相关的 CNV 的研究变得更加精细和复杂，最终促使了 AMD 治疗比较试验（CATT）的诞生[126, 127]。这个多中心随机试验包含了四个分组，分别是每月注射雷珠单抗、每月注射贝伐珠单抗、按需注射雷珠单抗以及按需注射贝伐珠单抗。试验中，雷珠单抗每月一次的注射剂量由美国 FDA 批准制订，而其他治疗分组则与之进行了非劣效性设计的比较。在 1 年结束时，这四个分组被重新随机分组，以进一步研究注药频率的变化对视力的影响。在 1 年时，各组的视力结果大致相似，尽管这并不是非劣效性设计确切的主要目标[126]。与每月注射的雷珠单抗或每月注射的贝伐珠单抗相比，按需注射的贝伐珠单抗未能达到非劣效性终点[127]。文章的作者表示，考虑到只随访了 1 年，且视力平均差异较小，因此这些结果具有不确定性。在第 2 年的研究结果报告中，总结了患者被分成的多个治疗分组，得出结论，按需注药组，相比于每月注药组视力更差[127]。值得注意的是，对于从每月注药改为按需注药的患者，即使之前连续 12 个月每月注射，也出现了具有统计学意义的视力显著下降。

阿柏西普（Aflibercept）是一种重组融合蛋白，包括来自人类 VEGF 受体 1 和 2 细胞外结构域的 VEGF 结合片段，以及人类 IgG1 免疫球蛋白的 Fc 片段。该药物在通过注册试验后获批上市，以商品名 Eylea 用于眼部治疗，以商品名 Zaltrap 用于癌症治疗。用于眼部治疗的初始注册试验是 VIEW 1 和 VIEW 2 试验[128]，其主要终点是在第 52 周效果不劣于雷珠单抗（即 ETDRS 表视力下降小于 15 个字母）。阿柏西普与雷珠单抗的结果相差不到 0.5 个字母，包括每 8 周注射一次阿柏西普的方案也得到了相同的结果。

近视性 CNV 的研究开始方式与 AMD 相似，不同之处在于样本规模要小得多[129-169]。早期研究显示，无论患者之前是否接受过光动力治疗，玻璃体腔注射贝伐珠单抗后，渗出迅速消退，并且平均视力提高。后来的研究延长了随访时间，从最初研究的几个月增加到 1 年，甚至长达数年，也增加了样本量。就目前来看，研究结果显示渗出明显消失，视力显著提高。近视性 CNV 的研究，相比于之前的 AMD 研究，在试验设计方面没有明显改进。

在研究早期，发现很多注射雷珠单抗的近视性 CNV 患者治疗有效[135, 145, 155, 158, 159, 164, 166, 170-173]，因此促成了 RADIANCE 研究的诞生，这是一项比较注射两种不同剂量的雷珠单抗与维替泊芬光动力治疗的Ⅲ期研究[174]。注药方案为一次注药后根据两组不同的标准进行按需注药。一次强制注药后按需注药方案简称为 1 + PRN。对于视力稳定为标准的分组，连续两个月每月注药一次，之后如果视力稳定，不再进行注药。如果视力下降，患者将每月接受注射，直到连续三个月的评估中视力保持稳定。对于疾病活动性为标准的分组，只进行一次注射，之后只有当近视性 CNV 导致视网膜内积液、视网膜下积液形成或出现活动性渗漏，引起视力下降时才予以注药。正如从治疗策略可以推测出，视力稳定组平均注射次数更多，为 4.6 次，而疾病活动组为 3.5 次。在 3 个月时，视力稳定组和疾病活动组的视力在 ETDRS 表分别提高了 10.5 个和 10.6 个字母，而与之相对应的是维替泊芬光动力治疗组提高了 2.2 个字母。在 1 年后，视力稳定组和疾病活动组的视力分别提高了 11.7 和 11.9 个字母。维替泊芬光动力治疗组在第 3 个月后接受雷珠单抗眼内注射，在平均 2.4 次注射后，视力提高了 9.3 个字母。

在 RADIANCE 研究之后，对完成该研究并至少有一次后续随访的患者进行了后续的观察评估[175]。在完成 RADIANCE 试验的 267 名患者中，有 41 名被纳入了长期的后续观察。这些患者分成两组：A 组被认为在随访期间需要额外的治疗，而 B 组则不需要。研究中没有提供如何确定患者是否需要额外治疗的标准信息，仅提到是由医生自行判断。需要额外治疗的患者在 29.4 个月的随访期内平均接受了五次雷珠单抗注射，在 48 个月时与基线相比，视力平均提高了（16.3 ± 18.7）个字母，但这些数据仅基于 16 名患者得出。

MYRROR 研究[176]是一项随机分组的Ⅲ期临床试验，研究了近视性 CNV 患者玻璃体腔内注射阿柏西普的治疗效果，患者按 3∶1 比例被随机分到玻璃体腔内注射 2 mg 阿柏西普组和对照组。该研究采用了 1 + PRN 方案的注药方案。在对照组中，患者在第 20 周之前接受虚拟注药，然后从第 24 周开始，每 4 周接受一次强制性的眼内阿柏西普注射或继续接受虚拟注药。治疗组患者视力平均提高 12.1 个字母，而虚拟治疗组则下降了 2 个字母。治疗组的患者在 0~8 周内平均接受了 2 次注射（注射次数中位数为 2），在之后的随访直到第 48 周平均接受了 2.2 次注射（注射次数中位数为 0），视力提高了 13.5 个字母。然而，虚拟注药 / 阿柏西普组最终在第 48 周平均接受了 4.2 次注射（注射次数中位数为 3），视力仅仅提高了 3.9 个字母[176]。因此得出结论，两组接受了相同平均次数的注射，但尽早治疗对视力提高更明显。

Hu 等[177]对三项比较贝伐珠单抗与雷珠单抗的随机对照临床试验进行了系统回顾。在 1 年内，这两种药物都显著提高了视力，但两种药物之间在结果方面没有显著差异。Sayanagi 等[178]对 28 名接受了雷珠单抗或阿柏西普注射的近视性 CNV 患者的 30 只眼进行了回顾性研究，两种药物都显著提高了视力，但玻璃体腔内注射阿柏西普更容易导致脉络膜变薄，尽管没有检测到脉络膜变薄对视力的影响。Chen 等[179]对 59 名接受了康柏西普（Conbercept）或雷珠单抗治疗近视性 CNV 患者的 64 只眼进行了回顾性研究，两种药物都显著提高了视力，但两组间的 logMAR 最佳矫正视力和中央黄斑厚度没有显著差异。Wang 等[180]对 1 + PRN 方案注射贝伐珠单抗的 42 只眼，和 1 + PRN 方案注射阿柏西普的 36 只眼进行了回顾性比较，两组视力均明显提高，但两组之间的最佳矫正视力和中央黄斑厚度没有显著差异。第 1 年贝伐珠单抗组所需的平均注射次数为 3.23 次，高于阿柏西普组的平均注射次数（2.11，$P = 0.01$）。Korol 等[181]进行了一项随机试验，将 96 名患者的 97 只眼随机分为雷珠单抗组和阿柏西普组，采用 1 + PRN 方案治疗。在前 12 个月，雷珠单抗组的平均注射次数为 2.5 次，阿柏西普组为 2.6 次。在第 2 年，雷珠单抗组和阿柏西普组的平均注射次数分别为 0.4 和 0.2 次。在 24 个月后未观察到两组间视力的差异，两组均显示出视力显著提高。Howaidy 和 Eldaly 将 48 名近视性 CNV 患者的 48 只眼随机分为阿柏西普组和雷珠单抗组，连续 3 个月每月注射一次。在随访的第 3 个月，两组患者的最佳矫正视力和中央黄斑厚度均显著改善，但两组之间没有差异。在设定了一致的治疗阈值的条件下去比较两个基本相似的治疗方案，可能不会检测到差异[182]。如果一种药物不如另一种药物有效，它会更频繁地达到治疗阈值，因此会被更频繁给药，去消除潜在的疗效差异。

在与 CNV 相关的已发表的研究中，还没有采用了类似治疗 AMD 的金标准注药方案，因此近视性 CNV 在治疗后视力提高的期望上限仍是未知的。但考虑到低治疗频率下仍大幅提高视力并保持相对稳定，PRN 的治疗方案可能已经接近了理论上最大的治疗效果。

19.11 近视性 CNV 的推荐治疗方法

治疗近视性 CNV 首先要排除患者是不是多灶性脉络膜炎（MCP）。患有 MCP 的眼经常并发 CNV，而大多数患有 MCP 的患者都是近视眼，因此患有 MCP 的患者常被误诊为近视性 CNV。仅仅治疗 CNV 而不治疗炎症会增加因瘢痕或萎缩而导致双眼视力下降的风险。如果存在活动性的近视性 CNV，提高视力的最佳治疗方法是注射抗 VEGF 药物。抗 VEGF 药物的选择主要考虑到药品监管和资金方面，而不是一个药物是否比另一个更有效。患者在基线接受了一次注药（图 19.7、图 19.8），在一项小规模研究中比较了一次注药的方案与三针初始剂量的方案[163, 183, 184]，采用 3 + PRN 方法可能在第 1 年需要的注射次数稍少，但代价是需要三针负荷剂量。

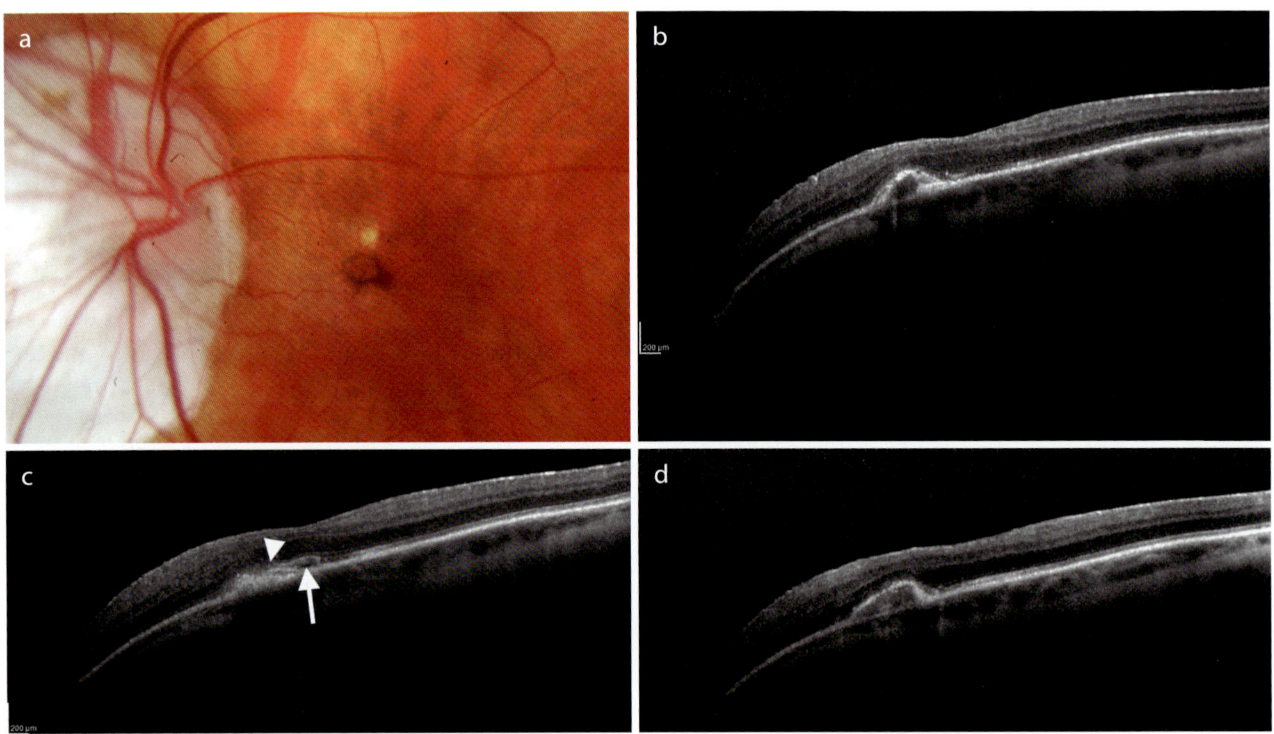

图 19.7 抗血管内皮生长因子（VEGF）的治疗效果。（a）用雷珠单抗治疗图 19.2 中的病灶 2 个月后，病灶出现了环状的色素沉积。（b）OCT 图像显示病灶缩小，其边界与上方视网膜有清晰的分界。（c）数月后，患者出现了活动性 CNV 复发的迹象，病灶内的反射强度发生变化，病灶与视网膜之间的边界变得模糊（箭头），并有少量视网膜下积液（箭）。（d）治疗后，病灶呈现出非活动的迹象，即内部反射信号减弱，病灶与视网膜之间的界限清晰，没有视网膜下积液。在随后的 2 年随访中，患者需要定期注药，但病灶的形态和视力（20/25）保持稳定

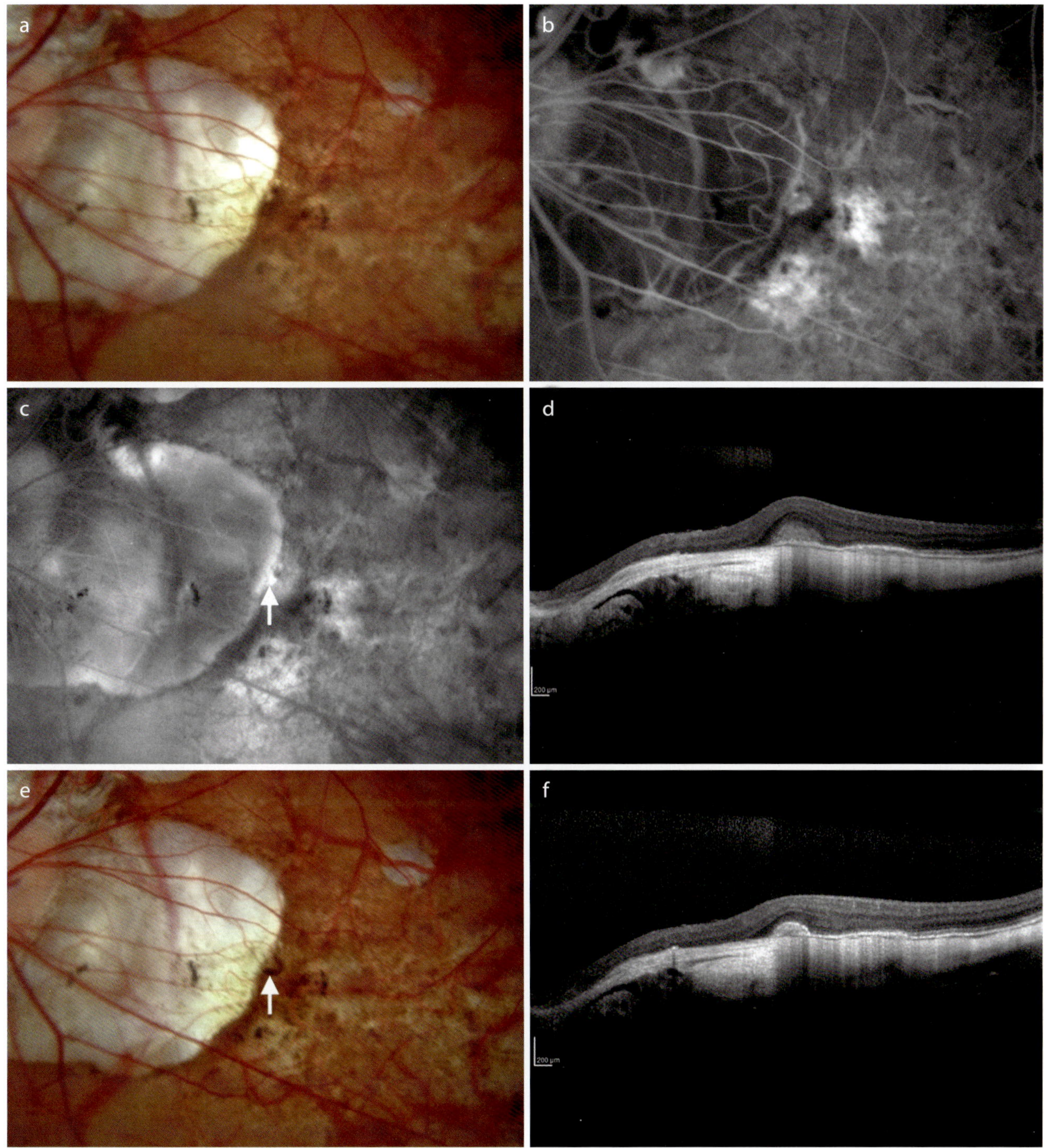

图 19.8 患者自认为有视物变形的症状，但也不太确定。（a）彩色眼底照片显示大片视盘旁萎缩，但这不能解释患者的症状。（b）荧光素造影早期显示多处透见荧光。（c）在造影后期可见点状高荧光灶（箭）。（d）在 OCT 的某一层面可见视网膜下高反射信号，与造影中的点状高荧光灶相对应。（e）在首次就诊后 2 个月，接受两次抗 VEGF 药物注射后，可以看到新生血管周围的环状色素沉积（箭）。（f）OCT 显示病灶较前缩小，病灶与旁边视网膜之间有清晰的分界。注意图 d 和图 f 中都没有视网膜内或视网膜下积液。这个病例说明抗 VEGF 注射不仅是一种治疗方法，也是一种潜在的诊断方法

治疗近视性 CNV 的关键未解决问题是治疗频率。新生血管对 VEGF 抑制剂敏感。采用 1 + PRN 方案治疗的结果与自然病程相比是“良好的”，但不知道对于近视性 CNV 如果给予更频繁的强制注药，结果如何。是否需要注药基于是否检查到特定的眼底异常表现，包括荧光素血管造影检查提示血管渗漏，或 OCT 提示视网膜内或视网膜下积液。两个主要问题，一是这些检查在高度近视患者中灵敏度不够高，另一个是没有足够的证据表明其中哪一项检查更适合随访。因此，眼底病医生在治疗近视患者时不仅根据客观检查结果（荧光素血管造影或 OCT），也根据患者的主观症状。检查没有显示任何异常，但患者主诉视力下降的情况常常发生，而且在注药后这些患者的视力也确有提高。

近视性 CNV 复发有许多潜在的症状，患者视力突然下降，且无法用萎缩范围扩大解释，因为萎缩通常是进展缓慢的。患者可能会主诉视物变形加重，但用 Amsler 方格表无法定量检测，因此很难将两次检查的结果进行比较。近视性 CNV 复发在眼底检查的体征包括新生血管病灶的边缘变模糊、可见的出血，以及偶有脂质沉积。荧光素血管造影表现为渗漏稍增多，以及着染面积稍扩大。OCT 图像上可以有多种表现。当 CNV 病灶治疗后活动性消退，病灶会变得更加致密，内部反射信号低于表面，病灶与视网膜之间的边界清晰，且没有视网膜内积液或视网膜下积液。当病灶再次活动时，前面提到的图像特征会发生变化：病灶范围会扩大，病灶内的反射信号强度增加，病灶与视网膜之间的边界变得不那么清晰，而且会出现视网膜下积液，有时也会有视网膜内积液。

发病早期视力较好、病灶较小或病灶不在中央凹的患者随着时间的推移视力更好，然而这些特征都不是患者或医生能够选择的。已经有研究比较了联合抗 VEGF 药物与光动力疗法，与单独使用抗 VEGF 药物的疗效，但就像 AMD 的研究一样[185, 186]，缺乏证据表明联合疗法对视力提高更有效。多灶性脉络膜炎的患者通常接受短期的激素治疗以及长期的免疫抑制治疗。如果同时合并 CNV 则会接受抗 VEGF 药物治疗。患者可能会因炎症反应加重和（或）CNV 活动而迅速导致失明。提示炎症活动性增加的迹象包括玻璃体中细胞数增加、视网膜下浸润、RPE 下沉积、视网膜内或视网膜下积液，以及外层视网膜结构，特别是椭圆带的部分破坏。这些病变通常对激素应答良好。提示活动性 CNV 的迹象包括视网膜内或视网膜下血流增加、CNV 病灶变厚或扩大，或出血。虽然部分患者对激素可能有应答，但治疗 CNV 主要通过抗 VEGF 药物。

19.12 色素上皮细胞的缺失与萎缩

高度近视患者在 CNV 发生之前存在多种解剖异常，比如 RPE 异常、漆裂纹、脉络膜菲薄，伴有局灶性脉络膜视网膜萎缩。未治疗的情况下，CNV 会按一定规律进展，包括血管增殖，导致渗漏和出血，新生血管通常会被增殖的色素上皮细胞包围，CNV 病灶收缩，周围单层 RPE 细胞向内回缩，导致 CNV 周围存在一圈 RPE 的缺失。这种 RPE 的缺失实际上不是萎缩，因为“萎缩”一词通常指正常的细胞凋亡。

激光光凝治疗（laser photocoagulation, LP）利用热能来破坏新生血管，但会对附近的 RPE、Bruch 膜和脉络膜同时造成损害（图 19.9），RPE 和脉络膜毛细血管被激光破坏，局部细胞丢失，被称为萎缩。萎缩通常指细胞变得不活跃，而激光光凝治疗则是将细胞的温度提高到被破坏的程度。脉络膜毛细血管是一层血管网，在后极部血管密度增加，血管之间的间隙几乎消失。血流在功能上是分叶状的，但由于血管内压力差，任何区域的血液也可能流向邻近区域。被激光光凝破坏区域的血流无法通过脉络膜毛细血管网向周围流动，因此认为，激光光凝区域周围的血流会比没有 CNV 或没有激光光凝治疗的人少。脉络膜大血管层（Haller 层）和中血管层（Sattler 层）向上方或邻近的脉络膜毛细血管层供血，被激光破坏后也会影响该处脉络膜毛细血管的血流。高度近视患者脉络膜变薄，局部脉络膜和上方 RPE 完全消失。由于缺乏有色素的组织（只剩下菲薄的视网膜），巩膜直接可见，呈现出白色的椭圆形或圆形灶。局部供血减少会加速这一过程，因此可以解释为什么随时间推移，激光光凝导致的“萎缩灶”面积增大。

PDT 同样会对脉络膜造成继发性损伤。研究显示，在治疗 AMD 继发的 CNV 的早期阶段，吲哚菁绿血管造影（ICGA）提示接受 PDT 治疗的患者可能会出现脉络膜异常低灌注。首篇聚焦于用 EDI-OCT 测量近视患者脉络膜厚度的论文指出，接受过 PDT 治疗的 CNV 患者其中央凹下方的脉络膜较薄[21]。

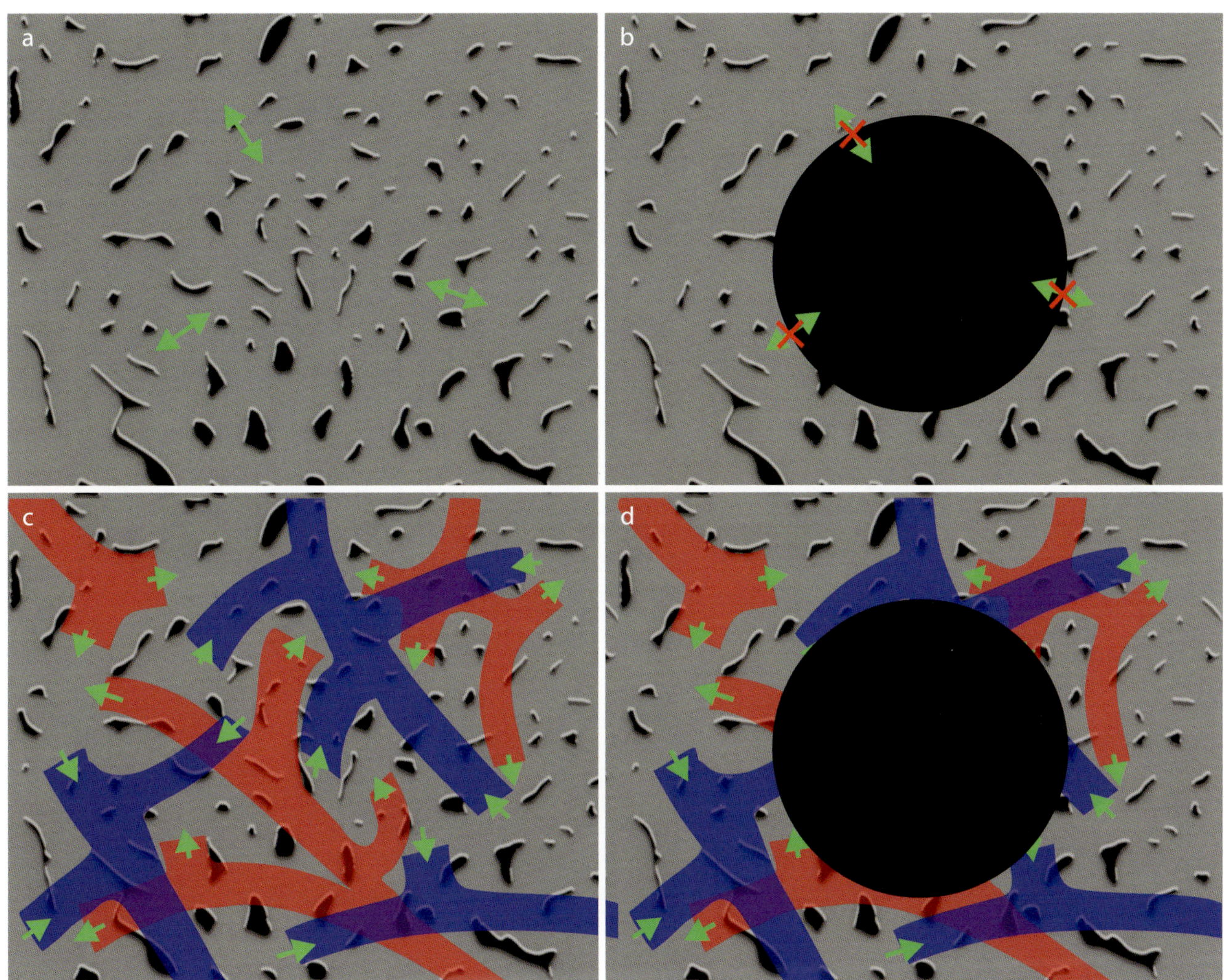

图 19.9 近视性 CNV 治疗后形成萎缩的假说。（a）脉络膜毛细血管是一个密集排列、相互连接的特化的毛细血管网，虽然在解剖上不是分叶状的，但局部的血液流动是由局部血管内压力差产生的（绿色双头箭）。（b）激光光凝会破坏脉络膜毛细血管，光凝区域的脉络膜被破坏，来自该区域的血流也会消失。（c）脉络膜毛细血管层的血流被其下方 Haller 层和 Sattler 层的大血管引流（绿色箭）分别显示对应的动脉（红色）或静脉（蓝色）中的血流方向。激光光凝也有改变血流的潜能，从而通过多种机制影响局部脉络膜区域。高度近视眼的脉络膜很薄，且随时间继续变薄。通过影响脉络膜的血流，局部的激光光凝可能会加速这一过程。同样的观点也适用于光动力疗法对脉络膜的影响

可以想象，PDT 可能会损害本就脆弱的脉络膜血管系统，促进或加速高度近视眼的萎缩性、退行性病变过程。高度近视眼在一段时间内会逐渐出现萎缩相关的临床表现，CNV 的发生以及其相关治疗可能会加速这个过程。

一些接受抗 VEGF 药物治疗的眼也可能出现萎缩或 RPE 缺失的情况，通常发生在病灶的外缘。其中部分眼的RPE缺失区域的外缘进一步向外扩展，而之前色素沉着的中央区域的色素逐渐减少。药物引起的瘢痕化和 CNV 病灶的收缩可能会导致周边 RPE 撕裂。部分眼底会出现萎缩灶，但不一定在 CNV 的位置。图 19.10 显示了眼底出现 CNV 病灶，在接受抗 VEGF 药物治疗 1 年后出现了另一个 CNV 病灶；第二个病灶也接受了抗 VEGF 药物治疗，经过 3 年随访，患者出现了明显的萎缩灶，但并不是在原有 CNV 的位置。患者的脉络膜萎缩随时间推移逐渐发展成脉络膜视网膜萎缩。新生血管长入视网膜下需要先穿透 Bruch 膜，而 Bruch 膜的缺损似乎会随着时间推移而扩大[187]。

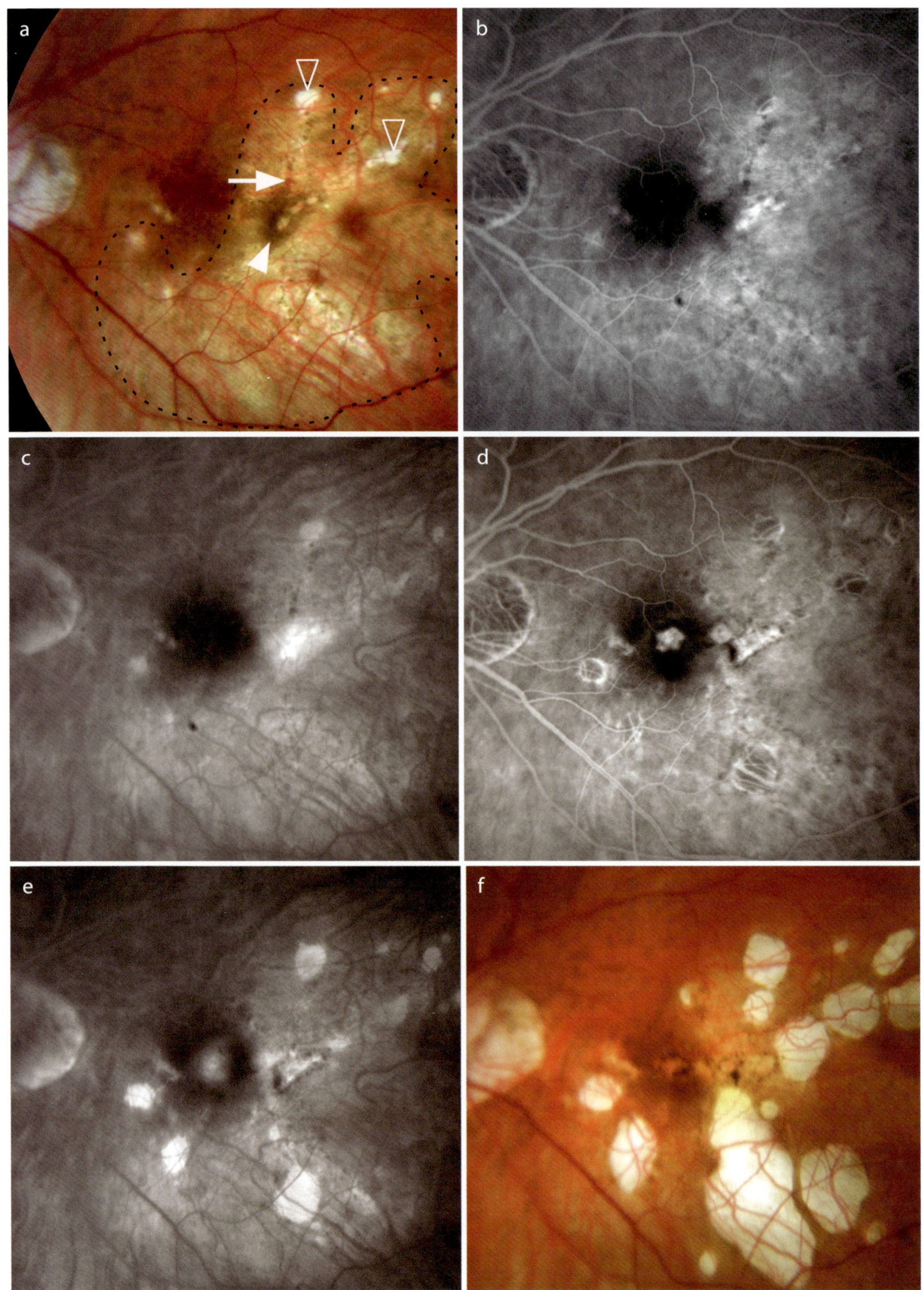

图 19.10 （a）61 岁高度近视患者，眼底可见位于漆裂纹上方的黄斑颞侧的点状出血（箭）以及局部色素沉着（实心箭头）。脉络膜变薄的区域（虚线）内可见一些小的组织缺失区（空心箭头）。（b、c）荧光素血管造影在早期（b）和晚期（c）显示 CNV 的高荧光渗漏范围扩大，在接受了抗 VEGF 药物注射治疗后，新生血管病灶变得静止。（d）将近 1 年后，患者出现了一些新的症状，是由第二个中央凹下方新生血管导致的。（e）在荧光素血管造影的晚期显示出渗漏。患者又接受了一次注药。（f）又过了 3 年后，患者眼底可见多个严重萎缩的区域，位于脉络膜变薄区域内（a，虚线）。同时发现新生血管所在的区域没有发生萎缩

参考文献

[1] Fuchs E. Der centrale schwarze Fleck bei Myopie. Z Augenheilkunde. 1901;5:171–8.

[2] Lloyd RI. Clinical studies of the myopic macula. Trans Am Ophthalmol Soc. 1953;51:273–84.

[3] Focosi M, Brancato R, Frosini R. Serous maculopathy of myopes. Fluorescein retinography and possibilities for treatment. Doc Ophthalmol. 1973;34:157–64.

[4] Levy JH, Pollock HM, Curtin BJ. The Fuchs' spot: an ophthalmoscopic and fluorescein angiographic study. Ann Ophthalmol. 1977;9:1433–43.

[5] Vision Institute Institute. The impact of myopia and high myopia: report of the Joint World Health Organization–Brien Holden Vision Institute Global Scientific Meeting on Myopia. University of New South Wales, Sydney, Australia, 16–18 March 2015. Geneva World Health Organization. 2017.

[6] United Nations Department of Economic and Social Affairs. World population prospects 2019 highlights. New York: United Nations; 2019.

[7] Wong TY, Ferreira A, Hughes R, et al. Epidemiology and disease burden of pathologic myopia and myopic choroidal neovascularization: an evidence-based systematic review. Am J Ophthalmol. 2014;157(1):9–25.e12.

[8] Buch H, Vinding T, La Cour M, et al. Prevalence and causes of visual impairment and blindness among 9980 Scandinavian adults: the Copenhagen City Eye Study. Ophthalmology. 2004;111(1):53–61.

[9] Cedrone C, Culasso F, Cesareo M, et al. Incidence of blindness and low vision in a sample population: the Priverno Eye Study, Italy. Ophthalmology. 2003;110(3):584–8.

[10] Krumpaszky HG, Lüdtke R, Mickler A, Klauss V, Selbmann HK. Blindness incidence in Germany. A population-based study from Württemberg-Hohenzollern. Ophthalmologica. 1999;213(3):176–82.

[11] Xu L, Wang Y, Li Y, et al. Causes of blindness and visual impairment in urban and rural areas in Beijing: the Beijing Eye Study. Ophthalmology. 2006;113(7):1134.el–11.

[12] Hsu WM, Cheng CY, Liu JH, et al. Prevalence and causes of visual impairment in an elderly Chinese population in Taiwan: the Shihpai Eye Study. Ophthalmology. 2004;111(1):62–9.

[13] Iwase A, Araie M, Tomidokoro A, et al. Prevalence and causes of low vision and blindness in a Japanese adult population: the Tajimi Study. Ophthalmology. 2006;113(8):1354–62.

[14] Yoshida T, Ohno-Matsui K, Yasuzumi K, et al. Myopic choroidal neovascularization: a 10-year follow-up. Ophthalmology. 2003;110:1297–305.

[15] Secretan M, Kuhn D, Soubrane G, Coscas G. Long-term visual outcome of choroidal neovascularization in pathologic myopia: natural history and laser treatment. Eur J Ophthalmol. 1997;7:307–16.

[16] Yoshida T, Ohno-Matsui K, Ohtake Y, et al. Long-term visual prognosis of choroidal neovascularization in high myopia: a comparison between age groups. Ophthalmology. 2002;109:712–9.

[17] Klein RM, Curtin BJ. Lacquer crack lesions in pathologic myopia. Am J Ophthalmol. 1975;79:386–92.

[18] Klein RM, Green S. The development of lacquer cracks in pathologic myopia. Am J Ophthalmol. 1988;106:282–5.

[19] Hayasaka S, Uchida M, Setogawa T. Subretinal hemorrhages with or without choroidal neovascularization in the maculas of patients with pathologic myopia. Graefes Arch Clin Exp Ophthalmol. 1990;228:277–80.

[20] Curtin BJ. The myopias. Basic science and clinical management. Philadelphia: Harper & Row; 1985.

[21] Fujiwara T, Imamura Y, Margolis R, Slakter JS, Spaide RF. Enhanced depth imaging optical coherence tomography of the choroid in highly myopic eyes. Am J Ophthalmol. 2009;148:445–50.

[22] Ikuno Y, Tano Y. Retinal and choroidal biometry in highly myopic eyes with spectral-domain optical coherence tomography. Invest Ophthalmol Vis Sci. 2009;50:3876–80.

[23] Ikuno Y, Maruko I, Yasuno Y, et al. Reproducibility of retinal and choroidal thickness measurements in enhanced depth imaging and high-penetration optical coherence tomography. Invest Ophthalmol Vis Sci. 2011;52:5536–40.

[24] Nishida Y, Fujiwara T, Imamura Y, Lima LH, Kurosaka D, Spaide RF. Choroidal thickness and visual acuity in highly myopic eyes. Retina. 2012;32:1229–36.

[25] Ohno-Matsui K, Yoshida T, Futagami S, et al. Patchy atrophy and lacquer cracks predispose to the development of choroidal neovascularisation in pathological myopia. Br J Ophthalmol. 2003;87:570–3.

[26] Ikuno Y, Sayanagi K, Soga K, et al. Lacquer crack formation and choroidal neovascularization in pathologic myopia. Retina. 2008;28:1124–31.

[27] Heriot WJ, Henkind P, Bellhorn RW, Burns MS. Choroidal neovascularization can digest Bruch's membrane. A prior break is not essential. Ophthalmology. 1984;91:1603–8.

[28] Verteporfin in Photodynamic Therapy Study Group. Photodynamic therapy of subfoveal choroidal neovascularization in pathologic myopia with verteporfin. 1-year results of a randomized clinical trial – VIP report no. 1. Ophthalmology. 2001;108:841–52.

[29] Verteporfin in Photodynamic Therapy Study Group. Verteporfin therapy of subfoveal choroidal neovascularization in age-related macular degeneration: two-year results of a randomized clinical trial including lesions with occult with no classic choroidal neovascularization — verteporfin in photodynamic therapy report 2. Am J Ophthalmol. 2001;131:541–60.

[30] Hayashi K, Shimada N, Moriyama M, Hayashi W, Tokoro T, Ohno-Matsui K. Two-year outcomes of intravitreal bevacizumab for choroidal neovascularization in Japanese patients with pathologic myopia. Retina. 2012;32:687–95.

[31] Lee DH, Kang HG, Lee SC, Kim M. Features of optical coherence tomography predictive of choroidal neovascularisation treatment response in pathological myopia in association with fluorescein angiography. Br J Ophthalmol. 2018;102(2):238–42.

[32] Vance SK, Khan S, Klancnik JM, Freund KB. Characteristic spectral-domain optical coherence tomography findings of multifocal choroiditis. Retina. 2011;31:717–23.

[33] Haen SP, Spaide RF. Fundus autofluorescence in multifocal choroiditis and panuveitis. Am J Ophthalmol. 2008;145:847–53.

[34] Curtin BJ, Karlin DB. Axial length measurements and fundus changes of the myopic eye. Am J Ophthalmol. 1971;71:42–53.

[35] Rabb MF, Garoon I, LaFranco FP. Myopic macular degeneration. Int Ophthalmol Clin. 1981;21:51–69.

[36] Hotchkiss ML, Fine SL. Pathologic myopia and choroidal neovascularization. Am J Ophthalmol. 1981;91:177–83.

[37] Fried M, Siebert A, Meyer-Schwickerath G. A natural history of Fuchs' spot: a long-term follow-up study. Doc Ophthalmol. 1981;28:215–21.

[38] Cohen SY, Laroche A, Leguen Y, Soubrane G, Coscas GJ. Etiology of choroidal neovascularization in young patients. Ophthalmology. 1996;103:1241–4.

[39] Steidl SM, Pruett RC. Macular complications associated with posterior staphyloma. Am J Ophthalmol. 1997;123:181–7.

[40] Shih YF, Ho TC, Hsiao CK, Lin LL. Visual outcomes for high myopic patients with or without myopic maculopathy: a 10 year follow up study. Br J Ophthalmol. 2006;90:546–50.

[41] Vongphanit J, Mitchell P, Wang JJ. Prevalence and progression of myopic retinopathy in an older population. Ophthalmology. 2002;109:704–11.

[42] Gao LQ, Liu W, Liang YB, et al. Prevalence and characteristics of myopic retinopathy in a rural Chinese adult population: the Handan Eye Study. Arch Ophthalmol. 2011;129:1199–204.

[43] Grossniklaus HE, Green WR. Pathologic findings in pathologic myopia. Retina. 1992;12:127–33.

[44] Wright RE, Freudenthal W. Angioid streaks with pseudoxanthoma elasticum (Gronblad-Strandberg Syndrome). Proc R Soc Med. 1943;36:290–1.

[45] Spraul CW, Lang GE, Grossniklaus HE, Lang GK. Histologic and morphometric analysis of the choroid, Bruch's membrane, and retinal pigment epithelium in postmortem eyes with age-related macular degeneration and histologic examination of surgically excised choroidal neovascular membranes. Surv Ophthalmol. 1999;44(Suppl 1):S10–32.

[46] Grossniklaus HE, Green WR. Choroidal neovascularization. Am J Ophthalmol. 2004;137:496–503.

[47] Hampton GR, Kohen D, Bird AC. Visual prognosis of disciform degeneration in myopia. Ophthalmology. 1983;90:923–6.

[48] Avila MP, Weiter JJ, Jalkh AE, Trempe CL, Pruett RC, Schepens CL. Natural history of choroidal neovascularization in degenerative myopia. Ophthalmology. 1984;91:1573–81.

[49] Tabandeh H, Flynn HW Jr, Scott IU, et al. Visual acuity outcomes of patients 50 years of age and older with high myopia and untreated choroidal neovascularization. Ophthalmology. 1999;106:2063–7.

[50] Bottoni F, Tilanus M. The natural history of juxtafoveal and subfoveal choroidal neovascularization in high myopia. Int Ophthalmol. 2001;24:249–55.

[51] Hayashi K, Ohno-Matsui K, Yoshida T, et al. Characteristics of patients with a favorable natural course of myopic choroidal neovascularization. Graefes Arch Clin Exp Ophthalmol. 2005;243:13–9.

[52] Gass JD. Pathogenesis of disciform detachment of the neuroepithelium. Am J Ophthalmol. 1967;63(Suppl):1–139.

[53] L'Esperance FA Jr. The treatment of ophthalmic vascular disease by argon laser photocoagulation. Trans Am Acad Ophthalmol Otolaryngol. 1969;73:1077–96.

[54] L'Esperance FA Jr. Clinical photocoagulation with the krypton laser. Arch Ophthalmol. 1972;87:693–700.

[55] Little HL, Zweng HC, Peabody RR. Argon laser slit-lamp retinal photocoagulation. Trans Am Acad Ophthalmol Otolaryngol. 1970;74:85–97.

[56] Patz A, Maumenee AJ, Ryan SJ. Argon laser photocoagulation in macular diseases. Trans Am Ophthalmol Soc. 1971;69:71–83.

[57] Gass JD. Photocoagulation of macular lesions. Trans Am Acad Ophthalmol Otolaryngol. 1971;75:580–608.

[58] Macular Photocoagulation Study Group. Argon laser photocoagulation for senile macular degeneration. Results of a randomized clinical trial. Arch Ophthalmol. 1982;100:912–8.

[59] Macular Photocoagulation Study Group. Argon laser photocoagulation for neovascular maculopathy. Three-year results from randomized clinical trials. Arch Ophthalmol. 1986;104:694–701.

[60] Macular Photocoagulation Study Group. Laser photocoagulation for juxtafoveal choroidal neovascularization. Five-year results from randomized clinical trials. Arch Ophthalmol. 1994;112:500–9.

[61] Zimmer-Galler IE, Bressler NM, Bressler SB. Treatment of choroidal neovascularization: updated information from recent macular photocoagulation study group reports. Int Ophthalmol Clin. 1995;35:37–57.

[62] Blackhurst DW, Maguire MG. Reproducibility of refraction and visual acuity measurement under a standard protocol. The Macular Photocoagulation Study Group. Retina. 1989;9:163–9.

[63] Berkow JW. Subretinal neovascularization in senile macular degeneration. Am J Ophthalmol. 1984;97:143–7.

[64] Willan AR, Cruess AF, Ballantyne M. Argon green vs. krypton red laser photocoagulation for extrafoveal choroidal neovascularization secondary to age-related macular degeneration: 3-year results of a multicentre randomized trial. Canadian Ophthalmology Study Group. Can J Ophthalmol. 1996;31:11–7.

[65] Jalkh AE, Weiter JJ, Trempe CL, Pruett RC, Schepens CL. Choroidal neovascularization in degenerative myopia: role of laser photocoagulation. Ophthalmic Surg. 1987;18:721–5.

[66] Pece A, Brancato R, Avanza P, Camesasca F, Galli L. Laser photocoagulation of choroidal neovascularization in pathologic myopia: long-term results. Int Ophthalmol. 1994;18:339–44.

[67] Fardeau C, Soubrane G, Coscas G. Photocoagulation des néo-vaisseaux sous-rétiniens compliquant la dégénérescence myopique. Bull Soc Ophtalmol Fr. 1992;92:239–42.

[68] Ruiz-Moreno JM, Montero JA. Long-term visual acuity after argon green laser photocoagulation of juxtafoveal choroidal neovascularization in highly myopic eyes. Eur J Ophthalmol. 2002;12:117–22.

[69] Brancato R, Pece A, Avanza P, Radrizzani E. Photocoagulation scar expansion after laser therapy for

choroidal neovascularization in degenerative myopia. Retina. 1990;10:239–43.

[70] de Juan E Jr, Machemer R. Vitreous surgery for hemorrhagic and fibrous complications of age-related macular degeneration. Am J Ophthalmol. 1988;105:25–9.

[71] Berger AS, Kaplan HJ. Clinical experience with the surgical removal of subfoveal neovascular membranes. Short-term postoperative results. Ophthalmology. 1992; 99:969–75.

[72] Thomas MA, Grand MG, Williams DF, Lee CM, Pesin SR, Lowe MA. Surgical management of subfoveal choroidal neovascularization. Ophthalmology. 1992;99: 952–68.

[73] Bressler NM, Bressler SB, Hawkins BS, et al. Submacular surgery trials randomized pilot trial of laser photocoagulation versus surgery for recurrent choroidal neovascularization secondary to age-related macular degeneration: I. Ophthalmic outcomes submacular surgery trials pilot study report number 1. Am J Ophthalmol. 2000;130:387–407.

[74] Hawkins BS, Bressler NM, Miskala PH, et al. Surgery for subfoveal choroidal neovascularization in age-related macular degeneration: ophthalmic findings: SST report no. 11. Ophthalmology. 2004;111:1967–80.

[75] Bressler NM, Bressler SB, Childs AL, et al. Surgery for hemorrhagic choroidal neovascular lesions of age-related macular degeneration: ophthalmic findings: SST report no. 13. Ophthalmology. 2004;111:1993–2006.

[76] Hawkins BS, Bressler NM, Bressler SB, et al. Surgical removal vs observation for subfoveal choroidal neovascularization, either associated with the ocular histoplasmosis syndrome or idiopathic: I. Ophthalmic findings from a randomized clinical trial: Submacular Surgery Trials (SST) Group H Trial: SST report no. 9. Arch Ophthalmol. 2004;122:1597–611.

[77] Bass EB, Gilson MM, Mangione CM, et al. Surgical removal vs observation for idiopathic or ocular histoplasmosis syndrome-associated subfoveal choroidal neovascularization: vision preference value scale findings from the randomized SST Group H Trial: SST report no. 17. Arch Ophthalmol. 2008;126:1626–32.

[78] Fujii GY, de Juan E, Thomas MA, Pieramici DJ, Humayun MS, Au Eong KG. Limited macular translocation for the management of subfoveal retinal pigment epithelial loss after submacular surgery. Am J Ophthalmol. 2001;131:272–5.

[79] Ohji M, Fujikado T, Kusaka S, et al. Comparison of three techniques of foveal translocation in patients with subfoveal choroidal neovascularization resulting from age-related macular degeneration. Am J Ophthalmol. 2001;132:888–96.

[80] Mruthyunjaya P, Stinnett SS, Toth CA. Change in visual function after macular translocation with 360 degrees retinectomy for neovascular age-related macular degeneration. Ophthalmology. 2004;111:1715–24.

[81] Cahill MT, Stinnett SS, Banks AD, Freedman SF, Toth CA. Quality of life after macular translocation with 360 degrees peripheral retinectomy for age-related macular degeneration. Ophthalmology. 2005;112:144–51.

[82] Lüke M, Ziemssen F, Völker M, et al. Full macular translocation (FMT) versus photodynamic therapy (PDT) with verteporfin in the treatment of neovascular age-related macular degeneration: 2-year results of a prospective, controlled, randomised pilot trial (FMT-PDT). Graefes Arch Clin Exp Ophthalmol. 2009; 247: 745–54.

[83] Lüke M, Ziemssen F, Bartz-Schmidt KU, Gelisken F. Quality of life in a prospective, randomised pilot-trial of photodynamic therapy versus full macular translocation in treatment of neovascular age-related macular degeneration--a report of 1 year results. Graefes Arch Clin Exp Ophthalmol. 2007;245:1831–6.

[84] Yamada Y, Miyamura N, Suzuma K, Kitaoka T. Long-term follow- up of full macular translocation for choroidal neovascularization. Am J Ophthalmol. 2010;149:453–7.e1.

[85] Uemura A, Thomas MA. Subretinal surgery for choroidal neovascularization in patients with high myopia. Arch Ophthalmol. 2000;118(3):344–50.

[86] Ruiz-Moreno JM, de la Vega C. Surgical removal of subfoveal choroidal neovascularisation in highly myopic patients. Br J Ophthalmol. 2001;85:1041–3.

[87] Hera R, Mouillon M, Gonzalvez B, Millet JY, Romanet JP. Surgery for choroidal subfoveal neovascularization in patients with severe myopia. Retrospective analysis of 17 patients. J Fr Ophtalmol. 2001;24:716–23.

[88] Hamelin N, Glacet-Bernard A, Brindeau C, Mimoun G, Coscas G, Soubrane G. Surgical treatment of subfoveal neovascularization in myopia: macular translocation vs surgical removal. Am J Ophthalmol. 2002;133:530–6.

[89] Treatment of age-related macular degeneration with photodynamic therapy (TAP) Study Group. Photodynamic therapy of subfoveal choroidal neovascularization in age-related macular degeneration with verteporfin: one-year results of 2 randomized clinical trials--TAP report. Arch Ophthalmol. 1999;117:1329–45.

[90] Bressler NM, Treatment of Age-Related Macular Degeneration with Photodynamic Therapy (TAP) Study Group. Photodynamic therapy of subfoveal choroidal neovascularization in age-related macular degeneration with verteporfin: two-year results of 2 randomized clinical trials-TAP report 2. Arch Ophthalmol. 2001;119: 198–207.

[91] Blinder KJ, Bradley S, Bressler NM, et al. Effect of lesion size, visual acuity, and lesion composition on visual acuity change with and without verteporfin therapy for choroidal neovascularization secondary to age-related macular degeneration: TAP and VIP report no. 1. Am J Ophthalmol. 2003;136:407–18.

[92] Bressler NM, VAM Study Writing Committee. Verteporfin therapy in age-related macular degeneration (VAM): an open-label multicenter photodynamic therapy study of 4,435 patients. Retina. 2004;24:512–20.

[93] Blinder KJ, Blumenkranz MS, Bressler NM, Verteporfin in Photodynamic Therapy Study Group, et al. Verteporfin therapy of subfoveal choroidal neovascularisation in pathologic myopia: 2-year results of a randomized clinical trial – VIP report no. 3. Ophthalmology. 2003; 110:667–72.

[94] Bandello F, Blinder K, Bressler NM, et al. Verteporfin in photodynamic therapy: report no. 5. Ophthalmology. 2004;111:2144.

[95] Lam DS, Chan WM, Liu DT, Fan DS, Lai WW, Chong KK. Photodynamic therapy with verteporfin for

subfoveal choroidal neovascularisation of pathologic myopia in Chinese eyes: a prospective series of 1 and 2 year follow up. Br J Ophthalmol. 2004;88:1315–9.
[96] Gelisken F, Inhoffen W, Hermann A, Grisanti S, Bartz-Schmidt KU. Verteporfin photodynamic therapy for extrafoveal choroidal neovascularisation in pathologic myopia. Graefes Arch Clin Exp Ophthalmol. 2004; 242: 926–30.
[97] Axer-Siegel R, Ehrlich R, Weinberger D, et al. Photodynamic therapy of subfoveal choroidal neovascularization in high myopia in a clinical setting: visual outcome in relation to age at treatment. Am J Ophthalmol. 2004;138:602–7.
[98] Ergun E, Heinzl H, Stur M. Prognostic factors influencing visual outcome of photodynamic therapy for subfoveal choroidal neovascularization in pathologic myopia. Am J Ophthalmol. 2004;138:434–8.
[99] Gibson J. Photodynamic therapy with verteporfin for juxtafoveal choroidal neovascularisation secondary to pathological myopia. Eye (Lond). 2005;19:829–30.
[100] Lam DS, Liu DT, Fan DS, Lai WW, So SF, Chan WM. Photodynamic therapy with verteporfin for juxtafoveal choroidal neovascularization secondary to pathologic myopia-1-year results of a prospective series. Eye (Lond). 2005;19:834–40.
[101] Schnurrbusch UE, Jochmann C, Wiedemann P, Wolf S. Quantitative assessment of the long-term effect of photodynamic therapy in patients with pathologic myopia. Graefes Arch Clin Exp Ophthalmol. 2005;243:829–33.
[102] Krebs I, Binder S, Stolba U, Glittenberg C, Brannath W, Goll A. Choroidal neovascularization in pathologic myopia: three-year results after photodynamic therapy. Am J Ophthalmol. 2005;140:416–25.
[103] Pece A, Isola V, Vadala M, Matranga D. Photodynamic therapy with verteporfin for subfoveal choroidal neovascularization secondary to pathologic myopia: long-term study. Retina. 2006;26:746–51.
[104] Ohno-Matsui K, Moriyama M, Hayashi K, Mochizuki M. Choroidal vein and artery occlusion following photodynamic therapy in eyes with pathologic myopia. Graefes Arch Clin Exp Ophthalmol. 2006;244:1363–6.
[105] Chen YS, Lin JY, Tseng SY, Yow SG, Hsu WJ, Tsai SC. Photodynamic therapy for Taiwanese patients with pathologic myopia: a 2-year follow-up. Retina. 2007;27:839–45.
[106] Virgili G, Varano M, Giacomelli G, et al. Photodynamic therapy for nonsubfoveal choroidal neovascularization in 100 eyes with pathologic myopia. Am J Ophthalmol. 2007;143:77–82.
[107] Pece A, Vadala M, Isola V, Matranga D. Photodynamic therapy with verteporfin for juxtafoveal choroidal neovascularization in pathologic myopia: a long-term follow-up study. Am J Ophthalmol. 2007;143:449–54.
[108] Ruiz-Moreno JM, Montero JA, Gomez-Ulla F. Photodynamic therapy may worsen the prognosis of highly myopic choroidal neovascularisation treated by intravitreal bevacizumab. Br J Ophthalmol. 2009;93: 1693–4.
[109] Ruiz-Moreno JM, Amat P, Montero JA, Lugo F. Photodynamic therapy to treat choroidal neovascularisation in highly myopic patients: 4 years' outcome. Br J Ophthalmol. 2008;92:792–4.
[110] Hayashi K, Ohno-Matsui K, Shimada N, et al. Long-term results of photodynamic therapy for choroidal neovascularization in Japanese patients with pathologic myopia. Am J Ophthalmol. 2011;151:137–147.e1.
[111] Coutinho AM, Silva RM, Nunes SG, Cachulo ML, Figueira JP, Murta JN. Photodynamic therapy in highly myopic eyes with choroidal neovascularization: 5 years of follow-up. Retina. 2011;31:1089–94.
[112] Giansanti F, Virgili G, Donati MC, et al. Long-term results of photodynamic therapy for subfoveal choroidal neovascularization with pathologic myopia. Retina. 2012;32(8):1547–52.
[113] Folkman J. Tumor angiogenesis: therapeutic implications. N Engl J Med. 1971;285:1182–6.
[114] Ferrara N, Gerber HP, LeCouter J. The biology of VEGF and its receptors. Nat Med. 2003;9:669–76.
[115] Ferrara N, Hillan KJ, Novotny W. Bevacizumab (Avastin), a humanized anti-VEGF monoclonal antibody for cancer therapy. Biochem Biophys Res Commun. 2005;333:328–35.
[116] Hurwitz H, Fehrenbacher L, Novotny W, et al. Bevacizumab plus irinotecan, fluorouracil, and leucovorin for metastatic colorectal cancer. N Engl J Med. 2004; 350:2335–42.
[117] Brown DM, Kaiser PK, Michels M, et al. Ranibizumab versus verteporfin for neovascular age-related macular degeneration. N Engl J Med. 2006;355:1432–44.
[118] Rosenfeld PJ, Brown DM, Heier JS, et al. Ranibizumab for neovascular age-related macular degeneration. N Engl J Med. 2006;355:1419–31.
[119] Singer MA, Awh CC, Sadda S, et al. HORIZON: an open-label extension trial of ranibizumab for choroidal neovascularization secondary to age-related macular degeneration. Ophthalmology. 2012;119:1175–83.
[120] Rosenfeld PJ, Moshfeghi AA, Puliafito CA. Optical coherence tomography findings after an intravitreal injection of bevacizumab (Avastin) for neovascular age-related macular degeneration. Ophthalmic Surg Lasers Imaging. 2005;36:331–5.
[121] Avery RL, Pieramici DJ, Rabena MD, Castellarin AA, Nasir MA, Giust MJ. Intravitreal bevacizumab (Avastin) for neovascular age-related macular degeneration. Ophthalmology. 2006;113:363– 372.e5.
[122] Spaide RF, Laud K, Fine HF, et al. Intravitreal bevacizumab treatment of choroidal neovascularization secondary to age-related macular degeneration. Retina. 2006;26:383–90.
[123] El-Mollayess GM, Noureddine BN, Bashshur ZF. Bevacizumab and neovascular age related macular degeneration: pathogenesis and treatment. Semin Ophthalmol. 2011;26:69–76.
[124] http://online.wsj.com/article/SB119213222981256309.html?mod=home_health_right
[125] http://aging.senate.gov/letters/genentechcmsltr.pdf
[126] CATT Research Group, Martin DF, Maguire MG, Ying GS, et al. Ranibizumab and bevacizumab for neovascular age-related macular degeneration. N Engl J Med. 2011;364:1897–908.
[127] Comparison of Age-related Macular Degeneration Treatments Trials (CATT) Research Group, Martin DF, Maguire MG, Fine SL, Ying GS, et al. Ranibizumab and

bevacizumab for treatment of neovascular age-related macular degeneration: two-year results. Ophthalmology. 2012;119:1388–98.
[128] Heier JS, Brown DM, Chong V, et al. Intravitreal aflibercept (VEGF trap-eye) in wet age-related macular degeneration. Ophthalmology. 2012;119(12):2537–48.
[129] Laud K, Spaide RF, Freund KB, Slakter J, Klancnik JM Jr. Treatment of choroidal neovascularization in pathologic myopia with intravitreal bevacizumab. Retina. 2006;26:960–3.
[130] Yamamoto I, Rogers AH, Reichel E, Yates PA, Duker JS. Intravitreal bevacizumab (Avastin) as treatment for subfoveal choroidal neovascularisation secondary to pathological myopia. Br J Ophthalmol. 2007;91:157–60.
[131] Sakaguchi H, Ikuno Y, Gomi F, et al. Intravitreal injection of bevacizumab for choroidal neovascularisation associated with pathological myopia. Br J Ophthalmol. 2007;91:161–5.
[132] Hernández-Rojas ML, Quiroz-Mercado H, Dalma-Weiszhausz J, et al. Short-term effects of intravitreal bevacizumab for subfoveal choroidal neovascularization in pathologic myopia. Retina. 2007;27:707–12.
[133] Chan WM, Lai TY, Liu DT, Lam DS. Intravitreal bevacizumab (Avastin) for myopic choroidal neovascularization: six-month results of a prospective pilot study. Ophthalmology. 2007;114:2190–6.
[134] Rensch F, Spandau UH, Schlichtenbrede F, et al. Intravitreal bevacizumab for myopic choroidal neovascularization. Ophthalmic Surg Lasers Imaging. 2008; 39:182–5.
[135] Silva RM, Ruiz-Moreno JM, Nascimento J, et al. Short-term efficacy and safety of intravitreal ranibizumab for myopic choroidal neovascularization. Retina. 2008;28: 1117–23.
[136] Arias L, Planas N, Prades S, et al. Intravitreal bevacizumab (Avastin) for choroidal neovascularisation secondary to pathological myopia: 6-month results. Br J Ophthalmol. 2008;92:1035–9.
[137] Chang LK, Spaide RF, Brue C, Freund KB, Klancnik JM Jr, Slakter JS. Bevacizumab treatment for subfoveal choroidal neovascularization from causes other than age-related macular degeneration. Arch Ophthalmol. 2008;126:941–5.
[138] Rheaume MA, Sebag M. Intravitreal bevacizumab for the treatment of choroidal neovascularization associated with pathological myopia. Can J Ophthalmol. 2008;43:576–80.
[139] Wong D, Li KK. Avastin in myopic choroidal neovascularisation: is age the limit? Br J Ophthalmol. 2008;92:1011–2.
[140] Ruiz-Moreno JM, Montero JA, Gomez-Ulla F, Ares S. Intravitreal bevacizumab to treat subfoveal choroidal neovascularisation in highly myopic eyes: 1-year outcome. Br J Ophthalmol. 2009;93:448–51.
[141] Hayashi K, Ohno-Matsui K, Teramukai S, et al. Comparison of visual outcome and regression pattern of myopic choroidal neovascularization after intravitreal bevacizumab or after photodynamic therapy. Am J Ophthalmol. 2009;148:396–408.
[142] Yodoi Y, Tsujikawa A, Nakanishi H, et al. Central retinal sensitivity after intravitreal injection of bevacizumab for myopic choroidal neovascularization. Am J Ophthalmol. 2009;147:816–24. 24.e1.
[143] Ikuno Y, Soga K, Wakabayashi T, Gomi F. Angiographic changes after bevacizumab. Ophthalmology. 2009;116: 2263.e1.
[144] Hayashi K, Ohno-Matsui K, Shimada N, et al. Intravitreal bevacizumab on myopic choroidal neovascularization that was refractory to or had recurred after photodynamic therapy. Graefes Arch Clin Exp Ophthalmol. 2009;247:609–18.
[145] Konstantinidis L, Mantel I, Pournaras JA, Zografos L, Ambresin A. Intravitreal ranibizumab (Lucentis) for the treatment of myopic choroidal neovascularization. Graefes Arch Clin Exp Ophthalmol. 2009;247:311–8.
[146] Dithmar S, Schaal KB, Hoh AE, Schmidt S, Schutt F. Intravitreal bevacizumab for choroidal neovascularization due to pathological myopia. Ophthalmologe. 2009;106:527–30.
[147] Chan WM, Lai TY, Liu DT, Lam DS. Intravitreal bevacizumab (Avastin) for myopic choroidal neovascularisation: 1-year results of a prospective pilot study. Br J Ophthalmol. 2009;93:150–4.
[148] Ruiz-Moreno JM, Gomez-Ulla F, Montero JA, et al. Intravitreous bevacizumab to treat subfoveal choroidal neovascularization in highly myopic eyes: short-term results. Eye (Lond). 2009;23:334–8.
[149] Ikuno Y, Sayanagi K, Soga K, et al. Intravitreal bevacizumab for choroidal neovascularization attributable to pathological myopia: one-year results. Am J Ophthalmol. 2009;147:94–100.e1.
[150] Sayanagi K, Ikuno Y, Soga K, Wakabayashi T, Tano Y. Marginal crack after intravitreal bevacizumab for myopic choroidal neovascularization. Acta Ophthalmol. 2009;87:460–3.
[151] Cohen SY. Anti-VEGF drugs as the 2009 first-line therapy for choroidal neovascularization in pathologic myopia. Retina. 2009;29:1062–6.
[152] Monés JM, Amselem L, Serrano A, Garcia M, Hijano M. Intravitreal ranibizumab for choroidal neovascularization secondary to pathologic myopia: 12-month results. Eye (Lond). 2009;23:1275–80.
[153] Gharbiya M, Allievi F, Mazzeo L, Gabrieli CB. Intravitreal bevacizumab treatment for choroidal neovascularization in pathologic myopia: 12-month results. Am J Ophthalmol. 2009;147:84–93.e1.
[154] Wu PC, Chen YJ. Intravitreal injection of bevacizumab for myopic choroidal neovascularization: 1-year follow-up. Eye (Lond). 2009;23:2042–5.
[155] Lai TY, Chan WM, Liu DT, Lam DS. Intravitreal ranibizumab for the primary treatment of choroidal neovascularization secondary to pathologic myopia. Retina. 2009;29:750–6.
[156] Ruiz-Moreno JM, Montero JA. Intravitreal bevacizumab to treat myopic choroidal neovascularization: 2-year outcome. Graefes Arch Clin Exp Ophthalmol. 2010;248: 937–41.
[157] Voykov B, Gelisken F, Inhoffen W, Voelker M, Bartz-Schmidt KU, Ziemssen F. Bevacizumab for choroidal neovascularization secondary to pathologic myopia: is there a decline of the treatment efficacy after 2 years? Graefes Arch Clin Exp Ophthalmol. 2010;248:543–50.
[158] Lalloum F, Souied EH, Bastuji-Garin S, et al. Intravitreal ranibizumab for choroidal neovascu-larization

complicating pathologic myopia. Retina. 2010;30:399–406.
[159] Silva RM, Ruiz-Moreno JM, Rosa P, et al. Intravitreal ranibizumab for myopic choroidal neovascularization: 12-month results. Retina. 2010;30:407–12.
[160] Vadala M, Pece A, Cipolla S, et al. Is ranibizumab effective in stopping the loss of vision for choroidal neovascularisation in pathologic myopia? A long-term follow-up study. Br J Ophthalmol. 2010;95:657–61.
[161] Scupola A, Tiberti AC, Sasso P, et al. Macular functional changes evaluated with MP-1 microperimetry after intravitreal bevacizumab for subfoveal myopic choroidal neovascularization: one-year results. Retina. 2010;30:739–47.
[162] Gharbiya M, Allievi F, Conflitti S, et al. Intravitreal bevacizumab for treatment of myopic choroidal neovascularization: the second year of a prospective study. Clin Ter. 2010;161:e87–93.
[163] Wakabayashi T, Ikuno Y, Gomi F. Different dosing of intravitreal bevacizumab for choroidal neovascularization because of pathologic myopia. Retina. 2011; 31:880–6.
[164] Calvo-Gonzalez C, Reche-Frutos J, Donate J, Fernandez-Perez C, Garcia-Feijoo J. Intravitreal ranibizumab for myopic choroidal neovascularization: factors predictive of visual outcome and need for retreatment. Am J Ophthalmol. 2011;151:529–34.
[165] Nakanishi H, Tsujikawa A, Yodoi Y, et al. Prognostic factors for visual outcomes 2-years after intravitreal bevacizumab for myopic choroidal neovascularization. Eye (Lond). 2011;25:375–81.
[166] Franqueira N, Cachulo ML, Pires I, et al. Long-term follow-up of myopic choroidal neovascularization treated with ranibizumab. Ophthalmologica. 2012;227: 39–44.
[167] Peiretti E, Vinci M, Fossarello M. Intravitreal bevacizumab as a treatment for choroidal neovascularisation secondary to myopia: 4-year study results. Can J Ophthalmol. 2012;47:28–33.
[168] Gharbiya M, Cruciani F, Parisi F, Cuozzo G, Altimari S, Abdolrahimzadeh S. Long-term results of intravitreal bevacizumab for choroidal neovascularisation in pathological myopia. Br J Ophthalmol. 2012;96(8): 1068–72.
[169] Ruiz-Moreno JM, Montero JA, Arias L, et al. Twelve-month outcome after one intravitreal injection of bevacizumab to treat myopic choroidal neovascularization. Retina. 2010;30:1609–15.
[170] Gharbiya M, Giustolisi R, Allievi F, et al. Choroidal neovascularization in pathologic myopia: intravitreal ranibizumab versus bevacizumab – a randomized controlled trial. Am J Ophthalmol. 2010;149:458–64.
[171] Nor-Masniwati S, Shatriah I, Zunaina E. Single intravitreal ranibizumab for myopic choroidal neovascularization. Clin Ophthalmol. 2011;5:1079–82.
[172] Wu TT, Kung YH. The 12-month outcome of three consecutive monthly intravitreal injections of ranibizumab for myopic choroidal neovascularization. J Ocul Pharmacol Ther. 2012;28(2):129–33.
[173] Tufail A, Narendran N, Patel PJ, et al. Ranibizumab in myopic choroidal neovascularization: the 12-month results from the REPAIR study. Ophthalmology. 2013; 120(9):1944–5.e1.
[174] Wolf S, Balciuniene VJ, Laganovska G, et al. RADIANCE: a randomized controlled study of ranibizumab in patients with choroidal neovascularization secondary to pathologic myopia. Ophthalmology. 2014; 121(3):682–92.e2.
[175] Tan NW, Ohno-Matsui K, Koh HJ, et al. Long-term outcomes of ranibizumab treatment of myopic choroidal neovascularization in east-Asian patients from the RADIANCE study. Retina. 2018;38(11):2228–38.
[176] Ikuno Y, Ohno-Matsui K, Wong TY, et al. Intravitreal aflibercept injection in patients with myopic choroidal neovascularization: the MYRROR study. Ophthalmology. 2015;122(6):1220–7.
[177] Hu Q, Li H, Du Y, et al. Comparison of intravitreal bevacizumab and ranibizumab used for myopic choroidal neovascularization: a PRISMA-compliant systematic review and meta-analysis of randomized controlled trials. Medicine (Baltimore). 2019;98(12): e14905.
[178] Sayanagi K, Uematsu S, Hara C, et al. Effect of intravitreal injection of aflibercept or ranibizumab on chorioretinal atrophy in myopic choroidal neovascularization. Graefes Arch Clin Exp Ophthalmol. 2019; 257(4):749–57.
[179] Chen C, Yan M, Huang Z, et al. The evaluation of a two-year outcome of intravitreal conbercept versus ranibizumab for pathological myopic choroidal neovascularization. Curr Eye Res. 2020;45(11):1415–21.
[180] Wang JK, Huang TL, Chang PY, et al. Intravitreal aflibercept versus bevacizumab for treatment of myopic choroidal neovascularization. Sci Rep. 2018;8(1):14389.
[181] Korol A, Kustryn T, Zadorozhnyy O, et al. Comparison of efficacy of intravitreal ranibizumab and aflibercept in eyes with myopic choroidal neovascularization: 24-month follow-up. J Ocul Pharmacol Ther. 2020; 36(2):122–5.
[182] Spaide RF. The as-needed treatment strategy for choroidal neovascularization: a feedback-based treatment system. Am J Ophthalmol. 2009;148(1):1–3.
[183] Niwa Y, Sawada O, Miyake T, et al. Comparison between one injection and three monthly injections of intravitreal bevacizumab for myopic choroidal neovascularization. Ophthalmic Res. 2012;47:135–40.
[184] Ruiz-Moreno JM, Montero JA, Amat-Peral P. Myopic choroidal neovascularization treated by intravitreal bevacizumab: comparison of two different initial doses. Graefes Arch Clin Exp Ophthalmol. 2011;249:595–9.
[185] Yoon JU, Byun YJ, Koh HJ. Intravitreal anti-VEGF versus photodynamic therapy with verteporfin for treatment of myopic choroidal neovascularization. Retina. 2010;30:418–24.
[186] Kaiser PK, Boyer DS, Cruess AF, et al. Verteporfin plus ranibizumab for choroidal neovascularization in age-related macular degeneration: twelve-month results of the DENALI study. Ophthalmology. 2012;119:1001–10.
[187] Ohno-Matsui K, Jonas JB, Spaide RF. Macular Bruch membrane holes in choroidal neovascularization-related myopic macular atrophy by swept-source optical coherence tomography. Am J Ophthalmol. 2016;162:133–139.e1.

20 近视性黄斑视网膜劈裂症

Kyoko Ohno-Matsui

20.1 近视性黄斑视网膜劈裂症和相关病变

1997 年，Takano 和 Kishi 首次发现并报道了使用 OCT 观察在高度近视眼黄斑裂孔性视网膜脱离发生之前，已经发生了黄斑中央凹视网膜脱离和近视性黄斑视网膜劈裂症（myopic macular retinoschisis, MRS）[1]。这一发现提示了为何高度近视眼的黄斑裂孔（MH）不同于非近视眼的特发性黄斑裂孔而更易于发展为视网膜脱离（RD）。与先天性黄斑视网膜劈裂症不同的是，MRS 的劈裂发生在视网膜外层；然而，由于 OCT 分辨率有限，此处脱离的视网膜的形态细节并不清楚 [1-3]。随着 OCT 技术日益成熟，MRS 已被视为病理性近视患者视力下降的重要原因。在伴有后巩膜葡萄肿的高度近视眼中，9%~34% 被发现存在 MRS[1, 2, 4]。

尽管有很多关于这种情况的报道，但文献中对于 MRS 的定义尚不明确。MRS 的标志是视网膜层出现劈裂，最常见于外丛状层（外层视网膜劈裂症）（图 20.1）[5-7]。在某些情况下，随着内界膜（ILM）的分离，劈裂也可能发生在视网膜内层（内层视网膜劈裂症）（图 20.1）[7-8]。虽然术语“近视性黄斑视网膜劈裂症”的应用仍然较普遍，但现在人们更相信（部分原因是由于目前更好的 OCT 成像技术），近视性视网膜劈裂症的眼内牵引力导致了 Henle 神经纤维的延长，而不是视网膜的分裂。因此，MRS 是一种与先天性黄斑视网膜劈裂症完全不同的情况，先天性视网膜劈裂是由于视网膜神经纤维层与剩余的视网膜感觉层的分裂，破坏了双极细胞和神经节细胞之间的突触传递。在 MRS 的眼中缺少中心暗点支持了以上观点。

Pannozzo 和 Mercanti[4] 认为，所有由近视性牵拉导致的病理学表现都应统称为近视牵引性黄斑病变。

20.2 MRS 的临床特征

大多数 MRS 患者可能相对无症状，尤其是当没有出现如全层 MH 或中央凹 RD 等严重并发症时 [2]，并且 MRS 在严重影响视力之前可能会持续多年。大多数情况下，MRS 导致的视力丧失与中央凹 RD 和（或）MH 的形成有关。MRS 患者的最佳矫正视力（BCVA）范围可以从 20/40 到 20/200[2, 9]。一些患者在视力下降之前会有视物变形或视物扭曲的主诉。然而，使临床医生难以确诊 MRS 的原因是一些 MRS 患者并没有注意到视力的变化，因为近视性视网膜脉络膜病变如近视 CNV、近视性脉络膜视网膜萎缩或近视性视神经病变与 MRS 同时存在 [2]。因此，即使患者没有意识到视力的变化，也建议对伴有后巩膜葡萄肿的高度近视眼进行定期的 OCT 检查。

高度近视患者诊断为 MRS 的平均年龄为 60 岁 [2, 9]，40 岁以下的患者中检出 MRS 并不常见，尽管也报道有 28 岁的 MRS 患者 [9]。Baba 等 [2] 报道了 MRS 眼的平均屈光误差为：-18.4 D（范围为 -13.0~-27.0 D），平均眼轴长度为 29.8 mm（范围为 28.6~32.2 mm）。同样，Fujimoto 等 [5] 报道的 MRS 眼的眼轴长度范围为 26.8~34.2 mm［平均值（29.7 ± 2.0）mm］。

据报道，MRS 最初仅在伴有后巩膜葡萄肿的重度近视眼中发生，而在没有葡萄肿的眼中并不发生 [2, 5]。虽然当时没有好的技术来客观地识别葡萄肿的存在，但 Shinohara 等 [10] 还是使用了 UWF-OCT 的原型样机，并成功且客观地识别了葡萄肿的边缘。最近使用 UWF-OCT 的研究表明 14% 患有 MRS 的眼并没有明显的葡萄肿（图 20.1b），这表明葡萄肿不是 MRS 发展的必要条件 [11]。

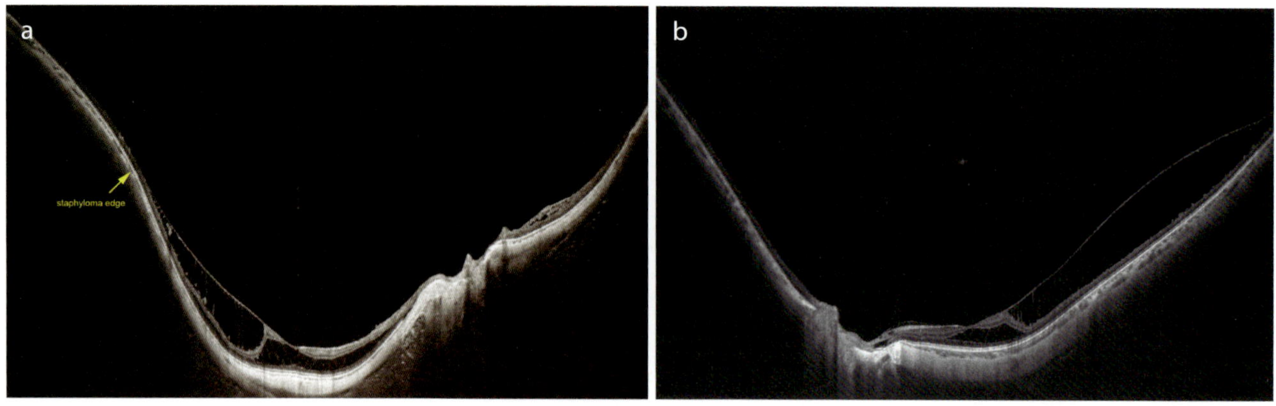

图 20.1 MRS 的广角 OCT 图像。图中显示外层视网膜组织的分裂，在黄斑区的外层视网膜劈裂处可见许多柱状结构。柱状结构几乎垂直于中央凹处的视网膜色素上皮的连线，并略微倾斜远离中央凹。内层视网膜劈裂可见于中央凹的颞侧，在该区域内，内界膜（ILM）与视网膜组织的其余部分分离。（a）内层和外层视网膜劈裂的区域局限于葡萄肿区域，且不超过葡萄肿边缘（箭）。（b）OCT 特征提示葡萄肿的边缘（根据 Shinohara 等 [10] 提出的脉络膜厚度以及巩膜向内突出的变化）不明显。虽然在黄斑区可见外层视网膜劈裂，但在扫描范围之外还可广泛观察到内层视网膜的劈裂

20.3 MRS 的诊断

尽管某些情况下单从眼科检查就可以怀疑是 MRS，但 OCT 仍是诊断 MRS 和相关病变不可或缺的工具。在某些情况下，通过使用放大透镜（例如 +90 D 透镜）进行立体眼底检查，可以观察到 MRS 表现为浅层视网膜抬高。沿着斑片状脉络膜视网膜萎缩、视网膜血管弓以及近视弧的颞侧缘发展的视网膜抬高更容易被检测到。

通过使用 SD-OCT 观察，MRS 表现为内层视网膜与外层视网膜的分裂，且有多个柱状结构连接分裂的两层视网膜（图 20.1）[3, 5, 9]。与视网膜脱离不同的是，在视网膜色素上皮层（RPE）可以观察到残余的外层视网膜。Fujimoto 等 [5] 报道，通过增强的 SD-OCT 图像可见，外层视网膜的分裂似乎出现在外丛状层和外核层之间。柱状结构几乎垂直于中央凹处的 RPE，并略微倾斜远离中央凹，这与黄斑的 Henle 神经纤维层走行相对应 [12]。因此，柱状结构被认为是 Henle 神经纤维层的残留。除了外层视网膜的劈裂，劈裂还发生在内丛状层或 ILM 层（图 20.1）[7, 8]。中央凹 RD 通常与 MRS 同时存在。据报道，外层的 MH 使 MRS 更易出现中央凹 RD[13]。当分析多个 OCT 层面的图像时，常常在发生中央凹 RD 的眼中观察到外层 MH。MRS 往往出现在病理性近视导致的退行性 CNV 周围的黄斑萎缩区域内及其附近 [2]。近视 CNV 处于萎缩期的高度近视眼中的 MRS 比无 CNV 眼中的 MRS 明显更少地呈现柱状形态 [14]，且难以区分中央凹 RD 和近视 CNV 萎缩期的 MRS。

除 OCT 以外的其他方法可能有助于 MRS 的诊断或显示出整个后极部视网膜的 MRS。F10 型（Nidek 公司，爱知县，日本）扫描激光共焦检眼镜（SLO）的反向模式（retromode）使用了红外激光和带有改进中心光栏的光圈，这种光学设备可以通过模拟三维图像检测深层视网膜的异常。

Tanaka 等 [15] 通过使用 F10 的反向模式成像在 MRS 的相应区域显示了特征性的指纹状图案（图 20.2）。这种指纹状图案由以中央凹为中心的放射状视网膜条纹和许多平行于视网膜条纹的光点和线组成，或在放射状条纹周围形成螺纹状图案。此外，荧光素血管造影显示 MRS 区域存在各种视网膜血管异常（如毛细血管扩张、微动脉瘤的形成和染料渗漏）[16]。Sayanagi 等 [17] 报道了黄斑裂孔性视网膜脱离和 MRS 之间的眼底自发荧光（FAF）的不同形态。

MRS 眼中可以同时存在各种黄斑病变，如板层黄斑裂孔（lamellar MH）、全层黄斑裂孔（FTMH）和中央凹视网膜脱离（foveal RD）（图 20.3）。

20.4 MRS 的病理学表现

Tang 等 [6] 对一名 73 岁高度近视的女性进行了双眼检查，发现出现退行性视网膜劈裂，同时伴有黄斑区外丛状层间桥结构（图 20.4）。有趣的是，在外丛状层观察到多囊性退行性变，且视网膜内层似乎存在折叠，这些新的发现是以前的 OCT 未观察到的。

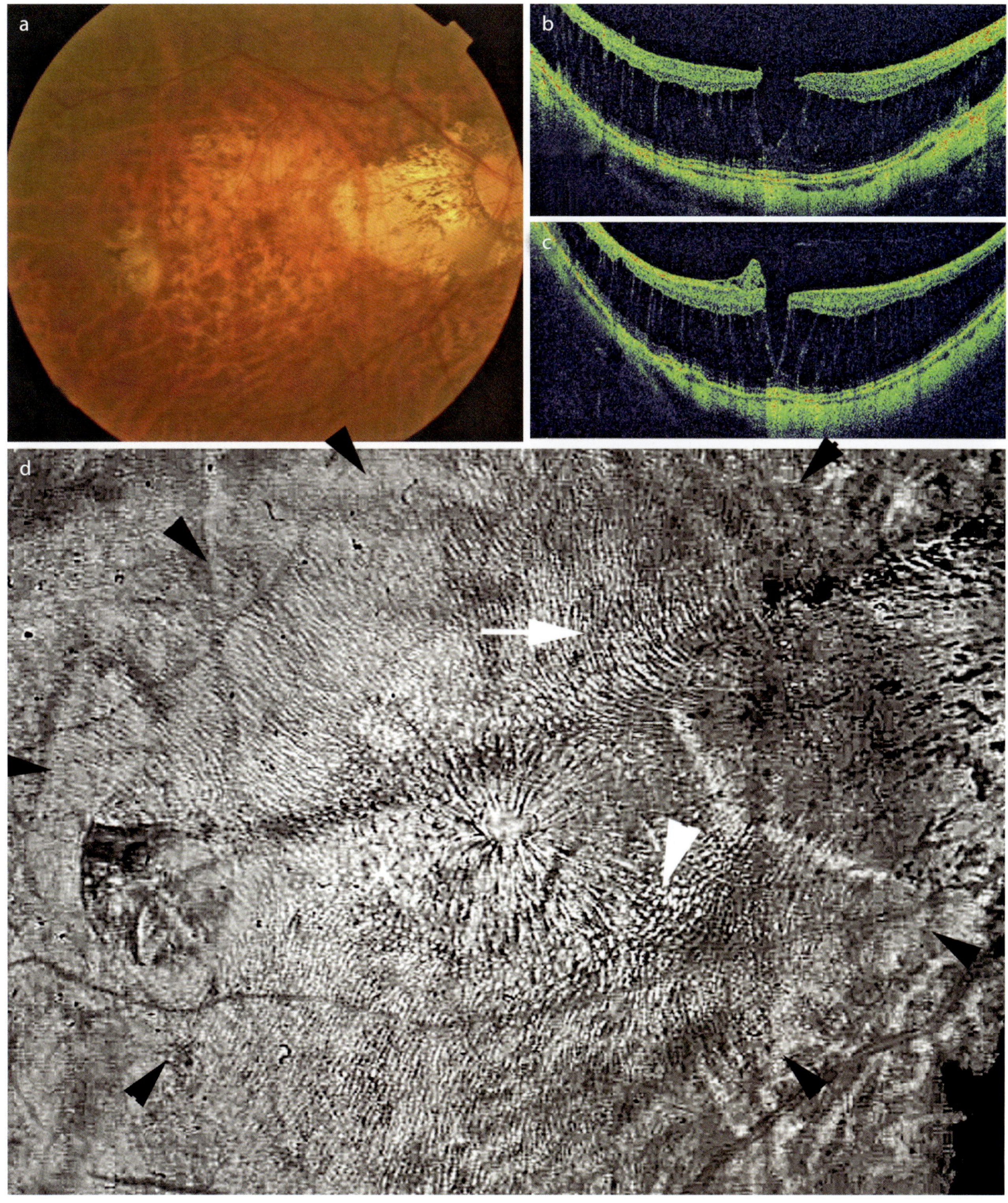

图 20.2 高度近视眼黄斑视网膜劈裂的代表性图像。（a）77 岁女性的右眼眼底图像，显示后极部眼底弥漫性脉络膜视网膜萎缩。（b、c）通过 OCT 对中央凹进行水平和垂直扫描，显示中央凹处伴有内层板层裂孔的黄斑视网膜劈裂。（d）通过 SLO 的反向模式观察到指纹状病变（黑色箭头），包括从中心向四周辐射的视网膜条纹，以及周边分布的多个斑点（箭头）和线条（箭）。大量线条呈平行状或螺纹状分布。板层内裂孔是位于黄斑中央凹的圆形缺损

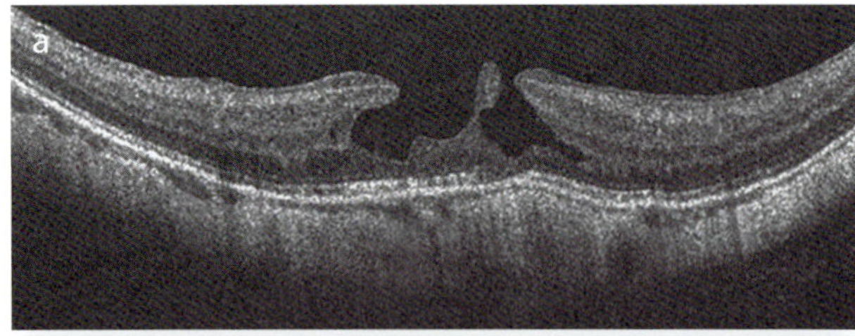

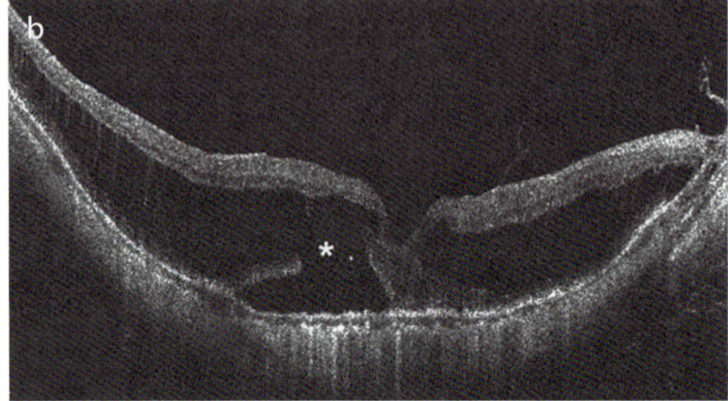

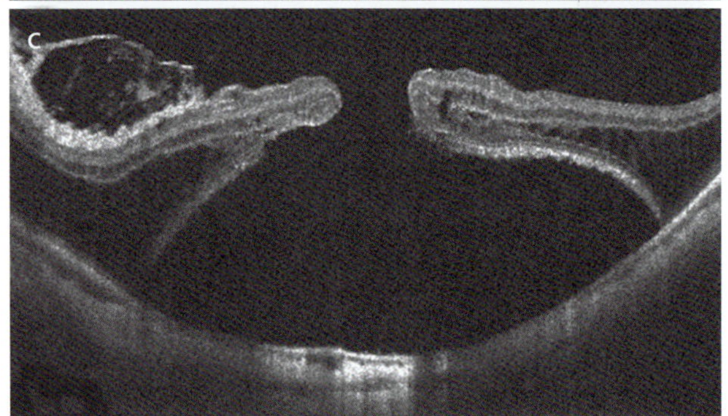

图 20.3 与 MRS 相关性黄斑病变。(a)内层板层黄斑裂孔。(b)外层板层黄斑裂孔(星号)。(c)全层黄斑裂孔和中央凹视网膜脱离

20.5 与 MRS 发展相关的因素

MRS 被认为是由多种因素引起的。Wu 等[18]的研究显示，通过多元分析，高度近视患者的 MRS 和无 MH 的中央凹 RD 与三个因素独立相关：眼轴长度、黄斑脉络膜视网膜萎缩和玻璃体视网膜界面因素。MRS 倾向于发展为伴有晚期脉络膜视网膜萎缩的高度近视眼[2]。Johnson[19, 20]提出了四种主要的牵引机制：玻璃体牵引[来自中央凹周围的玻璃体后脱离(PVD)]、残余玻璃体皮质牵引(PVD之后)、视网膜前膜牵引和 ILM 的内在非顺应性。Bando 等[21]通过电子显微镜观察发现 70% 的 MRS 患者 ILM 的内表面上有胶原纤维和细胞碎片，而在对照组(特发性 MH)的 ILM 中没有发现。且在 MRS 近视眼患者 ILM 的内表面发现了更多的纤维状胶质细胞[21]，因此他们认为细胞迁移和由此产生的 ILM 上的胶原合成可能是形成 MRS 的另一个因素。Chen 等[22]从组织学上检查了从 MRS 患者和特发性 MH 患者眼内剥取的 ILM 标本。MRS 患者的 ILM 靠近玻璃体一侧的硬度显著高于特发性 MH 患者的 ILM，并且在 MRS ILM 中经常观察到星形胶质细胞，而特发性 MH 患者的 ILM 中没有星形胶质细胞。基于这些结果，他们认为 MRS-ILM 似乎与 Muller 细胞和星形胶质细胞反应性胶质增生有关。

Johnson[19]还认为视网膜小动脉硬化是导致 MRS 发展的次要机制。沿着后血管弓的 OCT 检查表明，在 MRS 眼中经常发现血管旁异常，如血管旁板层孔[23]、血管旁微皱褶[23–26]和血管旁视网膜囊肿[23](图 20.5)。在血管旁板层孔形成后，大量存在于视网膜血管周围的胶质细胞如星形胶质细胞可通过血管旁板层孔迁移和增殖。这些细胞可以产生胶原并促进 ILM 的增殖和收缩反应。在一些 OCT 图像中，可直接看到细胞通过血管旁板层孔向玻璃体迁移的图像(图 20.5a)。

与发生中度近视眼底改变的眼相比，重度近视眼底改变(斑片状脉络膜视网膜萎缩或巩膜裸露)的眼更容易发生 MRS[2]。虽然这种关联的原因尚不完全清楚，但巩膜形状的改变被认为会影响 MRS 的发展[27–38]。长期以来，对于高度近视眼后巩膜葡萄肿的病变程度和形状一直使用OCT进行分析[30–38]。Smiddy 等[39]假设进展性葡萄肿的形成产生了一种向后的力，这种力引起原发性(向前或切线方向的)前部视网膜牵引。

最近使用 SS-OCT 的研究支持巩膜弯曲程度的改变与 MRS 之间存在关联性[27–29]。脉络膜内空腔(ICC)是位于视盘下方的橙黄色病变(见“脉络膜”章中 10.14)[40–43]。Ohno Matsui 等[28]最近的研究发现，ICC 位于斑片状脉络膜视网膜萎缩的黄斑区及其周围。如视盘周围 ICC 所示，黄斑 ICC 区域的巩膜向后弯曲(图 20.6)。存在黄斑 ICC 的眼在斑片状萎缩周围出现视网膜劈裂的频率显著高于未出现 ICC 的眼。SS-OCT 还显示，高度近视眼的巩膜内表面弯曲类型可分为弯曲面向视神经倾斜、以中央凹为中心对称、不对称和不规则四种类型[29]。弯曲面不规则型的患者年龄明显较大，眼轴长度明显长于其他弯曲类型的患者。MRS 在弯曲面不规则型的眼中出现的频率更高[29]。这些描述表明，巩膜形状可能会影响 MRS 的发展。相反，一些其他类型的巩膜形状可以阻止 MRS 的发展。Gaucher 等首次将圆顶状黄斑(DSM)描述为近视葡萄肿的意外

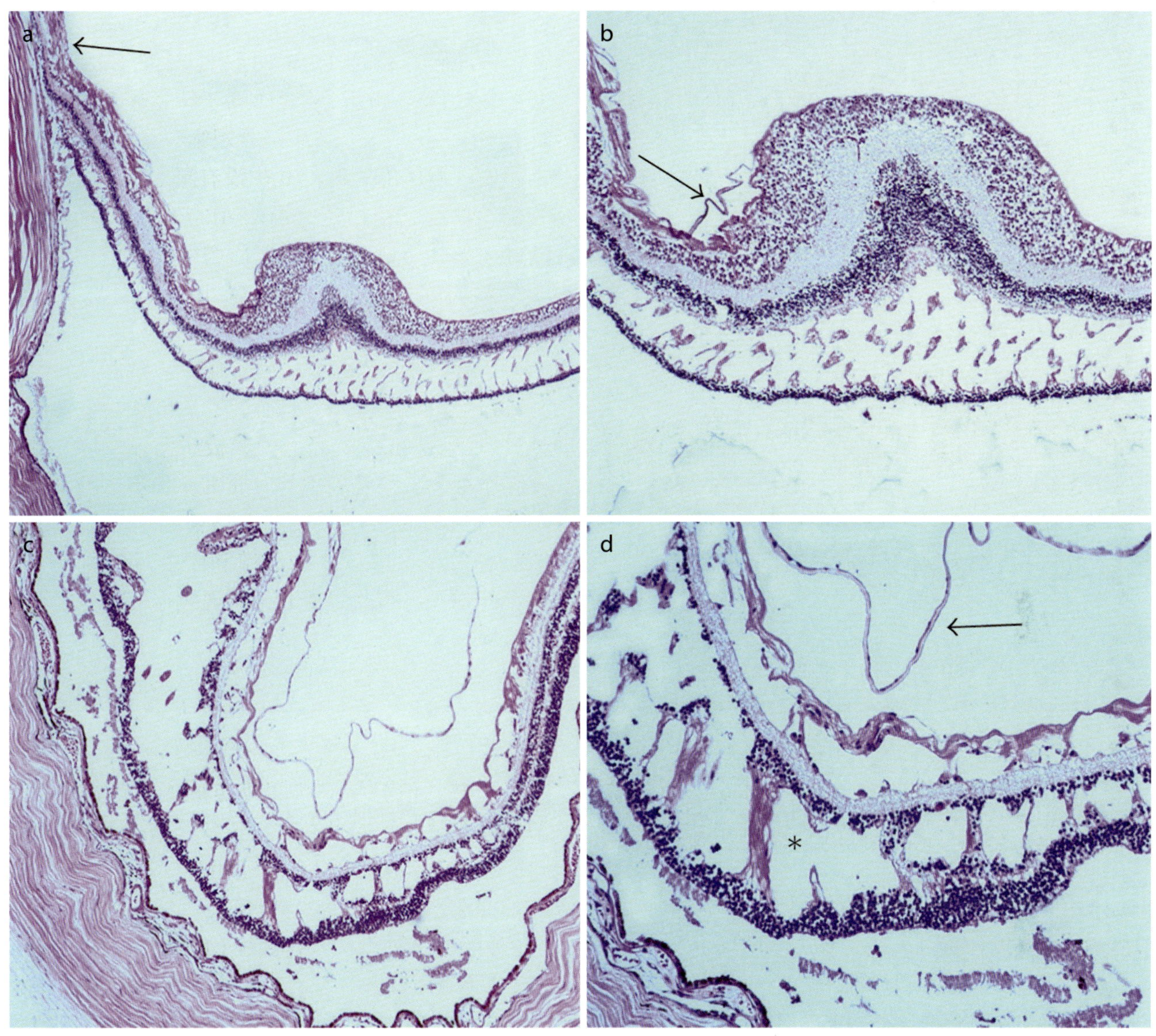

图 20.4 （a、b）右眼 MRS 的显微镜下图像。低倍镜下显示视网膜外层组织分裂。可见一个含葡萄肿的病变区域（a）。高倍镜下，可在多个视网膜层观察到 MRS，包括外丛状层、内丛状层、神经纤维层以及中央凹周围区域的外丛状层。可见一层薄的视网膜前膜纤维（黑色箭）（b）（苏木精和伊红染色，原始放大倍数，图 a 为 ×50；图 b 为 ×100）。（c、d）左眼 MRS 显微镜下图像，可见外丛状层、胶质细胞层和神经纤维层（c）。高倍镜下显示神经元核层之间存在神经元桥（星号）。可观察到视网膜前膜纤维（黑色箭）（d）（苏木精和伊红，原始放大倍数，图 c 为 ×50；图 d 为 ×100）

表现，其特征为黄斑向内凸出（见“近视性黄斑病变”章中 17.2.5.1）。通过使用 EDI-OCT，Imamura 和 Spaide[33] 报告了 DSM 是黄斑区巩膜厚度局部变化的结果。Ellaban 等 [44] 最近发现，在 9 只有中央凹外视网膜劈裂的眼中，只有 1 只眼有中央凹裂孔，且没有中央凹 RD 或 MH 形成。他们认为，DSM 患者眼内的隆起可能起到黄斑扣子样的作用，可以防止或减轻来自中央凹上方的牵引力，从而防止劈裂或脱离。

玻璃体腔内注射贝伐珠单抗（IVB）治疗近视 CNV 后 MRS 发展至中央凹 RD 已有报道 [45]。在近视 CNV 的眼中，CNV 的突出物将神经视网膜推向玻璃体。此外，在视网膜劈裂的眼中，ILM 对视网膜具有牵引力。IVB 导致 CNV 迅速收缩，同时伴有视网膜下出血和渗出的吸收。在这些条件下，由于 CNV 的快速收缩，ILM 产生向内牵引力持续收缩而导致视网膜进一步分裂，并最终导致 RD。

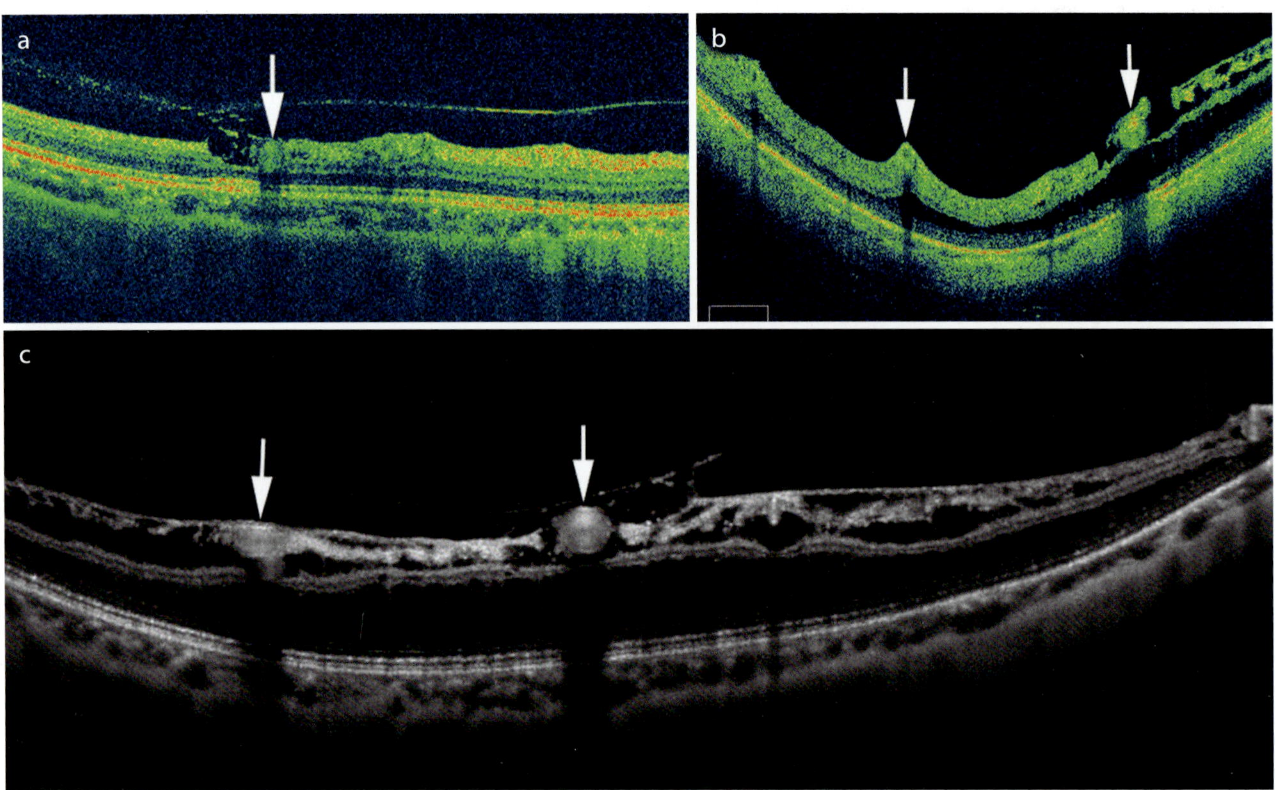

图 20.5 MRS 眼中可见血管旁异常表现。在图 a~c 中，箭示视网膜血管。（a）后玻璃体脱离撕开血管旁视网膜囊腔的顶层，可见血管旁层间裂孔。通过血管旁层间裂孔，细胞向玻璃体迁移，可见大量颗粒状高反射点。（b）视网膜血管两侧均可见血管旁层间裂孔（图中右箭）。视网膜血管凸向玻璃体，如同视网膜血管微皱褶。（c）沿视网膜血管，可见血管旁视网膜囊腔。视网膜内外层均可见广泛的 MRS 病变

20.6 自然病程

早期的研究报道，在 MRS 的自然病程中，可发展为更严重的并发症，如中央凹 RD 或全层 MH（FTMH）[9, 13, 39, 46–49]。Benhamou 等 [9] 报道，21 只高度近视眼中有 1 只（4.8%）无 MH 的 MRS 眼发展为全层 MH，该眼在中央凹处有玻璃体牵引。Fujimoto 等 [5] 报道，在随访期间，21 只患有近视 MRS 的眼中有 6 只眼（28.6%）出现了中央凹 RD，有 2 只眼（9.5%）出现了全层 MH。Gaucher 等 [48] 报道，在平均随访 34.7 个月（范围为 12~60 个月）期间，18 只未接受手术干预的 MRS 眼中有 6 只眼（33.3%）出现全层 MH。Shimada 等 [47] 报道，在超过 2 年的随访期内，8 只患有 MRS 的眼中有 4 眼（50.0%）发展为中央凹 RD 或全层 MH。Sun 等 [49] 报道了 5 名近视 MRS 患者的 5 只眼，他们均患有全层 MH。根据 OCT 结果，MRS 进展为全层 MH 的自然进程可分为两种类型：1 型全层 MH 形成，表现为视网膜外层病灶区隆起，随后进展为一个较小的外板层 MH 和 RD。然后，外板层 MH RD 横向扩大且垂直于隆起区域，直至外板层 MH 累及视网膜各层。当 RD 的顶层打开，则最终形成全层 MH。2 型全层 MH 形成，表现为 MRS 或囊腔的顶层开放，形成内板层 MH。随后，除内板层 MH 下残留的 MRS，其余 MRS 均逐渐分解，内板层 MH 最终进展为全层 MH。为研究 MRS 进展为中央凹 RD 的机制。作为从 MRS 进展到中央凹 RD 的机制，Shimada 等 [13] 研究了随访期间发展为 RD 的 5 名近视 MRS 患者的 5 只眼。结果表明，从 MRS 发展为中央凹 RD 经历了四个阶段：① 外层视网膜的病灶厚度变得不规则；② 增厚区域内部形成外板层 MH，随后进展为较小的 RD；③ 外层层间孔内侧的柱状结构水平分离，裂孔增大；④ 外层视网膜向上缘隆起，还渐与视网膜劈裂层上部相连，进一步加重 RD。从第 1 阶段进展至第 3 阶段的时间间隔相对较短（平均 4.5 个月），提示在 OCT 图像上观察到第 1 阶段的病理表现时，应谨慎注意 RD 病变的过程。一旦出现外板层裂孔病变，短期内会进

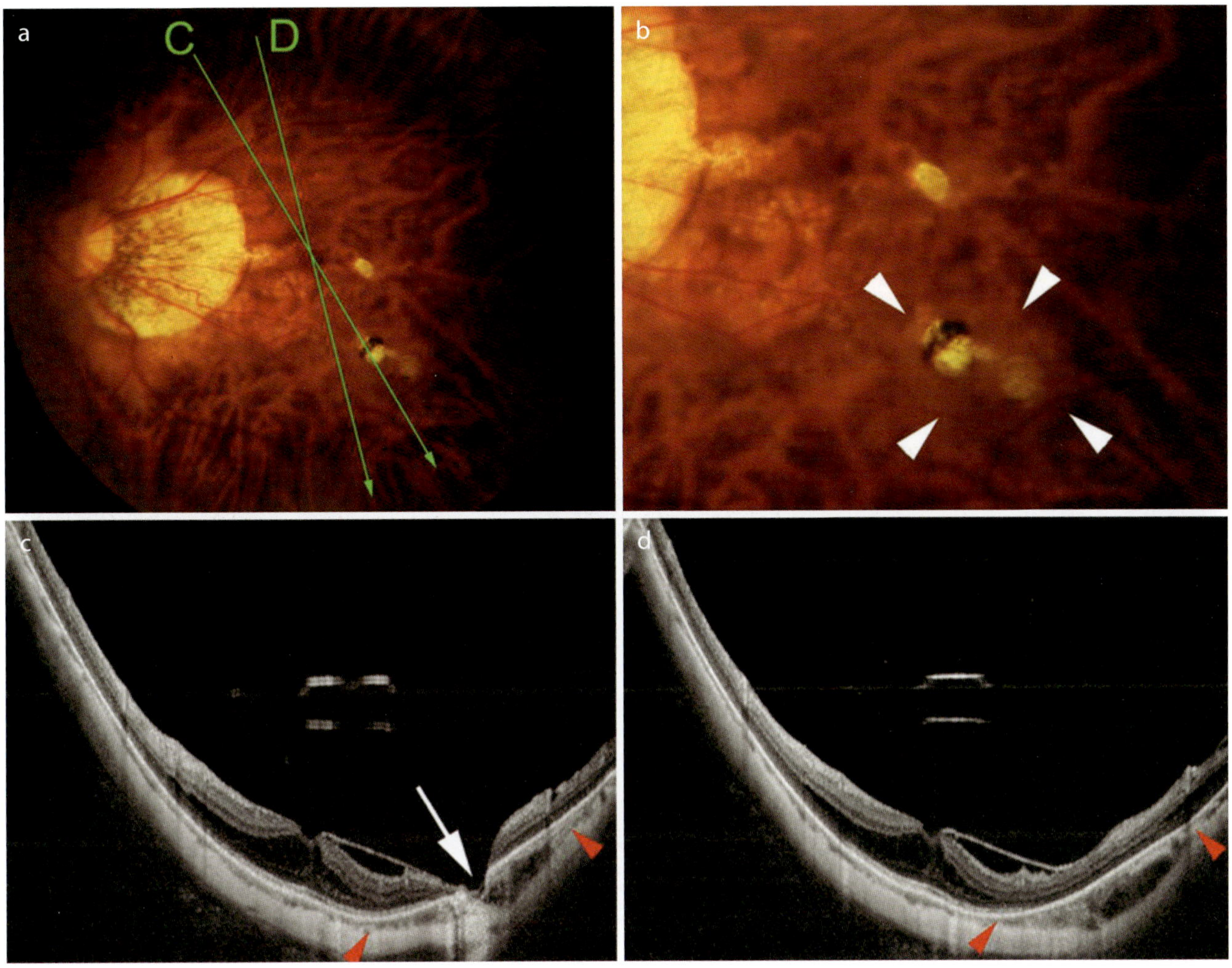

图 20.6 黄斑区脉络膜内空腔形成（黄斑 ICC），可见 MRS。（a）60 岁女性的左眼底照片显示，中央凹上部和下部有 3 个斑片状脉络膜萎缩区。（b）左上方的放大图像显示斑片状脉络膜视网膜萎缩区。斑片状萎缩区周围呈橙色（箭头）。（c）采用 SS-OCT，扫描图 a 中的 C 线，可见巩膜向后弯曲（箭头之间），而位于视网膜色素上皮缺损区之外的相邻巩膜未见弯曲，该区脉络膜增厚，而且视网膜向脉络膜内部空腔形成区塌陷（箭）。在脉络膜内空腔形成区，可见相应内层视网膜劈裂。（d）左上方图像中，D 线的断面扫描可见巩膜弯曲（箭头之间）。高反射区提示脉络膜内空腔区中含有液体

展为 RD。Sayanagi 和 Ikuno[50] 报告了 1 例自愈性 MRS，但该病例在日后发展为中央凹 RD。

Shimada 等 [51] 最近分析了多达 207 只 MRS 眼的自然病程，随访时间超过 24 个月。Shimada 等根据其从 S_0 到 S_4 的范围和位置对 MRS 进行了分类（图 20.7）：无 MRS（S_0）、中央凹以外的 MRS（S_1）、仅中央凹的 MRS（S_2）、中央凹出现 MRS 但未波及整个黄斑区（S_3）和全黄斑区 MRS（S_4）。MRS 的进展阶段则定义为：① MRS 的病变程度或高度增加（其中高度增加 >100 μm）；② 新发板层 MH、中央凹 RD 或全层 MH。结果显示，207 例患眼中有 26 例患眼（12.6%）出现上述进展（图 20.8）。根据 MRS 病变程度的初始检查结果，有 6.2% 患眼的病程处于 S_0、3.6% 处于 S_1、8.9% 处于 S_2、13.0% 处于 S_3、42.9% 处于 S_4。与病程为 S_0 至 S_3 的患眼相比，最常见的 MRS 病变阶段为 S_4。处于 S_0 和 S_1 的患眼中可观察到 MRS 有所进展或病变增多。处于 S_2 的患眼主要进展为全层 MH。处于 S_4 的患眼主要进展为中央凹 RD。图 20.9a 为 MRS 病程进展的代表性病例。通过超广角 OCT，可在大范围内观察到 MRS 病变区域（Shinohara，2018）。此外，MRS 与其他病变（后巩膜葡萄肿、圆顶状黄斑）之间的空间关系也清晰可见。基于超广角 OCT 的检查结果，MRS 的分类现已更新（图 20.10）。最新的分类对于制订 MRS 的手术策略更有用。

关于自然病程中与 MRS 相关的病变，Tanaka

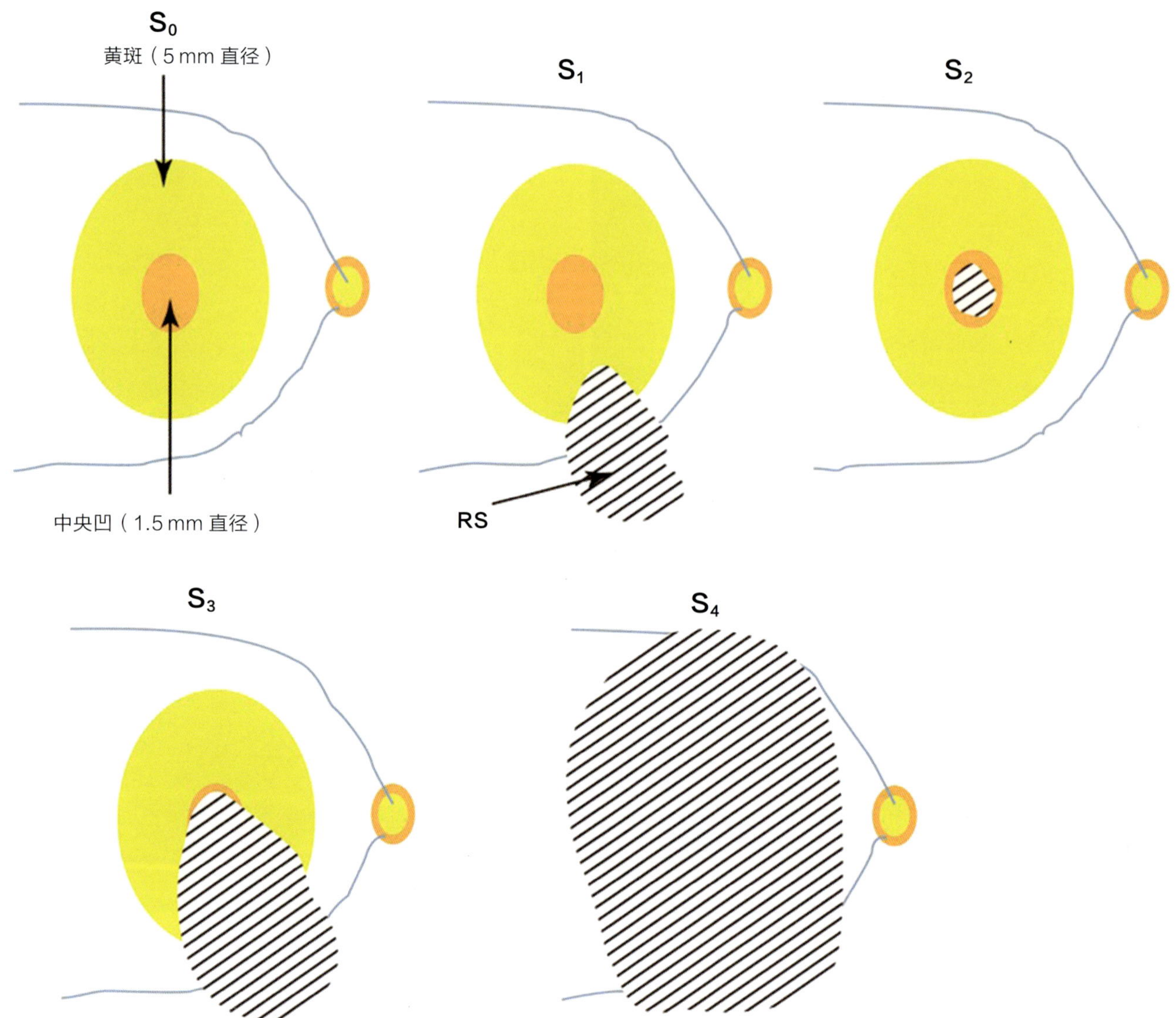

图 20.7 MRS 按病变范围分类示意图。无 MRS（S_0）、中央凹以外的 MRS（S_1）、仅中央凹的 MRS（S_2）、中央凹出现 MRS 但未波及整个黄斑区（S_3）和全黄斑区 MRS（S_4）。使用超广角 OCT 根据其位置和大小对外层视网膜劈裂分类进行修正（经许可引用）[11]。S_0：无外层视网膜劈裂，S_1：中央凹外的外层视网膜劈裂，S_2：中央凹区的外层视网膜劈裂，S_3：未累及整个黄斑区的中央凹区外层视网膜劈裂，S_4：整个黄斑区的外层视网膜劈裂，S_4（D）：除中央凹区域外的圆顶状黄斑和整个黄斑区的外层视网膜分裂，S_{5d}：超出扫描长度范围的外层视网膜劈裂

等[52]通过观察非近视眼和高度近视眼的板层 MH，发现板层 MH 在高度近视眼中的相对稳定性与非近视眼中的板层 MH 相同。他们对 24 例板层 MH 的患眼进行了 OCT 检查，在平均为期（19.2 ± 10.2）个月的随访期间发现有 23 例（95.8%）未显示出任何改变，仅有 1 例进展为全层 MH。

有研究发现，MRS 存在自愈病例。Polito 等[53]对 1 例患有 MRS 伴中央凹 RD 的患者进行研究，由于患眼进展为自发性玻璃体后脱离（sPVD），使其原有的病变在随访期间自然消退。通过将 MRS 分类为 S_0 至 S_4，Shimada[51]还对 MRS 的自愈情况进行了分析，并将 MRS 的病情改善定义为 MRS 病变程度或高度下降，且不伴有新发板层 MH、RD 或全层 MH。有趣的是，他们对 175 例患眼进行分析发现，8 例患眼的 MRS 病情得到改善，其中 2 例 MRS 病变减轻，6 例完全缓解（图 20.10）。这些自愈的患眼中各有 3 例处于 S_3 和 S_4，各有 1 例处于 S_1 和 S_2。8 例病变改善的患眼中，6 例视网膜牵拉减轻，4 例出现玻璃体后脱离，2 例在 MRS 减轻前出现自发性内界膜断裂。图 20.10 示自愈性 MRS 的代表性病例。虽然文献报道的患者例数有限，但这些证据表明自发性内界膜断裂可缓解 MRS。

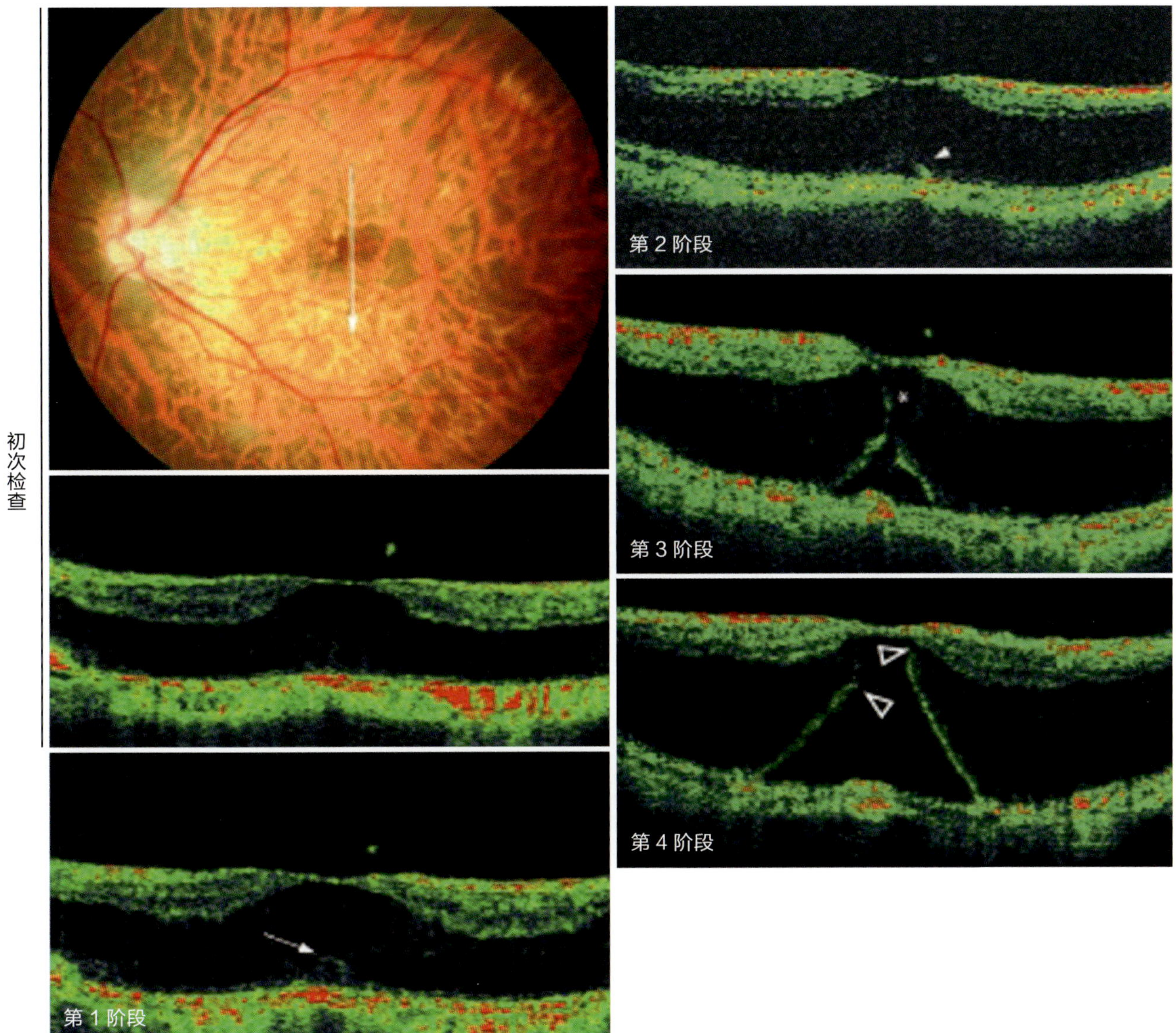

图 20.8 近视性黄斑视网膜劈裂到早期视网膜脱离的不同发展阶段。初次检查：后极部眼底照片和 OCT 图像，显示黄斑视网膜劈裂，无视网膜脱离。视网膜外层似乎正常。第 1 阶段：OCT 图像显示视网膜外层的局灶性增厚（箭）。第 2 阶段：增厚区域下方有一个板层裂孔（箭头）。第 3 阶段：覆盖在外层板层裂孔上的视网膜劈裂的水平分离（星号），外层板层裂孔扩大。第 4 阶段：外层视网膜的上边缘（空心箭头）附着于视网膜劈裂层的上部。RD 较大，伴有视网膜劈裂的消退

20.7 MRS 的治疗

有关 MRS 及其并发症治疗的选择，文献资料缺乏前瞻性数据且系列治疗中的数据较少。然而，许多研究报告了平坦部玻璃体切除术（PPV）在解决中央凹 RD 和 MRS 方面的有效性[54–60]。表 20.1 总结了早期研究中玻璃体切除术的功能上和解剖上的结果。无全层 MH 的 MRS 进行 PPV 手术的指征并不一致。一般认为，除 MRS 外，还应为出现中央凹 RD 的眼进行玻璃体切除术。然而，不确定手术的适应证和最佳时间，特别是对于近视但无 RD 的 MRS。大多数有 MRS 但无中央凹 RD 的眼仍保持相对良好的视力。基于从 MRS 发展到中央凹 RD 的四个不同阶段，Shimada 等[13]建议最好考虑在第 3 阶段（外板层 MH 的发展和其周围小的 RD 的发展）和第 4 阶段（外层视网膜的上边缘附着于视网膜劈裂的上部）之间进行手术治疗，因为在第 4 阶段进行玻璃体切除术后会增加全层 MH 的风险。

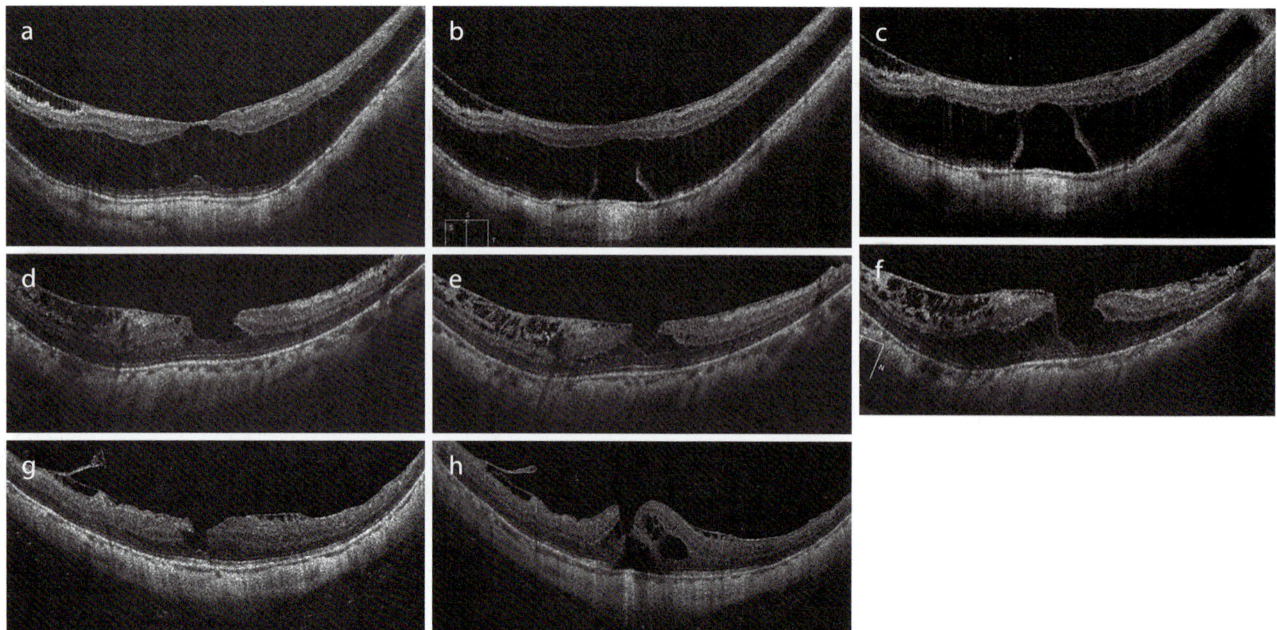

图 20.9 近视牵引性黄斑（MTM）病变进展的病例。（a~c）69 岁男性的左眼，眼轴长度为 30.9mm。图像显示了从 MRS 到中央凹 RD 的进展。中央凹垂直扫描的 OCT 图像显示了黄斑区存在较宽的 MRS（a）。15 个月后，患眼出现了中央凹 RD，还形成了一个外层板层 MH（b）。初次检查后 20 个月，可以看到中央凹 RD（c）。（d~f）52 岁男性的右眼，眼轴长度为 30.1 mm。图像显示了较大的 MRS 范围。垂直扫描中央凹的 OCT 图像显示了中央凹处局限性的 MRS。同时可见内层板层 MH。ILM 脱离位于中央凹下方（d）。9 个月后，MRS 区域略有扩大（e）。随访时间为图 e 的 2 个多月后，MRS 区域进一步扩大（f）。（g、h）62 岁男性左眼，眼轴长度为 31.9 mm。图像显示了全层黄斑裂孔的形成。垂直扫描中央凹的 OCT 图像显示黄斑内板层裂孔。在中央凹周围观察到 ILM 分离（g）。8 个月后，出现了一个全层 MH（h）

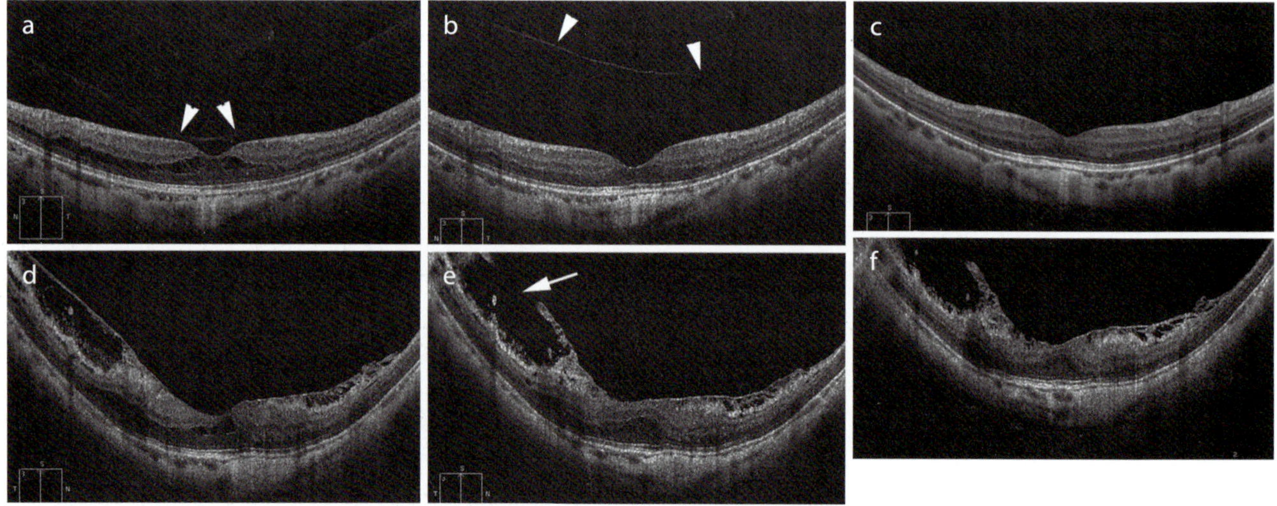

图 20.10 近视牵引性黄斑（MTM）病变消退的病例。（a~c）46 岁女性，左眼屈光不正（等效球镜）为 -16.0 D，眼轴长度为 29.3 mm，图像显示了发生在玻璃体后脱离（PVD）之后原有的 MRS 完全消失。初次检查时，垂直扫描中央凹的 OCT 图像显示了中央凹及其周围有浅层 MRS（a）。可以看到部分 PVD（箭头）。1 个月后，发生了完全 PVD（箭头），MRS 几乎消失（b）。初查 15 个月后，MRS 已完全消退（c）。（d~f）52 岁男性，右眼眼轴长度为 30.9 mm。图像显示了原有的 MRS 在继发于 ILM 自发破裂之后的消退。初次检查时，垂直扫描中央凹的 OCT 图像显示了中央凹上方有浅层 MRS，且存在 ILM 的分离（d）。14 个月后，ILM 在中央凹上方自发破裂（箭），MRS 似乎有所消退（e）。初查 24 个月后，MRS 已完全消退（f）

表 20.1 既往报道的近视牵引性黄斑（MTM）病变进行玻璃体手术的功能和解剖结果的研究综述

年份 / 年	作者	眼数量（患者数）	年龄 / 岁（平均）（范围）	眼轴长度 /mm（平均）（范围）	术前 OCT 表现 / 眼			玻璃体手术 / 眼		术后 OCT 表现 / 眼				平均 BCVA		平均随访期 / 月
					MRS	中央凹 RD	FTMH	ILM 剥离	气体填充	RD 和 MRS 完全缓解	RD 和 MRS 部分缓解	未改变	并发症	术前	术后	
2003	Kobayashi 和 Kishi	9 (7)	54.7 (36~74)	27.5 (26.5~28.5)	9/9	9/9	–	+	+	8/9	1/9	–	1 眼发生 FTMH	0.17 (0.02~0.4)	0.48 (0.4~0.6)[a]	20.4
2003	Kanda	2 (2)	52 和 84	N/A	2/2	1/2	–	+	1/2	1/2	1/2	–	–	N/A	N/A	8 和 12
2004	Ikuno	6 (5)	59.5 (51~63)	29.2 (27.9~29.9)	6/6	6/6	–	+	+	5/6	1/6	–	–	N/A	N/A	14
2005	Spaide	6 (5)	61	N/A	4/6	4/6	–	–	+	6/6	–	–	–	20/100	20/60	19.1
2005	Kwok	9 (8)	52.7 (40~65)	29.0 (26.3~32.1)	9/9	9/9	–	+	+	7/9	2/9	–	–	20/80	20/50	17.2
2006	Hirakata	16 (14)	64.9 (53~77)	28.0 (24.9~30.2)	16/16	11/16	2/16	6/16	12/16	16/16	–	–	5 眼发生 FTMH	N/A	N/A	25.6
2006	Scott	3 (3)	53, 31, 69	1 例 32.6 mm	3/3	2/3	–	2/3	3/3	3/3	–	–	–	N/A	N/A	8, 7, 1
2007	Pannozzo	24	58 (32~79)	N/A	24/24	5/24	–	24/24	–	23/24	–	1/24	5 眼发生 FTMH	logMAR 0.6 (1.1~0.2)	logMAR 0.43 (1.1 至 -0.1)	29.6
2007	Gaucher	11	55 (43~70)	N/A	11/11	5/11	–	1/11	6/11	4/11	4/11	–	3 眼发生 FTMH	logMAR 0.97	logMAR 0.63	26.9
2008	Yeh	3 (3)	61, 62, 52	30.1, 28.8,31.1	3/3	3/3	–	–	+	1/2	2/2	–	RRD 和视网膜破裂各 1 例	N/A	N/A	12
2008	Ikuno	44 (42)	63.3 (43~79)	29.1 (24.4~34.6)	16/44	17/44	11/44	+	+	44/44	–	–	2 眼发生 FTMH	N/A	N/A	12
2009	Fang	6 (6)	53.1	29	6/6	6/6	–	–	+	4/6	2/6	–	–	20/400	20/160	9.8
2010	Kumagai	39 (39)	66.3 ± 8.3 (44~80)	28.6 ± 2.3 (24.2~34.7)	39/39	27/39	–	+	34/39	39/39	–	–	–	logMAR 0.79 ± 0.60	logMAR 0.54 ± 0.60	6
2011	Zhang	18 (17)	51.3 ± 13.7 (25~78)	29.7 ± 2.1 (26.8~34.1)	18/18	12/18	–	+	11/18	18/18	–	–	–	logMAR 0.94 (2~0.15)	logMAR 0.49 (1.3~0.15)	17.5
2012	Kim	17 (17)	61.9 (44~78)	29.75 (27.80~32.95)	17/17	9/17	–	+	9/17	12/17	2/17	3/17	2 眼发生 FTMH	logMAR 0.81~0.83	logMAR 0.56	13 或 15.3
2012	Shin	38 (36)	63.5 ± 9.5 (32~84)	29.16 ± 1.92 (26.61~36.17)	38/38	7/38	2/38	+	+	34/38	3/38	–	1 眼发生 FTMH	logMAR 0.841 ± 0.534	logMAR 0.532 ± 0.536	6

注：OCT 光学相干断层扫描，MRS 近视性黄斑视网膜劈裂，RD 视网膜脱离，FTMH 全层黄斑裂孔，ILM 内界膜，BCVA 最佳矫正视力，logMAR 最小分辨角对数，N/A 不适用，RRD 孔源性视网膜脱离，[a] 手术中未发生 FTMH。

Kuhn[61] 首次报道了 ILM 剥离用于治疗高度近视患者无黄斑裂孔的视网膜脱离，尽管在该文献中未使用 OCT 进行评估。玻璃体切除术中是否需要剥离 ILM 仍存在争议；然而，当术前 OCT 图像上识别出明显的 ILM 牵引时，剥离 ILM 应该是必要的。有研究报道了一例近视 MRS 和中央凹 RD 的患者通过无 ILM 剥离的玻璃体切除术完全治疗的病例 [60]；然而 Futagami 和 Hirakata[62] 报道了一个病例，其 MRS 在无 ILM 剥离的玻璃体切除术后 3 年复发，通过 ILM 剥离的第二次手术才成功治疗。除了是否应该进行 ILM 剥离来治疗 MRS 的争论之外，另一种选择是完全去除黄斑区或仅去除中央凹区域外的 ILM。全层 MH 的形成是高度近视眼在玻璃体切除术中和术后出现中央凹 RD 的严重并发症 [58]。这一点很重要，因为全层 MH 不仅与视力下降有关，而且与高度近视眼 MH 视网膜脱离的风险有关 [63-66]。高度近视眼很难达到全层 MH 闭合 [67, 68]。

中央凹视网膜病变患者术后为何及如何形成全层 MH 的机制尚未完全确定，然而据推测 ILM 剥离本身会增加形成全层 MH 的风险。通过剥离中央凹上的 ILM，对变薄的中央凹进行机械牵引，可能会导致中央凹组织断裂；另一种可能性是，当玻璃体切除术后视网膜向后移动以匹配葡萄肿的形状时，去除 ILM 可能会降低中央凹的结构强度。基于这些担忧，Ho 等 [69] 和 Shimada 等 [70] 分别报道了“黄斑中央小凹非剥除技术”或“保留中央凹的内界膜剥除”。对于保留中央凹的内界膜剥除，使用 ILM 镊子抓住 ILM 并以圆形方式剥除（图 20.11），但 ILM 没有完全移除，而是附着在中央凹上。在从除中央凹区以外的整个黄斑区剥除 ILM 后（在直径约为视盘垂直范围的圆形区域），用玻璃体切割头修剪剥除的 ILM。Shimada 等 [70] 报告称，在保留中央凹的 ILM 剥除约 3 个月后，观察到中央凹处残留的 ILM 收缩，表现为视网膜表面不规则增厚，外层板层孔变小或不明显（图 20.12）。3 个月后，剩余的 ILM 没有明显收缩。没有一只保留中央凹的内界膜剥除的眼发展为全层 MH[69, 70]。尽管需要对大量患者进行更长时间的随访以及适当的控制，但这些结果有望预防术后全层 MH 的形成。黄斑牵引的解除和中央凹手术创伤的减少共同导致残留的 ILM 向心性收缩，这很可能是全层 MH 未形成的原因。

其他一些研究还报道了巩膜扣带术对 MRS 患者和无 MH 的中央凹 RD 患者的有用性 [71-74]。然而，也发现了一些并发症，包括脉络膜视网膜萎缩的发展和已存在的血管增生 [72]，可能是由于机械压力和黄斑部隆起引起的视网膜脉络膜拉伸所致。此外，据报道，后巩膜加固术 [75, 76]、眼内注入膨胀气体和俯卧姿势 [77, 78] 可治疗 MRS。

最近，据报道玻璃体内注射玻璃体溶解剂 Ocriplasin 可解决玻璃体黄斑牵引且可以使黄斑裂孔闭合 [79]。Ocriplasin 在 MRS 中的作用有待进一步研究。

此外，还提出了一种新方法，这种方法使用导管将长效透明质酸输送到脉络膜上腔，导致脉络膜凹陷，从而对后巩膜葡萄肿区域的黄斑起到支撑作用。在一项使用该技术治疗高度近视眼（5 例 MRS 和 7 例 MHRD）的研究中，所有 MRS 患者均实现了解剖学改善，5 例中有 4 例达到了至少一行视力的改善 [80]。在 MHRD 患者中，57% 的患者视力有所改善，1 年后无 RD 复发。这种方法的长期结果目前尚不清楚。对于一些复杂病例，除玻璃体切除术外，巩膜缩短术也可能适用。

20.8 病理性近视黄斑视网膜脱离的其他类型

20.8.1 黄斑裂孔视网膜脱离（MHRD）

全层 MH 引起的 RD 最常见于高度近视眼 [63, 66, 81]。Ripandelli 等 [46] 回顾了 214 只病理性近视眼（轴长 >30 mm 和后巩膜葡萄肿）的 OCT 表现，发现 18 只眼（8.4%）有全层 MH。高度近视眼的 FTMH 有时是无症状的。Coppe 等 [82] 检查了 373 名无视觉障碍的高度近视患者，发现 24 只眼（6.26%）存在 FTMH。没有症状的原因可能与近黄斑中央凹区域裂孔的位置有关。Akiba 等 [66] 回顾性分析了 52 只患有 MH 和重度近视的眼，发现在 37 只眼中观察到广泛的 RD（71%）。Morita 等 [64] 发现，在近视度数超过 -8.25 D 的近视眼中 MHRD 发病率为 97.6%，在 -8.00 D 到 -3.25 D 的近视眼中 MHRD 发病率为 67.7%，小于 -3.00 D 的近视眼中 MHRD 发病率为 1.1%；在广泛的脉络膜视网膜萎缩中 MHRD 发病率为 100%，在斑点状或线状脉络膜视网膜萎缩症中 MHRD 发病率为 90.6%，在近视性豹纹状眼底中 MHRD 发病率为 64.3%，在无近视性豹纹状或萎缩的眼底中 MHRD 发病率为 0；有后巩膜葡萄肿者 MHRD 发病率为 96.0%，无葡萄肿者

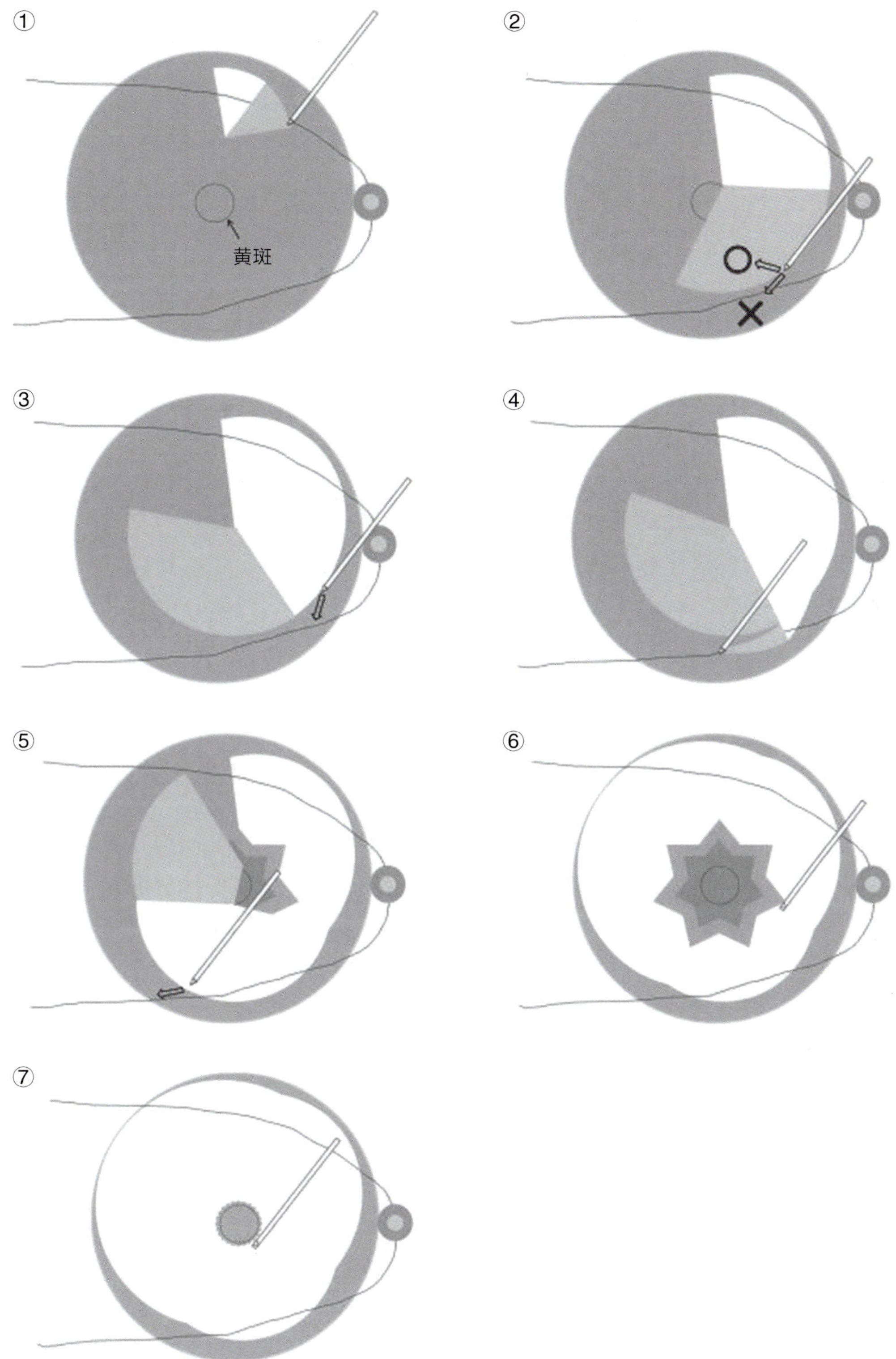

图 20.11 保留中央凹的 ILM 剥离示意图。① 从中央凹开始剥离 ILM。② 继续进行 ILM 剥离。③ 当剥离的 ILM 瓣接近中央凹中央时，停止并从新起点开始 ILM 的剥离。④ 继续从新起点剥离 ILM，特别注意不要在中央凹周围剥离 ILM。⑤ 从几个新起点开始剥离 ILM，然后远离中央凹并在整个黄斑区剥离 ILM。⑥ 用玻璃体切割头修剪中央凹及其周围残留的 ILM。⑦ 完整保留中央凹的 ILM 剥离

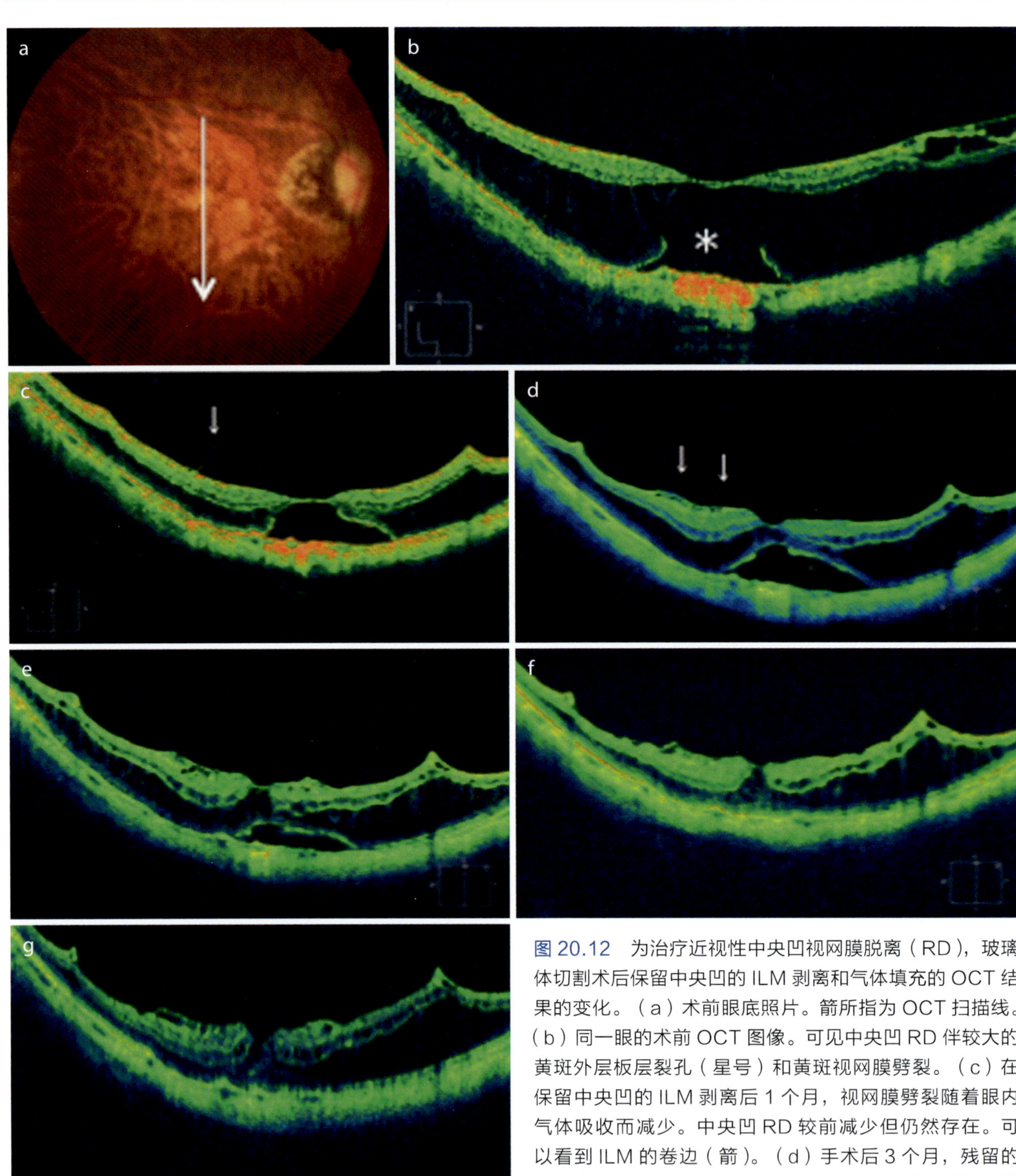

图 20.12 为治疗近视性中央凹视网膜脱离（RD），玻璃体切割术后保留中央凹的 ILM 剥离和气体填充的 OCT 结果的变化。（a）术前眼底照片。箭所指为 OCT 扫描线。（b）同一眼的术前 OCT 图像。可见中央凹 RD 伴较大的黄斑外层板层裂孔（星号）和黄斑视网膜劈裂。（c）在保留中央凹的 ILM 剥离后 1 个月，视网膜劈裂随着眼内气体吸收而减少。中央凹 RD 较前减少但仍然存在。可以看到 ILM 的卷边（箭）。（d）手术后 3 个月，残留的 ILM（箭之间）似乎已经收缩和增厚。视网膜劈裂轻微增加，中央凹 RD 仍存在。然而，外层板层裂孔变小了。（e）术后 6 个月，视网膜劈裂和中央凹 RD 仍然存在，但有所减少。（f）手术后 12 个月，中央凹 RD 完全消失，视网膜劈裂也减少，但视网膜动脉周围黄斑下部区域除外，该区域可见视网膜血管微褶皱。（g）手术后 18 个月（左）和 24 个月（右），视网膜劈裂已被吸收

为 8.2%。Oie 和 Ikuno[83] 报道，在 Curtin 研究的各类型的葡萄肿中，日本 MHRD 患者的Ⅱ型葡萄肿发生率显著较高。据报道，出现 MHRD 的对侧眼也具有 MHRD 的高风险[84-86]。Oie 和 Emi[85] 分析了 MHRD 的对侧眼，发现高度近视的对侧眼中 MHRD 的发生率为 12.8%。

尽管进行了手术干预，MHRD 仍是最难治疗的 RD 类型之一，视力预后较差[87]。MH 和 RD 的不闭合或重新开放仍可能发生，在某些患者中，解剖上的恢复可能需要多次手术。

据报道，高度近视眼的 MHRD 可能会发生在一些医疗干预后，如小梁切除术[88]、YAG 激光后囊膜切开术[89]、白内障手术[90]、透明晶状体摘除术[91]和准分子激光角膜磨镶术（LASIK 术）[92, 93]后。Shimada 等[14] 报道，通过 OCT 检测发现在 14% 的 CNV 和较大范围的脉络膜视网膜萎缩（>1 个视盘面积）的眼中检测到黄斑裂孔。裂孔总是存在于陈旧性 CNV 和其周围脉络膜视网膜萎缩之间的边界处。89% 的完全性 PVD 的眼会出现 RD。因此，这提示了在高度近视眼中导致 MH 相关的 RD 进展的因素更可能是后巩膜葡萄肿而非前后玻璃体视网膜牵引。

许多研究报告了 MHRD 的手术治疗。最常见的手术似乎包括玻璃体切除术、移除粘连的玻璃体皮质、移除视网膜前膜（ERM）、气液交换和必要的眼内气体（或硅油）填充[81, 90, 94-101]，尽管一些研究报告了在不移除 ILM 的情况下也成功地复位了 MHRD。Nakanishi 等[102]分析了玻璃体切除术（PPV）中 MHRD 初次复位的预后因素，发现眼轴长度是高度近视患者 PPV 气体填充后 MHRD 初次复位的唯一重要预后因素。Jo 等[34] 报道，高度近视患者中，MRS 的存在对全层 MH 玻璃体切除术后的视力预后和解剖预后都产生了负面影响。一些研究也报道了黄斑扣带术的有效性[103]。Michalewska 等最初报道了内界膜瓣翻转技术用于特发性黄斑裂孔[104]。这种技术应用在玻璃体切除术中，当 ILM 没有完全从视网膜上移除，而是附着在 MH 的边缘时，在 MH 上轻轻推动 ILM，使 MH 被翻转的 ILM 瓣覆盖。最近，Kuriyama 等[105] 报道，它对近视性黄斑裂孔的闭合有效。进一步的研究有望证实这种新技术的有效性。

20.8.2 与视盘周围脉络膜内空腔（ICC）相关的黄斑 RD

ICC 是一种位于视盘下方的橙黄色病变，4.9% 的高度近视眼可见[40-43]。Spaide 等[43] 证明了 ICC 区域巩膜的后部变形。Shimada 等[106] 报告了一例高度近视病例，其中黄斑性视网膜脱离伴发视盘周围 ICC。OCT 检查显示，玻璃体腔通过覆盖 ICC 的视网膜中的全层组织缺陷连接到 ICC 区域，并且 ICC 通过近视弧区域的视网膜下路径与 RD 连续（图 20.13）。这表明，具有视盘周围 ICC 可能有发展为黄斑 RD 的风险。Akimoto 等[107] 报告了一个在非高度近视眼中发现类似的黄斑 RD 和视盘周围 ICC 的病例。最近，Yeh 等[108] 分析了 122 只患有视盘周围 ICC 的眼，发现 26.2% 的 ICC 眼并不是高度近视（<-6 D）。这些结果表明，视盘周围 ICC 并非为高度近视眼的独有表现，而且视盘周围结构的改变（如视盘倾斜）可能与 ICC 的发展和随后 ICC 相关黄斑 RD 的形成有关。

20.8.3 视网膜破裂引起的视网膜脱离、黄斑萎缩或斑片状萎缩

据报道，黄斑萎缩区内或沿着黄斑萎缩区边缘除了 MH 外还会出现视网膜破裂[109, 110]。在近视 CNV 的萎缩阶段，黄斑萎缩发生在退行性 CNV 的周围[111, 112]；因此，表明了近视 CNV 在 CNV 的不同阶段以不同方式作用于 MRS 和 RD 的发展。Chen 等[110] 报告了由斑片状萎缩区域的血管旁线性视网膜破裂引起的 RD 病例。考虑到斑片状脉络膜视网膜萎缩通过形成黄斑 ICC 促进 MRS 的发展，斑片状萎缩也像黄斑萎缩一样以各种方式影响 MRS 和 RD 的发展。

20.9 总结

MRS 是近期通过新成像方式在高度近视眼中识别的黄斑病变。随着 OCT 扫描技术和手术技术的进步，其病理学、发病机制和治疗方案已被大量研究。可以预见，在不久的将来，人们将能够更好地理解该病的病理学机制，并能更好地防止由 MRS 导致的视力损害。

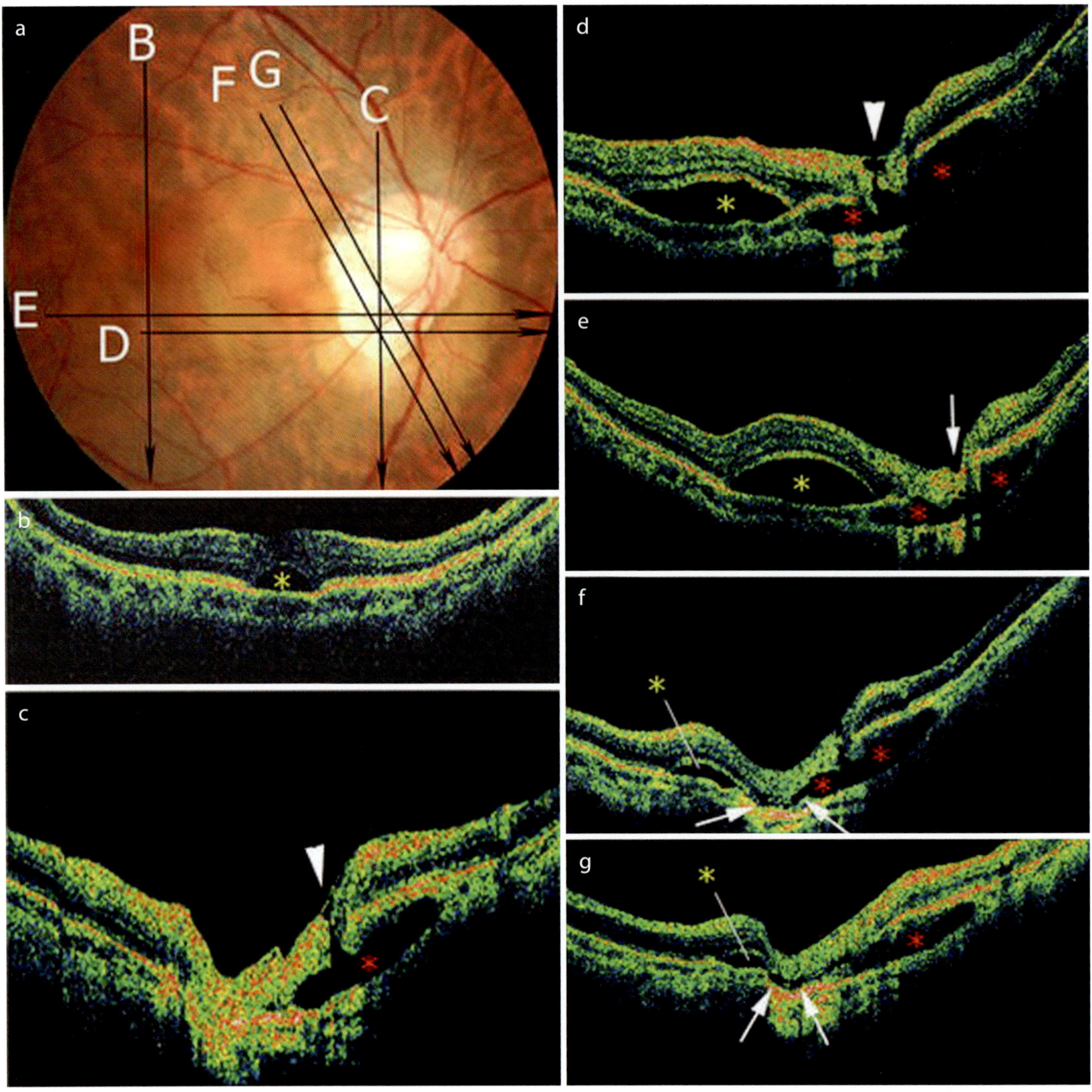

图 20.13　黄斑 RD 和脉络膜内空腔（ICC）的 OCT 图像。（a）每根线条显示了图 b~f 中所示 OCT 扫描的图像平面（扫描长度，10 mm）。（b）穿过中央凹的垂直 OCT 图片显示了视网膜脱离（星号）。（c）通过脉络膜视网膜萎缩区域内的孔洞状病变的垂直 OCT 图片显示孔洞状病变（箭头）处的全层缺损。玻璃体腔通过该缺损与脉络膜腔相连，提示 ICC（红色星号）。（d）脉络膜视网膜萎缩区内的空洞样病变显示该病变处有一个空腔（箭头）。玻璃体腔通过该缺损与脉络膜腔相连，提示 ICC（红色星号）。同时检测到视网膜脱离（黄色星号），并通过视网膜色素上皮与 ICC 分离。（e）横穿近视弧和脉络膜视网膜萎缩之间边缘的孔洞状病变的水平 OCT 图像显示，该部位的视网膜有一个小的凹陷（箭）。在任何相邻部分均未观察到全层视网膜缺损。脉络膜腔提示 ICC（红色星号）和视网膜脱离（黄色星号）。（f）斜向的 OCT 图片通过脉络膜视网膜萎缩内孔洞样病变显示，ICC（红色星号）似乎与视网膜脱离（黄色星号）通过近视弧区的视网膜外层劈裂样路径连续（箭）。（g）在图 f 的相邻部分，可以清楚地观察到 ICC 与黄斑 RD 通过视网膜外层劈裂样路径的连续性

参考文献

[1] Takano M, Kishi S. Foveal retinoschisis and retinal detachment in severely myopic eyes with posterior staphyloma. Am J Ophthalmol. 1999;128(4):472–6.

[2] Baba T, Ohno-Matsui K, Futagami S, et al. Prevalence and characteristics of foveal retinal detachment without macular hole in high myopia. Am J Ophthalmol. 2003;135(3):338–42.

[3] Menchini U, Brancato R, Virgili G, Pierro L. Unilateral macular retinoschisis with stellate foveal appearance in two females with myopia. Ophthalmic Surg Lasers. 2000;31(3):229–32.

[4] Panozzo G, Mercanti A. Optical coherence tomography findings in myopic traction maculopathy. Arch Ophthalmol. 2004;122(10):1455–60.

[5] Fujimoto M, Hangai M, Suda K, Yoshimura N. Features associated with foveal retinal detachment in myopic macular retinoschisis. Am J Ophthalmol. 2010;150(6):863–70.

[6] Tang J, Rivers MB, Moshfeghi AA, et al. Pathology of macular foveoschisis associated with degenerative myopia. J Ophthalmol. 2010;2010.

[7] Jiang C, Wang W, Xu G, Wang L. Retinoschisis at macular area in highly myopic eye by optic coherence tomography. Yan Ke Xue Bao. 2006;22(3):190–4.

[8] Sayanagi K, Ikuno Y, Tano Y. Tractional internal limiting membrane detachment in highly myopic eyes. Am J Ophthalmol. 2006;142(5):850–2.

[9] Benhamou N, Massin P, Haouchine B, et al. Macular retinoschisis in highly myopic eyes. Am J Ophthalmol. 2002;133(6):794–800.

[10] Shinohara K, Shimada N, Moriyama M, et al. Posterior staphylomas in pathologic myopia imaged by widefield optical coherence tomography. Invest Ophthalmol Vis Sci. 2017;58(9):3750–8.

[11] Shinohara K, Tanaka N, Jonas JB, et al. Ultra-widefield optical coherence tomography to investigate relationships between myopic macular retinoschisis and posterior staphyloma. Ophthalmology. 2018;125(10):1575–86.

[12] Curcio CA, Allen KA. Topography of ganglion cells in human retina. J Comp Neurol. 1990;300(1):5–25.

[13] Shimada N, Ohno-Matsui K, Yoshida T, et al. Progression from macular retinoschisis to retinal detachment in highly myopic eyes is associated with outer lamellar hole formation. Br J Ophthalmol. 2008;92(6):762–4.

[14] Shimada N, Ohno-Matsui K, Yoshida T, et al. Development of macular hole and macular retinoschisis in eyes with myopic choroidal neovascularization. Am J Ophthalmol. 2008;145(1):155–61.

[15] Tanaka Y, Shimada N, Ohno-Matsui K, et al. Retromode retinal imaging of macular retinoschisis in highly myopic eyes. Am J Ophthalmol. 2010;149(4):635–40 e1.

[16] Hayashi W, Shimada N, Hayashi K, et al. Retinal vessels and high myopia. Ophthalmology. 2011;118(4):791–e2.

[17] Sayanagi K, Ikuno Y, Tano Y. Different fundus autofluorescence patterns of retinoschisis and macular hole retinal detachment in high myopia. Am J Ophthalmol. 2007;144(2):299–301.

[18] Wu PC, Chen YJ, Chen YH, et al. Factors associated with foveoschisis and foveal detachment without macular hole in high myopia. Eye. 2009;23(2):356–61.

[19] Johnson MW. Myopic traction maculopathy: pathogenic mechanisms and surgical treatment. Retina. 2012:32(2).

[20] Johnson MW. Perifoveal vitreous detachment and its macular complications. Trans Am Ophthalmol Soc. 2005;103:537–67.

[21] Bando H, Ikuno Y, Choi JS, et al. Ultrastructure of internal limiting membrane in myopic foveoschisis. Am J Ophthalmol. 2005;139(1):197–9.

[22] Chen L, Wei Y, Zhou X, et al. Morphologic, biomechanical, and compositional features of the internal limiting membrane in pathologic myopic foveoschisis. Invest Ophthalmol Vis Sci. 2018;59(13):5569–78.

[23] Shimada N, Ohno-Matsui K, Nishimuta A, et al. Detection of paravascular lamellar holes and other paravascular abnormalities by optical coherence tomography in eyes with high myopia. Ophthalmology. 2008;115(4):708–17.

[24] Shimada N, Ohno-Matsui K, Nishimuta A, et al. Peripapillary changes detected by optical coherence tomography in eyes with high myopia. Ophthalmology. 2007;114(11):2070–6.

[25] Ikuno Y, Gomi F, Tano Y. Potent retinal arteriolar traction as a possible cause of myopic foveoschisis. Am J Ophthalmol. 2005;139(3):462–7.

[26] Sayanagi K, Ikuno Y, Gomi F, Tano Y. Retinal vascular microfolds in highly myopic eyes. Am J Ophthalmol. 2005;139(4):658–63.

[27] Ohno-Matsui K, Akiba M, Moriyama M. Macular pits and scleral dehiscence in highly myopic eyes with macular chorioretinal atrophy. Retinal Cases & Brief Reports. 2013, 7(4):334–7.

[28] Ohno-Matsui K, Akiba M, Moriyama M, et al. Intrachoroidal cavitation in macular area of eyes with pathologic myopia. Am J Ophthalmol. 2012;154(2):382–93.

[29] Ohno-Matsui K, Akiba M, Modegi T, et al. Association between shape of sclera and myopic retinochoroidal lesions in patients with pathologic myopia. Invest Ophthalmol Vis Sci. 2012;53(10):6046–61.

[30] Chae JB, Moon BG, Yang SJ, et al. Macular gradient measurement in myopic posterior staphyloma using optical coherence tomography. Korean J Ophthalmol. 2011;25(4):243–7.

[31] Gaucher D, Erginay A, Lecleire-Collet A, et al. Dome-shaped macula in eyes with myopic posterior staphyloma. Am J Ophthalmol. 2008;145(5):909–14.

[32] Ikuno Y, Jo Y, Hamasaki T, Tano Y. Ocular risk factors for choroidal neovascularization in pathologic myopia. Invest Ophthalmol Vis Sci. 2010;51(7):3721–5.

[33] Imamura Y, Iida T, Maruko I, et al. Enhanced depth imaging optical coherence tomography of the sclera in dome-shaped macula. Am J Ophthalmol. 2011;151(2):297–302.

[34] Jo Y, Ikuno Y, Nishida K. Retinoschisis: a predictive factor in vitrectomy for macular holes without retinal detachment in highly myopic eyes. Br J Ophthalmol. 2012;96(2):197–200.

[35] Maruko I, Iida T, Sugano Y, et al. Morphologic choroidal and scleral changes at the macula in tilted disc syndrome with staphyloma using optical coherence tomography. Invest Ophthalmol Vis Sci. 2011;52(12):8763–8.

[36] Maruko I, Iida T, Sugano Y, et al. Morphologic analysis

in pathologic myopia using high-penetration optical coherence tomography. Invest Ophthalmol Vis Sci. 2012;15:15.
[37] Hayashi M, Ito Y, Takahashi A, et al. Scleral thickness in highly myopic eyes measured by enhanced depth imaging optical coherence tomography. Eye. 2013;27(3):410–7.
[38] Alkabes M, Padilla L, Salinas C, et al. Assessment of OCT measurements as prognostic factors in myopic macular hole surgery without foveoschisis. Graefes Arch Clin Exp Ophthalmol. 2013;22:22.
[39] Smiddy WE, Kim SS, Lujan BJ, Gregori G. Myopic traction maculopathy: spectral domain optical coherence tomographic imaging and a hypothesized mechanism. Ophthalmic Surg Lasers Imaging. 2009;40(2):169–73.
[40] Freund KB, Ciardella AP, Yannuzzi LA, et al. Peripapillary detachment in pathologic myopia. Arch Ophthalmol. 2003;121(2):197–204.
[41] Shimada N, Ohno-Matsui K, Yoshida T, et al. Characteristics of peripapillary detachment in pathologic myopia. Arch Ophthalmol. 2006;124(1):46–52.
[42] Toranzo J, Cohen SY, Erginay A, Gaudric A. Peripapillary intrachoroidal cavitation in myopia. Am J Ophthalmol. 2005;140(4):731–2.
[43] Spaide RF, Akiba M, Ohno-Matsui K. Evaluation of peripapillary intrachoroidal cavitation with swept source and enhanced depth imaging optical coherence tomography. Retina. 2012;32(6):1037–44.
[44] Ellabban AA, Tsujikawa A, Matsumoto A, et al. Three-dimensional tomographic features of dome-shaped macula by swept-source optical coherence tomography. Am J Ophthalmol. 2012;3(12):578.
[45] Shimada N, Ohno-Matsui K, Hayashi K, et al. Macular detachment after successful intravitreal bevacizumab for myopic choroidal neovascularization. Jpn J Ophthalmol. 2011;55(4):378–82.
[46] Ripandelli G, Rossi T, Scarinci F, et al. Macular vitreoretinal interface abnormalities in highly myopic eyes with posterior staphyloma: 5-year follow-up. Retina. 2012;32(8):1531–8.
[47] Shimada N, Ohno-Matsui K, Baba T, et al. Natural course of macular retinoschisis in highly myopic eyes without macular hole or retinal detachment. Am J Ophthalmol. 2006;142(3):497–500.
[48] Gaucher D, Haouchine B, Tadayoni R, et al. Long-term follow-up of high myopic foveoschisis: natural course and surgical outcome. Am J Ophthalmol. 2007;143(3): 455–62.
[49] Sun CB, Liu Z, Xue AQ, Yao K. Natural evolution from macular retinoschisis to full-thickness macular hole in highly myopic eyes. Eye (Lond). 2010;24(12):1787–91.
[50] Sayanagi K, Ikuno Y, Tano Y. Spontaneous resolution of retinoschisis and consequent development of retinal detachment in highly myopic eye. Br J Ophthalmol. 2006;90(5):652–3.
[51] Shimada N, Tanaka Y, Tokoro T, Ohno-Matsui K. Natural course of myopic traction maculopathy and factors associated with progression or resolution. Am J Ophthalmol. 2013;156(5):948–957. e1.
[52] Tanaka Y, Shimada N, Moriyama M, et al. Natural history of lamellar macular holes in highly myopic eyes. Am J Ophthalmol. 2011;152(1):96–9.
[53] Polito A, Lanzetta P, Del Borrello M, Bandello F. Spontaneous resolution of a shallow detachment of the macula in a highly myopic eye. Am J Ophthalmol. 2003;135(4):546–7.
[54] Kanda S, Uemura A, Sakamoto Y, Kita H. Vitrectomy with internal limiting membrane peeling for macular retinoschisis and retinal detachment without macular hole in highly myopic eyes. Am J Ophthalmol. 2003;136(1):177–80.
[55] Kobayashi H, Kishi S. Vitreous surgery for highly myopic eyes with foveal detachment and retinoschisis. Ophthalmology. 2003;110(9):1702–7.
[56] Ikuno Y, Sayanagi K, Ohji M, et al. Vitrectomy and internal limiting membrane peeling for myopic foveoschisis. Am J Ophthalmol. 2004;137(4):719–24.
[57] Kwok AK, Lai TY, Yip WW. Vitrectomy and gas tamponade without internal limiting membrane peeling for myopic foveoschisis. Br J Ophthalmol. 2005;89(9):1180–3.
[58] Hirakata A, Hida T. Vitrectomy for myopic posterior retinoschisis or foveal detachment. Jpn J Ophthalmol. 2006;50(1):53–61.
[59] Scott IU, Moshfeghi AA, Flynn HW Jr. Surgical management of macular retinoschisis associated with high myopia. Arch Ophthalmol. 2006;124(8):1197–9.
[60] Yeh SI, Chang WC, Chen LJ. Vitrectomy without internal limiting membrane peeling for macular retinoschisis and foveal detachment in highly myopic eyes. Acta Ophthalmol. 2008;86(2):219–24.
[61] Kuhn F. Internal limiting membrane removal for macular detachment in highly myopic eyes. Am J Ophthalmol. 2003;135(4):547–9.
[62] Futagami S, Inoue M, Hirakata A. Removal of internal limiting membrane for recurrent myopic traction maculopathy. Clin Experiment Ophthalmol. 2008;36(8): 782–5.
[63] Siam A. Macular hole with central retinal detachment in high myopia with posterior staphyloma. Br J Ophthalmol. 1969;53(1):62–3.
[64] Morita H, Ideta H, Ito K, et al. Causative factors of retinal detachment in macular holes. Retina. 1991;11(3): 281–4.
[65] Stirpe M, Michels RG. Retinal detachment in highly myopic eyes due to macular holes and epiretinal traction. Retina. 1990;10(2):113–4.
[66] Akiba J, Konno S, Yoshida A. Retinal detachment associated with a macular hole in severely myopic eyes. Am J Ophthalmol. 1999;128(5):654–5.
[67] Wu TT, Kung YH. Comparison of anatomical and visual outcomes of macular hole surgery in patients with high myopia vs. non-high myopia: a case-control study using optical coherence tomography. Graefes Arch Clin Exp Ophthalmol. 2012;250(3):327–31.
[68] Patel SC, Loo RH, Thompson JT, Sjaarda RN. Macular hole surgery in high myopia. Ophthalmology. 2001;108(2):377–80.
[69] Ho TC, Chen MS, Huang JS, et al. Foveola nonpeeling technique in internal limiting membrane peeling of myopic foveoschisis surgery. Retina. 2012;32(3):631–4.
[70] Shimada N, Sugamoto Y, Ogawa M, et al. Fovea-Sparing Internal Limiting Membrane Peeling for Myopic Traction Maculopathy. Am J Ophthalmol. 2012;154(4):693–701.
[71] Ripandelli G, Coppe AM, Fedeli R, et al. Evaluation

of primary surgical procedures for retinal detachment with macular hole in highly myopic eyes: a comparison [corrected] of vitrectomy versus posterior episcleral buckling surgery. Ophthalmology. 2001;108(12):2258–64.
[72] Baba T, Tanaka S, Maesawa A, et al. Scleral buckling with macular plombe for eyes with myopic macular retinoschisis and retinal detachment without macular hole. Am J Ophthalmol. 2006;142(3):483–7.
[73] Mateo C, Bures-Jelstrup A, Navarro R, Corcostegui B. Macular buckling for eyes with myopic foveoschisis secondary to posterior staphyloma. Retina. 2012;32(6): 1121–8.
[74] Theodossiadis GP, Theodossiadis PG. The macular buckling procedure in the treatment of retinal detachment in highly myopic eyes with macular hole and posterior staphyloma: mean follow-up of 15 years. Retina. 2005;25(3):285–9.
[75] Zhu Z, Ji X, Zhang J, Ke G. Posterior scleral reinforcement in the treatment of macular retinoschisis in highly myopic patients. Clin Experiment Ophthalmol. 2009;37(7):660–3.
[76] Ward B, Tarutta EP, Mayer MJ. The efficacy and safety of posterior pole buckles in the control of progressive high myopia. Eye. 2009;23(12):2169–74.
[77] Gili P, Yanguela J, Martin JC. Intraocular gas treatment for myopic foveoschisis. Eur J Ophthalmol. 2010;20(2): 473–5.
[78] Wu TY, Yang CH, Yang CM. Gas tamponade for myopic foveoschisis with foveal detachment. Graefes Arch Clin Exp Ophthalmol. 2012;10:10.
[79] Stalmans P, Benz MS, Gandorfer A, et al. Enzymatic vitreolysis with ocriplasmin for vitreomacular traction and macular holes. N Engl J Med. 2012;367(7):606–15.
[80] El Rayes EN. Supra choroidal buckling in managing myopic vitreoretinal interface disorders: 1-Year Data. Retina. 2013;23:23.
[81] Ortisi E, Avitabile T, Bonfiglio V. Surgical management of retinal detachment because of macular hole in highly myopic eyes. Retina. 2012;32(9):1704–18.
[82] Coppe AM, Ripandelli G, Parisi V, et al. Prevalence of asymptomatic macular holes in highly myopic eyes. Ophthalmology. 2005;112(12):2103–9.
[83] Oie Y, Ikuno Y, Fujikado T, Tano Y. Relation of posterior staphyloma in highly myopic eyes with macular hole and retinal detachment. Jpn J Ophthalmol. 2005;49(6):530–2.
[84] Tsujikawa A, Kikuchi M, Ishida K, et al. Fellow eye of patients with retinal detachment associated with macular hole and bilateral high myopia. Clin Experiment Ophthalmol. 2006;34(5):430–3.
[85] Oie Y, Emi K. Incidence of fellow eye retinal detachment resulting from macular hole. Am J Ophthalmol. 2007; 143(2):203–5.
[86] Ripandelli G, Coppe AM, Parisi V, Stirpe M. Fellow eye findings of highly myopic subjects operated for retinal detachment associated with a macular hole. Ophthalmology. 2008;115(9):1489–93.
[87] Kuriyama S, Matsumura M, Harada T, et al. Surgical techniques and reattachment rates in retinal detachment due to macular hole. Arch Ophthalmol. 1990;108(11): 1559–61.
[88] Higashide T, Nishimura A, Torisaki M, Sugiyama K. Retinal redetachment involving a macular hole resulting from hypotony after trabeculectomy in a highly myopic eye. Ophthalmic Surg Lasers Imaging. 2007;38(5):406–9.
[89] Sakimoto S, Saito Y. Acute macular hole and retinal detachment in highly myopic eyes after neodymium:YAG laser capsulotomy. J Cataract Refract Surg. 2008;34(9): 1592–4.
[90] Zheng Q, Yang S, Zhang Y, et al. Vitreous surgery for macular hole-related retinal detachment after phacoemulsification cataract extraction: 10-year retrospective review. Eye. 2012;26(8):1058–64.
[91] Ripandelli G, Billi B, Fedeli R, Stirpe M. Retinal detachment after clear lens extraction in 41 eyes with high axial myopia. Retina. 1996;16(1):3–6.
[92] Arevalo JF, Rodriguez FJ, Rosales-Meneses JL, et al. Vitreoretinal surgery for macular hole after laser assisted in situ keratomileusis for the correction of myopia. Br J Ophthalmol. 2005;89(11):1423–6.
[93] Arevalo JF, Mendoza AJ, Velez-Vazquez W, et al. Full-thickness macular hole after LASIK for the correction of myopia. Ophthalmology. 2005;112(7):1207–12.
[94] Xie A, Lei J. Pars plana vitrectomy and silicone oil tamponade as a primary treatment for retinal detachment caused by macular holes in highly myopic eyes: a risk-factor analysis. Curr Eye Res. 2013;38(1):108–13.
[95] Feng LG, Jin XH, Li JK, et al. Surgical management of retinal detachment resulting from macular hole in a setting of high myopia. Yan Ke Xue Bao. 2012;27(2):69–75.
[96] Nadal J, Verdaguer P, Canut MI. Treatment of retinal detachment secondary to macular hole in high myopia: vitrectomy with dissection of the inner limiting membrane to the edge of the staphyloma and long-term tamponade. Retina. 2012;32(8):1525–30.
[97] Kumar A, Tinwala S, Gogia V, Sinha S. Clinical presentation and surgical outcomes in primary myopic macular hole retinal detachment. Eur J Ophthalmol. 2012;22(3):450–5.
[98] Nishimura A, Kimura M, Saito Y, Sugiyama K. Efficacy of primary silicone oil tamponade for the treatment of retinal detachment caused by macular hole in high myopia. Am J Ophthalmol. 2011;151(1):148–55.
[99] Avitabile T, Bonfiglio V, Buccoliero D, et al. Heavy versus standard silicone oil in the management of retinal detachment with macular hole in myopic eyes. Retina. 2011;31(3):540–6.
[100] Mete M, Parolini B, Maggio E, Pertile G. 1000 cSt silicone oil vs heavy silicone oil as intraocular tamponade in retinal detachment associated to myopic macular hole. Graefes Arch Clin Exp Ophthalmol. 2011; 249(6):821–6.
[101] Li KK, Tang EW, Li PS, Wong D. Double peel using triamcinolone acetonide and trypan blue in the management of myopic macular hole with retinal detachment: a case-control study. Clin Experiment Ophthalmol. 2010;38(7):664–8.
[102] Nakanishi H, Kuriyama S, Saito I, et al. Prognostic factor analysis in pars plana vitrectomy for retinal detachment attributable to macular hole in high myopia: a multicenter study. Am J Ophthalmol. 2008;146(2): 198–204.
[103] Siam AL, El Maamoun TA, Ali MH. Macular buckling for myopic macular hole retinal detachment: a new approach. Retina. 2012;32(4):748–53.

[104] Michalewska Z, Michalewski J, Adelman RA, Nawrocki J. Inverted internal limiting membrane flap technique for large macular holes. Ophthalmology. 2010;117(10):2018–25.

[105] Kuriyama S, Hayashi H, Jingami Y, et al. Efficacy of inverted internal limiting membrane flap technique for the treatment of macular hole in high myopia. Am J Ophthalmol. 2013;24(13):00141–4.

[106] Shimada N, Ohno-Matsui K, Iwanaga Y, et al. Macular retinal detachment associated with peripapillary detachment in pathologic myopia. Int Ophthalmol. 2009;29(2):99–102.

[107] Akimoto M, Akagi T, Okazaki K, Chihara E. Recurrent macular detachment and retinoschisis associated with intrachoroidal cavitation in a normal eye. Case Report Ophthalmol. 2012;3(2):169–74.

[108] Yeh SI, Chang WC, Wu CH, et al. Characteristics of peripapillary choroidal cavitation detected by optical coherence tomography. Ophthalmology. 2012;1(12):00812–3.

[109] Baba T, Moriyama M, Nishimuta A, Mochizuki M. Retinal detachment due to a retinal break in the macular atrophy of a myopic choroidal neovascularization. Ophthalmic Surg Lasers Imaging. 2007;38(3):242–4.

[110] Chen L, Wang K, Esmaili DD, Xu G. Rhegmatogenous retinal detachment due to paravascular linear retinal breaks over patchy chorioretinal atrophy in pathologic myopia. Arch Ophthalmol. 2010;128(12):1551–4.

[111] Hayashi K, Ohno-Matsui K, Shimada N, et al. Long-term pattern of progression of myopic maculopathy: a natural history study. Ophthalmology. 2010;117(8): 1595–611.

[112] Yoshida T, Ohno-Matsui K, Yasuzumi K, et al. Myopic choroidal neovascularization: a 10-year follow-up. Ophthalmology. 2003;110(7):1297–305.

21 病理性近视并发症的手术方法

Ramin Tadayoni, Hiroko Terasaki, Jun Takeuchi

21.1 手术适应证

21.1.1 引言和定义

近来，提高近视患者视功能的方法层出不穷，一些手术技巧如可视化方法不断改进，同时一些专用的手术器械也不断涌现。目前，手术治疗病情复杂的高度近视眼已经变得十分普遍，尤其是因眼轴长度延长和球壁扩张导致的病理性近视（PM）。早在 OCT 发展之前，Phillips 在 1958 年首次报道了一例非全层黄斑裂孔（FTMH）的高度近视眼发生视网膜脱离的病例[1]；OCT 发展后，Takano 和 Kishi 两人于 1999 年在高度近视和后巩膜葡萄肿患眼中观察到了视网膜劈裂样结构和牵拉性视网膜脱离[2]，这些病变现在被认为是代表黄斑裂孔视网膜脱离（MHRD）的前驱期[3]。

2004 年，Panozzo 和 Mercanti 提出用"近视牵引性黄斑病变"（MTM）一词来描述由牵引力产生的，并与高度近视相关的所有病理性黄斑特征[4]。MTM 包括视网膜增厚、黄斑视网膜劈裂样结构、板层黄斑裂孔（板层 MH）和视网膜中央凹脱离（FRD）（图 21.1）。这些病理特征是由附着的玻璃体皮质、视网膜前膜（ERM）、内界膜（ILM）、视网膜血管和后巩膜葡萄肿所产生的复杂的牵引力造成的。

据报道，高度近视眼患者 MTM 发病率为 9%~34%[4, 5]。Gaucher 等[6]称，在 18 例未接受手术的 MTM 患者中，有 6 例（33.3%）在 3 年随访期内出现 FTMH。另外，Shimada 等[7]报道了随访 207 只 MTM 患眼超过 2 年的自然病程，其中有 26 只眼（12.6%）出现 MTM 进展。此外，他们还开发了一种新的分类方法，即根据黄斑视网膜劈裂的面积将病变分为五组：无黄斑视网膜劈裂（0 期）；视网膜中央凹外黄斑视网膜劈裂（1 期）；仅视网膜中央凹黄斑视网膜劈裂（2 期）；涉及视网膜中央凹但不涉及整个黄斑区的黄斑视网膜劈裂（3 期）；全黄斑区黄斑视网膜劈裂（4 期）。28 只 4 期视网膜劈裂患眼中有 13 只眼（42.9%）出现 MTM 进展，而其中 10.7% 的患眼在没有接受手术治疗的情况下有所改善。

因此，建议在适当时机行经睫状体平坦部玻璃体切除术（PPV）联合内界膜（ILM）剥除术等手术方法来释放玻璃体皮质与 ILM 粘连产生的牵引力，防止 FTMH、MHRD 病情发展。然而，由于术后并发症可能会导致患者视力下降，因此确定手术治疗的最佳时机十分重要。

21.1.2 三种手术适应证

病理性近视有三种手术适应证，即 MTM、FTMH 和 MHRD。对 FTMH 和 MHRD 来说，大多数情况下需要通过手术治疗才能防止视功能的严重丧失。但对 MTM 来说，手术治疗的价值具有争议性，需要仔细考虑是否需要手术以及进行手术的时机。

21.1.2.1 近视牵引性黄斑病变（MTM）

在 MTM 中，近视性视网膜劈裂会进展为板层 MH 和（或）FRD（图 21.2a、b）；有些病例还会进展为 FTMH 和（或）MHRD，它们的发生会导致显著的视功能不可逆性丧失。因此，何时进行疾病的干预很重要。

既往有研究表明，术后最佳矫正视力（BCVA）与术前 BCVA 相关[8, 9]。此外，也有报告指出，MTM 手术治疗对视功能改善与症状持续时间之间存在相关性[9]。在 24 个月的自然病程中，约 43% 的 4 期黄斑视网膜劈裂患者会进展为中央凹脱离或 FTMH，而仅有约 10% 的患者出现视网膜劈裂的消退（图 21.2c）。因此，进展超过 4 期的患眼可能是 MTM 最早的手术适应证。

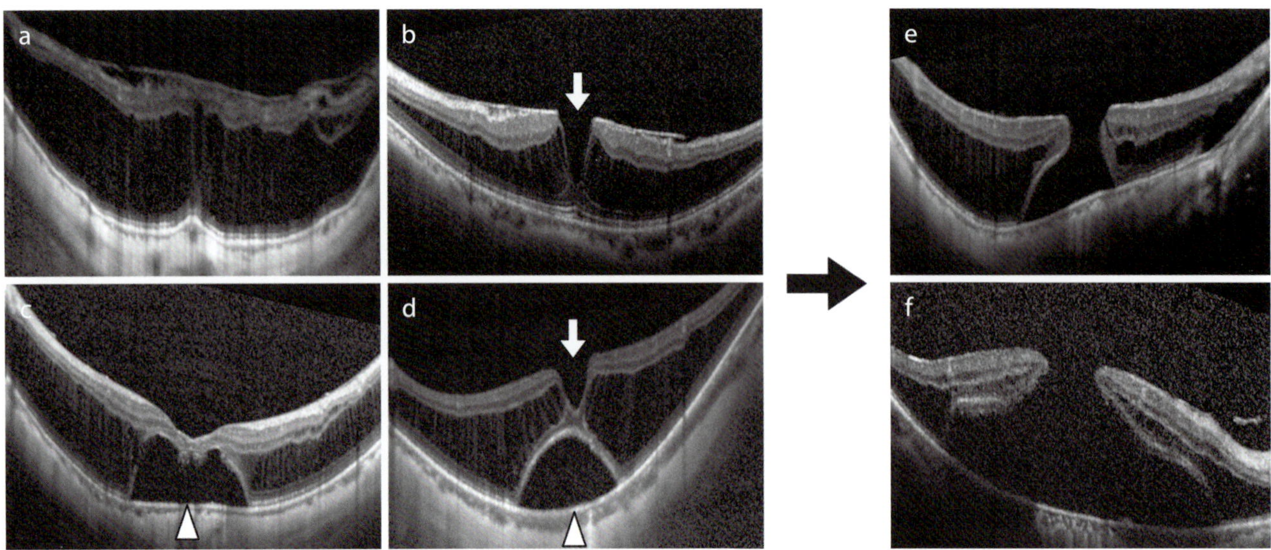

图 21.1 近视牵引性黄斑病变（MTM）的代表性视网膜中央凹。（a）视网膜劈裂症。（b）板层黄斑裂孔（板层 MH）。（c）视网膜中央凹脱离（FRD）。（d）FRD 伴板层 MH。（e）全层黄斑裂孔（FTMH）。（f）黄斑裂孔视网膜脱离（MHRD）。箭示视网膜内劈裂，箭头示 FRD

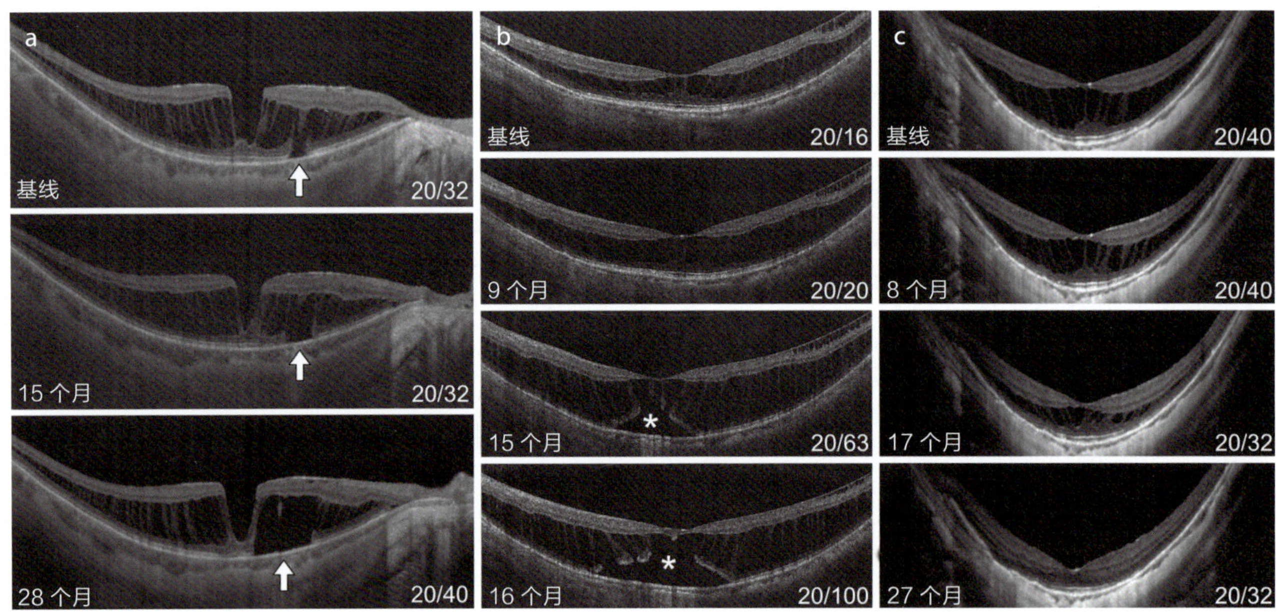

图 21.2 典型的 MTM 进展过程。（a）74 岁，女，眼轴长度为 27.43 mm。图中展现了一个具有分裂状结构的假孔。由于椭圆体区缺损的进展和视网膜内结构的丧失（箭），该假孔进展为全层黄斑裂孔的风险较高，因此进行了手术。（b）56 岁，男性，眼轴长度为 29.37 mm。自基线可观察到黄斑劈裂。黄斑裂孔的深度逐渐增加，视网膜中央凹加速脱离（星号），最终导致患者视力下降，此时进行了手术治疗。（c）68 岁，男性，眼轴长度为 29.00 mm。自基线观察到的黄斑裂孔在整个自然病程中逐渐减小，并在 27 个月时完全消退。随访期间患者视力维持甚至有所提高

为了进一步评估 MTM 的手术适应证，研究选取大量接受 PPV 治疗的 MTM 病例，并分析其术前与术后 OCT 结果之间的关系[10]。首先，将 MTM 患眼分为四型：无 FRD 的视网膜劈裂样结构（视网膜劈裂型）；无 FRD 的板层 MH（板层 MH 型）；无板层 MH 的 FRD（FRD 型）以及无 FTMH 有板层 MH 的 FRD（FRD+ 板层 MH 型）（图 21.1）。结果显示，除板层 MH 型外，所有其他类型病例的术后 BCVA 均有显著提升，并且全部类型病例的术前与术后 BCVA 均呈中强至强正相关。另外，无论术前术后，有 FRD 患眼（FRD 型和 FRD+ 板层 MH 型）的 BCVA 均显著差于无 FRD 的患眼（视网膜劈裂

型和板层 MH 型)。这些结果表明,术前 BCVA 水平和 FRD 的存在是 MTM 手术的重要指征。在无 FRD 但 BCVA 良好的阶段,也推荐进行手术干预。

然而,也应该考虑到手术并发症发生的可能。MTM 手术最令人担忧的并发症是 FTMH 或 MHRD。术后 FTMH 和 MHRD 会显著降低视力,即使进行二次手术,通常也难以治愈。在我们的数据中,79 例患眼里,术后有 4 例出现了 FTMH 或 MHRD(5.1%;FTMH 有 3 例,MHRD 有 1 例),涵盖了除黄斑劈裂之外的所有 MTM 类型。需要注意的是,所有这些并发症均发生在术后 1 个月内。同样的,Hwang 等[11] 的报告指出,在 PPV 联合 ILM 剥除术后,28 例患眼中有 1 例患眼(3.6%)出现术后 FTMH 或 MHRD;Ikuno 等[8] 报告了 33 例患眼中有 2 例(6.1%)出现了该术后并发症。然而,在最近的一份报告中,Gao 等[12] 给出了更高的术后并发症的发生率,即在 PPV 联合 ILM 剥除术后,42 例患眼中有 8 例患眼(19.0%)出现了 FTMH 或 MHRD。导致这些报道不同的原因尚不明确。不过,Gao 等的报告来自一个较小的病例组(42 例眼),此外他们均选择 SF_6(六氟代硫)作为眼内填充物,而我们则会根据 MTM 术前分期选择不同的填充物[空气、SF_6、C_3F_8(过氟丙烷)、硅油或液体]。Gao 等还提到,包括 FRD 在内的内外节连接层缺失是术后 FTMH 或 MHRD 的危险因素。在 Hattori 等的数据中[10],无 FRD 和板层 MH 的视网膜劈裂型患眼在术后出现 FTMH 或 MHRD 的风险较其他类型更低。高质量的图像和精确的 OCT 报告对于准确评估术后并发症的危险因素至关重要。无论如何,MTM 经过 PPV 手术治疗后,FTMH 或 MHRD 的发病率并不低,因此评估手术适应证的同时,也需要考虑到手术并发症发生的风险。反过来说,对长期无变化的眼进行手术可能是过度的。因此,推荐至少每月一次密切关注 OCT 的变化。

作为决定手术适应证的另一因素,一种名为"保留中央凹"的 MTM 手术新技术正变得流行[13-15]。关于这种方法的更多细节将在后面的章节进行描述,但如果该技术降低了术后 FTMH 的发病率,则 MTM 的早期手术适应证可能会变得更加明确[16, 17]。

综上所述,出现 FRD 且视力下降的晚期 MTM 患者需要手术治疗,但上述干预可能会导致视力进一步丧失,黄斑视网膜劈裂症也可能在自然病程中进展为 FTMH。对于没有 FRD 且视力良好的 MTM,其手术适应证更具争议。在这种情况下,尽管早期手术可能会抑制 MTM 进展并保持视力,但还是需要考虑到发生青光眼等并发症的风险。因此,强调全面术前检查的重要性,如 SD-OCT 或 SS-OCT,以确定视网膜外层的变化。

21.1.2.2 全层黄斑裂孔(FTMH)

FTMH 的手术目的是闭合 MH,并防止其进展为 MHRD。对于没有劈裂或有非进展性劈裂的慢性 FTMH,以及严重视网膜脉络膜萎缩的病例,虽然大多数情况下都需手术,但不做手术而去定期复查也是一种选择。

特发性 FTMH 治疗的金标准是 PPV 联合全 ILM 剥除术,报告显示其解剖闭合率大于 90%[18-20]。然而,在高度近视 MH 中,初次手术就实现解剖及功能上的成功仍是一个挑战[21]。为了提高 MH 的闭合率,一些技术被人们提出并运用,如内界膜翻转覆盖术(inverted ILM flap technique)[22-25]。

21.1.2.3 黄斑裂孔视网膜脱离(MHRD)

MHRD 的手术目的是视网膜复位和 MH 闭合,如果不进行治疗,MH 引起的局部视网膜脱离可能进展为全视网膜脱离,因此手术治疗几乎是必要的。玻璃体切除术治疗 MHRD 最早于 1982 年被提出[26]。手术步骤与治疗 FTMH 时大致相同,但报道的 MH 闭合率仅为 35%~60%,远低于视网膜复位的成功率[27-29]。然而,与 FTMH 一样,内界膜翻转覆盖术及自体内界膜移植术等新技术提高了 MH 闭合的成功率,进一步扩大了手术适应证[23, 29, 30]。

21.2 手术步骤

前文描述的病理性近视的并发症可采用玻璃体切除术或巩膜扣带术治疗。巩膜扣带术将在另一章节(23.4.2)中介绍。玻璃体切除术一词被扩展用于所有眼内手术,包括玻璃体切除术本身,但通常也包括其他眼内手术。治疗病理性近视并发症的眼内手术还包括用于其他疾病的手术技巧,例如玻璃体后皮质剥离,但往往伴随特定的困难。其他手术技巧主要用于病理性近视相关的并发症,如保留中央凹的 ILM 剥除术。

21.2.1 玻璃体切除术

玻璃体切除术（vitrectomy）是眼后段手术中的常规手术，但在病理性近视中，它的每个步骤都有特殊的注意点。在病理性近视的眼球中，巩膜因缺乏弹性而变得脆弱，套管易在手术中松动，造成眼内液外漏，故术中需高度注意巩膜切口。应用圆形穿刺刀斜行 30°~45° 或用扁平穿刺刀平行于巩膜表面做切口。术中勿使切口缘张力过高，否则将导致切口变大、套管滑出或眼内液外漏。

近视眼的玻璃体切除术可能比平时花费更多时间。在很多情况下，玻璃体发生液化，纤维集中在玻璃体腔的某些区域，尤其是前部。此时，分离玻璃体看似容易，但应考虑剩余玻璃体聚集在后部的可能性。当玻璃体可视化困难时，可以使用可视化剂[31]，最常用的是曲安奈德（Triamcinolone），很多国家都有批准的可视化剂。此处的诀窍是加倍稀释悬浮液（例如 4~5 倍），这不仅能使术者看到玻璃体，而且无需冲洗掉多余的部分。良好的可视化对于正确分离玻璃体尤为重要。

21.2.2 玻璃体后皮质剥离

在病理性近视眼中，玻璃体后皮质附着常有异常[32]。在黄斑并发症的眼中，大多数均呈现玻璃体后皮质附着状态[32]。然而在某些情况下，玻璃体中与大腔隙相关的纤维凝结，产生后脱离的假象。从外科角度看，玻璃体后皮质被剥离成了两层，有时称之为后部玻璃体劈裂[33]。玻璃体后皮质若未分离，将妨碍治疗具有玻璃体切除术指征的原发病。为避免这种情况，外科医生必须始终考虑玻璃体后皮质附着的可能性，并且及时检查。上述的曲安奈德可用于显示残留的玻璃体，在某些情况下，蓝色染料也能作为可视化剂代替曲安奈德[34]。术者一旦发现残余玻璃体，应小心剥离。在高度近视眼中，玻璃体基底部往往比生理情况更靠后。有时若随意剥离后部血管周围的残余玻璃体，可能会导致视网膜破裂。因此，切割玻璃体必须格外顾及后部。

21.2.3 视网膜前膜剥离

当存在视网膜前膜时，通常需要剥离。其基本原理不变，但需考虑一些特殊性。近视眼眼轴延长，在某些眼球中，可能很难触及深部葡萄肿底部的黄斑。在注射任何液体之前，都应确保后续清除吸出的可能性。一些制造商提议使用更长的器械，这对于长眼轴眼来说可能是必需的。另一方面，若想增加现有短器械可达到的深度，可考虑拔出套管，在入口侧去除几毫米的巩膜厚度并通过巩膜切开术直接使器械进入眼球。在低对比度眼底的眼球中，通常需要对视网膜前膜进行染色。在一些近视眼中，视网膜前膜实际上是板层黄斑裂孔的视网膜前增生[35]，此类增生通常呈淡黄色，且附着在中央凹的中间部位。附着较牢固时，应注意不要用力拉扯黄斑中心。如有需要，可将其接近黄斑表面的部分分离。

21.2.4 内界膜剥离

内界膜（ILM）剥离的基本技巧与其他情况相似，但由病理性近视造成的低对比度眼底，术中需要染色使剥离内界膜安全可控。在近视眼中，考虑到中央凹的脆弱性，已经有特定的 ILM 剥离模式，即保留中央凹的 ILM 剥离，该手术方式能降低诱发黄斑裂孔的风险[15-17]。另一种 ILM 瓣技术已经被国内外学者不断改进，衍生出大小、形态各异的 ILM 瓣技术，尽管方式各异，但其目的相同，都是通过 ILM 覆盖裂孔来增加其闭合的机会[22, 23, 30]。最简单和可重复的技术之一是保留部分裂孔颞侧的 ILM，并将其翻转完成覆盖。由于经常在视盘处抽吸最后的眼内液，液体流动将有助于将内界膜瓣覆盖并黏附在裂孔上。

21.2.5 其他步骤

黄斑加压（macular indentation）也被提议用于治疗病理性近视的黄斑并发症。其他用于治疗相关视网膜疾病的步骤，包括所有经典的技术如激光、气体或硅油注入，与在普通人眼球中的技术几乎没有区别。关于病理性近视并发症治疗的适应证，在本章和其他章节的疾病描述中进行了详细说明。

21.3 术中及术后并发症

21.3.1 术中并发症

内眼手术的一些并发症在病理性近视眼中更加常见。病理性近视患者的玻璃体会牢固地附着在视网膜后极部，尤其是大血管的周围。玻璃体后脱离可能会形成视网膜裂孔，进而导致视网膜脱离。如果裂孔出现在葡萄肿中，和（或）玻璃体不能进一步分离，且无法分离的部分可能在术后对裂孔边缘施加牵引，那么视网膜脱离的发生率会大大提升。通常行玻璃体切除术并在裂孔周围行激光光凝术来预防这种情况的发生。内界膜剥离，特别是当黄斑非常薄并且已经发生脱离的情况下，容易诱发黄斑裂孔。这种裂孔往往容易被忽视，但是可以通过术中 OCT 来协助发现并诊断[36]。一般通过切除黄斑中央凹周围的组织并维持黄斑中央凹的解剖结构尽量防止这一术中并发症的发生。当然，如果在手术过程中发现黄斑裂孔，那接下来的手术方式必须将其视为近视性黄斑裂孔来进行调整。虽然目前还没有证实必须治疗术中 OCT 无法探查出的裂孔，但是黄斑术后发生裂孔的风险很大，因此这些微小的病变也不容忽视[15, 36]。

另外，高度近视眼出现严重的脉络膜上腔出血的风险很大。低眼压及术中损伤脉络膜是造成这一现象的高危因素，因此需要通过避免低眼压以及在减少手术期间对脉络膜的创伤来预防这种并发症。如果出现出血并且出血量无法控制，应尽可能提高眼压至少 2 分钟。如果出血没有停止的迹象，那么更安全的做法是停止手术并关闭术眼，以避免爆发性出血。

由于病理性近视患者的巩膜较薄且弹性较差，因此在手术结束时，巩膜切口容易发生渗漏。可以通过减少术中手术器械在术眼上施加压力来避免切口渗漏的发生。如果发现有渗漏的现象，需对渗漏处进行缝合治疗，以避免眼压过低而导致脉络膜上腔大量出血。

21.3.2 术后并发症

病理性近视眼的一些术后并发症与上节所述的术中并发症相类似，即使术中采取了最佳的预防措施也可能会导致黄斑裂孔的发生；如果玻璃体后脱离导致了视网膜裂孔而不采取治疗，那么日后裂孔发展为视网膜脱离的概率会大幅度增加；如果眼压过低，术后爆发性脉络膜上腔出血发生的可能性也会大大提升。需要注意的是，即使手术进行得很顺利，在全身麻醉后出现的剧烈咳嗽也会导致爆发性的脉络膜上腔出血。为避免这些情况的发生，就要求开展这类手术的团队进行严密的术后监测。玻璃体切除术的常见并发症包括眼内炎、白内障、视网膜脱离，而这些并发症在近视眼中出现的可能性更大。其中有一个最值得关注的并发症就是白内障，并发性白内障的发生应该在术前讨论时特别强调。病理性近视患者白内障的发生年龄会比其他人更早，而且在做玻璃体切除术时，尤其是当术中使用了眼内填充物，会使白内障进一步加重从而导致视力下降。和普通患者相比，并发性白内障在高度近视的患者中更成问题，因此白内障手术通常是这些患者减轻高度近视的机会。

但是如果只有做玻璃体切除术的术眼出现了并发性白内障需要行白内障摘除，而另一只眼并没有发生白内障的话，在行白内障摘除术后就会导致屈光参差。如果术后患者配戴隐形眼镜，那么屈光参差带来的问题可以迎刃而解，而当患者无法配戴隐形眼镜只能配戴框架眼镜时，屈光参差将会是一个比较棘手的问题。

21.4 术中 OCT 的实用性

在黄斑病变的手术中，术前和术后形态学评估主要采用的是 OCT。然而，即使是此类手术，术中 OCT（iOCT）的使用仍没有得到普及。在近视性黄斑视网膜劈裂的手术中，无论是否保留了黄斑中央凹，增强视网膜的三维可视化对于发现术中并发症如黄斑裂孔（MH）及防止术后发生 MH 或黄斑裂孔视网膜脱离（MHRD）都是至关重要的[36, 37]。应用内界膜翻转覆盖术治疗高度近视性 MH 和 MHRD 时，需要 ILM 的可视化来正确定位 ILM 瓣[38–41]。吲哚菁绿（ICG）和亮蓝 G（BBG）等染料可以使 ILM 显色，但这些染料在光照下会有潜在的毒性。同时，在处理 ILM 时应格外注意视网膜的厚度和 MH 累及到 ILM 的程度。在本节中，我们将介绍一些 iOCT 用于治疗高度近视手术相关并发症的病例。

第一，应用于近视性视网膜劈裂手术中保留中央凹的 ILM 剥离时，在处理此类患者时，iOCT 的三维评估可以协助手术医生判断 ILM 应向中央凹剥离的距离（图 21.3）。

第二，iOCT 可用于发现并评估手术期间 MH 的情况，并协助手术医生决定是否需要进行其他操作，比如是否需要选择眼内填充物来防止术后 MH 的发生和随之而来的 MHRD 病变（图 21.4）。

第三，iOCT 可以让术者在将 ILM 移植到 MH 时，以及在气液交换后检查 ILM 瓣的位置，确保翻转的 ILM 瓣覆盖在正确位置（图 21.5）。

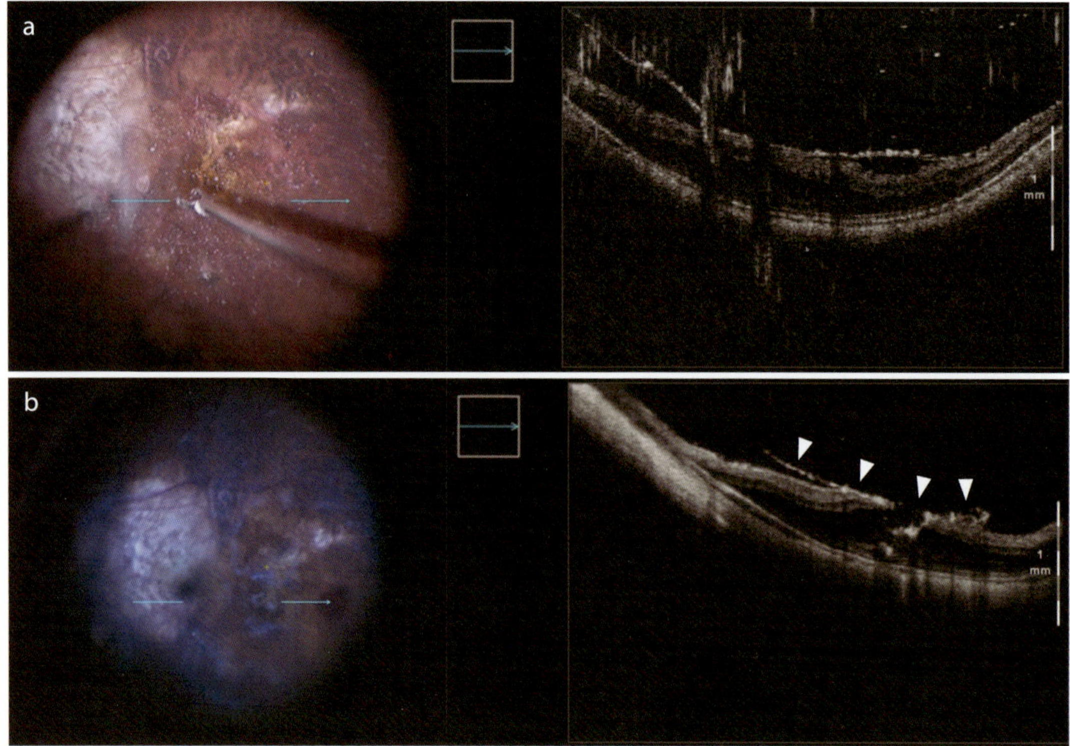

图 21.3 保留视网膜中央凹的 ILM 剥离术治疗近视牵引性黄斑病变。女性，55 岁，因黄斑劈裂样结构伴视网膜前膜（ERM）就诊。眼轴长度为 29.16 mm。（a）术中 OCT（iOCT）显示曲安奈德颗粒促进了术者剥离 ERM，BBG 染色显示视网膜中央凹保留 ILM 剥离。（b）最后，在中央凹处可见部分保留的 ILM（箭头）

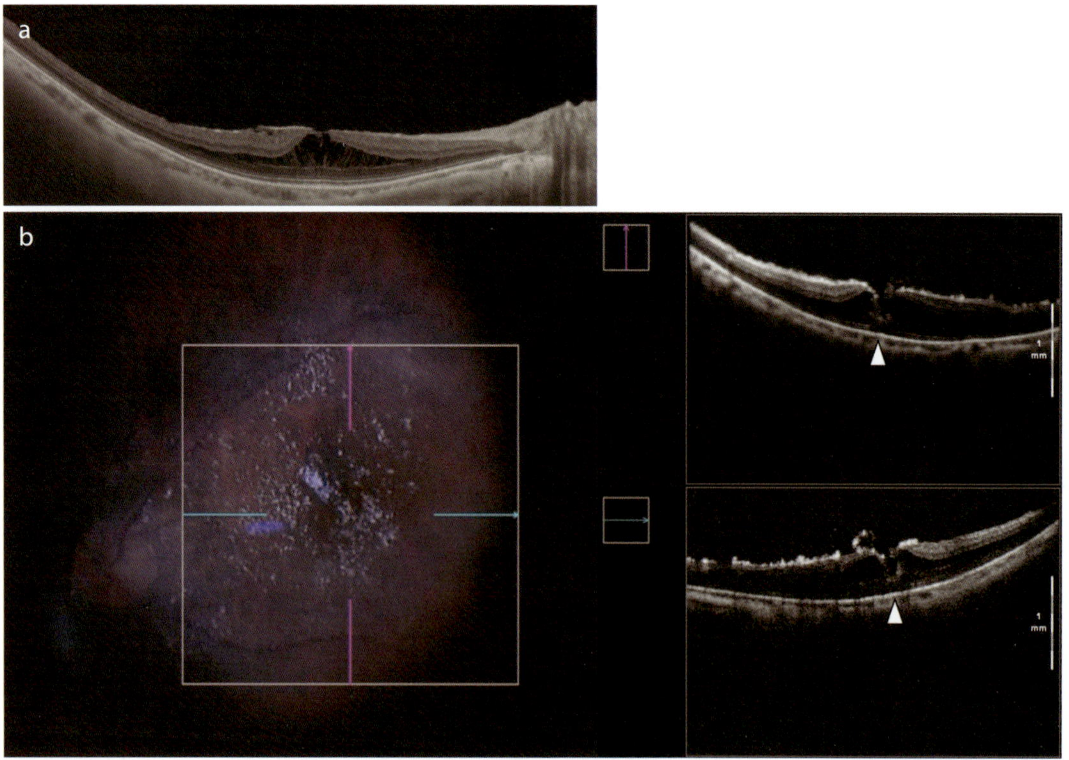

图 21.4 术中出现微小 MH 的近视牵引性黄斑病变。女性，65 岁。（a）术前 OCT 检查显示近视劈裂样结构，眼轴长度为 26.84 mm。最初为患者尝试了保留视网膜中央凹的 ILM 剥离术，但无意中将 ILM 完全剥离。（b）精确的 iOCT 检查显示视网膜中央凹存在一个微小 MH 伴椭圆体带缺损（箭头）。因此，使用 C_3F_8 进行眼内填塞，然后采用术后俯卧位促进 MH 闭合。最终该患者的 MH 闭合，椭圆体带缺损也随之消失

图 21.5 为治疗难治性高度近视 MH 发展而来的自体视网膜移植术（ART）是治疗近视眼手术并发症的另一个较为特殊的方法。这类手术是通过植入采集于周边部视网膜的自体视网膜瓣来闭合 MH[42, 43]。为了确保难治性 MH 能够闭合，必须将自体视网膜瓣植入正确的位置。此时就体现出 iOCT 的应用价值，它可以精准地指出移植物正确的摆放位置（图 21.6）。

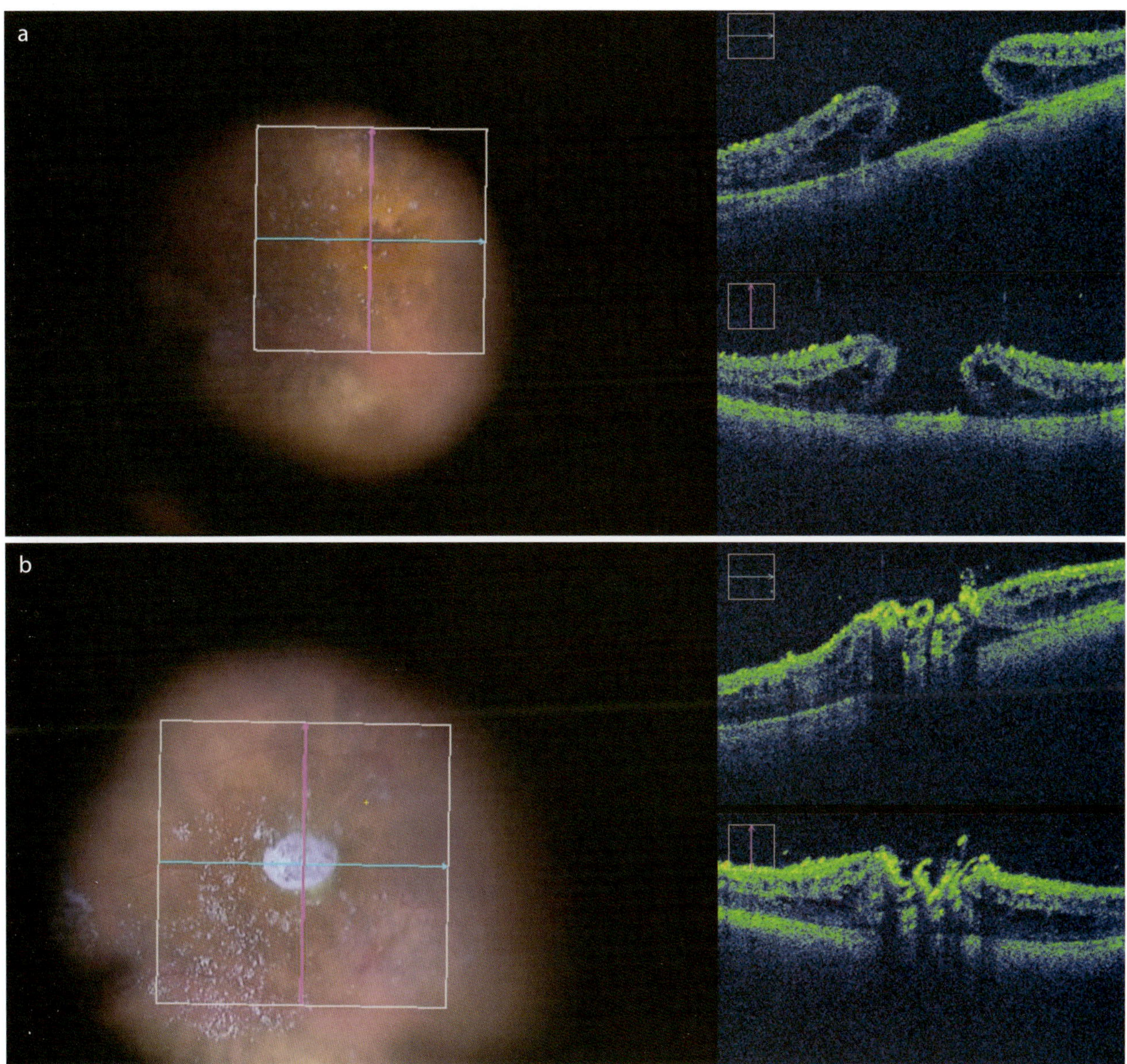

图 21.5 既往手术后出现 MH 进展，行内界膜翻转覆盖术。69 岁，女性，眼轴长度为 27.75 mm。在第一次因高度近视眼视网膜前膜行经睫状体平坦部玻璃体切除术后出现 MH，从而进行了二次手术。（a）术中利用 iOCT 发现 MH 仍有 ILM 残留。（b）在 iOCT 的引导下，将一个翻转的 ILM 瓣插入裂孔。后行气液交换，并在手术结束前确认 ILM 瓣仍处于适当的位置

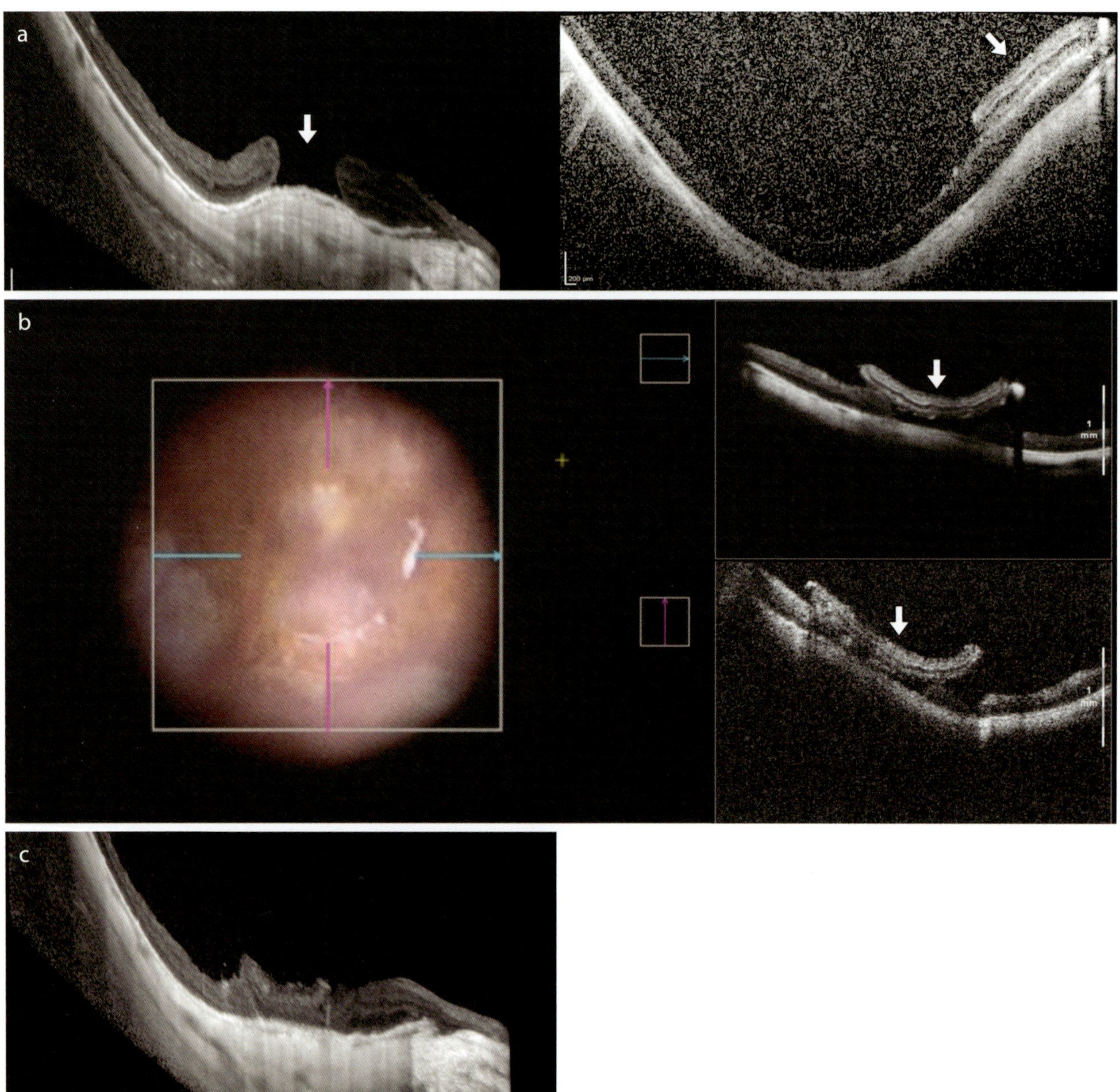

图 21.6　自体视网膜移植术（ART）后视网膜瓣脱位并复位。男性，80 岁，既往行睫状体平坦部玻璃体切除术 + ILM 剥除术 + 黄斑扣带术，术后出现难治性 MH，眼轴长度为 28.78 mm。为闭合难治性 MH，进行了 ART，但视网膜瓣在手术 4 天后脱位。因此，又进行了视网膜瓣复位术。（a）术前 OCT 图像显示视网膜瓣脱位和 MH 的复发（箭），进行了视网膜瓣复位术后。（b、c）术中 iOCT（b，箭）和术后 OCT（c）均证实了 MH 的解剖闭合

参考文献

[1] Phillips CI. Retinal detachment at the posterior pole. Br J Ophthalmol. 1958;42(12):749–53.

[2] Takano M, Kishi S. Foveal retinoschisis and retinal detachment in severely myopic eyes with posterior staphyloma. Am J Ophthalmol. 1999;128(4):472–6.

[3] Kobayashi H, Kishi S. Vitreous surgery for highly myopic eyes with foveal detachment and retinoschisis. Ophthalmology. 2003;110(9):1702–7.

[4] Panozzo G, Mercanti A. Optical coherence tomography findings in myopic traction maculopathy. Arch Ophthalmol. 2004;122(10):1455–60.

[5] Baba T, Ohno-Matsui K, Futagami S, Yoshida T, Yasuzumi K, Kojima A, et al. Prevalence and characteristics of foveal retianal detachment without macular hole in high myopia. Am J Ophthalmol. 2003;135(3):338–42.

[6] Gaucher D, Haouchine B, Tadayoni R, Massin P, Erginay A, Benhamou N, et al. Long-term follow-up of high myopic foveoschisis: natural course and surgical outcome. Am J Ophthalmol. 2007;143(3):455–62.

[7] Shimada N, Tanaka Y, Tokoro T, Ohno-Matsui K. Natural course of myopic traction maculopathy and

factors associated with progression or resolution. Am J Ophthalmol. 2013;156(5):948–57.e1.

[8] Ikuno Y, Sayanagi K, Soga K, Oshima Y, Ohji M, Tano Y. Foveal anatomical status and surgical results in vitrectomy for myopic foveoschisis. Jpn J Ophthalmol. 2008;52(4):269–76.

[9] Kumagai K, Furukawa M, Ogino N, Larson E. Factors correlated with postoperative visual acuity after vitrectomy and internal limiting membrane peeling for myopic foveoschisis. Retina. 2010;30(6):874–80.

[10] Hattori K, Kataoka K, Takeuchi J, Ito Y, Terasaki H. Predictive factors of surgical outcomes in vitrectomy for myopic traction maculopathy. Retina. 2018;38(1):S23–30.

[11] Hwang JU, Joe SG, Lee JY, Kim JG, Yoon YH. Microincision vitrectomy surgery for myopic foveoschisis. Br J Ophthalmol. 2013;97(7):879–84.

[12] Gao X, Ikuno Y, Fujimoto S, Nishida K. Risk factors for development of full-thickness macular holes after pars plana vitrectomy for myopic foveoschisis. Am J Ophthalmol. 2013;155(6):1021–7.e1.

[13] Ho TC, Chen MS, Huang JS, Shih YF, Ho H, Huang YH. Foveola nonpeeling technique in internal limiting membrane peeling of myopic foveoschisis surgery. Retina. 2012;32(3):631–4.

[14] Ho TC, Yang CM, Huang JS, Yang CH, Yeh PT, Chen TC, et al. Long-term outcome of foveolar internal limiting membrane nonpeeling for myopic traction maculopathy. Retina. 2014;34(9):1833–40.

[15] Shimada N, Sugamoto Y, Ogawa M, Takase H, Ohno-Matsui K. Fovea-sparing internal limiting membrane peeling for myopic traction maculopathy. Am J Ophthalmol. 2012;154(4):693–701.

[16] Iwasaki M, Miyamoto H, Okushiba U, Imaizumi H. Fovea-sparing internal limiting membrane peeling versus complete internal limiting membrane peeling for myopic traction maculopathy. Jpn J Ophthalmol. 2020;64(1):13–21.

[17] Shiraki N, Wakabayashi T, Ikuno Y, Matsumura N, Sato S, Sakaguchi H, et al. Fovea-sparing versus standard internal limiting membrane peeling for myopic traction maculopathy: a study of 102 consecutive cases. Ophthalmol Retina. 2020;4(12):1170–80. https://doi.org/10.1016/j.oret.2020.05.016.

[18] Lois N, Burr J, Norrie J, Vale L, Cook J, McDonald A, et al. Internal limiting membrane peeling versus no peeling for idiopathic full-thickness macular hole: a pragmatic randomized controlled trial. Invest Ophthalmol Vis Sci. 2011;52(3):1586–92.

[19] Spiteri Cornish K, Lois N, Scott NW, Burr J, Cook J, Boachie C, et al. Vitrectomy with internal limiting membrane peeling versus no peeling for idiopathic full-thickness macular hole. Ophthalmology. 2014;121(3):649–55.

[20] Ando F, Sasano K, Ohba N, Hirose H, Yasui O. Anatomic and visual outcomes after indocyanine green-assisted peeling of the retinal internal limiting membrane in idiopathic macular hole surgery. Am J Ophthalmol. 2004;137(4):609–14.

[21] Wu TT, Kung YH. Comparison of anatomical and visual outcomes of macular hole surgery in patients with high myopia vs. non-high myopia: a case-control study using optical coherence tomography. Graefes Arch Clin Exp Ophthalmol. 2012;250(3):327–31.

[22] Michalewska Z, Michalewski J, Adelman RA, Nawrocki J. Inverted internal limiting membrane flap technique for large macular holes. Ophthalmology. 2010;117(10):2018–25.

[23] Kuriyama S, Hayashi H, Jingami Y, Kuramoto N, Akita J, Matsumoto M. Efficacy of inverted internal limiting membrane flap technique for the treatment of macular hole in high myopia. Am J Ophthalmol. 2013;156(1):125–31.

[24] Hayashi H, Kuriyama S. Foveal microstructure in macular holes surgically closed by inverted internal limiting membrane flap technique. Retina. 2014;34(12):2444–50.

[25] Michalewska Z, Michalewski J, Dulczewska-Cichecka K, Nawrocki J. Inverted internal limiting membrane flap technique for surgical repair of myopic macular holes. Retina. 2014;34(4):664–9.

[26] Gonvers M, Machemer R. A new approach to treating retinal detachment with macular hole. Am J Ophthalmol. 1982;94(4):468–72.

[27] Arias L, Caminal JM, Rubio MJ, Cobos E, Garcia-Bru P, Filloy A, et al. Autofluorescence and axial length as prognostic factors for outcomes of macular hole retinal detachment surgery in high myopia. Retina. 2015;35(3):423–8.

[28] Nishimura A, Kimura M, Saito Y, Sugiyama K. Efficacy of primary silicone oil tamponade for the treatment of retinal detachment caused by macular hole in high myopia. Am J Ophthalmol. 2011;151(1):148–55.

[29] Chen SN, Yang CM. Inverted internal limiting membrane insertion for macular hole–associated retinal detachment in high myopia. Am J Ophthalmol. 2016;162:99–106.e1.

[30] Kinoshita T, Onoda Y, Maeno T. Long-term surgical outcomes of the inverted internal limiting membrane flap technique in highly myopic macular hole retinal detachment. Graefes Arch Clin Exp Ophthalmol. 2017;255(6):1101–6.

[31] Sakamoto T, Ishibashi T. Visualizing vitreous in vitrectomy by triamcinolone. Graefes Arch Clin Exp Ophthalmol. 2009;247(9):1153–63.

[32] Philippakis E, Couturier A, Gaucher D, Gualino V, Massin P, Gaudric A, et al. Posterior vitreous detachment in highly myopic eyes undergoing vitrectomy. Retina. 2016;36(6):1070–5.

[33] Liu HY, Zou HD, Liu K, Song ZY, Xu X, Sun XD. Posterior vitreous cortex contributes to macular hole in highly myopic eyes with retinal detachment. Chin Med J. 2011;124(16):2474–9.

[34] Vote BJ, Russell MK, Joondeph BC. Trypan blue-assisted vitrectomy. Retina. 2004;24(5):736–8.

[35] Hubschman JP, Govetto A, Spaide RF, Schumann R, Steel D, Figueroa MS, et al. Optical coherence tomography-based consensus definition for lamellar macular hole. Br J Ophthalmol. 2020;104(12):1741–7.

[36] Bruyère E, Philippakis E, Dupas B, Nguyen-Kim P, Tadayoni R, Couturier A. Benefit of intraoperative optical coherence tomography for vitreomacular surgery in highly myopic eyes. Retina. 2018;38(10):2035–44.

[37] Itoh Y, Inoue M, Kato Y, Koto T, Hirakata A. Alterations of foveal architecture during vitrectomy for myopic retinoschisis identified by intraoperative optical coherence tomography. Ophthalmologica. 2019;242(2):

87–97.
[38] Jenkins TL, Adam MK, Hsu J. Intraoperative optical coherence tomography of internal limiting membrane flap. Ophthalmology. 2017;124(10):1456.
[39] Lytvynchuk LM, Falkner-Radler CI, Krepler K, Glittenberg CG, Ahmed D, Petrovski G, et al. Dynamic intraoperative optical coherence tomography for inverted internal limiting membrane flap technique in large macular hole surgery. Graefes Arch Clin Exp Ophthalmol. 2019;257(8):1649–59.
[40] Borrelli E, Palmieri M, Aharrh-Gnama A, Ciciarelli V, Mastropasqua R, Carpineto P. Intraoperative optical coherence tomography in the full-thickness macular hole surgery with internal limiting membrane inverted flap placement. Int Ophthalmol. 2019;39(4):929–34.
[41] Lorusso M, Micelli Ferrari L, Cicinelli MV, Nikolopoulou E, Zito R, Bandello F, et al. Feasibility and safety of intraoperative optical coherence tomography-guided short-term posturing prescription after macular hole surgery. Ophthalmic Res. 2020;63(1):18–24.
[42] Grewal DS, Mahmoud TH. Autologous neurosensory retinal free flap for closure of refractory myopic macular holes. JAMA Ophthalmol. 2016;134(2):229–30.
[43] Grewal DS, Charles S, Parolini B, Kadonosono K, Mahmoud TH. Autologous retinal transplant for refractory macular holes: Multicenter International Collaborative Study Group. Ophthalmology. 2019;126(10):1399–408.

22 周边视网膜异常

Sarah Mrejen, Gerardo Ledesma-Gil, Michael Engelbert

22.1 引言

与病理性近视相关的主要周边玻璃体视网膜和（或）脉络膜视网膜病变为格子样变性（lattice degeneration）、非压迫白（white-without-pressure）、色素样变性、铺路石样变性、视网膜裂孔、视网膜撕裂和视网膜脱离。每个病变都有不同的形态和患病率，随患者年龄和眼轴长度而变化。这些病变都容易进展，尽管格子样变性的数量和程度在青少年之后往往不会进展。玻璃体和视网膜之间的动态相互作用在这些周边视网膜病变的发生和发展中起重要作用。异常的玻璃体视网膜粘连、玻璃体后脱离牵引以及可通过视网膜裂孔进入视网膜下腔的液化玻璃体凝胶是产生孔源性视网膜脱离的必要条件。高度近视的玻璃体液化程度增加，导致其黏度和稳定性降低[1]，这与异常的玻璃体视网膜粘连相关，无论是可见的（如格子样变性）还是不可见的，都可能导致视网膜破裂。与正视眼受试者相比，高度近视者还倾向于在更年轻时发生玻璃体后脱离[2]。因此，高度近视者发生孔源性视网膜脱离的概率通常在年轻时更高。

通过仔细的检眼镜检查和尽可能的超广角视网膜成像来识别与高度近视相关的周边视网膜变化是至关重要的，因为格子样变性经常与视网膜破裂和孔源性视网膜脱离相关，而非压迫白、铺路石样变性和色素样变性通常是良性的。在综合征性近视中可见一些重要的外周发现，比如 Stickler 综合征。

22.2 格子样变性

格子样变性是病理性近视所有临床可识别的玻璃体视网膜异常特征中最重要的特征[3]。1904 年，Gonin 首次将一种赤道部病变的组织学表现描述为格子样变性，该病变在被摘除的视网膜脱离患眼中发现[4]。已知格子样变性与视网膜破裂密切相关，因此它是孔源性视网膜脱离的潜在前兆。尽管该病变已在临床和组织学上得到广泛描述，但在某些方面，尤其是在其处理方面仍存在争议。

22.2.1 历史背景

格子样变性有各种各样的名称。Gonin 在 1920 年对格子样变性进行了描述，并引入了蜗牛迹样变性（Schneckenspuren）、栅状变性（palissades）和霜样变性（état-givre）[3]等术语。1930 年，Vogt 首次对该疾病提出了完整的临床描述，并证明白线代表血管，而这些表现对诊断并不重要。他的错误假设是，该病变表现对应于视网膜周围囊样变性。这些对格子样变性的不同命名可能令人困惑，但也反映了其临床表现的多样性。

22.2.2 临床表现

格子样变性的形状、位置和方向具有特征性，通常表现为边界清晰的椭圆形、圆形或条带状区域，平行于锯齿缘环形分布于赤道及赤道前部。许多特征可以单独或组合出现。一种或多种特征可能在单一病变中占主导地位，解释了一种病变与另一种病变之间的显著差异[3]。这些圆形、椭圆形或条带状特征提示了以下病变的潜在表现，包括：局部视网膜变薄、色素沉着、黄白色渗出、白色斑块、红色凹陷、约 25% 的小萎缩性圆孔、与视网膜血管壁增厚或透明化相对应的分支白线、黄色萎缩斑，以及在玻璃体后脱离的情况下，有时会在病变后缘出现牵引性视网膜撕裂（图 22.1）。白线的存在不是一个定义特征[3]。这些病变中可以看到不同数量的色素，可能是由于视网膜色素上皮细胞增殖进入视网膜，但这对诊断不是必需的（图 22.1）[3]。格

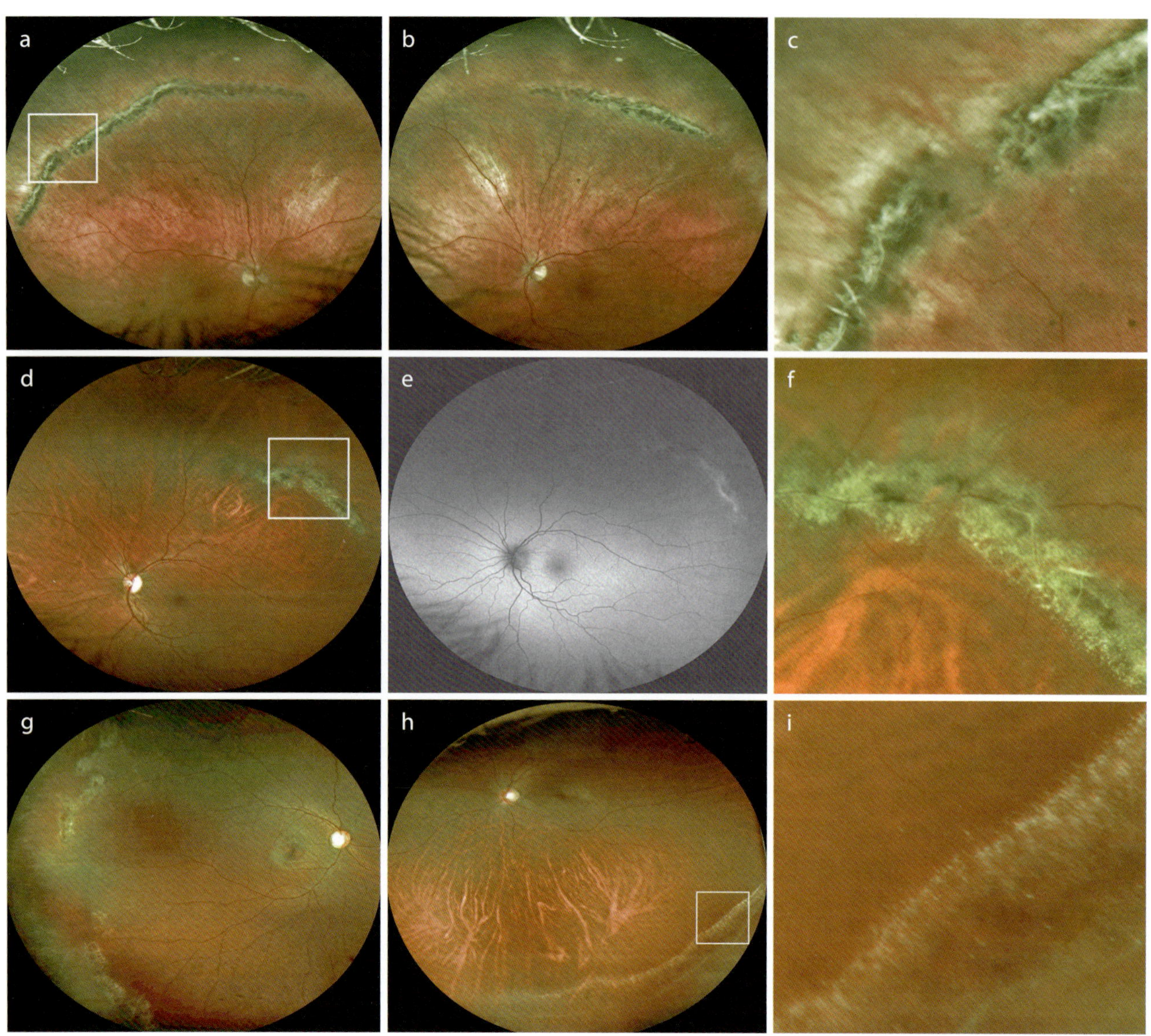

图 22.1　格子样变性的各种临床表现，均位于赤道水平面或赤道前方，并平行于锯齿缘环形分布，图 a~i 来源于 4 例高度近视患者：男性 65 岁（a~c），女性 29 岁（d~f），女性 34 岁（g），女性 31 岁（h、i）。（a~c）双眼颞上象限可见格子样变性，放大白色矩形区域（c）显示视网膜变薄的线性区域、色素沉着、与视网膜血管壁玻璃样变性相对应的白线、白色萎缩区域、闪亮的黄白色斑点以及视网膜血管鞘。（d~f）格子样变性在眼底自发荧光成像中呈现高自发荧光表现（e），放大图中的白色矩形区域（f）可见闪亮的黄白色斑点、圆形白斑、中度色素沉着和视网膜血管鞘。（g）多发格子样变性，白色斑块、白亮斑，无色素沉着。（h、i）格子样变性，呈现纯粹的蜗牛迹样改变特征，放大（i）可见白色矩形区域表面出现离散的黄白色闪烁斑点，边界欠清

子样变性与其上的玻璃体液化和病变边缘玻璃体视网膜粘连有关。玻璃体后脱离时，这些区域的玻璃体牵拉常导致视网膜撕裂。格子样变性的大小可以从一个小的孤立病变到几乎覆盖整个周围视网膜环路的广泛病变[3]。格子样变性的区域通常是多重的，文献报道，平均数量从 60 岁以上的 2 个到 20~29 岁的 4~5 个不等。鉴于格子样变性不会随着时间的推移而消失，这些报道的差异可能与抽样偏倚有关。

22.2.3　患病率

在临床调查中发现格子样变性的患病率为 7.1%[5]~8%[6]，在普通人群中组织学调查为 10.7%[7]。文献中没有关于性别之间或眼别之间患病率统计上的显著差异。格子样变性也不显示任何种族偏好。Cambiaggi[8] 报道了 4.5% 的正常眼和 19% 的近视眼出现栅状变性，屈光度超过 -8.00 D 的人的患病率增加。该疾病似乎在 10 岁之前达到其最高患病率[5]，但这受到样本量小和样本差异的

影响。Bansal 和 Hubbard[9] 评估了 30 名 10 岁以下高度近视儿童的 54 只眼，发现 33% 的眼存在周边视网膜改变，最常见的是 20% 的眼出现格子样变性。Karlin 和 Curtin 展示了在 1437 只近视眼中，随着眼轴长度的增加，格子样变性的患病率增加，总体患病率为 6.1%[10]。Celorio 和 Pruett[11] 发现，在 218 例高度近视患者（436 只眼）中格子样变性的患病率为 33%，而眼轴长度与格子样变性的患病率呈负相关。最近，Lai 等 [12] 报道，中国 337 例平均眼轴长度为 26.84 mm 的高度近视成人中，13.6% 存在格子样变性。这些不同研究之间的差异可能是由于眼轴长度、屈光不正和被评估人群的年龄差异导致的。格子样变性的发病区域通常是双眼发病（34%[5]，40%[10]，50%[13]，63%[14]），多见于颞侧象限 [10, 13, 15, 16]，并且纵轴主要受累 [5, 6]。

22.2.4 临床变异型之蜗牛迹样变性

蜗牛迹样变性为亮色、霜状外观的条带状非色素性病变（图 22.1）。与典型的格子样变性不同，它们的边界互不相连，并且病灶斑点之间的间隙空间具有半透明的外观。在其表面存在细小的、闪亮的黄白色颗粒对诊断至关重要（图 22.1）。Gärtner 报告的银河样或星系样退化的病变属于蜗牛迹样变性 [3]。这些病变既没有白线也没有色素沉着，这在格子样变性中不常见 [17]。但它们似乎会带来更大的视网膜脱离风险 [18]。因此，关于它们是格子样变性的变体还是单独的变性存在争议。然而，蜗牛迹样变性通常在临床上被归类为格子样变性，因为它们与格子样变性的特征形状和发生部位非常相似 [3]。它们的发病位置十分靠前，通常位于锯齿缘后方。此外，80% 的格子样变性均有不同程度的白色蜗牛迹样改变 [5]，且蜗牛迹样变性常与格子样变性的其他典型特征相结合，如萎缩性圆孔、马蹄形裂孔或暗红色囊样变性 [3]。总体而言，蜗牛迹样变性实际上可能是格子样变性的变体或早期阶段 [19]。

22.2.5 与遗传性疾病的关系

在各种遗传性疾病如 Ehlers-Danlos 综合征 [20]、Wagner 遗传性玻璃体视网膜变性 [21–24]、Turner 综合征 [25] 中均观察到格子样变性。

22.2.6 组织学特征

Straatsma 等 [7] 评估了 86 例格子样变性的尸检解剖标本。在所有评估的 286 例病灶中，发现三个特征：视网膜变薄、玻璃体液化和玻璃体浓缩凝集，病变边缘玻璃体视网膜粘连严重。尸检报告也提到病变部位存在胶质细胞的增生。Straatsma 等还用电子显微镜评估了格子样变性，显示视网膜变薄、血管纤维化、视网膜神经元丧失、细胞外胶质物质堆积和色素异常。视网膜变薄、退变在病变中心部位更严重。电子显微镜分析显示，在格子样变性的中心，存在内界膜变薄和间歇性缺失。病变的大小、位置或方向方面没有与年龄相关的趋势，但在玻璃体视网膜附着程度、色素沉着、白线、视网膜裂孔、玻璃体后脱离和视网膜撕裂等方面存在随年龄增加的趋势。有趣的是，组织学上也观察到最早的和最严重的退行性病变发生在视网膜内层 [7]，脉络膜很少涉及格子样变性 [26]。

22.2.7 发病机理

格子样变性的病因尚不明确。它们在单侧病理性近视 [27] 患者的双眼发生提示其遗传学病因。遗传和环境因素可能在其发育过程中都起着重要作用。Michaelson 假设格子样变性主要发生在脉络膜水平，导致从脉络膜毛细血管 [28] 到外层视网膜的局灶性灌注损失，但这一假设没有得到组织学的支持，组织学观察显示，脉络膜通常不涉及格子样变性，最早的变化实际上发生在内层视网膜水平。Tolentino 等假设格子样变性主要是一种伴有继发性视网膜变性的玻璃体疾病 [29]。也有人提出原发性视网膜血管的病变导致视网膜缺血学说。发病机制也可能是由于主要涉及 Müller 细胞的发育异常导致内界膜 [30] 的再生障碍或局灶性缺陷。

22.2.8 疾病进展与管理

格子样变性可能不仅包含病变范围内的萎缩性圆孔，而且还易于在病变后缘和末端出现视网膜撕裂（图 22.2）。在一项大型研究中，大多数出现视网膜撕裂的眼（55%）显示出格子样变性 [31]，这些撕裂经常导致视网膜脱离。在普通人群中，6%~8% 的患者有格子样变性 [32, 33]，其中高达 35% 的患者格子样变性中会出现萎缩性圆孔 [33]。一些萎缩性圆孔可伴随视网膜下积液。任何大于 1 个视盘直径的视网膜下液体积聚通常被认为是视网膜脱离，尽管大约 1 个视盘直径的积液有时被称为亚临床脱离。Tillery 等发现 2.8% 的视网膜脱离是由于格子样变

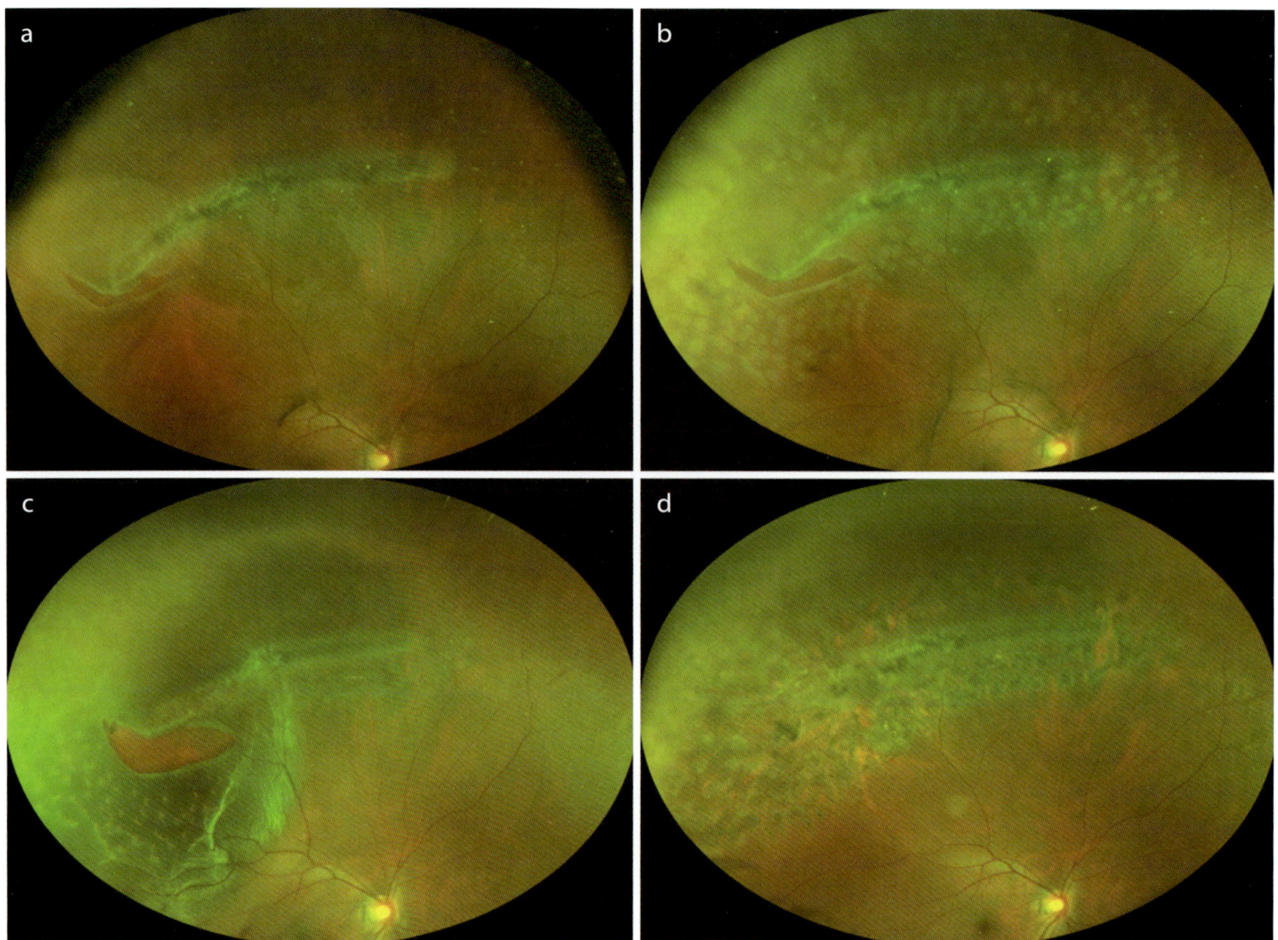

图 22.2　42 岁，高度近视眼患者。（a）在玻璃体后脱离后，色素状格子样变性区的外侧和后缘出现马蹄形裂孔。（b、c）该裂孔和相关格子样变性区被视网膜光凝术封闭（b），但视网膜下积液通过激光屏障进展并累及黄斑（c）。（d）通过玻璃体切除术清除原有裂孔的视网膜下积液并使用眼内激光复位视网膜

性中的萎缩性圆孔形成[34]。因此，20%~30% 的视网膜脱离患者存在格子样变性也就不足为奇了[33]。在一项针对 553 例连续视网膜脱离患者的研究中，29% 的视网膜脱离是由于格子样变性引起的。其中，45% 是由于格子样变性中的萎缩性圆孔，55% 是由于在格子样变性后部或末端的牵引引起的撕裂[32]。

继发于视网膜萎缩孔的视网膜脱离更常见于年轻近视患者，而撕裂引起的脱离往往发生在年龄较大、近视程度较低的患者中[32]。继发于格子样变性萎缩性圆孔的视网膜脱离比牵拉裂孔引起的脱离更隐匿，牵拉裂孔通常发生在有症状的玻璃体后脱离的情况下。在慢性圆孔引发的脱离中，可见分界线的形成。具有圆孔的格子样变性中发生脱离的风险估计为 1/90[35]，但这风险需考虑屈光不正的影响。格子样变性将脱离风险增加了 6~7 倍[36]。因此，视网膜脱离很容易被当作格子样变性的常见并发症。

在此之前，是否治疗成人眼的格子样变性一直是有争议的。大部分视网膜脱离的眼被发现有格子样变性：20%[28]、29%[32]、30%[13, 16] 或 38.5%[14]，甚至 65%[37]。因此，在 1970 年代至 1980 年代，这种病变普遍得到治疗。然而，有 40% 的格子样变性的眼可能会因非格子样病变区域的撕裂而导致视网膜脱离[33]。在一项长期的自然研究中，Byer 发现 276 例成人（423 只眼）存在格子样变性，随访平均 10.8 年，只有 1.08% 的患者（0.7% 的眼）发生视网膜脱离。Byer 得出结论，如果对侧眼没有孔源性视网膜脱离病史，则应停止对有晶状体眼伴或不伴裂孔产生的格子样变性区进行预防性治疗[33]。Folk 等已经证明了对孔源性视网膜脱离患者对侧眼的格子样变性区进行预防性治疗，可以将视网膜脱离的风险从 5.1% 降低到 1.8%[38]。根据 2000 年关于预防成人视网膜脱离的文献综述，玻璃体视网膜专家小组达成共识，没有足够的数据支持对除有症

状的视网膜裂孔以外的病变进行预防性治疗[39]。在同样的共识中，有大量证据建议对有视网膜脱离病史患者的对侧眼，无论伴或不伴有视网膜裂孔的格子样变性，进行“有时治疗”；对无晶状体眼、无症状的格子样变性则“很少治疗”；而“不治疗”有晶状体眼和近视患者的无症状格子样变性[39]。然而，视网膜脱离患者的对侧眼，如果其近视屈光度小于6D，病变范围小于6个时钟方向，特别是没有玻璃体后脱离的格子样变性，积极治疗似乎更有益[38]。

22.3 非压迫白

22.3.1 临床特征

自1952年Schepens首次进行临床描述以来[40]，非压迫白和压迫白指的是自发或巩膜压陷而引起的视网膜颜色混浊变化。这种白色到灰色的混浊部分掩盖了正常的脉络膜血管颜色和图案，就像是通过半透明面纱看到的一样[41]。这种现象趋向环形存在于紧邻锯齿缘后部的视网膜大范围区域（图22.3）。病变可能更向后延伸并到达赤道部，有时甚至到达后极部血管[10, 41]。Karlin和Curtin发现，非压迫白区域可以为各种形状和位置[10]。

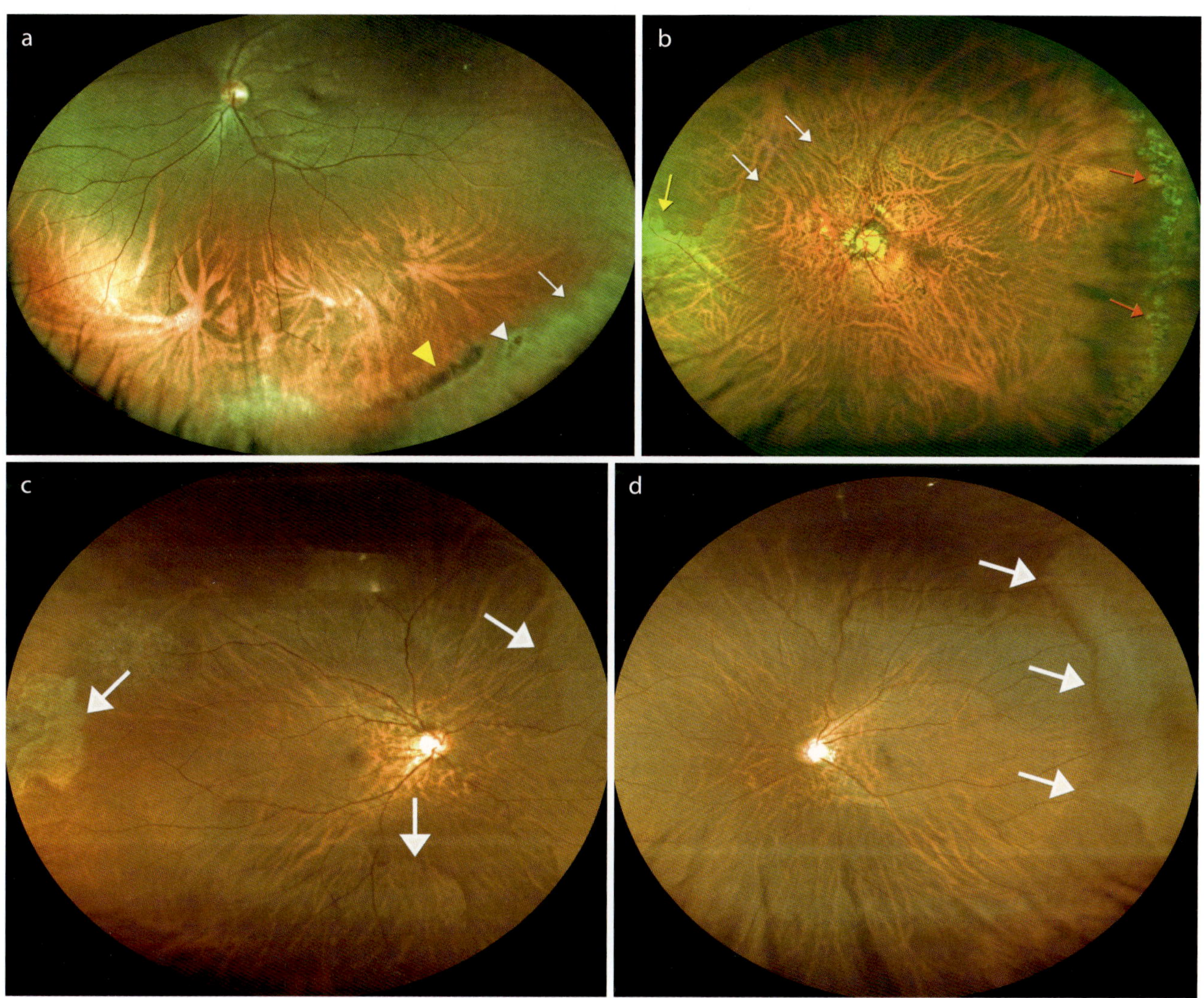

图22.3　三名高度近视男性，27岁（a），52岁（b），37岁（c、d），使用超广角眼底彩色照相观察非压迫白的不同形状和位置。（a）非压迫白表现为环形分布的斑块状变性区，位于颞下象限的锯齿缘后方（箭）。病灶被黄白色圆点覆盖，边缘相对模糊。可见色素性格子样变性（箭头）以及萎缩性视网膜裂孔（黄色箭头）。（b）非压迫白区表现为鼻侧象限紧靠锯齿缘后的宽阔区域（黄色箭），并向后延伸至赤道部（白色箭），边缘清晰，由病变区突然过渡到正常脉络膜颜色的区域。注意颞侧周围也有铺路石样变性（红色箭）。（c、d）两侧非压迫白多发区，为宽大的颜色改变，方向沿周边向颞侧、下方和鼻侧，右眼（c，箭）；颞侧，左眼（d，箭）

非压迫白可以扩散，边缘不明确，或者可能具有非常明显的边缘，由病变区突然过渡到正常脉络膜区（图 22.3）[41]。它可以是扁平的或具有略微隆起的外观。它们通常几乎覆盖整个视网膜周边，但也可以表现为较小的局灶性斑块，多见于颞侧的象限，特别是颞下象限[10]。与格子样变性[5]、视网膜劈裂[42]或雪花样变性（snowfake degeneration）[43]类似，非压迫白也可以被发亮的黄白色细点和细线覆盖（图 22.3）。

22.3.2 患病率

非压迫白在年轻患者中更为普遍[10, 44]，在 20 岁以下患者中的患病率为 36%，而在 40 岁以上患者中的患病率显著下降至 9.5%[10]。非压迫白在伴有色素沉着的个体中更容易看到[45]。

Karlin 和 Curtin 发现，非压迫白更倾向于出现在 19 岁或更年轻且近视程度更高的个体眼中，当眼轴长度大于 33 mm 时，该年龄组的患病率可达 100%[10]。Pierro 等评估了 513 名眼轴长度超过 24 mm，平均年龄为 48 岁的患者（共 513 只眼），发现非压迫白的患病率为 22.8%，这是继铺路石样变性之后第二常见的周边视网膜变性（27.1%）[44]。他们还发现，非压迫白在年轻患者中更为常见[44]。Bansal 和 Hubbard 对 30 名 10 岁以下高度近视儿童的 54 只眼进行评估，发现 11% 的眼出现非压迫白，这是继格子样变性（20%）后的第二常见的变性[9]。Lai 等发现在 337 名平均年龄为 36 岁，平均眼轴长度为 26.84 mm[12] 的高度近视的中国受试者中，非压迫白的患病率为 21.1%，该人群中最常见的外周视网膜变化是色素变性（37.7%）[12]。Lam 等评估了 213 名（213 只眼）高度近视的中国患者，平均年龄为 33.5 岁，平均眼轴长度为 26.69 mm，发现非压迫白的患病率为 31%，该人群中最常见的外周视网膜病变是色素变性（51.2%）[46]。如果该病变被视为另一种病变的早期阶段[10]，或者该病变可以随时间改变或消退[47]，则可以解释年轻患者中非压迫白的较高患病率的现象。

22.3.3 发病机制和组织学

自 1952 年由 Schepens 首次描述[40]以来，文献中关于非压迫白发病机制的报道并不多。Karlin 和 Curtin 认为非压迫白可能代表晚期视网膜囊样变性、扁平视网膜脱离或扁平视网膜劈裂[10]。Nagpal 和他的同事报告称，他们的所有患者除了非压迫白区外都有玻璃体后脱离，这表明非压迫白区可能是玻璃体视网膜的牵引区域[47]。许多人认为非压迫白是压迫白的进展形式。压迫白通常见于老年人眼底，并且几乎总是出现在格子样变性区域和小的视网膜裂孔周围[41]，也常见于部分视网膜脱离眼的未脱离区域或单侧孔源性视网膜脱离患者的无症状对侧眼[41]。然而，Fawzi 和同事通过多模态成像证明，眼底在无压力情况下的白色或深色的颜色变化对应于外层视网膜的 OCT 反射率的变化，但无法显示任何与玻璃体 – 视网膜界面相关的[48]变化。

22.3.4 进展和预后

Nagpal 及其同事描述了 9 名患有不同血红蛋白病患者的迁移性非压迫白这一特殊现象[47]。在他们的研究中，一些后续的检查揭示了病变的结构发生了变化：一些消退，而另一些进展。作者[47]还声称，非压迫白区的迁移现象并不局限于血红蛋白疾病。非压迫白区与血管闭塞、迂曲无关，荧光素血管造影没有显示任何血管异常。这些病变会随着时间的推移而发生变化这一事实，也得到了不同年龄组之间患病率显著下降的支持，也就是说，非压迫白实质上是一种良性病变。

22.3.5 关联性和变异型

22.3.5.1 关联性

许多视网膜疾病可引起与非压迫白十分相似的周边区域视网膜变白。Condon 和 Serjeant 在 1972 年描述了 76 名镰状细胞性贫血患者的视网膜周边白化[49]，但这可能是因为这些患者有眼底色素沉着，患有镰状细胞性贫血的色素沉着患者中非压迫白的发生率可能并不比非镰状细胞性贫血的色素沉着患者的高[48]。这些患者的玻璃体基底浓缩凝集。大部分白色区域边界不清，但也有一些患眼边界清晰，这与其血管异常有关。这些病变可能呈非压迫白表现。1966 年，Tasman 和他的同事报告说，早产儿眼底的特征表现包括非压迫白[50]。部分睫状体平坦部炎症、雪花变性[43]、视网膜劈裂和视网膜扁平脱离也与非压迫白相关。非压迫白主要是一种偶然发现，其主要意义在于它可能与视网膜脱离相混淆，儿童可能需要在麻醉下才能对这两者进行区分[9, 51]。

22.3.5.2 非压迫黑 (dark-without-pressure)

Nagpal 和同事还描述了 7 名黑种人患者的眼底存在均匀、地图样、平坦的棕色区域，其中 6 名患有不同的血红蛋白病(图 22.4)。这些病变被称为“非压迫黑眼底” [52]。这些病变与发亮的斑点有关，其大小、形状、位置和方向各不相同，可以是径向的，也可以是环形分布的。它们大多是一过性的，这些区域的荧光素血管造影未发现任何血管异常。作者 [52] 推测，这些暗区可能代表着那些被弥漫性的非压迫白区域包围的局部以及保存相对完好的视网膜区域。与非压迫白病变一样，这些暗色病变的大小、形状和位置可能也会有所不同，也会随着时间的推移而消失。但与非压迫白病变不同，这些暗色病变通常发生在后极部附近或中周部，似乎与玻璃体的状态无关。事实上，Fawzi 和他的同事证明了该眼底表现与视网膜外层反射率的变化有关，这一点与非压迫白相同 [48]。

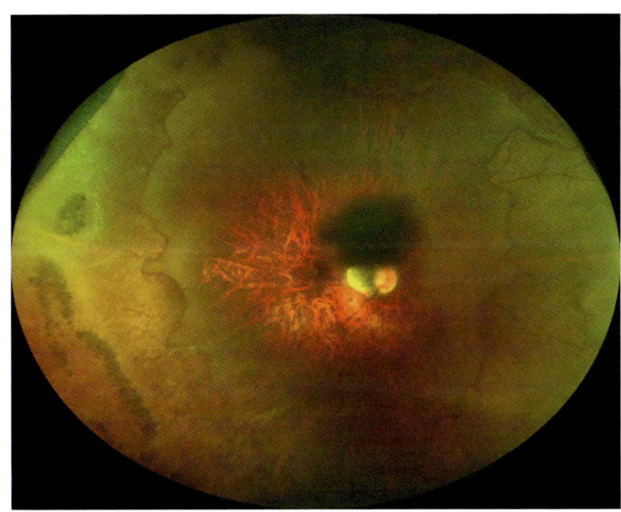

图 22.4 25 岁黑种人女性，高度近视，格子样变性区伴色素沉着，右眼非压迫黑。中央暗影源于后囊膜下白内障

22.4 色素样变性

22.4.1 临床特征

色素样变性（pigmentary degeneration）对应周边部视网膜不同程度的色素沉着。这种色素沉着表现各异，可以是细小的颗粒状色素沉着或离散色素团块堆积（图 22.5）。多见于颞侧的象限，尤其是颞上象限。变性的后缘距离锯齿缘可延伸数个视盘直径，并且后缘通常模糊不清。变性区边界可与眼底相对脱色素的区域相邻，这种视网膜病变通常是双侧的。

22.4.2 患病率

随着眼轴长度和年龄的增加，色素样变性的患眼比例也相应增加 [10]。既往文献报道未见性别差异。Karlin 发现，在 1437 只以近视为主的眼中，只有 6% 的年轻患者和 41% 的 40 岁及以上患者眼中存在这种病变 [10]。两项基于社区的研究报告称，色素样变性是中国高度近视患者眼底最常见的周边视网膜改变 [12, 46]。Lam 等 [46] 在平均年龄为 33.5 岁、平均眼轴长度为 26.69 mm 的 213 例患者中发现 51.2% 的患者存在色素样变性，Lai 等 [12] 在平均年龄为 36 岁、平均眼轴长度为 26.84 mm 的 337 例患者中发现 37.7% 的患者存在色素样变性。在 30 名 10 岁以下儿童的研究中，未见色素样变性 [9]。

22.4.3 发病机制和进展

尽管这种视网膜周边病变的发病率很高，但对它的研究甚少。色素样变性目前病因不明，可能与血液供应、炎症和毒性物质有关。如果将该病变视为另一种病变类型的晚期表现，则可以解释老年患者中较高的色素样变性患病率。例如，随着时间的推移，格子样变性可能会加深色素沉着，这种改变将与色素样变性变得难以区分。视网膜色素样变性可能与视网膜裂孔和劈裂有关 [10]。Everett[53] 评估了视网膜脱离的患者，发现 32% 的色素样变性合并视网膜破裂。色素样变性似乎本质上是一种良性病变，但是其导致视网膜脱离可能归因于在格子样变性的潜在区域容易形成视网膜裂孔。

22.4.4 鉴别诊断

视网膜脱离后，近视眼周边可能出现色素改变区域。这些区域可以有多种表现，包括钱币样、骨细胞样或致密的颗粒状色素沉着。近视眼双眼广泛的色素样变性可能会误诊为视网膜营养不良伴骨细胞样色素沉着形成，如视网膜色素样变性。

22.5 铺路石样变性（鹅卵石样变性）

22.5.1 临床特征

铺路石样变性（paving stone degeneration）是一种在评估周边眼底时发现的独特且常见的疾病过

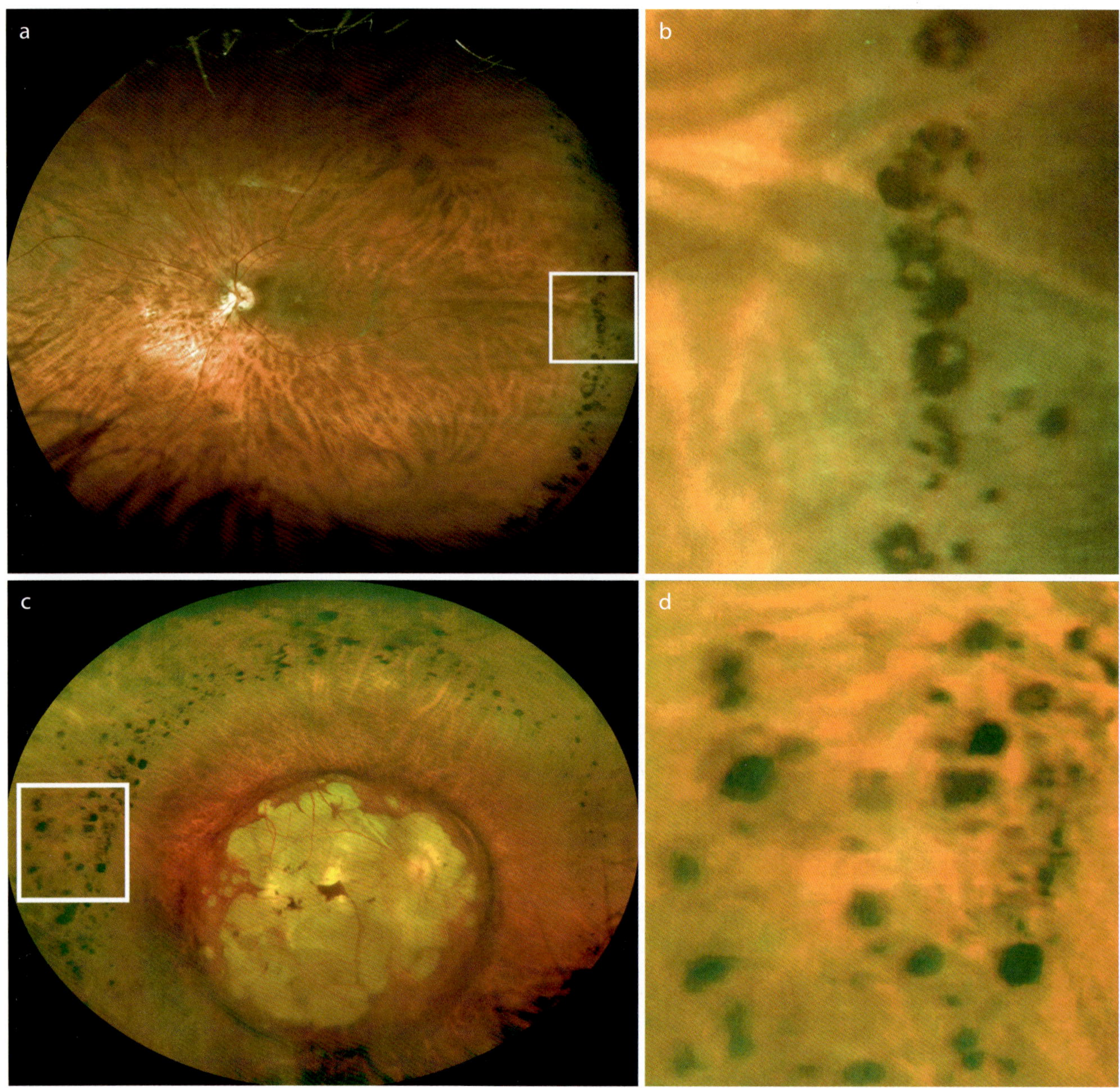

图 22.5 两例高度近视患者眼底色素样变性的超广角彩色眼底照片。(a)52 岁男性，颞侧周边可见色素样变性，(b)放大图，色素样变性周围可见黄白色斑点。(c)34D 近视男性，周边 360° 色素样变性，(d)放大图；值得注意的是，色素样变性区域被眼底相对脱色素区包围（图由 Jerome Sherman 提供）

程。在过去的一个世纪里，对这种病变有许多称呼，其中一些是根据假定的病因，如脉络膜视网膜萎缩[54]或赤道脉络膜炎[55]，而另一些则是纯粹描述性的，如穿孔性脉络膜视网膜变性[53]、铺路石样变性或鹅卵石样变性（cobblestone degeneration）[37]。铺路石样变性和鹅卵石样变性这两个描述性的命名可以互换。在美国，铺路石样变性是首选的名称，因为这些病变通常是平坦的或凹陷的[37]，而鹅卵石则有暗示病变凸起的意思。1855 年，Donders[56] 进行了首次描述，铺路石样变性通常表现为小而边界清晰、平坦或略有凹陷、圆形或扁平状、黄白色的视网膜萎缩灶，可伴有色素斑，病灶中脉络膜血管清晰可见（图 22.6）。它们通常具有不同程度色素沉着的边缘，位于锯齿缘后一到两个视盘直径的位置，并由完整的视网膜色素上皮与锯齿缘隔开。单个病灶的基本大小可以在 0.1~1.5 mm 之间变化[55]，既可单独出现，也可成簇分布。当其聚集在一起时，有合并形成扇形边界条带的趋势。视网膜下方的象限和颞侧的象限最常受累[10, 55]，据报道，双眼均出现该病变的占 38%[57]~57%[10]。

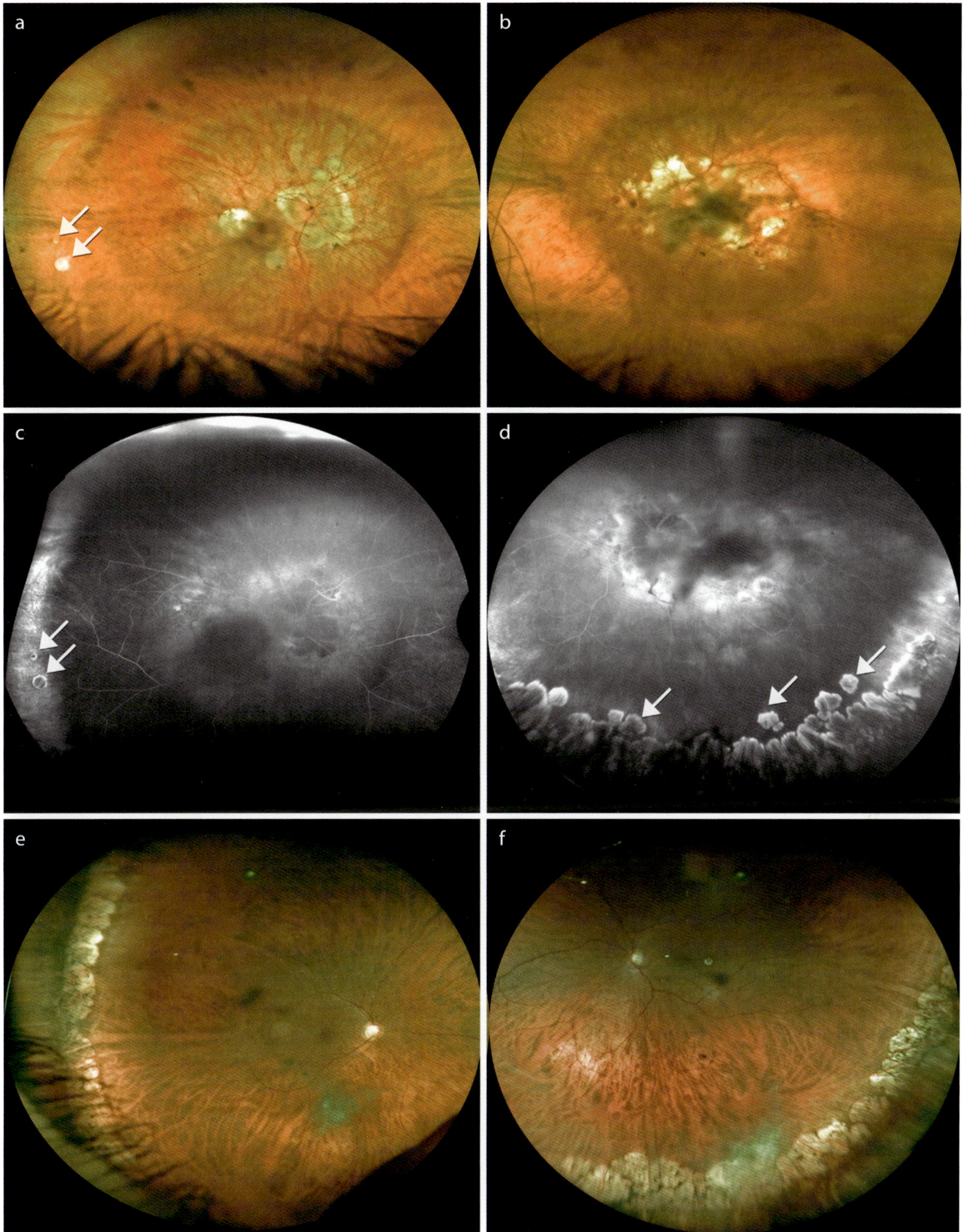

图 22.6 63 岁高度近视女性（a~d）和 58 岁高度近视男性（e、f）双眼铺路石样变性的超广角眼底彩色照片和眼底荧光素血管造影（晚期）。（a、c）右眼，铺路石样变性表现为两个边界清晰、平坦的白色小圆形区域，随后在病灶下方可见相对保存完好的主要脉络膜血管（箭），位于颞侧锯齿缘后约两个视盘直径的位置。病灶表现为窗样缺损强荧光，通过视网膜色素上皮的局灶性缺损处可见脉络膜血管。（b、d）左眼，铺路石样变性表现为下方周边多个融合灶，在荧光素血管造影中表现为窗样缺损强荧光（箭）。（e、f）双眼，铺路石样变性表现为多发性融合病灶，位于赤道前方的颞侧（右眼）和下方（左眼）

22.5.2 患病率

铺路石样变性的患病率与年龄和眼轴长度的增加有显著相关性[10]。在年轻受试者中，Karlin 和 Curtin[10] 发现患病率低于 1%，而 40 岁以上的患者中有 40% 受到影响。Pierro 等[44] 对 513 例（513 只眼）眼轴长度大于 24 mm、平均年龄为 48 岁的患者进行评估，发现最常见的外周退行性改变是铺路石样变性，发生率为 27.1%。Lam 等[46] 评估了 213 名（213 只眼）平均年龄为 33.5 岁、平均眼轴长度为 26.69 mm 的中国高度近视患者，发现铺路石样变性的患病率仅为 5.2%。Bansal 和 Hubbard[9] 评估了 30 名 10 岁以下高度近视儿童的 54 只眼，没有发现任何铺路石样变性。在解剖标本中，27% 的 20 岁以上的眼出现这些变化，但是在临床上，30% 的 60 岁以上患者表现出这些变化[55]。尽管有文献报道男性受影响的可能性是女性的 3 倍[54]，但这些病变似乎没有强烈的性别偏好[55]。

22.5.3 组织学特征和发病机制

O'Malley 等[55] 评估了从 614 例尸检中获得的 1223 只眼，在 134 名患者的 186 只眼中发现铺路石样变性。所有病变的组织学特征非常相似，即在没有 RPE 的区域，视网膜变薄紧贴 Bruch 膜。RPE 在病变边缘突然终止，在周围区域正常。色素沉着的边缘与 RPE 层增生相对应。视网膜变薄的程度与病变的大小关系不大。视网膜变薄的主要原因是视杆细胞和视锥细胞以及外界膜的缺失。玻璃体在病变存在时没有变化，当玻璃体向后脱离时，病变部位没有显示出与视网膜保持粘连的趋势。在脉络膜水平，只有脉络膜毛细血管出现显著变薄变化，甚至偶尔完全消失。由于下面没有脉络膜毛细血管，铺路石的颜色通常是非常白的。Brown 和 Shields[58] 发现铺路石样变性常发展为周围性脉络膜黑色素瘤。他们的依据是，黑色素瘤会导致盗血综合征（steal syndrome），而铺路石样变性继发于周围脉络膜血流减少。铺路石样变性的发病机制尚不清楚，但 O'Malley 推测可能与血管因素有关，由于病变的区域局限于脉络膜毛细血管供血的视网膜部分，病变下方的脉络膜毛细血管出现组织学外观改变，并且无胶质细胞增生、纤维化或炎性浸润。脉络膜毛细血管的解剖结构与基本病变的大小和形状一致。高度近视眼眼球的机械性延长可能会导致血管受损以及 RPE 层和上覆视网膜的脉络膜缺血性萎缩的发展。

22.5.4 进化性

铺路石样变性与视网膜破裂没有显著关联。考虑到它的患病率和组织学特征，不必对这种相对良性的过程进行预防性治疗。Meyer-Schwickerath 认为，事实上，对于这些变性区域的治疗甚至可能是有害的，会导致视网膜萎缩，甚至可能导致视网膜破裂[55]。

22.6 视网膜裂孔

所谓视网膜全层连续性断裂的视网膜裂孔（retinal breaks），可以是视网膜孔（hole）或视网膜撕裂孔（tear）。这两种类型的视网膜裂孔之所以称谓不同，是由于它们的形态特征、致病机制以及引起视网膜脱离的风险不同。视网膜孔与脉络膜视网膜退行性改变有关；视网膜撕裂孔是由于粘连的玻璃体牵拉薄弱的视网膜或悬韧带牵拉视网膜所致。

22.6.1 患病率

视网膜裂孔的患病率在不同的组织病理学和临床研究中有所不同，可能是由于研究人群的不同所致，因为视网膜裂孔的患病率随着年龄[59] 和眼轴长度[10, 46] 的增长而增加。组织病理学研究报告，视网膜裂孔的患病率在 4.8%（2.4% 的眼数）[60] 和 18.3%（10.6% 的眼数）之间[61]。Byer[31] 对 1700 名接受全面眼科检查的患者进行临床研究，发现 5.8% 的患者有一个或多个视网膜裂孔，其中只有 2 名患者有闪光感或飞蚊症症状。Lai 等[12] 报告，在平均眼轴长度为 26.84 mm、平均年龄为 36 岁的 337 例高度近视的中国成年患者（337 只眼）中，6.2% 有视网膜裂孔。Lam 等[46] 评估发现 213 名平均年龄 33.5 岁、眼轴长度 26.69 mm 高度近视的中国患者（213 只眼），视网膜裂孔的患病率为 7.5%。在这项研究中，眼轴长度小于 30 mm 的眼，视网膜裂孔的发生率为 6.4%，眼轴长大于 30 mm 的眼，视网膜裂孔的患病率增加到 30%。Pierro 等[44] 评估 513 名眼轴长度大于 24 mm、平均年龄为 48 岁的患者（513 只眼），发现视网膜裂孔的患病率为 12.1%。Bansal 和 Hubbard[9] 评估 30 名 10 岁以下高度近视儿童的

54 只眼（平均年龄为 6 岁，平均屈光度为 -13.88 D）发现，2 只眼视网膜裂孔，占比为总眼数的 3.7%；1 只眼玻璃体视网膜牵拉，占比为总眼数的 1.9%。

22.7 牵拉性视网膜撕裂孔

22.7.1 临床特征和分类

视网膜撕裂孔可以是带瓣的（箭头形或马蹄形）撕裂孔（占所有裂孔的 64%）[62]（图 22.7、图 22.8），或有盖子的撕裂孔。它们发生突然，可以有症状，但最常见的是无症状[31, 63]。主要的症状通常是闪光感、飞蚊症，偶尔出现视网膜撕裂象限对应视野的视物模糊。裂孔的大小可以有相当大的差异，从小于 1/4 视盘直径的小裂孔到累及一个或多个视网膜象限的巨大裂孔。Byer[31] 在评估的 1700 名患者中发现 156 处视网膜撕裂孔，小于视盘直径 1/4 的占 76%。不论是近视还是非近视患者，视网膜撕裂孔大多发生在视网膜的上半部和颞侧半区[64]。

Foos[62] 根据尸检眼中视网膜撕裂孔与玻璃体基底的关系和致病机制，提出了视网膜撕裂的分类方法。这种解剖学上的分类有助于判定视网膜撕裂的临床预后。其分为四种类型：锯齿缘撕裂孔，位于锯齿缘；基底部内撕裂孔，位于玻璃体基底部内；近基底部撕裂孔，位于玻璃体基底的后缘；基底部

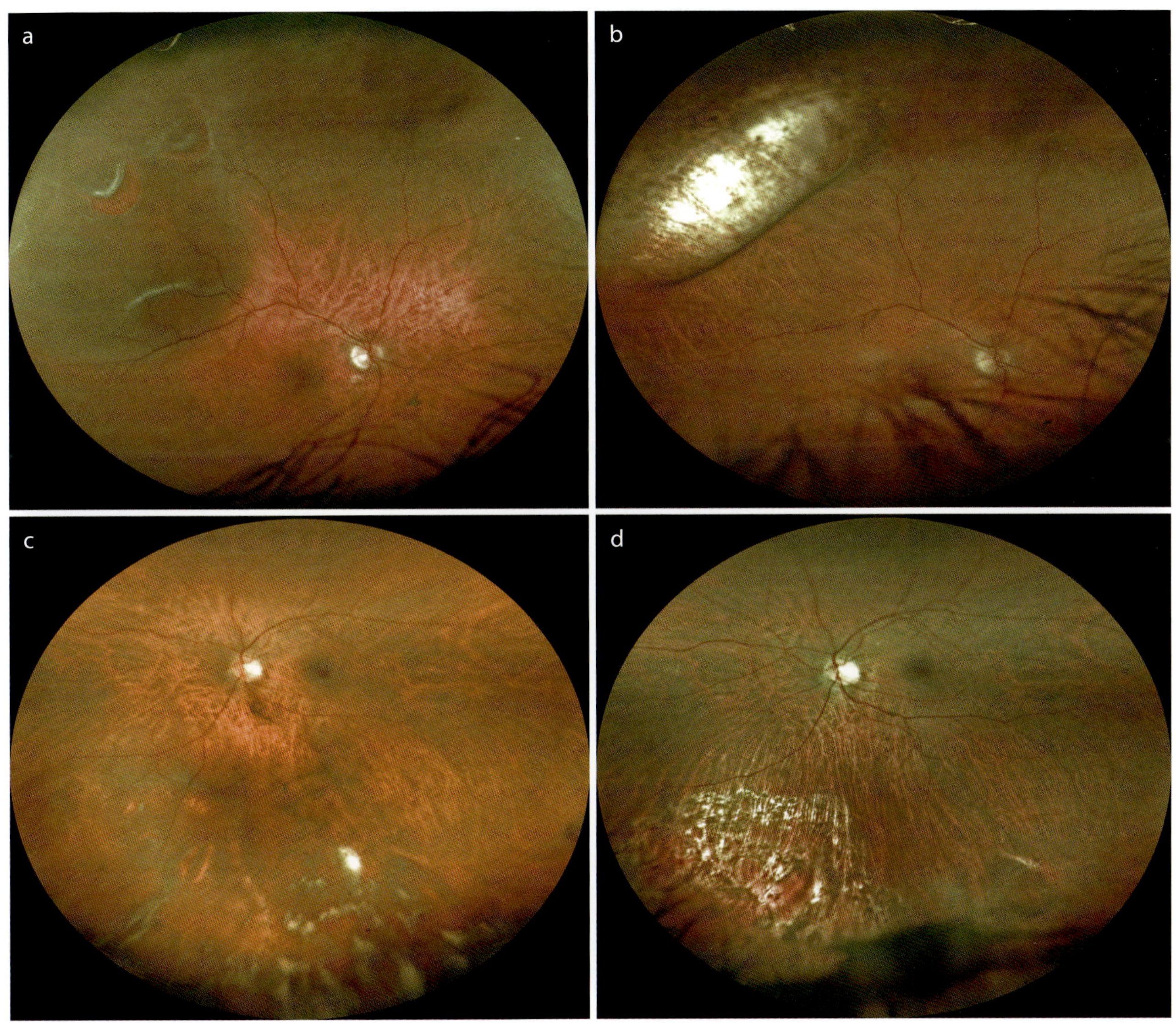

图 22.7 两例高度近视患者超广角眼底彩色照相显示的马蹄形撕裂孔的临床特征。（a、b）58 岁，男性，两个马蹄形裂孔伴颞上视网膜脱离。在放射状巩膜扣带术和视网膜冷凝术治疗 1 个月后，视网膜平伏（b）。（c、d）41 岁，女性，尽管进行预防性激光光凝治疗，仍有鼻下部三处马蹄形撕裂孔伴有视网膜脱离（c）。玻璃体切除术、气体填充和眼内激光光凝术治疗 1 个月后，视网膜平伏（d）

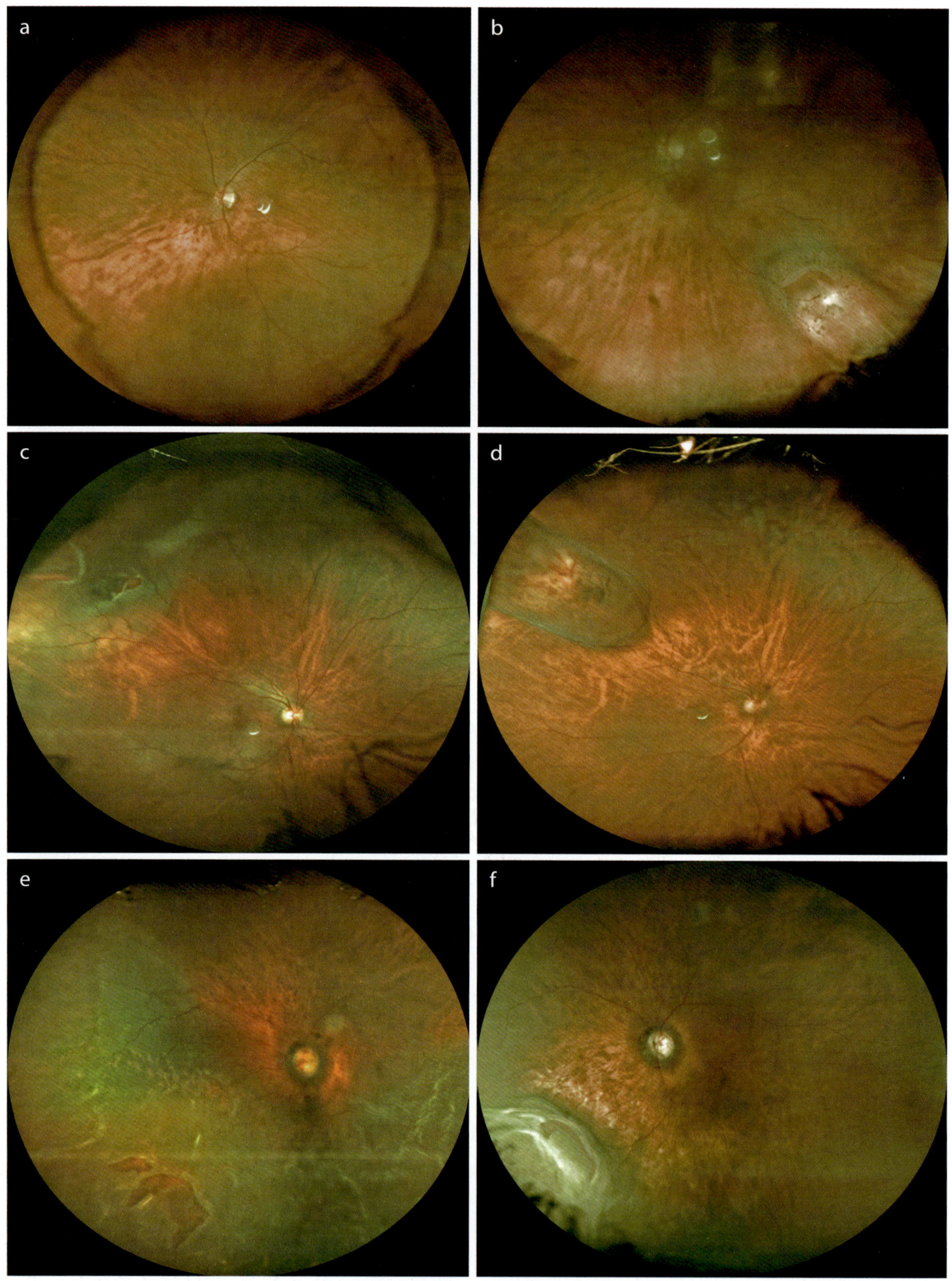

图 22.8 三例经放射状巩膜扣带术治疗的马蹄形撕裂孔所致视网膜脱离的近视患者的超广角眼底彩色照片。（a、b）57 岁，男性，下方视网膜脱离，由颞下部单个大马蹄形撕裂孔引起，直径约为 2 个视盘直径（a），使用放射状巩膜扣带术治疗，术后第 2 天视网膜复位，随后行视网膜激光光凝术治疗，治疗成功（b）。图 a 中可见患者人工晶状体的边缘。（c、d）55 岁，男性，放射状排列的两个马蹄形撕裂孔引起的颞上部视网膜脱离（c），使用放射状巩膜扣带术联合视网膜冷凝治疗成功（d）。（e、f）63 岁，男性，独眼，赤道位置的两个大马蹄形撕裂孔引起的累及黄斑的下部视网膜脱离（e），使用较大的放射状巩膜扣带术联合视网膜冷凝治疗，在没有引流视网膜下积液的情况下成功治疗（f）

外撕裂孔，位于玻璃体基底部之后赤道部周边视网膜。据 Foos 分析，92% 的视网膜撕裂孔位于锯齿缘后。锯齿缘撕裂孔主要是由于玻璃体基底向后牵拉所致，通常与外伤和发育异常有关。因此，锯齿缘撕裂孔在年轻人中更为常见，其发病的高峰年龄是 20 岁 [65]。锯齿缘撕裂孔没有前瓣，而是后缘卷曲，传统上称为锯齿缘离断。

基底部内撕裂孔是由悬韧带牵拉形成视网膜丛状改变并撕脱所引起的。尸检研究发现，这些撕裂孔仅占所有视网膜撕裂孔的 6.1%[66]，其中大多数是有盖的撕裂孔 [62]。由于其周围的视网膜不受玻璃体基底部牵拉，很少导致视网膜脱离，所以预后良好。

近基底部撕裂孔是典型的带瓣撕裂孔，是由玻璃体结构突然改变引起的，通常在玻璃体后脱离以及白内障术后发生，是由玻璃体基底部后缘牵拉瓣的前缘所致，裂孔的后缘没有受到任何牵拉。在所有锯齿缘后视网膜裂孔中，近基底部裂孔导致视网膜脱离的风险最高，而且在玻璃体后脱离或白内障术后早期的风险最高，随后风险下降 [65]。基底部外撕裂孔通常是有盖的，因为撕裂孔边缘没有牵引力，认为是相对良性的。

格子样变性在玻璃体后脱离时可发生牵拉性视网膜撕裂孔，其发生取决于其相对于玻璃体基底部的具体位置：基底内和基底外的变性区比近基底部变性区引起带瓣撕裂孔的可能性小 [62, 66]。Foos[66] 发现，在一组 4812 只眼的尸检中，有带瓣撕裂孔的眼中可见格子样变性区的占 17%，而其中只有 20% 的格子样变性区是位于带瓣撕裂孔附近的，这表明，有格子样变性区的眼，玻璃体视网膜牵拉和视网膜薄弱区发生的范围更广，并不仅仅局限于可见的格子样变性区。

22.7.2 视网膜巨大裂孔

视网膜巨大裂孔是在玻璃体后脱离的情况下，一个或多个视网膜象限出现的视网膜撕裂孔 [67, 68]。这是一种罕见的情况，约占所有视网膜脱离的 0.5%[69]。由于视网膜脱离复杂、增殖性玻璃体视网膜病变的发生率高，术后复发率也高，故预后不良 [70]。确定的诱发因素是高度近视 [70]、创伤 [71]、遗传性玻璃体视网膜病变如 Stickler 综合征 [72]，以及眼内手术 [73]。视网膜巨大裂孔患者，尤其是非创伤性的，其对侧眼有更高的风险发生视网膜巨大裂孔（11.3%），以及任何原因引起的视网膜脱离（高达 36%）[69, 74]。因此，建议对视网膜巨大裂孔患者的对侧眼进行预防性 360° 激光光凝治疗，尽管没有前瞻性或者病例对照研究证明其获益 [70]。

22.7.3 医源性视网膜裂孔

经睫状体平坦部玻璃体切除术，术中可发生医源性视网膜裂孔，这是玻璃体视网膜手术最严重的并发症之一。当手术诱发玻璃体后脱离 [75] 以及在有晶状体眼手术 [76, 77] 时，医源性裂孔更为常见。经结膜 23G 玻璃体切除术与 20G 常规玻璃体切除术相比，穿刺口部位相关裂孔明显减少 [76, 78]。可能是因为套管针伸入眼内时穿过玻璃体基底，使经过其反复进入眼内的器械不接触玻璃体基底，从而减少了玻璃体牵拉和医源性裂孔 [76]。

22.8 视网膜萎缩孔

视网膜萎缩孔通常很小，靠近格子样变性区末端（图 22.9），通常发生在幼年时期，与玻璃体后脱离无关，不会引起症状 [3]。Foos[79] 发现，在 5600 只尸检眼中，所有圆形视网膜萎缩孔中有 75% 位于格子样变性区内，通常位于视网膜赤道部或赤道部前。一般位于下方视网膜，但近视眼患者更常见于上方视网膜 [64]。

视网膜萎缩孔易发生在赤道部，原因是由于该区域的血管解剖结构。该处是“分水岭”部位，视网膜深部毛细血管网缺失，在某些情况下，诸如与年龄或近视相关的脉络膜血管萎缩，葡萄膜循环可能无法提供该区域充足的血流 [64]。通过荧光素血管造影观察到视网膜萎缩孔及其周围区域的脉络膜和视网膜没有血流灌注，进一步证实了此血管萎缩性假说 [80]。因为 75% 萎缩孔位于格子样变性区，而格子样变性区的发生被证明具有遗传易感性 [81]，因此血管萎缩性假说可能不是致病的唯一机制。

视网膜萎缩孔比牵拉性视网膜裂孔更常见，但很少会导致视网膜脱离 [3]。Tulloh[64] 评估 422 名原发性视网膜脱离患者，发现 516 个圆形视网膜孔和 222 个带瓣的视网膜撕裂孔（比率为 2.3：1）。有趣的是，新发生视网膜孔的患者，65% 年龄在 35 岁以下 [6]，且圆形孔导致的视网膜脱离，随着年龄的增长而减少 [3]。Tillery 和 Lucier[34] 发现，2.8% 的原发性视网膜脱离是由于格子样变性区的圆形孔

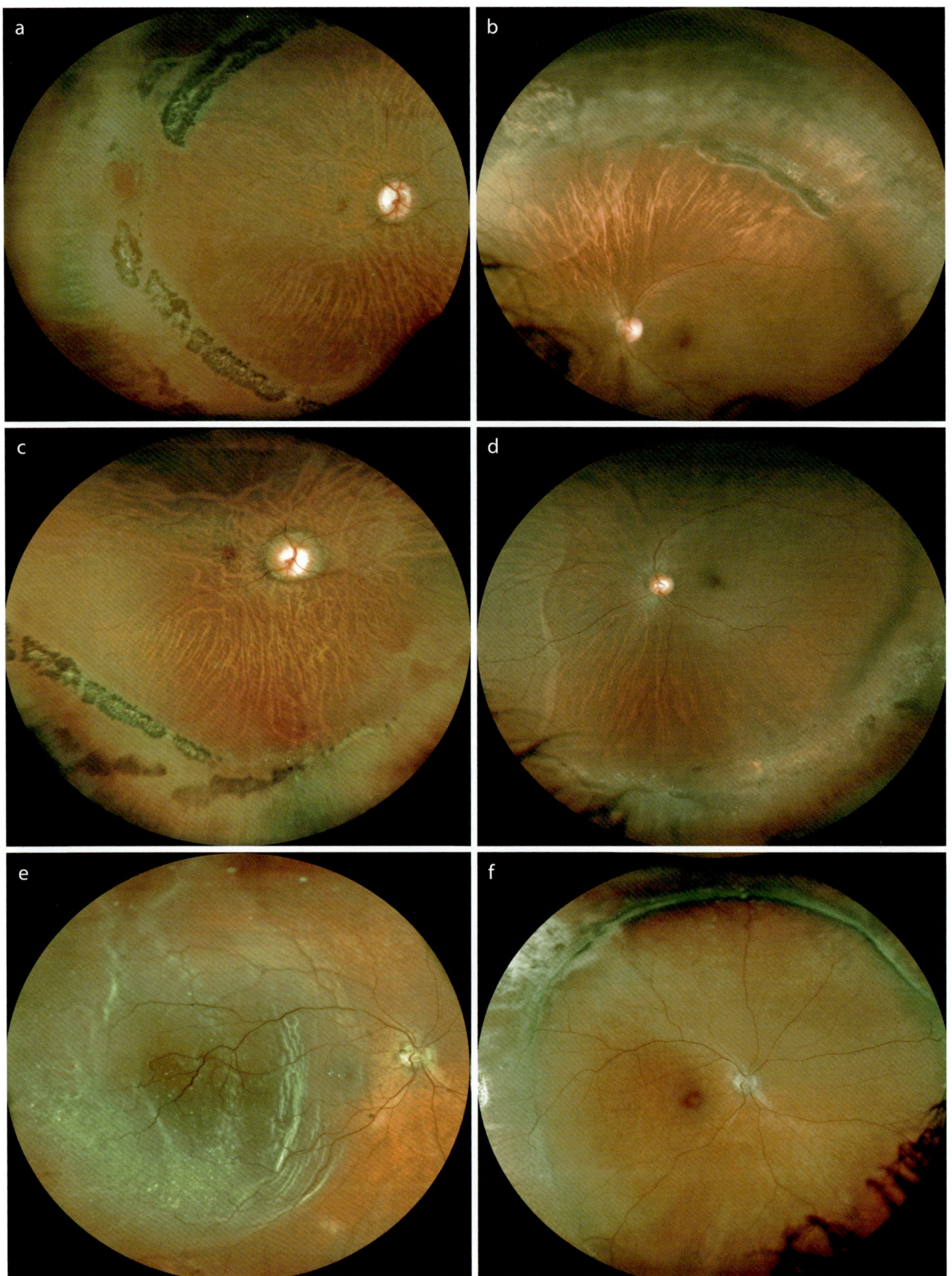

图 22.9 两名近视患者视网膜萎缩孔的超广角眼底彩色照片显示的临床特征。（a~d）39 岁，男性，双眼格子样变性区内多个圆形萎缩孔：大多是极小的（b~d），图 a 为 1 个视盘直径。左眼格子样变性区内，视网膜萎缩孔导致上方视网膜脱离，由于周边变性区内萎缩孔多发，使用视网膜冷凝和巩膜环扎治疗（b、d）。注意，视网膜非压迫白与左眼颞侧中周边的视网膜脱离可混淆（d）。（e、f）29 岁，男性，圆形萎缩孔引起的大泡性颞侧视网膜脱离（e），由于周边裂孔多发，使用视网膜冷凝和巩膜环扎术成功治疗（f）

所致。由视网膜萎缩孔引起的视网膜脱离，多发生在年轻和近视患者（50% 年龄在 30 岁以下，75% 超过 -3.00 D），一般位于下方视网膜，而且进展缓慢，预后良好[34]。

22.9 视网膜脱离的风险和视网膜裂孔的预防性治疗

确定进展为视网膜脱离风险较高的视网膜裂孔至关重要，因为预防性治疗相对安全，可明显降低视网膜脱离的风险。Davis[63] 评估了 213 例（222 只眼）有一个或多个视网膜裂孔而无临床视网膜脱离（定义为范围大于 2 个视盘直径）的患者，发现 39 只眼有症状，183 只眼无症状。39 例有症状的裂孔都是视网膜撕裂孔（33 个带瓣的撕裂孔和 6 个有盖子的撕裂孔）；183 例无症状裂孔中，101 例是视网膜撕裂孔（71 个带瓣的撕裂孔，30 个有盖子的撕裂孔）[63]。Davis 发现，25 例新发有症状的带瓣撕裂孔患者，未经治疗，其中 9 例（36%）在 6 周内出现临床视网膜脱离[63]。Colyear 和 Pischel[82] 发现，20 例有症状的带瓣的视网膜撕裂孔患者中，11 例（55%）进展为视网膜脱离。有症状的带瓣视网膜撕裂孔发生视网膜脱离的风险最高，是唯一有循证医学依据强烈推荐需进行系统预防性治疗的病变[39]。

新发有症状的有盖的视网膜撕裂孔导致视网膜脱离是非常罕见的，Davis[63] 的研究显示，仅占病例的 1/6。一般认为它们通常是相对良性的，但如果玻璃体与其边缘粘连，则认为等同于带瓣的撕裂孔，应予治疗[83]。

多项研究发现，在有晶状体眼中，无症状的视网膜裂孔进展为视网膜脱离的概率非常低，其中带瓣的视网膜撕裂孔进展为视网膜脱离的概率不到 10%[63, 84, 85]，视网膜裂孔不到 5%[6, 63]。目前的共识是，无症状裂孔患者通常不需要治疗，除非是已发生锯齿缘离断或在无晶状体眼、近视或者对侧眼有视网膜脱离的患者[39]；已导致锯齿缘离断的裂孔无论是否有症状，公认需要使用三排阵列的激光光凝或冷冻治疗[39]。

22.9.1 近视眼、无晶体眼和视网膜脱离对侧眼的风险控制

Börhinger 报道，正视、远视和 -1.00 D 以内的近视患者，一生中视网膜脱离的风险为 0.2%，-5～-9 D 的近视患者为 4%，大于 -9 D 的高度近视患者则达 7%[86]。1975 年，在白内障囊内摘除术的时代，据报道[87]，136 例高度近视眼白内障摘除术后视网膜脱离的患病率高达6.7%，而据同一作者研究，同期正视眼术后的视网膜脱离患病率为 0.28%。最近报道，在 2356 只眼中，高度近视患者白内障术后视网膜脱离的风险为 1.5%～2.2%[88]。

无晶状体眼的视网膜裂孔更倾向于进展为视网膜脱离[63]。已发生视网膜脱离眼的对侧眼，发生视网膜脱离的风险为 5%～10%[89–91]。如果对侧眼无晶状体，那么发生视网膜脱离的风险为 26%[92]。因此，一般认为，如果是近视眼、无晶状体眼以及对侧眼已有视网膜脱离的情况下，对于无症状的带瓣的裂孔，有时应予以治疗[39]。

参考文献

[1] Holekamp NM, Harocopos GJ, Shui YB, Beebe DC. Myopia and axial length contribute to vitreous liquefaction and nuclear cataract. Arch Ophthalmol. 2008;126(5):744; author reply.

[2] Akiba J. Prevalence of posterior vitreous detachment in high myopia. Ophthalmology. 1993;100(9):1384–8.

[3] Byer NE. Lattice degeneration of the retina. Surv Ophthalmol. 1979;23(4):213–48.

[4] Gonin J. La pathogénie du décollement spontané de la rétine. Ann d'Oculist (Paris). 1904;132:30–54.

[5] Byer NE. Clinical study of lattice degeneration of the retina. Trans Am Acad Ophthalmol Otolaryngol. 1965;69(6):1065–81.

[6] Byer NE. Changes in and prognosis of lattice degeneration of the retina. Trans Am Acad Ophthalmol Otolaryngol. 1974;78(2):OP114–25.

[7] Straatsma BR, Zeegen PD, Foos RY, et al. Lattice degeneration of the retina. XXX Edward Jackson memorial lecture. Am J Ophthalmol. 1974;77(5):619–49.

[8] Cambiaggi A. Research on the role of myopic chorioretinal changes in the pathogenesis of retinal detachment. Ophthalmologica. 1968;156(2):124–32.

[9] Bansal AS. Hubbard 3rd GB. Peripheral retinal findings in highly myopic children < or =10 years of age. Retina. 2010;30(4 Suppl):S15–9.

[10] Karlin DB, Curtin BJ. Peripheral chorioretinal lesions and axial length of the myopic eye. Am J Ophthalmol. 1976;81(5):625–35.

[11] Celorio JM, Pruett RC. Prevalence of lattice degeneration and its relation to axial length in severe myopia. Am J Ophthalmol. 1991;111(1):20–3.

[12] Lai TY, Fan DS, Lai WW, Lam DS. Peripheral and posterior pole retinal lesions in association with high myopia: a cross-sectional community-based study in Hong Kong. Eye (Lond). 2008;22(2):209–13.

[13] Straatsma BR, Allen RA. Lattice degeneration of the retina. Trans Am Acad Ophthalmol Otolaryngol.

1962;66:600–13.
[14] Morse PH. Lattice degeneration of the retina and retinal detachment. Am J Ophthalmol. 1974;78(6):930–4.
[15] Arruga H. Ocular surgery. In: Hogan MJ, Chaparro LE, editors. 4th ed. New York: Mc-Graw-Hill; 1956.
[16] Dumas J, Schepens CL. Chorioretinal lesions predisposing to retinal breaks. Am J Ophthalmol. 1966;61(4):620–30.
[17] Aaberg TM, Stevens TR. Snail track degeneration of the retina. Am J Ophthalmol. 1972;73(3):370–6.
[18] Chignell AH, editor. Retinal detachment surgery. Berlin: Springer; 1980.
[19] Shukla M, Ahuja OP. A possible relationship between lattice and snail track degenerations of the retina. Am J Ophthalmol. 1981;92(4):482–5.
[20] Pemberton JW, Freeman HM, Schepens CL. Familial retinal detachment and the Ehlers-Danlos syndrome. Arch Ophthalmol. 1966;76(6):817–24.
[21] Alexander RL, Shea M. Wagner's disease. Arch Ophthalmol. 1965;74:310–8.
[22] Hagler WS, Crosswell HH Jr. Radial perivascular chorioretinal degeneration and retinal detachment. Trans Am Acad Ophthalmol Otolaryngol. 1968;72(2):203–16.
[23] Hirose T, Lee KY, Schepens CL. Wagner's hereditary vitreoretinal degeneration and retinal detachment. Arch Ophthalmol. 1973;89(3):176–85.
[24] Urrets-Zavalia A Jr. Lesions predisposing to retinal detachment. Annee Ther Clin Ophtalmol. 1969;20:11–34.
[25] Jesberg DO. Vitreoretinal degeneration in Turner's syndrome. In: McPherson A, editor. New and controversial aspects of retinal detachment. New York: Harper Row; 1968. p. 127–34.
[26] Pau H. Which retinal areas are disposed to idiopathic retinal detachment and may be considered for prophylactic operation? Klin Monbl Augenheilkd Augenarztl Fortbild. 1959;134:848–62.
[27] Zauberman H, Merin S. Unilateral high myopia with bilateral degenerative fundus changes. Am J Ophthalmol. 1969;67(5):756–9.
[28] Michaelson IC. Role of a distinctive choroido-retinal lesion in the pathogenesis of retinal hole; a clinical and pathological report. Br J Ophthalmol. 1956;40(9):527–35.
[29] Tolentino FI, Schepens CL, Freeman HM. Vitreoretinal disorders, diagnosis and management. Philadelphia: Saunders; 1976.
[30] Foos RY, Simons KB. Vitreous in lattice degeneration of retina. Ophthalmology. 1984;91(5):452–7.
[31] Byer NE. Clinical study of retinal breaks. Trans Am Acad Ophthalmol Otolaryngol. 1967;71(3):461–73.
[32] Benson WE, Morse PH. The prognosis of retinal detachment due to lattice degeneration. Ann Ophthalmol. 1978;10(9):1197–200.
[33] Byer NE. Long-term natural history of lattice degeneration of the retina. Ophthalmology. 1989;96(9): 1396–401. discussion 401–2.
[34] Tillery WV, Lucier AC. Round atrophic holes in lattice degeneration – an important cause of phakic retinal detachment. Trans Sect Ophthalmol Am Acad Ophthalmol Otolaryngol. 1976;81(3 Pt 1):509–18.
[35] Murakami-Nagasako F, Ohba N. Phakic retinal detachment associated with atrophic hole of lattice degeneration of the retina. Graefe's archive for clinical and experimental ophthalmology. Albrecht von Graefes Archiv fur klinische und experimentelle Ophthalmologie. 1983;220(4):175–8.
[36] Tielsch JM, Legro MW, Cassard SD, et al. Risk factors for retinal detachment after cataract surgery. A population-based case–control study. Ophthalmology. 1996;103(10):1537–45.
[37] Meyer-Schwickerath G, editor. Light coagulation. St Louis: Mosby; 1960.
[38] Folk JC, Arrindell EL, Klugman MR. The fellow eye of patients with phakic lattice retinal detachment. Ophthalmology. 1989;96(1):72–9.
[39] Wilkinson CP. Evidence-based analysis of prophylactic treatment of asymptomatic retinal breaks and lattice degeneration. Ophthalmology. 2000;107(1):12–5. discussion 5–8.
[40] Schepens CL. Subclinical retinal detachments. AMA Arch Ophthalmol. 1952;47(5):593–606.
[41] Watzke RC. The ophthalmoscopic sign "white with pressure". A clinicopathologic correlation. Arch Ophthalmol. 1961;66:812–23.
[42] Shea M, Schepens CL, Von Pirquet SR. Retinoschisis. I. Senile type: a clinical report of one hundred seven cases. Arch Ophthalmol. 1960;63:1–9.
[43] Hirose T, Lee KY, Schepens CL. Snowflake degeneration in hereditary vitreoretinal degeneration. Am J Ophthalmol. 1974;77(2):143–53.
[44] Pierro L, Camesasca FI, Mischi M, Brancato R. Peripheral retinal changes and axial myopia. Retina. 1992;12(1):12–7.
[45] Hunter JE. Retinal white without pressure: review and relative incidence. Am J Optom Physiol Optic. 1982;59(4):293–6.
[46] Lam DS, Fan DS, Chan WM, et al. Prevalence and characteristics of peripheral retinal degeneration in Chinese adults with high myopia: a cross-sectional prevalence survey. Optom Vis Sci. 2005;82(4):235–8.
[47] Nagpal KC, Huamonte F, Constantaras A, et al. Migratory white-without-pressure retinal lesions. Arch Ophthalmol. 1976;94(4):576–9.
[48] Fawzi AA, Nielsen JS, Mateo-Montoya A, et al. Multimodal imaging of white and dark without pressure fundus lesions. Retina. 2014;34(12):2376–87.
[49] Condon PI, Serjeant GR. Ocular findings in homozygous sickle cell anemia in Jamaica. Am J Ophthalmol. 1972;73(4):533–43.
[50] Tassman W, Annesley W Jr. Retinal detachment in the retinopathy of prematurity. Arch Ophthalmol. 1966;75(5):608–14.
[51] Chen DZ, Koh V, Tan M, et al. Peripheral retinal changes in highly myopic young Asian eyes. Acta Ophthalmol. 2018;96(7):e846–51.
[52] Nagpal KC, Goldberg MF, Asdourian G, et al. Dark-without-pressure fundus lesions. Br J Ophthalmol. 1975;59(9):476–9.
[53] Everett WG. The fellow-eye syndrome in retinal detachment. Am J Ophthalmol. 1963;56:739–48.
[54] Rutnin U, Schepens CL. Fundus appearance in normal eyes. 3. Peripheral degenerations. Am J Ophthalmol. 1967;64(6):1040–62.
[55] O'Malley P, Allen RA, Straatsma BR, O'Malley CC. Paving-stone degeneration of the retina. Arch

Ophthalmol. 1965;73:169–82.
[56] Donders FC. Beitrage zur Pathologischen Anatomie des Auges. Albrecht Von Graefes Arch Ophthalmol. 1855;1:106.
[57] Allen RA. Cobblestone degeneration of the retina. In: Kimura SM, Caygill WB, editors. Pathology in retinal diseases. Philadelphia: Lea & Febiger; 1966.
[58] Brown GC, Shields JA. Choroidal melanomas and paving stone degeneration. Ann Ophthalmol. 1983;15(8):705–8.
[59] Hyams SW, Neumann E. Peripheral retina in myopia. With particular reference to retinal breaks. Br J Ophthalmol. 1969;53(5):300–6.
[60] Okun E. Gross and microscopic pathology in autopsy eyes. III. Retinal breaks without detachment. Am J Ophthalmol. 1961;51:369–91.
[61] Foos RY, Allen RA. Retinal tears and lesser lesions of the peripheral retina in autopsy eyes. Am J Ophthalmol. 1967;64(Suppl 3):643–55.
[62] Foos RY. Tears of the peripheral retina; pathogenesis, incidence and classification in autopsy eyes. Mod Probl Ophthalmol. 1975;15:68–81.
[63] Davis MD. Natural history of retinal breaks without detachment. Arch Ophthalmol. 1974;92(3):183–94.
[64] Tulloh CG. Distribution of holes and tears in primary retinal detachment. Br J Ophthalmol. 1965;49(8):413–31.
[65] Sigelman J. Vitreous base classification of retinal tears: clinical application. Surv Ophthalmol. 1980;25(2):59–70.
[66] Foos RY. Postoral peripheral retinal tears. Ann Ophthalmol. 1974;6(7):679–87.
[67] Schepens CL, Dobble JG, Mc MJ. Retinal detachments with giant breaks: preliminary report. Trans Am Acad Ophthalmol Otolaryngol. 1962;66:471–9.
[68] Scott JD. Giant tear of the retina. Trans Ophthalmol Soc U K. 1975;95(1):142–4.
[69] Freeman HM. Fellow eyes of giant retinal breaks. Trans Am Ophthalmol Soc. 1978;76:343–82.
[70] Ang GS, Townend J, Lois N. Interventions for prevention of giant retinal tear in the fellow eye. Cochrane Database Syst Rev. 2012;(2):CD006909.
[71] Aylward GW, Cooling RJ, Leaver PK. Trauma-induced retinal detachment associated with giant retinal tears. Retina. 1993;13(2):136–41.
[72] Ang A, Poulson AV, Goodburn SF, et al. Retinal detachment and prophylaxis in type 1 Stickler syndrome. Ophthalmology. 2008;115(1):164–8.
[73] Aaberg TM Jr, Rubsamen PE, Flynn HW Jr, et al. Giant retinal tear as a complication of attempted removal of intravitreal lens fragments during cataract surgery. Am J Ophthalmol. 1997;124(2):222–6.
[74] Freeman HM. Fellow eyes of giant retinal breaks. Mod Probl Ophthalmol. 1979;20:267–74.
[75] Muselier A, Dugas B, Burelle X, et al. Macular hole surgery and cataract extraction: combined vs consecutive surgery. Am J Ophthalmol. 2010;150(3):387–91.
[76] Gosse E, Newsom R, Lochhead J. The incidence and distribution of iatrogenic retinal tears in 20-gauge and 23-gauge vitrectomy. Eye (Lond). 2012;26(1):140–3.
[77] Sjaarda RN, Glaser BM, Thompson JT, et al. Distribution of iatrogenic retinal breaks in macular hole surgery. Ophthalmology. 1995;102(9):1387–92.
[78] Nakano T, Uemura A, Sakamoto T. Incidence of iatrogenic peripheral retinal breaks in 23-gauge vitrectomy for macular diseases. Retina. 2011;31(10): 1997–2001.
[79] Foos RY. Retinal holes. Am J Ophthalmol. 1978;86(3): 354–8.
[80] Tolentino FI, Lapus JV, Novalis G, et al. Fluorescein angiography of degenerative lesions of the peripheral fundus and rhegmatogenous retinal detachment. Int Ophthalmol Clin. 1976;16(1): 13–29.
[81] Meguro A, Ideta H, Ota M, et al. Common variants in the COL4A4 gene confer susceptibility to lattice degeneration of the retina. PLoS One. 2012;7(6):e39300.
[82] Colyear BH Jr, Pischel DK. Preventive treatment of retinal detachment by means of light coagulation. Trans Pac Coast Otoophthalmol Soc Annu Meet. 1960;41:193–217.
[83] Kramer SG, Benson WE. Prophylactic therapy of retinal breaks. Surv Ophthalmol. 1977;22(1):41–7.
[84] Byer NE. Prognosis of asymptomatic retinal breaks. Arch Ophthalmol. 1974;92(3):208–10.
[85] Neumann E, Hyams S. Conservative management of retinal breaks. A follow-up study of subsequent retinal detachment. Br J Ophthalmol. 1972;56(6):482–6.
[86] Burton TC. The influence of refractive error and lattice degeneration on the incidence of retinal detachment. Trans Am Ophthalmol Soc. 1989;87:143–55. discussion 55–7.
[87] Hyams SW, Bialik M, Neumann E. Myopia-aphakia. I. Prevalence of retinal detachment. Br J Ophthalmol. 1975;59(9):480–2.
[88] Neuhann IM, Neuhann TF, Heimann H, et al. Retinal detachment after phacoemulsification in high myopia: analysis of 2356 cases. J Cataract Refract Surg. 2008;34(10):1644–57.
[89] Merin S, Feiler V, Hyams S, et al. The fate of the fellow eye in retinal detachment. Am J Ophthalmol. 1971;71(2):477–81.
[90] Mitry D, Singh J, Yorston D, et al. The fellow eye in retinal detachment: findings from the Scottish retinal detachment study. Br J Ophthalmol. 2012;96(1):110–3.
[91] Tornquist R. Bilateral retinal detachment. Acta Ophthalmol. 1963;41:126–33.
[92] Benson WE, Grand MG, Okun E. Aphakic retinal detachment. Management of the fellow eye. Arch Ophthalmol. 1975;93(4):245–9.

23 视网膜脱离

C. P. Wilkinson

23.1 引言

检眼镜在眼科应用后不久，人们就认识到了孔源性视网膜脱离（rhegmatogenous retinal detachment, RRD）与近视的相关性[1]。半数以上的视网膜脱离（RD）发生在不同程度的近视眼中[2]，近视眼发生视网膜脱离的风险是正视眼和远视眼的3~8倍[2, 3]。视网膜脱离的风险与近视度数呈正相关，在1~3个屈光度（diopters, D）的近视眼中，视网膜脱离的风险比正视眼增加了4倍；而屈光度大于3D时，风险则增加10倍[2]。年轻人视网膜脱离的风险比65岁以上的患者高[2, 4]，可能与老年患者大多已经发生了玻璃体后脱离（posterior vitreous detachment, PVD）有关。

视网膜脱离仍然是视力下降的重要原因，预防视网膜脱离一直以来都是眼科医生努力追求的目标。然而，除了在发生急性、有症状的马蹄形裂孔的眼中可以预防视网膜脱离之外，对于其他原因导致的视网膜脱离的有效预防尚未成功实现[5]。迄今为止，尚无针对预防视网膜脱离发生的Ⅰ级循证指南[6]。RRD的发生需要有视网膜裂孔的出现和一定程度的玻璃体液化，并且视网膜裂孔边缘通常有持续的玻璃体视网膜牵拉，因此玻璃体凝胶状态的变化在RRD的发病机制中至关重要。目前预防视网膜脱离的主流手段是治疗视网膜周边部可见的病变，包括变性类疾病，如格子样变性和各种类型的视网膜裂孔[5-7]。另一种方法是在赤道部前方造成一个360°的脉络膜视网膜黏附，将在后面详细描述。但迄今为止，尚未证实这种方法是有效的[7]，因此寻找一个能有效预防RRD的方法仍是一个值得追求的目标。

本综述的目的是，讨论在高度近视眼中相对独特并能提示RRD可能性的玻璃体视网膜特征，并检验这些特征对预防RRD的作用，以及简要综述一下视网膜复位的手术方法。重点是与近视相关的玻璃体变化和周边部玻璃体视网膜退行性变。

23.2 近视眼：视网膜脱离的易患因素

玻璃体凝胶状态的改变和周边部玻璃体视网膜的变性疾病与玻璃体视网膜的异常黏附有关，是大多数RRD的病因，在近视眼中尤其常见。

23.2.1 近视眼玻璃体凝胶的变化

临床上导致RRD的玻璃体变化首先是玻璃体液化，玻璃体液化增加了玻璃体的流动性、降低了其稳定性[8]。接着出现了玻璃体后脱离这关键的一步，即玻璃体后皮质与视网膜内表面的分离（图23.1）。

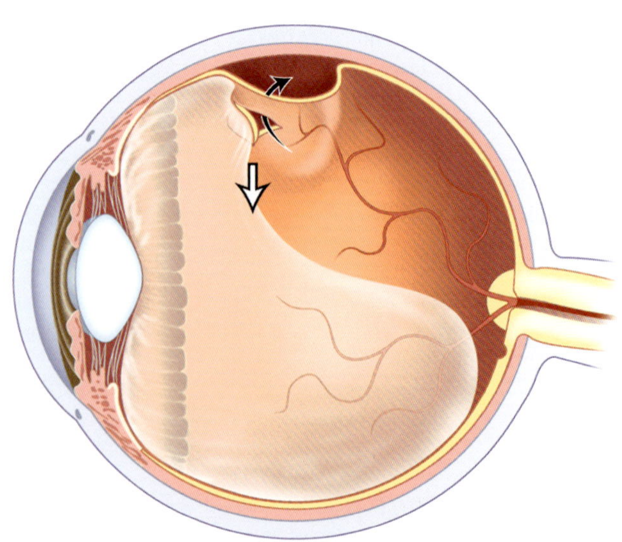

图23.1 在玻璃体后脱离过程中视网膜撕裂孔最常发生在玻璃体视网膜粘连紧密的部位。从视网膜表面脱离的玻璃体皮质的牵拉（白色箭）造成了视网膜裂孔。然后，玻璃腔中的液体经撕裂孔进到视网膜下（黑色箭）

23.2.2 玻璃体液化与近视

大量的生化、实验、组织病理学和临床证据表明，近视眼中玻璃体凝胶的持续性液化比正视眼和远视眼明显[8]。这与玻璃体黏度和玻璃体稳定性的相对降低有关。

23.2.3 玻璃体后脱离

在近视眼人群中，玻璃体液化的相对增加且眼轴相对较长使得玻璃体后脱离（PVD）发生率增加，且发生时间一般更早[8-10]。此外，越来越多的证据表明，似乎是玻璃体作用于近视眼视网膜上的压力增加，促进了PVD的较早发生[11]。一直以来，PVD被认为是突然发生的，但现代超声和OCT的研究表明，PVD通常在后极部缓慢发展，持续数月至数年[12]。最后，大面积的玻璃体皮质迅速从视网膜表面分离开，此时患者通常出现先兆症状"闪光感和飞蚊症"。在大多数眼中，PVD不会导致视网膜裂孔，因为玻璃体皮质通常会自后极部到玻璃体基底部边缘完全与视网膜内表面分离开。但是，如果玻璃体和视网膜表面之间存在玻璃体视网膜粘连，黏附点将是导致大多数RRD的视网膜裂孔发生的部位（图23.1）[8, 13, 14]。因此，玻璃体视网膜粘连在视网膜脱离的发病机制中非常重要。

23.2.4 与周边部玻璃体视网膜变性疾病相关的玻璃体视网膜粘连

在大多数RRD的形成中，异常的玻璃体视网膜粘连部位并未发生玻璃体皮质与视网膜表面的完全分离，这些部位通常会形成带瓣的（马蹄形）裂孔（图23.1）。有萎缩孔的格子样变性区表面的玻璃体牵拉是视网膜脱离发生的另一种常见形式（图23.2）。在玻璃体视网膜牵引从视网膜裂孔上完全松解开，视网膜撕裂部位形成孔盖后，临床上仍然发生视网膜脱离的则比较少见。一旦局部视网膜脱离与视网膜裂孔及持续的玻璃体视网膜牵拉相关联，多种力量就会促使视网膜下液积聚，并导致临床脱离范围扩大（图23.3）。在一些眼中，尤其是高度近视的病例，最初的玻璃体后脱离（PVD）并不总是完全的，视网膜裂孔和脱离仅在PVD进一步发展，导致在先前未分离的玻璃体视网膜粘连部位形成视网膜裂孔时才会发生[15, 16]。玻璃体视网膜粘连有的可见，有的难以观察到，后者仅在PVD进展和形成了视网膜撕裂孔后才变得明显。尽管可见的玻璃体视网膜粘连常常被认为是RRD术前的危险因素，但不可见的黏附似乎更常见，尤其是在近视眼中[16, 17]。

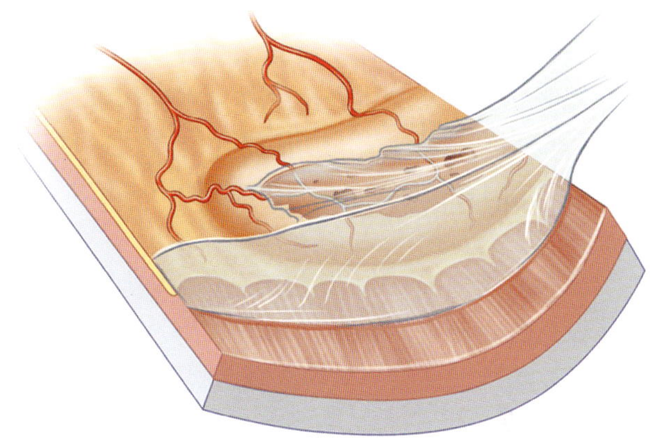

图23.2 尽管格子样变性区中的孔被认为是"萎缩孔"，但格子样变性区边缘黏附的玻璃体视网膜的牵引仍可以促进玻璃体液进入视网膜下空间

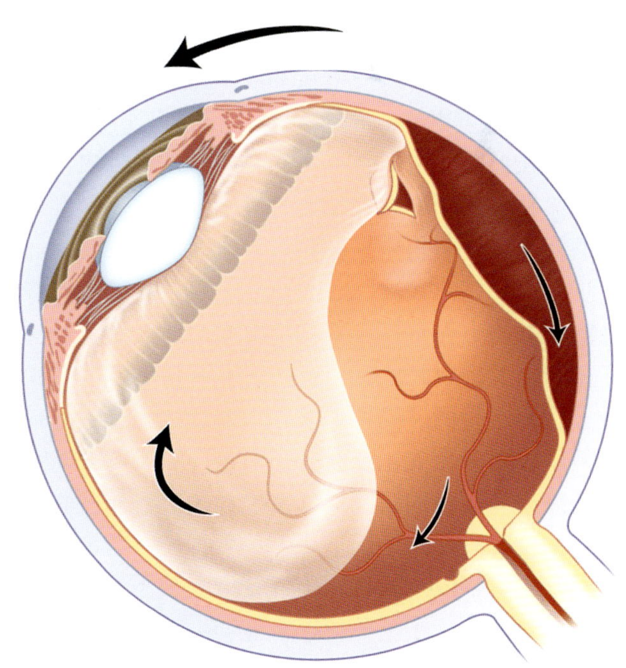

图23.3 眼球的扫视运动增加玻璃体视网膜的牵引力。眼球的旋转（上部大的箭）引起玻璃体略微延迟的运动（玻璃体腔中大的箭），继之在玻璃体视网膜黏附部位形成更大的牵引力。此外，玻璃体腔内液体的流动（较小的玻璃体内箭）也增加了玻璃体视网膜牵引力，而视网膜下液体（箭）的流动促进了视网膜下液体的扩散

23.2.5 可见的玻璃体视网膜粘连

格子样变性是周边视网膜最常见的玻璃体视网膜变性疾病，与 RRD 风险增加相关。这些病变的特点是具有多种临床表现，并且已经有多种不同方式的描述，包括蜗牛迹样变性、周边视网膜变性和色素变性。但它们的共同点是在各种病变部位的边缘都有视网膜和玻璃体皮质的紧密粘连。与正视眼和远视眼相比，格子样变性更常见于近视眼，尽管近视程度与病变患病率之间可能没有确切的关系。格子样变性合并近视会使今后视网膜脱离的风险增加。

其他可能在 PVD 后发生视网膜撕裂孔的可见玻璃体视网膜粘连还包括囊样视网膜丛、脉络膜视网膜瘢痕以及活动性或非活动性视网膜炎性病灶[7]。

23.2.6 不可见的玻璃体视网膜粘连

隐匿、不可见的玻璃体视网膜粘连仅在不同程度的 PVD 出现和（或）视网膜撕裂后才变得容易发现[17]。尽管这些粘连是视网膜裂孔和视网膜脱离形成的原因，但因为在 PVD 发生之前这些粘连的区域看起来“正常”，所以对它们通常没有进行预防性治疗。随着年龄的增长，玻璃体基底部边缘轮廓的不规则可能是大部分赤道部前的与 PVD 相关的马蹄孔形成的原因[18]。另一种典型的隐性玻璃体视网膜粘连出现在视网膜血管周围，这种撕裂孔引起的视网膜脱离临床上最常见于高度近视眼[18, 19]。

Sebag[8, 13, 14]已经证明，玻璃体皮质和视网膜之间的黏附力在年轻人的眼中要比老年人强。因此，在年轻人的近视眼中，加速的玻璃体液化促进 PVD 形成，而年轻的玻璃体皮质和视网膜之间隐性玻璃体视网膜黏附力又比较强，这两种因素的联合对视网膜撕裂孔和视网膜脱离的发生起关键作用。在这种情况下，发生相对较早的“异常”PVD[13]，就可能使玻璃体和皮质之间的“正常”黏附变成了“异常”的玻璃体视网膜粘连。这种状况显然最有可能发生在高度近视眼中。玻璃体的变化通常很慢，这就可以解释，视网膜裂孔和视网膜脱离常常是在玻璃体凝胶状态改变之后很长一段时间才出现。

在发生 RRD 的高度近视眼中，Stirpe 和 Heimann[20]特别强调了玻璃体的变化和相关的玻璃体视网膜粘连。他们研究了 496 只近视眼，近视度数从 −18 D 到 −30 D。根据术前和术中观察到的玻璃体凝胶状态、视网膜和玻璃体视网膜粘连的情况分为五种类型。结果表明，玻璃体液化和玻璃体视网膜粘连是 RRD 形成的重要原因，并且玻璃体脱离的程度与其具体分型相关。在高度近视眼中的这些发现总结于表 23.1。与低度近视病例相比较，后部玻璃体视网膜的异常粘连和不全 PVD 更常见于高度近视的病例。

Stirpe 和 Heimann[20]以及其他学者[18]在报告中提出了关于视网膜撕裂孔和视网膜脱离常见的发病机制，要点如下：

- 高度近视眼中均存在 PVD，PVD 可以是完全的、明显但不完全的或者是局限的。
- 由一般的视网膜裂孔引发的视网膜脱离，包括格子样变性，这些裂孔通常发生在玻璃体视网膜粘连且周围已发生 PVD 的区域。
- 由格子样变性区的萎缩孔导致的视网膜脱离，通常发生在完全或部分 PVD 的眼中，PVD 发生在格子样变性区周围。
- 与广泛玻璃体液化或不伴有明显 PVD 的玻璃体后空腔相关的视网膜脱离，一般多由视网膜巨大裂孔引起，另一种少见的致病因素是高度近视眼中玻璃体视网膜牵拉引发的后极部裂孔。

表 23.1 高度近视视网膜脱离病例的玻璃体视网膜特征（n=496）

组别	平均年龄 / 岁	平均近视度 / D	格子样变性 / %	撕裂孔 / %	巨大裂孔 / %
完全 PVD	54	−15.5	45	40	15
不完全 PVD	59	−18.5	44	31	0
V 形液化，无 PVD	39	−19.5	0	0	71
V 形腔隙，无 PVD	57	−24	N/A	N/A	0
微小 PVD	23	−10.5	84	84	0

注：改编自 Stirpe 和 Heimann[20]。N/A 不适用。

- 与局限 PVD 相关的视网膜脱离并不罕见，常发生在度数相对较低的年轻高度近视眼，常见的裂孔包括格子样变性区中的萎缩孔、视网膜裂隙和马蹄孔。

上述观察结果进一步支持以下经典概念：①玻璃体液经视网膜裂孔到视网膜下是所有 RRD 的必由之路，②玻璃体视网膜粘连以及对粘连部位的牵拉导致视网膜脱离，③PVD 引发的大多数视网膜脱离是通过产生新的视网膜裂孔或对已存在有萎缩孔的格子样变性区的牵拉加强造成的。为了更好地预防和治疗视网膜脱离，需要了解上述原理。

23.3 近视眼 RRD 的预防

如前所述，导致视网膜裂孔产生的一系列事件包括玻璃体液化导致了完全的或者范围大但不完全的 PVD，在玻璃体视网膜粘连部位（包括有萎缩孔的格子样变性区）的牵拉产生了新的视网膜撕裂（图 23.1～图 23.3）。其中，不太常见的视网膜脱离类型是由格子样变性区中的萎缩孔引起的，且与 PVD 无关。这样的病例最可能发生在相对年轻而且玻璃体液化相对较早的近视眼中[4]，格子样变性区有玻璃体视网膜牵引但没有 PVD 发生。另一个与这规律不相符合的视网膜脱离类型是：由视网膜离断或视网膜巨大裂孔导致的大范围 PVD，继而发生视网膜脱离，这通常在眼外伤或有明确症状时发现。除非是在患有非创伤性巨大裂孔的对侧眼，否则一般很少会采取措施以预防小的或巨大的视网离断。

考虑到大多数近视眼中 RRD 的发病机制，理论上讲预防大多数近视眼视网膜脱离的手段应该是降低相关因素的发生率，包括：①玻璃体液化，②PVD，③玻璃体视网膜牵拉，④玻璃体视网膜粘连部位的视网膜裂孔，⑤视网膜裂孔周围的视网膜下液的扩散。尽管认为白内障手术中保持完整的晶状体后囊膜可能会延迟此类改变，但目前尚无预防玻璃体液化和（或）PVD 的方法。玻璃体切除术或巩膜扣带术能够减少或者解除玻璃体视网膜牵引，但这作为广泛的预防性操作是不切实际的。目前主要的预防手段是降低可见的玻璃体视网膜粘连部位发生视网膜撕裂孔的发生率，或者防止视网膜下液积聚在视网膜裂孔周围[6, 7, 21]。治疗通常包括：通过激光或冷冻的方式在可见的局灶性变性区或视网膜裂隙周围造成脉络膜视网膜的粘连；在周边造成一个环形的脉络膜视网膜粘连，以防止可见和不可见的玻璃体视网膜粘连发展成撕裂孔[7]。

23.3.1 近视眼可见的玻璃体视网膜粘连的治疗

对于造成视网膜脱离的可见的玻璃体视网膜粘连（如格子样变性）的预防性治疗结果，专家小组[6]采用现代方法对已发表的关于该主题的大量文章中包含的证据质量进行了评估，美国眼科学会（the American Academy of Ophthalmology, AAO）也发表了关于预防性治疗的“首选实践模式（preferred practice pattern, PPP）”。

在 AAO 提出的 PPP 中，没有发现任何关于玻璃体视网膜病变或各种类型的视网膜裂孔的预防性治疗的前瞻性随机试验。有强证据表明，对有症状的马蹄孔所致的局限性视网膜脱离的治疗是有效的。有可靠证据表明，所有近视眼中格子样变性的治疗是无益的。有可靠证据表明，一只眼因格子样变性发生视网膜脱离的近视眼中，对侧眼格子样变性区的预防治疗价值有限[22]。同样有证据显示，近视的度数超过 −6 D 或格子样变性区超过 6 个钟点的预防性治疗也没有意义。因此，预防性治疗在这些高风险的近视眼中的价值较低。

表 23.2 列出了 AAO-PPP 分级推荐的近视眼中各种病变的治疗[6]。这些建议大多被评定为“三级（专家意见的共识）”，证据强度最弱。不幸的是，除了有症状的马蹄孔以外的病变，其治疗价值非常有限。

23.3.2 近视眼中隐匿的玻璃体视网膜粘连的治疗

对玻璃体视网膜可见的粘连进行预防性治疗的主要局限性在于：PVD后发生的视网膜撕裂孔和脱离发生在 PVD 之前看起来正常的区域（图 23.4）[7, 17]。为了实现有效的预防，这些发生在隐匿的玻璃体视网膜粘连部位的撕裂孔也必须考虑到。为了达到治疗隐匿的粘连的目标，一些研究者[7, 23, 24]建议进行 360° 的周边脉络膜视网膜光凝，从赤道前延伸到玻璃体基底的前缘和后缘的区域（图 23.5）。激光和冷冻疗法都已用于达到此目的。关于这个主题的大多数出版物都出现在欧洲的文献中，Byer 全面总结了这些文献[9]。这种治疗方式的有效性似乎缺乏证据，但却有数据表明这种治疗可能存在风险。

表 23.2 预防性治疗的推荐分级举例

等级	建议	病例类型[a]
Ⅰ级“强”	------	------
------	------	------
Ⅱ级“可靠”	及时治疗	有症状的带瓣撕裂孔
------	------	------
Ⅲ级“一致同意”	不治疗	无症状的格子样变性[a]
------	------	------
------	几乎不治疗	无晶体眼的无症状格子样变性[a]
------	------	无症状的马蹄孔
------	------	无症状、有盖子的撕裂孔
------	------	无症状的萎缩孔
------	------	------
------	有时候治疗	外伤性视网膜裂孔
------	------	有症状、有盖子的撕裂孔
------	------	------
无等级或意见不一致	------	有马蹄孔的对侧眼
------	------	有格子样变性区的对侧眼
------	------	无症状的视网膜裂隙

改编自 AAA-PPP[6]。
[a] 所有格子样变性包含或不包含裂孔。

导致视网膜脱离的病理生理作用可能会受到广泛预防性治疗的不利影响。在高度近视眼中，由于隐匿的玻璃体视网膜粘连发生位置相对靠后[22]，因而在这种情况下，“屏障（barrage）”治疗理论的弊端似乎显得尤为明显。有力的证明案例是对于Stickler Ⅰ型患者的类似治疗有严重的视网膜脱离风险。尽管没有进行最佳的前瞻性试验，360° 跨越锯齿缘的冷冻疗法对这类患者的治疗仅部分有效[25]。

23.4 近视眼孔源性视网膜脱离的治疗

如前所述，与近视和 RRD 相关的因素包括玻璃体液化增加、PVD 的频率、格子样变性和无症状的视网膜裂孔，RRD 的患病率与近视程度直接相关。除了周边视网膜异常外，后部玻璃体视网膜界面的改变在高度近视眼黄斑孔形成的发病机制中起重要作用。虽然少见，但高度近视眼中也有一部分的 RRD 是由后极部的视网膜裂孔导致，这种情况很容易漏诊[26]。这种视网膜裂孔常呈线状，平行位于后极部血管弓的视网膜血管旁，并且几乎都在斑片状脉络膜视网膜萎缩区。除了各种类型的视网膜裂孔外，萎缩性和新生血管性黄斑病变、后巩膜葡

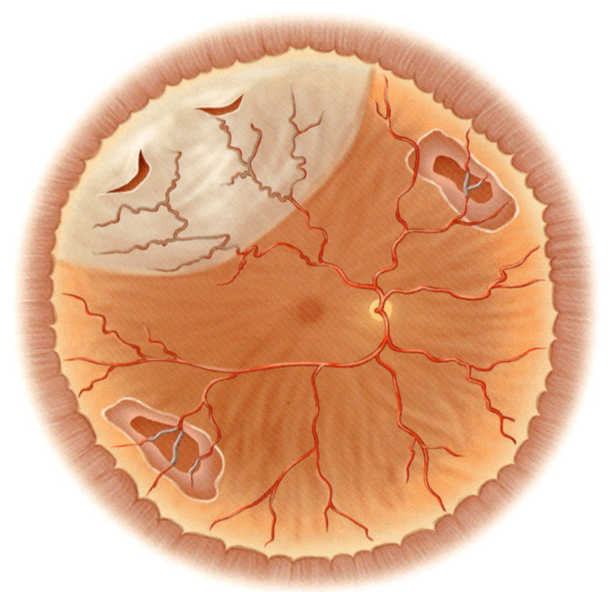

图 23.4 治疗可见的格子样变性病变不能防止在隐性玻璃体视网膜粘连部位出现其他的视网膜裂孔

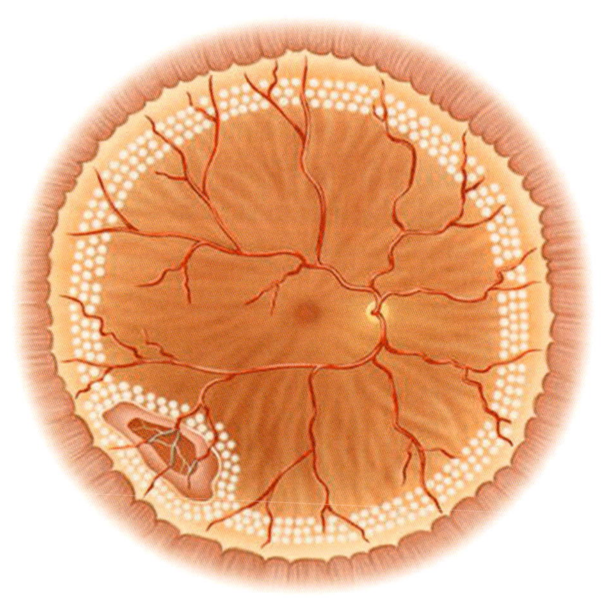

图 23.5 一些研究者推荐的 360° 预防性激光或冷冻疗法

萄肿和中央凹视网膜劈裂也影响近视患者的视力。

关于 RRD 手术技术的选择虽然还存在广泛争议，但手术医生普遍认同以下三个基本步骤来闭合视网膜裂孔和复位视网膜：

1. 术前和术中彻底检查以明确定位所有的视网膜裂孔并评估视网膜表面的玻璃体牵引。
2. 对视网膜色素上皮和视网膜造成可控的损伤，以在视网膜裂孔周围产生足够的脉络膜视网膜粘连，使玻璃体液不再经视网膜裂孔进入视网膜下。
3. 采用巩膜扣带术和（或）玻璃体腔内气体填充等技术，将视网膜裂孔紧贴到下方的视网膜色素上皮。

如果手术医生遵循这些基本原则并应用现代手术技术，无并发症的原发性视网膜脱离一次手术复位率超过 85%，如添加一些辅助手段，成功率超过 95%。在所有视网膜解剖复位成功的眼中，术前黄斑脱离的影响和术后的不可逆损伤使得视力改善有限，如果是高度近视眼，同时存在后极部脉络膜视网膜病变则导致视力预后较差。

自 1950 年代以来，传统的巩膜扣带术一直是一种比较成功的术式。然而，新的进展为视网膜复位手术提供了更广泛的选择，手术医生可以从中为每个病例选择合适的手术方式（表 23.3）[27]。玻璃体手术，特别是在人工晶状体眼中已成为最流行的视网膜复位方式；用来治疗特定类型的视网膜脱离的气体填充视网膜固定术则更受手术医生青睐。尽管如此，巩膜扣带术在几种情况下仍然是一种有价值的方式，特别是在格子样变性或视网膜离断相关的近视性视网膜脱离复位时，这两种情况通常都与有限的 PVD 相关。然而，对于特定病例的“最佳”手术方案，永远不会得到所有人的同意，就像某种美味的冰淇淋永远不会被所有人喜欢一样。

由周边视网膜裂孔所致的几种相对常见、简单的近视性 RRD 类型，常采用三种方式之一来治疗（表 23.3）。情况复杂的视网膜脱离通常用玻璃体切除术进行治疗。大部分简单的病例可以通过巩膜扣带术或玻璃体切除术进行治疗，有许多手术医生采用二者联合治疗。无论采用何种技术，只要所有视网膜裂孔都能通过手术闭合，并且没有发生增殖性玻璃体视网膜病变（PVR）或其他更加少见的并发症，那么术后的解剖复位通常都能成功。

表 23.3 RRD 复位的手术替代方案

表 23.3 RRD 复位的手术替代方案
巩膜扣带术，引流或不引流视网膜下液
环扎
局部外加压
玻璃体切除术
气体填充
硅油填充
视网膜前膜剥除
ILM 剥除
充气性视网膜固定术
联合手术

23.4.1 周边视网膜裂孔所致的单纯性近视 RRD 的手术治疗

在一些相对常见类型的病例中，巩膜扣带术、玻璃体切除术和充气性视网膜固定术都已被用于特定病例的视网膜复位。每种术式都有其优点和缺点。

23.4.2 巩膜扣带术

1980 年代以前巩膜扣带术（scleral buckling）是治疗 RRD 的主流方法，可用于绝大多数术中视网膜能清晰可见的简单病例。近视似乎对解剖复位率没有明显的影响[28]。这种术式流行度的下降不是因为解剖复位的成功率，而是由于替代技术的兴起，新技术具有更可观的复位率、更少的并发症，以及在一些特殊病例中有额外优势。

巩膜扣带术最常见的并发症（除解剖复位失败外）通常不会在没有联合扣带术或气体填充的玻璃体切除术中发生。此外，后一种术式提供了术者坐位的独特优势并减轻了患者术后的不适，在明显的玻璃体混浊和视网膜后极部裂孔这类巩膜扣带术相对受限的病例，玻璃体切除术是很好的替代方案。

23.4.2.1 优点

巩膜扣带术的主要优点在于，几十年来它已成为视网膜复位的一种标准手术方式，其成功率和并发症已被相对充分的理解和认识。其另一个重要的优点是，除了引流视网膜下液和（或）玻璃体腔注气这些重要但可选的步骤，巩膜扣带术通常是眼外手术，因此它通常不会引起玻璃体凝胶状态的改变，充气性视网膜固定术和玻璃体切除术则相反。在设备和耗材的成本方面，巩膜扣带术尽管比充气性视网膜固定术高得多，但远低于玻璃体切除术，并且巩膜扣带术不会导致手术后白内障进展加快。

23.4.2.2　缺点

与充气性视网膜固定术相比，巩膜扣带术的主要缺点是必须在手术室中完成以及因此产生的及增加的成本。与充气性视网膜固定术和大多数无需扣带的玻璃体切除术相比，巩膜扣带术后患者的并发症要高些。与玻璃体切除术相比，巩膜扣带术显著的缺点包括：治疗大的和（或）后部视网膜裂孔时显得很困难，以及治疗这些“困难”病例的复发率很高。术后眼外肌的失衡和屈光状态的改变在巩膜扣带术比充气性视网膜固定术或玻璃体切除术更常见。近视患者通常巩膜较薄，这就增加了在安置巩膜缝线过程中巩膜穿孔的机会。另一个潜在的缺点是，如今许多玻璃体视网膜手术训练项目所提供的巩膜扣带术的学习经验不如过去几年那么多。

23.4.3　玻璃体切除术

“最初的”玻璃体切除术（vitrectomy）用于治疗合并有严重玻璃体积血、PVR、PDR、巨大裂孔等的视网膜脱离，直到1980年代中期才用于治疗一些常规病例。从那时起，这种术式变得非常流行，特别是在人工晶体眼中。

23.4.3.1　优点

玻璃体切除术主要的优点包括：清除混浊的屈光间质以及解除玻璃体和视网膜表面的牵引力，更易于看到和定位视网膜裂孔，经内路玻璃体腔复位视网膜，以及精确实行粘连治疗。这些步骤通常可以在没有巩膜扣带术常见并发症的情况下完成，除非行联合手术。如前面提到的，在高度近视眼中，视网膜后部裂孔和残留的后部玻璃体视网膜粘连相对较多，这些正是玻璃体手术擅长的。

23.4.3.2　缺点

玻璃体切除术主要的缺点是，有晶状体眼术后通常会有白内障核性混浊的进展；且有证据表明，在手术后的几十年中，人工晶状体眼玻璃体切除术后有发展成开角型青光眼的可能。这种替代方案的成本远远高于充气性视网膜固定术或巩膜扣带术。近视性RD与后部玻璃体视网膜粘连的发生率增加有关，玻璃体和视网膜的分离相对困难，在年轻患者眼中尤其明显。玻璃体切除术后复位不成功可能与相对严重的PVR形成有关，但还需要更多的研究来评估这一现象。目前玻璃体手术暂时性的缺点是，玻璃体切除术后失败的确切原因可能还缺乏足够的信息，但随着这项新技术更多数据的积累，希望能获得更多的答案。

23.4.4　充气性视网膜固定术

当单个或成组的视网膜裂孔位于大约10: 00到2: 00方位之间，且范围不超过1个钟点的简单RRD，充气性视网膜固定术（pneumatic retinopexy, PR）是经典且“理想”的手术方式。当裂孔不在上方或不相互靠近时使用PR虽然也能成功，但这种情况下手术医生还是较少采用这种术式。在具有下列特征的眼中PR更具优势：完全性PVD、没有格子样变性区和玻璃体出血，有晶状体眼。

PR一次手术解剖复位成功率比巩膜扣带术大约低10%，但不影响再次手术后的最终复位率。因此，它可以作为其他类型复位手术中一个合适的附加手术步骤。有趣的是，这种术式在美国比在欧洲或英国更受欢迎。

23.4.4.1　优点

PR的主要优点是在适当的局部麻醉后在办公室环境中即可快速完成，同时具有可观的成功率。患者的手术并发症低于其他术式，成本也低得多。术后也无白内障的进展。

23.4.4.2　缺点

PR的主要缺点是，大多数手术医生将其适应证限制在某一类特定的病例中，即上方单个裂孔的RRD且几乎没有周边玻璃体视网膜病变，但在许多其他常见类型的病例中不使用这种术式。如前所述，近视眼中PVD常不完全、格子样变性相对常见，这两个特征使PR不太适用于高度近视病例。此外，即使在精心挑选的病例中，一次手术的解剖复位成功率也比巩膜扣带术低约10%。但即便如此，没有证据表明PR的失败会降低解剖复位率或视力恢复的成功率。

23.4.5　后部裂孔性近视RRD的手术

后部视网膜裂孔在近视眼中非常常见，黄斑

孔 RRD 的发生率与近视度数直接相关 [29]。这些病例的手术治疗在伴有后巩膜葡萄肿和弥漫性脉络膜视网膜萎缩的眼中特别困难。周边裂孔所致的 RD，手术可选择内路也可以外路，内外联合手术仅用于特别复杂的病例。内路手术可以是单次气体填充术这样简单，也可以是需要硅油填充的复杂玻璃体切除术。巩膜扣带术理论上很简单，但在技术上非常困难。所有这些术式的解剖复位率都很高，但由于与高度近视相关的后极部病变，视力常受到损害。玻璃体后皮质和视网膜之间的关系非常重要，视网膜前膜的存在增加了决策的难度。

23.4.6 黄斑孔所致近视性 RRD 的气体填充术

一些报告 [29, 30] 已经将简单的气体填充列为黄斑孔性 RRD 治疗的第一步。在注入膨胀气体前，玻璃体液抽出与否都可以。也有一些研究者会同时引流视网膜下液，并用激光治疗黄斑孔 [31]。单纯注气术的优点是简单且在办公室即可完成的低成本操作。主要缺点是其在视网膜复位的持久性方面不可预测，解剖学复位率从低于 20% 到 90% 不等 [29]。PVD 的程度与后部视网膜上玻璃体牵拉的持续存在都是影响复位成功率的重要因素 [29]，但一些报告不支持这一观点 [32]。

23.4.7 黄斑孔所致近视性 RRD 的玻璃体切除术

后部玻璃体视网膜的牵引是黄斑孔相关的近视性 RRD 发生的主要因素，自 1982 年以来，一直在讨论通过玻璃体切除术解除牵拉 [33]。此类的玻璃体切除手术多与气体、全氟化碳以及轻质和重质硅油注入相结合。大多数学者为了减少切向牵引力而去除视网膜前膜 [34]，并且热衷于在手术过程中剥除内界膜（ILM）。病例选择和种类繁多的替代性辅助技术使得在比较黄斑孔性近视 RRD 玻璃体切除术的优缺点时变得非常困难。

玻璃体切除术的视网膜复位成功率好于单纯的气体填充术，特别是在那些术中成功剥除了视网膜前膜的病例 [29]。但去除 ILM 的价值仍然是不确定的 [29]。近期有报告称 [35]，在曲安奈德和台盼蓝引导下分别剥除玻璃体皮质和 ILM 的“双剥除”病例，拥有更高的复位率和更好的视力预后。

解剖复位失败的主要原因是黄斑孔的再开放，这通常是由于后巩膜葡萄肿、弥漫性脉络膜视网膜萎缩，以及色素上皮细胞与视网膜感光细胞之间的自然黏附力下降有关 [20]。为了提高解剖复位成功率，有手术医生倾向于眼内填塞更持久的硅油。有报告称，近期在一些国家，越来越多地使用高密度硅油填充，提高了复位成功率 [36]。在黄斑孔引起的近视性 RRD 中，常因黄斑孔对术后视力的明显影响而忽略了封闭裂孔的原则。尽管如此，激光治疗仍用来治疗黄斑孔，特别是在裂孔重新开放的情况下 [36]。对有许多辅助技术的玻璃体切除术，目前仍然很难对其进行基于循证医学的评估。

23.4.8 黄斑孔所致的近视性 RRD 的巩膜扣带术治疗

巩膜扣带术治疗黄斑孔的独特优势在于，将后巩膜内表面从凹形改变为凸面，从而减轻了玻璃体视网膜间的牵拉和切线方向的牵引力 [36–38]。一些报道已经证明该技术优于玻璃体切除术 [35, 36]。其主要缺点是手术操作困难。

如上所述，由于缺乏前瞻性随机对照试验、大多数报告中的样本量小、病例选择方法不同以及随访期限的差异，导致巩膜扣带术很难与其他技术进行比较 [29]。

23.5 结论

RRD 更常见于近视眼，尤其是高度近视眼。因为与屈光不正相关的玻璃体视网膜病变和眼球的结构性改变，近视是视网膜脱离的主要危险因素。大多数视网膜脱离是由于在视网膜撕裂孔或圆孔边缘玻璃体视网膜粘连对视网膜的持续牵拉造成的。最显著的玻璃体视网膜牵拉常发生在 PVD 之后，而在近视眼中 PVD 通常发生得更早且更频繁。

玻璃体视网膜粘连可以认为是一种周边玻璃体视网膜变性的形式。这些区域中的大多数粘连都是不可见的，但有些如格子样变性则比较明显。在某种程度上，隐匿的玻璃体视网膜粘连被认为与年龄呈负相关，通常相对年轻的眼这种黏附力相对较强 [14]。由于高度近视患者的玻璃体液化和后脱离发生相对较早，一旦 PVD 发生，正常的玻璃体视网膜粘连就可能变成“异常”的，而成为产生视网膜撕裂孔的原因 [13]。这种异常的玻璃体变化伴随着相对牢固的玻璃体视网膜黏附力，二者多同时见于近视眼中。

无症状的近视性视网膜脱离似乎很难预防，除外两种情况[1]：一种是PVD出现症状，并观察到了视网膜撕裂的瓣；另一种是[2]与格子样变性区中萎缩孔相关的“亚临床脱离”在进展时被发现[21]。因此，目前对视网膜脱离的高风险患者的最佳治疗方法是：告知患者所有提示PVD发生的症状[21]，对有明显近视和格子样变性患者的定期复查，尤其是那些在有萎缩孔的格子样变性周围有少量的视网膜下液的患者。

大多数发生在近视眼中的RRD并不复杂，多是由于周边视网膜裂孔所致，可以用正视眼的RRD相同的方法修复。尽管目前玻璃体切除术比巩膜扣带术更受欢迎，但最佳手术方式的选择仍存在争议。

在某些地区，黄斑孔引起的近视性RRD是一种重要的RRD类型。即使玻璃体视网膜手术技术日新月异，这一类RRD的复位仍然具有挑战性。

参考文献

[1] von Graefe A. Mittheilungen vermischten Inhalts. Arch f Ophthalmol. 1857;2:187–9.

[2] The Eye Disease Case Control Study Group. Risk factors for idiopathic rhegmatogenous retinal detachment. Am J Epidemiol. 1993;137:749–57.

[3] Austin KL, Palmer JR, Seddon JM, et al. Case–control study of idiopathic retinal detachment. Int J Epidemiol. 1990;19:1045–50.

[4] Burton TC. The influence of refractive error and lattice degeneration on the incidence of retinal detachment. Trans Am Ophthalmol Soc. 1989;87:143–55.

[5] Wilkinson CP. Evidence-based analysis of prophylactic treatment of asymptomatic retinal breaks and lattice degeneration. Ophthalmology. 2000;107:12–5.

[6] American Academy of Ophthalmology. Management of posterior vitreous detachment, retinal breaks, and lattice degeneration. Preferred practice pattern. San Francisco: American Academy of Ophthalmology; 2008.

[7] Byer NE. Rethinking prophylactic therapy of retinal detachment. In: Stirpe M, editor. Advances in vitreoretinal surgery. New York: Ophthalmic Communications Society; 1992. p. 399–411.

[8] Sebag J. Myopia effects upon vitreous-significance in retinal detachments. In: Stirpe M, editor. Anterior and posterior segment surgery: mutual problems and common interests. New York: Ophthalmic Communications Society; 1998. p. 366–72.

[9] Pierro L, Camesasca FI, Mischi M, Brancato R. Peripheral retinal changes and axial myopia. Retina. 1992;12:12–7.

[10] Akiba J. Prevalence of posterior vitreous detachment in high myopia. Ophthalmology. 1993;100:1384–8.

[11] Meskauskas J, Repetto R, Siggers J. Shape changes of the vitreous chamber influences retinal detachment and reattachment processes: is mechanical stress during eye rotations a factor? Invest Ophthalmol Vis Sci. 2012;53(10):6271–81.

[12] Johnson MW, Brucker AJ, Chang S, et al. Vitreomacular disorders: pathogenesis and treatment. Retina. 2012;32 Suppl 2:S173–232.

[13] Sebag J. Anomalous posterior vitreous detachment: a unifying concept in vitreo-retinal disease. Greaefes Arch Clin Exp Ophthalmol. 2004;242:690–8.

[14] Sebag J. Age-related differences in the human vitreo-retinal interface. Arch Ophthalmol. 1991;109:966–71.

[15] Ripandelli G, Coppe AM, Pavisi V, et al. Fellow eye findings of highly myopic subjects operated for retinal detachment associated with macular hole. Ophthalmology. 2008;115:1489–93.

[16] Chan CK, Tarasewicz DG, Lin SG. Relation of pre-LASIK and post-LASIK retinal lesions and retinal examination for LASIK eyes. Br J Ophthalmol. 2005;89:299–301.

[17] Mastropasqua L, Carpineto P, Ciancaglini M, et al. Treatment of retinal tears and lattice degeneration in fellow eyes in high risk patients suffering retinal detachment: a prospective study. Br J Ophthalmol. 1999;83:1046–9.

[18] Mitry D, Fleck BW, Wright AF, et al. Pathogenesis of rhegmatogenous retinal detachment: predisposing anatomy and cell biology. Retina. 2010;30:1561–72.

[19] Chen L, Wang K, Esmaili DD, Xu G. Rhegmatogenous retinal detachment due to paravascular linear retinal breaks over patchy chorioretinal atrophy in pathologic myopia. Arch Ophthalmol. 2010;128(12):1551–4.

[20] Stirpe M, Heimann K. Vitreous changes and retinal detachment in highly myopic eyes. Eur J Ophthalmol. 1996;6:50–8.

[21] Byer NE. Natural history of posterior vitreous detachment with early management as the premier line of defense against retinal detachment. Ophthalmology. 1994;101:1503–13.

[22] Folk JC, Arrindell EL, Klugman MR. The fellow eye of patients with phakic lattice retinal detachment. Ophthalmology. 1989;96:72–9.

[23] Koh HJ, Cheng L, Kosobucki B, et al. Prophylactic intraoperative 360-degree laser retinopexy for prevention of retinal detachment. Retina. 2007;27:744–9.

[24] Chalam KV, Murthy RK, Gupta SK, et al. Prophylactic circumferential intraoperative laser retinopexy decreases the risk of retinal detachment after macular hole surgery. Eur J Ophthalmol. 2012;22:799–802.

[25] And A, Poulson AV, Goodburn SF, et al. Retinal detachment and prophylaxis in type 1 stickler syndrome. Ophthalmology. 2008;115:164–8.

[26] Chen L, Wang K, Esmaili DD, et al. Rhegmatogenous retinal detachment due to paravascular linear breaks over patchy chorioretinal atrophy in pathologic myopia. Arch Ophthalmol. 2012;128:1551–5.

[27] Alyward GW. Optimal procedures for retinal detachment repair. In: Ryan SJ, Wilkinson CP, editors. Retina, vol. 3. 5th ed. New York: Elsevier; 2013. p. 1784–92.

[28] Rodriguez FJ, Lewis H, Krieger AE, et al. Scleral buckling for rhegmatogenous retinal detachment

associated with severe myopia. Am J Ophthalmol. 1991; 111:595–600.
[29] Ortisi E, Avitabile T, Bonfiglio V. Surgical management of retinal detachment because of macular hole in highly myopic eyes. Retina. 2012;32:1704–18.
[30] Miyake Y. A simplified method of treating retinal detachment with macular hole. Long-term follow-up. Arch Ophthalmol. 1986;104:1234–6.
[31] Ripandelli G, Parisi V, Friberg TR, et al. Retinal detachment associated with macular hole in high myopia: using the vitreous anatomy to optimize the surgical approach. Ophthalmology. 2004;111:726–31.
[32] Chen FT, Yeh PT, Lin CP, et al. Intravitreal gas injection for macular hole with localized retinal detachment in highly myopic patients. Acta Ophthalmol. 2011;89:172–8.
[33] Gonvers M, Machemer R. A new approach to treating retinal detachment with macular hole. Am J Ophthalmol. 1982;94:468–72.
[34] Oshima Y, Ikuno Y, Motokura M, et al. Complete epiretinal membrane separation in high myopic eyes with retinal detachment resulting from a macular hole. Am J Ophthalmol. 1998;126: 669–76.
[35] Avitabile T, Bonfiglio V, Buccoliero D, et al. Heavy versus standard silicone oil in the management of retinal detachment with macular hole in myopic eyes. Retina. 2011;31:540–6.
[36] Yu J, Wang F, Cao H, et al. Combination of internal limiting membrane peeling and endophotocoagulation for retinal detachment related to high myopia in patients with macular hole. Ophthalmic Surg Lasers Imaging. 2012;41:215–21.
[37] Ripandelli G, Coppe AM, Fedeli R, et al. Evaluation of primary surgical procedures for retinal detachment with macular hole in highly myopic eyes: a randomized comparison of vitrectomy versus posterior episcleral buckling surgery. Ophthalmology. 2001;108:2258–64.
[38] Ando F, Ohba N, Touura K, et al. Anatomical and visual outcomes after episcleral macular buckling compared with those after pars plana vitrectomy for retinal detachment caused by macular hole in highly myopic eyes. Retina. 2007;27:37–44.

24 青光眼与近视

Sung Chul (Sean) Park, Jefrey M. Liebmann, Robert Ritch

24.1 引言

过去数十年间，近视和病理性近视的患病率在全球范围内呈现出急速上升的趋势，特别是在东亚地区[1–3]。由于近视可伴发多种具有潜在致盲风险的眼病，不断攀高的近视发病率已严重威胁到公共健康。本章内容将重点介绍近视背景下并发的青光眼。

青光眼是一种具有特征性视盘改变和视野缺损的进行性视神经病变。近视可以增加开角型青光眼的发病风险，尽管这种关联背后的病理生理机制尚未可知，但研究者已发现其并不依赖于包括眼内压（IOP）在内的近视以外的其他风险因素[4, 5]。近视显著增加了青光眼的诊断、监测及治疗的复杂度。青光眼和近视具有相似的视盘形态特征和视野缺损表现，这给医生的诊断和治疗带来了巨大的挑战。了解近视的视盘、视网膜和巩膜结构特征以及近视对眼部影像检查和视野检查结果的影响，对青光眼的确诊和治疗至关重要。应详细描述眼部影像检查的结果，因为此类检查的默认正常值无法涵盖近视人群，且近视眼经常产生成像误差和假阳性或假阴性结果。当视盘及视网膜的近视性改变随时间进展时，诊断和监测青光眼的任务将变得愈发困难。近视给青光眼治疗带来的挑战主要来自眼轴延长导致的巩膜变薄。

24.2 近视是开角型青光眼的危险因素

近视使开角型青光眼（OAG）的患病风险上升了2~3倍，是其危险因素之一[4, 5]。在一篇纳入了11项基于人群的横断面研究[4]的META分析里提到，近视与OAG之间的合并比值比是1.92（95% CI，1.54~2.38）。近视度数和青光眼之间存在着中等强度的剂量反应关系，高度近视（≥-3.00 D）与低度近视（<-3.00 D）的合并比值比分别是2.46（95% CI，1.93~3.15）和1.77（95% CI，1.41~2.23）。然而，对于能诱发开角型青光眼的屈光不正的范围（即近视的严重程度）尚不清楚。在这篇分析所纳入的11项研究中，正视和近视（低度）之间的阳性判断临界值在-0.01 D和-1.5 D之间（其他研究多为-0.5 D或-1 D）。

尽管已存在一些假说，但近视与OAG间相互关联的病理生理机制仍不清楚[6, 7]。目前认为，眼压产生的筛板和视盘周围巩膜内的应力和应变一方面可能会导致结缔组织的结构、细胞及分子变化[8]，另一方面也可能影响筛板区血供，减少向视神经节细胞轴突输送的氧气和营养物质[8]。与非近视眼相比，近视眼视盘周围巩膜的张力更大，更易发生青光眼性视神经病变[9]，同时近视眼筛板更薄，筛板内外压力梯度更为陡峭[10, 11]，这也增加了近视眼对青光眼损伤的易感性[12–14]。一项基于人群的研究提示近视眼的眼压和非近视眼的相近[15]，但其他同类研究均显示近视眼的眼压显著高于非近视眼，因而更容易发生青光眼[16, 17]。此外，眼部血流改变可能在青光眼的病理生理过程中发挥着重要作用，因此近视眼中血流量的下降可能会增加视神经对眼压损伤的易感性[18, 19]。视盘倾斜是近视眼的特征之一[20–22]。视盘倾斜角度与近视度数和眼轴长度呈正相关[23]。部分视神经节细胞轴突的走行可能会被倾斜的视盘阻挡，影响轴突运输，这可能造成了近视和青光眼之间的病理联系[24]。

中央角膜厚度是发生原发性开角型青光眼[25]的预测指标，也是初次就诊即被发现进展期青光眼损伤的危险因素之一[26]。眼轴延长是近视的标志，但眼球外层结构（角膜、巩膜和筛板）变薄主要发生在眼后段[27, 28]。既往研究证明，中央角膜厚度不会随眼轴延长或近视度数上升而显著增加或减少[29-32]。在韩国和印度人群中开展的类似研究报告了中央角膜厚度和眼轴长度间存在正相关，表明受试者近视度数越高，角膜越厚[33, 34]。这些结果均提示，角膜的结构和厚度可能不会对近视和青光眼之间的关联产生影响。

24.3 近视伴发青光眼的诊断和监测：视神经结构

与非近视眼相比，近视眼拥有更倾斜的视盘[20-22, 35, 36]，更接近1的杯盘比[7]，更大的视盘[35, 37, 38]及视盘旁萎缩弧 β 区面积（PPA）[21, 22, 37, 39, 40]。正因为这些相似特征的存在，使得近视眼伴发青光眼的确诊和监测极富挑战性。

当使用检眼镜或视盘立体照相来评估青光眼时，除其他参数外还需评估盘沿的完整性。局限或广泛的神经视盘沿变窄和相应的杯盘比增大是青光眼的特征性改变。近视眼里增大的视盘面积和杯盘比与青光眼视神经病变有相似之处，可造成误诊和过度治疗。此外，近视眼的盘沿宽度比非近视眼更难以准确评估。部分近视眼存在视盘倾斜，后者在其倾斜线上具有更陡峭的盘沿平面（图 24.1），因此想要在视盘立体照片上准确描绘出近视眼的盘沿边界困难重重。由于评估盘沿的静态结构难度较大，试图通过记录盘沿结构随时间的改变来确定青光眼的疾病进程也同样存在着巨大的不确定性。

视神经纤维层（RNFL）缺损发生时，视盘周围 RNFL 厚度比相邻区域更薄，临床上可见暗纹或楔形纹。RNFL 缺损在视网膜色素上皮（RPE）颜色较深的眼中更易被识别，例如亚洲人的就比高加索人的更明显。近视眼的眼底色素沉着相对较少，因此 RNFL 缺损较难被发现。OCT 测量视盘周围 RNFL 厚度已被广泛应用于青光眼的诊断和监测，其通过将 RNFL 剖面图和扇区图（例如，象限或钟点图）结果与标准数据库进行比较，以检测 RNFL 是否存在明显变薄。由于近视眼的 RNFL 厚度通常比非近视眼的更薄[41-45]，因此其测量结果更可能出现类似青光眼视神经病变的假阳性报告[46]。

OCT 检查时正确设置 RNFL 扫描环的位置非常重要，因为这会影响到视盘周围 RNFL 剖面图和扇区图中的厚度测量结果。当扫描环是基于视神经管

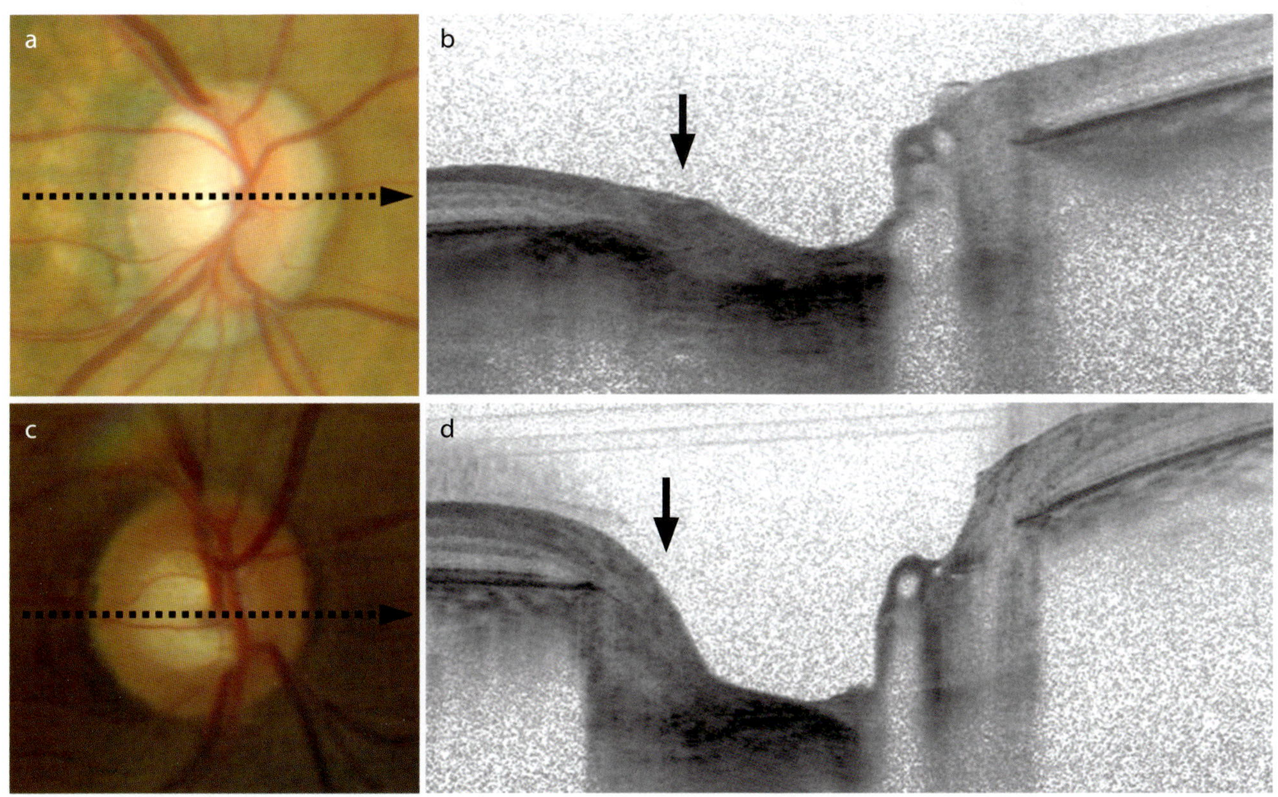

图 24.1　与非近视眼（c、d）相比，近视眼（a、b）的视盘边缘（黑色箭）逐渐倾斜。图 a 和图 c 中带箭头的虚线表示图 b 和图 d 中横断面 OCT 扫描的位置

开口的轮廓而不是基于临床上可观测的视盘边界[47]时，RNFL 厚度分布更接近标准数据库。在不伴倾斜视盘的非近视眼中，临床观察到的视盘与视神经管开口（Bruch 膜开口）形成了近乎同心的圆或椭圆。因此，RNFL 扫描环可以同心的形式放置在此类不伴视盘倾斜的眼的视盘外围。而在近视眼中，倾斜的视盘与神经管开口形成两个偏心的圆或椭圆。因此，以视盘向颞侧倾斜的近视眼为例，如果扫描环以临床观察到的视盘为中心，则颞部 RNFL 厚度将被高估，而鼻部 RNFL 厚度将被低估（图 24.2）。同样，部分 RNFL 剖面图结果可能在统计上处在临界值（标准数据库的 1%~5%）或超出正常范围（小于标准数据库的 1%），且当扫描环以近视眼的倾斜的视盘为中心时，一些视盘旁扇区也可能被标记为临界值或超出正常范围（图 24.2）。典型 OCT 的 RNFL 厚度剖面图在颞上方和颞下方视神经纤维束的位置存在两个高峰。随着眼轴的增长，颞上方和颞下方视神经纤维束形成的夹角减小，意味着近视眼的这两束视神经纤维比非近视眼更靠近黄斑区[48-50]。这也是 OCT 上近视眼的 RNFL 剖面图的假阳性或假阴性结果比非近视眼更多的另一个原因（图 24.2）。

当扫描环部分穿过近视眼视盘旁萎缩弧 β 区（PPA）时，OCT 上 RNFL 剖面图的局部成像质量会有所下降。在这种情况下，OCT 的 RNFL 分段算法往往会失准，导致对 RNFL 厚度的低估或高估，产生假阳性或假阴性结果。这种 OCT 成像伪影和分段算法错误可以通过使用更大的扫描环来避免（图 24.3）[51]。

在近视眼中，未经处理的 RNFL 扫描结果比非近视眼具有更大的波动性。因此，近视眼进行 RNFL 扫描时可能会有部分区域处于 OCT 扫描范围以外，这反过来会诱发 RNFL 分段错误并导致不准确的厚度结果。更显著的扫描波动还会导致聚焦区成像质量不佳，也会产生 RNFL 厚度测量错误（图 24.4）。

根据临床和组织学特征，PPA 可分为 α 区和 β 区。α 区 PPA 是 PPA 的外围区域，以不规则的色素脱失和色素过度沉积以及脉络膜视网膜组织变薄为特征，β 区 PPA 是 α 区和巩膜环之间的白色区域，其特征是 RPE 和脉络膜毛细血管的萎缩。研究表明，β 区 PPA 的存在与青光眼的发生[52-55]

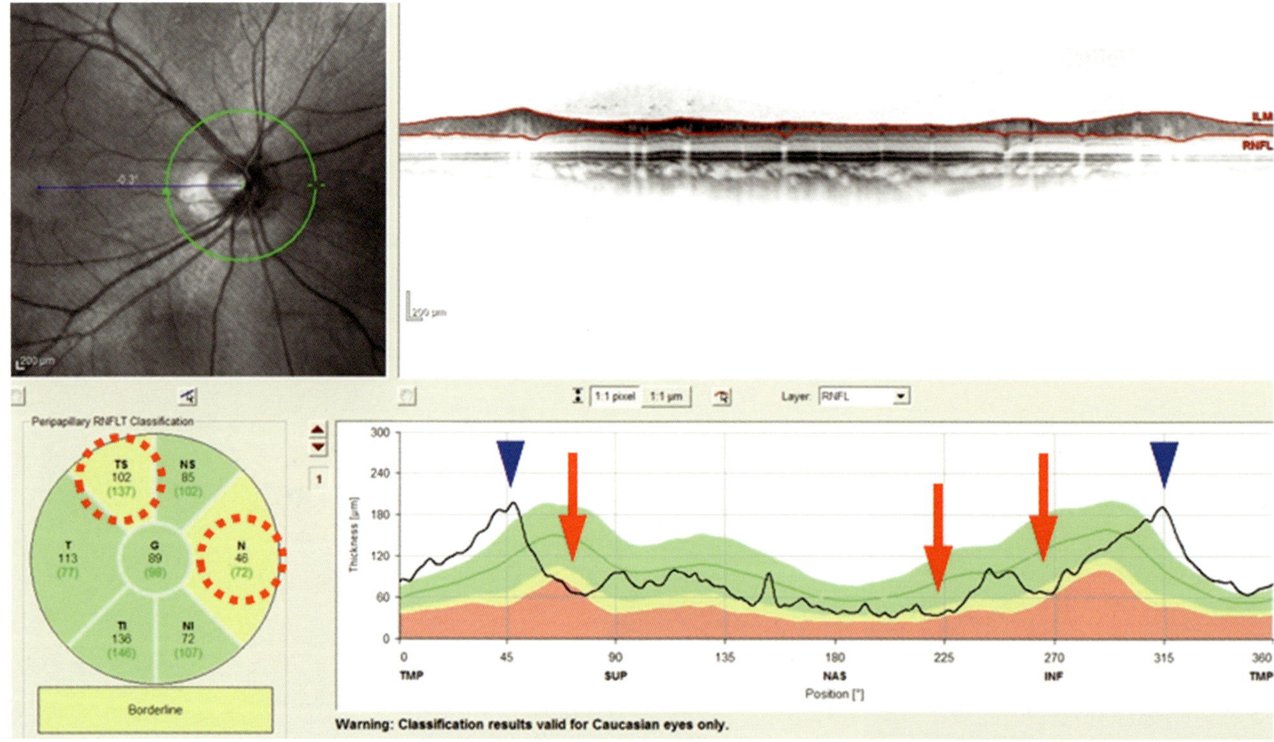

图 24.2　OCT 扫描环以临床可见的视盘为中心时，高度近视眼向颞侧倾斜的视盘周围视网膜神经纤维层（RNFL）厚度的剖面图。与标准数据库（分别为 77 µm 和 72 µm）相比，颞侧象限的平均 RNFL 厚度（113 µm）被高估，而鼻侧象限的平均 RNFL 厚度（46 µm）被低估。值得注意的是，与标准数据相比，颞上和颞下象限的 RNFL 束（蓝色箭头）更靠近视盘中心和黄斑中央凹之间的连线。红色箭和红色虚线圈表示超出正常界线或 RNFL 厚度异常的区域

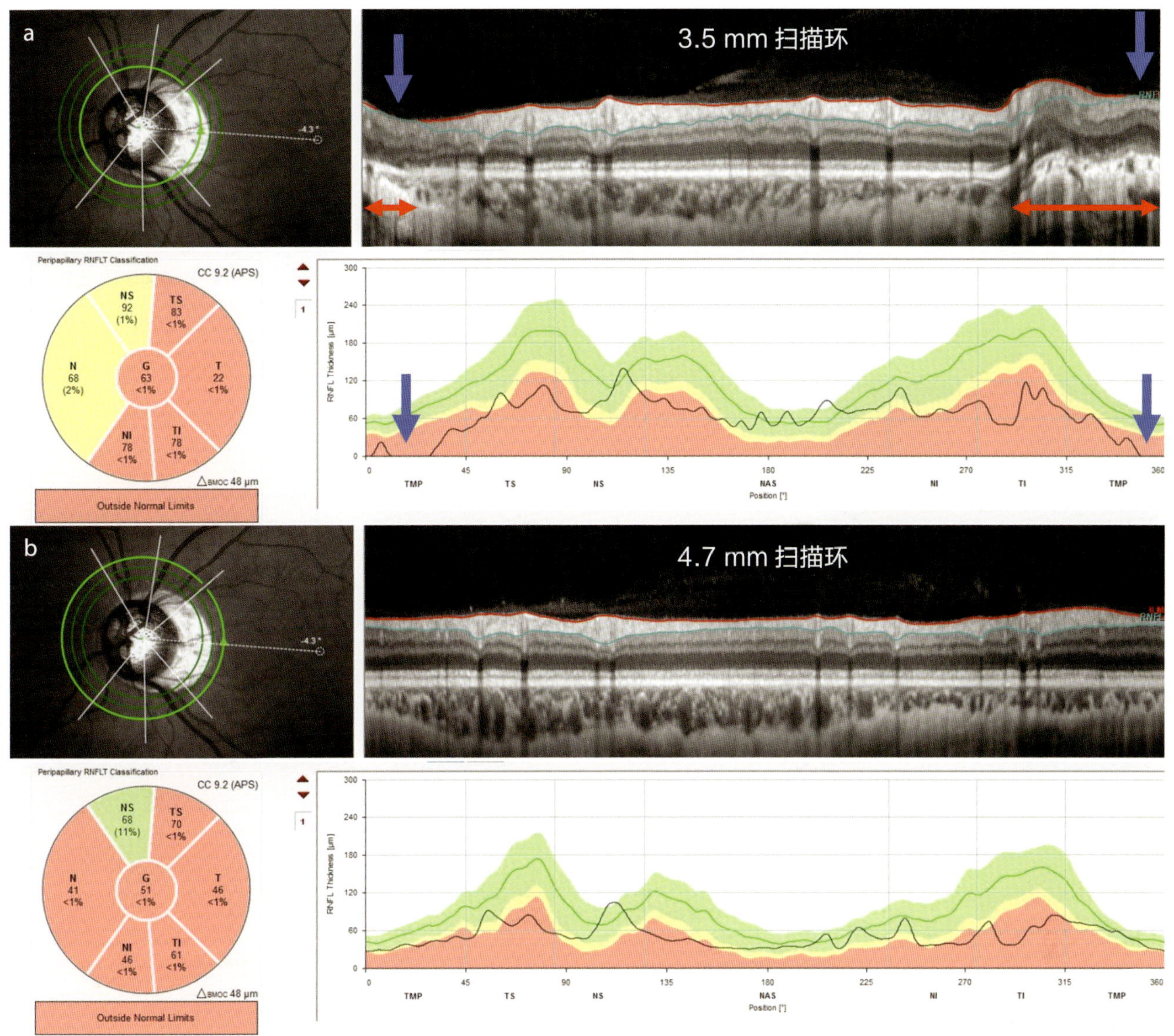

图 24.3 高度近视眼的视盘周围视神经纤维层（RNFL）厚度剖面图（伴有大范围盘周 β 区萎缩）。（a）蓝色箭表示由视盘周围萎缩区域的成像伪影造成的 RNFL 分割误差（红色双头箭），导致对 RNFL 厚度的低估。（b）使用较大扫描环的，则无成像伪影或 RNFL 分割错误（Ghassibi MP 等修正 [51]）

和青光眼性视功能损害的进展有关 [56–59]。β 区 PPA 扩大也与青光眼进展有关 [60, 61]。然而，在近视眼中，β 区 PPA 的临床定义通常包含与眼轴延长相关的巩膜管壁暴露区域 [62]，该区域不是真正的萎缩，因为胚胎学上巩膜管壁并没有 RPE 或脉络膜毛细血管。因此，评估近视眼中 β 区 PPA 的存在、范围和扩张程度往往带有一定的误导性。根据 Bruch 膜存在与否，经典的 β 区 PPA 又可进一步分为 γ 区和一个新 β 区（图 24.5）[63, 64]。γ 区 PPA 被定义为没有 Bruch 膜或 RPE 层的 PPA 区域，其与眼轴长度有关，但与青光眼无关。新 β 区 PPA 被定义为具有 Bruch 膜但缺乏 RPE 的 PPA 区域，其与青光眼相关，但与眼轴长度无关 [63, 64]。这些研究发现提示，新定义的 β 区 PPA 与青光眼具有特异相关性，应在临床实践中加以评估。然而，新 β 区 PPA 在检眼镜检查或视盘照相中不易被识别，需要像 SD-OCT 这样的成像技术来辅助准确辨认。

使用 OCT 分析黄斑区视神经节细胞层厚度可提高青光眼的诊断准确率，尤其是在高度近视眼中。由于很难准确划分开视神经节细胞层和内丛状层，因此两者有时会在黄斑区被合称为视神经节细胞 - 内丛状层，或将视神经节细胞层与内丛状层和 RNFL 合称为视神经节细胞复合体，进而一并进行

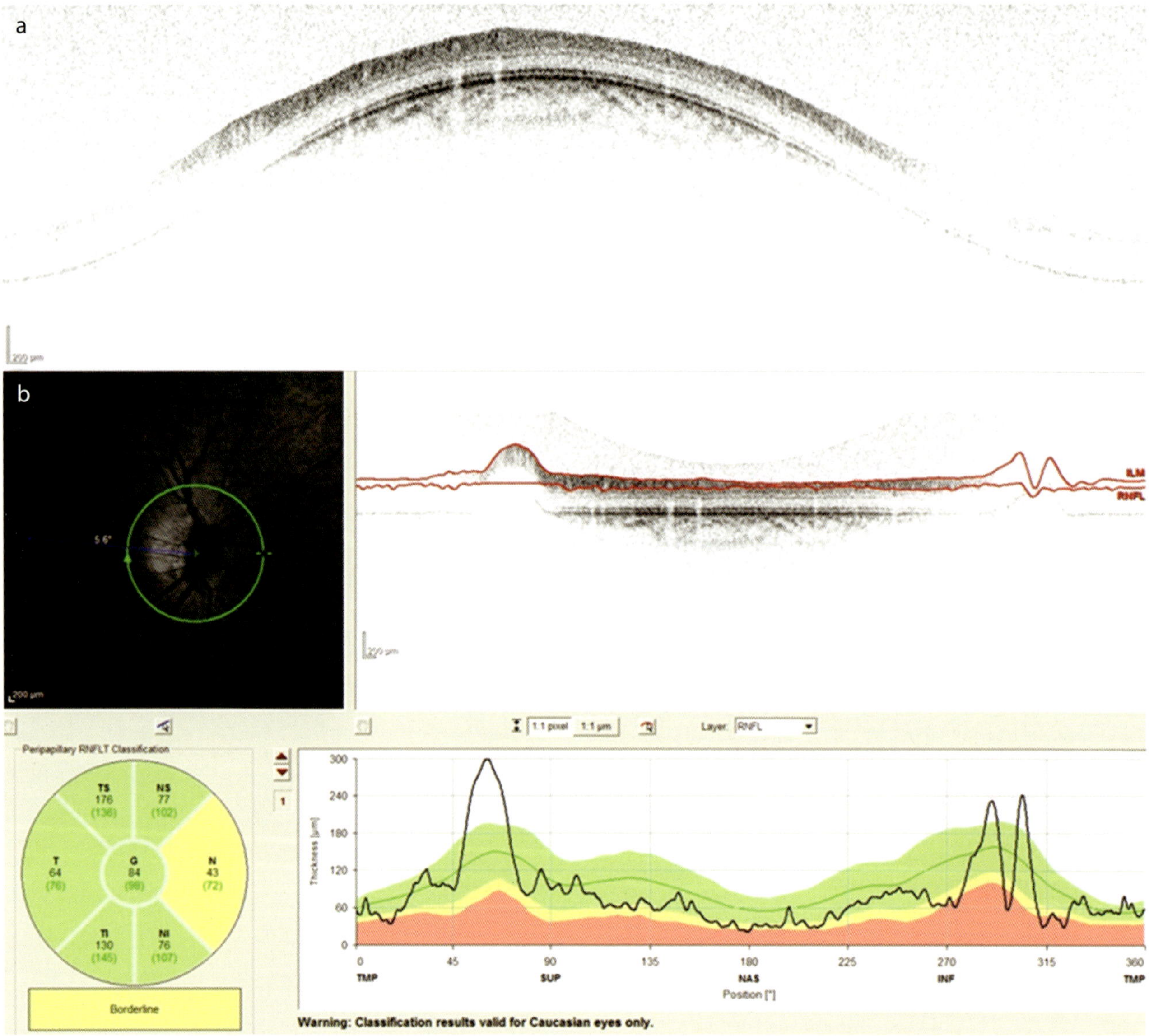

图 24.4 （a）高度近视眼的未经处理的视网膜神经纤维层（RNFL）扫描图像，在末端具有更大波动。（b）使得部分区域图像质量差，从而导致了错误的 RNFL 厚度结果

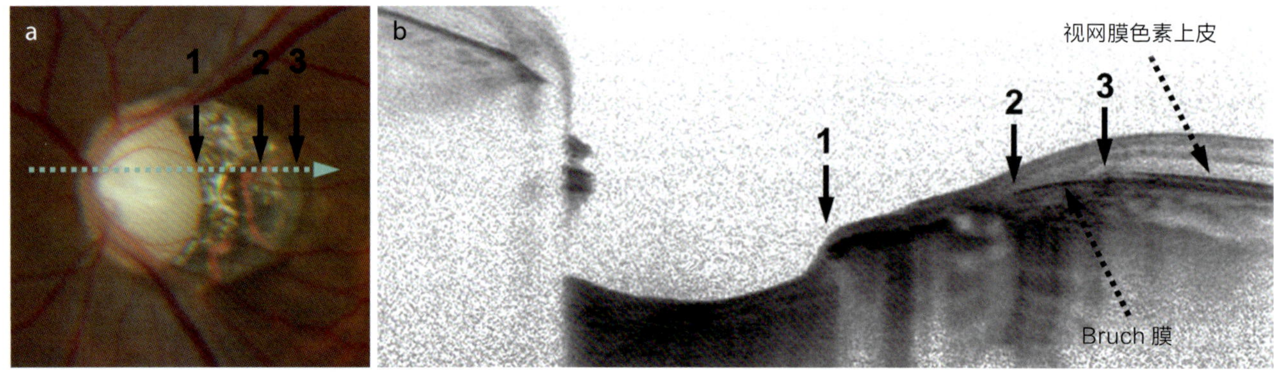

图 24.5 经典的视盘周围 β 区萎缩（箭 1 和 3 之间）可根据 Bruch 膜的存在与否分为 γ 区（箭 1 和 2 之间）和新 β 区（箭 2 和 3 之间）。图 a 中带箭头的虚线表示图 b 中所示的横截面 OCT 扫描的位置

测量。与高度近视眼底视盘周围 RNFL 厚度相比，视神经节细胞－内丛状层或视神经节细胞复合体的厚度具有相同[65, 66]甚至更佳的[67, 68]青光眼诊断价值。考虑到视神经节细胞层主要由视神经节细胞的胞体组成，而 RNFL 主要由其轴突组成，所以它们可以作为互补性指标用于青光眼的诊断和监测。

评估高度近视眼的视盘及视盘周围结构并非易事。临床医生应了解近视眼视盘和 RNFL 的结构特点，以及如何避免和修正假阳性和假阴性的影像结果。临床医生在面对高度近视眼时必须细致观察，以明确青光眼的诊断并制订治疗方案。

24.4 近视青光眼的诊断和监测：视神经功能

自动视野检查是评估青光眼疑似或确诊病例视功能的最常用检查方法。早期青光眼不一定出现可检测到的视野缺损（如视野前期青光眼），但发现与盘沿变窄、RNFL 或视神经节细胞层丢失相关的视野缺损可以增加青光眼诊断的准确性。然而，由于许多近视患者存在可能导致类似青光眼视野缺损的视网膜或视盘异常，很难准确评价近视眼视野检查结果在青光眼诊断上的意义。

中度至高度近视眼的视野灵敏度随近视度数的增加而降低[69]。在 99 名近视度数超过 –4 D 的年轻男性士兵中，视野平均偏差随眼轴延长和近视加深而显著降低。当采用两种不同的方法（插片和隐形眼镜）进行屈光矫正时，该结果均显示出一致性。据该文献作者推测，高度近视下的视野灵敏度的降低可能源于眼后段的扩张、视网膜和脉络膜结构的改变、眼轴延长、光感受器细胞基质间距或形变的增加，以及配戴负镜造成的物像缩小 / 变形。不对称且不均匀的眼底成像平面（如后极部葡萄肿）也与高度近视的视野缺损有关。

视盘倾斜的近视眼比非近视眼更易发生视野缺损。在以澳大利亚蓝山地区人群为基础的蓝山眼病研究中，62 例视盘倾斜的眼中有 12 例（19.4%）存在视野缺损，其中颞上象限最为常见[36]。由于该研究仅关注了位于下方、鼻下方、鼻侧或鼻上方的视盘倾斜，因此尽管未被记录，但其他纳入眼亦有可能伴有视盘倾斜综合征。41 例被发现视盘倾斜的受试眼经过平均 61 个月的随访观察，其中有 11 例出现青光眼或近视性视网膜病变[36]。在另一项纳入了 137 例 19~24 岁年轻男性近视患者的前瞻性研究中，40.2% 的受试者存在视盘倾斜，其视盘椭圆指数（即视盘最短径与最长径之比）小于等于 0.8[23]。在该项研究中，4 例受试者在配戴插片时被检查出视野缺损，而配戴隐形眼镜时则未被发现。只有 1 例受试者在配戴插片和接触镜进行屈光矫正时均反复出现了视野缺损。在一项纳入了 38 例伴有视盘倾斜综合征的受试眼的研究中，低度过矫近视可改善视野检查结果[70]。在使用 Goldmann 视野计进行初次视野检查后，35 例被发现存在视岛敏感度下降的受试眼患者在接受镜片度数渐增的近视矫正后再次行视野检查，重复这个步骤直到等视线不再变化。结果显示，在增加（3.1 ± 1.5）D 的近视矫正的情况下，受试眼视野缺损部分减轻甚至完全消失。一项回顾性病例观察报告了 16 例屈光不正（–11.25 D~+0.25 D）患者在 7 年的观察期间被观察到持续进行性视盘凹陷增大和视野缺损，其中 75% 的患者存在视盘倾斜[24]。在另一项纳入了 492 例高度近视眼的回顾性研究中，经过平均 11.6 年的随访，13.2% 的受试眼出现视野缺损[71]。伴椭圆视盘的受试眼的视野缺损发生率明显高于圆形视盘者。基于颞侧视野缺损所占比例较高，该研究的作者认为造成高度近视眼视野缺损的机制很可能与青光眼的视野缺损机制并不相同。然而，约 1/3 的受试眼仅被发现鼻侧视野缺损[71]。

视盘旁脉络膜空腔，以前又被称为病理性近视视盘周围局限性视网膜脱离，与视野缺损相关。临床上其表现为视盘近视弧形斑周围的黄橙色病变[72]，OCT 上显示为脉络膜腔隙将 RPE 与巩膜分开[73]。在一项纳入 127 例高度近视眼的研究中，存在视盘旁脉络膜空腔的眼被检测出青光眼视野缺损的比例比没有视盘旁脉络膜缺损的眼显著升高（64.3% vs. 19.5%）[74]。此外，伴视盘旁脉络膜空腔的受试眼中有四分之一存在视网膜全层缺损，这可能导致类似青光眼的视野缺损[75]。

即使有上述研究结果可供参考，临床上试图解释近视眼视野缺损的成因仍处于无法自洽的窘境。近视眼视野缺损（相对暗点）可能与近视性视网膜或视盘异常有关，其可在屈光不正得到完全矫正时消失，也可出现多年不发生改变的青光眼样的视杯凹陷，其进展往往由青光眼损伤引起。在描述近视患者的视野时，这些因素均应考虑在内。可被重复检测到的与视盘、RNFL 或视神经节细胞层结构变化相关的视野缺损及其进展有助于确诊青光眼，后者往往引起视功能障碍。尽管如此，今后还需进一步研究以明确：① 造成近视性视野缺损进展的病理生理机制是否有异于青光眼的病程；② 能否开发出更先进的视功能检查或视野计算方法，从而为及早发现近视伴发的青光眼并准确判定其进程提供便利。

24.5 近视青光眼的治疗

缩瞳剂（拟副交感神经药、胆碱能药物）有助于开放小梁网并增加房水流畅系数，也可能引起多种不良反应，在极少数情况下甚至可造成视网膜脱离。由于高度近视患者相对更容易发生视网膜脱离，因此在开具缩瞳剂处方之前必须进行彻底的眼底检查以评估周边视网膜状况。此外，诱发近视是缩瞳剂的常见不良反应之一，应充分告知近视患者，其在使用缩瞳剂期间近视度数可能会加深。

与药物治疗相比，青光眼手术前术者更需要充分地考虑到近视的潜在影响。高度近视眼在进行球后麻醉时损伤眼球甚至发生穿孔的风险更大[76]。术前测量眼轴有助于评估眼球大小及球后麻醉时的进针角度。对于眼轴极长的术眼，建议使用其他麻醉方式，例如球筋膜下麻醉。

近视是青光眼滤过手术术中或术后低眼压和脉络膜脱离的危险因素之一[77, 78]。由于巩膜偏薄[27, 28]，在接受内眼手术或发生穿通伤时，近视眼较非近视眼更容易出现局部塌陷并丧失其原有形态。在小梁切除术中，尺寸适宜的板层巩膜瓣的制作和缝合是建立外引流的安全保障，而较薄的巩膜也给该步骤增加了难度。密闭结膜切口可以预防滤过泡漏，制作稍大尺寸的板层巩膜瓣或紧密缝合可以预防术后引流过畅，而减少抗瘢痕化药物的使用可以降低近视眼术后低眼压的风险。应格外关注年轻的男性近视患者，因为他们发生低眼压性黄斑病变的风险更高[79]。近视也是术中或术后脉络膜上腔出血的危险因素之一。除上述预防低眼压的措施外，还应严格控制血压，术前应尽可能降低眼压，术中则需缓慢降低眼压，在整个手术过程中维持稳定的前房。此外，近视眼更容易出现与应用抗瘢痕化药物相关的迟发性巩膜变薄或穿孔甚至眼内炎。这也是近视眼接受滤过手术时，抗瘢痕化药物的应用需更为谨慎的另一个原因。非穿透性青光眼手术或微创青光眼手术较少或完全不使用抗代谢药物，且通过缓慢降压使术中眼压波动很小，对高度近视眼来说该术式的并发症发生风险更低，安全性更佳，但控制眼压的效果可能不及传统滤过手术[80, 81]。

高度近视眼的巩膜较薄，在行青光眼引流阀植入术时，固定在前房中的引流管位置往往会前移，使角膜水肿和失代偿的风险增加。引流管穿行于巩膜内时，用倾斜的长隧道取代垂直的短隧道，并将引流管插入后房睫状沟而非前房将有利于降低角膜损伤的风险。以往接受过眼部手术的近视眼可能会有局部巩膜变薄的区域，需要在术前和术中仔细辨认。

24.6 总结

虽然近视使青光眼的诊断和治疗变得更加复杂，但通过了解近视眼视盘和视网膜的结构特征，以及对眼部影像和视野结果的正确判读，这些困难大多可被克服。考虑到部分近视眼可能具有与青光眼类似的临床特征（但其并不随时间进展），因此在确诊青光眼前，保守的治疗方案配合密切的随访观察可以帮助近视患者避免过度治疗，尤其当眼压仍在正常范围内时。在决定患者随访的频率和治疗方案的激进程度时，应考虑到患眼结构和功能损伤的严重程度、视野缺损与固视点之间的距离、视盘出血病史、中央角膜厚度、可引起青光眼的继发因素（例如，假性剥脱综合征和色素播散综合征）以及青光眼家族史。由于近视发生率越高，难治性青光眼的疾病负担就越大，因此建立近视眼的青光眼诊疗指南是非常必要的。如何界定和管理近视相关的非青光眼性视神经病变（近视性视神经病变）是下一步研究的目标。

参考文献

[1] Lin LL, Shih YF, Hsiao CK, Chen CJ. Prevalence of myopia in Taiwanese schoolchildren: 1983 to 2000. Ann Acad Med Singap. 2004;33(1):27–33.

[2] Pan CW, Ramamurthy D, Saw SM. Worldwide prevalence and risk factors for myopia. Ophthalmic Physiol Opt. 2012;32(1):3–16.

[3] Vitale S, Sperduto RD, Ferris FL 3rd. Increased prevalence of myopia in the United States between 1971-1972 and 1999-2004. Arch Ophthalmol. 2009;127(12):1632–9.

[4] Marcus MW, de Vries MM, Junoy Montolio FG, Jansonius NM. Myopia as a risk factor for open-angle

glaucoma: a systematic review and meta-analysis. Ophthalmology. 2011;118(10):1989–94. e1982.

[5] Mitchell P, Hourihan F, Sandbach J, Wang JJ. The relationship between glaucoma and myopia: the Blue Mountains eye study. Ophthalmology. 1999;106(10): 2010–5.

[6] Chang RT. Myopia and glaucoma. Int Ophthalmol Clin. 2011;51(3):53–63.

[7] Fong DS, Epstein DL, Allingham RR. Glaucoma and myopia: are they related? Int Ophthalmol Clin. 1990;30(3):215–8.

[8] Crawford Downs J, Roberts MD, Sigal IA. Glaucomatous cupping of the lamina cribrosa: a review of the evidence for active progressive remodeling as a mechanism. Exp Eye Res. 2011;93(2):133–40.

[9] Cahane M, Bartov E. Axial length and scleral thickness effect on susceptibility to glaucomatous damage: a theoretical model implementing Laplace's law. Ophthalmic Res. 1992;24(5):280–4.

[10] Jonas JB, Berenshtein E, Holbach L. Lamina cribrosa thickness and spatial relationships between intraocular space and cerebrospinal fluid space in highly myopic eyes. Invest Ophthalmol Vis Sci. 2004;45(8):2660–5.

[11] Ren R, Wang N, Li B, et al. Lamina cribrosa and peripapillary sclera histomorphometry in normal and advanced glaucomatous Chinese eyes with various axial length. Invest Ophthalmol Vis Sci. 2009;50(5):2175–84.

[12] Chihara E, Liu X, Dong J, et al. Severe myopia as a risk factor for progressive visual field loss in primary open-angle glaucoma. Ophthalmologica. 1997;211(2):66–71.

[13] Jonas JB, Budde WM. Optic nerve damage in highly myopic eyes with chronic open-angle glaucoma. Eur J Ophthalmol. 2005;15(1):41–7.

[14] Lotufo D, Ritch R, Szmyd L Jr, Burris JE. Juvenile glaucoma, race, and refraction. JAMA. 1989;261(2):249–52.

[15] Xu L, Wang Y, Wang S, Jonas JB. High myopia and glaucoma susceptibility the Beijing eye study. Ophthalmology. 2007;114(2):216–20.

[16] Abdalla MI, Hamdi M. Applanation ocular tension in myopia and emmetropia. Br J Ophthalmol. 1970;54(2):122–5.

[17] Perkins ES, Phelps CD. Open angle glaucoma, ocular hypertension, low-tension glaucoma, and refraction. Arch Ophthalmol. 1982;100(9):1464–7.

[18] Ravalico G, Pastori G, Croce M, Toffoli G. Pulsatile ocular blood flow variations with axial length and refractive error. Ophthalmologica. 1997;211(5):271–3.

[19] Shimada N, Ohno-Matsui K, Harino S, et al. Reduction of retinal blood flow in high myopia. Graefes Arch Clin Exp Ophthalmol. 2004;242(4):284–8.

[20] How AC, Tan GS, Chan YH, et al. Population prevalence of tilted and torted optic discs among an adult Chinese population in Singapore: the Tanjong Pagar study. Arch Ophthalmol. 2009;127(7):894–9.

[21] Hyung SM, Kim DM, Hong C, Youn DH. Optic disc of the myopic eye: relationship between refractive errors and morphometric characteristics. Korean J Ophthalmol. 1992;6(1):32–5.

[22] Samarawickrama C, Mitchell P, Tong L, et al. Myopia-related optic disc and retinal changes in adolescent children from Singapore. Ophthalmology. 2011;118(10): 2050–7.

[23] Tay E, Seah SK, Chan SP, et al. Optic disk ovality as an index of tilt and its relationship to myopia and perimetry. Am J Ophthalmol. 2005;139(2):247–52.

[24] Doshi A, Kreidl KO, Lombardi L, Sakamoto DK, Singh K. Nonprogressive glaucomatous cupping and visual field abnormalities in young Chinese males. Ophthalmology. 2007;114(3):472–9.

[25] Gordon MO, Beiser JA, Brandt JD, et al. The Ocular Hypertension Treatment Study: baseline factors that predict the onset of primary open-angle glaucoma. Arch Ophthalmol. 2002;120(6):714–20. discussion 829-730.

[26] Herndon LW, Weizer JS, Stinnett SS. Central corneal thickness as a risk factor for advanced glaucoma damage. Arch Ophthalmol. 2004;122(1):17–21.

[27] Norman RE, Flanagan JG, Rausch SM, et al. Dimensions of the human sclera: thickness measurement and regional changes with axial length. Exp Eye Res. 2010;90(2):277–84.

[28] Vurgese S, Panda-Jonas S, Jonas JB. Scleral thickness in human eyes. PLoS One. 2012;7(1):e29692.

[29] Fam HB, How AC, Baskaran M, Lim KL, Chan YH, Aung T. Central corneal thickness and its relationship to myopia in Chinese adults. Br J Ophthalmol. 2006;90(12): 1451–3.

[30] Oliveira C, Tello C, Liebmann J, Ritch R. Central corneal thickness is not related to anterior scleral thickness or axial length. J Glaucoma. 2006;15(3):190–4.

[31] Garcia-Medina M, Garcia-Medina JJ, Garrido-Fernandez P, et al. Central corneal thickness, intraocular pressure, and degree of myopia in an adult myopic population aged 20 to 40 years in Southeast Spain: determination and relationships. Clin Ophthalmol. 2011;5:249–58.

[32] Liu Z, Pflugfelder SC. The effects of long-term contact lens wear on corneal thickness, curvature, and surface regularity. Ophthalmology. 2000;107(1):105–11.

[33] Lee S, Kim B, Oh TH, Kim HS. Correlations between magnitude of refractive error and other optical components in Korean myopes. Korean J Ophthalmol. 2012;26(5):324–30.

[34] Kunert KS, Bhartiya P, Tandon R, Dada T, Christian H, Vajpayee RB. Central corneal thickness in Indian patients undergoing LASIK for myopia. J Refract Surg. 2003;19(3):378–9.

[35] Chihara E, Chihara K. Covariation of optic disc measurements and ocular parameters in the healthy eye. Graefes Arch Clin Exp Ophthalmol. 1994;232(5):265–71.

[36] Vongphanit J, Mitchell P, Wang JJ. Population prevalence of tilted optic disks and the relationship of this sign to refractive error. Am J Ophthalmol. 2002;133(5):679–85.

[37] Jonas JB, Gusek GC, Naumann GO. Optic disk morphometry in high myopia. Graefes Arch Clin Exp Ophthalmol. 1988;226(6):587–90.

[38] Wang TH, Lin SY, Shih YF, Huang JK, Lin LL, Hung PT. Evaluation of optic disc changes in severe myopia. J Formos Med Assoc. 2000;99(7):559–63.

[39] Fulk GW, Goss DA, Christensen MT, Cline KB, Herrin-Lawson GA. Optic nerve crescents and refractive error. Optom Vis Sci. 1992;69(3):208–13.

[40] Tong L, Saw SM, Chua WH, et al. Optic disk and retinal characteristics in myopic children. Am J Ophthalmol. 2004;138(1):160–2.

[41] Hwang YH, Kim YY. Macular thickness and volume of myopic eyes measured using spectral-domain optical

coherence tomography. Clin Exp Optom. 2012;95(5): 492–8.
[42] Kang SH, Hong SW, Im SK, Lee SH, Ahn MD. Effect of myopia on the thickness of the retinal nerve fiber layer measured by Cirrus HD optical coherence tomography. Invest Ophthalmol Vis Sci. 2010;51(8):4075–83.
[43] Mohammad Salih PA. Evaluation of peripapillary retinal nerve fiber layer thickness in myopic eyes by spectral-domain optical coherence tomography. J Glaucoma. 2012;21(1):41–4.
[44] Qiu KL, Zhang MZ, Leung CK, et al. Diagnostic classification of retinal nerve fiber layer measurement in myopic eyes: a comparison between time-domain and spectral-domain optical coherence tomography. Am J Ophthalmol. 2011;152(4):646–53. e642.
[45] Savini G, Barboni P, Parisi V, Carbonelli M. The influence of axial length on retinal nerve fibre layer thickness and optic-disc size measurements by spectral-domain OCT. Br J Ophthalmol. 2012;96(1):57–61.
[46] Kim NR, Lim H, Kim JH, Rho SS, Seong GJ, Kim CY. Factors associated with false positives in retinal nerve fiber layer color codes from spectral-domain optical coherence tomography. Ophthalmology. 2011;118(9): 1774–81.
[47] Chung JK, Yoo YC. Correct calculation circle location of optical coherence tomography in measuring retinal nerve fiber layer thickness in eyes with myopic tilted discs. Invest Ophthalmol Vis Sci. 2011;52(11):7894–900.
[48] Hwang YH, Yoo C, Kim YY. Myopic optic disc tilt and the characteristics of peripapillary retinal nerve fiber layer thickness measured by spectral-domain optical coherence tomography. J Glaucoma. 2012;21(4):260–5.
[49] Hwang YH, Yoo C, Kim YY. Characteristics of peripapillary retinal nerve fiber layer thickness in eyes with myopic optic disc tilt and rotation. J Glaucoma. 2012;21(6):394–400.
[50] Leung CK, Yu M, Weinreb RN, et al. Retinal nerve fiber layer imaging with spectral-domain optical coherence tomography: interpreting the RNFL maps in healthy myopic eyes. Invest Ophthalmol Vis Sci. 2012;53(11):7194–200.
[51] Ghassibi MP, Chien JL, Patthanathamrongkasem T, et al. Glaucoma diagnostic capability of circumpapillary retinal nerve fiber layer thickness in circle scans with different diameters. J Glaucoma. 2017;26(4):335–42.
[52] Jonas JB, Nguyen XN, Gusek GC, Naumann GO. Parapapillary chorioretinal atrophy in normal and glaucoma eyes. I. Morphometric data. Invest Ophthalmol Vis Sci. 1989;30(5):908–18.
[53] Jonas JB, Naumann GO. Parapapillary chorioretinal atrophy in normal and glaucoma eyes. II Correlations. Invest Ophthalmol Vis Sci. 1989;30(5):919–26.
[54] Kono Y, Zangwill L, Sample PA, et al. Relationship between parapapillary atrophy and visual field abnormality in primary open-angle glaucoma. Am J Ophthalmol. 1999;127(6):674–80.
[55] Park SC, Lee DH, Lee HJ, Kee C. Risk factors for normal-tension glaucoma among subgroups of patients. Arch Ophthalmol. 2009;127(10):1275–83.
[56] Araie M, Sekine M, Suzuki Y, Koseki N. Factors contributing to the progression of visual field damage in eyes with normal-tension glaucoma. Ophthalmology. 1994;101(8):1440–4.
[57] Tezel G, Kolker AE, Kass MA, Wax MB, Gordon M, Siegmund KD. Parapapillary chorioretinal atrophy in patients with ocular hypertension. I. An evaluation as a predictive factor for the development of glaucomatous damage. Arch Ophthalmol. Dec 1997;115(12):1503–8.
[58] Martus P, Stroux A, Budde WM, Mardin CY, Korth M, Jonas JB. Predictive factors for progressive optic nerve damage in various types of chronic open-angle glaucoma. Am J Ophthalmol. 2005;139(6):999–1009.
[59] Teng CC, De Moraes CG, Prata TS, Tello C, Ritch R, Liebmann JM. Beta-Zone parapapillary atrophy and the velocity of glaucoma progression. Ophthalmology. 2010;117(5):909–15.
[60] Uchida H, Ugurlu S, Caprioli J. Increasing peripapillary atrophy is associated with progressive glaucoma. Ophthalmology. 1998;105(8):1541–5.
[61] Budde WM, Jonas JB. Enlargement of parapapillary atrophy in follow-up of chronic open-angle glaucoma. Am J Ophthalmol. 2004;137(4):646–54.
[62] Kim TW, Kim M, Weinreb RN, Woo SJ, Park KH, Hwang JM. Optic disc change with incipient myopia of childhood. Ophthalmology. 2012;119(1):21–26 e21–23.
[63] Dai Y, Jonas JB, Huang H, Wang M, Sun X. Microstructure of parapapillary atrophy: beta zone and gamma zone. Invest Ophthalmol Vis Sci. 2013;54(3): 2013–8.
[64] Jonas JB, Jonas SB, Jonas RA, et al. Parapapillary atrophy: histological gamma zone and delta zone. PLoS One. 2012;7(10):e47237.
[65] Kim NR, Lee ES, Seong GJ, Kang SY, Kim JH, Hong S, Kim CY. Comparing the ganglion cell complex and retinal nerve fibre layer measurements by Fourier domain OCT to detect glaucoma in high myopia. Br J Ophthalmol. 2011;95(8):1115–21.
[66] Choi YJ, Jeoung JW, Park KH, Kim DM. Glaucoma detection ability of ganglion cell-inner plexiform layer thickness by spectral-domain optical coherence tomography in high myopia. Invest Ophthalmol Vis Sci. 2013;54(3):2296–304.
[67] Shoji T, Sato H, Ishida M, Takeuchi M, Chihara E. Assessment of glaucomatous changes in subjects with high myopia using spectral domain optical coherence tomography. Invest Ophthalmol Vis Sci. 2011;52(2):1098–102.
[68] Shoji T, Nagaoka Y, Sato H, Chihara E. Impact of high myopia on the performance of SD-OCT parameters to detect glaucoma. Graefes Arch Clin Exp Ophthalmol. 2012;250(12):1843–9.
[69] Aung T, Foster PJ, Seah SK, et al. Automated static perimetry: the influence of myopia and its method of correction. Ophthalmology. 2001;108(2):290–5.
[70] Vuori ML, Mantyjarvi M. Tilted disc syndrome may mimic false visual field deterioration. Acta Ophthalmol. 2008;86(6):622–5.
[71] Ohno-Matsui K, Shimada N, Yasuzumi K, et al. Long-term development of significant visual field defects in highly myopic eyes. Am J Ophthalmol. 2011;152(2):256–65. e251.
[72] Freund KB, Ciardella AP, Yannuzzi LA, et al. Peripapillary detachment in pathologic myopia. Arch Ophthalmol. 2003;121(2):197–204.

[73] Toranzo J, Cohen SY, Erginay A, Gaudric A. Peripapillary intrachoroidal cavitation in myopia. Am J Ophthalmol. 2005;140(4):731–2.
[74] Shimada N, Ohno-Matsui K, Nishimuta A, Tokoro T, Mochizuki M. Peripapillary changes detected by optical coherence tomography in eyes with high myopia. Ophthalmology. 2007;114(11):2070–6.
[75] Spaide RF, Akiba M, Ohno-Matsui K. Evaluation of peripapillary intrachoroidal cavitation with swept source and enhanced depth imaging optical coherence tomography. Retina. 2012;32:1037–44.
[76] Churchill A, James TE. Should myopes have routine axial length measurements before retrobulbar or peribulbar injections? Br J Ophthalmol. 1996;80(6):498.
[77] Silva RA, Doshi A, Law SK, Singh K. Postfiltration hypotony maculopathy in young Chinese myopic women with glaucomatous appearing optic neuropathy. J Glaucoma. 2010;19(2):105–10.
[78] Costa VP, Arcieri ES. Hypotony maculopathy. Acta Ophthalmol Scand. 2007;85(6):586–97.
[79] Fannin LA, Schiffman JC, Budenz DL. Risk factors for hypotony maculopathy. Ophthalmology. 2003;110(6): 1185–91.
[80] Hamel M, Shaarawy T, Mermoud A. Deep sclerectomy with collagen implant in patients with glaucoma and high myopia. J Cataract Refract Surg. 2001;27(9):1410–7.
[81] Ahmed IIK, Fea A, Au L, et al. A prospective randomized trial comparing Hydrus and iStent microinvasive Glaucoma surgery implants for standalone treatment of open-angle Glaucoma: the COMPARE study. Ophthalmology. 2019; [Epub ahead of print].

25 近视性视神经病变

Richard F. Spaide, Kyoko Ohno-Matsui

眼的每一个特征几乎都受到高度近视发展的影响。对于某些结构，比如巩膜，大家公认会出现异常，而且这些观点已在多种动物模型的实验得到进一步验证。对于其他结构变化来说，与高度近视相关的证据略显不足。影像学很容易发现视神经乳头和周围结构的解剖学变化，但近视引起的功能变化以及可能的病理生理机制尚不清楚或没有明确定义。眼部成像技术的迅速发展，为揭示高度近视可能存在视神经结构和功能异常提供了线索。本章探讨与高度近视相关的视神经可能发生的异常。在对视神经和相关结构的解剖学和生理学详细了解的基础上，结合高度近视引起的变化，对可能涉及的病理生理学进行分析。

25.1 视神经胚胎学

视泡从前脑发育而来，但仍通过一个短的视柄与前脑连接。视泡的内陷形成了视杯，胚裂形成后视杯和视柄关闭。玻璃体动脉和静脉从内侧进入柄部，并继续进入眼球，与原始玻璃体接触。玻璃体动脉从视盘内侧离开玻璃体管。在第 6 和第 7 周之间，视柄的裂缝（称为脉络膜裂）开始闭合形成管，如果闭合失败会导致视神经缺损。视网膜神经纤维通过作用于其产生的吸引力和排斥力之间的复杂相互作用，汇聚到视盘上[1]。到第 7 周，轴突在视柄腔的内壁上排列，到第 8 周，视柄上充满了轴突，并延伸到原始交叉。柄内侧的细胞在神经纤维之间形成神经胶质细胞，而外部细胞则在神经周围形成神经胶质细胞。巩膜中的胶原纤维从眼前部到后部依次发育，最终到达已经形成神经的部位。从第 4 个月开始，胶原纤维开始穿透神经，然后筛板开始发育，一直到出生后筛板才完全形成[2]。视神经的脑膜覆盖层在第 12 周开始变得明显，发育成层。在妊娠第 6 个月之前开始形成神经髓鞘。

25.2 视神经解剖

在正常眼中，大约有 120 万条无髓神经纤维汇聚在神经管，通过筛板离开眼球。这些神经纤维和相关神经胶质细胞的聚集体构成了视神经的主体。在正视眼中，这些纤维旋转近 90° 进入视神经。Bruch 膜上的开口被定义为视神经的内部开口，更靠后的是巩膜上的开口，称为视神经管。视神经在层状结构内部的部分是视神经的前层部分。筛板内部的视神经部分是视神经的前板部分，它的内表面被一层胶原蛋白和星形胶质细胞所包围，称为 Elschnig 内界膜，是与视网膜内界膜不同的一个结构。视神经的前层部分由与神经纤维束几乎等体积的胶质细胞组成。在视神经的外界，将其与周围的视网膜分开的是 Kuhnt 中间组织，将其与脉络膜分开的是 Jacoby 边缘组织。视神经的层状部分穿过筛板。筛板的结缔组织和神经胶质成分在鼻侧象限和颞侧象限比上下象限更突出[3]。筛板内的孔在下象限和上象限较大[4]。筛板中有一个领结状的嵴，从水平经线附近的视神经管的鼻侧延伸到颞侧[5]。在水平轴位的筛板中起支撑作用的结缔组织比垂直轴位的更坚固。这也提出了一个有趣的疑问，为何眼球在水平经线上比垂直经线更容易受到创伤。在筛板后部，视神经管径变粗并被髓鞘包绕。在视神经眶内段，还有胶质细胞和血管以及结缔组织隔膜。视神经被软脑膜覆盖。蛛网膜下腔止于眼巩膜边缘的盲端。硬脑膜与巩膜的外 1/3 相连。

视神经的血液供应因位置而异，并且存在分支。神经纤维层的供应来自视网膜中央动脉，向心方向延伸的分支可能供应视神经的前部。睫状后短血管（通常不完整）供应位于巩膜中[6-11]的神经周围动脉环，称为 Zinn-Haller 血管环（Zinn 于 1755 年首次描述[6]）。Zinn-Haller 血管环的分支供应筛板前神经和筛板部神经，并与邻近的脉络膜循环吻合。既往关于血流的研究提出了脉络膜和前层视神经之间的直接联系[7]。关于 Zinn-Haller 血管环存在争议。视神经（和脉络膜后部）的血液供应来自多条短的睫状后动脉，这些动脉在神经周围汇合和吻合。这就提出了一个问题，即所谓的 Zinn-Haller 血管环是一组血管吻合的表现，抑或它本身就是一个独立且独特的结构[12]。在本章中，Zinn-Haller 血管环将被视为一种独特的解剖结构。视神经的血液最终回流至视网膜中央静脉的分支。

25.3 正常人眼中的视盘形态特征

通常，视神经是一个略呈卵圆形的结构，在一项对 319 例受试者使用视盘的放大校正形态测量法进行的研究中，其平均纵径为 1.92 mm，横径为 1.76 mm[13]。在一个对 60 只眼的研究中，测量结果为纵径 1.88 mm、横径 1.76 mm[14]。因为研究方式、种族和测量方法各异，这些测量值应被视为近似值。白种人的平均视盘面积为 1.73~2.63 mm^2，非洲裔美国人为 2.46~2.67 mm^2，不同亚洲人群视盘大小的范围也类似[15]。研究似乎表明非裔美国人的视盘面积比其他种族更大。视杯是视神经的中央凹陷。用于衡量视盘形态的常用指标是杯盘比，即视杯凹陷直径除以视盘直径计算得出的比例。但使用该指标通常有几个困难，视盘的直径随测量的特征，即颜色、高度或实际血管直径的差异而有波动。彩色眼底照相或检眼镜检查所见的视盘边缘与 OCT 成像中，在解剖学上，没有完全的一致性[15]。“视杯”的定义决定了视杯的直径，定义中所使用的指定高度或曲线变化是有争议的。视杯与杯盘的比率因年龄和种族而异。而且，沿垂直轴的杯盘比通常与水平轴不同。Jonas 及其同事使用放大调整的平面测量法发现平均水平杯盘比为 0.39，而平均垂直杯盘比也为 0.39[13]。使用立体同步的视盘透明片对 55 岁及以上受试者进行的 Rotterdam 研究发现，垂直杯盘比为 0.49，水平杯盘比为 0.40[16]。

视神经的评估通常从评估巩膜环开始，以确定视盘大小。当视神经走行出球壁后，视网膜神经纤维拱起并形成了视神经边缘。组成筛板前视神经的物质包括神经纤维和神经胶质细胞。尽管 Anderson 认为视神经中神经胶质细胞占比较大[17]，但人与人之间的变异性尚不清楚。具有较大神经元的猴子具有更多数量的视网膜神经纤维[18]。较大的视盘通常也具有较大的盘沿面积，并且在具有较大的神经元的人类中，神经纤维的数量也会有所增加[19]。大神经元并不一定是较小神经元的放大版本。即较大的视盘的边缘面积可能更大，但视杯的大小通常也会增加。在大多数眼中，正常的视神经显示出不同的盘沿厚度，称为 ISNT 规则，其中神经纤维厚度的顺序从最大到最小依次是下（inferior, I）、上（superior, S）、鼻（nasal, N）和颞侧（temporal, T）。盘沿缺失可能与相关的神经纤维缺失有关。视神经是一种血管样结构，通常呈粉橙色。从某种意义上说，神经纤维就像光导管，健康的神经反射有深度。神经元的丧失，例如在视神经病变中，会导致神经变得苍白；反射更白且深度变浅。

25.4 视神经发育不全

视神经发育不全（optic nerve hypoplasia）是最常见的先天性视神经异常[20]。视神经看起来很小且往往是畸形的，并且被称为双环征的色素沉着改变的环包围。视神经上的血管也常表现出异常，包括异常的分支、视乳头上的血管密度改变和静脉扩张。视网膜神经纤维层缺损可表现为全层缺损、扇形缺损或两者都存在。而黄斑乳头束中通常仍保有足够的神经纤维，因此视力仍基本正常。

25.5 青光眼

青光眼（glaucoma）是最常见的获得性视神经异常，其视网膜神经纤维层的损失程度大于单纯由年龄所引起的视神经乳头的变化，包括胶原蛋白的改变、弹性纤维和细胞外基质的变化[21-29]。视杯凹陷增加，拉伸扩张，乳头周围巩膜、巩膜管和筛板这些承受压力的结构发生变形[30-33]。青光眼发生巩膜管扩张、筛板变形和向后移位。筛板的变化不仅仅是简单的压力引起的应变效应的结果，而且发生了生物重塑[34]。这些变化似乎在青光眼手术后有所逆转[35, 36]。有一系列证据表明筛板水平的视网膜神经纤维损伤是青光眼的重要病理生理机制。由于筛板是青光眼引起的生物力学变化的部位，一个合乎逻辑的、合理的假设是，机械诱导效应最终会导致神经纤维损伤。

25.6　高度近视相关的视神经病变

25.6.1　概况

与单眼高度近视相关的最常见的眼部表现是视神经发育不全[37]。反之，高度近视经常发生在视神经发育不全的眼[38]。如果假设眼球的局部效应是近视化进程的主要原因，根据目前高度近视发展的理论很难去解释。可能存在尚未命名的综合征，将视神经发育不全或更小的视神经乳头与高度近视联系起来，因为这种关联，相比两种不相关的病变同时发生，可能性更大[39]。高度近视比正视眼更常见视盘倾斜[40–43]。视盘倾斜与较小的视盘和视野缺损有关[40, 41]（图 25.1、图 25.2）。但总的来说，视神经乳头的大小会随着近视屈光度的增加而增加（在校正图像放大率差异后）[16, 44]（图 25.3）。巩膜管和筛板会随着视神经乳头的扩大而扩张。根据 Laplace's 定律，由于近视眼眼轴增加和高度近视时巩膜变薄，单位横截面积的巩膜壁应力会更高。一些近视眼的视盘极度扩大，视杯伸长、变平（图 25.4、图 25.5）。在高度近视患者中，视神经在穿过巩膜时走向出现倾斜。近视眼的后极部葡萄肿可能与以下几种病变有关，包括获得性视盘小凹、筛板裂开、硬脑膜向后扩张，伴随紧邻眼球的蛛网膜下间隙扩大（图 25.6、图 25.7），以及可能损害视神经前部 Zinn-Haller 血管环的扩大。高度近视眼中，机械应力和血液循环这两种因素的任何一个的改变，都可能影响视神经的正常功能。本章随后将讨论这些导致视神经功能障碍的潜在因素。

在高度近视眼中，青光眼代表了一组特殊的异常特征。由于高度近视引起的解剖学变化，导致一些典型的形态学变化，包括大视盘状态下的视盘扩大、视杯变平，视盘倾斜中小视杯扭曲，因此诊断青光眼可能很困难。这类临床问题通常的思路是，先要确定观察到的异常是否与青光眼相关，然后确定这些变化是否是进行性的。如果确诊是青光眼，通常会用降低眼压的方式进行治疗。近视可能通过正视眼中不存在的机制导致视网膜神经纤维发生进行性的病变。如果这些变化会通过降低眼压而减轻呢？这些情况应该与青光眼混为一谈吗？在一项纳入来自美国国家健康与营养调查数据库的 5277 例受试者的分析中，发现高度近视眼的视野缺陷患病率远高于正视眼或低度近视眼，与报告的青光眼患病率相同[45]。由于高度近视是青光眼的重要危险因素，Qui 及其同事得出结论，应在高度近视中加强青光眼监测，因为在高度近视患者中青光眼可能会被漏诊[45]。

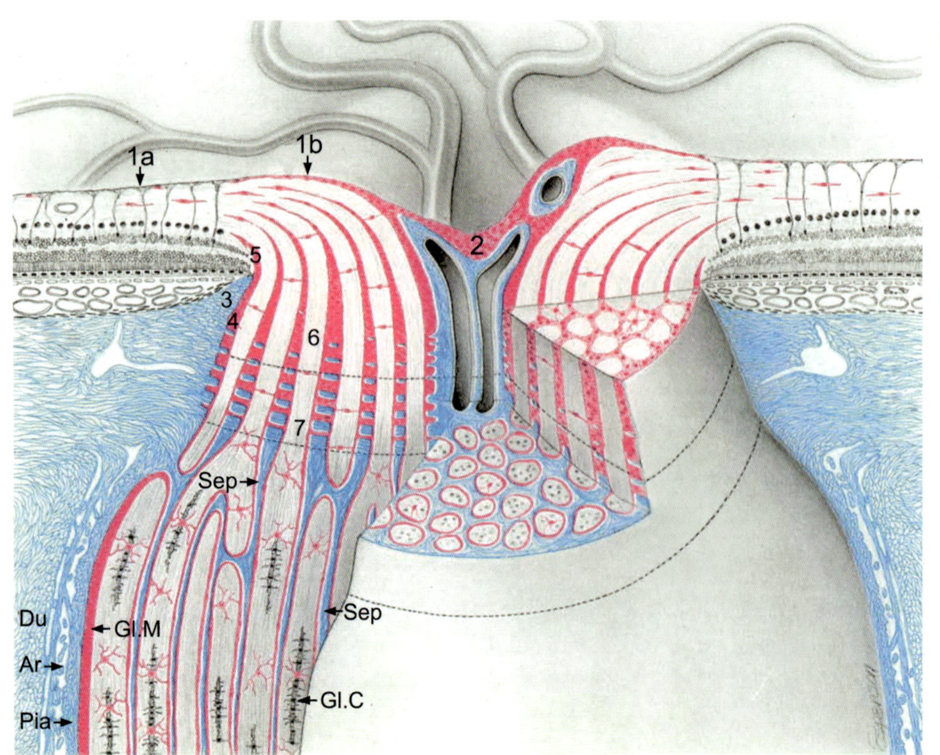

图 25.1　正视眼中的视神经结构示意图。编号结构如下：（1a）视网膜内界膜，（1b）Elschnig 内界膜，（2）Kuhnt 中央半月板，（3）Elschnig 边界组织，（4）Jacoby 边界组织，（5）Kuhnt 中间组织，（6）筛板前部，（7）筛板后部。缩略语如下：Du 硬脑膜，Ar 蛛网膜，Pia 软脑膜，Gl. M. Fuchs 的胶质鞘，Gl. C 胶质细胞，Sep 中隔（来自 Anderson 和 Hoyt）

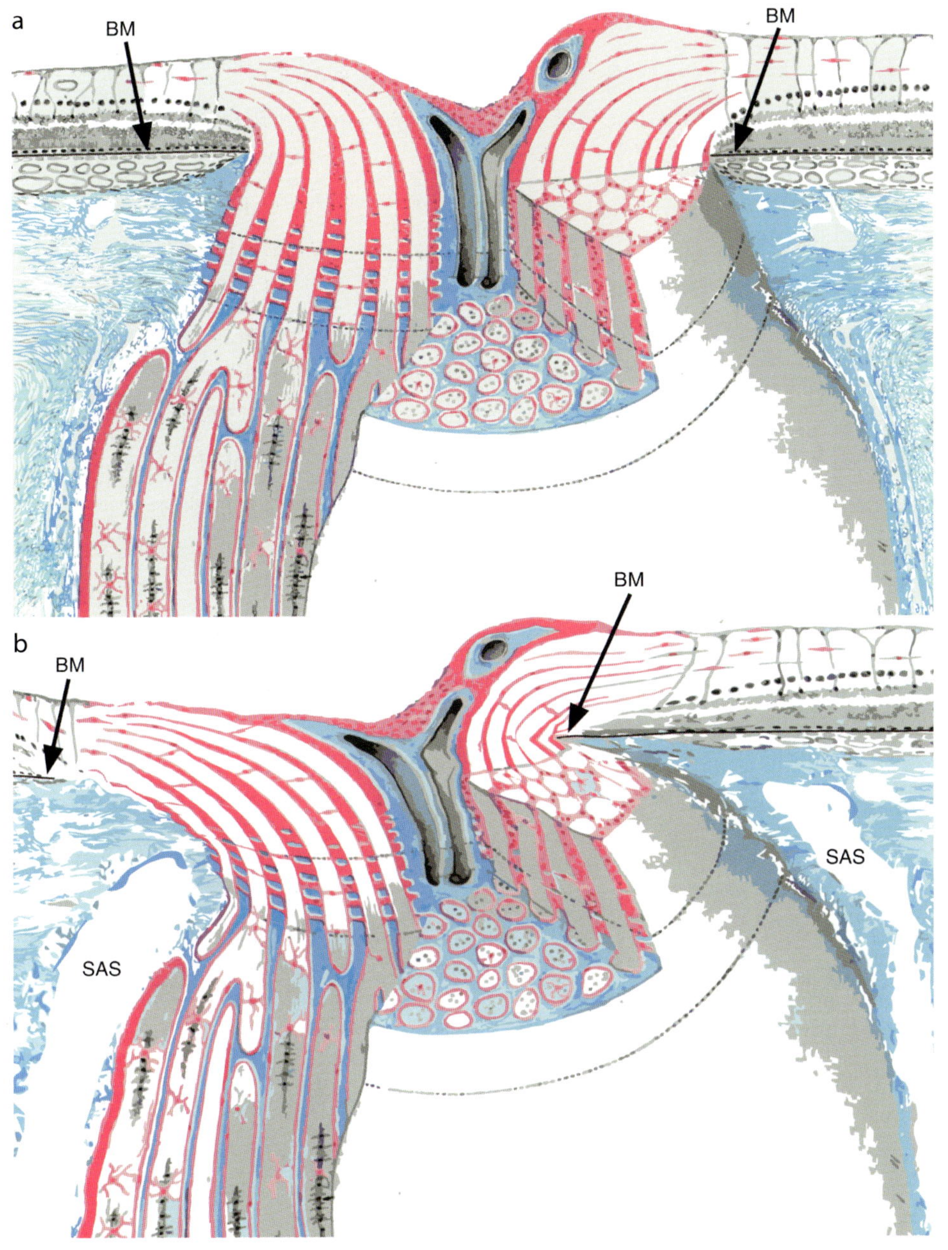

图 25.2 一个正视眼（a）和一个有视盘倾斜的眼（b）。图 25.1 中缺少的是 Bruch 膜（BM）。神经纤维穿过位于巩膜管中央的 Bruch 膜开口。在视盘倾斜的高度近视患者中，Bruch 膜颞侧开口发生移位。巩膜内层也变薄并发生移位。同时脉络膜也变薄，甚至出现视盘旁鼻侧脉络膜缺损。蛛网膜下腔（SAS）扩大

在高度近视眼中视盘旁萎缩弧很常见。萎缩看似简单，但发生在神经周围的区域。最外面的区域是 α 区，它是位于 β 区外边界的区域，以不规则的色素沉着为特征。β 区是视网膜色素上皮（RPE）缺失的区域。下方的脉络膜和巩膜随 RPE 的缺失而越发透见。用 EDI-OCT 模式对这些眼的进一步检查显示，Bruch 膜在视盘边界处终止。Bruch 膜和视盘边界之间的间隙称为 γ 区 [46]。在对高度近视眼的组织学评估中，确定了 γ 区内的一个血管直径均 <50 μm 的区域称为 δ 区。有人提出了替代性的术语，将没有 Bruch 膜的 β 区被称为 β PPA-BM。存在 Bruch 膜的 β 区是 β PPA + BM[47]。这种命名方式可能更容易记住。

Rudnicka 和 Edgar 发现，视盘旁萎缩弧面积的增加与整体阈值视野指数降低有关 [48, 49]。特别是 β 区视盘旁萎缩弧更常见于青光眼。青光眼视野缺失在存在 β 区视盘旁萎缩弧的眼中进展得更快 [50]。在青光眼患者中，β 区视盘旁萎缩弧面积的大小与盘沿面积呈负相关，与视野缺失呈空间相关性 [51]。

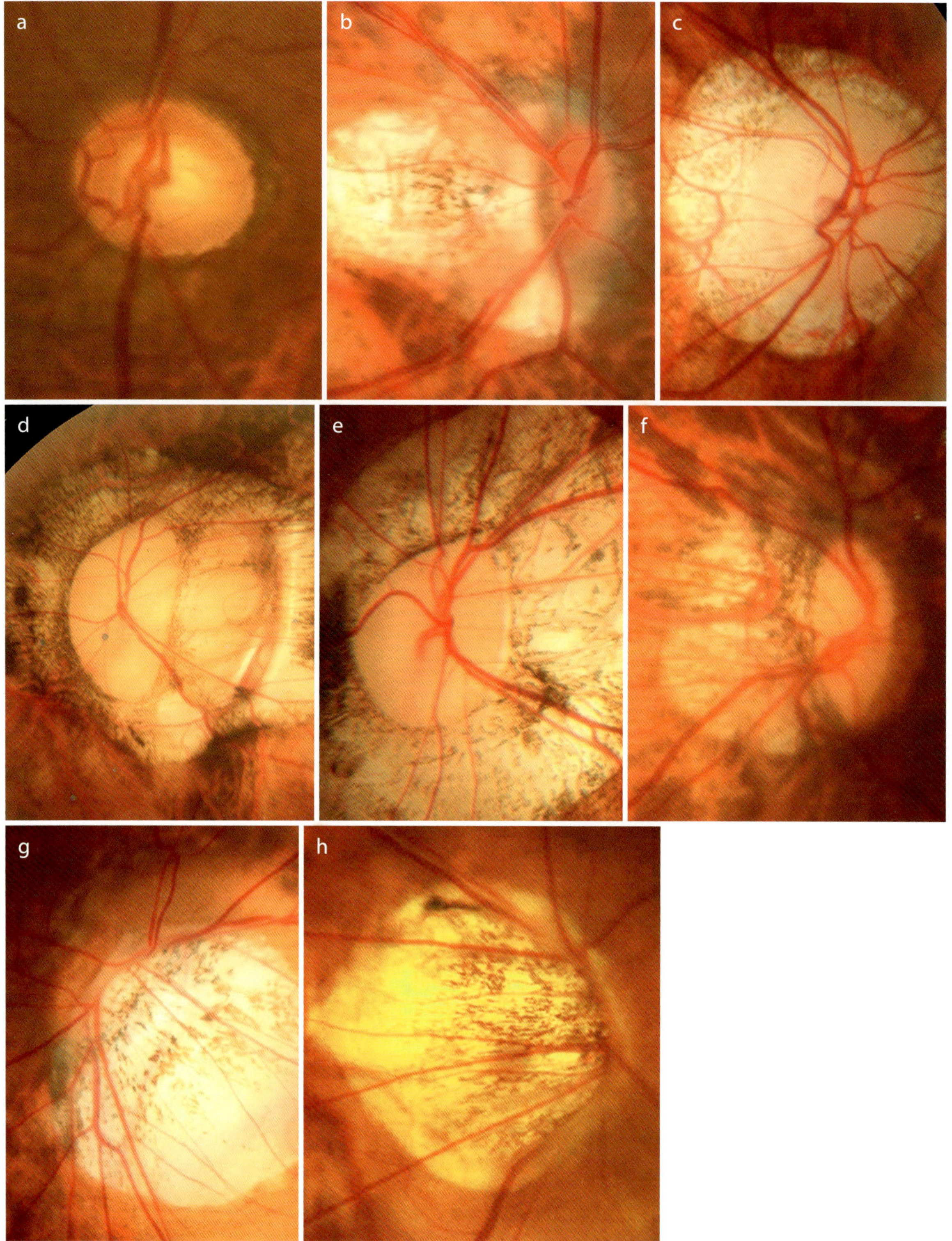

图 25.3 正视眼（a）和病理性近视眼（b~h）中的视盘外观。（a）43 岁，女性，正视眼中的圆形视盘（眼轴长度 23.3 mm）。视盘面积为 2.49 mm^2。（b）71 岁，女性，高度近视眼中的小视盘（眼轴长度 29.0 mm），视盘面积为 0.975 mm^2，已针对眼轴和角膜曲率进行了校正，其他视盘面积也以同样方式校正。（c~e）病理性近视眼中各种大视盘类型。29 岁，男性，右眼眼底照，大而圆的视盘（眼轴长度 32.3 mm）中几乎没有倾斜、扭转或椭圆形）。通过眼轴和角膜曲率调整的视盘面积为 9.57 mm^2（c）。59 岁，女性，左眼眼底（眼轴长度 33.0 mm）的大而椭圆形的视盘。视盘面积为 5.21 mm^2（d）。50 岁，女性，左眼底大视盘（眼轴长度 35.3 mm）。经眼轴和角膜曲率校正的视盘面积为 5.09 mm^2（e）。（f）41 岁，女性，右眼底垂直视盘（轴向长度 32.3 mm）。椭圆度指数（视盘的最大直径 / 最小直径）为 2.36。（g、h）极度倾斜的视盘示例

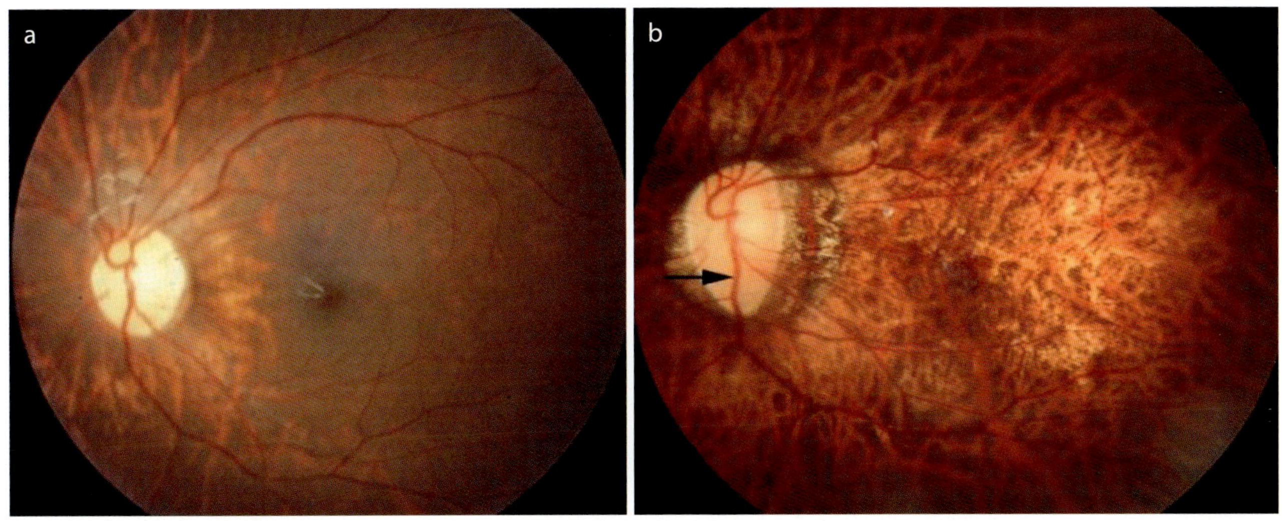

图 25.4　高度近视患者随着年龄的增长出现了后天性大视盘。（a）8 岁，男孩，左眼眼底显示出一个略呈椭圆形的视盘。眼轴长度为 27.96 mm。（b）24 年后，视盘被垂直拉长，成为大视盘，眼轴长度增加到 31.11 mm。视盘面积为 5.96 mm^2。在 24 年的随访中，视盘在垂直方向上伸长。 注意视盘上的视网膜静脉（箭）在图 a 中显示在视盘边界处分叉，但在图 b 中位于视盘区域内

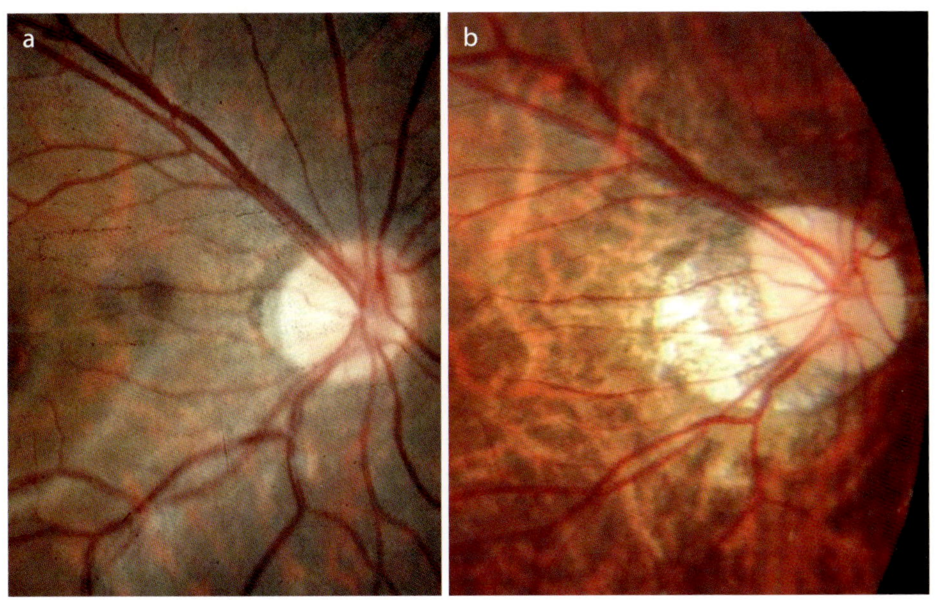

图 25.5　（a）14 岁，男孩，右眼眼底，几乎圆形的视盘。（b）22 年后，视盘可见扩大和扭转

25.7　视盘倾斜

描述物体通常有三个旋转轴，但目前描述视神经的眼科术语只有其中两个。视盘倾斜（tilted discs）是指视神经的一个水平边界在横向平面上发生旋转。通常视盘的颞部在鼻部之后。倾斜的视盘看起来一般比正常的小；其长轴比正常大，而水平轴比正常的视盘小。这可能与筛板的底层结构支撑有关，因为筛板的上部和下部似乎不如水平面坚固。然而，视盘真实的水平宽度很难准确测量。能看到的宽度是视盘的真实宽度乘以后旋转角的余弦值。通过目视检查，很难知道这个角度是多少，但随着 OCT 的出现，这个角度可能是可测量的。然而，最近一些研究者通过计算视盘的最小和最大直径之间的比率来估计倾斜量，他们将这个值称为倾斜指数[52]。这个比率在倾斜的视神经中肯定会降低，但是，由于在彩色照片中观察到的最小宽度不是真正的水平宽度，因此患者之间的数据值不具有可比性。一位视盘非常窄且倾斜度很小的患者可能与另一位视盘较宽但倾斜度更高的患者具有相同的倾斜指数。此外，该比率没有考虑视盘的垂直方向延长的程度。

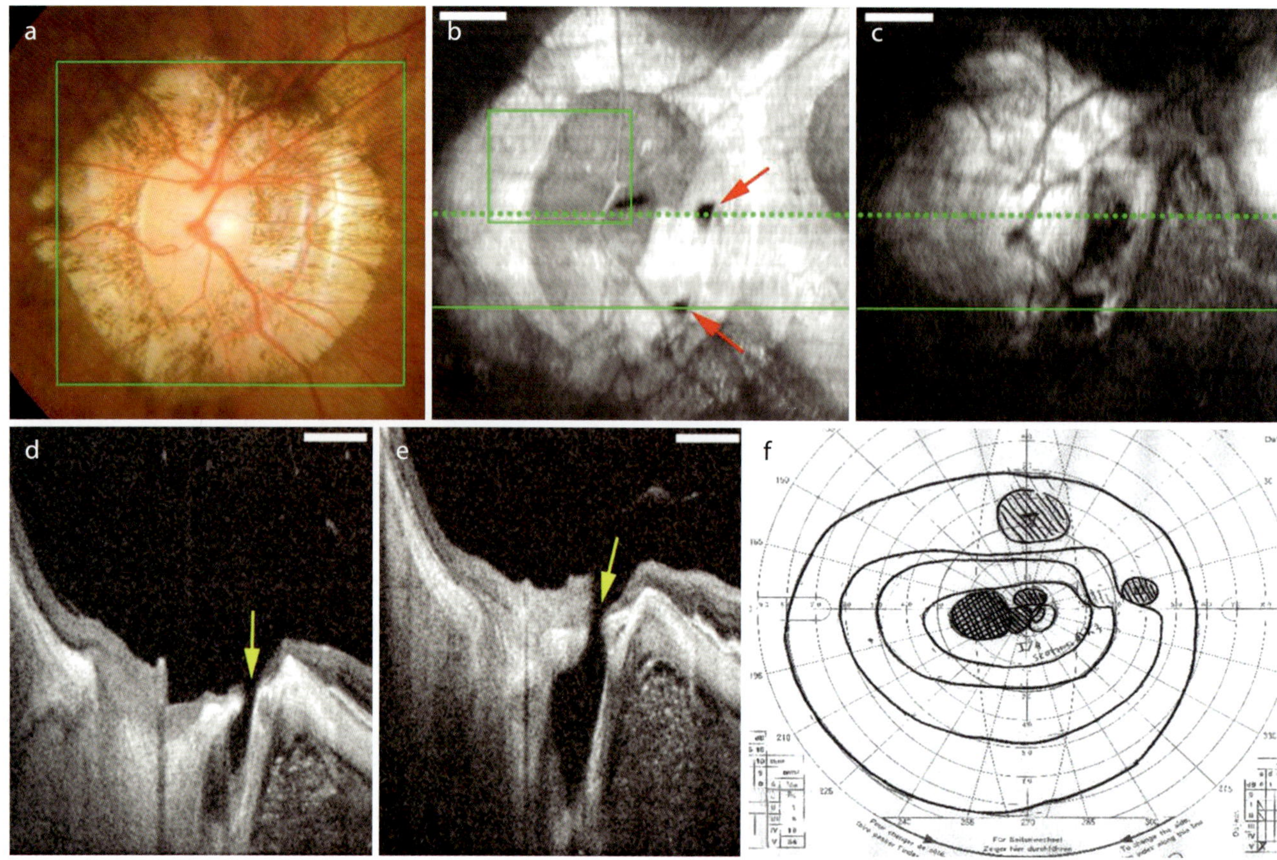

图 25.6 眼底照片和 SS-OCT 图像显示向蛛网膜下腔（SAS）延伸的深凹坑。（a）视盘的彩色眼底照片显示一个大的环形圆锥。（b、c）在图 a 中绿色方块所示区域扫描的正面横截面图像。这些图像来自不同的层次，显示在视盘（b）颞侧边缘有两个坑状的孔（箭），并且这些孔向 SAS（c）延伸。（d、e）通过 3D 扫描获得的 B 扫描图像，显示向 SAS 延伸的凹坑（箭），很可能与 SAS 有直接的联系。（f）来自 Goldmann 视野检查显示，除了鼻侧之外的中央和旁中央暗点。比例尺，1 mm

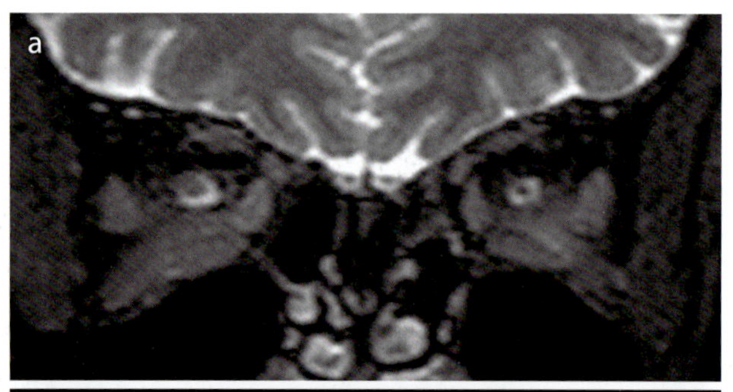

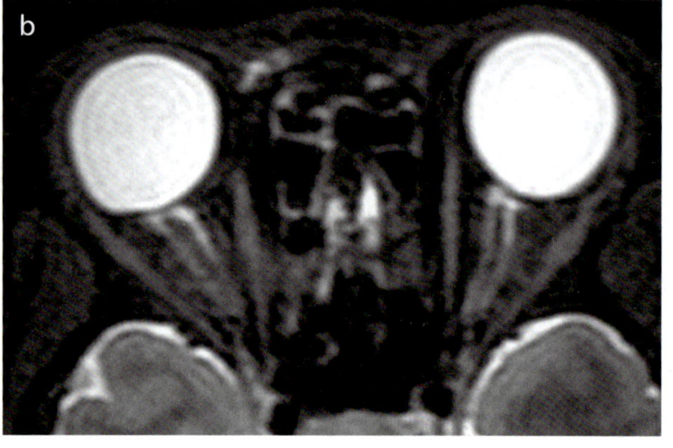

图 25.7 蛛网膜下腔（SAS）的扩张在 MRI 图像上呈现环形征。（a）T_2 MRI 的冠状面的环形征提示视神经周围的蛛网膜下腔扩张。（b）水平面显示球后视神经的双轨征

视盘倾斜更常见于近视眼，但也出现在正视和远视眼中[40–43]。倾斜的视盘也与更高的柱面误差和更长的眼轴长度相关。与倾斜视神经相关的眼内异常包括较小的视盘、较小的视杯、视网膜血管内陷、视盘血管分布异常以及视网膜中视网膜血管的异常分支。这些相关的异常发生在部分眼中。通常单条视网膜中央动脉分支成四条血管弓，每一个供应颞上、颞下、鼻下和鼻上象限。在视盘倾斜的眼中，视盘上的血管分支通常比正常情况下更少或更多，并且这些血管不一定遵循四条血管弓的正常走形。有时视网膜视盘附近可见大血管异常分支。一些权威学者将倾斜的视盘称为先天性视盘倾斜，然

而目前还没有足够的数据来确定倾斜的视盘中有多少比例是先天性的。

Samarawickrama 等检查了 1765 例 6 岁儿童的视网膜图像，发现 20 例（1.6%）有倾斜的视盘[53]。但这些儿童的视盘倾斜与近视无关。而一项针对新加坡青少年儿童的类似研究发现，平均年龄为 14 岁的 1227 例儿童中有 454 例（37%）存在视盘倾斜，并且与近视密切相关[54]。除 20 例外，其余所有视神经倾斜的眼均出现 β 区视盘旁萎缩弧。在部分相同作者参与的蓝山眼病研究中[40]，在 3583 例成年参与者中发现 56 例受试者患有视盘倾斜，占 1.6%。在成人高度近视眼中，发生视盘倾斜的比例要高得多。作者[40]得出结论，类似的患病率表明视盘倾斜确实是先天性的。另一方面，Kim 及其同事记录了儿童的视盘倾斜如何随着时间的推移而发生[55]，包括视盘形状的变化与发展。

单侧近视患者可仅有近视眼侧视盘倾斜这一形态改变。因此倾斜的视盘可能源自高度近视发展过程中眼球壁发生的形态和功能变化，例如葡萄肿形成。对这些数据的另一个有趣的发现是，一些患者在早期没有近视时即具有一些可识别的特征，这些特征可能预示着以后发生高度近视。通过检查婴儿，可以获得先天性视盘倾斜比例的真实预测数据。

高度近视眼中的视网膜神经纤维仍然汇聚在视神经管上，但在具有视盘倾斜的高度近视眼中，神经纤维所走的路径是不同的。在 19 世纪，眼科医生逐渐认识到神经纤维层会发生移位，特别是 Bruch 膜的开口与巩膜开口的关系[56, 57]。随着高分辨率 OCT 的出现，现在可以在活体内看到组织的变化。巩膜管上方的 Bruch 膜开口向颞侧移动，因此 Bruch 膜的鼻侧膜似乎“切入”了倾斜神经的鼻侧。由 Bruch 膜开口界定的视盘鼻侧边界，比在一般的眼科检查中所认定的要更偏向颞侧。这一现象导致鼻侧视网膜神经纤维产生一个锐利的发夹状转向后进入视神经。德国眼科医生将其称为“牵引”，英语文献则采用“牵引”或“牵引性弧形斑”的命名[56–58]。在视盘的颞侧，组织缺失被称为“被牵拉的弧形斑”[59]，表示该处组织移位、被拉开。颞侧视网膜神经纤维以大于90° 的角度进入倾斜的神经。倾斜的视盘通常与下方葡萄肿有关。

存在视盘倾斜的眼通常具有视野缺损，往往是弓形的视野缺损。最常见的是不对称的双眼颞侧弓形缺损。此特点有助于排除视交叉病变的可能性。弓形视野缺损也不一定会遵循水平中线，这在早期青光眼中并不常见。Vongphanit 及其同事发现，有视盘倾斜和视野缺损眼的平均球面屈光度为 –5.6 D[60]，但与视盘倾斜有关的视野缺损不一定发生在高度近视眼里，甚至发生在完全不近视的眼中[60–62]。这与 Young 原来的观点一致[61]，且最常见的视野缺损的位置位于颞上方。生理盲点也可能扩大，通常与凸出部位的萎缩面积成正比。1976 年在对视盘倾斜综合征的最初描述中，导致上方视野缺损的一个原因被认为是由“局部葡萄肿性扩张”引起的“可调节的近视”[61]。在被称为视盘倾斜综合征之前，早期的研究者用诸如视盘内陷伴向下凸出的术语来描述类似的眼结构[62–66]。这些研究者注意到可调节的近视，且通过改变屈光度导致不再出现视野缺损的现象[63, 65]，几十年后再次报道了这一观察结果[67]。在靠下方的葡萄肿中，眼球壁向后下方凸出，因此成像平面在视网膜前方上移。视网膜的灵敏度取决于光照度，即每单位面积的光感受器接受入射的光通量。离焦图像将相同数量的光子散布在更大的区域上，因此可能会降低对阈值变化的敏感性。改变镜片屈光度可以使一些存在下方葡萄肿眼的视野缺损消失。尽管这种现象自 1950 年代以来被反复描述，似乎众所周知，但实际关于这种校正手段的研究很少。因此，许多研究报道仅表明视盘倾斜综合征的视野缺损可能与屈光异常有关。然而，Young 等指出，并不是每个患者都有葡萄肿[61]，Hamada 等发现视野缺损与眼球的病理变化一般并不相关[68]。Odland 等报告说，近视矫正越多，视野暗点越少，但在他们的患者中，暗点并没有完全消失[65]，所以肯定有其他的原因导致视野缺损。这些视盘缺陷的眼还可以表现为临界融合频率的改变[69]，以及视网膜电图的异常，包括多焦点视网膜电图[68, 70, 71]和视觉诱发电位的降低[68]。然而，这些异常现象中有的被归因于成像局部离焦；有些对此提出了一些病理生理学的解释，包括视网膜和脉络膜的发育不全，视盘周围结构的扭曲[63]，视网膜色素上皮细胞改变和脉络膜萎缩[66]。

视盘倾斜综合征的视野缺损往往是稳定的，这可以帮助排除诊断合并青光眼。不是所有高度近视的视野都是稳定的。Carl Stellwag von Carion 在 19 世纪指出，葡萄肿似乎是后天获得的，并且它们在随后几十年的时间内进展非常缓慢[72]。在某种程度上，视野缺损与葡萄肿有关，无论是由于屈光还是生理上的原因，有可能在长期随访中观察到视野缺损的进展。在高度近视患者中，他们表现出的视野缺损不能用近视眼底病变来解释。Ohno-Matsui 及其同事进行了多元回归分析，以确定视野评分与这些可能因素之间的相关性：初次检查时的年龄、最后一次检查的年龄，眼轴长度，初始眼压，随访期间的平均眼压，视盘的最大到最小直径测量值，以及视盘颞侧巩膜曲率的突然变化等[73]。结果表明，与高度近视患者的视野缺损进展相关的唯一因素是视盘颞侧巩膜曲率的突然变化[73]。除了前面提到的所有降低灵敏度的理论外，这项研究的结果还提出了新的可能性解释：一是巩膜的急剧弯曲可能会对神经纤维施加机械应力，从而导致潜在损伤。二是 Stiles-Crawford 效应可能在起作用，因为倾斜的光感受器预期会出现反应减弱。Akagi 和他的同事发现，视网膜神经纤维的厚度与其在视盘周围包绕巩膜突起走形的角度成反比[74]。这一发现可能代表相关葡萄肿的曲率。在考虑青光眼的可能性时，视网膜神经纤维厚度可以作为确切的依据。倾斜视盘综合征的视网膜神经纤维分布模式发生改变，且平均厚度较薄；上、鼻、下侧神经纤维厚度变薄，但颞侧变厚；上、下侧视神经纤维最厚之处向颞侧偏移[75, 76]。视盘倾斜的眼通常会随着近视程度的增加而呈现出更大的倾斜角度，而倾斜程度更大的视盘在神经纤维厚度测量中的颞侧偏移也更大。由于神经纤维层内的分布缺陷、视盘旁萎缩弧和劈裂，这些眼中神经纤维厚度的测量可能很困难且不可靠。

当视盘在冠状面旋转时，就会发生视盘的扭转。右眼的这种旋转往往是逆时针的，因此视盘长轴的上侧就会向颞侧旋转。在正常眼压青光眼中，视盘扭转的方向可以有效预测视野缺损的位置[77]。扭转的程度与视野缺损严重程度之间存在相关性[78]。来自颞侧周边部的视网膜神经纤维环绕中央黄斑，因此它们不会直接穿过中央凹。这些纤维走行到视盘上下。来自黄斑上方和下方的视网膜神经纤维也有着相似的走行。因此，大量的神经纤维在视神经管上方或下方汇聚。故视盘的扭转会引起进入视盘的神经纤维移位。

在 Chennai 青光眼研究中[79]，显示视盘上侧向外旋转的部分有较厚的上方盘沿。在 Park 及其同事的一项研究中，合并正常眼压青光眼的近视患者比非近视患者年轻得多，其视野缺损的最大预测因素是视神经扭转的方向[77]。神经扭转比简单的倾斜更常见。有些研究者用视盘倾斜一词来囊括倾斜和扭转。视盘可能围绕其他轴向旋转，将导致矢状面的偏离。这将导致视盘的上方相对下方产生高度差异。考虑到下方葡萄肿更为常见，因此视盘的下方通常位置更靠后。

25.8 视神经异常相关非进展性视神经病变

Doshi 及其合作者[80]报道了一组中国血统的年轻至中年男性具有青光眼特征的视杯改变和视野异常，但这些眼部检查结果在 7 年内保持稳定。他们推测在眼球扩张和相关的筛板变形、视网膜神经纤维进入视神经的角度改变过程中，部分视神经纤维可能承受了过度的压力。他们还推测视神经纤维的丧失可导致视杯扩大和视野丧失，但随着近视性眼球扩张的稳定，视杯扩大和视野丧失不再进展。虽然随访期长达 7 年，但并不意味着这些观察对象的视野缺损在以后的岁月中将不再进展，因为青光眼在高度近视患者中更加常见。有意思的是，26 只眼（26 例）视盘倾斜进展的年轻近视性原发性开角型青光眼患者的分析结果显示了相关视野平均缺损的进展[81]。

25.9 眼球整体扩张相关的视盘异常

尽管看起来是容易回答的研究问题，但眼轴长度、近视和视盘大小之间的关系依然是有争议的问题。人群屈光状态分布的柱状图接近正态分布，略向右偏。大部分眼球的屈光状态介于低度远视和中度近视之间，其屈光不正（或相应的眼轴长度）与视盘面积之间几乎没有统计学意义[82–89]。高度近视程度与视盘面积之间存在明确的关系。高度近视患者只占总人口的一小部分，而其视盘大小明显不同于其余人群的数据。在一定程度上高度近视眼是极端情况，当包括在总人群中时能影响人群屈光不正与视盘大小的总体关系。Rotterdam 眼科研究[16]显示，近视性屈光不正每增加 1 D，视盘面积增加 0.033 mm^2。这种对应关系仅适用于低度近视，因此视盘面积的增加非常有限。然而，在高度近视眼，特别是屈光不正 >-8 D，视盘面积的增大是相当显著的[85, 86]。也有两组研究使用 OCT 调查后认为视盘大小与屈光不正程度或眼轴长度之间存在负相关关系，但研究者并未校正图像的放大倍率变化[90, 91]。

正常眼球视盘大小的变异显著，且独立于屈光不正。显著大于正常的视盘被称为大视盘。北京眼科研究[85]设定的大视盘的标准是 3.79 mm^2。大视盘的眼球通常可分两类：第一类被称为原发性大视盘，其视盘大小与屈光不正无任何关系；第二类被称为继发性或获得性大视盘，其视盘大小与近视程度相关，通常是屈光不正≥-8 D。近视相关的大视盘的典型表现是整体性扩大，但这种扩大不一定是各向同性的，结果就可能是视盘扩大的同时伴有扭曲。大视盘通常具有浅视杯、窄盘沿，因此杯盘比较大。这种视盘与正视眼的正常视盘相比也可显得有些苍白。与近视无关的大视盘具有深的视杯，不会显得苍白而平坦。伴随着视盘的整体扩大，邻近巩膜相应变薄，并在邻近巩膜和视神经中形成小凹。

继发于高度近视的巨大视盘周围总是伴有显著的视盘周围萎缩，包括脉络膜、RPE 和外层视网膜，部分眼球的视神经纤维变薄甚至缺损。在这些眼球，常规检测视网膜神经纤维层厚度的图像分割方法不能准确测量视网膜神经纤维层的厚度，因此这些患者的青光眼也成为最难诊断的青光眼之一。在最理想的情况下，高度近视眼扩大的视盘通常是苍白、盘沿较窄，视野检查至少显示生理盲点扩大，视网膜神经纤维层检查结果不可靠，近视度数极高的患者的视野阈值通常普遍性压低。高度近视患者的视网膜神经纤维层厚度分析非常困难，替代的检测方法是测量视网膜神经节细胞的胞体而不是轴突。神经节细胞复合体能可视、可分割、可测量，被认为是诊断和随访高度近视眼青光眼的有效方法[92–94]。生存曲线下面积分析显示，神经节细胞复合体和神经纤维层分析诊断青光眼的敏感性相当。但对这种检查模式的参数变化与近视的关系也存在争议。Shoji 等[93]发现神经纤维层厚度与近视程度之间无相关性，而 Zhao 和 Jiang 却发现存在相关性[94]。

25.9.1 视神经周围蛛网膜下腔的扩张和视盘周围巩膜变薄

一百年前就有报道，视神经出口处附近的蛛网膜下腔（SAS）扩张[95–100]。当时的命名与今时有所不同。蛛网膜下腔终于盲袋，而该盲袋被认为被巩膜纤维包围，并与蛛网膜和硬脑膜的末端汇合并融合在一起。该腔隙也被诸多学者称为鞘膜间隙或蛛网膜下腔。感染性颅内压升高、肿瘤、视神经萎缩和近视病例的 SAS 扩大。von Jaeger 最早报道近视患者的 SAS 扩大，并归因于近视形成过程中的眼球扩张，Schnabel 认为这种扩大是一种先天异常，而存在这种异常的眼球通常会发展成近视，Landolt 认为硬脑膜嵌入眼球部位的扩张导致了眼球后极部位的薄弱，结果就是后葡萄肿的形成[100]。许多当时的权威人士观察到 SAS 扩大的近视眼球的巩膜非常薄，Parsons 曾描述为“几乎没有巩膜板层”[99]。Okisaka[101]报道正视眼球的视神经周围 SAS 非常狭窄，其盲端止于筛板平面，SAS 的硬脑膜附着于视盘筛板周围的巩膜。相反，高度近视眼球的视神经周围 SAS 随眼轴长度的延长而扩大（图 25.7）。

Okisaka 和 Jonas[102, 103]等研究者的发现有助于进一步了解 SAS 的扩大以及相关的眼球后壁的组织学改变。Jonas 发现巩膜环，即视神经边缘与硬脑膜和巩膜附着点之间的距离，和眼轴长度呈正相关，和巩膜厚度呈负相关[102]。近视眼球的巩膜环的厚度变薄，其厚度甚至会 <100 μm[103]。在过去一个多世纪，视神经周围 SAS 的观察通常在尸眼上完成。

在 MRI T_2 图像上，可以观察到视神经周围扩大的 SAS 呈环形征，有些类似于颅高压患者的表现（图 25.7）。EDI-OCT 和 SS-OCT 较传统的 SD-OCT 具有更深的成像能力，能够在活体内可视化更深层结构的细节。Park 等[104]应用 EDI-OCT 观察到了 139 只青光眼眼球中 25 只眼的 SAS（18%），这 25 只眼绝大部分是视盘旁广泛萎缩的高度近视眼。Ohno-Matsui 与其同事[105]应用 SS-OCT 在 133 只高度近视眼观察到了 124 只眼的 SAS 扩大（93.2%），但在正视眼中未观察到 SAS。SAS 呈围绕视神经底边朝向眼球的三角形（图 25.5），包含一些内部分支结构。可以清晰地观察到视盘周围硬脑膜与眼球壁的附着点，附着点的巩膜弧度会出现明显的改变。在个别高度近视眼，玻璃体腔可通过小凹样孔隙直接与 SAS 沟通（图 25.6）。

暴露于脑脊液（CSF）压力下的扩张区域以及变薄的眼球后壁可能影响后葡萄肿的形成，但该发病机制有待证实。Marcus Gunn 表示患有颅内肿瘤的高度近视患者的视神经出现水肿的情况非常罕见[106]（虽然同时患这两种疾病的概率较低），并推测是因为高度近视眼较大的后极部面积分散或者是高度近视眼球后较薄的视神经硬脑膜消散了蛛网膜下腔较高的 CSF 压力。事实上也许正如 Landolt 认为的那样[96]，除葡萄肿的形成外，眼壁结构变薄弱不仅受到巩膜变薄的影响，还受到由于更大区域暴露于 CSF 压力之下导致的跨巩膜压力改变的影响。当前的成像技术有能力可视化这些区域，因此就有可能通过建模研究来解答当前诸多需要解答的问题。

25.9.2 获得性视盘小凹和弧形斑的形成

由于眼球后极部的扩张，巩膜也随之明显扩张。以视神经为中心的区域也可导致类似的扩张（图 25.8）。在视盘外圆锥区域可见到类似黄斑区的小凹样改变[107]。在视神经的边缘也可出现裂隙，其可能继发于眼球扩张引起的应力改变。最终，如在青光眼中所见到的一样，在高度近视眼中也观察到了筛板撕裂，而这种撕裂与视神经小凹的形成密切相关[108]。Ohno-Matsui 及其同事[107]应用 SS-OCT 在 198 只高度近视眼中发现 32 只眼（16.2%）的视神经外界或邻近的巩膜新月形区存在小凹样裂隙，而没有一只正视眼存在这样的小凹。32 只眼中，11 只眼的小凹位于视盘（图 25.9、图 25.10），21 只眼的小凹位于视盘外的圆锥区（圆锥小凹）。小凹表面的神经纤维层也缺损，而神经纤维的缺损可能是高度近视眼视野缺损的另外一种原因。在部分病例，视网膜血管可疝入圆锥小凹。示意图展示了视盘小凹和圆锥小凹的形成过程。

25.9.3 Zinn-Haller 血管环与视神经的分离

由于 Zinn-Haller 血管环位于巩膜层间，其原位观测一直存在技术困难。因此，目前大多数关于 Zinn-Haller 血管环的研究都是通过组织切片[10, 109]或人尸眼的甲基丙烯酸甲酯血管铸型[110-112]完成的。1971 年，Elmassri 提出 Zinn-Haller 血管环的扩张和相关循环变化可能是高度近视眼视盘周围脉络膜萎缩的原因[113]。在血管造影检查和超声检查可识别 Zinn-Haller 血管环之后[114]，眼底荧光素血管造影检查和吲哚菁绿（ICG）血管造影检查也能观察视盘周围萎缩的病理性近视眼的 Zinn-Haller 血管环（图 25.11）[115-119]。EDI-OCT 显示的并经 ICG 血管造影图像识别的巩膜内血管的横切面也与 Zinn-Haller 血管环相一致。通过 ICG 血管造影检查可观察到 Zinn-Haller 血管环在预期的解剖位置充盈。在具有大圆锥区的高度近视眼中，Zinn-Haller 血管环呈水平的长菱形，外侧和（或）内侧睫状后动脉的汇入点位于距离视盘边缘最远的顶点。目前尚无已知的与 Zinn-Haller 血管环扩张相关的异常，但对视神经血流的影响可能是高度近视眼视盘苍白的潜在原因，也可能是高度近视眼患青光眼风险增大的影响因素。高度近视眼 Zinn-Haller 血管环径向距离的增加可能会减少视神经的血流灌注，并导致视神经病变，如青光眼。

25.10 眼球形态异常

在对漆裂纹的最初研究中，Klein 和 Curtin 发现了完全一致的中心视野收缩，蓝色视标的视野缩小较红色视标的更严重[120]。他们认为视野缺损与葡萄肿相关而不是与漆裂纹有关，同时认为蓝色视标的视野小于红色视标的视野是视网膜功能障碍的表现[120]。Fledelius 和 Goldschmidt 研究了高度近视眼的眼球形态和视野异常，发现随着近视程度的加重，眼球形态异常和视野缺损就愈发常见[121]。Moriyama 及其同事应用 3D MRI 分析人眼的形态[122]，将眼球下面观的形态分为四种不同的类型：鼻侧变形、颞侧变形、圆柱形和桶形。统计学分析发现颞侧变形的眼球的视野缺损更加常见。这种眼的视神经在颞侧葡萄肿的鼻侧缘进入眼球。因此，这类的眼球形态改变发生在视盘的颞侧。这与立体眼底检查发现的结果相符，即视盘颞侧葡萄肿眼的视野缺损较没有视盘颞侧葡萄肿眼的更加常见[74]。Ohno-Matsui 及其合作者应用可观察到巩膜全层的 SS-OCT 检查了高度近视眼的巩膜形态[123]，将高度近视眼巩膜内表面的曲率分为向视神经倾斜、以中央凹为中心对称、以中央凹为中心不对称和不规则四种类型。巩膜内表面曲率不规则的患者年龄、眼轴长度显著大于曲率规则的患者，曲率不规则眼黄斑中央凹下的巩膜厚度显著薄于其他类型曲率的眼，包括视野缺损在内的近视性眼底损害发生率也显著升高。对比 OCT 和 3D MRI 图像发现，所有 3D MRI 图像上显示颞侧变形的眼球在 SS-OCT 图像上均表现为巩膜不规则曲率。综合上述研究，3D MRI 检查显示的颞侧变形、SS-OCT 检查显示的巩膜曲率不规则、立体眼底检查可见的深葡萄肿或许是同一种眼球形状改变的不同检查表现。虽然这

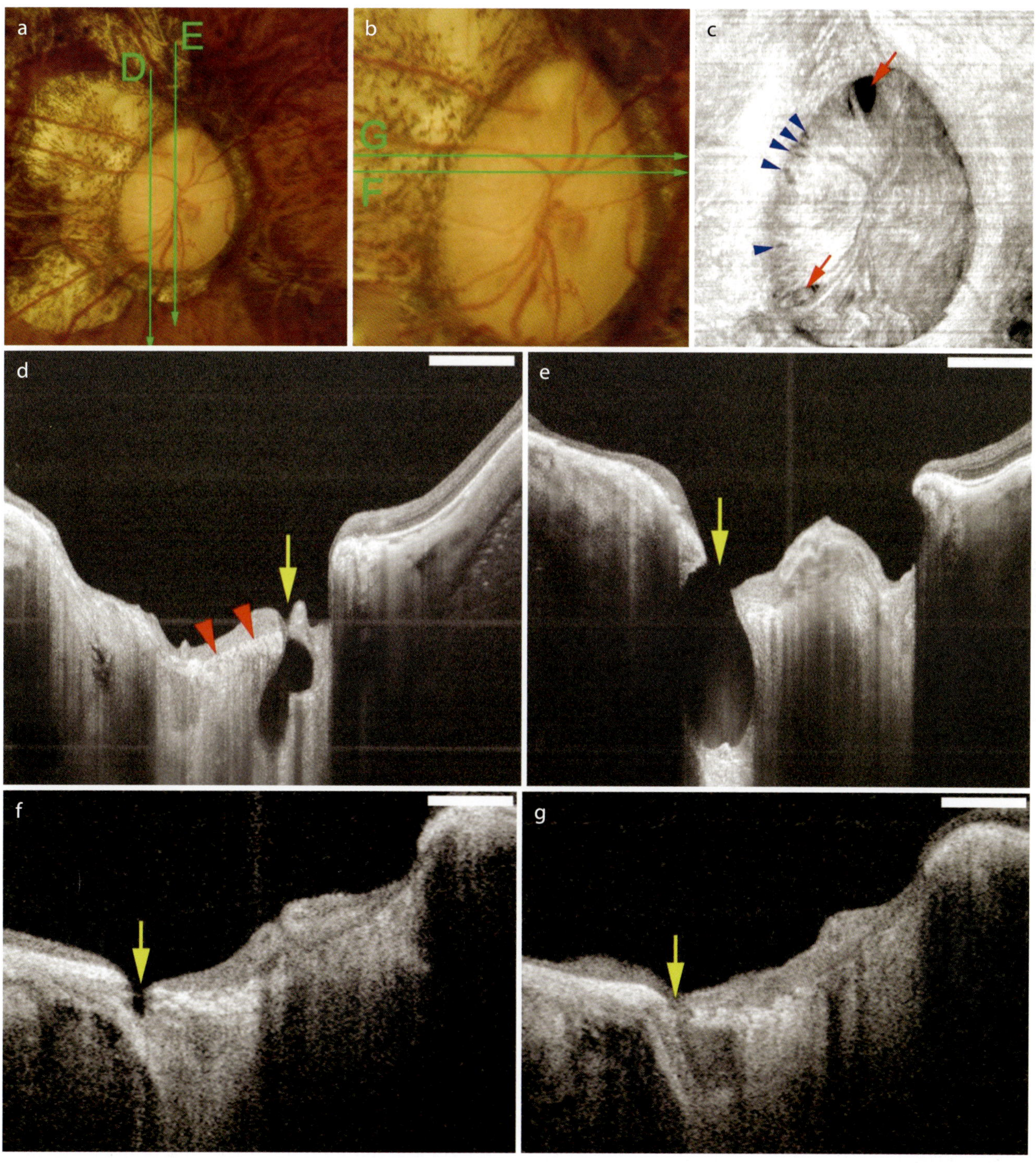

图 25.8 可疑青光眼的高度近视眼，视盘明显凹陷，屈光不正 −18 D，眼轴长度为 29.4 mm。标尺：1 mm。（a）45 岁，女性，右眼底照片显示青光眼性视盘萎缩和颞侧萎缩弧。绿色箭示图 d 和图 e 的 SS-OCT 扫描线所在位置。（b）放大图可见视盘扩大、凹陷加深。注意下方血管穿出视盘下方边界。绿色箭示图 f 和图 g 的 SS-OCT 扫描线所在位置。（c）SS-OCT 3D 重建视盘 en face 图像显示视盘上下部有两个大的凹陷（箭），呈三角形，底部朝向视盘边缘。沿着视盘颞侧边缘可见多个凹陷样结构（箭头）。（d）为图 a 中 D 线位置的 SS-OCT 图像，视盘下极凹陷样结构（箭），向后延伸超过筛板，凹陷上方神经纤维层中断，箭头示筛板内表面。（e）为图 a 中 E 线位置的 SS-OCT 图像，视盘呈椭圆形，视盘上下方伴明显开口状凹陷（箭）。筛板开口于凹陷位置的视盘旁巩膜，该处神经纤维由于凹陷而中断。凹陷深度为 1142 μm。（f）为图 b 中 F 线位置的 SS-OCT 图像，可见视盘颞侧边缘有一浅凹陷样结构（箭）。（g）为与图 f 毗邻 G 线的扫描图像，可见不连续的筛板结构（箭），缺陷后部区域呈低反射

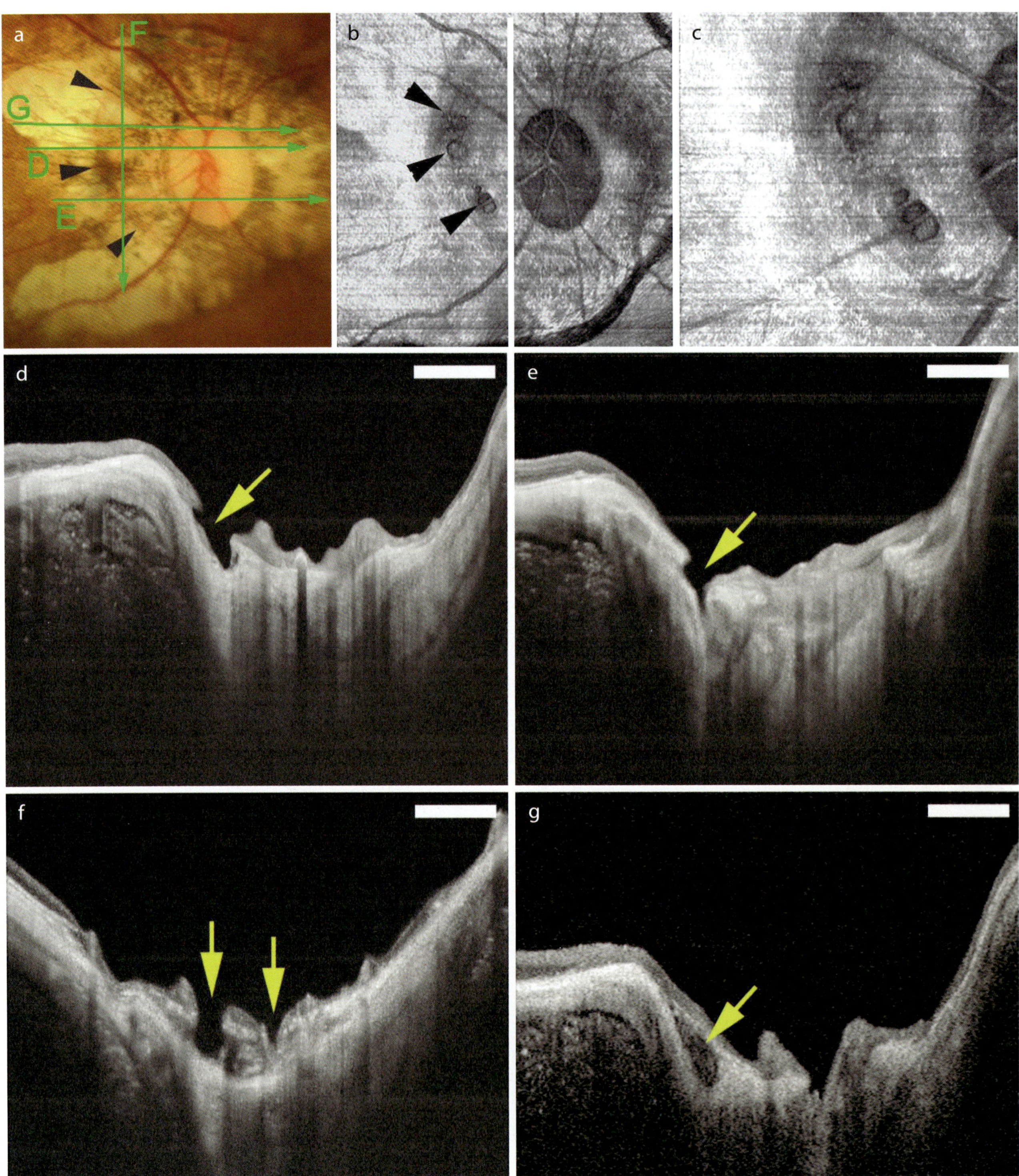

图 25.9　Ⅸ型葡萄肿（Curtin 分类法）表现的巩膜嵴颞侧的近视弧形斑。眼轴长度为 32.8 mm，标尺：1 mm。（a）64 岁，老年女性，右眼底照片显示椭圆形视盘伴大面积萎缩弧。箭头示巩膜嵴。绿线箭分别为图 d～图 g SS-OCT 扫描线所在位置。（b）SS-OCT 3D 重建视盘 en face 图像，可见视盘边缘几乎等距离的多个凹陷样结构（箭头）。（c）为图 b 的放大图像，可见凹陷样结构集中于巩膜嵴颞侧。（d）SS-OCT 图像显示凹陷位于巩膜嵴斜面内侧（箭）。凹陷处视盘旁巩膜和神经纤维连续性中断。（e）视盘颞下方另一处凹陷（箭）。（f）视盘颞侧垂直 OCT 图像可见多个凹陷（箭），凹陷周围组织出现巩膜劈裂。（g）凹陷毗邻区域 SS-OCT 图像可见巩膜劈裂的低回声（箭），缺损处为神经纤维层中断

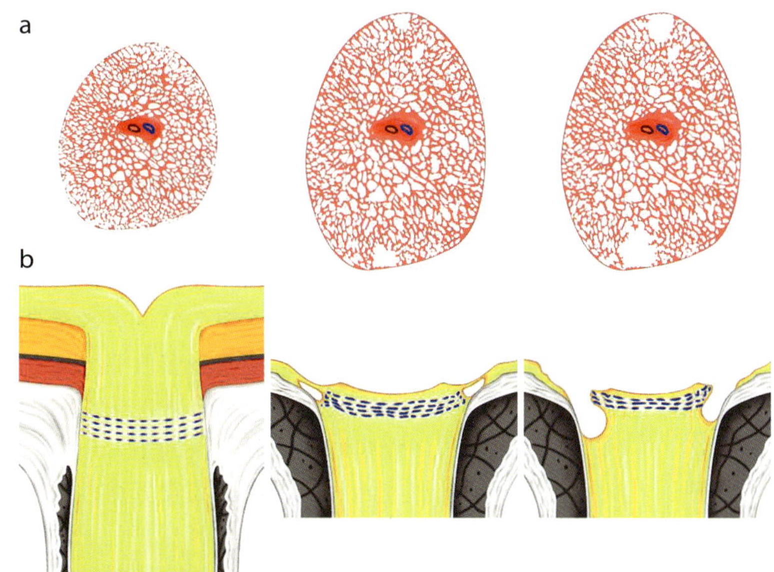

图 25.10 高度近视眼中视盘改变假设示意图。（a）视盘及盘周区域的 en face 图像。（b）纵切面图像。视盘最初由于视乳头区域机械力作用而扩张（图 a 中间图像）。由于机械性扩张，导致视盘旁巩膜尤其是上极和下极部的巩膜产生裂开。此阶段在 SS-OCT 图像上表现为筛板和视盘旁巩膜之间的低反射间隙。随着间隙的进一步扩大，其间的神经纤维出现凹陷、消失或破坏，此阶段在 SS-OCT 图像上表现为视盘凹陷（图 b 右侧图）

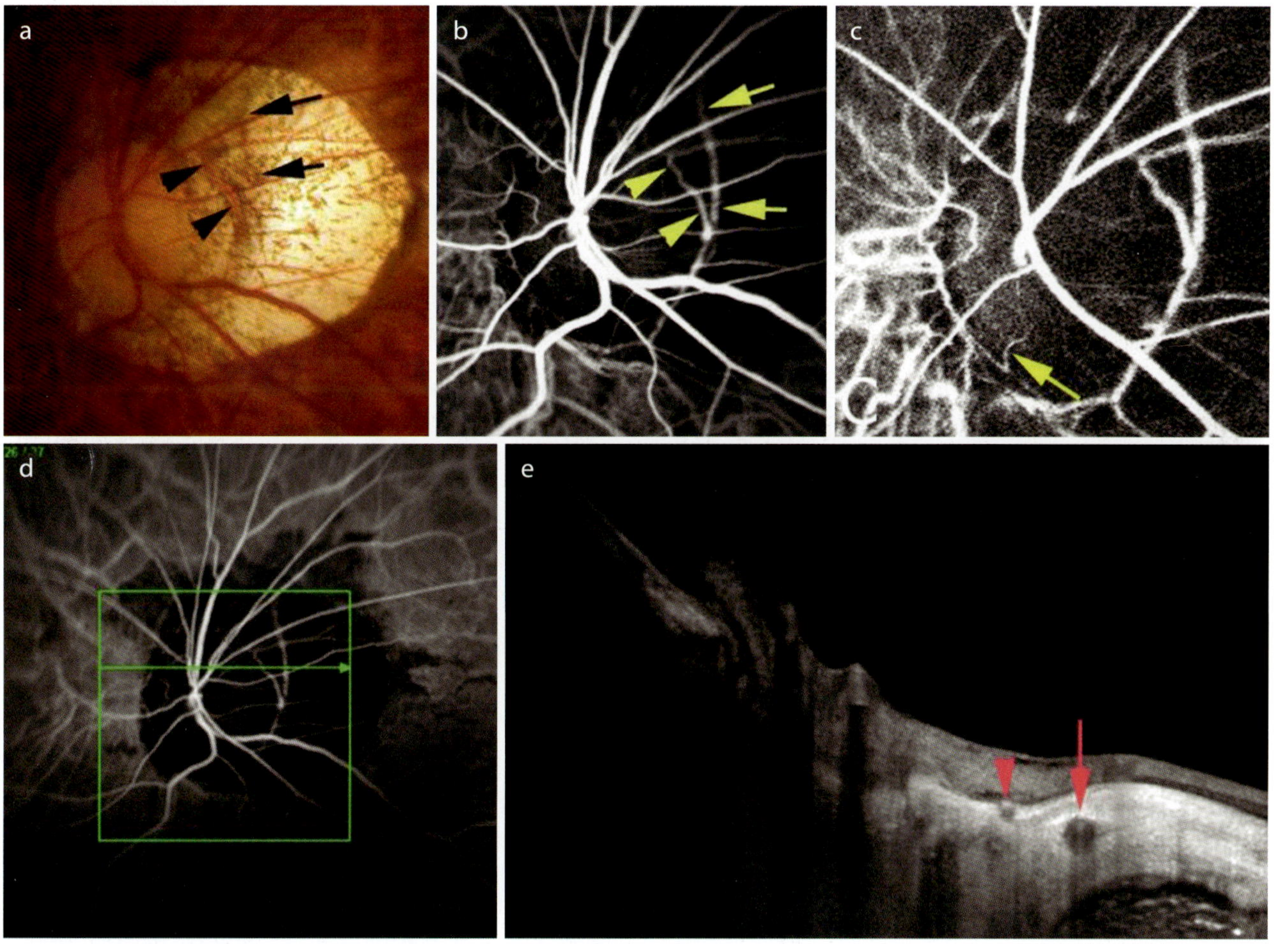

图 25.11 ICG 血管造影和 OCT 联合检测高度近视眼的 Zinn-Haller 血管环。（a）60 岁，老年男性，左眼的眼底照片，屈光不正为 −11.25 D（等效球镜）、眼轴长度为 28.4 mm。视盘颞侧大片萎缩弧。萎缩弧内可见 Zinn-Haller 血管环走行（箭头），也可见睫状后短动脉分支（箭）。（b）ICG 血管造影注射后 1 分钟，围绕视盘的 Zinn-Haller 血管环充盈（箭头）。可见睫状后短动脉分支（箭）。（c）注射后 12 秒的 ICG 血管造影图像显示了从 Zinn-Haller 血管环到视神经的向心分支血管（箭）。（d）箭为图 e 中 OCT 图像扫描线所在位置。（e）OCT 图像可见视盘旁巩膜内表面附近的呈小圆形低反射的 Zinn-Haller 血管环的横断面（箭头）。连接 Zinn-Haller 血管环和球后睫状后短动脉（SPCA）的血管则呈更大、位置更深的环形低反射区域（箭）

些眼球形状的改变会导致局部的屈光变化，但同样的变形也有可能对视网膜神经纤维层造成异常的应力，因此可能也是一种神经性疾病。未来的研究将致力于阐明这些问题。如果发现具有这些特征的眼同时存在视野缺损，可能的原因是眼球局部的改变而不是其他任何一种视神经病变。

25.11 近视性视神经病变

从最早描述青光眼以来，其发病机制一直存在争论。眼压，特别是升高的眼压能压迫视神经纤维。眼压似乎也参与组织如筛板改建而加重对视神经纤维的机械压迫。另一种主要的青光眼的病理机制是认为组织灌注异常导致神经纤维层丢失。青光眼是具有特征性眼部表现的神经变性性疾病。正视眼的青光眼性视杯扩大是视神经纤维、相关的视盘神经胶质细胞丢失和筛板变形的结果[124]。在病理性近视眼，视盘可呈现扩大、倾斜、扭曲和萎缩，可对视神经纤维造成机械性张力。Zinn-Haller 血管环的扩张也能影响视神经的灌注。病理性近视也能出现视神经病变并导致碟状视盘和类似于正视眼青光眼的视野缺损。韩国[125]一项 155 例正常眼压性青光眼和不对称视野缺损患者的队列研究显示正视眼患者的眼压越高，视野缺损越严重；而在近视患者，屈光不正、视盘椭圆指数和视盘周围萎缩是视野缺损的危险因素。这些结果提示，虽然都是视神经纤维丢失的结果，但是正视眼和眼压没有明显升高的近视眼视野缺损的病理机制可能有所不同。那么就有疑问了，这些病例都诊断为青光眼是否合适？

当评估一个患者是否患有青光眼时，视野检查是有价值的。在一项注册近视研究的 487 个高度近视患者的 1434 次视野检查中，发现 16.1% 存在弓形暗点，3.4% 存在晚期弓形暗点，5.1% 存在鼻侧阶梯，25.6% 存在生理盲点扩大[126]。另一种诊断青光眼的常用检查是视网膜神经纤维层厚度分析，一般是环形扫描视盘旁区域。病理性近视的眼球变形导致扫描环与视盘边缘的距离不同，因此适用于正视眼的标准化图表就不适用于高度近视眼。检测视网膜神经节细胞体积是诊断青光眼的有用检查。这种方法首先需要扫描黄斑的体积，然后分割视网膜神经节细胞层，而第二步操作在高度近视眼成了巨大的挑战。葡萄肿所致的眼球变形造成图像分割错误。如果视网膜脉络膜存在斑片状萎缩，许多图像运算法则就不能正常工作。如果预期的视网膜的结构层次缺失，剩余的视网膜层次就不能得到正确的识别，从而导致错误的结果。

由于诊断青光眼，特别是高度近视眼的青光眼的检查方法存在巨大的不确定性，实用的措施是重复检测视网膜神经纤维层、视网膜神经节细胞和视野。如果检查结果被证实是可靠的，患者才能被告知患有青光眼，进而给予青光眼的唯一有效治疗方法，即降低眼压。病理性近视的众多改变可能通过交叉重叠的机制对视网膜神经纤维造成不利影响，并不完全与“青光眼”这一公认的定义模糊的疾病相同。这种继发性病变可称为高度近视性视神经病变。在当前的技术和认识水平，这种近视性视神经病变可给予降眼压治疗，虽然缺乏优质的疗效数据。

25.12 未来研究

高度近视患者可出现视野缺损，但是这种视野缺损能否明确地归因于近视性视神经病变而不是其他共存的异常？青光眼更常见于高度近视眼，而近视眼特别是高度近视眼的青光眼诊断尤其困难。高度近视眼也可能出现类似于青光眼的改变，严格来说，这些改变可能不是真正的青光眼。毫无疑问，高度近视眼的视神经纤维所受的机械压力发生了改变并可能损害筛板前的血液灌注。由此推测，可能存在与高度近视相关或由高度近视加重的视神经病变类型。还有诸多令人困惑的因素没有被完全评估。SAS 的扩张、近视导致的 Zinn-Haller 血管环的改变、巩膜变薄、跨筛板压力等都是需要密切调查的可变因素。许多视野异常可能与直接或间接地导致视野阈值下降的眼球形态的改变相关，而与实际的视神经病变无关。近视眼球的眼轴较长，因此视野检查的特定大小的视标虽然不能清晰成像，却会在视网膜上形成较大的物像。许多视野缺损眼球具有异常的形状，因此极有可能导致不同视网膜区域的聚焦差异。有一种复杂的像差不一定是由眼的屈光机制引起的，而是由视网膜与图像平面的距离的波动偏差所导致。同样的扩张有可能引起感光器密度的区域性变化，如自适应光学成像所确定的那样[127, 128]。近视眼的周边视力降低[129]，和正视眼相比，高度近视眼的周边屈光不正与所测量的中央屈光不正的偏差更为明显[130]。这些周边部屈光度的变化有可能影响视野检查的结果。脉络膜变薄与眼球壁扩张共存，确定高度近视眼视野缺损的根本原因是一项艰巨的挑战，因为有太多可变因素，其中一些已被研究发现，但更多尚属未知。因此，合适的对照研究，或至少是观测高度近视中这些可变因素，是目前了解高度近视眼视野异常原因的唯一途径。

参考文献

[1] Stuermer CA, Bastmeyer M. The retinal axon's pathfinding to the optic disk. Prog Neurobiol. 2000;62(2):197–214.

[2] Wang J, Liu G, Wang D, Yuan G, Hou Y, Wang J. The embryonic development of the human lamina cribrosa. Chin Med J. 1997;110(12):946–9.

[3] Radius RL, Gonzales M. Anatomy of the lamina cribrosa in human eyes. Arch Ophthalmol. 1981;99(12):2159–62.

[4] Quigley HA, Addicks EM. Regional differences in the structure of the lamina cribrosa and their relation to glaucomatous optic nerve damage. Arch Ophthalmol. 1981;99(1):137–43.

[5] Park SC, Kiumehr S, Teng CC, Tello C, Liebmann JM, Ritch R. Horizontal central ridge of the lamina cribrosa and regional differences in laminar insertion in healthy subjects. Invest Ophthalmol Vis Sci. 2012;53(3):1610–6.

[6] Zinn IG. Descripto Anatomica Oculi Humani. 1st ed. Gottingen: Abrami Vandenhoeck; 1755. p. 216–7.

[7] Hayreh SS. Blood supply of the optic nerve head and its role in optic atrophy, glaucoma, and oedema of the optic disc. Br J Ophthalmol. 1969;53(11):721–48.

[8] Lieberman MF, Maumenee AE, Green WR. Histologic studies of the vasculature of the anterior optic nerve. Am J Ophthalmol. 1976;82:405.

[9] Jonas JB, Jonas SB. Histomorphometry of the circular peripapillary arterial ring of Zinn-Haller in normal eyes and eyes with secondary angle-closure glaucoma. Acta Ophthalmol. 2010;88(8):e317–22.

[10] Ko MK, Kim DS, Ahn YK. Morphological variations of the peripapillary circle of Zinn-Haller by flat section. Br J Ophthalmol. 1999;83(7):862–6.

[11] Zhao Y, Li F. Microangioarchitecture of the optic papilla. Jap J Ophthalmol. 1987;31:147–59.

[12] Ruskell G. Blood flow in the Zinn-Haller circle. Br J Ophthalmol. 1998;82(12):1351.

[13] Jonas JB, Gusek GC, Naumann GO. Optic disc, cup and neuroretinal rim size, configuration and correlations in normal eyes. Invest Ophthalmol Vis Sci. 1988;29(7):1151–8.

[14] Quigley HA, Brown AE, Morrison JD, Drance SM. The size and shape of the optic disc in normal human eyes. Arch Ophthalmol. 1990;108(1):51–7.

[15] Reis AS, Sharpe GP, Yang H, et al. Optic disc margin anatomy in patients with glaucoma and normal controls with spectral domain optical coherence tomography. Ophthalmology. 2012;119(4):738–47.

[16] Ramrattan RS, Wolfs RC, Jonas JB, Hofman A, de Jong PT. Determinants of optic disc characteristics in a general population: the Rotterdam Study. Ophthalmology. 1999;106(8):1588–96.

[17] Anderson DR. Ultrastructure of human and monkey lamina cribrosa and optic nerve head. Arch Ophthalmol. 1969;82(6):800–14.

[18] Quigley HA, Coleman AL, Dorman-Pease ME. Larger optic nerve heads have more nerve fibers in normal monkey eyes. Arch Ophthalmol. 1991;109(10):1441–3.

[19] Jonas JB, Schmidt AM, Müller-Bergh JA, Schlötzer-Schrehardt UM, Naumann GO. Human optic nerve fiber count and optic disc size. Invest Ophthalmol Vis Sci. 1992;33(6):2012–8.

[20] Brodsky MC. Congenital Optic Disc Anomalies in Pediatric Neuro-Ophthalmology. New York: Springer; 2010. p. 59–67.

[21] Quigley HA, Green WR. The histology of human glaucoma cupping and optic nerve damage: clinicopathologic correlation in 21 eyes. Ophthalmology. 1979;86:1803–30.

[22] Quigley HA, Addicks EM, Green WR, et al. Optic nerve damage in human glaucoma. II. The site of injury and susceptibility to damage. Arch Ophthalmol. 1981;99:635–49.

[23] Quigley HA, Hohman RM, Addicks EM, Massof RW, Green WR. Morphologic changes in the lamina cribrosa correlated with neural loss in open-angle glaucoma. Am J Ophthalmol. 1983;95(5):673–91.

[24] Hernandez MR. Ultrastructural immunocytochemical analysis of elastin in the human lamina cribrosa. Changes in elastic fibers in primary open-angle glaucoma. Invest Ophthalmol Vis Sci. 1992;33(10):2891–903.

[25] Fukuchi T, Sawaguchi S, Hara H, Shirakashi M, Iwata K. Extracellular matrix changes of the optic nerve lamina cribrosa in monkey eyes with experimentally chronic glaucoma. Graefes Arch Clin Exp Ophthalmol. 1992;230(5):421–7.

[26] Fukuchi T, Sawaguchi S, Yue BY, Iwata K, Hara H, Kaiya T. Sulfated proteoglycans in the lamina cribrosa of normal mon-key eyes and monkey eyes with laser-induced glaucoma. Exp Eye Res. 1994;58(2):231–43.

[27] Hernandez MR, Yang J, Ye H. Activation of elastin mRNA expression in human optic nerve heads with primary open-angle glaucoma. J Glaucoma. 1994;3(3):214–25.

[28] Park HY, Jeon SH, Park CK. Enhanced depth imaging detects lamina cribrosa thickness differences in normal tension glaucoma and primary open-angle glaucoma. Ophthalmology. 2012;119(1):10–20.

[29] Quigley HA, Dorman-Pease ME, Brown AE. Quantitative study of collagen and elastin of the optic nerve head and sclera in human and experimental monkey glaucoma. Curr Eye Res. 1991;10(9):877–88.

[30] Burgoyne CF, Downs JC, Bellezza AJ, et al. Three-dimensional reconstruction of normal and early glaucoma monkey optic nerve head connective tissues. Invest Ophthalmol Vis Sci. 2004;45:4388–99.

[31] Downs JC, Yang H, Girkin C, et al. Three Dimensional histomorphometry of the normal and early glaucomatous monkey optic nerve head: neural canal and subarachnoid space architecture. Invest Ophthalmol Vis Sci. 2007;48:3195–208.

[32] Yang H, Downs JC, Girkin C, et al. 3-D Histomorphometry of the normal and early glaucomatous monkey optic nerve head: lamina cribrosa and peripapillary

scleral position and thickness. Invest Ophthalmol Vis Sci. 2007;48:4597–607.
[33] Yang H, Downs JC, Bellezza AJ, et al. 3-D Histomorphometry of the normal and early glaucomatous monkey optic nerve head: prelaminar neural tissues and cupping. Invest Ophthalmol Vis Sci. 2007;48:5068–84.
[34] Crawford Downs J, Roberts MD, Sigal IA. Glaucomatous cupping of the lamina cribrosa: a review of the evidence for active progressive remodeling as a mechanism. Exp Eye Res. 2011;93(2):133–40.
[35] Mochizuki H, Lesley AG, Brandt JD. Shrinkage of the scleral canal during cupping reversal in children. Ophthalmology. 2011;118(10):2008–13.
[36] Lee EJ, Kim TW, Weinreb RN. Reversal of lamina cribrosa displacement and thickness after trabeculectomy in glaucoma. Ophthalmology. 2012;119(7):1359–66.
[37] Weiss AH. Unilateral high myopia: optical components, associated factors, and visual outcomes. Br J Ophthalmol. 2003;87(8):1025–31.
[38] Weiss AH, Ross EA. Axial myopia in eyes with optic nerve hypoplasia. Graefes Arch Clin Exp Ophthalmol. 1992;230(4): 372–7.
[39] Fledelius HC, Goldschmidt E. Optic disc appearance and retinal temporal vessel arcade geometry in high myopia, as based on follow-up data over 38 years. Acta Ophthalmol. 2010;88(5):514–20.
[40] Vongphanit J, Mitchell P, Wang JJ. Population prevalence of tilted optic disks and the relationship of this sign to refractive error. Am J Ophthalmol. 2002;133(5):679–85.
[41] You QS, Xu L, Jonas JB. Tilted optic discs: the Beijing eye study. Eye (Lond). 2008;22(5):728–9.
[42] How AC, Tan GS, Chan YH, Wong TT, Seah SK, Foster PJ, Aung T. Population prevalence of tilted and torted optic discs among an adult Chinese population in Singapore: the Tanjong Pagar study. Arch Ophthalmol. 2009;127(7):894–9.
[43] Witmer MT, Margo CE, Drucker M. Tilted optic disks. Surv Ophthalmol. 2010;55(5):403–28.
[44] Jonas JB, Gusek GC, Naumann GO. Optic disk morphometry in high myopia. Graefes Arch Clin Exp Ophthalmol. 1988;226(6):587–90.
[45] Qiu M, Wang SY, Singh K, Lin SC. Association between myopia and glaucoma in the United States population. Invest Ophthalmol Vis Sci. 2013;54(1):830–5.
[46] Dai Y, Jonas JB, Huang H, Wang M, Sun X. Microstructure of parapapillary atrophy: beta zone and gamma zone. Invest Ophthalmol Vis Sci. 2013;54(3): 2013–8.
[47] Suh MH, Na JH, Zangwill LM, et al. Deep-layer microvasculature dropout in preperimetric glaucoma patients. J Glaucoma. 2020;29(6):423–8.
[48] Rudnicka AR, Edgar DF. Automated static perimetry in myopes with peripapillary crescents–part I. Ophthalmic Physiol Opt. 1995;15(5):409–12.
[49] Rudnicka AR, Edgar DF. Automated static perimetry in myopes with peripapillary crescents–part II. Ophthalmic Physiol Opt. 1996;16(5):416–29.
[50] Teng CC, De Moraes CG, Prata TS, Tello C, Ritch R, Liebmann JM. Beta-zone parapapillary atrophy and the velocity of glaucoma progression. Ophthalmology. 2010;117(5):909–15.
[51] Jonas JB, Fernández MC, Naumann GO. Glaucomatous parapapillary atrophy. Occurrence and correlations. Arch Ophthalmol. 1992;110(2):214–22.
[52] Tay E, Seah SK, Chan SP, Lim AT, Chew SJ, Foster PJ, Aung T. Optic disk ovality as an index of tilt and its relationship to myopia and perimetry. Am J Ophthalmol. 2005;139(2):247–52.
[53] Samarawickrama C, Pai A, Tariq Y, Healey PR, Wong TY, Mitchell P. Characteristics and appearance of the normal optic nerve head in 6-year-old children. Br J Ophthalmol. 2012;96(1):68–72.
[54] Samarawickrama C, Mitchell P, Tong L, et al. Myopia-related optic disc and retinal changes in adolescent children from Singapore. Ophthalmology. 2011;118(10): 2050–7.
[55] Kim TW, Kim M, Weinreb RN, Woo SJ, Park KH, Hwang JM. Optic disc change with incipient myopia of childhood. Ophthalmology. 2012;119(1):21–6.e1–3.
[56] Jaeger E. Beiträge zur Pathologie des Auges 1870 Wien, Kaiserlich-Königliche Hof- und Staatsdruckerei, p202.
[57] Heine L. Beiträge zur Anatomie des myopischen Auges. Arch f Augenheilk. 1899;36:277–90.
[58] Siegrist A. Refraktion und akkomodation des menschlichen auges. Berlin, J. Springer 1925, p 111.
[59] Collins ET, Mayou MS. An International System of Ophthalmic Practice. Pathology and Bacteriology. Philadelphia: P. Blakiston's Sone and Co; 1912. p. 505–7.
[60] Vongphanit J, Mitchell P, Wang JJ. Prevalence and progression of myopic retinopathy in an older population. Ophthalmology. 2002;109(4):704–11.
[61] Young SE, Walsh FB, Knox DL. The tilted disk syndrome. Am J Ophthalmol. 1976;82(1):16–23.
[62] Caccamise WC. Situs inversus of the optic disc with inferior conus and variable myopia: a case report. Am J Ophthalmol. 1954;38(6):854–6.
[63] Fuchs E. Uber den anatomischen Befund einiger angeborener Anomalien der Netzhaut und des Sehnerven. v. Graefes Arch. Ophthal. 1917;93:1–48.
[64] Schmidt T. Perimetrie relativer Skotome. Ophthalmologica. 1955;129:303–15.
[65] Odland M. Bitemporal defects of the visual fields due to anomalies of the optic discs. Acta Neurol Scand. 1967;43(5):630–9.
[66] Traquair HM. Choroidal changes in myopia. In: Scott GI, editor. Traquair's clinical perimetry. 7th ed. London: Kimpton; 1957. p. 105–6.
[67] Vuori ML, Mäntyjärvi M. Tilted disc syndrome may mimic false visual field deterioration. Acta Ophthalmol. 2008;86(6):622–5.
[68] Hamada T, Tsukada T, Hirose T. Clinical and electrophysiological features of tilted disc syndrome. Jpn J Ophthalmol. 1987;31(2):265–73.
[69] Feigl B, Zele AJ. Macular function in tilted disc syndrome. Doc Ophthalmol. 2010;120(2):201–3.
[70] Giuffrè G, Anastasi M. Electrofunctional features of the tilted disc syndrome. Doc Ophthalmol. 1986;62(3):223–30.
[71] Moschos MM, Triglianos A, Rotsos T, Papadimitriou S, Margetis I, Minogiannis P, Moschos M. Tilted disc syndrome: an OCT and mfERG study. Doc Ophthalmol. 2009;119(1):23–8.
[72] Carl Stellwag von Carion. Treatise on the diseases of the eye, including the anatomy of the organ. [Translated by Roosa J, Bull CS, Hackley CE.] New York: William

Wood and Co. 1873, pp 354–355.

[73] Ohno-Matsui K, Shimada N, Yasuzumi K, Hayashi K, Yoshida T, Kojima A, Moriyama M, Tokoro T. Long-term development of significant visual field defects in highly myopic eyes. Am J Ophthalmol. 2011;152(2):256–265.e1.

[74] Akagi T, Hangai M, Kimura Y, Ikeda HO, Nonaka A, Matsumoto A, Akiba M, Yoshimura N. Peripapillary scleral deformation and retinal nerve fiber damage in high myopia assessed with swept-source optical coherence tomography. Am J Ophthalmol. 2013;155(5):927–36.

[75] Hwang YH, Yoo C, Kim YY. Myopic optic disc tilt and the characteristics of peripapillary retinal nerve fiber layer thickness measured by spectral-domain optical coherence tomography. J Glaucoma. 2012;21(4):260–5.

[76] Hwang YH, Yoo C, Kim YY. Characteristics of peripapillary retinal nerve fiber layer thickness in eyes with myopic optic disc tilt and rotation. J Glaucoma. 2012;21(6):394–400.

[77] Park HY, Lee K, Park CK. Optic disc torsion direction predicts the location of glaucomatous damage in normal-tension glaucoma patients with myopia. Ophthalmology. 2012;119(9):1844–51.

[78] Lee KS, Lee JR, Kook MS. Optic disc torsion presenting as unilateral glaucomatous-appearing visual field defect in young myopic Korean eyes. Ophthalmology. 2014; 121(5):1013–9.

[79] Arvind H, George R, Raju P, Ve RS, Mani B, Kannan P, Vijaya L. Neural rim characteristics of healthy South Indians: the Chennai Glaucoma Study. Invest Ophthalmol Vis Sci. 2008;49(8):3457–64.

[80] Doshi A, Kreidl KO, Lombardi L, Sakamoto DK, Singh K. Nonprogressive glaucomatous cupping and visual field abnormalities in young Chinese males. Ophthalmology. 2007;114(3):472–9.

[81] Yoon JY, Sung KR, Yun SC, et al. Progressive optic disc tilt in young myopic glaucomatous eyes. Korean J Ophthalmol. 2019;33(6):520–7.

[82] Britton RJ, Drance SM, Schulzer M, Douglas GR, Mawson DK. The area of the neuroretinal rim of the optic nerve in normal eyes. Am J Ophthalmol. 1987;103(4): 497–504.

[83] Varma R, Tielsch JM, Quigley HA, Hilton SC, Katz J, Spaeth GL, Sommer A. Race-, age-, gender-, and refractive error- related differences in the normal optic disc. Arch Ophthalmol. 1994;112(8):1068–76.

[84] Rudnicka AR, Frost C, Owen CG, Edgar DF. Nonlinear behavior of certain optic nerve head parameters and their determinants in normal subjects. Ophthalmology. 2001;108(12):2358–68.

[85] Wang Y, Xu L, Zhang L, Yang H, Ma Y, Jonas JB. Optic disc size in a population based study in northern China: the Beijing Eye Study. Br J Ophthalmol. 2006;90(3):353–6.

[86] Xu L, Li Y, Wang S, Wang Y, Wang Y, Jonas JB. Characteristics of highly myopic eyes: the Beijing Eye Study. Ophthalmology. 2007;114(1):121–6.

[87] Samarawickrama C, Wang XY, Huynh SC, Burlutsky G, Stapleton F, Mitchell P. Effects of refraction and axial length on childhood optic disk parameters measured by optical coherence tomography. Am J Ophthalmol. 2007; 144(3):459–61.

[88] Nangia V, Matin A, Bhojwani K, Kulkarni M, Yadav M, Jonas JB. Optic disc size in a population-based study in central India: the Central India Eye and Medical Study (CIEMS). Acta Ophthalmol. 2008;86(1):103–4.

[89] Fledelius HC. Optic disc size: are methodological factors taken into account? Acta Ophthalmol. 2008;86(7):813–4.

[90] Cheung CY, Chen D, Wong TY, Tham YC, Wu R, Zheng Y, Cheng CY, Saw SM, Baskaran M, Leung CK, Aung T. Determinants of quantitative optic nerve measurements using spectral domain optical coherence tomography in a population-based sample of non-glaucomatous subjects. Invest Ophthalmol Vis Sci. 2011;52(13):9629–35.

[91] Knight OJ, Girkin CA, Budenz DL, Durbin MK, Feuer WJ, Cirrus OCT Normative Database Study Group. Effect of race, age, and axial length on optic nerve head parameters and retinal nerve fiber layer thickness measured by Cirrus HD-OCT. Arch Ophthalmol. 2012; 130(3):312–8.

[92] Kim NR, Lee ES, Seong GJ, Kang SY, Kim JH, Hong S, Kim CY. Comparing the ganglion cell complex and retinal nerve fibre layer measurements by Fourier domain OCT to detect glaucoma in high myopia. Br J Ophthalmol. 2011;95(8):1115–21.

[93] Shoji T, Nagaoka Y, Sato H, Chihara E. Impact of high myopia on the performance of SD-OCT parameters to detect glaucoma. Graefes Arch Clin Exp Ophthalmol. 2012;250(12):1843–9.

[94] Zhao Z, Jiang C. Effect of myopia on ganglion cell complex and peripapillary retinal nerve fiber layer measurements: a Fourier domain optical coherence tomography study of young Chinese persons. Clin Exp Ophthalmol. 2013;41(6):561–6. https://doi.org/10.1111/ceo.12045.

[95] Donders FC. Die Anomalien der Refraction und Accommodation des Auges. Wein: Wilhelm Braumuller; 1866. p. 316.

[96] Landolt E. Refraction and Accommodation of the Eye and their anomalies. [Translated by Culver CM]. Philadelphia: J. B. Lippincott Company. 1886; 432.

[97] De Wecker L. Ocular Therapeutics. [Translated by Forbes L]. London, Smith Elder & Co. 1879, pp 413, 419.

[98] Terrien F. Contribution a l'anatomie de loeil myope. Arch Ophtalmol. 1906:737–61.

[99] Parsons JH. The pathology of the eye, vol. III. New York: G.P. Putnam's Sons; 1906.

[100] Schnabel I (translated by Reed CH). The anatomy of staphyloma posticum, and the relationship of the condition to myopia. In, Norris WF, Oliver CA System of Diseases of the Eye. Part III. Local Diseases, Glaucoma, Wounds and Injuries, Operations. Philadelphia, J. B. Lippincott, 1900.

[101] Okisaka S. Myopia. Tokyo: Kanehara Shuppan; 1987. p. 110–21.

[102] Jonas JB, Berenshtein E, Holbach L. Lamina cribrosa thickness and spatial relationships between intraocular space and cerebrospinal fluid space in highly myopic eyes. Invest Ophthalmol Vis Sci. 2004;45:2660–5.

[103] Jonas JB, Jonas SB, Jonas RA, Holbach L, Dai Y, Sun X, Panda-Jonas S. Parapapillary atrophy: histological gamma zone and delta zone. PLoS One. 2012;7(10):e47237. https://doi.org/10.1371/ journal.pone.0047237.

[104] Park SC, De Moraes CG, Teng CC, et al. Enhanced depth imaging optical coherence tomography of

deep optic nerve complex structures in glaucoma. Ophthalmology. 2012;119:3–9.
[105] Ohno-Matsui K, Akiba M, Moriyama M, et al. Imaging the retrobulbar subarachnoid space around the optic nerve by swept source optical coherence tomography in eyes with pathologic myopia. Invest Ophthalmol Vis Sci. 2011;52:9644–50.
[106] Marcus Gunn R. Certain affections of the optic nerve. In, Ophthalmology. Essays, Abstracts and Reviews. Volume III. 1907(4): 253–269.
[107] Ohno-Matsui K, Akiba M, Moriyama M, et al. Acquired optic nerve and peripapillary pits in pathologic myopia. Ophthalmology. 2012;119(8):1685–92.
[108] Kiumehr S, Park SC, Syril D, et al. In vivo evaluation of focal lamina cribrosa defects in glaucoma. Arch Ophthalmol. 2012;130(5):552–9.
[109] Jonas JB, Jonas SB. Histomorphometry of the circular peripapillary arterial ring of Zinn-Haller in normal eyes and eyes with secondary angle-closure glaucoma. Acta Ophthalmol. 2010;88(8):e317–22.
[110] Olver JM, Spalton DJ, McCartney AC. Quantitative morphology of human retrolaminar optic nerve vasculature. Invest Ophthalmol Vis Sci. 1994;35(11): 3858–66.
[111] Olver JM, Spalton DJ, McCartney AC. Microvascular study of the retrolaminar optic nerve in man: the possible significance in anterior ischaemic optic neuropathy. Eye. 1990;4(Pt 1):7–24.
[112] Morrison JC, Johnson EC, Cepurna WO, Funk RH. Microvasculature of the rat optic nerve head. Invest Ophthalmol Vis Sci. 1999;40(8):1702–9.
[113] Elmassri A. Ophthalmoscopic appearances after injury to the circle of Zinn. Br J Ophthalmol. 1971;55(1):12–8.
[114] Park KH, Tomita G, Onda E, Kitazawa Y, Cioffi GA. In vivo detection of perineural circular arterial anastomosis (circle of Zinn-Haller) in a patient with large peripapillary chorioretinal atrophy. Am J Ophthalmol. 1996;122(6):905–7.
[115] Ohno-Matsui K, Morishima N, Ito M, et al. Indocyanine green angiography of retrobulbar vascular structures in severe myopia. Am J Ophthalmol. 1997;123(4):494–505.
[116] Hollo G. Peripapillary circle of Zinn-Haller revealed by fundus fluorescein angiography. Br J Ophthalmol. 1998;82(3):332–3.
[117] Ko MK, Kim DS, Ahn YK. Peripapillary circle of Zinn-Haller revealed by fundus fluorescein angiography. Br J Ophthalmol. 1997;81(8):663–7.
[118] Ohno-Matsui K, Futagami S, Yamashita S, Tokoro T. Zinn-Haller arterial ring observed by ICG angiography in high myopia. Br J Ophthalmol. 1998;82(12):1357–62.
[119] Yasuzumi K, Ohno-Matsui K, Yoshida T, et al. Peripapillary crescent enlargement in highly myopic eyes evaluated by fluorescein and indocyanine green angiography. Br J Ophthalmol. 2003;87(9):1088–90.
[120] Klein RM, Curtin BJ. Lacquer crack lesions in pathologic myopia. Am J Ophthalmol. 1975;79(3):386–92.
[121] Fledelius HC, Goldschmidt E. Eye shape and peripheral visual field recording in high myopia at approximately 54 years of age, as based on ultrasonography and Goldmann kinetic perimetry. Acta Ophthalmol. 2010; 88(5):521–6.
[122] Moriyama M, Ohno-Matsui K, Hayashi K, et al. Topographical analyses of shape of eyes with pathologic myopia by high resolution three dimensional magnetic resonance imaging. Ophthalmology. 2011;118(8):1626–37.
[123] Ohno-Matsui K, Akiba M, Modegi T, et al. Association between shape of sclera and myopic retinochoroidal lesions in patients with pathologic myopia. Invest Ophthalmol Vis Sci. 2012;9:9.
[124] Burgoyne C. The morphological difference between glaucoma and other optic neuropathies. J Neuroophthalmol. 2015;35 Suppl 1(0 1):S8–S21.
[125] Lee EJ, Han JC, Kee C. Intereye comparison of ocular factors in normal tension glaucoma with asymmetric visual field loss in Korean population. PLoS One. 2017;12(10):e0186236.
[126] Ding X, Chang RT, Guo X, et al. Visual field defect classification in the Zhongshan Ophthalmic Center-Brien Holden Vision Institute High Myopia Registry Study. Br J Ophthalmol. 2016;100(12):1697–702.
[127] Kitaguchi Y, Bessho K, Yamaguchi T, et al. In vivo measurements of cone photoreceptor spacing in myopic eyes from images obtained by an adaptive optics fundus camera. Jpn J Ophthalmol. 2007;51:456–61.
[128] Chui TY, Song H, Burns SA. Individual variations in human cone photoreceptor packing density: variations with refractive error. Invest Ophthalmol Vis Sci. 2008; 49:4679–87.
[129] Chui TY, Yap MK, Chan HH, Thibos LN. Retinal stretching limits peripheral visual acuity in myopia. Vis Res. 2005;45:593–605.
[130] Atchison DA, Pritchard N, Schmid KL. Peripheral refraction along the horizontal and vertical visual fields in myopia. Vis Res. 2006;46(8–9):1450–8.

26 病理性近视白内障手术的特别注意事项

Jack M. Dodick, Jonathan B. Kahn

26.1 引言

现代小切口白内障超声乳化摘除术手术成功率和安全性均较高。轴性近视眼在白内障手术中具有一些独有的特征，需要医生仔细规划和管理。白内障手术的各个方面都需要特别注意，包括术前计划和风险评估、手术技术和术后处理。

26.2 流行病学

以人群为基础研究近视和白内障之间相关性的文献较少。BeaverDam 眼病研究发现，近视眼与核性白内障之间存在横断面相关性。该研究认为近视与白内障形成无直接相关性，但与白内障手术率相关（OR：1.99）[1]。蓝山眼病研究发现高度近视（–6.0 D 或更小）与核性白内障发病率之间的相关性在统计学上具有显著性差异（OR：3.3），中度和高度近视（–3.5 D 或更小）也与后囊下型白内障相关（OR：4.4），在所有试验组中，高度近视组接受白内障手术的比例最高（OR：3.4）。此外，该研究还发现，早发性近视（20 岁之前出现的近视）是导致后囊下型白内障的独立高危因素。近视程度和后囊下型白内障呈现出剂量反应关系。高度近视与所有类型的白内障均相关[2, 3]。

26.3 发病机制

对抗氧化剂和自由基的生物化学研究表明，视网膜脂质过氧化可能在白内障的发生中起关键作用。在糖尿病性和近视性白内障中观察到较高浓度的丙二醛（脂质过氧化过程的最终产物）[4, 5]。在兔眼模型中，在玻璃体中注射过氧化产物导致后囊下型白内障的形成[6]。一项后续研究表明，与老年性白内障相比，近视性白内障的抗氧化谷胱甘肽水平降低，而氧化谷胱甘肽水平升高[7]，这支持了抗氧化剂在近视性白内障形成中的作用。

26.4 术前准备

施行白内障手术的医生必须进行仔细的术前评估，通常需与玻璃体视网膜专家一起进行。术前评估应细致而有条理，以确保周全和适当的准备。

术前评估首先要获取患者详尽的眼科病史，并明确双侧眼的手术史。患者的对侧眼可能曾接受过白内障手术，在这种情况下应注意检查患者有无任何术中或术后并发症，如视网膜脱离或屈光误差。在晶状体度数计算和手术技术方面，应采取适当的调整和改进以避免出现手术并发症。

如果患者的一侧或双侧眼有屈光手术史，则应了解患者之前的屈光状态以及当前的屈光预期目标。例如，部分患者可能会更倾向于单眼视觉，而部分患者则不需要，这取决于既往经验和屈光手术的效果。其他患者还可能有再次屈光手术史，这在高度近视患者中较为常见。在任何情况下，医生在进行白内障手术前均必须获得完整的屈光记录并进行术前评估[8]。对有屈光手术史的患眼，在计算人工晶状体度数时，还应考虑其他特殊注意事项。

此外，还需要注意患者是否有一侧或双侧眼曾因视网膜裂孔、撕裂或脱离而接受过视网膜手术，因为有这类病史的患者进行白内障手术存在视网膜脱离的风险[9]。另外，许多患者不认为激光治疗属于一种手术，因此应特别询问患者是否曾因视网膜裂孔或撕裂而接受过激光治疗。

还应了解以往屈光性弱视或遮盖的病史，因为弱视在高度近视和散光的眼中可能很常见[10]，并最终影响术后最佳矫正视力。

接下来，医生必须进行仔细的验光检查以确定患者是否存在屈光性近视、散光以及屈光参差的程度。另外，还应检查对侧眼的晶状体状态和屈光度。当年轻患者出现快速进展性近视和散光时，应仔细评估其是否为圆锥角膜，原因在于此类患者在接受白内障手术前可能需要采用药物或手术方式来治疗角膜扩张，如角膜胶原交联 [11]。

采用生物显微镜全面检查患眼，包括详细的散瞳眼底检查。通常白内障外科医生会联合玻璃体视网膜专科医生一起仔细进行视网膜检查，确定周边视网膜是否有裂孔或变薄。患者也可能存在近视性黄斑病变，这会影响术后视力。医生必须在白内障手术前治疗并稳定这些视网膜病变，以减少术中或术后发生视网膜脱离的风险，并尽可能地改善术后视力 [12, 13]。

医生必须在术前与患者就手术目的、预期疗效和手术风险等方面进行充分沟通，并获得患者的知情同意。患者尤其需要了解高度近视眼在接受白内障手术时发生视网膜脱离和屈光误差的风险较高。近期研究发现，在无并发症的高度近视眼视网膜脱离的发病率为 0.8%[12]，与无轴性近视眼（0.4%）相比，其发病风险更高 [13]。

26.4.1 眼轴长度和角膜曲率测量

术前计划还应仔细测量角膜曲率和眼轴长度。后巩膜葡萄肿导致眼轴长度的测量值偏高，可能使得病理性近视眼轴长度的评估尤为困难 [14]（图 26.1），对视盘倾斜和（或）葡萄肿边缘跨越中央凹的患眼来说尤为如此，其 A 超结果的质量和准确度较差。据报道，在眼轴长度 >33.5 mm 时有 70% 的患眼会出现后巩膜葡萄肿。但事实上几乎所有病理性近视均存在不同程度的后巩膜葡萄肿 [15]。通常认为浸没法生物测量比接触性 A 超具有更高的准确性，但这种检查既费时也不够舒适，而且浸没技术不能解释所有由后巩膜葡萄肿造成的测量误差。

自动生物测量是应用光学相干测量来准确评估测量的理想手段 [16]。IOL Master 和 Lenstar（Haag-Streit）等仪器可以通过让患者注视目标来提高从角膜顶点到中央凹的距离，即眼轴长度测量的准确性。在最近的模型研究中发现，中央凹横截面的可视化是可行的，这对于确保更准确地测量中央凹的轴向长度是有帮助的，将来可将视轴的可视化测量作为工作流程的一部分。通过接触性和浸没性生物测量法进行的 A 超测量的解剖轴向长度（从角膜顶点到后极的距离），可能会在后巩膜葡萄肿存在的情况下提供错误的眼轴长度 [15]。可以常规测量其他变量，例如前房深度、白到白距离和晶状体厚度，这些变量可能有助于眼轴长度测量；并且通过生物测量以估计晶状体位置，从而提高屈光结果的准确性。角膜地形图（Placido 盘和 Scheimpflug）在评估高度近视和散光眼中的不规则散光与角膜膨出时有着特别的作用 [17]。

如果患者无法固视，可采用浸没式超声（包括 B 超和 A 超）作为替代检查方式，从而获取准确的眼轴长度值。该项技术采用水平轴 B 超使角膜和晶状体回声居中。然后调整 A 超的矢量方向使之

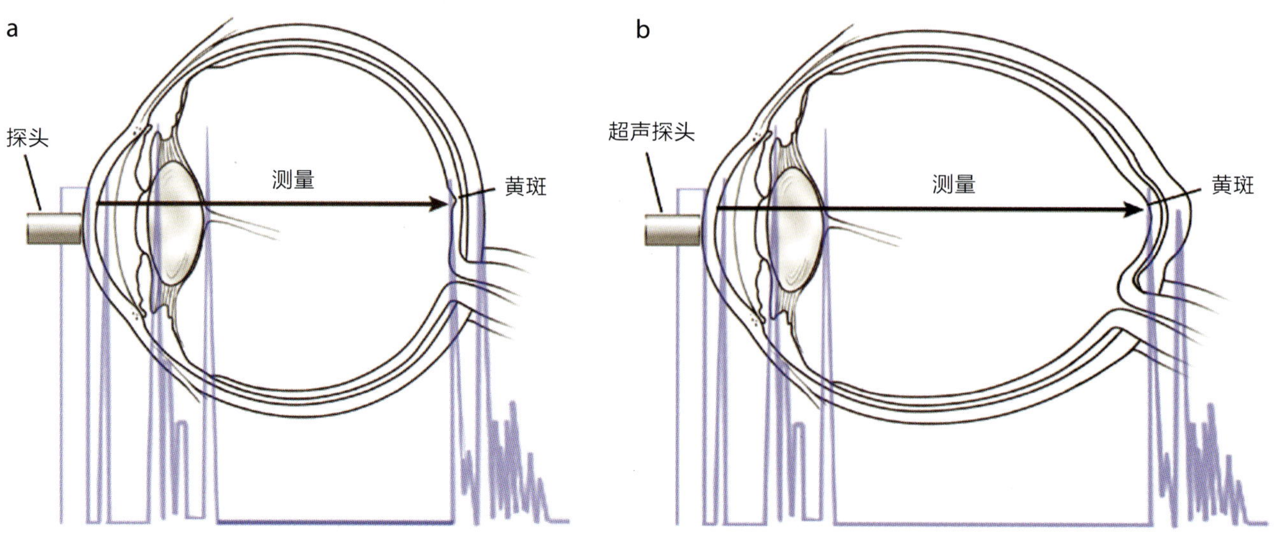

图 26.1 （a）接触性 A 超测量正常大小眼球的眼轴。（b）接触性 A 超测量后巩膜葡萄肿患眼的眼轴

直接穿过角膜中央、前部和后部晶状体回声。这种超声排列方式可以保证矢量在中央凹区的视网膜处交叉[18]。

26.4.2 人工晶状体度数计算

人工晶状体（IOL）屈光度计算时，应采用恰当的计算公式。传统的公式（如 SRK 公式）不适用于眼轴较长的患眼[14]。一些改进的公式，例如 Barrett（或因近视进行 LASIK 术后的眼）和 Hill-RBF（基于人工智能），可以通过结合其他变量来计算传统公式所不能提供的 IOL 屈光度。具体来说，许多改良的公式中包含了前后角膜曲率以及角膜厚度、白到白距离、晶状体厚度、前房深度、年龄和术前屈光度，这些公式还允许针对高眼轴长度进行适当调整[8, 14]。

有屈光手术史、又需要白内障手术治疗的患者越来越多。这就造成了一种困境，由于屈光手术对角膜基质进行了重塑，因此难以确定人工晶状体计算的平均角膜曲率。针对这些复杂的屈光状态，有多种人工晶状体计算公式。美国白内障和屈光医生协会提供了一种在线工具，可用于计算这类病例的人工晶状体度数[19, 20]。调查发现，简单的临床病史法属于一种既简洁又好用的计算方法。该计算方法为：屈光术前的平均角膜曲率结果减去（如果曾接受远视矫正，则是增加）因 LASIK 或 PRK 改变的屈光度［即，$K_2=K_1-(R_2-R_1)$］，其中 K_2 指屈光术后“理论”角膜曲率，K_1 指屈光术前的平均角膜曲率，R_2 指屈光术前等效球镜，而 R_1 指屈光术后等效球镜。其中，R_1 值应在屈光术后 12 个月以内的访视期内获取（因为随后的屈光状态可能受白内障近视偏移的影响），所得出的“理论”平均角膜曲率值可以用于人工晶状体的计算。此外，还可采用硬性角膜接触镜屈光修正技术，即一个已知曲率和度数的接触镜来确定屈光术后的平均角膜曲率。部分手术医生还会根据 Scheimplug 地形图和断层扫描仪器估算总角膜度数，并将其运用到计算中去。进行术中无晶状体像差测量的新技术为屈光术后患者的人工晶状体选择提供了又一个方法。需要注意的是，手动式角膜曲率计、自动式角膜曲率计以及传统的角膜地形图，不足以为这些患者确定合适的平均角膜曲率，而且可能会导致术后远视，从而使患者非常不满意。

应根据患者期望的术后屈光结果计算人工晶状体度数。大部分高度近视患者希望采用低度数的人工晶状体从而减少近视。因此，医生应就选择何种术后屈光结果与患者进行详细讨论。部分患者会要求单眼视力，但建议患者在确定这一选择之前通过配戴眼镜或接触镜完成单眼视力试验。患者还应对可能出现的术后轻度屈光误差做好心理准备。一项研究表明，69% 的高度近视患者白内障手术后的屈光度与预期的屈光度误差在 1D 以内[21]。医生应准备好使用一整套医疗和手术选项来解决屈光偏差，包括眼镜或隐形眼镜、人工晶状体更换和准分子角膜屈光手术等。

在确定术后屈光目标时，手术医生还应考虑对侧眼的屈光状态。如果对侧眼也患有显著影响视力的白内障，且即将接受白内障手术，则手术医生可能选择的屈光目标为平光至轻度近视（–0.75 球镜度数）。因为对于大部分患者来说轻度近视比轻度远视更为理想，患者倾向于选择轻度近视。如果对侧眼未患有显著影响视力的白内障，但仍采用平光至轻度近视作为手术眼的屈光目标，则会导致高度屈光参差而使得患者难以接受。在这种情况下，手术医生应选择与对侧眼相似的屈光度作为术后屈光目标以实现屈光平衡，或可以考虑对对侧眼进行透明晶状体摘除、有晶状体眼人工晶状体植入、配戴角膜接触镜或进行屈光手术以平衡双眼的屈光状态并抵消手术性屈光参差。

26.4.3 人工晶状体的选择

大多数接受白内障手术的患者选择单焦点人工晶状体。对于高度近视的眼，存在丙烯酸三片式 IOL，屈光度低至 –5.0 D（如 MA60MA 和 MN60MA，Alcon 公司，Fort Worth，TX）。此外，现有硅凝胶 IOL 的屈光度可低至 –10.0 D（如 MZ60PD，Alcon 公司，Fort Worth，TX），但对于未来可能需要进行视网膜手术的患眼，我们倾向于避免使用硅凝胶 IOL。

对特殊患者还需要就人工晶体的特殊性和附加特性加以考虑。如果存在高度散光，使用散光矫正型 IOL 是合适的，此外可以考虑在合适的患者中使用多焦点和可调节 IOL，这些 IOL 尤其适用于年轻、调节力强的个体。多焦点和可调节人工晶状体具有局限性，并且往往会导致术后对比敏感度有所降低，对习惯于不戴眼镜近距离阅读的高度近视患者，如果术后需要戴眼镜阅读小字，他们可能会感到失望。根据他们从多焦点或可调节 IOL 获得的屈光结果，他们可能还需要中间视力的眼镜。

选择IOL还需要考虑后囊膜混浊（PCO）的发生率。因为手术会增加高度近视眼发生视网膜脱离的风险[12, 14]。为尽量避免患眼再行Nd-YAG激光后囊膜切开术，应优选PCO发生率较低的IOL。

26.4.4 预期

最后，手术医生和患者均须考虑适当的手术预期效果。患者必须了解，高度近视眼接受白内障手术可能导致更高的围手术期风险，同时还可能需要针对术后视网膜脱离或屈光误差接受二次手术或进行进一步治疗。

如果患者存在假性剥脱综合征，则会增加悬韧带不稳定和IOL脱位的风险。还需要告知患者手术有可能会导致一些罕见的并发症，如视力丧失、失明，甚至由于视网膜脱离或眼内炎症导致眼球摘除等。当患者对术后效果期望值很高时，医生应向患者解释，即使采用多焦点或可调节性人工晶状体，其术后也不可能对任何距离的视力都能达到20/20。此外，如果存在近视性黄斑病变，患者应该了解他们的最佳矫正视力结果可能会受到这种既往存在的视网膜疾病的限制。

26.5 手术时机

高度近视白内障手术的时机选择非常重要。针对高度近视患者，大部分白内障手术医生选择更保守的手术方法，而且会等到白内障严重影响视觉功能时才要求患者接受高风险的白内障手术。但是也不能过于拖延手术，因为高密度白内障会使手术更难进行，还会使手术并发症发生的可能性进一步增加。

如果患眼出现任何渗出性黄斑病变，应等病变稳定后再进行手术。如果在黄斑病变稳定之前进行白内障手术，可能会加剧病变的严重程度且更难控制病情的进展。同样，对任何处于活动期的眼内病变，如增殖性视网膜病变、眼内炎症以及未控制的青光眼，都必须在控制病情后才能进行白内障手术。如果未在术前稳定病情，则视网膜病变、炎症和眼内压，均难以在术后短期内得到控制。另外，还应在进行白内障手术前处理外眼病变，如重度睑外翻和睑内翻，否则术后可能会出现角膜不愈合问题。

在某些情况下，当玻璃体视网膜医生检查眼后极部时，白内障密度可能会干扰其检查。此时，医生可以在黄斑病变或视网膜病变完全稳定前进行白内障切除术，以帮助玻璃体视网膜医生进行诊断和治疗。

如果双侧眼需要连续进行白内障手术，患者和医生应推迟二次手术，从而避免远期的屈光参差。在某些国家，即时–连续白内障手术很受欢迎。但是在美国，考虑到感染和术中污染的风险，不推荐采用这种手术。采用即时–连续手术时，患者通常需要住院并接受全身麻醉。

26.6 麻醉

医生应制订恰当的麻醉计划，以优化患者的舒适度和配合性，同时将围手术期风险降至最低。如果患者配合程度高，可以考虑表面麻醉。医生对于可能不太合作的患者应考虑进行局部（球后、球周或Tenon囊下）或全身麻醉。对需要高水平镇静但全身麻醉风险很大的患者还可选择喉罩气道麻醉，这属于一种折中的麻醉方法。

通常眼轴较长的患者发生眼球穿孔的风险较高，因此手术医生应避免采用球后麻醉。如果进行局部麻醉应尽量采用球周或Tenon囊下注射麻醉。Greenbaum套管（图26.2）已被证实可有效提供Tenon囊下阻滞，在手术过程中足以达到眼球固定、麻醉和减少眼睑活动的效果[22, 23]。这种较短、柔韧、塑料的非创伤性套管使用方便且为一次性用品，优于其他商业用金属套管。

26.7 手术注意事项

由于高度近视眼的眼轴较长，因此对患眼进行眼内手术的难度较高。这类患眼的前房往往会变得更深。此外，由于玻璃体收缩以及巩膜弹性改变会使晶状体–虹膜隔膜和晶状体后囊的位置经常出现波动（图26.3）。针对这些解剖特点，手术医生应对手术方法作出合理调整。就切口而言，如果考虑做透明角膜切口则应首选短隧道而非长隧道的切口。当器械在很深的前房内进行操作时，较短的隧道可以避免形成角膜皱褶。

在撕囊时首选直径偏大的前囊口，这样有助于将晶状体从囊袋内移入前房进行超声乳化。这种技

a

b

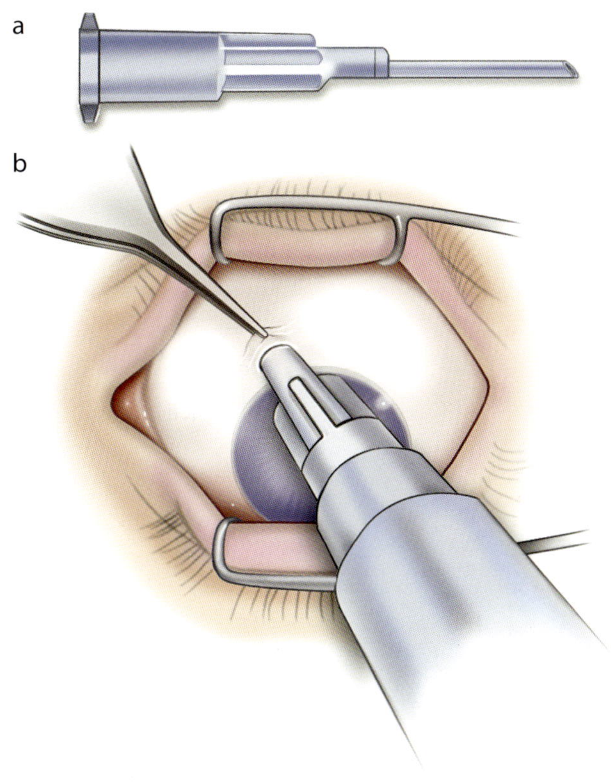

图 26.2 （a）用于麻醉的 Greenbaum 套管。（b）正确放置 Greenbaum 套管以进行 Tenon 囊下麻醉

a

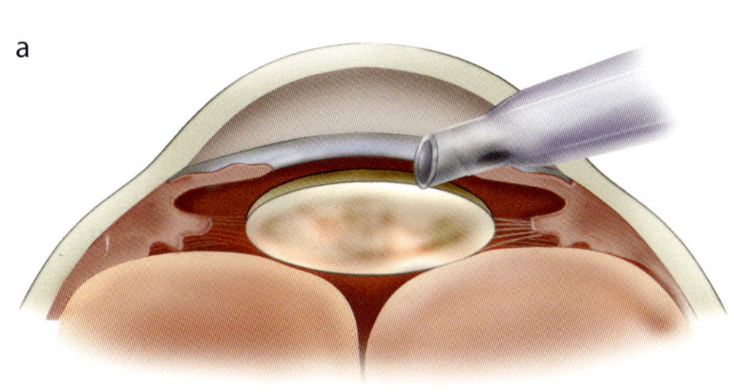

b

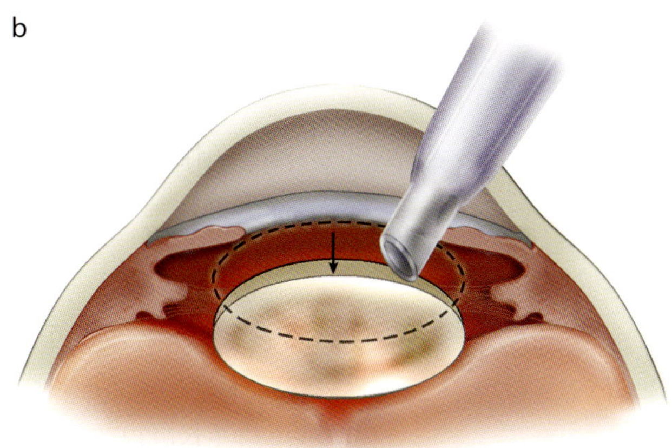

图 26.3 （a）在正常尺寸的眼球中，超声乳化手柄接近白内障的位置。（b）在轴性近视眼中，超声乳化手柄试图接近白内障。器械进入角度更陡峭，而且前房深度加深，使得该操作变得很困难

术能降低超声乳化手柄在很深的前房内的操作难度（图 26.4）。然而，手术医生必须考虑到高度近视眼的瞳孔直径可能较大，有时可达 9.5 mm。大瞳孔时应避免将囊撕得太大。撕囊后医生应该对晶状体进行轻柔的水分离，许多医生还会选择进行水分层，以将晶状体核与周围的外核和皮质分开，在高度近视白内障陡峭角度的超声乳化操作中，外核和皮质可以在核和后囊之间提供必要的保护性缓冲作用。

医生应避免前房深度的快速变化，这种变化可能会出现在眼轴长度较长的眼中，玻璃体向前快速移动可能会增加视网膜破裂和撕裂的风险。尤其是超声乳化手柄和注吸手柄不应多次进出前房，以免晶状体 – 虹膜隔膜过度前后移动。可适当降低灌注瓶高度以减少灌注对晶状体 – 虹膜隔膜的后推力。但瓶高度过低也可能增加超声乳化期间阻塞后浪涌的风险。如果对晶状体进行刻槽时，可将第二个仪器插入穿刺口，以使液体缓慢流出并避免前房深度加深。此外，在移除手柄之前使用粘弹剂对前房进行填充可以避免前房快速变浅。

一些医生主张将手柄针头进至虹膜平面下方时才启动灌注，这样可以减少前房深度的波动。针头低于虹膜平面才开始灌注，流体将充满后房，而不是前房，并且晶状体 – 虹膜隔膜可能会较少前后摆动。更加稳定的晶状体位置使得手术操作变得更为可控。

劈核的技术多种多样，每种技术各有其优缺点。最直接和最基本的技术是分而治之（图 26.5）。在这项技术中，超声乳化机头用于雕刻十字形图案的两个初始凹槽，随后将核分为四个象限，然后依次乳化各块晶状体核。

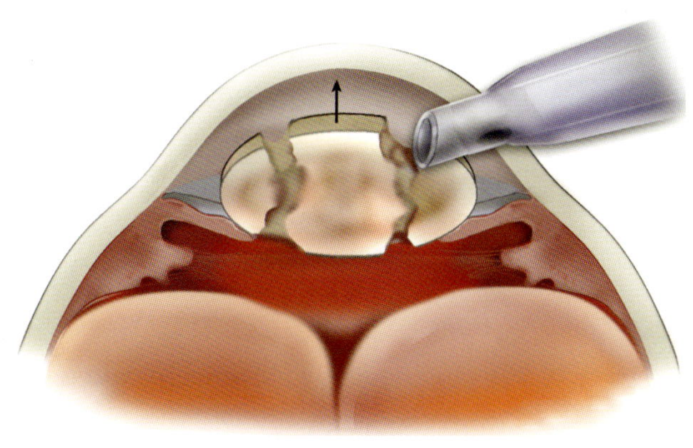

图 26.4 在前房使用囊膜上技术对白内障进行超声乳化

新的劈核技术如水平劈核或垂直劈核因不需要进行初始刻槽，可降低总体超声能量。垂直劈核（图 26.6）又称快速劈核，使超声乳化手柄到达晶状体核中心，将劈核钩放置于超声乳化手柄的旁边或前方。手柄吸住并上抬晶状体核，劈核钩则向下用力使晶状体出现裂缝，然后对晶状体碎片进一步劈核、抬起并乳化。

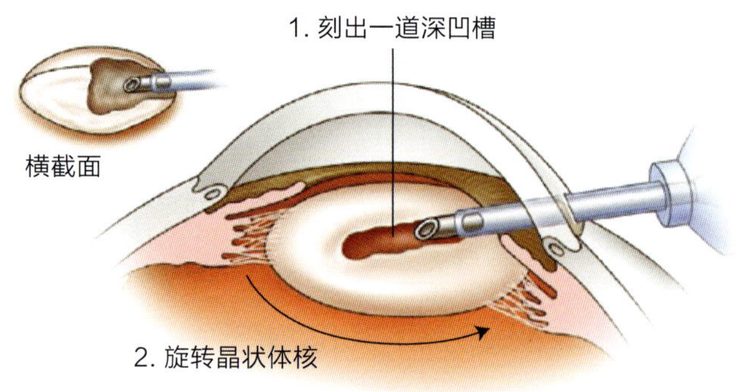

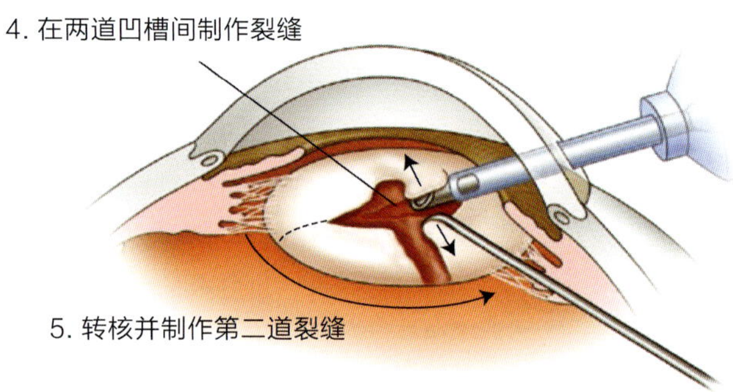

图 26.5 分而治之法劈核

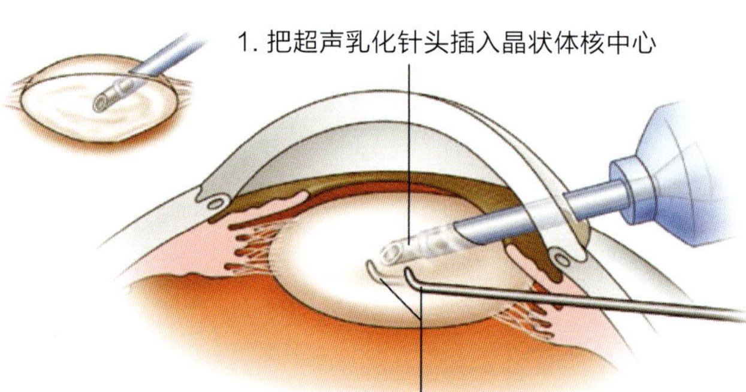

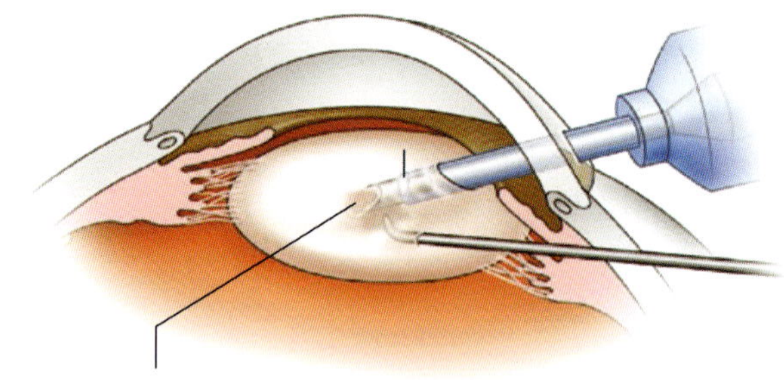

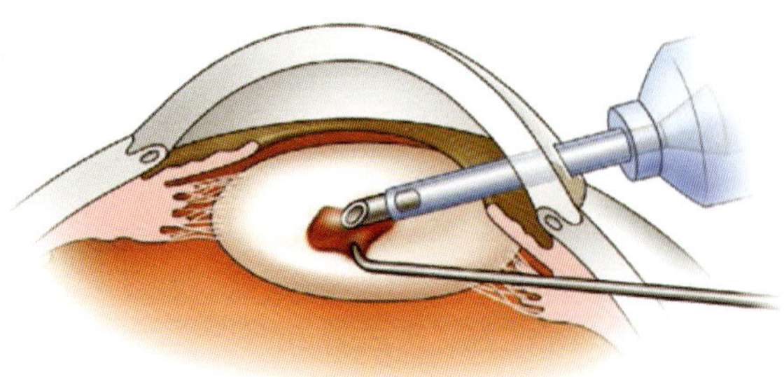

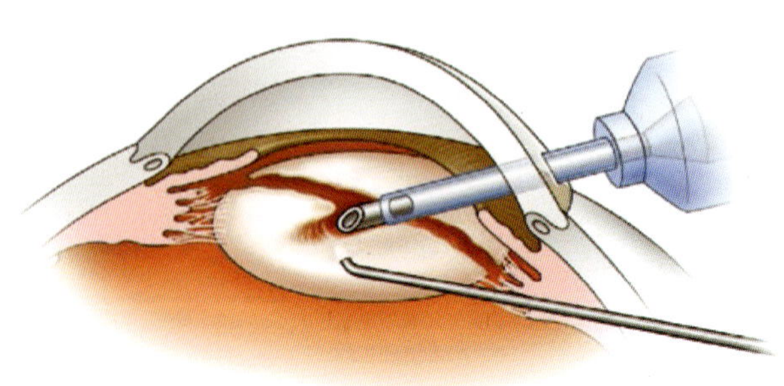

图 26.6 快速劈核（垂直切割）技术

推荐采用预劈核技术（图 26.7），该技术可减少对晶状体悬韧带的压力且不需要使用超声即可安全地劈核。预劈核技术中用两个直角劈核钩，180° 相对放置，然后两个劈核钩朝中心相向用力将核劈开。miLOOP 是一种一次性装置，它使用一个可弯曲的镍钛合金环来实现硬核的机械碎核（Iantech，雷诺 NV）。然后抬起和乳化晶状体核块。其他劈核技术包括拦截劈核、爆破劈核和翻转劈核等。

飞秒激光辅助白内障手术的出现为医生提供了可重复设计和可预测的前囊膜切开和弧形切口以矫正散光的能力。居中性良好、完美的圆形的前囊膜切开，可以帮助医生在劈核过程中在悬韧带上实现力量的均匀分布，在手术结束时 IOL 居中。飞秒激光还可以帮助制作主切口和侧切口并分割晶状体。关于飞秒激光辅助白内障手术的安全性、有效性和效率的研究正在进行中。

在吸除晶状体核、外核层和皮质后，必须在植入晶状体之前注入足够量的粘弹剂以填充前房和囊袋。在眼轴长度超长的情况下，IOL 计算可能会导致选择度数非常低或负屈光度的 IOL，这些低度数或负屈光度的 IOL 可能仅有三片式型号，可在植入前折叠或注入，即使一片式 IOL 具有所需的度数，一些医生仍可能选择三片式 IOL，因为它在大囊袋中具有较强的稳定性。手术切口可能需要扩大到 3.0 mm，以适应三片式 IOL 的植入。当 IOL 计算结果得到 IOL 的屈光度为零或接近零时，我们仍然建议植入 IOL，而不是让患者无晶状体。IOL 的存在提供了囊袋和晶状体 – 虹膜隔膜的稳定性，并在眼的后段和前段之间形成了重要的屏障[14, 21]。

白内障手术过程中最具破坏性的潜在并发症之一是爆发性脉络膜上腔出血。过去，较长的眼轴长度是急性术中脉络膜上腔出血的已知危险因素[24]。这是囊外白内障摘除术的一个重要风险因素，但随着向超声乳化术的巨大转变，急性术中脉络膜上腔出血的总体发生率有所下降。在 Ling 等最近的一份报告中，白内障手术中脉络膜上腔出血的发生率约为 0.04%[25]。鉴于发生率低和病例数很少，高度近视在超声乳化术中发生脉络膜上腔出血风险的影响尚未确定。

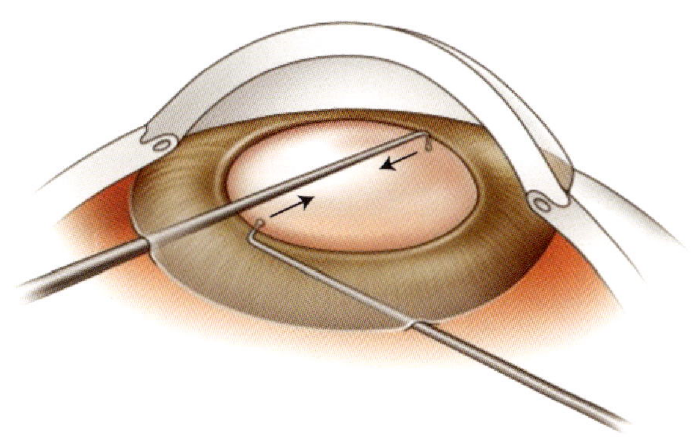

1. 劈核器被放置在核赤道处，相隔 180°

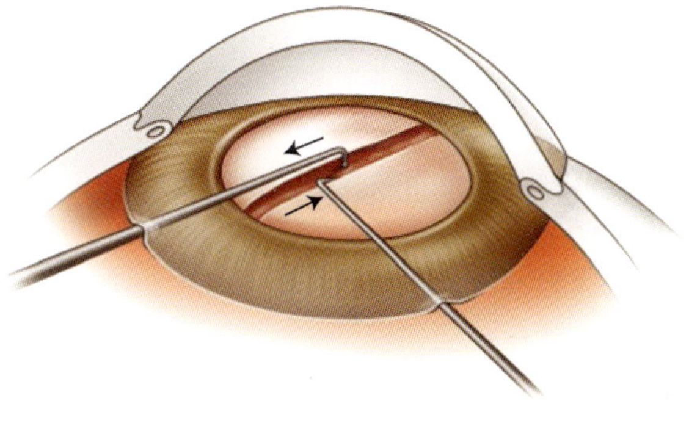

2. 劈核器被向心拉伸，以便将核劈成两半

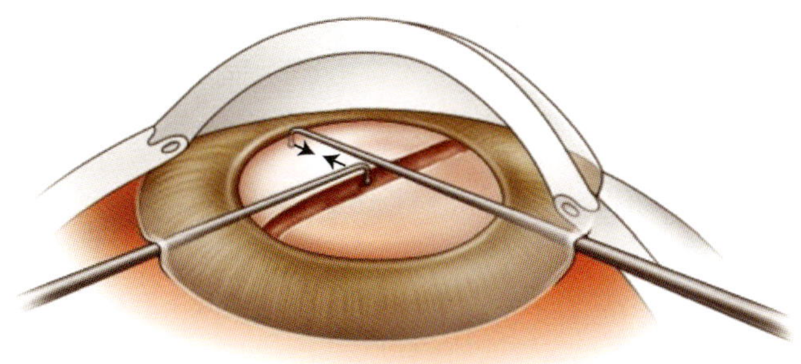

3. 劈核器转向 90°，相同的动作把半核劈成 1/4 象限

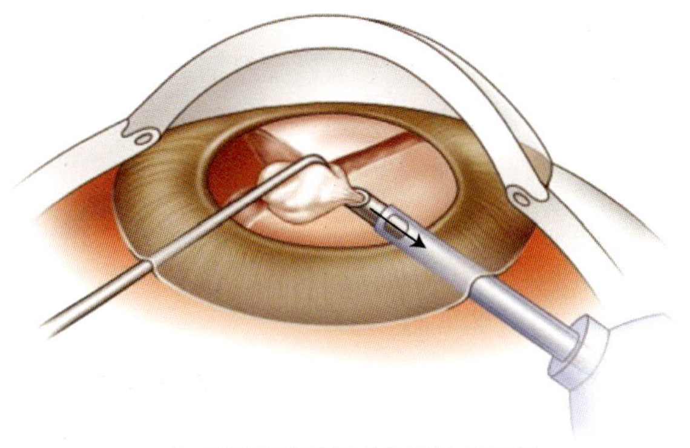

4. 核的碎块被逐个象限乳化吸除

图 26.7 预劈核技术

26.8 术后处理

术后处理总体上类似于非近视患者的白内障手术。术后抗生素、类固醇和非甾体抗炎药可局部给药，通常每天 4 次，或在白内障手术结束时前房内给药。在美国，没有 FDA 批准的市售前房内应用的抗生素，但许多医生倾向于超适应证使用莫西沙星作为前房内药物。建议使用非甾体抗炎药来帮助镇痛、减少炎症和预防术后黄斑囊样水肿（CME）。

术后必须密切监测眼内压。年轻的近视患者在白内障手术后类固醇反应的风险显著增加（类固醇药物治疗后眼压升高）。在 Chang 等的一项研究中，年龄小于 65 岁且眼轴长度大于 29.0 mm 的患者发生类固醇反应的风险比 65 岁以上且眼轴长度正常的患者高 35~39 倍[26]。如果眼压难以控制，可以考虑使用低效的类固醇药物，如氯替泼诺或氟米龙，以减少类固醇反应的强度。降眼压的药物，如噻吗洛尔、多佐胺和溴莫尼定，有助于治疗术后急性眼压升高。

由于人工晶状体周围囊袋收缩，晶状体有效位置会发生变化，因此术后屈光度可能需要数周甚至数月才能稳定下来。如果手术后出现屈光异常，医生应等到稳定后再开始屈光调整。如果屈光度偏差非常大，可以考虑更换 IOL 或 Piggyback IOL 植入，或者患者可以考虑使用眼镜、隐形眼镜或屈光手术来抵消屈光偏差。

植入丙烯酸类 IOL 的白内障手术，大约 8% 的病例发生晶状体后囊膜混浊（PCO）[27, 28]。作为标准治疗的 Nd-YAG 激光后囊膜切开术在轴性近视眼中具有更高的视网膜脱离风险[12, 14]。Ranta 等发现眼轴长度超过 25 mm 后，每增加 1 mm，视网膜脱离的风险比率增加 1.51 倍[28]。一些手术医生通过在术中进行囊膜抛光技术来避免这种风险，另一种选择是在手术中进行后囊膜连续环形撕囊，尽管后囊膜撕裂后液化玻璃体可能难以处理，但仍可选择在术中对后囊膜进行连续环形撕囊。如前所述，一些 IOL 的设计可以降低 PCO 的发生率，选择这类 IOL 是一个明智的选择。

术后应有玻璃体视网膜专家一起参与检查，他们更擅长检查细微的视网膜裂孔、撕裂和黄斑囊样水肿。对于术中玻璃体丢失或晶状体碎片残留的情况，玻璃体视网膜医生的及时评估尤为重要，以便在适当的时机进行玻璃体切除术和晶状体切除术。

26.9 结论

如果采取适当的围手术期措施以降低并发症的风险，对长眼轴高度近视眼进行白内障手术是安全、成功的。通过细致的手术规划和处理，可以获得良好的结果。

参考文献

[1] Klein BE, Klein R, Moss SE. Incident cataract surgery: the Beaver Dam Eye Study. Ophthalmology. 1997;104(4):573–80.

[2] Lim R, Mitchell P, Cumming RG. Refractive associations with cataract: the Blue Mountains Eye Study. Invest Ophthalmol Vis Sci. 1999;40(12):3021–6.

[3] Younan C, Mitchell P, Cumming RG, et al. Myopia and incident cataract surgery: the Blue Mountains Eye Study. Invest Ophthalmol Vis Sci. 2002;43(12):3625–32.

[4] Shah NV, Chow J, Yoo SH. Cataract Surgery after Refractive Surgery. In Henderson BA, Pineda IR, Chen SH (eds) Essentials of Cataract Surgery, Second Edition. Slack Inc., Thorofare, NJ, pp 341–50.

[5] Simonelli F, Nesti A, Pensa M, Romano L, Savastano S, Rinaldi E. Lipid peroxidation and human cataratogenesis in diabetes and severe myopia. Exp Eye Res. 1989;49: 181–7.

[6] Goosey JD, Tuan WM, Garcia CH. A lipid peroxidative mechanism for posterior subcapsular cataract formation in the rabbit. A possible model for cataract formation in tapetoretinal disease. Invest Ophthalmol Vis Sci. 1984;25:608–12.

[7] Micelli-Ferrari T, Vendemiale G, Grattagliano I, Boscia F, Arnese L, Altomare E, Cardia L. Role of lipid peroxidation in the pathogenesis of myopic and senile cataract. Br J Ophthalmol. 1996;80:840–3.

[8] Mifflin MD, Wolsey DH. Chapter 31: Cataract surgery after refractive surgery. In: Essentials of cataract surgery. p. 271–82.

[9] Williams MA, et al. The incidence and rate of rhegmatogenous retinal detachment seven years after cataract surgery in patients with high myopia. Ulster Med J. 2009;78(2):99–104.

[10] Attebo K, et al. Prevalence and causes of amblyopia in an adult population. Ophthalmology. 1998;105(1):154–9.

[11] Chiou AG, et al. Management of corneal ectasia and cataract following photorefractive keratectomy. J Cataract Refract Surg. 2006;32(4):679–80.

[12] Jacobi FK, Hessemer V. Pseudophakic retinal detachment in high axial myopia. J Cataract Refract Surg. 1997;23(7):1095–102.

[13] Szijarto Z, et al. Pseudophakic retinal detachment after phacoemulsification. Ann Ophthalmol. 2007;39(2):13409.

[14] Seward H, et al. Management of cataract surgery in a high myope. Br J Ophthalmol. 2001;85:1372–8.

[15] Hill W. www.doctor-hill. com/iol-main/ iol_main.htm.

[16] Roessler GF, et al. Accuracy of intraocular lens power calculation using partial coherence interferometry in patients with high myopia. Ophthalmic Physiol Opt.

2012;32:228–33.
[17] Wolf A, et al. Mild topographic abnormalities that become more suspicious on Scheimpflug imaging. Eur J Ophthalmol. 2009;19(1):10–7.
[18] Byrne SF, Green RL. Ultrasound of the eye and orbit. 2nd ed. St. Louis: Mosby; 2002.
[19] Wang L, et al.. Evaluation of intraocular lens power prediction methods using the American Society of Cataract and Refractive Surgeons Post-Refractive Surgery IOL Calculator. ASCRS.org.
[20] Keratorefractive intraocular lens power calculator. J Cataract Refract Surg. 2010;36(9):1466–73.
[21] Kohnen S, Brauweiler PJ. First results of cataract surgery and implantation of negative power intraocular lenses in highly myopic eyes. J Cataract Refract Surg. 1996;22:416–20.
[22] Greenbaum S. Parabulbar anesthesia. Am J Ophthalmol. 1992;114:776.
[23] Kumar CM, Dodds D. Evaluation of the Greenbaum sub-Tenon's block. Br J Anaesth. 2001;87(4):631–3.
[24] Beatty S, Lotery A, Kent D, et al. Acute intraoperative suprachoroidal hemorrhage in ocular surgery. Eye(Lond). 1998;12(Pt 5):815–20.
[25] Ling R, Cole M, James C, et al. Suprachoroidal hemorrhage complicating cataract surgery in the UK: epidemiology, clinical features, management, and outcomes. Br J Ophthalmol. 2004;88(4):478–80.
[26] Chang DF, Tan JJ, Tripodis Y. Risk factors for steroid response among cataract patients. J Cataract Refract Surg. 2011;37(4):675–81.
[27] Wejde G, et al. Posterior capsular opacification: comparison of 3 intraocular lenses of different material and design. J Cataract Refract Surg. 2003;29(8):1556–9.
[28] Ranta P, Tomilla P, Kivela T. Retinal breaks and detachment after neodymium:YAG laser posterior capsulotomy: five-year incidence in a prospective cohort. J Cataract Refract Surg. 2004;30(1):58–66.

27 眼球运动异常

Tsuranu Yokoyama

27.1 高度近视性斜视

病理性近视有时可导致伴有眼球运动明显异常的特征性斜视。眼球外展和上转运动时受到机械性限制，会导致内斜视和下斜视[1, 2]。这种斜视的最终会导致固定性斜视，受累眼紧紧固定在内斜视和下斜视的位置，甚至不能向其他方向被动移动[3-5]。这种极端情况也被称为收敛性固定斜视[3]或近视性固定斜视[6]。然而，高度近视性斜视（highly myopic strabismus）并不总是以固定性斜视的形式出现，其严重程度表现为从小角度内斜视（外展有轻微限制，眼球可以移动过中线）到固定性斜视[6, 7]。此外，斜视并不总是内斜视形式出现，也有外斜视和下斜视的报道[8]。这些疾病的共同特点是轴性高度近视和限制性眼球运动，基于此笔者提出高度近视性斜视这个术语概念。

27.1.1 病因学

高度近视性斜视是一种影响高度近视人群的后天性斜视，受累眼的眼轴长度经常超过 30 mm[9]，图 27.1 为高度近视斜视的眼轴长度的分布直方图，其分布范围从 19.9~35.5 mm［平均数 ± 标准差为（31.9 ± 2.05）mm］。专家们提出了多种可能的病因学说[10-13]，但直到成像技术如 CT 或 MRI 取得重大进展前，其具体的发病机制仍不清楚。Demer 和 von Noorden[12] 在 1989 年首次尝试使用 CT 试图找到答案。1994 年 Kowal 等[4]首次报道了 MRI 的发现。然而在笔者看来，以下三项研究在病因研究中取得了重大突破，研究者通过不同的方法发现了外直肌（LR）的下移位：Ohta 等的轴向 CT[14]、Herzau 和 Ioannakis[15] 的术中观察、Krzizok 等的冠状位 MRI。Ohta 等、Herzau 和 Ioannakis 以及 Krzizok 和 Schroeder[16] 推测，外直肌向下移位可能会阻碍眼

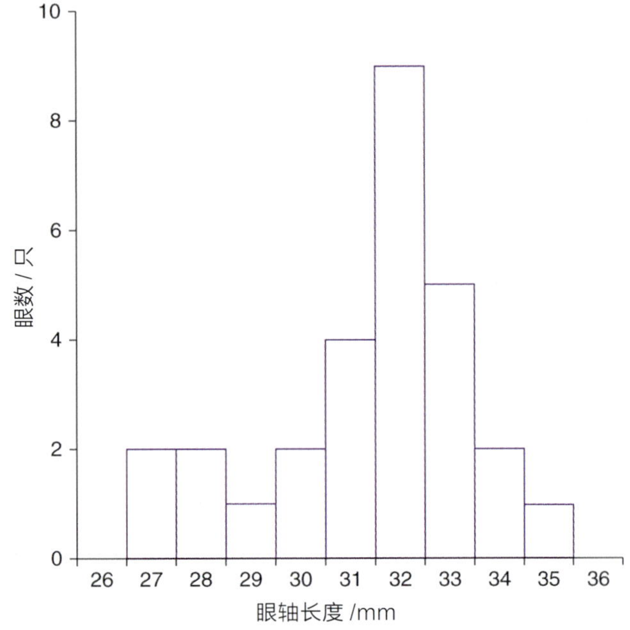

图 27.1 高度近视性斜视眼轴长度的分布平均 ± 标准差为（31.9 ± 2.05）mm。眼轴长度最短为 27.9 mm，最长为 35.5 mm

球的外展运动。然而，虽然外直肌向下移动可能会削弱外展力，但这本身并不能解释外展和上展是如何同时受到限制的，尤其是固定性斜视。此外，没有关于外直肌如何移位的明确解释。横山等[17, 18]报道了高度近视性斜视的眼球通过上直肌（SR）和 LR 之间的间隙从肌锥内移位，这种移位可能是该疾病的直接原因。他们的发现也可以解释 LR 是如何向下位移的。

图 27.2 为双眼固定性斜视患者的轴向 MRI 图像。在轴向扫描中，内直肌和外直肌有时由于外直肌向下移动不能处于同一水平面上。图 27.2a 显示了包括眼球的最大横截面图，横截面也显示内直肌（MR）。然而 MRI 图显示 LR 在较低的水平上，如图 27.2b 所示 LR 比 MR 低 6 mm。这正是 Ohta 等

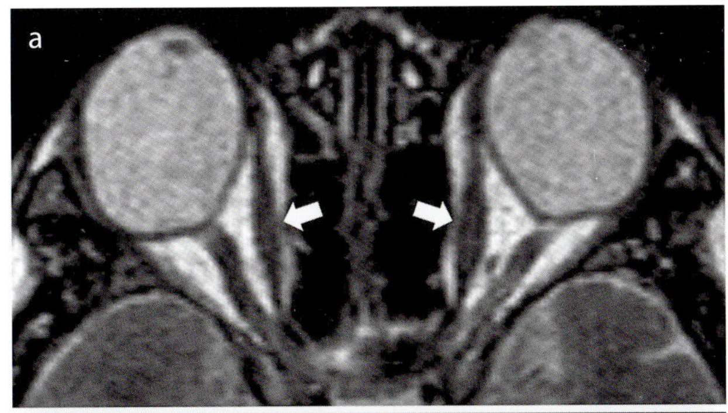

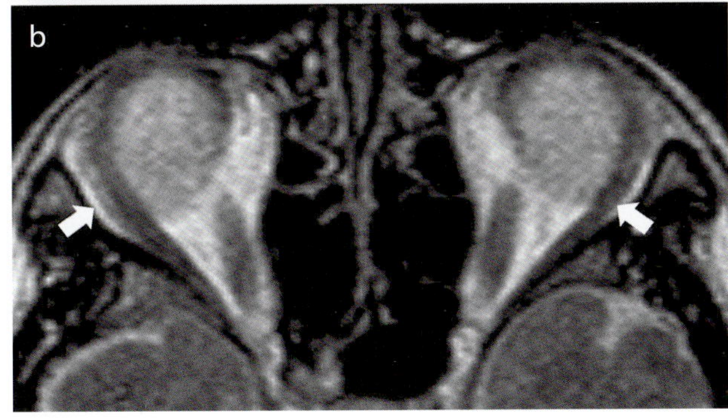

图 27.2 双眼斜视患者的轴向 MRI。内直肌（a，箭）与外直肌（b，箭）不在同一个平面上。图 b 显示了比图 a 低 6 mm 的截面。在固定性斜视中，外直肌通常比正常情况下要长，沿着眼球的下表面延伸

在使用 CT 时所发现的。然而，这在高度近视性斜视中并不常见，只有当眼球移位异常严重时才会出现，例如固定性斜视。

冠状位 MRI 扫描是诊断高度近视性斜视最有效的方法。图 27.3 记录了另一位双眼斜视患者的冠状位 MRI。眼球向颞上异常移位，大部分位于肌锥外。图 27.4 是由同一个 MRI 图像生成的三维重建图。如背视图所示，眼球后部与肌锥明显移位，夹在 SR 和 LR 之间。在这种情况下，由于 SR 肌肉的阻碍，眼球后极部无法向鼻侧移动，导致外展受限。同样地，LR 也可以阻碍眼球上转，它使眼球后部从下方悬空。Herzau 和 Ioannakis[15] 在手术中发现了完全相同的 LR 观察结果。这就是眼球是如何被机械性地固定的。

图 27.5 比较了一名对照受试者和一名斜视患者的眼眶。对照组为高度近视，无斜视或任何异常眼球运动。在对照组中，SR 位于下直肌（IR）稍颞侧，MR 和 LR 几乎在同一水平。然而，在患者中，SR 向鼻侧移位，LR 向下移位。有些人可能会认为这两块肌肉的位置都发生了很大的变化，但实际上它们只是轻微位移。是眼球向颞上移位造成了 SR 和 LR 似乎大幅度移位的假象。

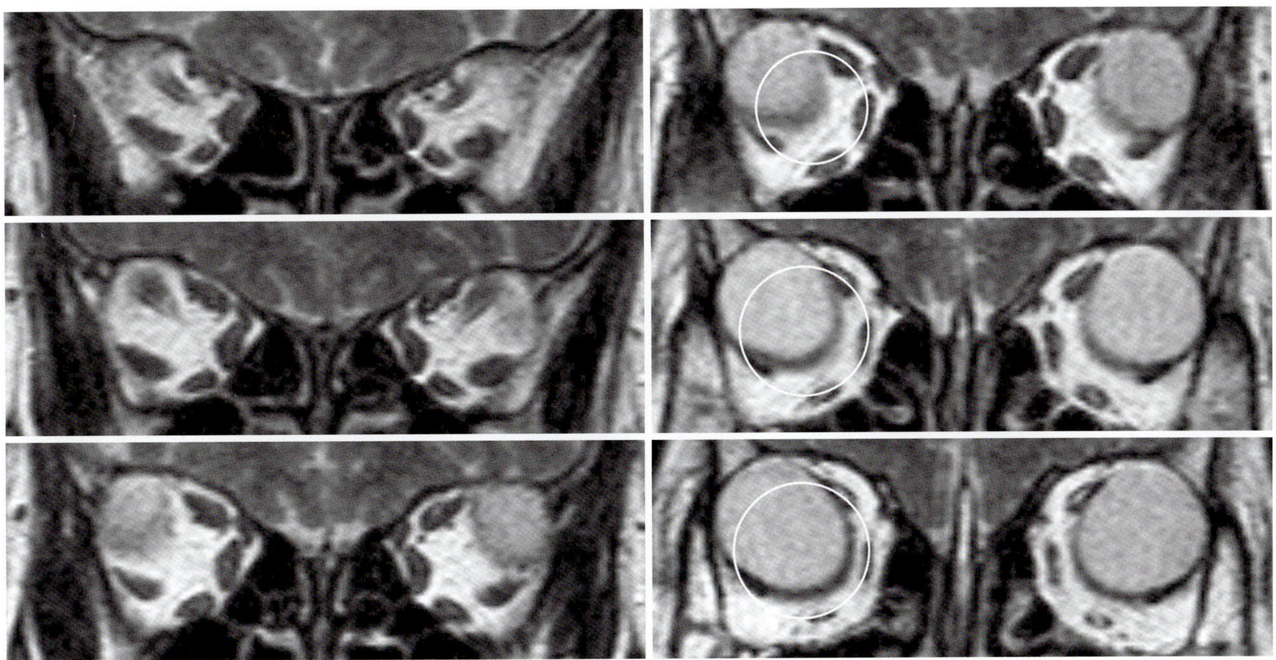

图 27.3 双眼斜视患者的冠状位 MRI。图像从后到前顺序排列，层厚为 3 mm。圆圈表示肌肉的横截面

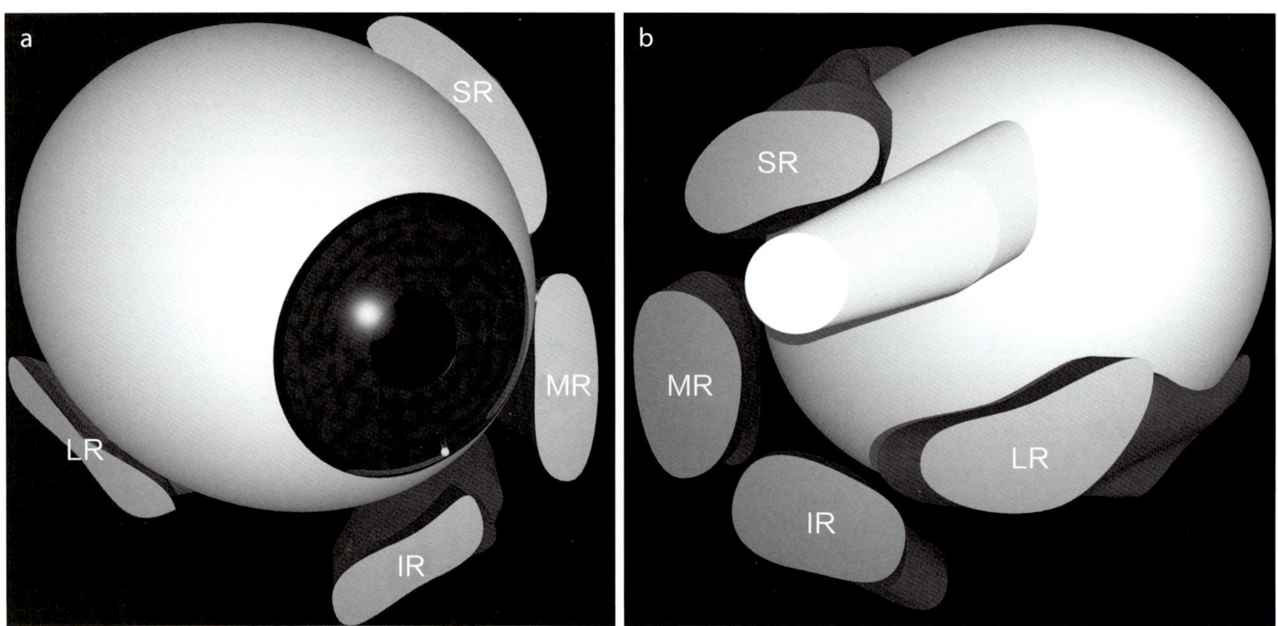

图 27.4 图 27.3 三维重建图。（a）正面，（b）背面，SR 上直肌，MR 内直肌，IR 下直肌，LR 外直肌。四条直肌和视神经沿着它们的路径在每个截面上被绘制。眼球绘制的球体形状与真实的眼球完全相同

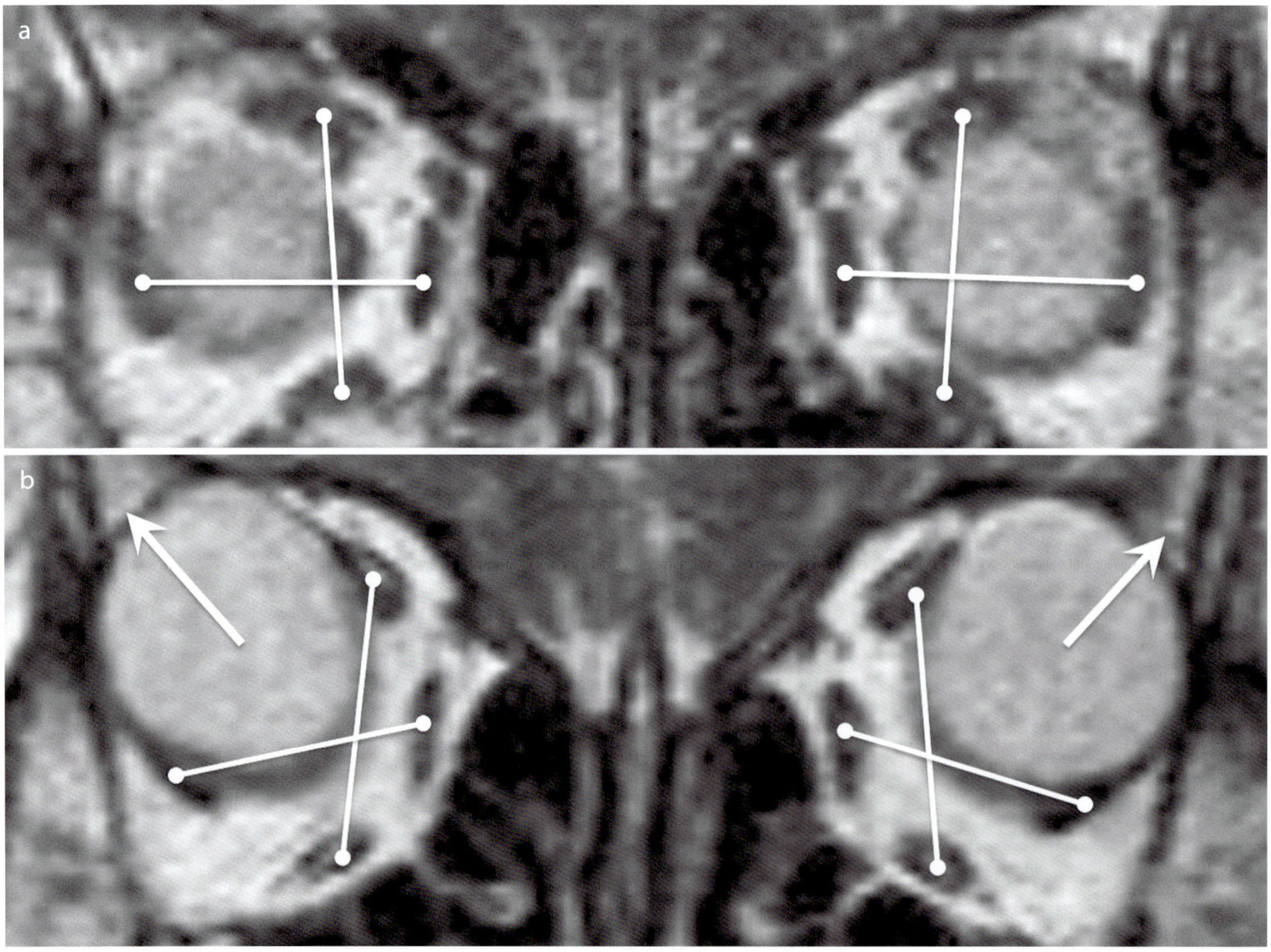

图 27.5 （a）无斜视、无眼球运动异常的高度近视者的眼眶。（b）固定性斜视的患者。在斜视患者的扫描中，SR 向鼻侧移位，LR 向下移位，因为移位的眼球（箭）正将它们推向一边

27.1.2 移位角（angle of dislocation）

一些测量眼球移位严重程度的指标对于定量研究眼球移位角度与眼球运动受限的严重程度之间的关系至关重要。图 27.6 中白色的圆圈代表眼球（G）、SR（S）和 LR（L）的中心，它们的坐标由计算机软件 Scion Image® 获取（Scion 公司，Frederick，Maryland，美国）。LGS 角是连线表示的眼眶的颞上象限角。由于这个角可以作为反映眼球移位严重程度的一个指标，由此称之为移位角。如果这个角度大于 180°，那么眼球超过一半的横切面位于肌锥外。移位角与最大外展角和上转角[9]有显著的关系。36 例高度近视性斜视患者平均移位角为 179.9° ± 30.8°，27 例正常对照者平均移位角为 102.9° ± 6.8°。

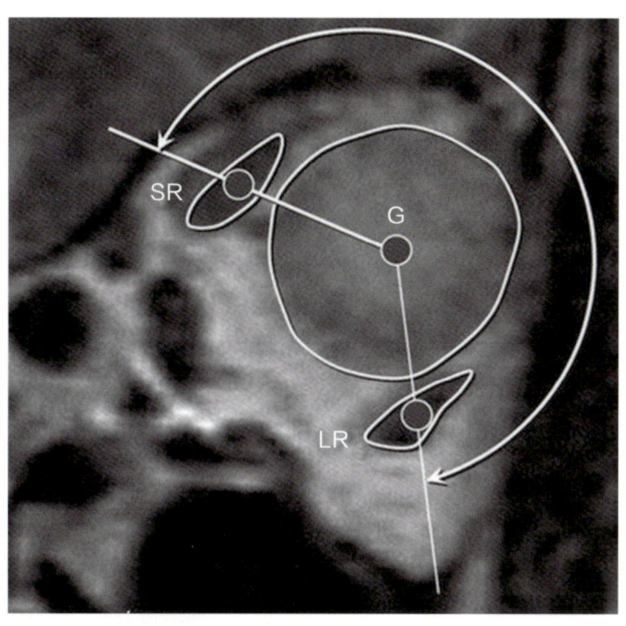

图 27.6 移位角。SR 上直肌，LR 外直肌，G 眼球。位移的角度是由三个点，即 SR、G 和 LR 的区域中心（圆），面向眼眶颞上壁（曲线）形成的。该角度与最大外展角和上转角有显著相关性

27.1.3 手术治疗

联合上直肌与外直肌肌腹的手术方式可以有效治疗高度近视性斜视患者眼球移位。该方法不仅可以恢复正常眼位，而且可以同时解决眼球运动异常。

图 27.7 说明了如何联结上直肌和外直肌。这一方法的目的是将眼球推回到正常的肌锥内的位置。用单针缝线缝合这两条肌肉并打结。缝线使用 5-0 不可吸收聚酯缝线最适合，因为该缝线张力强度大，且不产生任何组织不良反应。缝线在距肌肉边缘处同距离位置穿入两次，如此一来，缝线带来的摩擦力可固定肌肉。两条肌肉紧密对位前，缝线应保持活结，肌肉之间不可存在任何间隙，若两肌肉间留有间隙，缝线暴露出来可能会划破巩膜，刺穿眼球。缝线的位置大约在上直肌和外直肌止端后 15 mm 处，由于有时很难到达这个位置，通常需要在直肌止端

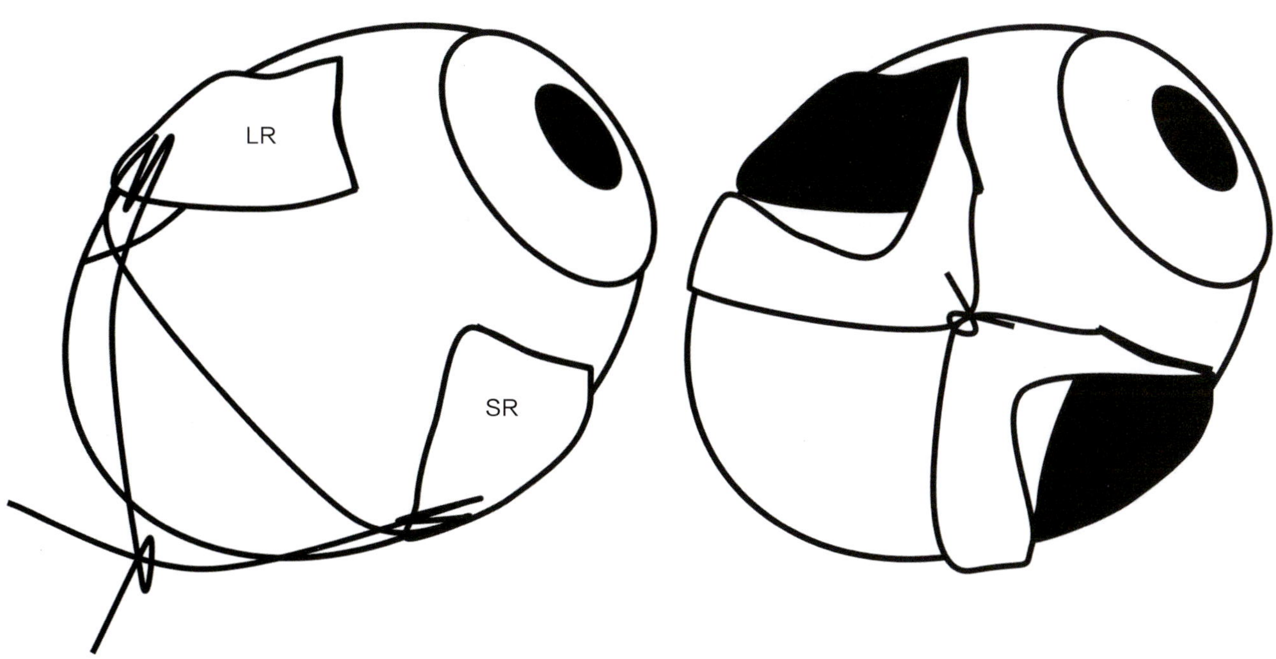

图 27.7 SR-LR 联结手术示意图（术者视角）。SR 上直肌，LR 外直肌。缝线位于每条直肌肌止端后约 15 mm 处

后约 10 mm 处预置丝线缝合，以便拉出必需的部分肌肉（图 27.8）。当发现肌肉太紧，仅用肌肉钩不能进行操作时，就应使用预先放置的缝合线，尤其在老年患者，直肌脆弱且在强力操作很容易撕裂时采用该操作。特别是上直肌，因为在四条直肌中，上直肌的起止点离角膜缘最远，且被上眼睑覆盖。相反，仅用斜视钩操作暴露外直肌要比上直肌容易

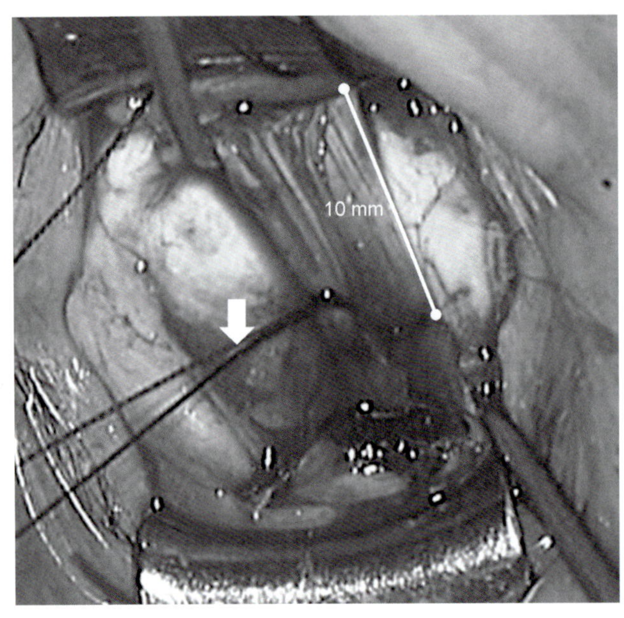

图 27.8 上直肌预置缝线。丝线（箭）预置于肌止端后约 10 mm 处，以牵拉出肌肉。与仅使用斜视钩相比，可以更安全地暴露所需的肌肉部分

得多，而且通常不需要预置缝线。在暴露肌肉的过程中，应彻底仔细地分离肌间膜，使得眼肌能够顺畅地侧方移动，但不可切除包裹肌肉的 Tenon 囊，以防止肌肉撕裂。在肌肉中放置缝线的位置也很重要，至少应该保留一半的肌肉宽度，避免局部缺血。然而，如果缝线置入位置太边缘，肌肉可能无法确保联结牢固，最终影响手术效果。

该联结手术，还需强调其他一些要点。下斜肌附着点通常应该位于外直肌的下缘附近，在斜视固视时，发现下斜肌的附着点经常异常地高于外直肌的上缘（图 27.9a）。同样，可见上斜肌附着点位于上直肌颞侧缘的颞侧（图 27.9b）。这是因为当眼球移位时两条直肌的走行发生了移位。切忌将斜肌和直肌缝合在一起，否则直肌将无法运动。

肌肉联结手术将产生两种可能的效果。首先，该手术可以使上直肌和外直肌的肌肉矢量恢复正常。其次，手术通过消除眼球运动的机械性限制，使眼球能在肌锥内流畅运动。在眼球赤道部[19]进行外直肌固定或肌肉转位术[15]在一些患者中是有效的，此类手术旨在矫正眼外肌路径中的脱位，同时也有助于眼球脱位的复位。图 27.10 为手术治疗前后冠状面 MRI 图像。在术前 MRI 图像中，大约有一半的眼球移位出肌锥外，上直肌和外直肌被脱位的眼球推到一边。然在术后成像中，眼球成功地返回到肌锥内。移位角从术前 181.1° 改善到术后 103.6° 。

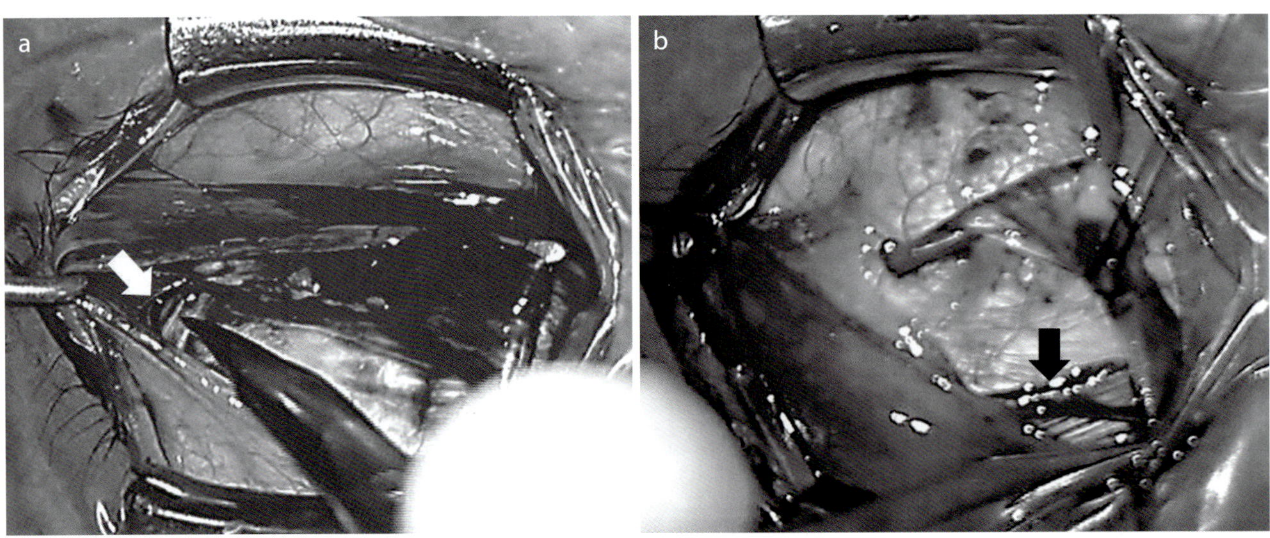

图 27.9 斜视中下斜肌和上斜肌位置异常。（a）下斜肌（箭），（b）上斜肌（箭）

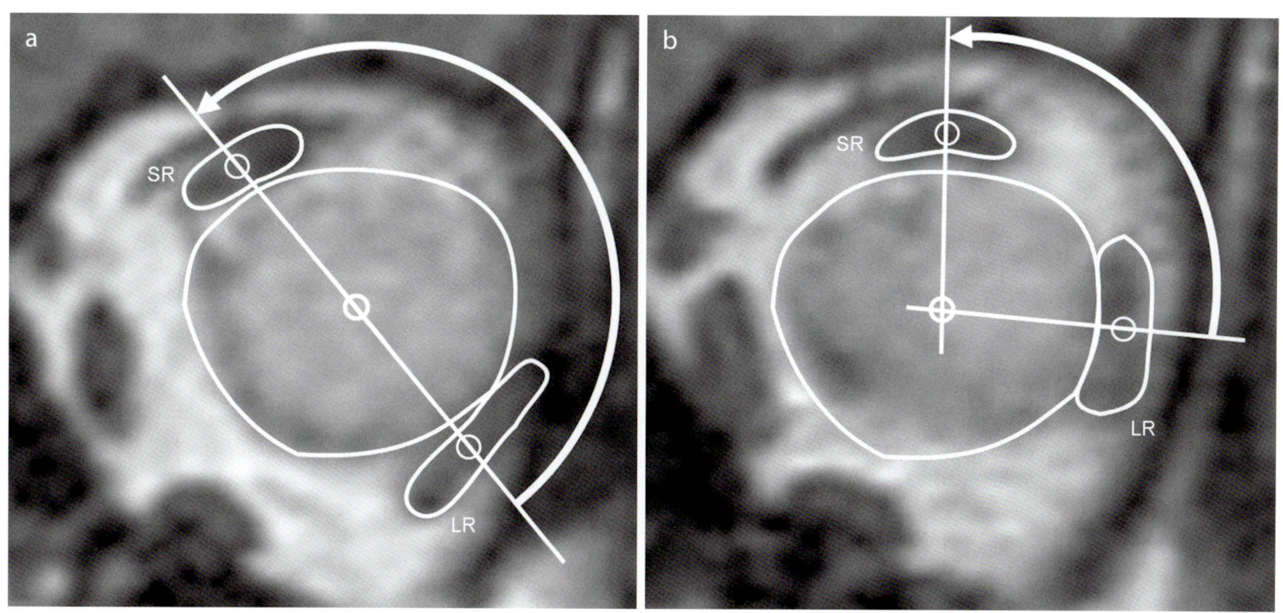

图 27.10 联结手术后移位角的改善。（a）术前 MRI，（b）联结术后 MRI。SR 上直肌，LR 外直肌。移位角从术前 181.1° 改善到术后 103.6°

27.1.4 手术选择

对于高度近视性斜视，上直肌和外直肌的联结术有时不足以完全恢复正常的眼球运动。其中一个原因是，由于长期的内斜视，内直肌可能会挛缩。若联结术后内斜和机械性外展受限仍然存在，即使 MRI 成像明确眼球已复位，也应采用内直肌后退术进行下一步治疗。然而，不建议在联结手术前进行超量的内直肌后退，这可能会导致过度矫正，产生不可控的大角度外斜视（图 27.11）。在联结手术前，行外直肌截除术会加重眼球的脱位，因为当移位角超过 180° 时，缩短的外直肌会进一步将眼球从肌锥内推出，使上直肌与外直肌联结手术很难完成，即使肌肉联结术后眼球成功复位，在联结手术前行外直肌截除术也可能导致过度矫正。

笔者的一项研究中，23 只眼中有 4 只眼从来未接受过斜视手术，不需行额外内直肌后退，只需要一次联结术就能充分矫正异常眼球运动。这一结果表明，内直肌后退并不是治疗高度近视性斜视必需的手术步骤。只有当肌肉联结术后发生内直肌挛缩时才需要考虑行内直肌后退术。以下是进行了联结手术和内直肌后退术后（必要时），几个临床参数的改善：眼球移位角从术前 184.0° ± 31.5° 改善为术后 101.1° ± 21.7°，最大外展角从 –14.0° ± 42.1° 改善为 46.3° ± 22.1°，最大上转角从 –10.8° ± 30.6° 改善为 38.5° ± 15.7°，偏斜角从 56.8° ± 36.0° 改善为 0.7° ± 9.0°。外转和上转的负值提示眼球运动无法到达中线。

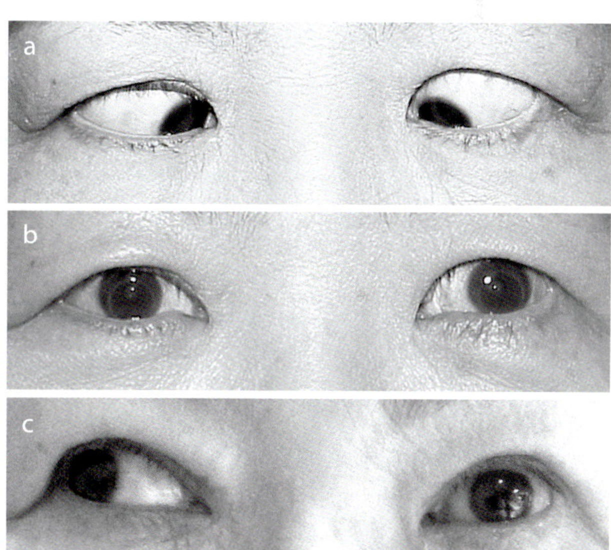

图 27.11 眼位偏斜随时间的变化。（a）联结术前，（b）双侧联结术后 52 天，（c）14 年后。该患者在联结术前，双眼已接受过多次肌肉退缩手术

27.1.5 眼球移位的动态改变

图 27.12 中的所有图片来自同一患者。该患者有双侧固定性斜视，接受了双眼外直肌 – 上直肌联结手术。在左列图中，患者向右下方看。右眼因外转不能过中线而呈下转。在右列图中，患者向左下方看，右眼呈内下转。值得注意的是，当右眼内下

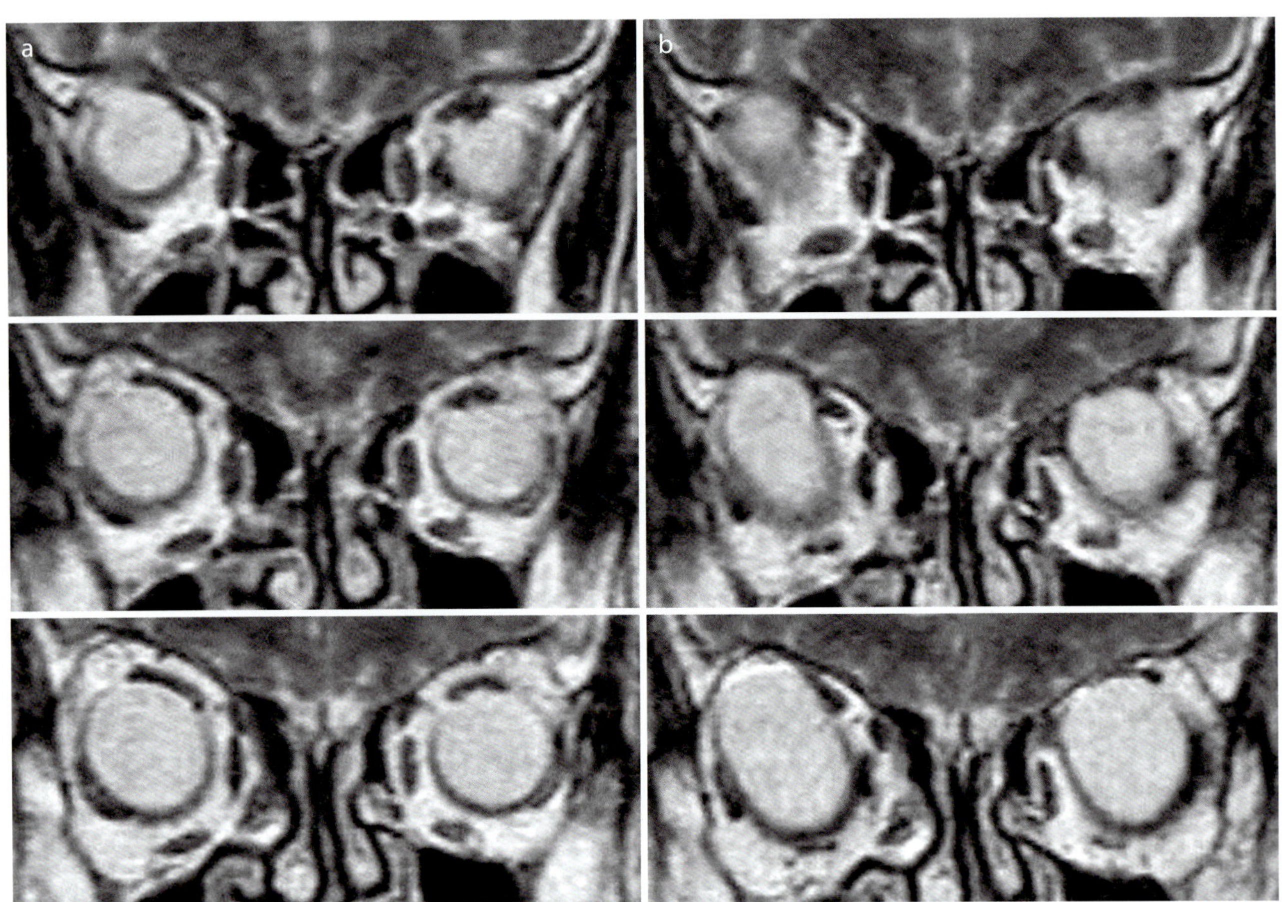

图 27.12　眼球移位的动态变化。（a）左列图，患者向右下方看，（b）右列图，患者向左下方看。右眼内下转时，其眼球脱位比下转时更明显

转时，眼球脱位比单纯下转时更明显。换而言之，眼球脱位的严重程度会随眼位不同而呈动态变化。因此，当用 MRI 评估时，必须记录不同眼位，至少在内下转和外下转时，不得忽略此类动态变化。在该病例中，眼肌联结手术不足以纠正异常眼球运动。目前尚未找到任何其他方法来改善这个患者的眼球运动。Ohba 等 [20] 也以不同的方式证实了这种眼球移位的不稳定性。他们报告了一例单侧固定性斜视病例，患者可以手动复位移位的眼球。通过用指尖按压眼睑推动眼球，患者能够靠自己暂时使外展不足恢复正常。

27.2　近视和共同性斜视

近视可与内斜视和外斜视相关。由于儿童存在未矫正的近视，眼不断受到视网膜成像模糊的刺激，所以双眼视觉功能不能正常发育。单眼高度近视比双眼近视更容易引起斜视、知觉性斜视，因为单眼斜视患者的双眼视功能损害更为严重。如果单眼视力丧失发生在出生时或出生至 5 岁之间，则可观察到内斜视和外斜视的发生概率大致相同，然而在年龄较大的儿童和成人中外斜视概率更高 [21]。到目前为止，还没有证据证明近视会引起伴发性内斜视。一些研究者认为，近视患者非调节性内斜视的多数临床特征与伴有同样斜视的正视或 [22] 远视患者没有区别。

在一项对 1017 例近视患者的连续系列研究中，Curtin 发现 [23]，外隐斜比内隐斜更为普遍。其中可能的原因是在未矫正的近视眼中，由于调节需求减少导致调节性集合减少，所以出现外隐斜。然而，斜视群体的屈光不正分布类似于非斜视群体 [22]。确实，一些成人斜视患者试图通过产生过度的调节性集合来达到眼球正位，代价则是牺牲清晰的成像 [24]。他们通常更喜欢配戴过矫的近视眼镜以获得眼球的正位和清晰的视力。这种假性近视在手术矫正外斜视后立即消失。最近，Ekdawi 等报道称，在间歇性外斜视的儿童中，超过 90% 的患者在 20 岁前会发生近视 [25]。这不禁让人思考外斜视可能是近视的

一个原因。

Kappa 角是瞳孔轴和视轴之间的夹角。在近视眼中，Kappa 角通常较小，甚至是负的。Damms 等报道了高度近视儿童中的负 Kappa 角和黄斑向视盘方向移位[26]。当 Kappa 角为负时，角膜映光在瞳孔中心的颞侧，而在 Kappa 角为正的眼中则在鼻侧。它给人一种内斜视的错觉，但遮盖实验通常可以显示眼球的真实位置。例如，当没有斜视时，负 Kappa 角的眼在即使另一只眼被遮挡情况下，也保持表象上的内斜位。然而，在婴儿或不配合的患者中，进行角膜映光试验时必须注意，因为对他们的遮盖试验并不总能准确进行。

参考文献

[1] Mansour AM, Wang F, El-Baba F, Henkind P. Ocular complications in strabismus fixus convergens. Ophthalmologica. 1987;195:161–6.

[2] Kaynak S, Durak I, Ozaksoy D, Canda T. Restrictive myopic myopathy: computed tomography, magnetic resonance imaging, echography, and histological findings. Br J Ophthalmol. 1994;78:414–5.

[3] Bagolini B, Tamburrelli C, Dickmann A, Colosimo C. Convergent strabismus fixus in high myopic patients. Doc Ophthalmol. 1990;74:309–20.

[4] Kowal L, Troski M, Gilford E. MRI in the heavy eye phenomenon. Aust N Z J Ophthalmol. 1994;22:125–6.

[5] Taylor R, Whale K, Raines M. The heavy eye phenomenon: orthoptic and ophthalmic characteristics. Ger J Ophthalmol. 1995;4:252–5.

[6] Sturm V, Menke MN, Chaloupka K, Landau K. Surgical treatment of myopic strabismus fixus: a graded approach. Graefes Arch Clin Exp Ophthalmol. 2008;246:1323–9.

[7] Hayashi T, Iwashige H, Maruo T. Clinical features and surgery for acquired progressive esotropia associated with severe myopia. Acta Ophthalmol Scand. 1999;77:66–71.

[8] Krzizok TH, Kaufmann H, Traupe H. Elucidation of restrictive motility in high myopia by magnetic resonance imaging. Arch Ophthalmol. 1997;115:1019–27.

[9] Yamaguchi M, Yokoyama T, Shiraki K. Surgical procedure for correcting globe dislocation in highly myopic strabismus. Am J Ophthalmol. 2010;149:341–6.

[10] Hugonnier R, Magnard P. Oculomotor disequilibrium observed in cases of severe myopia. Ann Ocul (Paris). 1969;202:713–24.

[11] Duke-Elder S, Wybar KC. Strabismus fixus. In: Duke-Elder S, editor. System of ophthalmology, vol. 6. London: Henry Kimpton; 1973. p. 607–8.

[12] Demer JL, von Noorden GK. High myopia as an unusual cause of restrictive motility disturbance. Surv Ophthalmol. 1989;33:281–4.

[13] Aydin P, Kansu T, Sanac AS. High myopia causing bilateral abduction deficiency. J Clin Neuroophthalmol. 1992;12:163–5; discussion 166.

[14] Ohta M, Iwashige H, Hayash T, Maruo T. Computed tomography findings in convergent strabismus fixus. Nippon Ganka Gakkai Zasshi Soc. 1995;99:980–5.

[15] Herzau V, Ioannakis K. Pathogenesis of eso- and hypotropia in high myopia. Klin Monatsbl Augenheilkd. 1996;208:33–6.

[16] Krzizok TH, Schroeder BU. Measurement of recti eye muscle paths by magnetic resonance imaging in highly myopic and normal subjects. Invest Ophthalmol Vis Sci. 1999;40:2554–60.

[17] Yokoyama T, Tabuchi H, Ataka S, Shiraki K, Miki T, Mochizuki K. The mechanism of development in progressive esotropia with high myopia. In: de Faber JTHN, editor. Transactions of the 26th meeting, European Strabismological Association, Barcelona, Spain, September 2000. Lisse: Swets & Zeitlinger Publishers; 2001. p. 218–21.

[18] Yokoyama T, Ataka S, Tabuchi H, Shiraki K, Miki T. Treatment of progressive esotropia caused by high myopia – a new surgical procedure based on its pathogenesis. In: de Faber JTHN, editor. Transactions of the 27th meeting, European Strabismological Association, Florence, Italy, June 2001. Lisse: Swets & Zeitlinger Publishers; 2002. p. 145–8.

[19] Krzizok TH, Kaufmann H, Traupe H. New approach in strabismus surgery in high myopia. Br J Ophthalmol. 1997;81:625–30.

[20] Ohba M, Kawata H, Ohguro H, Fukushi N. An unusual case of adult progressive esotropia caused by high myopia. Binocul Vis Strabismus Q. 2008;23:31–5.

[21] Sidikaro Y, von Noorden GK. Observations in sensory heterotropia. J Pediatr Ophthalmol Strabismus. 1982;19:12–9.

[22] von Noorden GK, Campos EC. Binocular vision and ocular motility. Theory and management of strabismus. 6th ed. St. Louis: Mosby; 2002.

[23] Curtin BJ. Motility. In: The myopias. Basic science and clinical management. Philadelphia: Harper & Row; 1985. p. 292–7.

[24] Shimojyo H, Kitaguchi Y, Asonuma S, Matsushita K, Fujikado T. Age-related changes of phoria myopia in patients with intermittent exotropia. Jpn J Ophthalmol. 2009;53:12–7.

[25] Ekdawi NS, Nusz KJ, Diehl NN, Mohney BG. The development of myopia among children with intermittent exotropia. Am J Ophthalmol. 2010;149:503–7.

[26] Damms T, Damms C, Schulz E, Haase W. Pseudo-esotropia caused by nasal dislocation of the macula in patients with high infantile myopia. Ophthalmologe. 1994;91:77–80.

28 近视：眼部和全身疾病

Daryle Jason G. Yu, Quan V. Hoang

28.1 引言

眼部状况、全身疾病、综合征疾病和某些药物的不良反应可能会诱发近视的发展（图 28.1）。对这一主题的深入研究可能会加深人们对近视发病机制及其进展相关因素的理解，甚至可为制订可能的治疗方案创造条件。虽然早期识别某些通常由眼部和全身因素引起的轻度近视改变，可通过单纯屈光矫正减少视力损失，但识别高度近视和病理性轴性近视很重要，因为威胁视力的并发症有致永久视力损失的风险。因此，对高度轴性近视病例的研究，特别是那些可能存在因果关系的病例，是本章感兴趣和讨论的内容。此外，一些综合征可能仅在高度近视的基础上发展成眼部问题。对一些与近视相关的综合征趋势的认识，可以增加临床上对言语不通或无法有效沟通的患者检测严重屈光不正的怀疑。

临床研究和基础科学是相辅相成的。在本章中，详细介绍了已经证实或将来可能证实的临床观察和研究，这些观察和研究与当前关于正视化的看法和本书其他部分进行更深入讨论的近视的动物模型有关。具体而言，特定基因缺陷或综合征的研究所提供的概念可能为理解近视的发病机制提供线索。相反，高度近视的认识可能为某些综合征的识别提供了线索。此外，在基于人群的研究中，发现与近视综合征相关的基因缺陷可能为寻找候选基因提供线索。

28.2 眼部疾病相关的近视

形觉剥夺性近视和晶状体诱导性近视是建立近视动物模型的两种常用技术[1-7]。此外，研究表明，眼球壁中巩膜胶原成分的变化或其转换可能导致病理性眼轴延长[8-12]。大多数临床报告和眼部疾病的研究显示，视觉剥夺或结缔组织疾病可能与近视发展有因果关系。这在单眼轴性高度近视[13]和双胞胎[14]研究中最为明显。然而，有许多与近视相关的眼部疾病，其因果关系尚不清楚，例如在高度近视患者中与眼轴延长同时发生的疾病（如小角膜和先天性静止性夜盲症）或在眼轴变长之后发生的疾病。

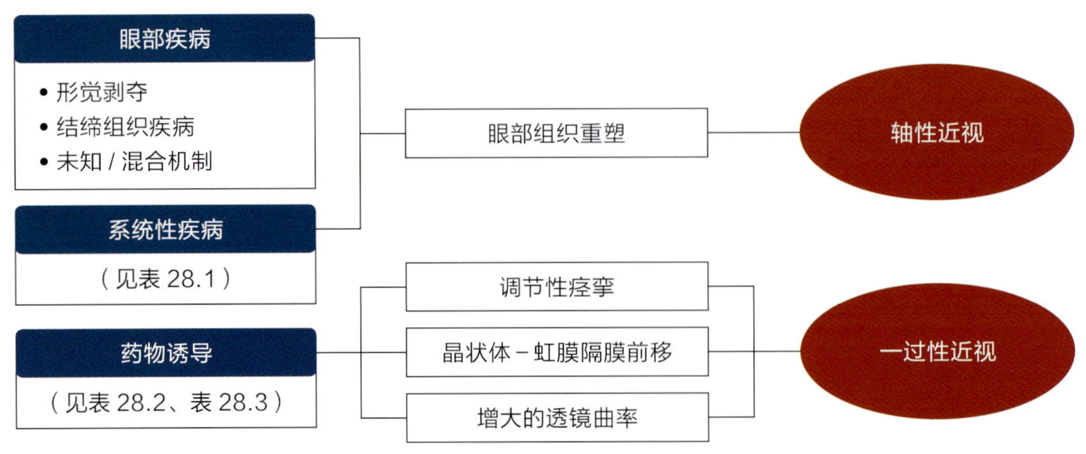

图 28.1　近视的病因与发病机制

28.2.1 形觉剥夺性高度近视

形觉剥夺可能导致高度轴性近视，可发生在视轴上感光视网膜前方的任何一点，囊括从眼睑和眼眶疾病到神经纤维层异常的疾病。这些情况支持在视网膜中可能存在聚焦传感器的想法，常被认为位于周边视网膜，用来传递调节巩膜重塑的信号。这种信号是独立于视网膜－脉络膜－巩膜复合体内还是需要通过视神经进行通信，目前尚不清楚 [15]。

据报道，单眼轴性近视的发展与婴儿单侧上睑下垂相关。这与新生儿眼睑缝合的实验模型是一致的 [16, 17]。此外，婴儿期上睑毛细血管瘤患者即使在血管肿瘤消退后，持续存在的近视性和散光性屈光不正，也可能作为依据说明形觉剥夺的作用 [18, 19]。

由于眼后段的延长，早期单侧角膜混浊与眼轴长度大于 26 mm 有关 [20, 21]，这与猕猴的类似观察结果一致 [22]。此外，值得注意的是，猕猴的双侧形觉剥夺也会导致双侧轴性近视 [1]。先天性白内障也与高度近视密切相关，例如一对同卵双胞胎，其中一个患有先天性晶状体混浊 [14]。在与高度近视相关的后段疾病方面，在几个患有单侧玻璃体出血遮挡后极部的不到 2.5 岁的婴儿中发现了近视性屈光参差，其屈光度数在 1.37～12.00 D 之间 [23]。

28.2.2 高度近视与眼结缔组织疾病

轴性近视可能受巩膜胶原结构成分的影响。据报道，结缔组织可能发生改变的几种眼部疾病可发展为高度近视。先天性巩膜扩张患者，后巩膜变薄和膨胀通常发生在视乳头周围，与轴性近视有关 [24]。近视还与系统性结缔组织疾病有关，本章稍后将对此进行讨论。

值得注意的是，圆锥角膜是一种角膜胶原疾病，其特征是角膜进行性中央或旁中央变薄和向前膨隆。可单独发生或合并许多先天性眼部异常和畸形综合征。事实上，尽管几乎所有圆锥角膜的眼都是近视眼，但本质上绝大多数是屈光性的近视。有报道称，圆锥角膜的眼轴长度也会增加，但不超过 24.40 mm（主要来自后段延长）[25–27]。如果圆锥角膜与一种更广泛的结缔组织疾病（也涉及巩膜胶原）有关，那么可以预期角膜扩张程度与眼轴长度相关。迄今为止，尚无研究发现此类相关性 [25, 26]。

28.2.3 其他与近视相关的眼部疾病

有多种眼部疾病与高度轴性近视相关（一些可能与近视同时发生，一些发生于近视形成后）。发生在眼前段的疾病之一是小角膜，其特征是角膜水平直径小于 11 mm，角膜表面平坦，厚度正常，内皮退行性改变，尽管在这种疾病中前房深度通常较浅，但鲜有报告认为小角膜与高度轴性近视相关 [28, 29]。无虹膜是一种发生在双眼的先天性疾病，与虹膜发育不全相关，可并发中央凹和视神经发育不全、眼球震颤、白内障、青光眼和角膜混浊。高度近视的出现可能与虹膜角膜连接异常，以及 *PAX6* 基因突变相关 [30, 31]。这与动物实验的结论一致，即在小鸡和灵长类近视模型中，视网膜 *PAX6* 基因表达发生了变化 [32, 33]。

一些后段疾病也属于这种类型。先天性静止性夜盲（CSNB）是一种非进行性视杆细胞营养不良，通常与高度近视相关。伴高度近视的 CSNB 亚型以 X 连锁隐性方式遗传，但 CSNB 也可以表现为常染色体隐性或常染色体显性的遗传方式 [34, 35]。CSNB 通常与视网膜电图（ERG）中最大反应负相性相关，存在选择性 b 波丢失 [36]。CSNB 的临床症状越完全，越有可能与更高屈光度的近视相关 [37]。有趣的是，高度轴性近视的 X 连锁遗传也在视杆－视锥细胞营养不良 [38]、色盲 [39]、视网膜色素变性 [40, 41] 中报道。这种联系有助于指导遗传学研究，揭示了 X 染色体上首次确定的高度近视基因位点（MYP1，OMIM 310460）[42] 和相关的 *TEX28* 拷贝数变异 [43]。

在早产儿视网膜病变（ROP）中，早产儿视网膜血管发育异常，随后出现周边新生血管，未经治疗的病例最终可出现牵拉性视网膜脱离。近视在 ROP 患者中很常见。虽然这可能归因于眼前段的变化，但近视程度与瘢痕性视网膜血管疾病的严重程度正相关 [44]。在儿童早期，大约 70% 的高危阈值前 ROP 眼是近视眼，高度近视的比例在 6 个月到 3 岁之间持续增加 [45]。这些病例通常不是高度轴性近视，而与浅前房和较厚的晶状体有关 [45]。与激光治疗相比，ROP 的冷冻治疗与高度屈光性近视的发展更加相关 [46]。然而，值得注意的是，与激光治疗相比，抗 VEGF 治疗 ROP 可能较少导致近视的发生 [47]。此外，一项对 Vogt-Koyanagi-Harada（VKH）病患者的回顾性观察病例系列的报告称，获得性近视患者的眼轴延长与晚霞样眼底的严重程度以及脉络膜厚度变薄有关[48]。

28.3 与全身疾病及综合征相关的近视

据报道，有多种全身疾病及综合征与近视相关。表 28.1[49-111] 总结了一些综合征的全身及眼部特征。本节将描述最常见和最相关的综合征。

如第 28.2.2 节所述，全身性结缔组织疾病与高度近视有关。马方综合征（MFS）是一种常见的遗传性结缔组织疾病，其致病基因是 15 号染色体上 *FBN1* 基因突变，导致原纤蛋白 - 1 结缔组织蛋白缺陷[112]。MFS 患者通常表现为身材高大、四肢纤长、蜘蛛指、脊柱侧弯、二尖瓣脱垂、主动脉瘤和复发性气胸。MFS 的眼部表现包括颞上方晶状体半脱位、青光眼、视网膜色素变性、视网膜脱离和高度轴性近视[113]。与年龄匹配的对照组相比，MFS 成年患者的眼轴长度更长[114]。尽管 MFS 患者的等效球镜的近视度数更高，但值得注意的是，与年龄匹配的对照组相比，MFS 儿童和青少年的眼轴长度通常不会更长[114, 115]。这可能是由于 MFS 的眼部病变并非眼轴长度变化所致。*FBN1* 突变在累及眼部的作用尚未阐明。它与活性形式的 TGF-β 增加有关。然而，*FBN1* 突变的更重要影响是导致晶状体悬韧带和囊膜原纤蛋白缺乏，致使结构不完整，而不是与 TGF-β 相互作用[116]。在儿童和成人中，伴有晶状体异位的 MFS 患者中，轴性近视度数更高，并发症更多[114, 115, 117]。尽管眼轴长度增加，但角膜变平可能会减轻屈光不正的近视度数[114, 115, 117, 118]。因此，临床医生除了评估屈光不正外，重要的是还必须考虑在 MFS 患者中进行生物学参数的测量。Loeys-Dietz 综合征是另一种罕见的常染色体显性结缔组织疾病，由转化生长因子 β 受体 1 或 2 突变引起，典型的临床表现为分裂 / 过宽悬雍垂、腭裂和眼距过宽，该病与高度近视的进展、蓝色或深色巩膜、白内障、视网膜脱离、视网膜血管迂曲、斜视和弱视有关[85]。

表 28.1 近视综合征

综合征	全身特征	眼部特征
Aberfeld 综合征（Schwartz-Jampel-Aberfeld 综合征）[49]	肌强直、骨发育不良、关节挛缩、侏儒症	睑裂狭小、长睫毛、近视
Achard 综合征[50]	骨发育不良、四肢关节松弛、四肢纤长、短下颌支	斜视、球形晶状体、晶状体异位、（眼组织）先天性缺损和白内障
Belles-Hecht 综合征[51-53]	挛缩性蜘蛛指、马方样畸形、脊柱侧弯、耳朵皱缩	蓝色巩膜、晶状体缺损、睫状体发育不全、青光眼、高度近视
18 号染色体部分缺失综合征（De Grouchy 综合征）[54]	发育迟缓、侏儒症、肌张力减退、听力障碍、足部畸形、小头畸形	近视
Cohen 综合征[55, 56]	侏儒症、发育迟缓、精神发育迟缓、小头畸形、肥胖、张力减退	小眼球、色素性脉络膜视网膜营养不良、近视
先天性眼外肌麻痹[57, 58]	无	先天性非进展性限制性眼外肌麻痹、上睑下垂
Cornelia de Lange 综合征[59, 60]	发育迟缓、侏儒症、精神发育迟缓、小头畸形、肢体畸形，多毛症伴连眉、生殖器发育不全	上睑下垂、眼球震颤、高度近视
Donnai-Barrow 综合征[61]	颅面畸形、耳聋、低分子量蛋白尿、先天性膈疝、脐疝、脑发育异常	高度近视、眼距增宽、（眼组织）先天性缺损、白内障、视网膜脱离
Emanuel 综合征[62]	颅面畸形、智力发育迟缓、面部不对称、耳朵畸形、小颌畸形、肾脏异常、先天性心脏缺陷、男性生殖器异常	高度近视、青少年开角型青光眼、眼距增宽、斜视、单侧上睑下垂、眼球后退综合征、视神经萎缩、白内障、眼球震颤

表 28.1（续）

综合征	全身特征	眼部特征
Fabry 病[63–65]	肢端感觉异常、蛋白尿和肾功能衰竭、血管角化瘤、高血压、心肌病	角膜轮状病变、后辐轮状白内障、视乳头水肿或视神经萎缩、视网膜血管扩张、结膜壶腹状血管扩张、近视
胎儿酒精综合征[66, 67]	生长发育受限、人中平滑、薄唇、睑裂狭小、神经损伤	斜视、视神经发育不全、近视
Forsius-Eriksson 综合征（Aland 岛病）[68]	无	眼底色素减退、进展性轴性近视、眼球震颤、色觉障碍
Gillum-Anderson 综合征[69]	无	上睑下垂、高度近视、晶状体异位
Haney-Falls 综合征[70]	智力迟钝、发育迟缓、短指	后部型圆锥角膜、近视
遗传性外胚层发育不良综合征[71–73]	两个或多个外胚层结构（毛发、指甲、牙齿、皮肤）	干眼症、睫毛脱落、眶周色素沉着增加、白内障、近视
Kartagener 综合征[74–76]	内脏转位右位心、慢性鼻窦炎、原发性纤毛运动障碍引起的支气管扩张和听力减退	色素性视网膜炎
Kenny 综合征[77, 78]	侏儒症、管状骨皮质增厚、颅骨变异、前额突出、面中部发育不良、贫血、一过性甲状旁腺功能减退	小眼球、高度近视或远视
Kniest 病[79, 80]	侏儒症、关节肿大伴疼痛和运动受限、脊柱后凸、扁平椎、扁平的圆脸、听力减退	近视
Laurence-Moon-Bardet-Biedl 综合征[81–84]	智力迟钝、肥胖、多指、生殖功能减退、尿崩症、肾功能不全、癫痫	色素性视网膜炎、（眼组织）先天性缺损、眼球震颤、近视
Loeys-Dietz 综合征[85]	脑、胸、腹部的动脉瘤及动脉夹层、颅面畸形、骨骼异常	近视、晶状体异位、角膜中央薄、白内障、视网膜脱离、蓝色或深色巩膜
Marchesani 综合征（短指－球形晶体综合征）[86, 87]	短头畸形、短指畸形、关节僵硬	球形晶状体、晶状体异位、近视
Marshall 综合征[88]	小颌畸形、腭裂、关节炎、关节超弹性、听力减退	近视、白内障
Matsoukas 综合征（Matsoukas-Liarikos-Giannika 综合征）[89]	侏儒症、智力障碍、关节超弹性、小颌畸形	近视
McCune-Albright 综合征[90, 91]	腿、手臂和颅骨多骨性纤维性发育不良、性早熟、单侧咖啡斑	近视，压迫性视神经病变
Meyer-Schwickerath-Weyers［眼齿指（趾）］综合征[92, 93]	小齿畸形和无齿、并指（趾）畸形、脆性指甲、鼻骨发育不全、小头畸形、构音障碍、痉挛性下肢瘫痪、癫痫、少毛症、听觉减退	小眼球、小角膜、虹膜异常、白内障、青光眼、视神经萎缩、高度近视

表 28.1（续）

综合征	全身特征	眼部特征
Noonan 综合征[94–96]	侏儒症、智力障碍、翼状胬肉、肺动脉瓣狭窄、颈部囊肿、巨核细胞血小板减少症、Arnold-Chiari 畸形、脊柱侧弯	高度近视
肥胖 - 脑 - 眼 - 骨骼异常综合征[97]	肥胖、肌张力减退、智力障碍、小头畸形、肘关节和近端指间关节过度伸展和并指畸形	小眼球、斜视、（眼组织）缺损、脉络膜血管突出、高度近视
Pierre Robin 综合征[98, 99]	小颌畸形、舌下垂、腭裂	与 Sticker 综合征相关、近视、斜视、Möbius 综合征、鼻泪管阻塞、青光眼、白内障、小眼、脉络膜缺损、视网膜脱离
Prader-Willi 综合征[100, 101]	肌张力减退、性腺功能减退、嗜睡、脊柱侧弯、肥胖、精神发育迟缓	内斜视、近视
Riley-Day 综合征（家族性自主神经失调症）[102, 103]	自主神经功能衰竭伴无汗、低血压、流泪减少、感觉减退、吞咽困难、构音障碍、脊柱侧弯	干眼症、近视
Rubinstein-Taybi 综合征［宽拇指（趾）- 外翻综合征］[80, 104, 105]	身材矮小、拇指宽、第一脚趾宽、精神发育迟缓、患癌症的风险增加	泪管阻塞、角膜异常、近视、青光眼、白内障
Schwartz 综合征（Schwartz-Jampel 综合征）[106, 107]	身材矮小、肌强直性营养不良、睑裂狭小、面部皱纹、骨骼发育不良和关节僵硬	近视
Tuomala-Haapanen 综合征[108]	侏儒症、短指（趾）、宽鼻梁、小上颌畸形、头颅畸形、皮肤脱色脱发、小颌畸形、无齿	双行睫、眼球震颤、斜视、近视、白内障、黄斑中央凹发育不全
Van Bogaert-Hozay 综合征[109]	精神发育迟缓、皮肤萎缩、小颌畸形、耳畸形、四肢生长停滞、肢体发绀、指（趾）再生障碍	高度近视、上睑下垂、斜视
皱纹皮肤综合征[110, 111]	精神发育迟缓、侏儒症、皮肤皱纹、肌张力减退、小头畸形	白内障、近视、斜视

Ehlers-Danlos 综合征是一组异质性软结缔组织疾病，据报道也可发展为高度近视和葡萄肿[119]。该综合征与影响胶原蛋白（*ADAMTS2*，*COL1A1*，*COL1A2*，*COL3A1*，*COL5A1*，*COL5A2*，*PLOD1*，*TNXB*[119, 120]）的突变相关，导致皮肤、韧带、关节、血管和包括眼在内的器官中广泛存在胶原脆性[120]。Stickler 综合征以Ⅱ型前胶原基因缺陷为特征，与高度近视、青光眼、皮质性白内障、高风险的巨大裂孔性视网膜脱离、高发病率的双侧性增殖性玻璃体视网膜病变有关。Stickler 综合征的玻璃体凝胶异常根据其特征性的特点为 1 型（玻璃体未正常生成，导致伴晶状体后退化残迹的空洞外观）和 2 型（其中玻璃体凝胶呈串珠状和纤维状）[121]。Stickler 综合征有四种主要的已确定的突变：*COL2A1*（75%）、*COL11A1*、*COL11A2*（非眼部 Stickler）和 *COL9A1*（常染色体隐性变异）[122]。Stickler 综合征的全身特征包括扁平的面部外观（经常与 Pierre-Robin 序列相关）、关节超弹性和关节炎、小颌畸形和听觉减退[99, 123]。一种密切相关的变异是 Wagner 综合征，其典型特征是缺乏正常结构的“空”玻璃体凝胶。这是由于多功能蛋白聚糖基因的缺陷导致了玻璃体的组成成分硫酸软骨素蛋白聚糖 - 2 的缺陷而引起的。与 Stickler 综合征相反，Wagner 综合征并没有全身表现，视网膜脱离的发生率较低，但其高度近视比较常见[123]。由于 Wagner 综合征的突变基因与 Stickler 综合征不同，其玻璃体成分也

有差异，因此它们对玻璃体视网膜界面粘连的影响可能不同，这也部分解释了在这两种疾病中视网膜脱离发病率的不同。在 Stickler 和 Wagner 综合征中，异常玻璃体可能在相关的高度屈光性近视中扮演重要角色，这与 Ehlers-Danlos 综合征中的高度轴性近视相反。此外，Van der Hoeve 综合征是一种以蓝色巩膜、脆性骨骼和传导性耳聋为特征的成骨不全症的亚型，也与高度轴性近视有关[124, 125]。据报道，青少年特发性关节炎和近视之间也存在强相关性（高达 43%）[126]。据推测，慢性炎症会使巩膜结缔组织变得薄弱，使眼易患近视[126, 127]。此外，在视盘倾斜综合征中，视盘向后方扩张突起也可能是导致这些患者出现中度和高度轴性近视的原因[128–130]。

近视也与先天性代谢缺陷有关。由 *OAT* 基因的常染色体隐性遗传突变引发的高鸟氨酸血症导致的回旋状脉络膜视网膜萎缩，其特征是夜盲症、高度轴性近视（>26 mm）、囊性白内障和中周边视网膜中典型的脉络膜视网膜萎缩斑[131–135]。高胱氨酸尿综合征，也称为胱硫醚 β-合酶缺乏症，是一种甲硫氨酸代谢的遗传性疾病，导致血清和尿液中同型半胱氨酸水平升高，导致智力低下、癫痫发作、细长指和广泛的动脉粥样硬化。高度屈光不正可能是高胱氨酸尿综合征的一个临床表现，可以对高胱氨酸尿综合征患者进行早期诊断，实施适当的管理，避免血栓栓塞的并发症。与回旋状脉络膜视网膜萎缩所致的轴性近视相比，高胱氨酸尿综合征患者的高度近视通常伴有典型的晶状体向下半脱位或脱位[136, 137]。

大约 25% 的唐氏综合征患者发展为近视[138–141]。唐氏综合征典型的全身特征包括精神发育迟缓、生长迟缓、小颏畸形、内眦赘皮、张力减退、鼻梁扁平、巨舌症和房室间隔缺损。其相关的眼部并发症包括斜视、白内障、青光眼、圆锥角膜和虹膜周边的 Brush-Field 斑点。此外，动物研究表明白化病患者容易诱发形觉剥夺性近视[142, 143]，此结论在一些病例报告和系列研究中得到佐证[144]。

28.4 药物性近视

多年来，药物性近视（drug-induced myopia）一直有报道，但幸运的是，它几乎都是一过性的。通常在开始用药后 1~2 天出现症状，在停用药物后症状仍可持续 2~8 天[145]。磺胺类药物、磺胺类衍生物和抗癫痫药物是最常见的可诱发近视的药物，可导致的近视度数从 –0.75 D 至 –8 D 不等[146]。此外，在大多数情况下，亦可观察到前房变浅，进而导致急性闭角型青光眼（需要紧急干预以防止永久性视力丧失，这些紧急处理手段包括立即停药、使用降眼压药物，或者考虑进行虹膜周切术），同时也可以观察到视网膜水肿和中央放射状褶皱以及脉络膜脱离[146–147]。

28.4.1 药物诱导近视发病机制的推测

药物诱发近视的机制仍存在争议，可能因具体的药物种类而有所不同[148, 149]。基于超声研究的越来越多的证据表明，其中一个重要的机制是脉络膜渗出[150]和睫状体 – 脉络膜渗出导致晶状体前移，而晶状体仅轻微增厚[151–154]。也有报道称，调节痉挛和晶状体 – 虹膜隔膜的前移（由于睫状体水肿或脉络膜渗漏）以及晶状体表面曲率增加（由于睫状体或晶状体肿胀）是主要的机制[149, 155, 156]。

睫状体痉挛或调节性痉挛被视为抗淋巴细胞球蛋白诱发近视的原因之一，睫状肌麻痹剂可以完全缓解此类近视[157, 158]。然而，一些研究者指出，多次使用睫状肌麻痹剂并不能完全消除药物诱发近视的屈光不正变化，这表明其中还存在其他机制[159–161]。睫状体水肿被认为是睫状体前旋的原因，过度的悬韧带松弛导致晶状体增厚和晶状体前移[145, 161, 162]。一般推测睫状体水肿是由过敏性[162–166]或非过敏性机制（如睫状体上腔积液）引起[145]。具体而言，Krieg 和 Schipper 提出，在没有全身过敏反应的情况下，花生四烯酸（前列腺素 – 血栓素 – 白三烯）代谢失衡可导致睫状体水肿[150, 166]。

另外，基于超声研究，认为脉络膜渗出诱发近视发病的可能机制。超声研究显示脉络膜渗出[167]和睫状体脉络膜渗出导致晶状体前移，而晶状体仅轻微增厚[151–154]。Jampolsky 和 flom 估算前房深度减少 3.0~0.5 mm 能够产生 –3.3 D 的屈光度的变化[151]。一些研究者更倾向于晶状体增厚在药物性近视中的作用，尤其是在利尿剂作为诱因的情况下，因为渗透运动可能起主要作用[148, 152, 161, 168]。除了关注晶状体和睫状体的变化之外[151]，Jampolsky 和 Flom 还提出了一些可能的机制。他们推测，药物引起的一过性近视可能是由于屈光间质和巩膜的改变，如屈光介质折射率的变化，玻璃体和房水折射率的不同（由于含糖量的不同），以及巩膜的扩张。

28.4.2 药物诱发机制之间的差异

过去已经通过多种方法对药物性近视的机制进行了探索。在调节性或睫状体痉挛是可能的病因时，可以采用睫状肌麻痹的方法来确定近视是否可以矫正。影像学在阐明可能的病因机制方面也起着重要作用。超声生物显微镜（UBM，图 28.2）和眼前节光学相干断层扫描（AS-OCT，图 28.3）可以进行更高分辨率的成像，获得 B 超不能扫描到的前节的影像，这在检查睫状体水肿、睫状体前旋或睫状体脉络膜渗出时很有用。上述机制通常同时在发病中起作用。

28.4.3 诱发近视的药物

早在 1952 年，Mattsson 报道了药物引起的短暂性近视，超过 50 篇文献报道了磺胺类药物可诱发近视[169]。1960 年，Muirhead 和 Scheie 报告了 8 例磺胺类药物乙酰唑胺引起的一过性近视[170]。随后不久，有报道称碳酸酐酶抑制剂如依索唑胺[171]，磺胺衍生的抗高血压利尿剂如氢氯噻嗪[172]、氯噻酮[173]，以及丙氯拉嗪[174]等亦可引起药物性短暂性近视。虽然暂时性药物诱发的近视罕见，但据报道可诱导近视的药物种类繁多。表 28.2 列出了其中一些药物及其相应的参考文献。

在文献报道的药物中，最常被提及的药物包括磺胺类［包括磺胺衍生物（表 28.3），碳酸酐酶抑制剂[147, 170, 171, 175, 176, 201]，抗高血压特别是利尿剂[150, 166, 186, 193]，糖尿病药物[191]和甲氧苄啶磺胺甲噁唑抗生素[161, 183]］和抗癫痫药物（尤其是托吡酯）[155, 167, 211, 216–221]。据报道，自主神经阻断剂（β 受体阻滞剂[184]和肾上腺素能药物[177]）和非甾体抗炎药[181, 182, 200, 203]也可诱发近视。硝酸盐，如硝酸异山梨酯，也会导致短暂性近视[194]。最近被报道称，选择性 5 - 羟色胺激动剂佐米曲坦，可以通过睫状体脉络膜积液引起短暂性近视，而睫状体、脉络膜积液被认为可诱发睫状突前移、晶状体 – 虹膜隔膜前旋并伴随房角关闭[153]。另一种抗精神病药物阿立哌唑，是一种多巴胺和 5 - 羟色胺来源的喹诺酮衍生物的激动剂，也被报道会导致短暂的近视漂移，前房变浅[179, 180]。扎那米韦，一种吸入性神经氨酸酶抑制剂，也被报道会引起短暂的近视漂移，在停药后会自发消退[222]。此外据报道，异维甲酸，第一代非芳香类维甲酸 β - 胡萝卜素，可导致房角关闭和短暂性

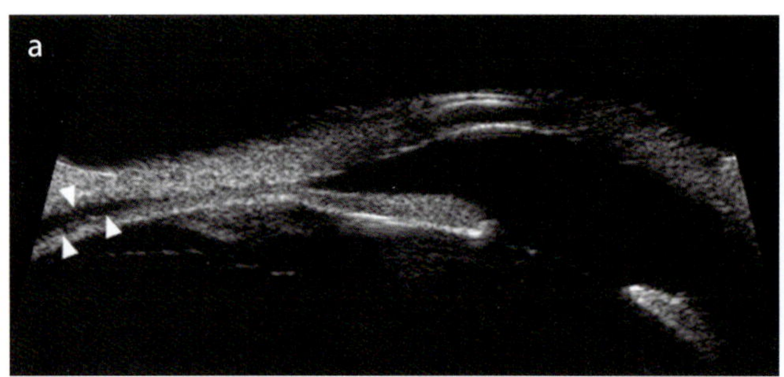

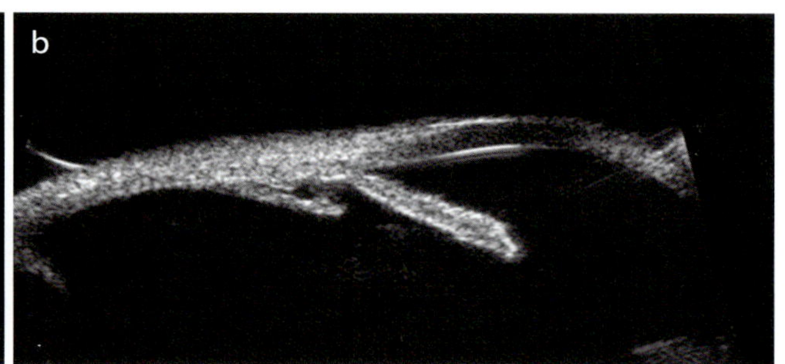

图 28.2 超声生物显微镜（UBM）图像。（a）显示脉络膜积液（箭头）、睫状体水肿、虹膜前旋。该病例为 29 岁男性，在服用芬特明 – 托吡酯后视力模糊。（b）停药 2 周后，可以观察到脉络膜积液消退（图片由 Thasarat S. Vajaranant 博士和 Ronald H. Silverman 博士提供）

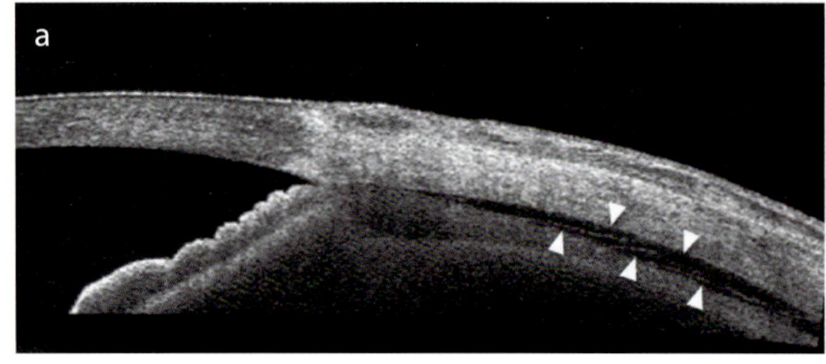

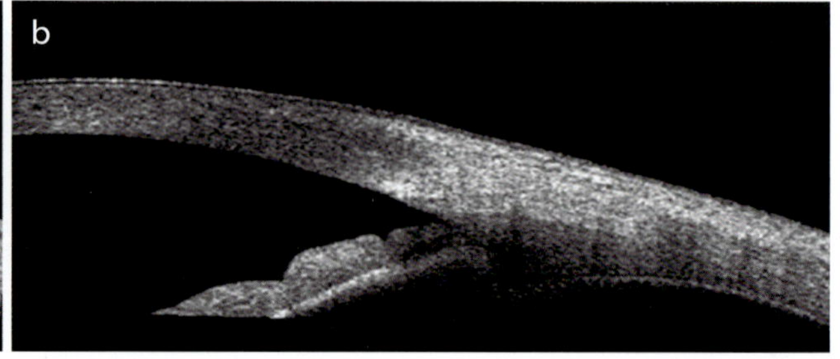

图 28.3 前节光学相干断层扫描（AS-OCT）图像。（a）显示脉络膜积液（箭头）。（b）显示脉络膜积液消退（图片由 Shamira Perera 博士提供）

表 28.2 诱发近视的药物

药物	参考文献	药物	参考文献
乙酰唑胺	[147, 170, 175, 176]	甲芬那酸（其他非甾体抗炎药，即布洛芬）	[200]
肾上腺素能受体阻滞剂（肼苯哒嗪、六烃季铵）	[177]	醋甲唑胺	[201]
氨磺必利	[178]	甲硝唑	[202]
阿立哌唑	[179, 180]	奥沙拉秦	[203]
阿司匹林	[181, 182]	阿片类药物（可待因、吗啡）	[204]
复方新诺明（甲氧苄啶-磺胺类药）	[163, 164, 183]	口服避孕药	[205]
β 受体阻滞剂（倍他洛尔，噻吗洛尔）	[184]	青霉胺	[206]
比马前列素	[158]	降糖灵	[207]
溴隐亭	[185]	吩噻嗪类	[165, 199]
卡巴胆碱	[148]	毒扁豆碱	[208]
氯噻酮	[145, 173, 186, 187]	毛果芸香碱	[161]
皮质类固醇	[188]	普鲁氯嗪	[174]
环磷酰胺	[189]	异丙嗪	[165, 168]
依索唑胺	[171]	奎宁	[209]
氟卡尼	[190]	螺内酯	[168, 210]
格列本脲	[191]	琥珀酰亚胺抗癫痫药（乙琥胺、甲琥胺、苯琥胺）	[211]
氢氯噻嗪	[150, 172, 192]	磺胺类（柳氮磺胺吡啶）	[152, 155, 156, 161, 162, 164, 169, 212, 213]
吲达帕胺	[193]	四环素类	[214]
硝酸异山梨酯	[194]	噻吗洛尔	[215]
异维甲酸，依曲替酯	[195–197]	托吡酯	[149, 167, 216–221]
拉莫三嗪	[198]	扎那米韦	[222]
左美丙嗪	[199]	佐米曲坦	[153]

近视漂移，超声生物显微镜显示睫状体上腔积液并伴有前房变浅[195]。比马前列素是一种前列腺素类似物，用于降眼压，据报道，由于调节性痉挛及其对睫状体的直接影响，可导致假性近视[158]。

28.4.3.1 磺胺类

磺胺类的官能团为 $-S(=O)_2-NH_2$，一个与胺基相连的磺酰基。磺胺类药物通常用于多种用途，据报道，柳氮磺胺吡啶治疗类风湿性关节炎时可诱发近视[212, 226]。据报道，这类药物会导致葡萄膜巩膜积液，伴有睫状体前旋，从而导致一过性近视和房角关闭[226]。然而，当这类药物作为复方药的组成成分时，根据其药物名称很难判断它是否是磺胺或磺胺类衍生物[225]。表 28.3 列出了常见磺胺类药物和磺胺衍生物的通用名和商品名。

28.4.3.2 抗癫痫药

抗癫痫药物，特别是托吡酯，被认为是诱发近视的药物，但其他药物也可能诱发近视（如琥珀酰亚胺：乙琥胺、甲琥胺、苯琥胺）[148, 167, 211, 216–221]。

表 28.3 磺胺类和磺胺衍生类药物

药物	通用名	商品名
抗癫痫剂	托吡酯[148, 149, 167, 216-221] 唑尼沙胺	妥泰 唑尼沙胺
抗高血压药		
噻嗪类利尿剂	氢氯噻嗪（HCTZ）[150, 172, 192] 美托拉宗	美托拉宗
联合抗高血压药		
利尿剂组合	氨苯蝶啶[150] 和 HCTZ[150, 172, 192] 螺内酯和 HCTZ[150, 172, 192]	Dyazide, Maxzide, Aldactazide
β 受体阻滞剂和利尿剂	阿替洛尔和氯噻酮[145, 173, 186, 187] 比索洛尔和 HCTZ[150, 172, 192]	氨酰心安 Ziac
ACE 抑制剂和利尿剂	赖诺普利和 HCTZ[150, 172, 192] 依那普利和 HCTZ[150, 172, 192]	赖诺普利 依那普利
血管紧张素Ⅱ受体	氯沙坦和 HCTZ[150, 172, 192]	海捷亚
拮抗剂和利尿剂	缬沙坦和 HCTZ[150, 172, 192] 厄贝沙坦和 HCTZ[150, 172, 192]	代文 Avalide
袢利尿剂	呋塞米[223]	呋塞米
碳酸酐酶抑制剂	乙酰唑胺[147, 170, 175, 176] 醋甲唑胺[201]	Diamox 耐普特辛
糖尿病药物		
磺脲类[191]	格列吡嗪 格列美脲 格列本脲	格列吡嗪 莫利 优降糖
抗菌素	磺胺嘧啶[213] 磺胺甲噁唑 / 甲氧苄啶[163, 164, 183]	复方新诺明
抗炎药	柳氮磺吡啶[212]	Azulfidine
其他药物	塞来昔布[224] 伐地昔布[224]	西乐葆 Bextra

摘自 Lee 等[225]。

托吡酯是一种氨基磺酸盐替代物的单糖，含有一个 $-O-S(=O)_2-NH_2$ 基团，用于局灶性癫痫。由于相邻氧原子，而非碳原子（如磺胺的情况，见上文），硫处于不同的氧化状态。氨基磺酸盐和磺胺类仍然是互为生物异构体，因此其药物功能相似。Fraunfelder 等报道了一组 115 例使用托吡酯引起眼部不良反应的病例，包括视力异常、急性眼压升高、急性近视，大剂量时出现复视和眼球震颤，浅前房伴有房角关闭[148]。他们还注意到这可能与眼睑痉挛、肌纤维颤搐、动眼神经危象、脉络膜上腔积液有关。值得关注的是，他们报道 17 例病例发生急性双侧近视，度数可高达 -8.75 D，9 例脉络膜上腔积液，86 例青光眼急性发作。在使用托吡酯后数小时即可以发生急性近视，但可能在数周后或停药后才能完全缓解。托吡酯引起近视的机制仍存在争议，但推测与晶状体肿胀[221]、晶状体 - 虹膜隔膜前旋[167, 219, 220]、睫状体肿胀导致晶状体表面曲率增加[216]、调节痉挛[148]有关。此外，最近的文献报道使用影像学检查（UBM、AS-OCT 和 MRI）证实，托吡酯可导致睫状体脉络膜积液，导致晶状体 - 虹膜隔膜前移并伴有房角关闭[154, 227]。

参考文献

[1] Wiesel TE, Raviola E. Myopia and eye enlargement after neonatal lid fusion in monkeys. Nature. 1977;266:66–8.
[2] Sherman SM, Norton TT, Casagrande VA. Myopia in the lid sutured tree shrew (Tupaia glis). Brain Res. 1977;124:154–7.
[3] Kirby AW, Sutton L, Weiss AH. Elongation of cat eyes following neonatal lid suture. Invest Ophthalmol Vis Sci. 1982;22:274–7.
[4] Raviola E, Wiesel TN. An animal model of myopia. N Engl J Med. 1985;312:1609–16.
[5] Lauber JK, Oishi T. Lid suture myopia in chicks. Invest Ophthalmol Vis Sci. 1987;28:1851–8.
[6] Diether S, Schaeffel F. Local changes in eye growth induced by imposed local refractive error despite active accommodation. Vis Res. 1997;37(6):659–68.
[7] Kaufman L Jr. Pediatric tumors of the eye and orbit. Pediatr Clin N Am. 2003;50(1):149–72.
[8] McBrien NA, Cornell LM, Gentle A. Structural and ultrastructural changes to the sclera in a mammalian model of high myopia. Invest Ophthalmol Vis Sci. 2001;42(10):2179–87.
[9] Avetisov ES, Savitskaya NF, Vinetskaya MI, Iomdina EN. A study of biochemical and biomechanical qualities of normal and myopic eye sclera in humans of different age groups. Metab Pediatr Syst Ophthalmol. 1983;7(4):183–8.
[10] Wollensak G, Iomdina E. Crosslinking of scleral collagen in the rabbit using glyceraldehyde. J Cataract Refract Surg. 2008;34(4):651–6.
[11] McBrien NA, Lawlor P, Gentle A. Scleral remodeling during the development of and recovery from axial myopia in the tree shrew. Invest Ophthalmol Vis Sci. 2000;41:3713–9.
[12] Norton TT, Rada JA. Reduced extracellular matrix in mammalian sclera with induced myopia. Vis Res. 1995;35(9):1271–81.
[13] Weiss AH. Unilateral high myopia: optical components, associated factors, and visual outcomes. Br J Ophthalmol. 2003;87(8):1025–31.
[14] Johnson CA, Post RB, Chalupa LM, Lee TJ. Monocular deprivation in humans: a study of identical twins. Invest Ophthalmol Vis Sci. 1982;23(1):135–8.
[15] Wildsoet CF, Schmid KL. Optical correction of form deprivation myopia inhibits refractive recovery in chick eyes with intact or sectioned optic nerves. Vis Res. 2000;40(23):3273–82.
[16] Hoyt CS, Stone RD, Fromer C, Billson FA. Monocular axial myopia associated with neonatal eyelid closure in human infants. Am J Ophthalmol. 1981;91(2):197–200.
[17] von Noorden GK, Lewis RA. Ocular axial length in unilateral congenital cataracts and blepharoptosis. Invest Ophthalmol Vis Sci. 1987;28(4):750–2.
[18] Castillo BV Jr, Kaufman L. Pediatric tumors of the eye and orbit. Pediatr Clin N Am. 2003;50(1):149–72.
[19] Robb RM. Refractive errors associated with hemangiomas of the eyelids and orbit in infancy. Am J Ophthalmol. 1977;83(1):52–8.
[20] Gee SS, Tabbara KF. Increase in ocular axial length in patients with corneal opacification. Ophthalmology. 1988;95(9):1276–8.
[21] Mahler O, Hoffman P, Pollack A, Marcovich A. Increase in posterior segment depth in eyes with corneal opacities. Harefuah. 2006;145(3):202–4, 245.
[22] Wiesel TN, Raviola E. Increase in axial length of the macaque monkey after corneal opacification. Invest Ophthalmol Vis Sci. 1979;18:1232–6.
[23] Miller-Meeks MJ, Bennett SR, Keech RV, Blodi CF. Myopia induced by vitreous hemorrhage. Am J Ophthalmol. 1990;109(2):199–203.
[24] Yesou C, Poletti J. Posterior scleral ectasis. Bull Soc Ophtalmol Fr. 1990;90(3):349–52.
[25] Ernst BJ, Hsu HY. Keratoconus association with axial myopia: a prospective biometric study. Eye Contact Lens. 2011;37(1):2–5.
[26] Tuft SJ, Fitzke FW, Buckley RJ. Myopia following penetrating keratoplasty for keratoconus. Br J Ophthalmol. 1992;76(11):642–5.
[27] Touzeau O, Scheer S, Allouch C, Borderie V, Laroche L. The relationship between keratoconus and axial myopia. J Fr Ophtalmol. 2004;27(7):765–71.
[28] Sohajda Z, Holló D, Berta A, Módis L. Microcornea associated with myopia. Graefes Arch Clin Exp Ophthalmol. 2006;244(9):1211–3.
[29] Batra DV, Paul SD. Microcornea with myopia. Br J Ophthalmol. 1967;51(1):57–60.
[30] Hewitt AW, Kearns LS, Jamieson RV, Williamson KA, van Heyningen V, Mackey DA. PAX6 mutations may be associated with high myopia. Ophthalmic Genet. 2007;28(3):179–82.
[31] Valenzuela A, Cline RA. Ocular and nonocular findings in patients with aniridia. Can J Ophthalmol. 2004;39(6):632–8.
[32] Zhong XW, Ge J, Deng WG, Chen XL, Huang J. Expression of pax-6 in rhesus monkey of optical defocus induced myopia and form deprivation myopia. Chin Med J. 2004;117(5):722–6.
[33] Ashby RS, Megaw PL, Morgan IG. Changes in the expression of Pax6 RNA transcripts in the retina during periods of altered ocular growth in chickens. Exp Eye Res. 2009;89(3):392–7.
[34] Price MJ, Judisch GF, Thompson HS. X-linked congenital stationary night blindness with myopia and nystagmus without clinical complaints of nyctalopia. J Pediatr Ophthalmol Strabismus. 1988;25(1):33–6.
[35] Haim M, Fledelius HC, Skarsholm. X-linked myopia in Danish family. Acta Ophthalmol. 1988;66(4):450–6.
[36] Schubert G, Bornschein H. Analysis of the human electroretinogram. Ophthalmologica. 1952;123(6):396–413.
[37] Miyake Y, Yagasaki K, Horiguchi M, et al. Congenital stationary night blindness with negative electroretinogram: a new classification. Arch Ophthalmol. 1986;104(7):1013–20.
[38] Mäntyjärvi M, Tuppurainen K. Progressive cone-rod dystrophy and high myopia in a Finnish family. Acta Ophthalmol. 1989;67(3):234–42.
[39] François J, Verriest G, Matton-Van Leuven T, De Rouck A, Manavian D. Atypical achromatopia of sex-linked recessive inheritance. Am J Ophthalmol. 1966;61(5 Pt 2):1101–8.
[40] Kaplan J, Bonneau D, Frézal J, Munnich A, Dufier JL. Clinical and genetic heterogeneity in retinitis

pigmentosa. Hum Genet. 1990;85(6):635–42.
[41] Bende P, Natarajan K, Marudhamuthu T, Madhavan J. Severity of familial isolated retinitis pigmentosa across different inheritance patterns among an Asian Indian cohort. J Pediatr Ophthalmol Strabismus. 2013;50(1):34–6.
[42] Schwartz M, Haim M, Skarsholm D. X-linked myopia: Bornholm eye disease. Linkage to DNA markers on the distal part of Xq. Clin Genet. 1990;38(4):281–6.
[43] Metlapally R, Michaelides M, Bulusu A, Li YJ, Schwartz M, Rosenberg T, Hunt DM, Moore AT, Züchner S, Rickman CB, Young TL. Evaluation of the X-linked high-grade myopia locus (MYP1) with cone dysfunction and color vision deficiencies. Invest Ophthalmol Vis Sci. 2009;50(4):1552–8.
[44] Nissenkorn I, Yassur Y, Mashkowski D, Sherf I, Ben-Sira I. Myopia in premature babies with and without retinopathy of prematurity. Br J Ophthalmol. 1983;67(3):170–3.
[45] Quinn GE, Dobson V, Davitt BV, Hardy RJ, Tung B, Pedroza C, Good WV, Early Treatment for Retinopathy of Prematurity Cooperative Group. Progression of myopia and high myopia in the early treatment for retinopathy of prematurity study: findings to 3 years of age. Ophthalmology. 2008;115(6):1058–64.e1.
[46] Quinn GE, Dobson V, Siatkowski R, Hardy RJ, Kivlin J, Palmer EA, Phelps DL, Repka MX, Summers CG, Tung B, Chan W, Cryotherapy for Retinopathy of Prematurity Cooperative Group. Does cryotherapy affect refractive error? Results from treated versus control eyes in the cryotherapy for retinopathy of prematurity trial. Ophthalmology. 2001;108(2):343–7.
[47] Harder BC, Schlichtenbrede FC, von Baltz S, Jendritza W, Jendritza B, Jonas JB. Intravitreal bevacizumab for retinopathy of prematurity: refractive error results. Am J Ophthalmol. 2013;155(6):1119–24.e1.
[48] Takahashi H, Takase H, Terada Y, Mochizuki M, Ohno-Matsui K. Acquired myopia in Vogt-Koyanagi-Harada disease. Int Ophthalmol. 2019;39(3):521–31.
[49] Nessler M, Puchala J, Kwiatkowski S, Kobylarz K, Mojsa I, Chrapusta-Klimeczek A. Multidisciplinary approach to the treatment of a patient with chondrodystrophic myotonia (Schwartz-Jampel vel Aberfeld syndrome): case report and literature review. Ann Plast Surg. 2011;67(3):315–9.
[50] Duncan PA. The Achard syndrome. Birth Defects Orig Artic Ser. 1975;11(6):69–73.
[51] Jones JL, Lane JE, Logan JJ, Vanegas ME. Beals-Hecht syndrome. South Med J. 2002;95(7):753–5.
[52] Tunçbilek E, Alanay Y. Congenital contractural arachnodactyly (Beals syndrome). Orphanet J Rare Dis. 2006;1:20.
[53] Gallego-Pinazo R, López-Lizcano R, Millán JM, Arevalo JF, Mullor JL, Díaz-Llopis M. Beals-Hecht syndrome and choroidal neovascularization. Clin Ophthalmol. 2010;4:845–7.
[54] Izquierdo NJ, Maumenee IH, Traboulsi EI. Anterior segment malformations in 18q- (de Grouchy) syndrome. Ophthalmic Paediatr Genet. 1993;14(2):91–4.
[55] Kivitie-Kallio S, Norio R. Cohen syndrome: essential features, natural history, and heterogeneity. Am J Med Genet. 2001;102(2):125–35.
[56] Douzgou S, Petersen MB. Clinical variability of genetic isolates of Cohen syndrome. Clin Genet. 2011;79(6):501–6.
[57] Mace JW, Sponaugle HD, Mitsunaga RY, Schanberger JE. Congenital hereditary nonprogressive external ophthalmoplegia. Am J Dis Child. 1971;122(3):261–3.
[58] Houtman WA, van Weerden TW, Robinson PH, de Vries B, Hoogenraad TU. Hereditary congenital external ophthalmoplegia. Ophthalmologica. 1986;193(4):207–18.
[59] Levin AV, Seidman DJ, Nelson LB, Jackson LG. Ophthalmologic findings in the Cornelia de Lange syndrome. J Pediatr Ophthalmol Strabismus. 1990;27(2): 94–102.
[60] Liu J, Baynam G. Cornelia de Lange syndrome. Adv Exp Med Biol. 2010;685:111–23.
[61] Khalifa O, Al-Sahlawi Z, Imtiaz F, et al. Variable expression pattern in Donnai-Barrow syndrome – report of two novel LRP2 mutations and review of the literature. Eur J Med Genet. 2015;58(5):293–9.
[62] Saffren BD, Capasso JE, Zanolli M, Levin AV. Ocular manifestations of Emanuel syndrome. Am J Med Genet A. 2018;176(9):1964–7.
[63] Galanos J, Nicholls K, Grigg L, Kiers L, Crawford A, Becker G. Clinical features of Fabry's disease in Australian patients. Intern Med J. 2002;32(12):575–84.
[64] Orssaud C, Dufier J, Germain D. Ocular manifestations in Fabry disease: a survey of 32 hemizygous male patients. Ophthalmic Genet. 2003;24(3):129–39.
[65] Nguyen TT, Gin T, Nicholls K, Low M, Galanos J, Crawford A. Ophthalmological manifestations of Fabry disease: a survey of patients at the Royal Melbourne Fabry Disease Treatment Centre. Clin Exp Ophthalmol. 2005;33(2):164–8.
[66] Strömland K, Pinazo-Durán MD. Ophthalmic involvement in the fetal alcohol syndrome: clinical and animal model studies. Alcohol Alcohol. 2002;37(1):2–8.
[67] Hiratsuka Y, Li G. Alcohol and eye diseases: a review of epidemiologic studies. J Stud Alcohol. 2001;62(3):397–402.
[68] O'Donnell FE, Green WR, McKusick VA, Forsius H, Eriksson AW. Forsius-Eriksson syndrome: its relation to the Nettleship-Falls X-linked ocular albinism. Clin Genet. 1980;17(6):403–8.
[69] Gillum WN, Anderson RL. Dominantly inherited blepharoptosis, high myopia, and ectopia lentis. Arch Ophthalmol. 1982;100(2):282–4.
[70] Haney WP, Falls HF. The occurrence of congenital keratoconus posticus circumscriptus in two siblings presenting a previously unrecognized syndrome. Am J Ophthalmol. 1961;52:53.
[71] Gündüz K, Shields CL, Doych Y, Schnall B, Shields JA. Ocular ectodermal syndrome of epibulbar dermoid and cutaneous myxovascular hamartoma. Br J Ophthalmol. 2000;84(6):669–70.
[72] Ekins MB, Waring GO III. Absent Meibomian glands and reduced corneal sensation in hypohidrotic ectodermal dysplasia. J Pediatr Ophthalmol Strabismus. 1981;18:44–7.
[73] Freire MN, et al. A syndrome of hypohidrotic ectodermal dysplasia with normal teeth, peculiar facies, pigmentary disturbances, psychomotor and growth retardation, bilateral nuclear cataract, and other signs. J Med Genet. 1975;12:308–10.
[74] Mossberg R. Immotile-cilia syndrome: clinical features. Eur J Respir Dis Suppl. 1982;118:111–5.
[75] Davenport JR, Yoder BK. An incredible decade for the

primary cilium: a look at a once-forgotten organelle. Am J Physiol Renal Physiol. 2005;289(6):F1159–69.

[76] Krawczyński MR, Dmeńska H, Witt M. Apparent X-linked primary ciliary dyskinesia associated with retinitis pigmentosa and a hearing loss. J Appl Genet. 2004;45(1):107–10.

[77] Majewski F, Rosendahl W, Ranke M, Nolte K. The Kenny syndrome, a rare type of growth deficiency with tubular stenosis, transient hypoparathyroidism and anomalies of refraction. Eur J Pediatr. 1981;136(1):21–30.

[78] Tsai CE, Chiu PC, Lee ML. Kenny syndrome: case report and literature review. J Formos Med Assoc. 1996; 95(10):793–7.

[79] Maumenee IH, Traboulsi EI. The ocular findings in Kniest dysplasia. Am J Ophthalmol. 1985;100(1):155–60.

[80] Bardelli AM, Lasorella G, Barberi L, Vanni M. Ocular manifestations in Kniest syndrome, Smith-Lemli-Opitz syndrome, Hallermann-Streiff-François syndrome, Rubinstein-Taybi syndrome and median cleft face syndrome. Ophthalmic Paediatr Genet. 1985;6(1–2):343–7.

[81] Héon E, Westall C, Carmi R, Elbedour K, Panton C, Mackeen L, Stone EM, Sheffield VC. Ocular phenotypes of three genetic variants of Bardet-Biedl syndrome. Am J Med Genet A. 2005;132A(3):283–7.

[82] Abd-El-Barr MM, Sykoudis K, Andrabi S, Eichers ER, Pennesi ME, Tan PL, Wilson JH, Katsanis N, Lupski JR, Wu SM. Impaired photoreceptor protein transport and synaptic transmission in a mouse model of Bardet–Biedl syndrome. Vis Res. 2007;47(27):3394–407.

[83] Zaldivar RA, Neale MD, Evans WE, Pulido JS. Asymptomatic renal cell carcinoma as a finding of Bardet Biedl syndrome. Ophthalmic Genet. 2008;29(1):33–5.

[84] Heon E, Kim G, Qin S, Garrison JE, Tavares E, Vincent A, Nuangchamnong N, Scott CA, Slusarski DC, Sheffield VC. Mutations in C8ORF37 cause Bardet Biedl syndrome (BBS21). Hum Mol Genet. 2016;25(11):2283–94.

[85] Busch C, Voitl R, Goergen B, Zemojtel T, Gehle P, Salchow DJ. Ocular findings in Loeys-Dietz syndrome. Br J Ophthalmol. 2018;102(8):1036–40.

[86] Evereklioglu C, Hepsen IF, Er H. Weill-Marchesani syndrome in three generations. Eye (Lond). 1999;13(Pt 6):773–7.

[87] Faivre L, Dollfus H, Lyonnet S, Alembik Y, Mégarbané A, Samples J, Gorlin RJ, Alswaid A, Feingold J, Le Merrer M, Munnich A, Cormier-Daire V. Clinical homogeneity and genetic heterogeneity in Weill-Marchesani syndrome. Am J Med Genet A. 2003;123A(2):204–7.

[88] Shanske AL, Bogdanow A, Shprintzen RJ, Marion RW. The Marshall syndrome: report of a new family and review of the literature. Am J Med Genet. 1997;70(1):52–7.

[89] Matsoukas J, Liarikos S, Giannikas A, Agoropoulos Z, Papachristou G, Soukakos P. A newly recognized dominantly inherited syndrome: short stature, ocular and articular anomalies, mental retardation. Helv Paediatr Acta. 1973;28(5):383–6.

[90] Bocca G, de Vries J, Cruysberg JR, Boers GH, Monnens LA. Optic neuropathy in McCune-Albright syndrome: an indication for aggressive treatment. Acta Paediatr. 1998;87(5):599–600.

[91] Niwald A, Budzińska-Mikurenda M, Rogozińska-Zawiślak A, Mikołajczyk W, Niwald M, Grałek M. Visual symptoms in McCune-Albright syndrome--case report. Klin Ocz. 2006;108(1–3):131–3.

[92] Braun M, Seitz B, Naumann GO. Juvenile open angle glaucoma with microcornea in oculo-dento-digital dysplasia (Meyer-Schwickerath- Weyers syndrome). Klin Monatsbl Augenheilkd. 1996;208(4):262–3.

[93] Reich H. Meyer-Schwickerath-Weyers syndrome (oculo-dento-digital syndrome). Hautarzt. 1980;31(9):515.

[94] Tartaglia M, Mehler EL, Goldberg R, Zampino G, Brunner HG, Kremer H, van der Burgt I, Crosby AH, Ion A, Jeffery S, Kalidas K, Patton MA, Kucherlapati RS, Gelb BD. Mutations in PTPN11, encoding the protein tyrosine phosphatase SHP-2, cause Noonan syndrome. Nat Genet. 2001;29(4):465–8.

[95] Tartaglia M, Gelb BD, Zenker M. Noonan syndrome and clinically related disorders. Best Pract Res Clin Endocrinol Metab. 2011;25(1):161–79.

[96] Marin Lda R, da Silva FT, de Sá LC, Brasil AS, Pereira A, Furquim IM, Kim CA, Bertola DR. Ocular manifestations of Noonan syndrome. Ophthalmic Genet. 2012;33(1):1–5.

[97] Cohen MM Jr, Hall BD, Smith DW, Graham CB, Lampert KJ. A new syndrome with hypotonia, obesity, mental deficiency, and facial, oral, ocular, and limb anomalies. J Pediatr. 1973;83(2):280–4.

[98] Huang F, Kuo HK, Hsieh CH, Lai JP, Chen PK. Visual complications of Stickler syndrome in paediatric patients with Robin sequence. J Craniomaxillofac Surg. 2007;35(2):76–80.

[99] Witmer MT, Vasan R, Levy R, Davis J, Chan RV. Bilateral maculopathy associated with Pierre Robin sequence. J AAPOS. 2012;16(4):409–10.

[100] Hered RW, Rogers S, Zang YF, Biglan AW. Ophthalmologic features of Prader-Willi syndrome. J Pediatr Ophthalmol Strabismus. 1988;25(3):145–50.

[101] Wang XC, Norose K, Kiyosawa K, Segawa K. Ocular findings in a patient with Prader-Willi syndrome. Jpn J Ophthalmol. 1995;39(3):284–9.

[102] Josaitis CA, Matisoff M. Familial dysautonomia in review: diagnosis and treatment of ocular manifestations. Adv Exp Med Biol. 2002;506(Pt A):71–80.

[103] Mendoza-Santiesteban CE, Hedges TR 3rd, Norcliffe-Kaufmann L, Warren F, Reddy S, Axelrod FB. Clinical neuro-ophthalmic findings in familial dysautonomia. J Neuroophthalmol. 2012;32(1):23–6.

[104] van Genderen MM, Kinds GF, Riemslag FC, Hennekam RC. Ocular features in Rubinstein-Taybi syndrome: investigation of 24 patients and review of the literature. Br J Ophthalmol. 2000;84(10):1177–84.

[105] Kumar S, Suthar R, Panigrahi I, Marwaha RK. Rubinstein-Taybi syndrome: clinical profile of 11 patients and review of literature. Indian J Hum Genet. 2012;18(2):161–6.

[106] Mallineni SK, Yiu CK, King NM. Schwartz-Jampel syndrome: a review of the literature and case report. Spec Care Dentist. 2012;32(3):105–11.

[107] Arya R, Sharma S, Gupta N, Kumar S, Kabra M, Gulati S. Schwartz Jampel syndrome in children. J Clin Neurosci. 2013;20(2):313–7.

[108] Tuomaala P, Haapanen E. Three siblings with similar anomalies in the eyes, bones and skin. Acta Ophthalmol. 1968;46(3):365–71.

[109] Durner W. Van Bogaert-Hozay-syndrome. A case demonstration. Klin Monatsbl Augenheilkd. 1973;

162(5):658–60.
[110] Zlotgora J. Wrinkly skin syndrome and the syndrome of cutis laxa with growth and developmental delay represent the same disorder. Am J Med Genet. 1999; 85(2):194.
[111] Hamamy H, Masri A, Ajlouni K. Wrinkly skin syndrome. Clin Exp Dermatol. 2005;30(5):590–2.
[112] Dietz HC, Saraiva JM, Pyeritz RE, Cutting GR, Francomano CA. Clustering of fibrillin (FBN1) missense mutations in Marfan syndrome patients at cysteine residues in EGF-like domains. Hum Mutat. 1992;1(5):366–74.
[113] Nahum Y, Spierer A. Ocular features of Marfan syndrome: diagnosis and management. Isr Med Assoc J. 2008;10(3):179–81.
[114] Gehle P, Goergen B, Pilger D, Ruokonen P, Robinson PN, Salchow DJ. Biometric and structural ocular manifestations of Marfan syndrome. PLoS One. 2017; 12(9):e0183370.
[115] Salchow DJ, Gehle P. Ocular manifestations of Marfan syndrome in children and adolescents. Eur J Ophthalmol. 2019;29(1):38–43.
[116] Latasiewicz M, Fontecilla C, Millá E, Sánchez A. Marfan syndrome – ocular findings and novel mutations-in pursuit of genotype-phenotype associations. Can J Ophthalmol. 2016;51(2):113–8.
[117] Drolsum L, Rand-Hendriksen S, Paus B, Geiran OR, Semb SO. Ocular findings in 87 adults with Ghent-1 verified Marfan syndrome. Acta Ophthalmol. 2015;93(1):46–53.
[118] Konradsen TR, Zetterström C. A descriptive study of ocular characteristics in Marfan syndrome. Acta Ophthalmol. 2013;91(8):751–5.
[119] De Paepe A, Malfait F. The Ehlers-Danlos syndrome, a disorder with many faces. Clin Genet. 2012;82(1):1–11.
[120] Pemberton JW, Freeman HM, Schepens CL. Familial retinal detachment and the Ehlers-Danlos syndrome. Arch Ophthalmol. 1966;76(6):817–24.
[121] Snead MP, Yates JR. Clinical and molecular genetics of Stickler syndrome. J Med Genet. 1999;36(5):353–9.
[122] Snead MP, McNinch AM, Poulson AV, Bearcroft P, Silverman B, Gomersall P, Parfect V, Richards AJ. Stickler syndrome, ocular-only variants and a key diagnostic role for the ophthalmologist. Eye (Lond). 2011;25(11):1389–400.
[123] Godel V, Nemet P, Lazar M. The Wagner-Stickler syndrome complex. Doc Ophthalmol. 1981;52(2):179–88.
[124] Van der Hoeve J, de Kleyn A. Blaue Scleren, Knochenbrüchigkeit und Schwerhörigkeit. Arch Ophthalmol. 1918;95:81–93.
[125] Alikadić-Husović A, Merhemić Z. The blue sclera syndrome (Van der Heave syndrome). Med Arh. 2000;54(5–6):325–6.
[126] Fedelius H, Zak M, Pedersen FK. Refraction in juvenile chronic arthritis: a long-term follow-up study, with emphasis on myopia. Acta Ophthalmol Scand. 2001;79:237–9.
[127] Herbort CP, Papadia M, Neri P. Myopia and inflammation. J Ophthalmic Vis Res. 2011;6(4):270–83.
[128] Alexander LJ. The tilted disc syndrome. J Am Optom Assoc. 1978;49(9):1060–2.
[129] Sowka J, Aoun P. Tilted disc syndrome. Optom Vis Sci. 1999;76(9):618–23.
[130] Manor RS. Temporal field defects due to nasal tilting of discs. Ophthalmologica. 1974;168(4):269–81.
[131] Bangal S, Bhandari A, Dhaytadak P, Gogri P. Gyrate atrophy of choroid and retina with myopia, cataract and systemic proximal myopathy: a rare case report from rural India. Australas Med J. 2012;5(12):639–42.
[132] Shenoi A. L N, Christopher R. Hyperornithinemia associated with gyrate atrophy of the choroid and retina in a child with myopia. Indian Pediatr. 2001;38(8):914–8.
[133] Valle D, Kaiser-Kupfer M. Gyrate atrophy of the choroid and retina. Prog Clin Biol Res. 1982;82:123–34.
[134] Sergouniotis PI, Davidson AE, Lenassi E, Devery SR, Moore AT, Webster AR. Retinal structure, function, and molecular pathologic features in gyrate atrophy. Ophthalmology. 2012;119(3):596–605.
[135] Renner AB, Walter A, Fiebig BS, Jägle H. Gyrate atrophy: clinical and genetic findings in a female without arginine-restricted diet during her first 39 years of life and report of a new OAT gene mutation. Doc Ophthalmol. 2012;125(1):81–9.
[136] François J. Ocular manifestations in aminoacidopathies. Adv Ophthalmol. 1972;25:28–103.
[137] Zaidi SH, Faiyaz-Ul-Haque M, Shuaib T, Balobaid A, Rahbeeni Z, Abalkhail H, Al-Abdullatif A, Al-Hassnan Z, Peltekova I, Al-Owain M. Clinical and molecular findings of 13 families from Saudi Arabia and a family from Sudan with homocystinuria. Clin Genet. 2012;81(6):563–70.
[138] Scherbenske JM, Benson PM, Rotchford JP, James WD. Cutaneous and ocular manifestations of Down syndrome. J Am Acad Dermatol. 1990;22(5 Pt 2):933–8.
[139] Creavin AL, Brown RD. Ophthalmic abnormalities in children with Down syndrome. J Pediatr Ophthalmol Strabismus. 2009;46(2):76–82.
[140] Ljubic A, Trajkovski V. Refractive errors in children and young adults with Down's syndrome. Acta Ophthalmol. 2011;89(4):324–7.
[141] Stirn Kranjc B. Ocular abnormalities and systemic disease in Down syndrome. Strabismus. 2012;20(2):74–7.
[142] Jiang L, Long K, Schaeffel F, Zhang S, Zhou X, Lu F, Qu J. Disruption of emmetropization and high susceptibility to deprivation myopia in albino guinea pigs. Invest Ophthalmol Vis Sci. 2011;52(9):6124–32.
[143] Rymer J, Choh V, Bharadwaj S, Padmanabhan V, Modilevsky L, Jovanovich E, Yeh B, Zhang Z, Guan H, Payne W, Wildsoet CF. The albino chick as a model for studying ocular developmental abnormalities, including refractive errors, associated with albinism. Exp Eye Res. 2007;85(4):431–42.
[144] Fonda G, Thomas H, Gore GV 3rd. Educational and vocational placement, and low-vision corrections in albinism. A report bases on 235 patients. Sight Sav Rev. 1971;41(7):29–36.
[145] Krieg PH, Schipper I. Drug-induced ciliary body oedema: a new theory. Eye (Lond). 1996;10(Pt 1):121–6.
[146] Ryan EH Jr, Jampol LM. Drug-induced acute transient myopia with retinal folds. Retina. 1986;6(4):220–3.
[147] Fan JT, Johnson DH, Burk RR. Transient myopia, angle-closure glaucoma, and choroidal detachment after oral acetazolamide. Am J Ophthalmol. 1993;115(6):813–4.
[148] Fraunfelder FT, Fraunfelder FW. Drug-induced ocular

side effects. 5th ed. Boston: Butterworth-Heinemann; 2001.
[149] Fraunfelder FW, Fraunfelder FT, Keates EU. Topiramate-associated acute, bilateral, secondary angle-closure glaucoma. Ophthalmology. 2004;111(1):109–11.
[150] Söylev MF, Green RL, Feldon SE. Choroidal effusion as a mechanism for transient myopia induced by hydrochlorothiazide and triamterene. Am J Ophthalmol. 1995;120(3):395–7.
[151] Jampolsky A, Flom B. Transient myopia associated with anterior displacement of the crystalline lens. Am J Ophthalmol. 1953;36(1):81–5.
[152] Alvaro ME. Effects other than anti-infectious of sulfonamide compounds on the eye. Arch Ophthalmol. 1960;63:315–8.
[153] Lee JTL, Skalicky SE, Lin ML. Drug-induced myopia and bilateral angle closure secondary to zolmitriptan. J Glaucoma. 2017;26(10):954–6.
[154] Lan YW, Hsieh JW. Bilateral acute angle closure glaucoma and myopic shift by topiramate-induced ciliochoroidal effusion/ case report and literature review. Int Ophthalmol. 2018;38(6):2639–48.
[155] Bovino JA, Marcus DF. The mechanism of transient myopia induced by sulfonamide therapy. Am J Ophthalmol. 1982;94(1):99–102.
[156] Hook SR, Holladay JT, Prager TC, Goosey JD. Transient myopia induced by sulfonamides. Am J Ophthalmol. 1986;101(4):495–6.
[157] Milea D, Zech C, Dumontet C, Coiffier B, Trepsat C. Transient acute myopia induced by antilymphocyte globulins. Ophthalmologica. 1999;213(2):133–4.
[158] Padhy D, Rao A. Bimatoprost (0.03%)-induced accommodative spasm and pseudomyopia. BMJ Case Rep. 2015;2015:pii: bcr2015211820.
[159] Ramos-Esteban JC, Goldberg S, Danias J. Drug induced acute myopia with supraciliary choroidal effusion in a patient with Wegener's granulomatosis. Br J Ophthalmol. 2002;86(5):594–6.
[160] Kimura R, Kasai M, Shoji K, Kanno C. Swollen ciliary processes as an initial symptom in Vogt-Koyanagi-Harada syndrome. Am J Ophthalmol. 1983;95(3):402–3.
[161] Drug-induced myopia. Rev Prescr. 2002;22(226):200–2.
[162] Maddalena MA. Transient myopia associated with acute glaucoma and retinal edema following vaginal administration of sulfanilamide. Arch Ophthalmol. 1968;80(2):186–8.
[163] Chirls IA, Norris JW. Transient myopia associated with vaginal sulfanilamide suppositories. Am J Ophthalmol. 1984;98(1):120–1.
[164] Grinbaum A, Ashkenazi I, Gutman I, Blumenthal M. Suggested mechanism for acute transient myopia after sulfonamide treatment. Ann Ophthalmol. 1993;25(6):224–6.
[165] Bard LA. Transient myopia associated with promethazine (Phenergan) therapy: report of a case. Am J Ophthalmol. 1964;58:682–6.
[166] Ericson LA. Hygroton-induced myopia and retinal edema. Acta Ophthalmol (Copenh). 1963;41:538–43.
[167] Craig JE, Ong TJ, Louis DL, Wells JM. Mechanism of topiramate-induced acute-onset myopia and angle closure glaucoma. Am J Ophthalmol. 2004;137(1):193–5.
[168] Harrison RJ. Ocular adverse reactions to systemic drug therapy. Adv Drug React Bull. 1996;180:683–6.
[169] Mattsson R. Transient myopia following the use of sulphonamides. Acta Ophthalmol. 1952;30(4):385–98.
[170] Muirhead JF, Scheie HG. Transient myopia after acetazolamide. Arch Ophthalmol. 1960;63:315–8.
[171] Beasley FJ. Transient myopia and retinal edema during ethoxzolamide (Cardrase) therapy. Arch Ophthalmol. 1962;68:490–1.
[172] Beasley FJ. Transient myopia and retinal edema during hydrochlorothiazide (Hydrodiuril) therapy. Arch Ophthalmol. 1961;65:212–3.
[173] Michaelson JJ. Transient myopia due to hygroton. Am J Ophthalmol. 1962;54:1146–7.
[174] Yasuna E. Acute myopia associated with prochlorperazine (Compazine) therapy. Am J Ophthalmol. 1962; 54:793–6.
[175] Galin MA, Baras I, Zweifach P. Diamox-induced myopia. Am J Ophthalmol. 1962;54:237–40.
[176] Garland MA, Sholk A, Guenter KE. Acetazolamide-induced myopia. Am J Obstet Gynecol. 1962;84:69–71.
[177] Grossman EE, Hanley W. Transient myopia during treatment for hypertension with autonomic blocking agents. Arch Ophthalmol. 1960;63:853–5.
[178] Stratos AA, Peponis VG, Portaliou DM, Stroubini TE, Skouriotis S, Kymionis GD. Secondary pseudomyopia induced by amisulpride. Optom Vis Sci. 2011;88(11): 1380–2.
[179] Praveen Kumar KV, Chiranjeevi P, Alam MS. Aripiprazole-induced transient myopia – a rare entity. Indian J Ophthalmol. 2018;66(1):130–1.
[180] Nair AG, Nair AG, George RJ, Biswas J, Gandhi RA. Aripiprazole induced transient myopia - a case report and review of literature. Cutan Ocul Toxicol. 2012;31(1):74–6.
[181] Sandford-Smith JH. Transient myopia after aspirin. Br J Ophthalmol. 1974;58(7):698–700.
[182] Korol EA. Transitory myopia in combination with transitory glaucoma. Zdravookhr Beloruss. 1962;8:66–7.
[183] Postel EA, Assalian A, Epstein DL. Drug-induced transient myopia and angle-closure glaucoma associated with supraciliary choroidal effusion. Am J Ophthalmol. 1996;122(1):110–2.
[184] Gilmartin B, Winfield NR. The effect of topical beta-adrenoceptor antagonists on accommodation in emmetropia and myopia. Vis Res. 1995;35(9):1305–12.
[185] Manor RS, Dickerman Z, Llaron Z. Myopia during bromocriptine treatment. Lancet. 1981;1(8211):102.
[186] Pallin O, Ericsson R. Ultrasound studies in a case of hygroton-induced myopia. Acta Ophthalmol. 1965;43(5):692–6.
[187] Mahesh G, Giridhar A, Saikumar SJ, Fegde S. Drug-induced acute myopia following chlorthalidone treatment. Indian J Ophthalmol. 2007;55(5):386–8.
[188] Stern JJ. Transient myopia in case of dermatitis treated with corticotropin. AMA Arch Ophthalmol. 1955;54(5):762.
[189] Arranz JA, Jiménez R, Alvarez-Mon M. Cyclophosphamide-induced myopia. Ann Intern Med. 1992;116(1):92–3.
[190] Flecinide Orale LP-Flecaine LP. L'evaluation n'a pas progresse. Rev Prescr. 2006;26(269):96.
[191] Teller J, Rasin M, Abraham FA. Accommodation

insufficiency induced by glybenclamide. Ann Ophthalmol. 1989;21(7):275–6.

[192] Roh YR, Woo SJ, Park KH. Acute-onset bilateral myopia and ciliochoroidal effusion induced by hydrochlorothiazide. Korean J Ophthalmol. 2011;25(3): 214–7.

[193] Blain P, Paques M, Massin P, Erginay A, Santiago P, Gaudric A. Acute transient myopia induced by indapamide. Am J Ophthalmol. 2000;129(4):538–40.

[194] Dangel ME, Weber PA, Leier CB. Transient myopia following isosorbide dinitrate. Ann Ophthalmol. 1983;15(12):1156–8.

[195] Park YM, Lee TE. Isotretinoin-induced angle closure and myopic shift. J Glaucoma. 2017;26(11):e252–4.

[196] Fraunfelder FT, Fraunfelder FW, Edwards R. Ocular side effects possibly associated with isotretinoin usage. Am J Ophthalmol. 2001;132(3):299–305.

[197] Palestine AG. Transient acute myopia resulting from isotretinoin (Accutane) therapy. Ann Ophthalmol. 1984;16(7):660–2.

[198] Woodcock IR, Taylor LE, Ruddle JB, Freeman JL, Dabscheck G. Acute bilateral myopia caused by lamotrigine-induced uveal effusions. J Paediatr Child Health. 2017;53(10):1013–4.

[199] Kashani S, Barclay D, Lee E, Hollick E. A case of transient myopia in a patient with multiple myeloma secondary to levomepromazine. Palliat Med. 2005; 19(3):261–2.

[200] Vishwakarma P, Raman GV, Sathyan P. Mefenamic acid-induced bilateral transient myopia, secondary angle closure glaucoma and choroidal detachment. Indian J Ophthalmol. 2009;57(5):398–400.

[201] Kwon SJ, Park DH, Shin JP. Bilateral transient myopia, angle-closure glaucoma, and choroidal detachment induced by methazolamide. Jpn J Ophthalmol. 2012; 56(5):515–7.

[202] Grinbaum A, Ashkenazi I, Avni I, Blumenthal M. Transient myopia following metronidazole treatment for Trichomonas vaginalis. JAMA. 1992;267(4):511–2.

[203] Doman DB, Baum MD. Olsalazine sodium can cause myopia that can be clinically confused with the uveitis of inflammatory bowel disease. Am J Gastroenterol. 1992;87(11):1684–5.

[204] Zeyneloglu P, Karaaslan P, Kizilkan A, Durmaz L, Arslan G. An unusual adverse effect of an accidental epidural morphine overdose. Eur J Anaesthesiol. 2006;23(12):1061–2.

[205] Corcelle L. The eye and oral contraceptives. Annee Ther Clin Ophtalmol. 1971;22:157–63. French.

[206] Michiels J, Laterre C, Dumoulin D. Ocular manifestations of Wilson's disease treated by penicillamine. Bull Soc Belge Ophtalmol. 1963;132: 552–61. French.

[207] Johnston L. Ocular toxicity-of systemic drugs. Contin Pract. 1988;15(3):2–6.

[208] Rengstorff RH. Myopia induced by ocular instillation of physostigmine. Am J Optom Arch Am Acad Optom. 1970;47(3):221–7.

[209] Segal A, Aisemberg A, Ducasse A. Quinine, transient myopia and angle-closure glaucoma. Bull Soc Ophtalmol Fr. 1983;83(2):247–9.

[210] Belci C. Transitory myopia in the course of therapy with diuretics. Boll Ocul. 1968;47(1):24–31. Italian.

[211] Hilton EJ, Hosking SL, Betts T. The effect of antiepileptic drugs on visual performance. Seizure. 2004;13(2):113–28. Review.

[212] Santodomingo-Rubido J, Gilmartin B, Wolffsohn JS. Drug-induced bilateral transient myopia with the sulphonamide sulphasalazine. Ophthalmic Physiol Opt. 2003;23(6):567–70.

[213] Panday VA, Rhee DJ. Review of sulfonamide-induced acute myopia and acute bilateral angle-closure glaucoma. Compr Ophthalmol Updat. 2007;8(5):271–6] Review.

[214] Edwards TS. Transient myopia due to tetracycline. JAMA. 1963;186:69–70.

[215] Worthen DM. Patient compliance and the “usefulness product” of timolol. Surv Ophthalmol. 1979;23(6):403–6.

[216] Banta JT, Hoffman K, Budenz DL, Ceballos E, Greenfield DS. Presumed topiramate-induced bilateral acute angle-closure glaucoma. Am J Ophthalmol. 2001;132(1):112–4.

[217] Dorronzoro E, Santos-Bueso E, Vico-Ruiz E, Sáenz-Frances F, Argaya J, Gegúndez-Fernández JA. Myopia and retinal striae induced by topiramate. Arch Soc Esp Oftalmol. 2011;86(1):24–6.

[218] Gualtieri W, Janula J. Topiramate maculopathy. Int Ophthalmol. 2013;33(1):103–6.

[219] Ikeda N, Ikeda T, Nagata M, Mimura O. Ciliochoroidal effusion syndrome induced by sulfa derivatives. Arch Ophthalmol. 2002;120(12):1775.

[220] Rhee DJ, Goldberg MJ, Parrish RK. Bilateral angle-closure glaucoma and ciliary body swelling from topiramate. Arch Ophthalmol. 2001;119(11):1721–3.

[221] Sen HA, O'Halloran HS, Lee WB. Case reports and small case series: topiramate-induced acute myopia and retinal striae. Arch Ophthalmol. 2001;119(5):775–7.

[222] Weng TH, Lin SM, Pao SI, Chiang SY. Relenza-induced acute myopia change. Optom Vis Sci. 2016;93(3):307–9.

[223] Kirchner KA, Martin CJ, Bower JD. Prostaglandin E2 but not I2 restores furosemide response in indomethacin-treated rats. Am J Phys. 1986;250(6 Pt 2): F980–5.

[224] Fraunfelder FW, Solomon J, Mehelas TJ. Ocular adverse effects associated with cyclooxygenase-2 inhibitors. Arch Ophthalmol. 2006;124(2):277–9.

[225] Lee GC, Tam CP, Danesh-Meyer HV, Myers JS, Katz LJ. Bilateral angle closure glaucoma induced by sulphonamide-derived medications. Clin Exp Ophthalmol. 2007;35(1):55–8.

[226] Paz T, Rappoport D, Hilely A, Leiba H. Bilateral transient myopia with sulfasalazine treatment. Clin Med Insights Case Rep. 2019;12:1179547619855388.

[227] Saffra N, Smith SN, Seidman CJ. Topiramate-induced refractive change and angle closure glaucoma and its ultrasound biomicroscopy findings. BMJ Case Rep. 2012;2012:pii: bcr2012006509.

第四部分

病理性近视的治疗

29 儿童和青少年近视进展的预防

Takashi Fujikado

29.1 引言

儿童和青少年近视的主要原因是正视化后眼轴延长[1]。一旦近视形成，它可以在整个儿童期持续进展。因为高度近视眼往往更容易发展为病理性近视[2]，因此即使是对近视进展的部分预防，也可以为防止病理性近视的发展提供重要的保护作用。防止眼轴延长基于三种不同的策略：第一是控制环境条件，例如增加户外活动和减少近距离工作；第二是改变眼的光学特性，例如配戴双焦眼镜；第三是使用药物，如阿托品滴眼液。

在这篇综述中，将详细地讨论这些策略，并重点讨论它们在预防或降低近视程度方面的有效性。

29.2 正视化

我们首先必须讨论眼屈光力的正常发展。出生时，眼轴长度约为 17 mm，在婴儿期迅速增加。2~3 岁时，增长速度开始下降，10 岁后未观察到明显增长[3]（图 29.1a）。此时的眼轴长度约为 23 mm，因此从出生后到 10 岁眼轴长度平均增加 6 mm。如果其他因素保持不变，眼轴长度增加会使眼更近视。

角膜前表面连续角膜屈光力测量表明，从新生儿到出生后 6 个月，角膜屈光力迅速下降，但此后无明显变化[3]（图 29.1b）。最近的一项研究报告表明，出生时的平均角膜屈光力为 47~48 屈光度（D），在出生后 3~9 个月时下降至 43~44 D[4]。因此，在此期间，远视转变 4.0~5.0 D。

出生第 1 年，晶状体的屈光力变化最大，此后其变化速度减慢。6~7 岁后，在整个成人阶段未观察到晶状体度数的显著变化[3]（图 29.1c）。最近的一项研究表明，晶状体的平均屈光力与年龄有关，从婴儿期的 41 D 到 14 岁时的 22~23 D。晶状体前表面的平均曲率半径在婴儿期的早期为 7.2 mm，在 14 岁时前表面变平 4.5 mm，直至 11~12 mm。后表面的曲率半径遵循相似的时间过程。

出生时玻璃体腔的平均深度为 10~11 mm，14 岁时增加到 16~17 mm[4]。

出生时眼的屈光力范围为 +1.00 D 至 +2.50 D，标准差为 1.50~2.50 D[5]。眼的屈光力随着年龄的增长而降低，在正常状态下，屈光力的变化在一生中稳定并保持基本恒定。眼的屈光力呈正态分布，但在青少年期达到 0 至 +1 D 的正峰值。

因此，尽管在眼发育过程中，角膜、晶状体和玻璃体的屈光力发生了较大变化，但如果屈光力呈正态分布，眼的屈光误差会比预期更稳定在接近 0 或正视的水平。这表明视觉系统中必定存在调控这几种屈光介质发育的机制，使屈光不正在接近正视时稳定，这个过程称为正视化[6]。重要的是，这些发现表明，在眼屈光力正常发育期间，眼的光学系统经历着动态变化。因此，问题出现了，人们是否可调控眼动态变化的过程。

一般来说，近视会在 10 岁后发生，也就是在各屈光介质停止变化之后[7]（图 29.2）。然而，有证据表明，一些眼的眼轴长度并没有停止增长，而是继续增长。这种屈光介质停止变化后的眼轴增长是近视的原因。为了验证其正确性，我们设计实验来确定控制眼轴长度增长的决定因素。

29.3 眼轴增长的环境风险因素

近视患病率的迅速增加说明了环境风险因素的重要性。1999~2004 年，美国近视患病率为 41.6%，高于 1971~1972 年的 25%[8]。

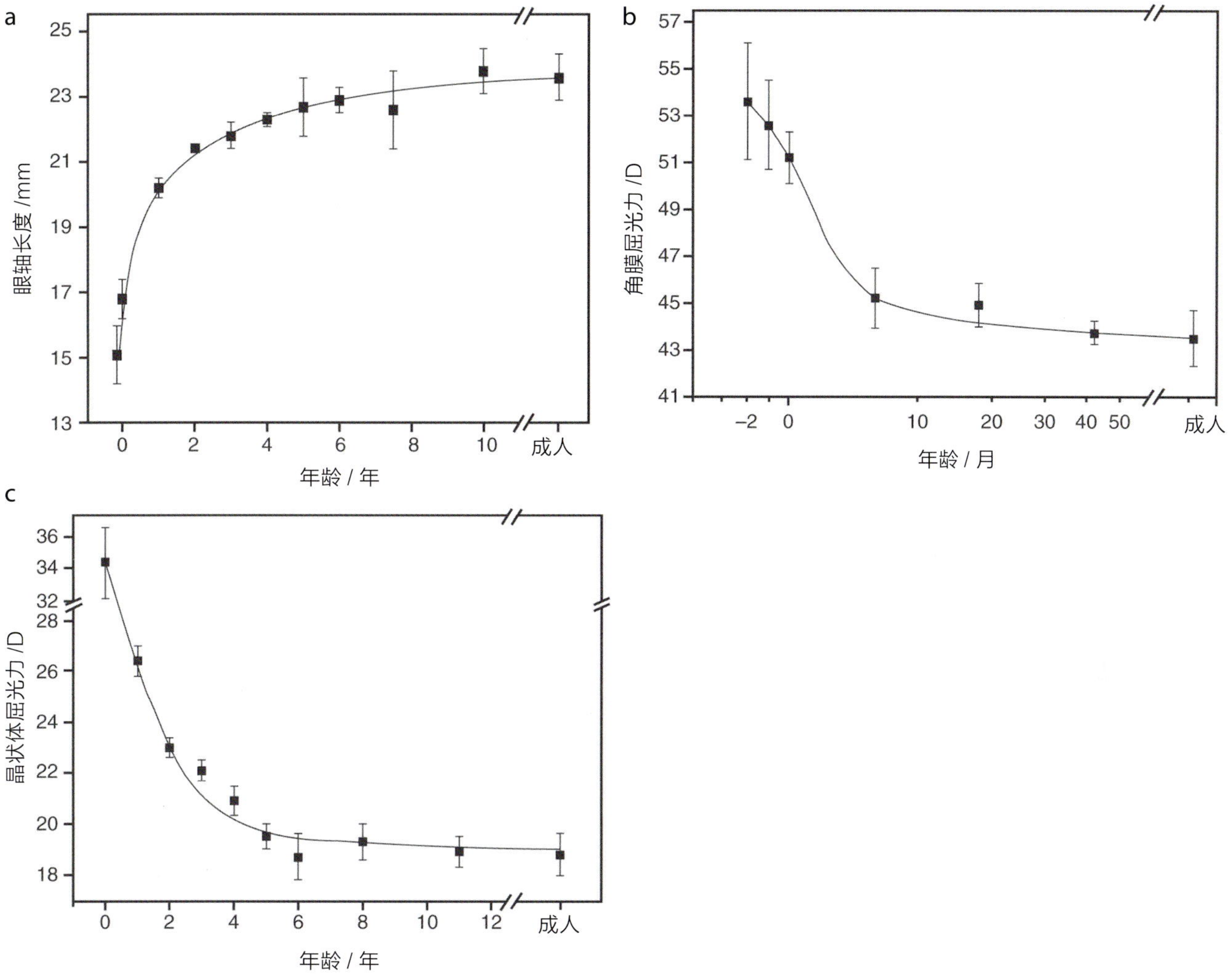

图 29.1 与年龄相关的眼部生物特征参数变化。(a)眼轴长度与年龄的关系。(b)角膜屈光力与年龄的关系。(c)晶状体与年龄的关系

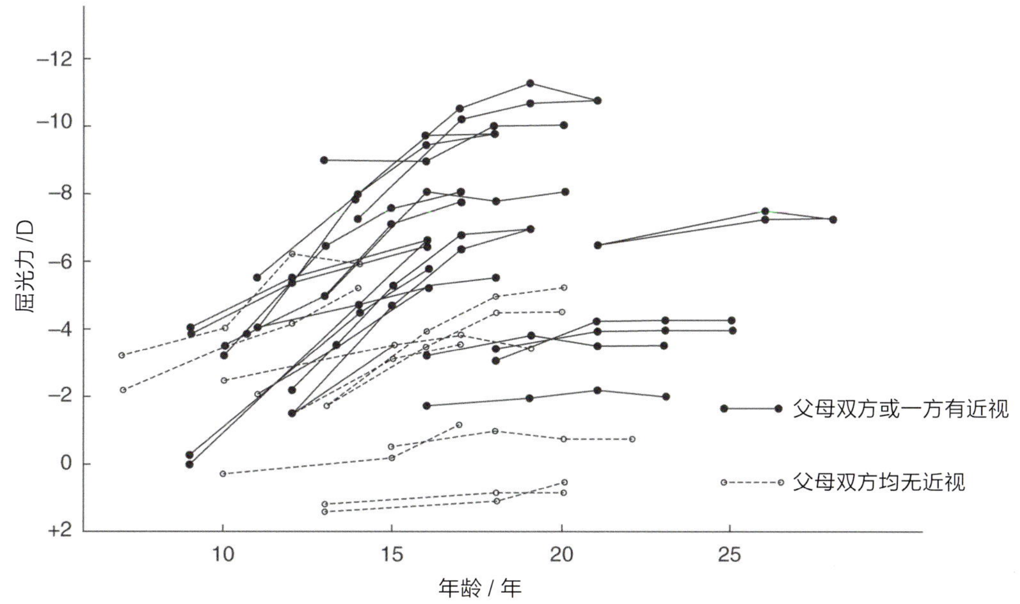

图 29.2 屈光度随年龄的变化，近视主要发生在 10～16 岁

悉尼近视研究表明，近距离工作是与近视显著相关的一个弱效因素，儿童连续阅读或近距离阅读更容易近视[9]。其他近视研究也表明，幼儿近视与近距离用眼有关[10]。对12项队列研究和15项横断面研究进行的荟萃分析表明，每周近距离工作每增加1小时，近视增加1D的概率为2%[11]。

相比之下，2011年的一项涉及1318例儿童的研究，其中一些是近视眼，另一些是正视眼，在近视发生或进展之前，近距离的工作活动没有差异[12]。其他研究也对近距离工作与近视之间的关系提出了一些质疑[13]。这些发现表明，近距离工作可能在近视发病上不是重要作用，然而近视患者的确在近视发生前后都较少参与运动和户外活动。

最近的研究表明，生活方式、教育活动和父母的屈光不正病史与儿童近视的发展有着显著的相关性[14]。

29.4 户外活动

一项荟萃分析显示，每周户外活动时间每增加1小时，近视的概率降低2%。这相当于每天户外时间增加1小时，近视概率降低13%[15]。其他研究也证实了户外活动可以降低儿童近视的发病率或患病率[16, 17]。这些结果表明，增加户外活动时间可以适度预防近视增长。

北京一所学校的户外活动校园试验[18]显示，户外运动时间减少与近视显著相关（OR，0.32）。最近在中国台湾进行的一项基于学校内的试验表明，每周在户外活动11小时或更长时间的儿童与没有户外活动的儿童相比，近视进展的风险降低了54%，这一效果是在中等光照强度下实现的，例如在树下[19]。

29.5 光学干预

29.5.1 矫正不足

关于肌原纤维形成的文献表明，有一种由光学离焦调节的正视化机制。在各种动物中均发现了对晶状体诱导的离焦导致代偿性眼球发育的有力证据[20, 21]。在视网膜后面形成光学图像的远视性光学离焦会导致动物发育为近视（图29.3）。近视性光学离焦，即光学图像形成在视网膜前，导致动物发育为远视。

Chung等进行了一项纳入94名儿童的随机临床试验，以确定欠矫0.75 D以及用单焦镜片全矫的效果。在2年的观察中，完全矫正组的屈光不正为0.77 D，明显小于欠矫组的1.0 D（$P<0.01$）[22]。Adler等对48例儿童进行了一项随机临床试验，比较了0.50 D欠矫与全矫单焦镜的效果。18个月后，完全矫正组屈光不正为–0.82 D，欠矫组为–0.99 D。差异无统计学意义[23]。然而，Sun等报道称，欠矫的近视儿童近视进展比完全矫正儿童慢[24]。

这些相互矛盾的结果表明，对近视屈光不正的欠矫作为减缓近视的干预措施仍有争议。还应考虑到近视矫正不足与整体视觉功能差有关[25]。

在动物研究中，尤其是在小鸡中发现，诱导的近视离焦导致了远视[20]。近视离焦对猴子的影响不强（图29.4）[21]。因此，小鸡和灵长类动物的近视离焦对眼轴延长的影响可能不同。

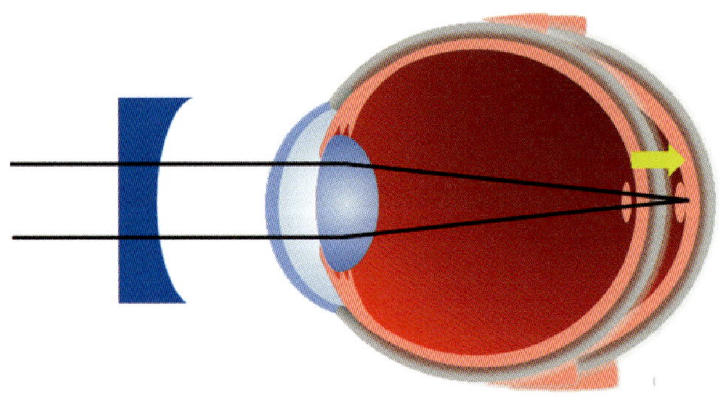

图29.3 视网膜图像离焦和眼轴延长。视网膜远视离焦导致眼轴延长

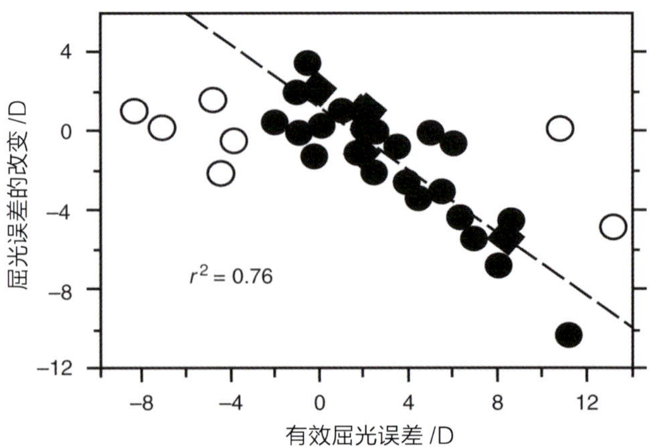

图29.4 猴子的正视范围。实心圆表示正视眼，空心圆表示非正视眼

29.5.2 部分时间足矫

近视的患者根据戴镜时长可以分为以下几种：① 全时间段配戴者；② 从仅远距离配戴转为全时间段配戴的近视患者；③ 仅远距离配戴者；以及 ④ 非配戴者。43 例受试者的初步数据表明，眼镜配戴时间表对近视进展没有影响[26]。即使在 3 年后，四组之间的屈光度也没有显著性差异。需要大量儿童样本进行随机临床试验。

29.5.3 渐进多焦镜

动物实验的结果表明，远视离焦会引起眼轴长度增长[21]（图 29.3），临床结果表明近视儿童的调节滞后[27]。这些观察推进了几项应用渐进多焦镜（PAL）进行的前瞻性随机研究[28-31]。研究结果表明，渐进多焦镜的使用效果相对较小。

近视矫正评估试验（COMET）是一项多中心、随机、双盲的临床试验，结论是使用渐进多焦镜 3 年后矫正的治疗效果为（0.20 ± 0.08）D，虽然治疗效果较弱，但具有统计学意义（P=0.004）[30]。所有的治疗效果都发生在第一年。其他分析表明，对于调节滞后较大伴有近距离内隐斜［（0.64 ± 0.21）D］、阅读距离较短［（0.44 ± 0.20）D］或低度近视［（0.48 ± 0.15）D］的儿童，其效果更为显著。

Okayama 研究是一项应用渐进多焦镜的随机、双盲的临床试验，每 18 个月治疗效果为 0.17 D（95% CI：0.07~0.26 D），具有统计学意义（P= 0.004）[31]。Cochrane 综述显示，在为期一年的随访中，无论是渐进多焦镜还是双焦镜，戴多焦镜的儿童，比配戴单焦镜的儿童平均减少 0.16 D 度数（95% CI：0.07~0.25）[32]。虽然临床中观察到的治疗效果不大，但有研究发现在 3 年的随访内，双焦镜（包括附加棱镜和无棱镜）可将近视进展速度减慢 39%~51%[33]。双焦镜有一个明显较大的近距离观察区域，这可能有助于儿童减少近距离阅读期间的调节滞后。

最近动物实验表明，周边部视网膜可以控制眼的生长，至少在没有中央凹的眼中是如此[34]。周边部远视离焦可能导致近视进展，使用局部离焦的操作可以控制近视。这一发现有利于设计出可以延缓近视进展的眼镜和隐形眼镜（图 29.5）。

在一项使用新型矫正中心视力和减少 / 消除周边远视离焦的眼镜且为期 1 年的试验结果[35]显示，在父母有近视病史的幼童亚组（6~12 岁）中，近视进展防护作用具有统计学意义［使用新型眼镜组（−0.68 ± 0.47）D，对照普通眼镜组（−0.97 ± 0.48）D，P= 0.038］。然而，一项关于周边离焦眼镜的随机对照试验发现，并没有成功使日本儿童的近视减少[36]。

近年，多区正向光学离焦（DIMS）眼镜已经开发出来。这种镜片有多个小分区，周边有相对正的屈光度，同时中央视力清晰，据报道，与单焦眼镜相比，使用 DIMS 眼镜使儿童近视的进展速度减慢了近 60%[37]。这项结果很有前景，但需要进一步的研究进行验证。

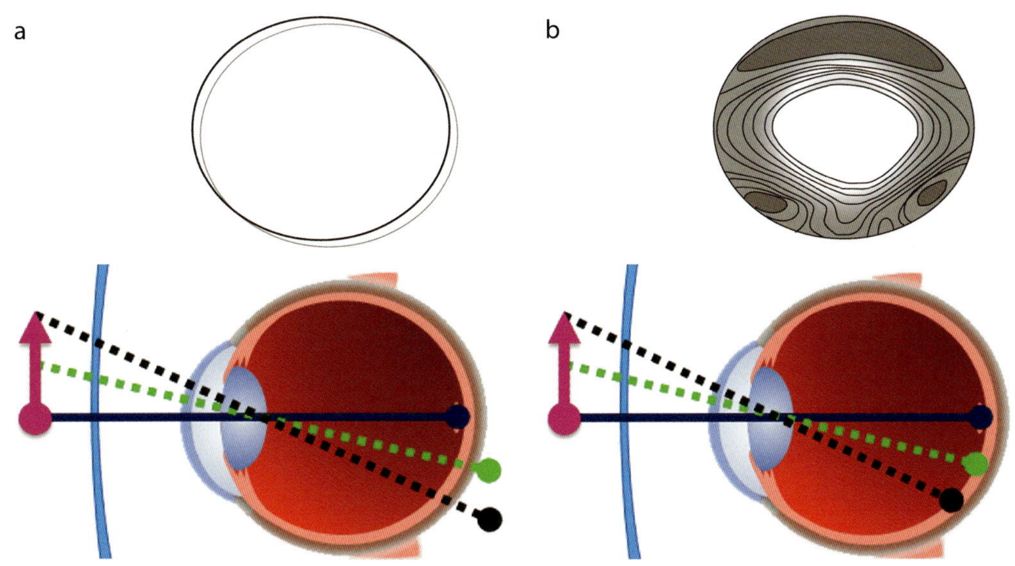

图 29.5 通过单焦眼镜矫正近视眼的视网膜图示。（a）或者通过框架镜减少周边离焦，（b）使用单焦眼镜时，周边视网膜的图像会模糊，但使用新设计的眼镜时，周边视网膜的模糊程度会降低

29.5.4 隐形眼镜（CL）

软性隐形眼镜和硬性透气（RGP）隐形眼镜已被证明在延缓近视进展方面并不有效[38-40]。在隐形眼镜和近视进展研究中，受试者被随机纳入RGP组或软性隐形眼镜组（简称软镜组），时长为3年。结果显示第1年RGP组与软镜组近视进展的治疗效果最大。RGP组的角膜曲率陡峭程度明显低于软镜组[41]。3年后，各治疗组的眼轴增长没有显著差异。这些结果表明，近视进展的减慢主要是由于角膜扁平化，停止配戴RGP，作用可能是可逆的。在眼轴延长无显著差异的情况下，研究者认为RGP对近视控制无效[41]。

使用框架眼镜矫正周边部的屈光不正受限于眼球注视方向，例如通过镜片的周边部分观察物体。而矫正周边部屈光不正的设计在隐形眼镜却取得了比较好的效果（新型隐形眼镜组 -0.57 D，与新型框架镜组 -0.86 D），使眼轴长度减少33%（新型隐形眼镜组为0.27 mm，新型框架镜组为0.40 mm）[42]。这些发现表明，设计出用于减少周边远视离焦的隐形眼镜可能有助于预防近视的进展。基于小鸡的动物试验，隐形眼镜被设计为同时呈现聚焦的图像和近视离焦的图像[43]。

目前，已对三种不同类型用于儿童近视控制的多焦软性接触镜（MFSCL）进行了研究，包括：双焦同心透镜[44-46]、周边梯度透镜[47, 48]和景深延长型（EDOF）[49]。前两种设计包括一个矫正近视的中心区，但双焦同心透镜有更强效的同心环区，同时提供周边近视离焦，而周边梯度透镜从中心光轴向周边逐渐增加恒定的周边近视离焦。基于EDOF机制控制近视进展的第三种隐形眼镜，其光学效果与同心环透镜相似。对不同种族的8~16岁儿童随访24个月，这些MFSCL可使等效球镜减少25%~50%，眼轴长度减少27%~32%，从而实现减缓近视。美国食品和药物管理局（FDA）最近批准了使用双焦同心透镜、MiSight双焦隐形眼镜（CooperVision, Pleasanton, CA, 美国）来减缓儿童近视进展。已报道一项关于MiSight隐形眼镜与单焦眼镜的随机临床试验。研究表明，与对照组相比，MiSight隐形眼镜组的近视进展减少了59%[50]。但仍需要更多的随机临床试验（RCT）来证明其疗效。

29.6 角膜塑形学

角膜塑形术（Ortho-K, OK）是使用硬性透气隐形眼镜，通常只在夜间配戴，通过重塑角膜来改善视力。近视患者整夜配戴OK镜，以暂时压平角膜，在白天无需配戴任何眼镜或低度隐形眼镜情况下提供清晰的视力。通过OK镜使中央角膜上皮变薄、中周部上皮和基质增厚，最多可矫正 -6 D的近视。最近的研究表明，通过夜间配戴角膜塑形镜可将相对周边远视离焦转化为相对周边近视离焦，并可防止近视进展[51]。

Walline表示，戴上角膜塑形镜后，眼轴长度的年变化率比戴上软性隐形眼镜后低0.16 mm/年（P=0.00004）[52]。Hiraoka针对Ortho-K对眼轴长度增长的影响，进行了一项为期5年的前瞻性研究，结果表明，Ortho-K组的眼轴长度在5年期间增加了（0.99 ± 0.47）mm，框架镜组为（1.41 ± 0.68）mm（P=0.0236）[53]。

近期的一篇荟萃分析纳入7项研究（2项随机对照试验和5项非随机对照试验），发现Ortho-K组和对照组在2年期随访中眼轴长度的加权均数差为 -0.26 mm（95% CI：-0.31 至 -0.21）[54]。然而，也有一项荟萃分析描述了配戴Ortho-K与感染性角膜炎之间的关系[55]。因此，采用Ortho-K减缓儿童近视进展应慎重考虑。

29.7 药理学干预

29.7.1 阿托品滴眼液

使用阿托品滴眼液可以抑制树鼩和猴子近视的进展，阿托品还阻断了小鸡的形觉剥夺性近视和透镜诱导性近视[56]。研究表明，阿托品并没有通过阻断调节来阻止近视进展[57]，研究者认为阿托品主要通过毒蕈碱受体的M4亚型发挥作用[58]。阿托品治疗近视（ATM）研究是一项纳入400例新加坡儿童的随机、双盲、安慰剂对照试验[59]。结果表明，在2年的时间里，每晚眼内滴入1%阿托品滴眼液，可显著降低77%儿童近视进展（阿托品组0.28 D，对照组1.2 D）。阿托品组的平均眼轴长度基本保持不变，而安慰剂组平均眼轴长度增加了0.38 mm。儿童对局部使用阿托品耐受性良好。

阿托品的不良反应包括散瞳引起的畏光和睫状肌麻痹引起的近视力下降。因此，如果双眼使用阿托品，患者需要渐进镜以获得近视力。ATM 研究[59]报告阿托品滴眼液没有全身不良反应，但潜在不良反应包括眼干、口干、喉咙干涩、皮肤发红和便秘。此外，在 ATM 研究中，停止阿托品治疗后，近视进展率有所增加。例如，阿托品组近视的进展为（−1.14 ± 0.8）D，对照组为（−0.38 ± 0.39）D（P=0.0001）[60]。这种反弹现象可能与阿托品的强睫状肌麻痹作用有关。

在阿托品治疗儿童近视 2（ATM 2）研究中，0.01% 阿托品组近视进展［（−0.49 ± 0.63）D/2 年］，与 0.5% 高剂量阿托品组等效球镜差异较小［（−0.30 ± 0.60）D/2 年］。此外，0.01% 阿托品调节维持在 11.8 D（0.1% 和 0.5% 阿托品组分别为 6.8 D 和 4 D），2 年后平均适光瞳孔大小变化为 0.74 mm（0.1% 和 0.5% 阿托品组分别为 2.25 mm 和 3.11 mm），且与高剂量组相比，眼部不良反应更少[61]。洗脱后，0.01% 阿托品滴眼液的反跳作用最小，在减缓近视进展方面显示出长期临床疗效，不良反应也可耐受[62]。

最近，Yam 等通过安慰剂对照随机研究，评估了 1 年内低浓度阿托品滴眼液（0.05%、0.025% 和 0.01%）与安慰剂相比的疗效和安全性[63]。结果表明，低浓度阿托品滴眼液可减缓近视进展，且呈浓度依赖性。所有浓度均耐受良好，对视力相关生活质量无不良影响。在所使用的三种浓度中，与安慰剂组相比，0.05% 阿托品在 1 年的时间里，在减少等效球镜进展（67%）和眼轴增长（51%）方面最有效。药物的最佳浓度和预期使用时间仍需要进一步明确。

29.8 2% 哌仑西平凝胶

2% 哌仑西平凝胶是一种选择性 M1 受体拮抗剂，用于治疗消化不良和儿童内分泌疾病的长期口服药。与阿托品不同，阿托品与 M3（调节和散大瞳孔）和 M1 毒蕈碱受体的结合能力相等，哌仑西平对 M1 毒蕈碱受体具有相对选择性，因此与阿托品相比，散大瞳孔和睫状肌麻痹的不良反应较小。在美国的一项研究中，每天使用两次 2% 哌仑西平凝胶，使用超过 2 年，可延缓近视的进展（0.58 D vs. 0.99 D）[64]。在亚洲的一项研究中，每天 2 次、每晚 1 次和对照组在 1 年时的平均近视增长分别为 0.47 D、0.70 D 和 0.84 D[65]。2% 哌仑西平凝胶每天使用 2 次和每晚 1 次，可分别使近视进展减缓 50% 和 44%（表 29.1）。目前，由于监管和财政困难，已经停止哌仑西平作为近视治疗药的开发。

表 29.1 预防近视进展的方法和效果

方法	对照组	控制程度
1% 阿托品滴眼液	安慰剂	1.0 D/ 年[32]
0.05% 阿托品滴眼液 0.01% 阿托品滴眼液	安慰剂	0.54 D/ 年[63] 0.22 D/ 年[63]
2% 哌仑西平凝胶	安慰剂	0.31 D/ 年[32]
双焦或渐进加光镜	单焦框架镜	0.14 D/ 年[32]
双焦同心隐形眼镜	单焦框架镜	0.24 D/ 年[50]
角膜塑形镜	单焦框架镜	眼轴长度 0.13 mm/ 年[54]

29.9 结论

当前减慢眼轴增长主要基于控制环境条件、改变眼的光学特性及药物使用这三种策略。虽然上述减缓近视发展的治疗效果有限，但值得在大规模随机对照研究中分析低剂量阿托品联合其他疗法的效果（表 29.2）。

表 29.2 预防近视进展的策略

目标	方法
环境	增加户外活动
视网膜成像	双焦或渐变多焦眼镜
	矫正周边离焦（框架镜、隐形眼镜、角膜塑形镜）
视网膜信息处理或巩膜	毒蕈碱拮抗剂（阿托品、哌仑西平）

参考文献

[1] Mutti DO, Mitchell GL, Sinnott LT, Jones-Jordan LA, Moeschberger ML, Cotter SA, Kleinstein RN, Manny RE, Twelker JD, Zadnik K. Corneal and crystalline lens dimensions before and after myopia onset. Optom Vis Sci. 2012;89(3):251–62.

[2] Morgan IG, Ohno-Matsui K, Saw SM. Myopia. Lancet. 2012;379(9827):1739–48.

[3] Gordon RA, Donzis PB. Refractive development of the human eye. Arch Ophthalmol. 1985;103(6):785–9.

[4] Mutti DO, Mitchell GL, Jones LA, Friedman NE, Frane SL, Lin WK, Moeschberger ML, Zadnik K. Axial growth and changes in lenticular and corneal power during emmetropization in infants. Invest Ophthalmol Vis Sci. 2005;46(9):3074–80.
[5] Cook RC, Glasscock RE. Refractive and ocular findings in the newborn. Am J Ophthalmol. 1951;34(10):1407–13.
[6] Young TL. Myopia. In: Levin LA, Albert DM, editors. Ocular disease: mechanisms and management. Saunders, Philadelphia; 2010. p. 424–32.
[7] Tokoro T, Suzuki K. Changes in ocular refractive components and development of myopia during seven years. Jpn J Ophthalmol. 1969;13:27–34.
[8] Vitale S, Sperduto RD, Ferris FL 3rd. Increased prevalence of myopia in the United States between 1971–1972 and 1999–2004. Arch Ophthalmol. 2009;127(12):1632–9.
[9] Ip JM, Saw SM, Rose KA, Morgan IG, Kifley A, Wang JJ, Mitchell P. Role of near work in myopia: findings in a sample of Australian school children. Invest Ophthalmol Vis Sci. 2008;49(7):2903–10.
[10] Saw SM, Chua WH, Hong CY, Wu HM, Chan WY, Chia KS, et al. Nearwork in early-onset myopia. Invest Ophthalmol Vis Sci. 2002;43(2):332–9.
[11] Huang HM, Chang DS, Wu PC. The association between near work activities and myopia in children-a systematic review and meta-analysis. PLoS One. 2015;10:e0140419.
[12] Jones-Jordan LA, Mitchell GL, Cotter SA, Kleinstein RN, Manny RE, Mutti DO, Twelker JD, Sims JR, Zadnik K. Visual activity before and after the onset of juvenile myopia. Invest Ophthalmol Vis Sci. 2011;52(3):1841–50.
[13] Lu B, Congdon N, Liu X, Choi K, Lam DS, Zhang M, et al. Associations between near work, outdoor activity, and myopia among adolescent students in rural China: the Xichang Pediatric Refractive Error Study report no. 2. Arch Ophthalmol. 2009;127(6):769–75.
[14] Rose KA, Morgan IG, Smith W, Burlutsky G, Mitchell P, Saw SM. Myopia, lifestyle, and schooling in students of Chinese ethnicity in Singapore and Sydney. Arch Ophthalmol. 2008;126(4):527–30.
[15] Sherwin JC, Reacher MH, Keogh RH, Khawaja AP, Mackey DA, Foster PJ. The association between time spent outdoors and myopia in children and adolescents: a systematic review and meta-analysis. Ophthalmology. 2012;119(10):2141–51.
[16] Rose KA, Morgan IG, Ip J, Kifley A, Huynh S, Smith W, Mitchell P. Outdoor activity reduces the prevalence of myopia in children. Ophthalmology. 2008;115(8):1279–85.
[17] Wu PC, Tsai CL, Wu HL, Yang YH, Kuo HK. Outdoor activity during class recess reduces myopia onset and progression in school children. Ophthalmology. 2013;120(5):1080–5.
[18] Guo Y, Liu LJ, Xu L, Lv YY, Tang P, Feng Y, Meng M, Jonas JB. Outdoor activity and myopia among primary students in rural and urban regions of Beijing. Ophthalmology. 2013;120(2):277–83.
[19] Pei-Chang Wu 1, Chueh-Tan Chen 1, Ken-Kuo Lin 2, Chi-Chin Sun 3, Chien-Neng Kuo 4, Hsiu-Mei Huang 1, Yi-Chieh Poon 1, Meng- Ling Yang 2, Chau-Yin Chen 4, Jou-Chen Huang 4, Pei-Chen Wu 4, I-Hui Yang 1, Hun-Ju Yu 1, Po-Chiung Fang 1, Chia-Ling Tsai 5, Shu-Ti Chiou 6, Yi-Hsin Yang 7 Myopia Prevention and Outdoor Light Intensity in a School-Based Cluster Randomized Trial Ophthalmology 2018;125(8):1239–50.
[20] Schaeffel F, Glasser A, Howland HC. Accommodation, refractive error and eye growth in chickens. Vis Res. 1988;28(5):639–57.
[21] Smith EL 3rd, Hung LF. The role of optical defocus in regulating refractive development in infant monkeys. Vis Res. 1999;39(8):1415–35.
[22] Chung K, Mohidin N, O'Leary DJ. Undercorrection of myopia enhances rather than inhibits myopia progression. Vis Res. 2002;42(22):2555–9.
[23] Adler D, Millodot M. The possible effect of undercorrection on myopic progression in children. Clin Exp Optom. 2006;89(5):315–21.
[24] Sun YY, Li SM, Li SY, Kang MT, Liu LR, Meng B, Zhang FJ, Millodot M, Wang N. Effect of uncorrection versus full correction on myopia progression in 12-year-old children. Graefes Arch Clin Exp Ophthalmol. 2017;255(1):189–95.
[25] Lamoureux EL, Saw SM, Thumboo J, Wee HL, Aung T, Mitchell P, Wong TY. The impact of corrected and uncorrected refractive error on visual functioning: the Singapore Malay Eye Study. Invest Ophthalmol Vis Sci. 2009;50(6):2614–20.
[26] Ong E, Grice K, Held R, Thorn F, Gwiazda J. Effects of spectacle intervention on the progression of myopia in children. Optom Vis Sci. 1999;76(6):363–9.
[27] Gwiazda J, Thorn F, Bauer J, Held R. Myopic children show insufficient accommodative response to blur. Invest Ophthalmol Vis Sci. 1993;34(3):690–4.
[28] Leung JT, Brown B. Progression of myopia in Hong Kong Chinese schoolchildren is slowed by wearing progressive lenses. Optom Vis Sci. 1999;76(6):346–54.
[29] Edwards MH, Li RW, Lam CS, Lew JK, Yu BS. The Hong Kong progressive lens myopia control study: study design and main findings. Invest Ophthalmol Vis Sci. 2002;43(9):2852–8.
[30] Gwiazda J, Hyman L, Hussein M, Everett D, Norton TT, Kurtz D, Leske MC, Manny R, Marsh-Tootle W, Scheiman M. A randomized clinical trial of progressive addition lenses versus single vision lenses on the progression of myopia in children. Invest Ophthalmol Vis Sci. 2003;44(4):1492–500.
[31] Hasebe S, Ohtsuki H, Nonaka T, Nakatsuka C, Miyata M, Hamasaki I, Kimura S. Effect of progressive addition lenses on myopia progression in Japanese children: a prospective, randomized, double-masked, crossover trial. Invest Ophthalmol Vis Sci. 2008;49(7):2781–9.
[32] Walline JJ, Lindsley K, Vedula SS, Cotter SA, Mutti DO, Twelker JD. Interventions to slow progression of myopia in children. Cochrane Database Syst Rev. 2020;1(1):CD004916.
[33] Cheng D, Woo GC, Drobe B, Schmid KL. Effect of bifocal and prismatic bifocal spectacles on myopia progression in children: three-year results of a randomized clinical trial. JAMA Ophthalmol. 2014;132: 258–64.
[34] Smith EL 3rd, Kee CS, Ramamirtham R, Qiao-Grider Y, Hung LF. Peripheral vision can influence eye growth and refractive development in infant monkeys. Invest Ophthalmol Vis Sci. 2005;46(11):3965–72.
[35] Sankaridurg P, Donovan L, Varnas S, Ho A, Chen X, Martinez A, Fisher S, Lin Z, Smith EL 3rd, Ge

J, Holden B. Spectacle lenses designed to reduce progression of myopia: 12-month results. Optom Vis Sci. 2010;87(9):631–41.
[36] Kanda H, Oshika T, Hiraoka T, et al. Effect of spectacle lenses designed to reduce relative peripheral hyperopia on myopia progression in Japanese children: a 2-year multicenter randomized controlled trial. Jpn J Ophthalmol. 2018;62:537–43.
[37] Lam CSY, Tang WC, Tse DY, et al. Defocus incorporated multiple segments (DIMS) spectacle lenses slow myopia progression: a 2-year randomised clinical trial. Br J Ophthalmol. 2020;104(3):363–8.
[38] Horner DG, Soni PS, Salmon TO, Swartz TS. Myopia progression in adolescent wearers of soft contact lenses and spectacles. Optom Vis Sci. 1999;76(7):474–9.
[39] Walline JJ, Jones LA, Sinnott L, Manny RE, Gaume A, Rah MJ, Chitkara M, Lyons S. A randomized trial of the effect of soft contact lenses on myopia progression in children. Invest Ophthalmol Vis Sci. 2008;49(11):4702–6.
[40] Katz J, Schein OD, Levy B, Cruiscullo T, Saw SM, Rajan U, Chan TK, Yew Khoo C, Chew SJ. A randomized trial of rigid gas permeable contact lenses to reduce progression of children's myopia. Am J Ophthalmol. 2003;136(1):82–90.
[41] Walline JJ, Jones LA, Mutti DO, Zadnik K. A randomized trial of the effects of rigid contact lenses on myopia progression. Arch Ophthalmol. 2004;122(12):1760–6.
[42] Sankaridurg P, Holden B, Smith E 3rd, Naduvilath T, Chen X, de la Jara PL, Martinez A, Kwan J, Ho A, Frick K, Ge J. Decrease in rate of myopia progression with a contact lens designed to reduce relative peripheral hyperopia: one-year results. Invest Ophthalmol Vis Sci. 2011;52(13):9362–7.
[43] Liu Y, Wildsoet C. The effect of two-zone concentric bifocal spectacle lenses on refractive error development and eye growth in young chicks. Invest Ophthalmol Vis Sci. 2011;52(2):1078–86.
[44] Aller TA, Liu M, Wildsoet CF. Myopia control with bifocal contact lenses: a randomized clinical trial. Optom Vis Sci. 2016;93(4):344–52.
[45] Anstice NS, Phillips JR. Effect of dual-focus soft contact lens wear on axial myopia progression in children. Ophthalmology. 2011;118(6):1152–61.
[46] Lam CSY, Tang WC, Tse DY-Y, Tang YY, To CH. Defocus incorporated soft contact (DISC) lens slows myopia progression in Hong Kong Chinese schoolchildren: a 2-year randomised clinical trial. Br J Ophthalmol. 2014;98(1):40–5.
[47] Sankaridurg P, Holden B, Smith E, et al. Decrease in rate of myopia progression with a contact lens designed to reduce relative peripheral hyperopia: one-year results. Invest Ophthalmol Vis Sci. 2011;52(13):9362–7.
[48] Fujikado T, Ninomiya S, Kobayashi T, Suzaki A, Nakada M, Nishida K. Effect of low-addition soft contact lenses with decentered optical design on myopia progression in children: a pilot study. Clin Ophthalmol. 2014;8:1947–56.
[49] Sankaridurg P, Bakaraju RC, Naduvilath T, et al. Myopia control with novel central and peripheral plus contact lenses and extended depth of focus contact lenses: 2 year results from a randomized clinical trial. Ophthalmic Physiol Opt. 2019;39(4):294–307.
[50] Chamberlain P, Peixoto-De-Matos SC, Logan NS, Ngo C, Jones D, Young G. A 3-year randomized clinical trial of MiSight lenses for myopia control. Optom Vis Sci. 2019;96(8):556–67.
[51] Charman WN, Mountford J, Atchison DA, Markwell EL. Peripheral refraction in orthokeratology patients. Optom Vis Sci. 2006;83(9):641–8.
[52] Walline JJ, Jones LA, Sinnott LT. Corneal reshaping and myopia progression. Br J Ophthalmol. 2009;93(9):1181–5.
[53] Hiraoka T, Kakita T, Okamoto F, Takahashi H, Oshika T. Long-term effect of overnight orthokeratology on axial length elongation in childhood myopia: a 5-year follow-up study. Invest Ophthalmol Vis Sci. 2012;53(7):3913–9.
[54] Si JK, Tang K, Bi HS, Guo DD, Guo JG, Wang XR. Orthokeratology for myopia control: a meta-analysis. Optom Vis Sci. 2015;92:252–7.
[55] Kam KW, Yung W, Li GKH, Chen LJ, Young AL. Infectious keratitis and orthokeratology lens use: a systematic review. Infection. 2017;45:727–35.
[56] Stone RA, Lin T, Laties AM. Muscarinic antagonist effects on experimental chick myopia. Exp Eye Res. 1991;52(6):755–8.
[57] McBrien NA, Moghaddam HO, Reeder AP. Atropine reduces experimental myopia and eye enlargement via a nonaccommodative mechanism. Invest Ophthalmol Vis Sci. 1993;34(1):205–15.
[58] McBrien NA, Arumugam B, Gentle A, Chow A, Sahebjada S. The M4 muscarinic antagonist MT-3 inhibits myopia in chick: evidence for site of action. Ophthalmic Physiol Opt. 2011;31(5):529–39.
[59] Chua WH, Balakrishnan V, Chan YH, Tong L, Ling Y, Quah BL, Tan D. Atropine for the treatment of childhood myopia. Ophthalmology. 2006;113(12):2285–91.
[60] Tong L, Huang XL, Koh AL, Zhang X, Tan DT, Chua WH. Atropine for the treatment of childhood myopia: effect on myopia progression after cessation of atropine. Ophthalmology. 2009;116(3):572–9.
[61] Chia A, Chua WH, Cheung YB, Wong WL, Lingham A, Fong A, Tan D. Atropine for the treatment of childhood myopia: safety and efficacy of 0.5%, 0.1%, and 0.01% doses (atropine for the treatment of myopia 2). Ophthalmology. 2012;119(2):347–54.
[62] Chia A, Chua WH, Wen L, Fong A, Goon YY, Tan D. Atropine for the treatment of childhood myopia: changes after stopping atropine 0.01%, 0.1% and 0.5%. Am J Ophthalmol. 2014;157:451–7.
[63] Yam JC, Jiang Y, Tang SM, Law AKP, Chan JJ, Wong E, Ko ST, Young AL, Tham CC, Chen LJ, Pang CP. Low-concentration atropine for myopia progression (LAMP) study: a randomized, double-blinded, placebo-controlled trial of 0.05%, 0.025%, and 0.01% atropine eye drops in myopia control. Ophthalmology. 2019;126(1):113–24.
[64] Siatkowski RM, Cotter SA, Crockett RS, Miller JM, Novack GD, Zadnik K, U.S. Pirenzepine Study Group. Two-year multicenter, randomized, double-masked, placebo-controlled, parallel safety and efficacy study of 2% pirenzepine ophthalmic gel in children with myopia. J AAPOS. 2008;12(4):332–9.
[65] Tan DT, Lam DS, Chua WH, Shu-Ping DF, Crockett RS, Asian Pirenzepine Study Group. One-year multicenter, double-masked, placebo-controlled, parallel safety and efficacy study of 2% pirenzepine ophthalmic gel in children with myopia. Ophthalmology. 2005;112(1):84–91.

30 减缓近视进展的光学方法

Jeffrey Cooper

30.1 引言

近视，第六大视力丧失的原因，正以流行病的速度增长；预计到2050年，几乎一半的世界人口将近视[1-3]。因此，减缓近视，特别是眼轴长度的进展，被认为可以减少近视相关疾病导致的视力下降。目前减缓进行性近视的方法是基于光［光谱组成、亮度、对比度和（或）调节需求］、光学离焦（调节滞后或由于眼球形状周边视网膜形成相对远视）和（或）药物干预[4, 5]。本章将讨论光学干预手段。

30.2 眼镜矫正

历史上认为近视好发于居住在城市者、受教育程度更高和更有才智的人[6-10]。以往假设近视与过多的近距离工作有关，调节是导致近视的原因[11-17]。因此，基于调节过度或调节痉挛会导致近视的假设，开双焦镜配镜处方[18-21]。根据这一理论，使用双焦或渐进多焦点眼镜（PAL）来减少调节需求以治疗近视的回顾性研究表明，双焦或渐进多焦点眼镜可将近视进展速度减慢约40%[22-24]。

近视的研究历来被批评为回顾性、不设盲等。COMET（近视矫正评估试验）是一项前瞻性临床试验，旨在确定+2.00 D PAL是否比单焦矫正眼镜更能减缓近视进展[25]。

在第1年，PAL将近视的进展减缓了20%。然而，4年后，净近视减少量仅为0.2 D。这一数值在临床上无显著意义，但有统计学差异。对数据的分析表明，当父母双方都近视、有很大的调节滞后和（或）孩子在看近时有内隐斜，渐进镜最有效[20, 26]。

Cheng等[27]评估了加拿大籍亚洲人使用高拟合双焦眼镜（带基底棱镜）与使用单焦镜的情况。他们得出结论，双焦镜将近视的进展速度减慢了40%。他们认为，这种良好的效应是由于使用了与PAL相比高拟合的双焦镜和棱镜。不幸的是，这项研究的结果未能得到重复。2011年，Li等[28]对评估PAL（+1.5 D至+2.0 D）的9项临床试验进行了荟萃分析，与单焦眼镜相比，PAL使近视进展速度减慢了0.25 D/年。近视的减少率约为20%，与白种人相比，亚洲儿童减少近视的比率更大。基线近视度数较高的患者进展更快[28]。总之，这些研究的结果表明，附加视近作用的眼镜在减缓近视进展方面只取得了轻微的成功（见图30.1）。PAL和阿托品的叠加作用尚不清楚。

许多动物研究表明，动物眼的生长受视网膜上成像不清调节[29]。幼小的动物会以线性方式调整眼球长度以消除透镜引起的模糊，即当负透镜置于眼前时，眼轴会延长；如果正透镜置于眼前，眼轴会缩短[30]。即使视神经被切断，这种成像不清导致的调节也会发生[31]。如果镜头只放在一半眼球前面，那么改变眼球一半的眼轴长度。如果将一个具有相反度数的透镜（一个正度数和一个负度数）放在猴子眼前，眼轴的长度会向着消除周边屈光不正而发生变化（见图30.2）。这在没有黄斑的物种中都会发生。换句话说，眼试图消除周边视网膜中较大的离焦误差。由于近视眼轴延长，使用球镜进行光学矫正会在周边产生相对远视（见图30.3）。目前，以光学方式减缓近视进展的策略通过在整个或部分视网膜上同时提供反向性离焦强制形成近视离焦。因此，了解眼对同时接收到的相反的离焦是如何反应的，对于设计减缓近视进展的镜片至关重要。

目前各种新型眼镜的设计原理，都是减少周边视网膜的远视离焦[32]。在一项研究中，没有任何一款新型眼镜在减缓近视进展方面起到显著作用。未能取得显著效果可能与通过这些眼镜观察时眼球位置的不断变化有关。至少在动物中，当眼镜的周

a

屈光检查	MFL			SVL				平均差异
	平均值	标准差	总数	平均值	标准差	总数	加权	95% CI
Cheng 2010	−0.96	0.62	48	−1.55	0.62	38	9.7%	0.59 [0.33,0.85]
Edwards 2002	−1.12	0.67	121	−1.26	0.74	133	13.0%	0.14 [−0.03, 0.31]
Fulk 2000	−0.99	0.68	36	−1.24	0.65	39	8.5%	0.25 [−0.05, 0.55]
Gwiazds 2003	−1.28	0.91	229	−1.48	0.92	233	13.2%	0.20 [0.03, 0.37]
Hasebe 2008	−0.89	0.41	46	−1.2	0.51	44	12.3%	0.31 [0.12, 0.50]
Leung 1999	−0.72	0.43	36	−1.23	0.51	32	11.0%	0.51 [0.28, 0.74]
Parssinen 1989	−1.67	0.9	79	−1.48	0.9	79	9.2%	−0.19 [−0.47, 0.09]
Shin 2001	−1.19	0.55	61	−1.4	0.7	61	11.1%	0.21 [−0.01, 0.43]
Yang 2009	−1.24	0.56	74	−1.5	0.67	75	12.0%	0.26 [0.06, 0.46]
总数 (95% CI)			730			734	100.0%	0.25 [0.13, 0.38]

异质性: Tau^2= 0.02; Chi^2= 23.32; df= 8 (P = 0.003); I^2= 66%

整体效应检验: Z = 4.03 (P < 0.001)

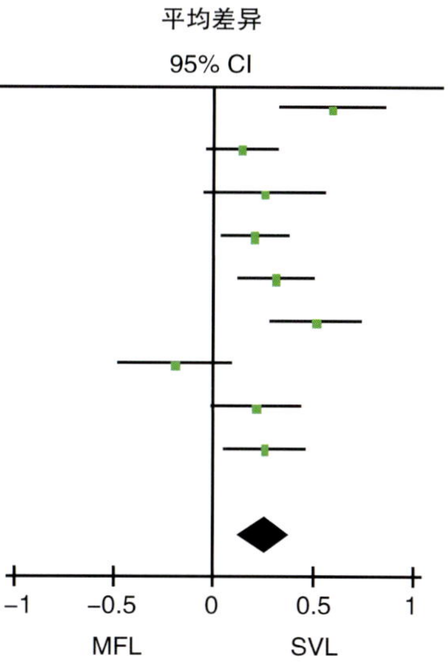

平均差异 95% CI: −1 −0.5 0 0.5 1; MFL SVL

b

眼轴长度	MFL			SVL				平均差异
	平均值	标准差	总数	平均值	标准差	总数	加权	95% CI
Cheng 2010	0.41	0.28	48	0.62	0.26	38	14.7%	−0.21 [−0.32, −0.10]
Edwards 2002	0.61	0.24	121	0.63	0.28	133	21.9%	−0.02 [−0.08, 0.04]
Fulk 2000	0.4	0.36	36	0.49	0.29	39	11.1%	−0.09 [−0.24, 0.06]
Gwiazds 2003	0.64	0.3	229	0.75	0.31	233	23.1%	−0.11 [−0.17, −0.05]
Leung 1999	0.46	0.27	36	0.74	0.39	32	10.0%	−0.28 [−0.44, −0.12]
Shin 2001	0.49	0.23	61	0.59	0.23	61	19.2%	−0.10 [−0.18, −0.02]
总数 (95% CI)			531			536	100.0%	−0.12 [−0.18, −0.05]

异质性: Tau^2= 0.00; Chi^2= 14.46; df= 5 (P = 0.01); I^2= 65%

整体效应检验: Z = 3.63 (P = 0.0003)

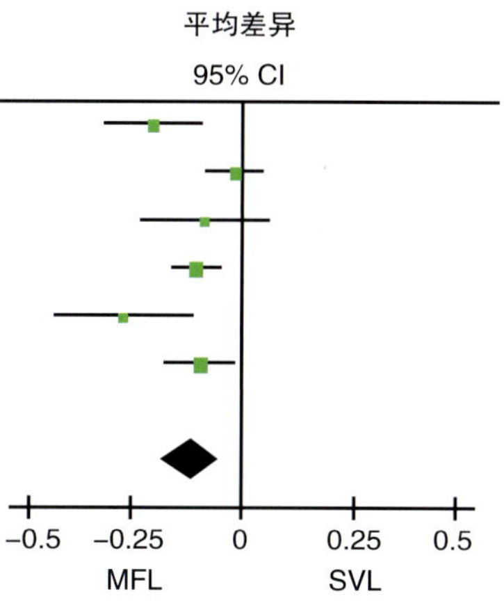

平均差异 95% CI: −0.5 −0.25 0 0.25 0.5; MFL SVL

图 30.1 眼镜片减缓近视进展的 META 分析。9 项临床试验的荟萃分析，比较了渐进式或双焦点框架镜（MFL）与单焦框架镜（SVL）的等效球镜（a）和眼轴长度（b）。SVL 和 MFL 之间的平均差异为 0.25 D/ 年，对于眼轴长度，差异为 0.012 mm/ 年。MFL 对亚洲人比白种人（0.32 D 对 0.10 D）和（或）那些起始近视度数更高的患者中更为有益（经 Li 等许可转载[28]）

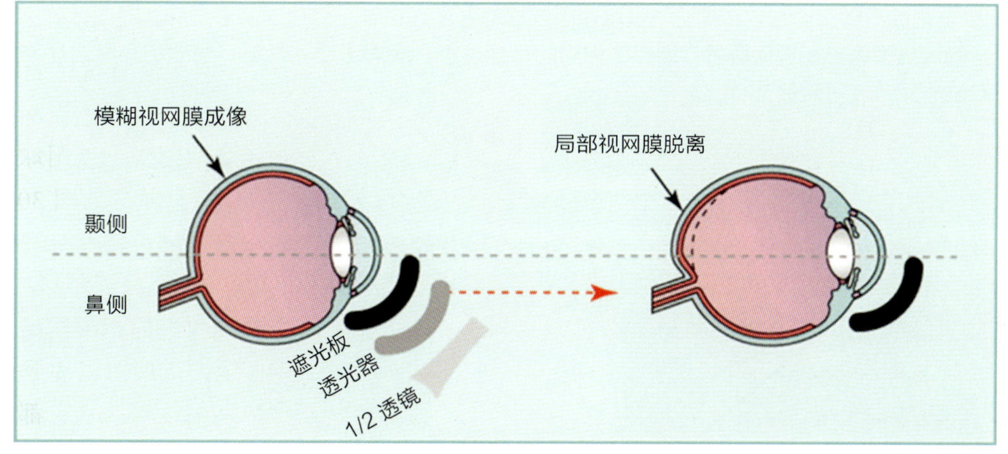

图 30.2 区域性的模糊成像导致眼轴延长。漫射或镜片投射到一半视网膜上造成的局部视网膜模糊成像会导致局部的眼轴延长。这种情况即使在视神经被切断时也会发生，但如果将阿托品注射到眼中则不会发生。眼对正或负镜片形成模糊的方向做出对应的反应（转载自 Cooper 等[18]）

边部分通过交替同心环成比例缩小时，周边远视离焦仍然是生长过程中调节眼轴长度的主要因素。这一概念已被纳入一种称为 DIMS（多区正向光学离焦）的新型光学眼镜的设计中[33]。DIMS™ 眼镜的中心区域统一校正近视，周围区域由许多 +3.50 D 小透镜组成的蜂窝状形态[34]（见图 30.4）。在小透镜之间的区域起矫正作用。Lam 等已经证明他们的 DIMS™ 在两年的时间里，将眼轴延长和近视进展速度减慢约 60%。这些眼镜目前在美国以外的国家也可以买到。另一种前景较好的眼镜是 DOT™[35]。该眼镜由 SightGlass Vision 制造，中央是一个透明区，周围是光扩散区域。它使用调节对比度的方法来降低镜片外圈的对比度。在一项正在进行的随机对照临床试验中，报告了 DIMS 和 DOT 两种镜片在 12 个月时减缓近视进展的情况，根据睫状肌麻痹验光的结果，发现近视分别减少 59% 和 74%。在相同的治疗时间下，12 个月时眼轴长度分别减少 33% 和 50%。因此，眼镜仍是一种重要的工具，因为它是年轻人矫正的首选方式。

许多近视矫正领域的眼科专业人士认为，减少调节会减缓近视进展。有两项研究表明，矫正不足实际上会导致近视进展的轻微加速[36, 37]。因此，近视治疗不应鼓励欠矫。

30.3 隐形眼镜

多年来，人们一直认为透气性隐形眼镜可以减缓近视的发展。在两项临床试验中，发现传统软性或透气性隐形眼镜都不能减缓近视的进展[38, 39]。

角膜塑形术（Orthokeratology, OK）最初是在 2002 年开发并通过美国食品和药物管理局（FDA）批准将其作为一种非手术性的角膜塑形，以解决白天戴眼镜或隐形眼镜的需要。OK 镜设计有三个主要部分：①一个中心区，它通过泪液的压力重塑角膜，从而消除患者的屈光不正；②第二个同心圆区，称为反转区，它比中心平坦区陡得多（见图 30.5）。这在眼的中周边缘形成了一个大的正透镜，即诱导正镜 = 2× 屈光不正，③一个支撑和校准隐形眼

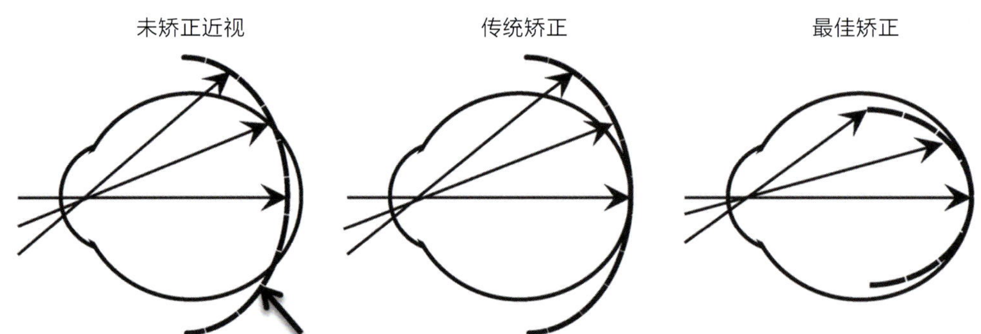

图 30.3 近视眼矫正或不矫正的眼球图像。一旦眼球因近视的发展而拉长，来自球面透镜的光学图像就不再落在视网膜平面上。周边部的离焦图像落在视网膜后，产生了相对的远视误差，会刺激眼轴延长。当前的光学治疗将周边焦点移到视网膜前（经 Cooper 等许可转载[18]）

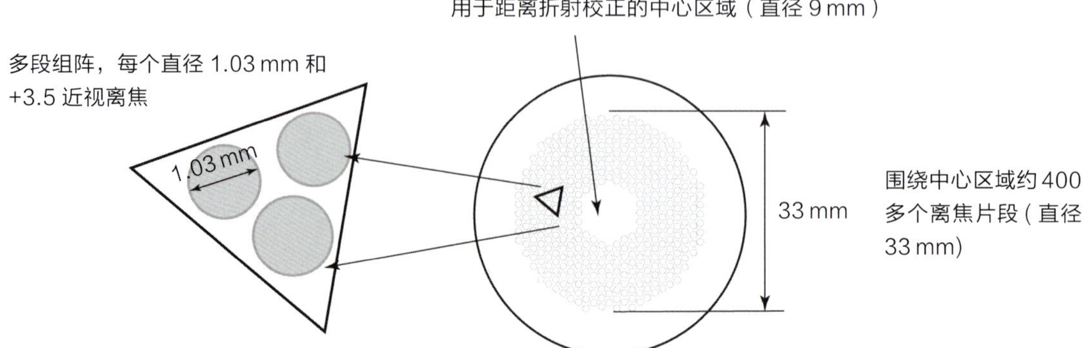

图 30.4 DIMS（多区正向光学离焦）镜片。这个镜片中心只有远焦点，这个 9 mm 的区域被一个蜂窝状组成的区域环绕，整个图形成两个焦点（远焦点和 +3.50 D 的离焦）。这种设计在外观上易于接受，且实现了最小离焦（Lam 等许可[34]）

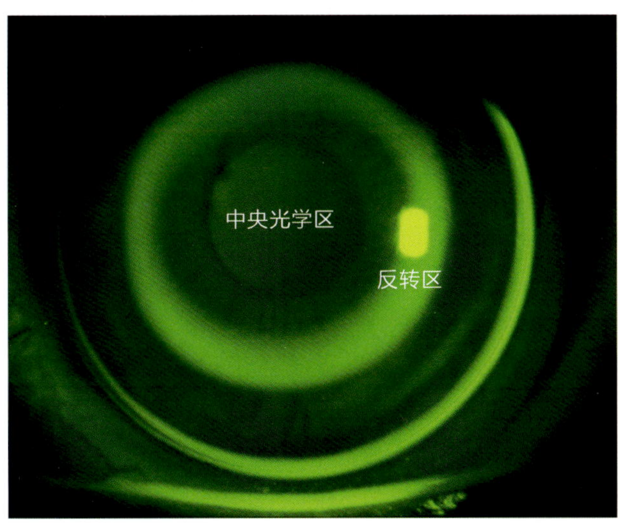

图 30.5 OK 镜示意图。显示典型 OK 镜荧光染色。中心暗区域通过压平角膜中心区域来消除屈光不正(光学区，optic zone，OZ)；第二亮环是相对于屈光矫正的正镜的反转区；第三个暗环是定位区，这对配适和维护镜片稳定性很重要；最后一条亮环是周边区，这对泪液交换很重要

镜的定位区。值得注意的是，FDA 批准 OK 镜只是为了重塑角膜，以解决白天对隐形眼镜或框架镜的需求。使用角膜塑形术减缓近视进展属于超适应证使用。2003 年，Reim 发表了一项对 253 例儿童（6~18 岁）的回顾性研究。他得出结论使用 OK 镜后，近视进展速度从 0.5 度 / 年减缓到 0.13 度 / 年。

自那之后，已有许多前瞻性临床试验表明，OK 镜可将近视进展速度减慢约 40%[40–48]。

Swarbrick 等[46]使用 A–B 反转设计研究了 26 例东亚裔近视儿童（11~17 岁）。每个儿童一眼夜间配戴 OK 镜，另一眼白天配戴传统的硬性透气隐形眼镜（RGP）。6 个月后，两眼交换配戴 6 个月。戴镜初始 6 个月后，RGP 组眼轴长度平均增加了 0.04 mm，而 OK 组没有变化。在第二个 6 个月的隐形眼镜配戴阶段后，OK 组的眼轴长度与基线水平相比没有变化，而常规 RGP 组的平均眼轴长度显著增加，即 0.09 mm。总之，在整个研究过程中，常规 RGP 配戴的眼轴长度逐渐增加（近视进展），而 OK 镜配戴没有。

有两项 OK 镜研究（见图 30.5）提供了长期（5 年和 7 年）结论，OK 镜减缓近视进展速度与第 1 年相同[47, 48]。OK 镜为患者提供了一个喜人的效果，并消除了白天配戴隐形眼镜或框架镜的需求。这对运动量大的儿童是有益的。白天的视力通常可达到 20/20，超过 90% 达到 20/30[49]。

OK 镜感染的真正风险尚不清楚[50]。在涉及儿童的自愿治疗组中，任何感染的风险都必须与未来减少眼部并发症（如视网膜脱离、黄斑变性和青光眼）的潜在益处进行权衡。OK 镜引起微生物性角膜炎（MK）的风险低于长期配戴隐形眼镜引起的风险。OK 镜微生物感染率年配戴约为 7.7/10 000[51]。相比之下，非配戴者年感染率为 1.4/10 000，硅胶水凝胶日间配戴者年感染率为 11.9/10 000，软性隐形眼镜长期配戴者年感染率 20/10 000[52]。需要注意的是，OK 镜每天配戴 8~10 小时，远低于 24 小时。在长期配戴的隐形眼镜中，OK 镜比软镜具有更多的透氧性，并且 OK 镜的表面比软镜更柔软或光滑，因此生物蛋白等沉淀不会轻易粘在镜片上。MK 在儿童中的发病率高于成人[53]。棘阿米巴或镰刀菌感染虽然罕见，但常常导致角膜永久性破坏，因此保持适当的卫生和清洁非常重要[54]。由于戴 OK 镜是在晚上，与常规的软镜相比，家长有更多的机会监督这些镜片的配戴过程。

OK 镜对中度近视（屈光度在 1.25~4.0 D 之间）和大瞳孔的儿童最有效，因此近视程度较低或较高的患者出现良好效果的比例较低[48, 55–57]。较差的结果认为是由于周边远视离焦相对较少造成的。弃戴率约为 20%[42]。

Cho 等[58]让患者停止配戴 OK 镜，以评估反弹效果。与戴眼镜的人相比，眼轴长度增长更快。当恢复 OK 镜治疗后，眼轴延长再次减慢。他们得出结论，OK 镜的反弹效应与阿托品相似。

最近，人们越来越感兴趣于使用软镜来模拟 OK 镜的效果[59–65]。为了设计一个与 OK 镜光学特征相似的透镜，需要制造有一个小的中心焦距光学区的多焦透镜。Walline 等[64]评估了 40 例儿童使用 Proclear “D”（CooperVision, Fairport, NY）+2.00 D 多焦镜的结果，并与既往的一个年龄相匹配的单焦远用隐形眼镜对照组进行了比较。单焦远用隐形眼镜配戴 2 年近视平均增加为（–1.03 ± 0.06）D，软性多焦隐形眼镜为（–0.51 ± 0.06）D。单焦和软性多焦隐形眼镜配戴者平均眼轴延长分别为（0.41 ± 0.03）mm 和（0.29 ± 0.03）mm（$P<0.0016$）。Walline 等得出结论，在 2 年的治疗期内，配戴软性多焦隐形眼镜可使近视进展减少 50%，眼轴延长减少 29%。眼轴长度和屈光参数之间似乎不具备相关性。

在最近的一项研究中，处于进展期近视的儿童

被分为三组：分别使用软性径向屈光梯度（SRRG）隐形眼镜（与目前的 MiSight™ 相同），角膜塑形镜（OK 镜），或单焦框架镜（SV）[65]。SRRG 是一种实验性的软性隐形眼镜，具有中心视远和中周附加正镜。2 年后，SRRG 组的平均近视进展为 −0.56 D 或43%，OK镜组为 −0.32 D或67%，SV组为 −0.98 D。与 SV 组相比，SRRG 组和 OK 镜组的眼轴长度增加分别减少了 27% 和 38%。Aller 等 [66] 在一组近视性内隐斜患者中使用 Acuvue® 双焦（Johnson & Johnson, Jacksonville, FL）中心视远双焦软性隐形眼镜，1 年后近视减少近 70%。一项纳入了 8 项研究、587 例受试者的荟萃分析发现，同心环和中心视远的多焦点设计在 24 个月内将近视进展减缓了 30%～38%，眼轴延长减缓了 31%～51%[67]。Turnbull 等 [68] 对 110 例近视儿童进行了回顾性病例分析，认为多焦软镜和 OK 镜同样延缓了近视进展。

与 OK 镜相比，大多数上述眼镜设计的中心和周边部的最大屈光度差为 2 D。OK 镜可实现更大的屈光度差值，例如 −2.00 D 的 OK 镜，周边为 4 D；−3.00 D 的 OK 镜，周边为 6 D。在近期一个研究中，Irving 和 YakobchukStange[69] 使用了 −6.00 D 镜片在小鸡眼前诱导眼轴延长，然后使用对照组镜片和几种实验性多焦镜。其中一种镜片设计能够有效逆转诱发的近视。这种镜片设计目前用于 VTI/NaturalVue™ 即 FDA 批准用于矫正老视的镜片。Cooper 等 [70] 发表了一篇关于 32 例近视儿童配戴这种镜片的回顾性病例系列分析，报告称中心焦距延长的软性多焦隐形眼镜设计（NaturalVue™ VTI）从治疗前 X = −0.85 D 至治疗后 0.04 D/ 年，近视进展几乎减少 90%。这些发现表明，OK 镜和多焦镜通过相似的机制减缓近视的进展，并且最大视网膜面积上的正镜越大，效果越明显。随后的 5 年长期结果也佐证了该研究 [70] 的初步发现。

最近，一项为期 3 年的研究比较了单焦隐形眼镜和 MiSight™（CooperVision）的效果，结果显示使用 MiSight™ 隐形眼镜后近视进展减少 51% [71, 72]。MiSight 隐形眼镜，在欧洲、加拿大和美国被批准用于减少近视进展，由中心视远区和周围同心环的正镜组成。图 30.6 描述了对照组即单焦远距离校正透镜和 MiSight 组中近视的等效球镜进展情况，而图 30.7 描述了眼轴长度。显然，MiSight 可以减缓近视的进展，并随着使用时间增加作用增强。虽然这项研究没有包括停戴阶段，但结果令人信服，证明了其减慢近视的作用。

最近的一项研究，即 BLINK 研究，使用了一种商用硅水凝胶透镜来评估周边不同度数的正镜对减缓近视进展的影响。所用的三个镜片是一个单焦透镜和两个不同的多焦镜，中心远用（“D”），周边正镜分别为 +1.50 D 和 +2.50 D。他们报告 SV 组的近视进展为 1.05 D；+1.50 组为 0.89 D；+2.50

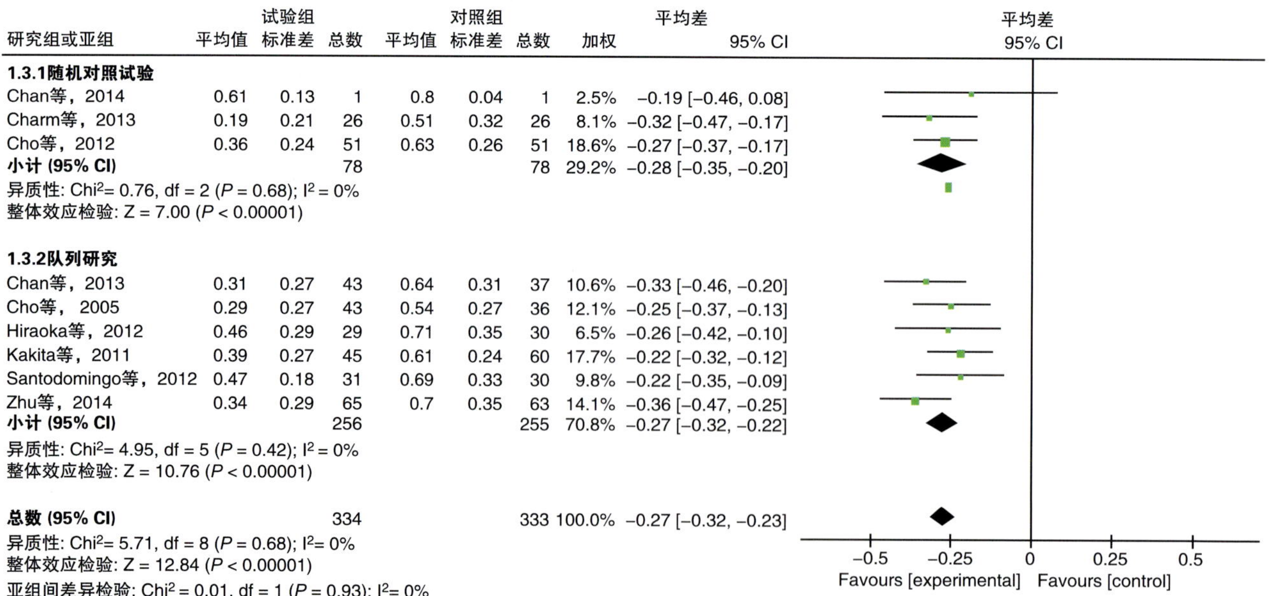

研究组或亚组	试验组 平均值	试验组 标准差	试验组 总数	对照组 平均值	对照组 标准差	对照组 总数	加权	平均差 95% CI
1.3.1随机对照试验								
Chan等，2014	0.61	0.13	1	0.8	0.04	1	2.5%	−0.19 [−0.46, 0.08]
Charm等，2013	0.19	0.21	26	0.51	0.32	26	8.1%	−0.32 [−0.47, −0.17]
Cho等，2012	0.36	0.24	51	0.63	0.26	51	18.6%	−0.27 [−0.37, −0.17]
小计 (95% CI)			78			78	29.2%	−0.28 [−0.35, −0.20]
异质性: Chi^2 = 0.76, df = 2 (P = 0.68); I^2 = 0%								
整体效应检验: Z = 7.00 (P < 0.00001)								
1.3.2队列研究								
Chan等，2013	0.31	0.27	43	0.64	0.31	37	10.6%	−0.33 [−0.46, −0.20]
Cho等，2005	0.29	0.27	43	0.54	0.27	36	12.1%	−0.25 [−0.37, −0.13]
Hiraoka等，2012	0.46	0.29	29	0.71	0.35	30	6.5%	−0.26 [−0.42, −0.10]
Kakita等，2011	0.39	0.27	45	0.61	0.24	60	17.7%	−0.22 [−0.32, −0.12]
Santodomingo等，2012	0.47	0.18	31	0.69	0.33	30	9.8%	−0.22 [−0.35, −0.09]
Zhu等，2014	0.34	0.29	65	0.7	0.35	63	14.1%	−0.36 [−0.47, −0.25]
小计 (95% CI)			256			255	70.8%	−0.27 [−0.32, −0.22]
异质性: Chi^2 = 4.95, df = 5 (P = 0.42); I^2 = 0%								
整体效应检验: Z = 10.76 (P < 0.00001)								
总数 (95% CI)			334			333	100.0%	−0.27 [−0.32, −0.23]
异质性: Chi^2 = 5.71, df = 8 (P = 0.68); I^2 = 0%								
整体效应检验: Z = 12.84 (P < 0.00001)								
亚组间差异检验: Chi^2 = 0.01, df = 1 (P = 0.93); I^2 = 0%								

图 30.6 OK 镜的 META 分析。7 项 OK 镜研究的荟萃分析纳入 435 例 6～16 岁的受试者，对照组与 OK 镜治疗患者 2 年内平均眼轴差异 0.26 mm。近视进展平均减少 40%（经 Si 等许可转载 [104]）

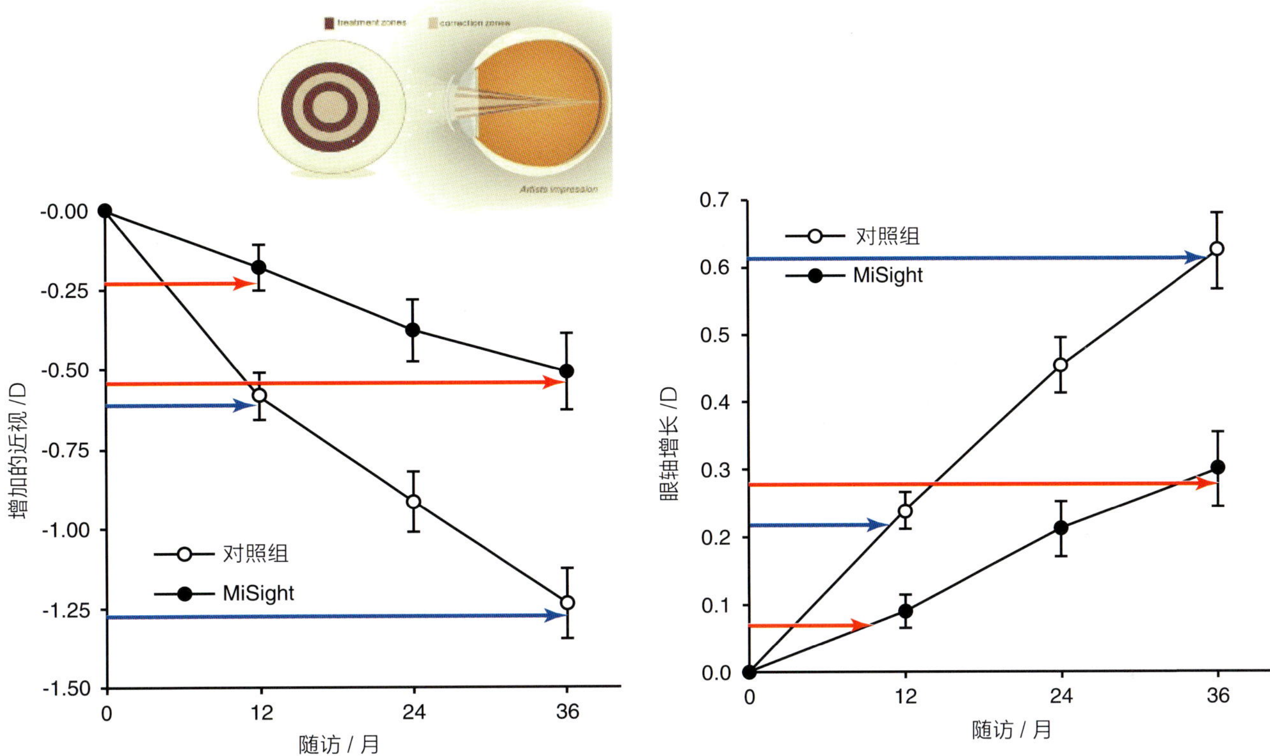

图 30.7 MiSight 数据。对 8～12 岁的进展期近视儿童进行了一项为期 3 年的前瞻性随机临床试验，比较了两种软性隐形眼镜：单焦对照镜片和实验性镜片（一种软性镜片），中心 4 mm 区域视远，周围环绕 +3.00D 的交替同心圆环。配戴实验性镜片组近视度数减少了 59%，眼轴长度减少了 53%（经 Chamberlain 等经许可转载 [72]）

组为 0.60 D。眼轴长度测量也发现了类似的结果。NIH/NEI 的研究清楚地表明，多焦镜周边的正镜度数越高，镜片在控制近视进展方面效果就越好 [73]。此外，这种镜片为近视程度较高的散光患者提供了治疗近视的机会。目前有三种中心视远隐形眼镜，其设计可以减缓近视的进展。表 30.1 总结了当前多焦透镜研究。尚未有对每种镜片的设计进行比较的研究。

30.4 户外暴露

最近的几项研究表明，户外活动可以减缓儿童近视的发生和进展 [74–83]。众所周知，冬季比夏季近视进展快。户外活动对近视的影响不一定与体育活动有关，而是暴露于室外环境的时长具有治疗效果 [76]。考虑到是来源于动物研究的结果，这些结果并不令人惊讶。众所周知，当动物在强光（25 000 lx）下饲养时，不会发生形觉剥夺性近视，但如果环境光降至 350 lx（正常房间亮度），则会发生近视。研究认为多巴胺拮抗剂阻断了强光对发展形觉剥夺性近视的保护作用。然而，多巴胺拮抗剂对离焦透镜诱发近视的影响最小。更令人困惑的是，有研究表明，那些通过戴镜诱导近视的猴子，其近视不会受到周围光线的影响。这些动物研究表明，离焦对正视的影响大于环境光。其他几项研究表明，暴露于更明亮的光线、维生素 D 水平的增加、多巴胺水平的增加或紫外线本身是户外暴露对近视发病和进展影响的原因 [84–93]。虽然其他研究已经排除了维生素 D 和紫外线在户外暴露抑制近视发展中的作用 [94, 95]。此外，Flitcroft[96] 提出，还有一些屈光和光谱组成因素可能解释户外暴露对减缓近视进展的影响。例如，远景由不同的光谱组成，外部以蓝光为主，内部以红光为主。在视野范围内，看远时调节幅度最小，而看近需要调节，导致调节滞后（一种离焦形式），且看远时视野范围大，其中各种焦距外的物体可导致眼球处于相对远视的状态。阅读和使用电脑则不同，需要持续调节，且调节幅度几乎不变。虽然尚未研究，但很明显，20 多岁和 30 多岁的人近视仍会进展，而一些辅助人员（保洁员、电梯操作员等）则不会。

表 30.1 软性隐形眼镜结果

	年份	软镜品牌	软镜类型	近附加量	研究数量	研究时长	对照组	对照组变化 /D	试验组变化 /D	对照组变化（眼轴）	试验组变化（眼轴）	对照	眼轴进展 / 年
Aller, Liu, Widoso 等	2016	Acuvue presbyopia	Gradient	2	86	12	SV soft	0.79	0.22	0.24	0.05	79%	0.19
Anstice NS, Phillips	2011	Custom	Dual focus	2	40	10	Other eye	0.69	0.44	0.22	0.11	49%	0.11
Lam CSY, Tang WC	2014	Custom	Concentric	2.5	221	24	Random CL	−0.3	−0.4	0.18	0.13	32%	0.12
Fujikado	2014	Custom	Gradient	Low	24	12	Crossover	0.09	0.17	25%	0.05	—	—
Walline JJ, Greiner KL	2013	Proclear	Gradient	2	27	24	Historical	−0.52	−0.26	0.21	−0.15	29%	0.12
Sankaridurg P, Holden	2011	Custom	Gradient	?	95	12	Spectacle	−0.86	−0.45	0.4	0.27	38%	0.15
Pauné J, Morales	2015	Custom	Radial ref gradient	—	40	—	Spectacle	−98	−0.56	—	—	27%	0.14
Cooper	2018	VTI NaturalVue	Gradient	6	32	6~25	Historical	0.85	0.04	—	—	—	—
Cheng	2015	Custom	Positive sph ab	?	82	24	Random CL	0.14	0.14	0.14	0.11	39%	0.14
Allen 等	2013	Custom	Aberration control	?	96	24	Random CL		—	—	−1%	−0.01	—
ruiz-pomeda	2018	MiSight	Dual focus	3.5	74	24	Spectacle	0.74	0.45	0.44	0.28	36%	0.16
Chamberlian 等	2019	MiSight	Dual focus	3.5	109	36	Random CL	−0.41	−0.17	0.21	0.11	52%	0.32
Sankaridurg P, Bakaraju	2019	Custom	Different designs	1.5~2.5	508	24	—	−0.575	−0.4	0.29	0.205	30%	0.09

说明：上述 13 项研究应用软性隐形眼镜减缓近视进展。其中只有三种市场上有销售，其中两种周边附加正镜小于 +3.0 D，另外一种周边附加正镜为 +6.0 D。一般来说，周边正镜度数越高，缓解近视进展效果越好。只有 MiSight 研究是一项设计优良的前瞻性、设盲临床试验，该试验在超过 1 年（即 3 年）的时间内测量了屈光度和眼轴长度。

最近 Torii 等 [93] 证明，紫外光（VL）（360~400 nm 波长）可以抑制小鸡和人类的近视进展。他们回顾性地测量了近视儿童的眼轴增长，这些儿童要么戴防紫外线眼镜，要么戴两种类型的隐形眼镜中的一种（部分防紫外线和透过紫外线）。他们报告称，透过紫外线隐形眼镜比防紫外线隐形眼镜更能抑制近视进展。他们认为，由于紫外线暴露受室内、平板玻璃过滤紫外线以及紫外线过滤眼镜的限制，因此一些可增加紫外线暴露的隐形眼镜和太阳镜可能是预防近视进展的一种手段。

还有证据表明，增加教室的光照可以降低近视的发病率 [97]。动物研究表明，强光可以抑制形觉剥夺性近视，并减少镜片诱导（离焦诱导）近视 [86-90]。然而，目前还没有信息表明强光是否会导致动物因畏光而闭上眼，或者没有考虑到在强光下使用太阳镜，这可能是导致室内和室外视觉环境的巨大差异的原因 [98]。室内活动比室外活动产生的周边远视离焦（引起近视）要多得多。户外活动可以减少作为眼生长停止信号的周边离焦（从而抑制近视的发展）。更亮的光强会导致瞳孔收缩和景深增加，从而减少光学模糊并增加对比度。相反，这种对比度变化反过来会影响无长突细胞的功能，这可能解释多巴胺在动物模型近视进展中的作用。虽然户外活动对近视影响的确切机制尚不清楚，但花更多的时间在户外显然对近视的发病有治疗作用，可使近视进展减少 11%~33%。因此，父母均近视或有近视进展迹象的儿童，应该花更多的时间在户外，以帮助减缓近视。

30.5 综合治疗

不同的疗法有不同的作用原理。确定它们之间是否具有协同作用是一个有意义的临床问题，例如阿托品与隐形眼镜一起使用是否会减缓进展。有三项研究关注联合使用阿托品和 OK 镜的效果 [99-101]。Kinoshita 等 [100] 报告，OK 镜组的眼轴增加为（0.19 ± 0.12）mm/ 年，联合组为（0.09 ± 0.12）mm/ 年。Chen 等 [102] 报告称，在进展较快的近视患者中，当联合阿托品使用时，平均眼轴增长率由（0.46 ± 0.16）mm/ 年降至（0.14 ± 0.14）mm/ 年。Wan 等 [101] 进行了一项回顾性研究，比较了 OK 镜和 OK 镜联合 0.025% 或 0.125% 阿托品的效果；他们报告说，联合阿托品对屈光度在 6D 以上和 6D 以下的近视患者都具有临床意义。然而，对他们的结论进行复现未发现明显的临床差异。总之，所有比较 OK 镜与 OK 镜联合阿托品的研究都得出结论，二者的效果是可以叠加的。

30.6 临床指南

人们防控近视的能力在过去 20 年发生了变化。对眼如何利用视觉反馈来控制眼轴长度，以及阿托品和光学矫正对减缓近视进展的效果有了更好的理解。随着近视防控技术的进步，人们对近视的理解也随之增加。当家长询问是否可以减缓近视的进展时，答案应该不再是“否”。眼科医生需要意识到并给出最合适的治疗方案。相比提供眼镜、多焦隐形眼镜和药物，小儿眼科医生更应将这些患者转诊给负责测量屈光参数和眼轴长度的专业人员。对于患有近视相关视网膜并发症的患者，如果他们已为人父母，视网膜专家应建议他们监测孩子近视的进展。如有可能，应尽早治疗。在制订控制近视治疗方案的同时，还提倡增加儿童户外活动的时间。建议每天至少进行 3 小时的户外运动。

目前，中国台湾和新加坡的眼科医生提倡使用阿托品，而中国大陆、新西兰和澳大利亚则大力支持 OK 镜；美国验光师更倾向于推荐 OK 镜，而眼科医生则开阿托品。笔者认为每一种方式都是适用的，选择哪一种方式取决于父母与孩子的相处模式与具体情况。对于屈光度介于 2~5 D 之间的运动量大的儿童来说，OK 镜非常合适，而对于低度近视（1~2 D）和高度近视（5 D 以上），软性多焦镜更合适。如果家长担心过夜配戴镜片的微生物感染问题，那么应该给他们提供其他让他们满意的治疗方法。如有可能，应每天配戴软性多焦接触镜。我们 [103] 的方案以 0.02% 阿托品或隐形眼镜为起点。成功率如图 30.8 所示。在开初始治疗处方 3 个月后测量屈光度和眼轴长度。进行了 20 次眼轴测量，以消除测量误差。如果没有进展，将在 4 个月内重新检查患者，6 个月后再次检查。然而，如果有进展的迹象，依次增加阿托品浓度从 0.02%、0.05%、0.1%、0.25% 至 1.00%。为了减少畏光和模糊，需要使用透光率好的渐进多焦点眼镜。使用低浓度阿托品 1 周后，可以使用交叉柱镜或调节平衡法测定增加的屈光度。

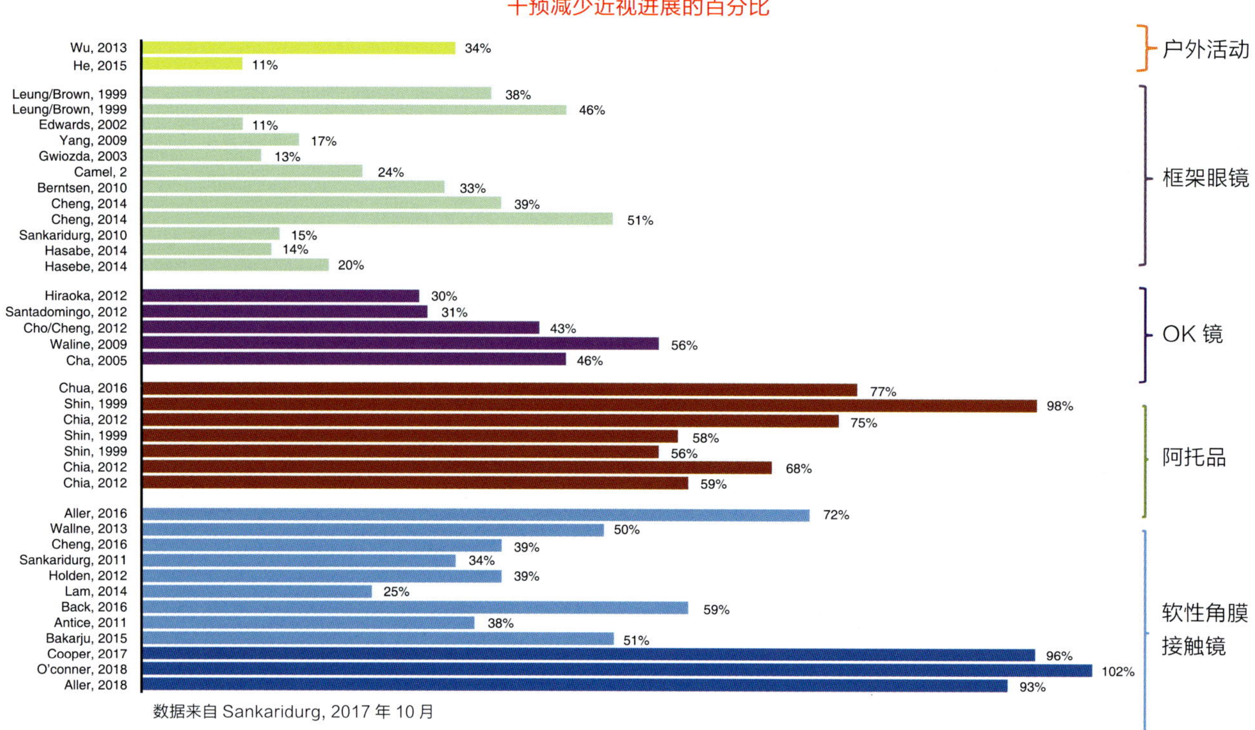

图 30.8 综合成功率。组合数据提供了每种治疗的相对有效性。应该注意，由于所研究的人群在种族、年龄、初始屈光度等方面的组成不同，因此必须将比较研究放在正确的角度

联合疗法是最有效的。但即使是这个组合，对于一些近视患者也没有效果。目前仍需要更多的研究来确定眼镜和隐形眼镜的确切光学特性，以减缓近视的进展[104]。在这之前，笔者认为验光师和眼科医生都需要使用可用的手段来减缓近视的进展，希望可以降低与近视相关的发病率。尽管美国 FDA 没有批准这种方法，但是它风险很小，收益很大。

参考文献

[1] Holden B, Sankaridurg P, Smith E, Aller T, Jong M, He M. Myopia, an underrated global challenge to vision: where the current data takes us on myopia control. Eye (Lond). 2014;28(2):142–6.

[2] Holden BA, Fricke TR, Wilson DA, et al. Global prevalence of myopia and high myopia and temporal trends from 2000 through 2050. Ophthalmology. 2016;123(5):1036–42.

[3] Cooper J, Weibel K, Borukhov G. Use of atropine to slow the progression of myopia: a literature review and guidelines for clinical use. Vision Dev & Rehab. 2018;4(1):12–28.

[4] Cooper J, Tkatchenko AV. A review of current concepts of the etiology and treatment of myopia. Eye Contact Lens. 2018;44(4):231–47.

[5] Huang J, Wen D, Wang Q, et al. Efficacy comparison of 16 interventions for myopia control in children: a network Meta-analysis. Ophthalmology. 2016;123(4):697–708.

[6] Uzma N, Kumar BS, et al. A comparative clinical survey of the prevalence of refractive errors and eye diseases in urban and rural school children. Can J Ophthalmol. 2009;44(3):328–33.

[7] Verhoeven VJ, Buitendijk GH, Consortium for Refractive Error and Myopia (CREAM), et al. Education influences the role of genetics in myopia. Eur J Epidemiol. 2013;28(12):973–80.

[8] Dirani M, Shekar SN, Baird PN. The role of educational attainment in refraction: the Genes in Myopia (GEM) twin study. Invest Ophthalmol Vis Sci. 2008;49(2):534–8.

[9] Al-Bdour MD, Odat TA, Tahat AA. Myopia and level of education. Eur J Ophthalmol. 2001;11(1):1–5.

[10] Teasdale TW, Fuchs J, Goldschmidt E. Degree of myopia in relation to intelligence and educational level. Lancet. 1988;2(8624):1351–4.

[11] Parssinen O, Lyyra AL. Myopia and myopic progression among schoolchildren: a three-year follow-up study. Invest Ophthalmol Vis Sci. 1993;34(9):2794–802.

[12] Goss DA. Nearwork and myopia. Lancet. 2000;356(9240):1456–7.

[13] Hepsen IF, Evereklioglu C, Bayramlar H. The effect of reading and near-work on the development of myopia in emmetropic boys: a prospective, controlled, three-year follow-up study. Vis Res. 2001;41(19):2511–20.

[14] Saw SM, Chua WH, Hong CY, et al. Nearwork in early-onset myopia. Invest Ophthalmol Vis Sci. 2002;43(2):332–9.

[15] Wong L, Coggon D, Cruddas M, Hwang CH. Education, reading, and familial tendency as risk factors for myopia

in Hong Kong fishermen. J Epidemiol Community Health. 1993;47(1):50–3.
[16] Saw SM, Wu HM, Seet B, et al. Academic achievement, close up work parameters, and myopia in Singapore military conscripts. Br J Ophthalmol. 2001;85(7):855–60.
[17] Li SM, Li SY, Kang MT, et al. Near work related parameters and myopia in Chinese children: the Anyang Childhood Eye Study. PLoS One. 2015;10(8):e0134514.
[18] Cooper J, Schulman E, Jamal N. Current status on the development and treatment of myopia. Optometry. 2012;83(5):179–99.
[19] Rosenfield M, Gilmartin B. Accommodative error, adaptation and myopia. Ophthalmic Physiol Opt. 1999;19(2):159–64.
[20] Gwiazda JE, Hyman L, Norton TT, et al. Accommodation and related risk factors associated with myopia progression and their interaction with treatment in COMET children. Invest Ophthalmol Vis Sci. 2004; 45(7):2143–51.
[21] Gwiazda J, Thorn F, Held R. Accommodation, accommodative convergence, and response AC/A ratios before and at the onset of myopia in children. Optom Vis Sci. 2005;82(4):273–8.
[22] Goss DA. Variables related to the rate of childhood myopia progression. Optom Vis Sci. 1990;67(8):631–6.
[23] Parssinen O, Hemminki E. Spectacle-use, bifocals and prevention of myopic progression. The two-years results of a randomized trial among schoolchildren. Acta Ophthalmol Suppl. 1988;185:156–61.
[24] Goss DA, Grosvenor T. Rates of childhood myopia progression with bifocals as a function of nearpoint phoria: consistency of three studies. Optom Vis Sci. 1990;67(8):637–40.
[25] Gwiazda JE, Hyman L, Everett D, Norton T, Kurtz D, Manny R. Five-year results from the correction of myopia evaluation trial (COMET). Invest Ophthalmol Vis Sci. 2006;47:1166.
[26] Kurtz D, Hyman L, Gwiazda JE, et al. Role of parental myopia in the progression of myopia and its interaction with treatment in COMET children. Invest Ophthalmol Vis Sci. 2007;48(2):562–70.
[27] Cheng D, Schmid KL, Woo GC, Drobe B. Randomized trial of effect of bifocal and prismatic bifocal spectacles on myopic progression: two-year results. Arch Ophthalmol. 2010;128(1): 12–9.
[28] Li SM, Ji YZ, Wu SS, et al. Multifocal versus single vision lenses intervention to slow progression of myopia in school-age children: a meta-analysis. Surv Ophthalmol. 2011;56(5):451–60.
[29] Smith EL 3rd. Optical treatment strategies to slow myopia progression: effects of the visual extent of the optical treatment zone. Exp Eye Res. 2013;114:77–88.
[30] Diether S, Schaeffel F. Local changes in eye growth induced by imposed local refractive error despite active accommodation. Vis Res. 1997;37(6):659–68.
[31] Troilo D, Gottlieb MD, Wallman J. Visual deprivation causes myopia in chicks with optic nerve section. Curr Eye Res. 1987;6(8):993–9.
[32] Sankaridurg P, Donovan L, Varnas S, et al. Spectacle lenses designed to reduce progression of myopia: 12-month results. Optom Vis Sci. 2010;87(9):631–41.
[33] Lam CS, Tang WC, Tse DY, Tang YY, To CH. Defocus Incorporated Soft Contact (DISC) lens slows myopia progression in Hong Kong Chinese schoolchildren: a 2-year randomised clinical trial. Br J Ophthalmol. 2014;98(1):40–5.
[34] Lam CSY, Tang WC, Tse DY, et al. Defocus Incorporated Multiple Segments (DIMS) spectacle lenses slow myopia progression: a 2-year randomised clinical trial. Br J Ophthalmol. 2020;104(3):363–8.
[35] Rappon J, Neitz J, Neitz M. Novel DOT lenses from sightglass vision show great promise to fight myopia. Rev Myopia Manage. 2020.
[36] Chung K, Mohidin N, O'Leary DJ. Undercorrection of myopia enhances rather than inhibits myopia progression. Vis Res. 2002;42(22):2555–9.
[37] Adler D, Millodot M. The possible effect of undercorrection on myopic progression in children. Clin Exp Optom. 2006;89(5):315–21.
[38] Walline JJ, Jones LA, Mutti DO, Zadnik K. A randomized trial of the effects of rigid contact lenses on myopia progression. Arch Ophthalmol. 2004;122(12):1760–6.
[39] Walline JJ, Jones LA, Sinnott L, et al. A randomized trial of the effect of soft contact lenses on myopia progression in children. Invest Ophthalmol Vis Sci. 2008;49(11):4702–6.
[40] Lui WO, Edwards MH. Orthokeratology in low myopia. Part 1: efficacy and predictability. Cont Lens Anterior Eye. 2000;23(3):77–89.
[41] Walline JJ, Rah MJ, Jones LA. The Children's Overnight Orthokeratology Investigation (COOKI) pilot study. Optom Vis Sci. 2004;81(6):407–13.
[42] Cho P, Cheung SW, Edwards M. The longitudinal orthokeratology research in children (LORIC) in Hong Kong: a pilot study on refractive changes and myopic control. Curr Eye Res. 2005;30(1):71–80.
[43] Walline JJ, Jones LA, Sinnott LT. Corneal reshaping and myopia progression. Br J Ophthalmol. 2009;93(9):1181–5.
[44] Kakita T, Hiraoka T, Oshika T. Influence of overnight orthokeratology on axial elongation in childhood myopia. Invest Ophthalmol Vis Sci. 2011;52(5):2170–4.
[45] Santodomingo-Rubido J, Villa-Collar C, Gilmartin B, Gutierrez-Ortega R. Myopia control with orthokeratology contact lenses in Spain (MCOS): refractive and biometric changes. Invest Ophthalmol Vis Sci. 2012;53(8):5060–5.
[46] Swarbrick HA, Alharbi A, Watt K, Lum E, Kang P. Myopia control during orthokeratology lens wear in children using a novel study design. Ophthalmology. 2015;122(3):620–30.
[47] Kwok-Hei Mok A, Sin-Ting CC. Seven-year retrospective analysis of the myopic control effect of orthokeratology in children: a pilot study. Clin Optom. 2011;3:1–4.
[48] Hiraoka T, Kakita T, Okamoto F, Takahashi H, Oshika T. Long-term effect of overnight orthokeratology on axial length elongation in childhood myopia: a 5-year follow-up study. Invest Ophthalmol Vis Sci. 2012;53(7):3913–9.
[49] Rah MJ, Jackson JM, Jones LA, Marsden HJ, Bailey MD, Barr JT. Overnight orthokeratology: preliminary results of the Lenses and Overnight Orthokeratology (LOOK) study. Optom Vis Sci. 2002;79(9):598–605.
[50] Van Meter WS, Musch DC, Jacobs DS, Kaufman SC, Reinhart WJ, Udell IJ. Safety of overnight orthokeratology for myopia: a report by the American Academy of Ophthalmology. Ophthalmology.

2008;115(12):2301–13. e2301.
[51] Bullimore MA. What can be done for my child? Optom Vis Sci. 2000;77(8):381.
[52] Stapleton F, Keay L, Edwards K, et al. The incidence of contact lens-related microbial keratitis in Australia. Ophthalmology. 2008;115(10):1655–62.
[53] Bullimore MA, Sinnott LT, Jones-Jordan LA. The risk of microbial keratitis with overnight corneal reshaping lenses. Optom Vis Sci. 2013;90(9):937–44.
[54] Liu YM, Xie P. The safety of orthokeratology–a systematic review. Eye Contact Lens. 2016;42(1):35–42.
[55] Li SM, Kang MT, Wu SS, et al. Efficacy, safety and acceptability of orthokeratology on slowing axial elongation in myopic children by meta-analysis. Curr Eye Res. 2015;41(5):600–8.
[56] Fu AC, Chen XL, Lv Y, et al. Higher spherical equivalent refractive errors is associated with slower axial elongation wearing orthokeratology. Cont Lens Anterior Eye. 2016;39(1):62–6.
[57] Wang B, Naidu RK, Qu X. Factors related to axial length elongation and myopia progression in orthokeratology practice. PLoS One. 2017;12(4):e0175913.
[58] Cho P, Cheung SW. Discontinuation of orthokeratology on eyeball elongation (DOEE). Cont Lens Anterior Eye. 2017;40(2):82–7.
[59] Anstice NS, Phillips JR. Effect of dual-focus soft contact lens wear on axial myopia progression in children. Ophthalmology. 2011;118(6):1152–61.
[60] Sankaridurg P, Holden B, Smith E 3rd, et al. Decrease in rate of myopia progression with a contact lens designed to reduce relative peripheral hyperopia: one-year results. Invest Ophthalmol Vis Sci. 2011;52(13):9362–7.
[61] Holden B, Sankaridurg P, Lazon P, et al. Central and peripheral visual performance of a novel contact lens designed to control progression of myopia. Invest Ophthalmol Vis Sci. 2011;52:6518.
[62] Woods J, Guthrie SE, Keir N, et al. Inhibition of defocus-induced myopia in chickens. Invest Ophthalmol Vis Sci. 2013;54(4):2662–8.
[63] Woods J, Guthrie S, Keir N, et al. The effect of a unique lens designed for Myopia Progression Control (MPC) on the level of induced myopia in chicks. Invest Ophthalmol Vis Sci. 2011;52:6651.
[64] Walline JJ, Greiner KL, McVey ME, Jones-Jordan LA. Multifocal contact lens myopia control. Optom Vis Sci. 2013;90(11):1207–14.
[65] Paune J, Morales H, Armengol J, Quevedo L, Faria-Ribeiro M, Gonzalez-Meijome JM. Myopia control with a novel peripheral gradient soft Lens and orthokeratology: a 2-year clinical trial. Biomed Res Int. 2015;2015:507572.
[66] Aller TA, Liu M, Wildsoet CF. Myopia control with bifocal contact lenses: a randomized clinical trial. Optom Vis Sci. 2016;93(4):344–52.
[67] Li SM, Kang MT, Wu SS, et al. Studies using concentric ring bifocal and peripheral add multifocal contact lenses to slow myopia progression in school-aged children: a meta-analysis. Ophthalmic Physiol Opt. 2017;37(1):51–9.
[68] Turnbull PR, Munro OJ, Phillips JR. Contact lens methods for clinical myopia control. Optom Vis Sci. 2016;93(9):1120–6.
[69] Irving EL, Yakobchuk-Stanger C. Myopia progression control lens reverses induced myopia in chicks. Ophthalmic Physiol Opt. 2017;37(5):576–84.
[70] Cooper J, O'Connor B, Watanabe R, et al. Case series analysis of myopic progression control with a unique extended depth of focus multifocal contact lens. Eye Contact Lens. 2017;44(5):e16–24.
[71] Ruiz-Pomeda A, Perez-Sanchez B, Valls I, Prieto-Garrido FL, Gutierrez-Ortega R, Villa-Collar C. MiSight Assessment Study Spain (MASS). A 2-year randomized clinical trial. Graefes Arch Clin Exp Ophthalmol. 2018;256(5):1011–21.
[72] Chamberlain P, Peixoto-de-Matos SC, Logan NS, Ngo C, Jones D, Young G. A 3-year randomized clinical trial of MiSight lenses for myopia control. Optom Vis Sci. 2019;96(8):556–67.
[73] Walline JJ, Walker MK, Mutti DO, et al. Effect of high add power, medium add power, or single-vision contact lenses on myopia progression in children: the BLINK randomized clinical trial. JAMA. 2020;324(6):571–80.
[74] Rose KA, Morgan IG, Ip J, et al. Outdoor activity reduces the prevalence of myopia in children. Ophthalmology. 2008;115(8):1279–85.
[75] Dirani M, Tong L, Gazzard G, et al. Outdoor activity and myopia in Singapore teenage children. Br J Ophthalmol. 2009;93(8):997–1000.
[76] Guggenheim JA, Northstone K, McMahon G, et al. Time outdoors and physical activity as predictors of incident myopia in childhood: a prospective cohort study. Invest Ophthalmol Vis Sci. 2012;53(6):2856–65.
[77] He M, Xiang F, Zeng Y, et al. Effect of time spent outdoors at school on the development of myopia among children in China: a randomized clinical trial. JAMA. 2015;314(11):1142–8.
[78] Jones LA, Sinnott LT, Mutti DO, Mitchell GL, Moeschberger ML, Zadnik K. Parental history of myopia, sports and outdoor activities, and future myopia. Invest Ophthalmol Vis Sci. 2007;48(8):3524–32.
[79] Deng L, Gwiazda J, Thorn F. Children's refractions and visual activities in the school year and summer. Optom Vis Sci. 2010;87(6):406–13.
[80] Guo Y, Liu LJ, Xu L, et al. Myopic shift and outdoor activity among primary school children: one-year follow-up study in Beijing. PLoS One. 2013;8(9):e75260.
[81] Guo Y, Liu LJ, Xu L, et al. Outdoor activity and myopia among primary students in rural and urban regions of Beijing. Ophthalmology. 2013;120(2):277–83.
[82] Wu PC, Tsai CL, Wu HL, Yang YH, Kuo HK. Outdoor activity during class recess reduces myopia onset and progression in school children. Ophthalmology. 2013;120(5):1080–5.
[83] Jin JX, Hua WJ, Jiang X, et al. Effect of outdoor activity on myopia onset and progression in school-aged children in northeast China: the Sujiatun Eye Care Study. BMC Ophthalmol. 2015;15:73.
[84] Mutti DO. Vitamin D may reduce the prevalence of myopia in Korean adolescents. Invest Ophthalmol Vis Sci. 2014;55(4): 2048.
[85] Mutti DO, Marks AR. Blood levels of vitamin D in teens and young adults with myopia. Optom Vis Sci. 2011;88(3):377–82.
[86] Ashby R, Ohlendorf A, Schaeffel F. The effect of ambient illuminance on the development of deprivation myopia in

chicks. Invest Ophthalmol Vis Sci. 2009;50(11):5348–54.
[87] Karouta C, Ashby RS. Correlation between light levels and the development of deprivation myopia. Invest Ophthalmol Vis Sci. 2014;56(1):299–309.
[88] Smith EL 3rd, Hung LF, Huang J. Protective effects of high ambient lighting on the development of form-deprivation myopia in rhesus monkeys. Invest Ophthalmol Vis Sci. 2012;53(1):421–8.
[89] Ashby RS, Schaeffel F. The effect of bright light on lens compensation in chicks. Invest Ophthalmol Vis Sci. 2010;51(10):5247–53.
[90] Smith EL 3rd, Hung LF, Arumugam B, Huang J. Negative lens-induced myopia in infant monkeys: effects of high ambient lighting. Invest Ophthalmol Vis Sci. 2013;54(4):2959–69.
[91] Feldkaemper M, Schaeffel F. An updated view on the role of dopamine in myopia. Exp Eye Res. 2013;114:106–19.
[92] Zhou X, Pardue MT, Iuvone PM, Qu J. Dopamine signaling and myopia development: what are the key challenges. Prog Retin Eye Res. 2017;61:60–71.
[93] Torii H, Kurihara T, Seko Y, et al. Violet light exposure can be a preventive strategy against myopia progression. EBioMedicine. 2017;15:210–9.
[94] Rose KA, French AN, Morgan IG. Environmental factors and myopia: paradoxes and prospects for prevention. Asia Pac J Ophthalmol (Phila). 2016;5(6):403–10.
[95] Schaeffel F, Smith EL 3rd. Inhibiting myopia by (nearly) invisible light? EBioMedicine. 2017;16:27–8.
[96] Flitcroft DI. The complex interactions of retinal, optical and environmental factors in myopia aetiology. Prog Retin Eye Res. 2012;31(6):622–60.
[97] Hua WJ, Jin JX, Wu XY, et al. Elevated light levels in schools have a protective effect on myopia. Ophthalmic Physiol Opt. 2015;35(3):252–62.
[98] Ngo C, Saw SM, Dharani R, Flitcroft I. Does sunlight (bright lights) explain the protective effects of outdoor activity against myopia? Ophthalmic Physiol Opt. 2013;33(3):368–72.
[99] Kakehashi NKYKNHA. Suppressive effect of combined treatment of orthokeratology and 0.01% atropine instillation on axial length elongation in childhood myopia. Invest Ophthalmol Vis Sci. 2017;58:2386.
[100] Kinoshita N, Konno Y, Hamada N, Kanda Y, Shimmura-Tomita M, Kakehashi A. Additive effects of orthokeratology and atropine 0.01% ophthalmic solution in slowing axial elongation in children with myopia: first year results. Jpn J Ophthalmol. 2018;62(5):544–53.
[101] Wan L, Wei CC, Chen CS, et al. The synergistic effects of orthokeratology and atropine in slowing the progression of myopia. J Clin Med. 2018;7(9):259.
[102] Chen Z, Huang S, Zhou J, Xiaomei Q, Zhou X, Xue F. Adjunctive effect of orthokeratology and low dose atropine on axial elongation in fast-progressing myopic children-A preliminary retrospective study. Cont Lens Anterior Eye. 2018;42(4):439–42.
[103] Dillehay S, Cooper J, Eiden S, Aller T. Determination of IOLMaster number of measurements for tracking axial length changes in myopia. Invest Ophthalmol Vis Sci. 2018;59(9):2133.
[104] Si JK, Tang K, Bi HS, Guo DD, Guo JG, Wang XR. Orthokeratology for myopia control: a meta-analysis. Optom Vis Sci. 2015;92(3):252–7.

31 病理性近视的巩膜靶向治疗

Kyoko Ohno-Matsui

近年来，病理性近视的治疗方法有了很大的进步，然而这些疗法仍然局限于治疗某些黄斑并发症，如抗新生血管生成疗法治疗近视性黄斑新生血管（近视 MNV）或玻璃体视网膜手术治疗近视牵引性黄斑病变（MTM）。这些治疗在一定程度上有助于改善近视性 MNV 或 MTM 患者的视力，然而恢复正常视力仍然很困难。此外，病理性近视的大多数其他病变，如近视脉络膜萎缩或近视视神经病变，仍然没有可选的治疗方法。因此，在黄斑部和视神经出现危及视力的并发症之前，最好先治疗病理性近视的基本病变。病理性近视的基本病变特征是眼轴长度过度增加、后葡萄肿形成、后巩膜变薄和变形。

治疗或预防病理性近视有三种主要方法。第一种方法是根据对实验性近视的研究，识别和调节神经信号，该信号首先被视网膜神经细胞识别为视觉模糊，然后传输到巩膜。第二种方法是通过对学龄儿童进行光学矫正来降低视觉模糊（主要是周边视网膜模糊），特别是在眼轴长度增长率最快的儿童阶段。上述两种方法需要在眼轴长度增加之前或期间进行，因此治疗的对象主要是儿童。第三种方法是防止和逆转巩膜变薄或巩膜变形。虽然人们认为引起眼轴延长的首要因素存在于神经视网膜内，但巩膜是最终的靶组织，是发生葡萄肿和眼球形变的结构。后巩膜葡萄肿的形成常发生在 40 岁后，因此第三种方法也适用于除儿童外已经患有高度近视的年轻成人。

巩膜是一种致密的纤维状弹性结缔组织。它形成眼的外层框架，承受来自外部和内部的压力并保持眼球的形状。在哺乳动物中，巩膜的主要成分（超过 90%）是 I 型胶原纤维。然而，在鸟类和鱼类等多种非哺乳动物中，巩膜还含有软骨性组织，可抵抗外部水或高空的压力。

再生医学最近有了很大的进步，因此巩膜再生的可能性也有望实现。在本章中，笔者重点关注病理性近视的巩膜靶向治疗，并回顾过去、荟萃现在和展望未来针对病理性近视患者巩膜的治疗。

31.1 巩膜加固术

巩膜加固术是迄今为止研究最多的针对巩膜的治疗方法。1930 年，Shevelev 首次提出移植阔筋膜用于巩膜加固。1958 年，Borley 和 Snyder[1] 描述了一种植入供体巩膜的技术。高度近视的后巩膜加固手术主要在俄罗斯和中国进行，美国和澳大利亚的一些团体也主张对病理性近视进行巩膜加固术。作为天然材料，已使用自体阔筋膜[2, 3]、冻干硬脑膜[4]、肌腱条[5] 和同源人类巩膜[6, 7]。Curtin[7] 主张捐赠者供体巩膜移植用于眼后段加固，而 Momose[4] 于 1976 年引入了 Lyodura 用于巩膜加固，其来源于处理过的尸体硬脑膜。人工材料方面，已使用人工心包[8]、来自动物皮肤的全真皮基质[8] 和聚四氟乙烯[9]。然而，加固手术的最佳材料仍然存在争议。增强材料的生物力学性能可能受到许多因素的影响，如增强材料的吸收、增强材料与受体巩膜的融合程度等。

美国的大多数研究人员都使用了类似的条带或束带的巩膜，垂直放置在后极部，位于下斜肌和上斜肌下方，并缝合到巩膜上。加固巩膜的形状多种多样：单条状、X 形和 Y 形。后来，Snyder 和 Thompson[10] 发表了他们使用改良巩膜加固技术的经验。1978 年，Thompson[11] 进一步简化了 Borley 和 Snyder 的巩膜加固方法（图 31.1）。

Thompson[12] 和 Momose[4] 有着多年进行巩膜加固术的经验，对其系列病例的疗效和安全性表示满意。相反，Curtin 和 Whitmore[7] 对其加固技术有着

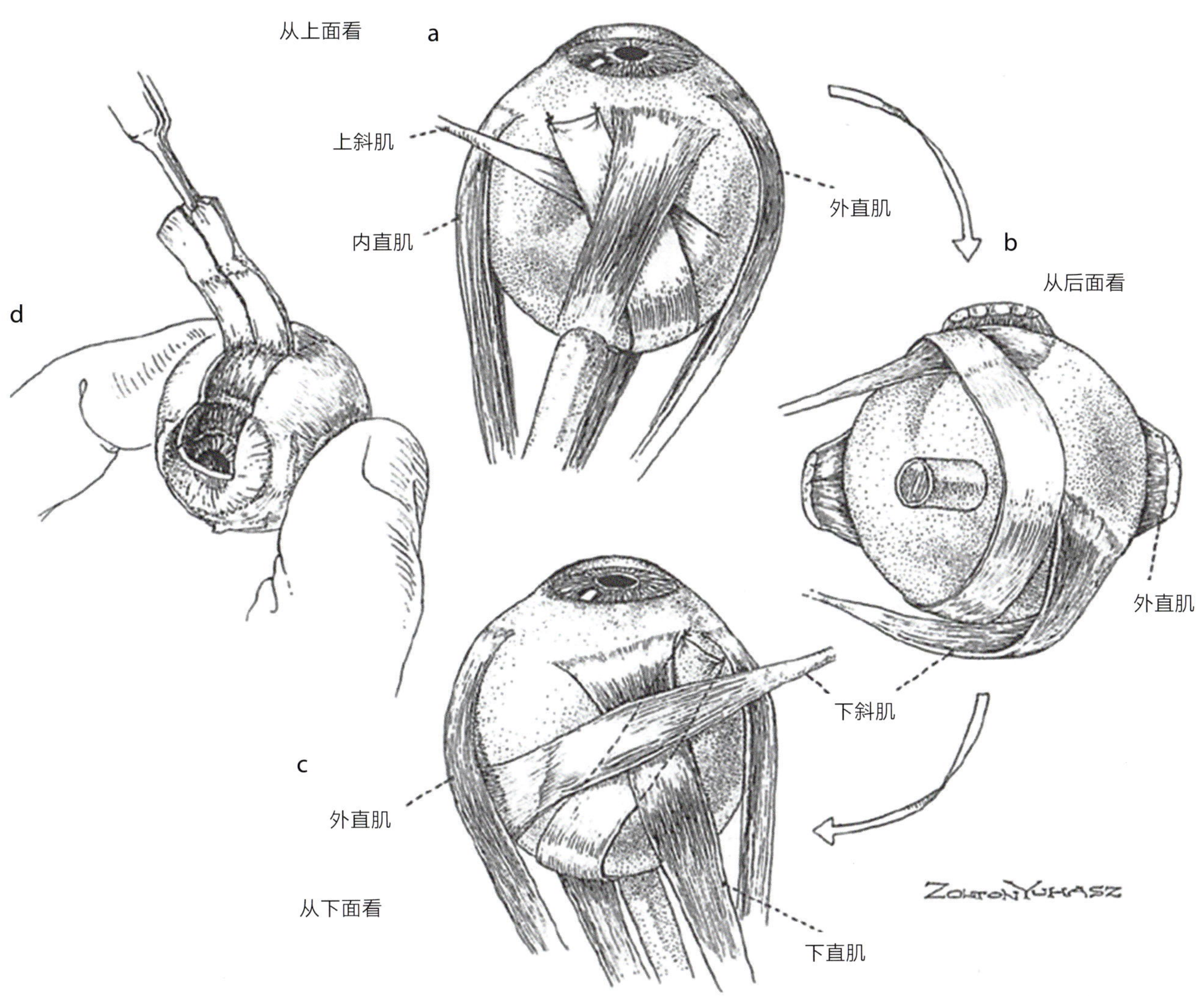

图 31.1 右眼巩膜移植物的放置（引自 Jacob LaBarre 等[9]）。（a）从上方看，显示了从鼻侧到穿过上斜肌。（b）后视图显示穿过下斜肌将移植巩膜固定在黄斑区。（c）从下方看，显示了穿过下直肌到鼻侧。（d）显示供体巩膜移植解剖，包括角膜组织，以获得足够的长度

消极看法。由于大多数研究进行的时候，超声测量眼轴长度的技术尚未应用，因此在术前和术后缺乏准确的屈光不正和眼轴长度数值，因此很难确定该手术的有效性。此外，大多数研究仅包括少数病例，没有足够长的随访时间。更重要的是，这些临床研究都没有适当的对照组。

许多研究没有测量屈光不正和眼轴长度，而是发现裸眼视力的提高，这可能是由于近视屈光度降低导致的[2, 12, 13]。

Curtin[7] 认为加固术的两个问题是，狭窄的移植物对巩膜加固面积有限，而且移植的胶原后期也可能在受体巩膜的疾病进程中起作用。目前使用的窄条胶原蛋白材料只能有效地加固一小部分典型的后巩膜葡萄肿。然而，增大加固区域可能会导致严重的并发症，包括眼后部的动脉和静脉阻塞[14, 15]。

移植物扩张强度丧失也是一个需要考虑的问题，可能是由于酶分解了移植物。Curtin[7] 担心，如果病理性近视中巩膜变薄和扩张的发病机制是由溶胶原酶（如胶原酶或其他相关蛋白酶）引起的，那么移植的胶原在受到受体成骨细胞侵袭时，可能会发生同样的自溶和变薄。组织学研究表明，移植的巩膜随着时间的推移与受体巩膜融合[8]。移植材料和手术后的炎症反应也可能导致降解酶的上调，进而攻击宿主巩膜和移植材料。因此，Curtin 怀疑上调的降解酶（可能是基质金属蛋白酶）可能继发攻击供体巩膜。Curtin 表示，加固眼出现后巩膜葡萄肿是最令人失望的。

即使在术前和术后测量眼轴长度的研究中，早期研究的结果也不一致。这可能是因为许多因素（手术年龄、近视程度、移植材料）各不相同。

Gerinec 和 Slezakova[16] 使用 Zenoderm（猪皮）对 154 例 2~18 岁高度近视儿童的 251 只眼进行了 Thompson 法后巩膜加固术，术后 10 年的检查中，发现 53.8% 的眼轴长度稳定，52.9% 的眼屈光稳定。其他 47% 的患者近视程度从术前的每年 1.1 D 下降到术后 10 年的每年 0.1 D。最近，Ward 等 [17] 报告了 59 只成人眼巩膜加固（供体巩膜）术后 5 年的结果，在 5 年的随访中近视屈光矫正范围从 –9 D 至 –22 D，眼轴长度从 27.8 mm 到 34.6 mm。加固眼平均增加 0.2 mm，对侧眼平均增长 0.6 mm。Zhu 等 [18] 和 Ji 等 [19] 也报告了术后近视屈光不正的减少（0.8 D[19] 和 0.59 D[18]）。巩膜加固术的效果似乎是有限的。

其他一些研究报告巩膜加固术缺乏效果。Nesterov 等 [3] 使用了一条阔筋膜进行加固，在随访 1~9 年后，近视反而加剧。Curtin 和 Whitmore[7] 报告了 23 例患者的巩膜加固术后≥5 年随访结果。相比术前眼轴，20 只眼中 18 只眼（90%）的眼轴直径增加了≥0.3 mm。在 10 只眼中观察到后巩膜葡萄肿形成进展或近视眼底变性区的出现。

除了术后长期疗效不佳外，据报道还出现了严重的并发症：视网膜脱离 [3, 7, 20]，眼球运动障碍 [7, 16]，视网膜、脉络膜和玻璃体出血，血供不足导致的视神经损伤，视神经受压，涡静脉 [15] 或睫状视网膜动脉 [21] 受压。

由于没有令人信服的证据证明巩膜加固的安全性或有效性，这种方法基本上没有广泛应用。然而，最近的研究报道了使用与京尼平交联的供体巩膜的长期安全性和有效性 [22–24]。一项对 40 例年轻高度近视患者进行的前瞻性研究显示，在超过 2~3 年的随访中，这些患者接受了用京尼平交联的供体巩膜条进行单眼巩膜加固术，另一只眼作为同期对照，接受治疗的眼的眼轴延长显著降低 [22]。

31.2 巩膜切除或巩膜折叠术缩短巩膜

Leopold–Miller 于 1903 年首次报道用巩膜切除术 [25] 治疗伴视网膜脱离的高度近视。这种全层巩膜带切除技术后来由 Lindner 改进 [26]。全层巩膜带切除术会导致出血和玻璃体脱出等并发症。部分巩膜切除术可以减少术中并发症，因此后来成为首选治疗方式 [27–29]。板层巩膜切除术用于眼球缩短也被用作黄斑转位治疗的辅助手术 [30, 31]。Borley 发现 [20]，可以切除 1/2 至 2/3 厚度的巩膜，并应用双臂式缝合。巩膜条的宽度和长度因研究而异，通常宽度为 2~6 mm，长度为 20~35 mm。巩膜通常从眼球的颞部切除。Nakagawa 等 [32] 报告称，巩膜折叠的面积越大，眼轴长度的缩短量和眼球外观的变化就越大。然而，De Almeida 和 Baraquer Moner 发现，即使做 360° 巩膜切除对屈光改善也很有限。

同样，非切除巩膜折叠也被用于缩短巩膜。然而，据报道，巩膜缩短或巩膜切除术会导致临床无法接受的规则和不规则散光 [33, 34]。

31.3 巩膜强化

Avetisov 等 [35] 进行了巩膜强化注射，在巩膜表面的 Tenon 囊下注射了一定剂量的液态聚合混合物成分。聚合后，该混合物在巩膜表面形成一层弹性泡沫凝胶。对 146 只兔眼的实验发现，注射材料促进了胶原蛋白的形成。凝胶逐渐溶解，刺激巩膜表面结缔组织的生长，其应力 – 形变参数得到改善。然而，手术后 1.5 年，这种抗拉强度趋于减弱。一项纳入了 8~25 岁的度数为 6~10 D 的进展性近视患者的 240 只眼的临床研究表明，79.6% 的眼在注射后 1 年内屈光保持稳定，52.9% 的病例在注射后 4~9 年内屈光保持稳定。然而，关于术前和术后屈光不正和眼轴长度变化的详细信息没有提供。Cui 等 [36] 表明，腺苷受体拮抗剂 7- 甲基黄嘌呤（7-MX）的全身给药可增加形觉剥夺性近视模型的豚鼠巩膜胶原浓度和直径。Su 等 [37] 报道了眼球后注射由热敏聚 N- 异丙基丙烯酰胺 – 共 – 丙烯酸、可被基质金属蛋白酶切割的定制肽交联剂，以及相互渗透的线性聚丙烯酸修饰的肽链组成的混合物，可与细胞表面受体发生作用。这种复合物在室温下为液体，但注射体内后会固化，以便于其在注射部位的留存。也有研究对比了在 Tenon 囊下注射多聚凝胶制剂（主要含聚乙烯吡咯烷酮 [35, 37] 和聚四氟乙烯 [9]）的治疗效果。

31.4 巩膜胶原交联

胶原交联最近被用于治疗进行性圆锥角膜[38–42]。Wollensak 等 [38] 率先使用核黄素和紫外线（UVA）交联胶原，增强角膜的机械力学性能。通过增加胶原分子之间的结合程度，治疗性交联可以一定程度上提高角膜硬度。

胶原单体的聚集形式通过分子间交联得到加强（图 31.2）。这一过程是胶原纤维成熟的一部分，同时也发生于衰老与疾病过程中。作为成熟过程的一部分，胶原纤维自然交叉连接。这些纤维在分泌时在胶原链（末端肽）的两端都有短片段，不呈现三螺旋构象。这些端链中的羟基赖氨酸残基参与交联形成[43]。交联是通过酶赖氨酰氧化酶对胶原蛋白氨基端肽和羧基端肽中的单赖氨酸或羟基赖氨酸的 ε - 氨基进行氧化脱氨基而形成的。由此形成的醛与三螺旋中的特定赖氨酸或羟赖氨酸反应，形成连接分子头到尾的二价键。然后在成熟过程中自发转化为三价交联[44, 45]。第二种交联途径发生在老化过程中，涉及非酶促的糖基化过程。

氧化是胶原交联的第三种途径（图 31.3）。这种类型的交联与 I 型胶原中酶促和糖基化形成的交联不同，可以在氧化（O_3 介导）或光氧化（UV 介导）过程后发生[46]。在生物合成之外，光聚合是一种类似的过程，目前工业上正在利用紫外线等辐射能的自由基生成特性来生成聚合物。多功能单体光聚合

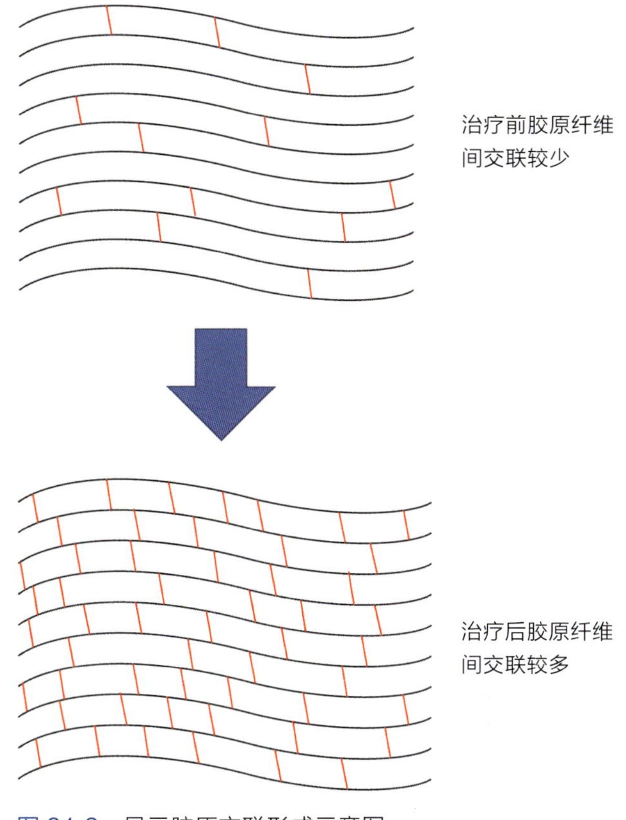

图 31.2 显示胶原交联形成示意图

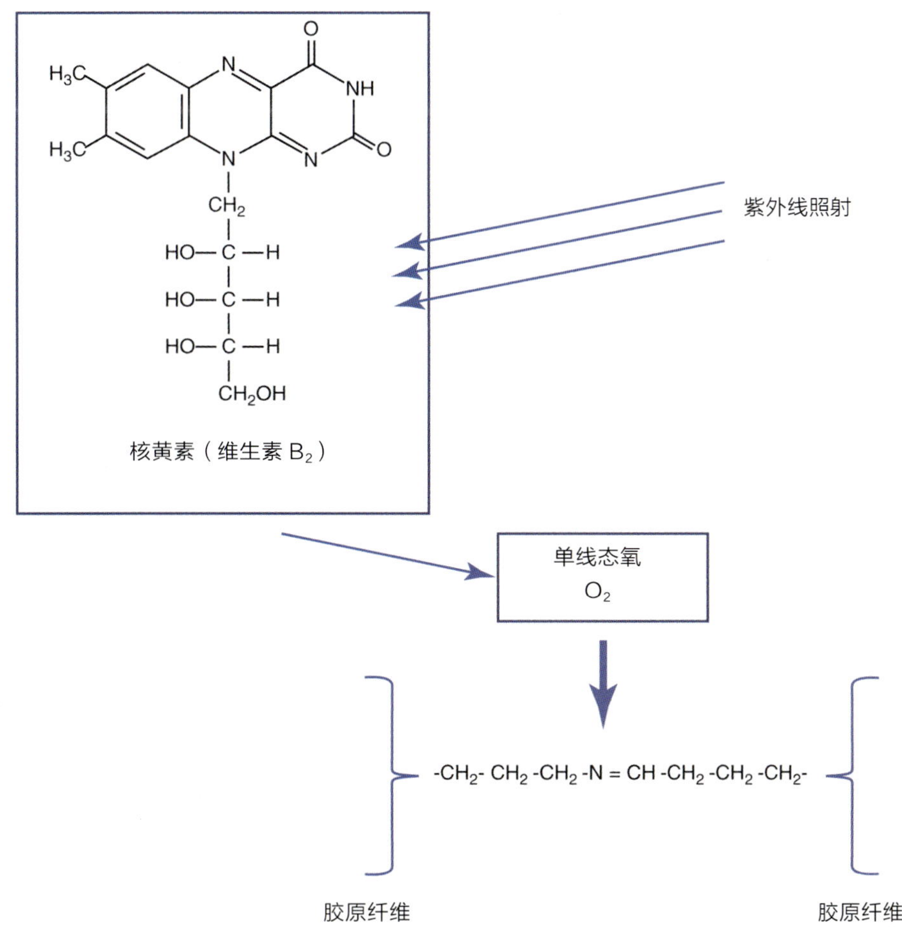

图 31.3 用核黄素和紫外线进行胶原交联的示意图

后形成高度交联材料，适用于环氧涂层、光学镜片、光纤涂层和牙科材料等应用。存在光敏引发剂的单体底物可以在存在紫外线光源的情况下通过交联聚合。

在正常角膜中，共价键合的分子桥或交联存在于相邻的胶原螺旋之间，以及微原纤维和纤维之间[41, 47]。胶原交联用于圆锥角膜的治疗前景良好，其他交联方法（如甘油醛和硝基醇）可以稳定进行性近视的巩膜形状[48–50]。据报道，发现巩膜胶原中含有与角膜中相似的交联肽[51, 52]。

与角膜胶原交联不同，巩膜胶原交联仍处于实验水平，尚未进行人体临床试验。

对人的近视眼巩膜进行的光镜和电镜评估表明，巩膜不仅在眼球后极显著变薄，而且纤维直径减小，胶原纤维束分离[53–56]。在实验性近视的灵长类动物模型中也发现了类似的观察结果[57]。McBrien 和 Norton[58] 用阻断胶原交联的药物［β-氨基丙腈（β-APN）或 D-青霉胺（DPA）］治疗树鼩，并通过闭合眼睑进行单眼视觉剥夺以诱发近视。相比使用生理盐水的对照组，APN 处理后眼的玻璃体腔伸长量和近视程度几乎加倍。在 β-APN 处理的形觉剥夺的动物眼中，后极部巩膜变薄程度显著增加。

外源性胶原交联剂诸如戊二醛、甘油醛[48, 59]、甲基乙二醛（天然生成的美拉德中间体）、京尼平（从京尼平苷获得的天然胶原蛋白交联剂）[60] 和硝基醇[50] 等化合物，已被证明可增加眼部组织硬度[61]。

Wollensak 等[48] 通过将甘油醛注射到眼球鼻上象限筋膜下，对兔子进行巩膜胶原交联，得出结论：如应力 - 形变参数和杨氏模量所示，甘油醛交联的巩膜胶原有效地增加了巩膜生物力学刚度，且对视网膜没有不良反应。Wollensak[62] 还表明，甘油醛交联的巩膜胶原在提高巩膜热力学稳定性方面非常有效。Wollensak 和 Iomdina[49] 报告称，使用光敏剂核黄素和紫外线 A（UVA）进行巩膜交联（图 31.3），可在长达 8 个月的时间内有效且持续地增加巩膜生物力学强度。Wang 等[63] 证明，核黄素 / UVA 照射引发的胶原交联可以同时增强赤道部和后极部的巩膜。

目前很难知道用哪种方法能够分析巩膜胶原交联是否有效防止眼部扩张。杨氏模量被用作评估巩膜硬度的指标[48, 49, 61, 63]；然而，尚不确定杨氏模量的增加是否与巩膜强度有关。为了克服这一问题，Mattson 等[59] 和 Wong 等[64] 通过测量眼球尺寸，以检查在眼压调控下胶原交联前后的眼球整体扩张情况。

研究认为，在巩膜明显变薄之前，巩膜胶原交联可能有助于防止近视儿童或青少年眼球形变扩张。然而，在进行人体临床试验之前，必须对其安全性和有效性，尤其是对视网膜、脉络膜和视神经的损伤进行更详细的评估。

31.5 巩膜靶向的再生疗法

巩膜组织再生有望成为未来的一种治疗方法。与角膜不同的是，巩膜不需要维持其透明性，这可能会使疗法更容易开展一些。

一般来说，如果研究人员试图在器官损伤部位诱导再生，可以使用三种类型的“反应物”中的一种或多种，即细胞、可溶性调节因子（细胞因子、生长因子）和不可溶性调节物（支架）[65]。关于巩膜再生的研究很少。对于细胞来说，使用来自身体其他部位的自体成纤维细胞或间充质干细胞将是一个很好的选择。因此，Tsai 等[66] 从小鼠巩膜组织中提取出多能干细胞进行研究。这些细胞的间充质标记物阳性，并且这些细胞能够分化为成脂肪细胞、成软骨细胞和神经原细胞系。Seko 等[67] 发现，尽管人类巩膜在进化过程中失去了软骨部分，但人类巩膜中的细胞仍具有形成软骨的潜力。对于已经变薄和变形的巩膜，尤其是在后巩膜葡萄肿区域，可能很难加厚和加固巩膜。对于极薄的巩膜，通过细胞打印和转移技术[68] 将细胞和产生的胶原蛋白制成薄片是一个很好的选择。基于脱细胞基质的支架，主要基于胶原蛋白，已广泛用于膀胱、腹壁和许多其他器官的再生[65]。然而，将支架合适地植入后巩膜可能很困难。在诱导 I 型胶原表达的各种可溶性分子中，转化生长因子 -β（TGF-β）是研究最广泛的分子之一[69, 70]。Jobling 和 McBrien[71] 表明，在近视动物模型中，巩膜成纤维细胞 TGF-β 表达的改变对近视进展过程中的巩膜重塑很重要。尽管已有多种不同的纤维化因子的文献报道，TGF-β 及其下游 Smad 信号传导在组织纤维化中具有重要作用。在转化生长因子 -β 的亚型中，转化生长因子 -$β_1$ 是成纤维细胞活化的关键介质，对细胞外基质的生成有重要影响[72, 73]。因此，将 TGF-$β_1$ 输送到巩膜是一种选择，然而该因子诱导的血管生成作用仍令人担忧。最近，Shinohara 等[74]报道，移植皮肤的成纤维细胞新合成的胶原纤维增强了实验性近视大鼠的巩膜，并减少了眼轴延长。这些结果可以为人类近视治疗方法的发展提供重要信息。关于人们在巩膜再生中使用什么以及如何使用，还有必要进行进一步的研究。

31.6 结束语

巩膜靶向疗法有着悠久的历史，始于 20 世纪初的巩膜加固术。然而，到目前为止，还没有公认的巩膜靶向治疗方法被证明是安全有效且可以长期预防或治疗近视进展的。每种治疗方法都有需要进一步解决的问题。

除了细胞外基质（胶原蛋白和弹性蛋白）外，巩膜内的细胞成分也可能发挥一定作用。研究发现，人和猴脉络膜和巩膜内存在非血管收缩性肌成纤维细胞[75]，这提示体内巩膜除了被动弹性和蠕变性外，可能还存在主动收缩的能力。巩膜成纤维细胞最集中在中央凹下，前部分布较少[75]。然而，尚无关于病理性近视眼中巩膜成纤维细胞是否改变以及如何发生改变的研究成果。这些均需要进一步研究。

人类似乎很难恢复随进化过程而不再发育的软骨，因此人类很难拥有像鸟类和鱼类一样的硬质眼球。然而，近年来再生医学在全身其他部位取得了进展。使用患者自身干细胞或者成熟细胞加固巩膜有望成为一种新的治疗方法。

参考文献

[1] Borley WE, Snyder AA. Surgical treatment of degenerative myopia; the combined lamellar scleral resection with scleral reinforcement using donor eye. Trans Pac Coast Otoophthalmol Soc Annu Meet. 1958; 39: 275–91.

[2] Nesterov AP, Libenson NB. Strengthening the sclera with a strip of fascia lata in progressive myopia. Br J Ophthalmol. 1970;54:46–50.

[3] Nesterov AP, Libenson NB, Svirin AV. Early and late results of fascia lata transplantation in high myopia. Br J Ophthalmol. 1976;60:271–2.

[4] Momose A. Surgical treatment of myopia--with special references to posterior scleral support operation and radial keratotomy. Indian J Ophthalmol. 1983;31:759–67.

[5] Scott AB. Autograft tendon for scleral buckling. Am J Ophthalmol. 1964;57:564–7.

[6] Whitmore WG, Curtin BJ. Scleral reinforcement: two case reports. Ophthalmic Surg. 1987;18:503–5.

[7] Curtin BJ, Whitmore WG. Long-term results of scleral reinforcement surgery. Am J Ophthalmol. 1987;103:544–8.

[8] Castro LC, Duker JS. Foveoschisis without high myopia. Ophthalmic Surg Lasers Imaging. 2010;9:1–4.

[9] Jacob-LaBarre JT, Assouline M, Conway MD, Thompson HW, McDonald MB. Effects of scleral reinforcement on the elongation of growing cat eyes. Arch Ophthalmol. 1993;111:979–86.

[10] Snyder AA, Thompson FB. A simplified technique for surgical treatment of degenerative myopia. Am J Ophthalmol. 1972;74:273–7.

[11] Thompson FB. A simplified scleral reinforcement technique. Am J Ophthalmol. 1978;86:782–90.

[12] Thompson FB. Scleral reinforcement for high myopia. Ophthalmic Surg. 1985;16:90–4.

[13] Coroneo MT, Beaumont JT, Hollows FC. Scleral reinforcement in the treatment of pathologic myopia. Aust N Z J Ophthalmol. 1988;16:317–20.

[14] Zaikova MV, Negoda VI. Grafting of homologous sclera in progressive myopia. Vestn oftalmol. 1970;4:16–20.

[15] Whitwell J. Scleral reinforcement in degenerative myopia. Trans Ophthalmol Soc U K. 1971;91:679–86.

[16] Gerinec A, Slezakova G. Posterior scleroplasty in children with severe myopia. Bratisl Lek Listy. 2001;102: 73–8.

[17] Ward B, Tarutta EP, Mayer MJ. The efficacy and safety of posterior pole buckles in the control of progressive high myopia. Eye. 2009;23:2169–74.

[18] Zhu Z, Ji X, Zhang J, Ke G. Posterior scleral reinforcement in the treatment of macular retinoschisis in highly myopic patients. Clin Exp Ophthalmol. 2009;37:660–3.

[19] Ji X, Wang J, Zhang J, Sun H, Jia X, Zhang W. The effect of posterior scleral reinforcement for high myopia macular splitting. J Int Med Res. 2011;39:662–6.

[20] Borley WE. The scleral resection (eyeball-shortening) operation. Trans Am Ophthalmol Soc. 1949;47:462–97.

[21] Karabatsas CH, Waldock A, Potts MJ. Cilioretinal artery occlusion following scleral reinforcement surgery. Acta Ophthalmol Scand. 1997;75:316–8.

[22] Xue A, Zheng L, Tan G, et al. Genipin-crosslinked donor sclera for posterior scleral contraction/reinforcement to fight progressive myopia. Invest Ophthalmol Vis Sci. 2018;59:3564–73.

[23] Su Y, Pan A, Wu Y, Zhu S, Zheng L, Xue A. The efficacy of posterior scleral contraction in controlling high myopia in young people. Am J Transl Res. 2018;10: 3628–34.

[24] Peng C, Xu J, Ding X, et al. Effects of posterior scleral reinforcement in pathological myopia: a 3-year follow-up study. Graefes Arch Clin Exp Ophthalmol. 2019;257:607–17.

[25] Muller L. Eine neue operative Behandlung der Netzhautabhebung. Klin Monatsbl Augenheilkd. 1903;41:459–62.

[26] Lindner K. Heilungsversuche bei prognostrisch ungunstigen Fallen von Netzhautabhebung. Ztschr Augenheilkd. 1933;81:277–99.

[27] Everett WG. A new scleral shortening operation; preliminary report. AMA Arch Ophthalmol. 1955;53: 865–9.

[28] Everett WG. An experimental evaluation of scleral

shortening operations. AMA Arch Ophthalmol. 1956;56: 34–47.

[29] Chamlin M, Rubner K. Lamellar undermining; a preliminary report on a technique of scleral buckling for retinal detachment. Am J Ophthalmol. 1956;41:633–8.

[30] Imai K, Loewenstein A, de Juan E. Translocation of the retina for management of subfoveal choroidal neovascularization I: experimental studies in the rabbit eye. Am J Ophthalmol. 1998;125:627–34.

[31] Fujikado T, Ohji M, Saito Y, Hayashi A, Tano Y. Visual function after foveal translocation with scleral shortening in patients with myopic neovascular maculopathy. Am J Ophthalmol. 1998;125:647–56.

[32] Nakagawa N, Parel JM, Murray TG, Oshima K. Effect of scleral shortening on axial length. Arch Ophthalmol. 2000;118:965–8.

[33] Oshita T, Hayashi S, Inoue T, et al. Topographic analysis of astigmatism induced by scleral shortening in pig eyes. Graefes Arch Clin Exp Ophthalmol. 2001;239:382–6.

[34] Kim T, Krishnasamy S, Meyer CH, Toth CA. Induced corneal astigmatism after macular translocation surgery with scleral infolding. Ophthalmology. 2001;108:1203–8.

[35] Avetisov ES, Tarutta EP, Iomdina EN, Vinetskaya MI, Andreyeva LD. Nonsurgical and surgical methods of sclera reinforcement in progressive myopia. Acta Ophthalmol Scand. 1997;75:618–23.

[36] Cui D, Trier K, Zeng J, et al. Effects of 7-methylxanthine on the sclera in form deprivation myopia in guinea pigs. Acta Ophthalmol. 2011;89:328–34.

[37] Su J, Iomdina E, Tarutta E, Ward B, Song J, Wildsoet CF. Effects of poly(2-hydroxyethyl methacrylate) and poly(vinyl-pyrrolidone) hydrogel implants on myopic and normal chick sclera. Exp Eye Res. 2009;88:445–57.

[38] Wollensak G, Spoerl E, Seiler T. Riboflavin/ultraviolet-a-induced collagen crosslinking for the treatment of keratoconus. Am J Ophthalmol. 2003;135:620–7.

[39] Wollensak G. Crosslinking treatment of progressive keratoconus: new hope. Curr Opin Ophthalmol. 2006;17:356–60.

[40] Caporossi A, Baiocchi S, Mazzotta C, Traversi C, Caporossi T. Parasurgical therapy for keratoconus by riboflavin-ultraviolet type A rays induced cross-linking of corneal collagen: preliminary refractive results in an Italian study. J Cataract Refract Surg. 2006;32:837–45.

[41] Snibson GR. Collagen cross-linking: a new treatment paradigm in corneal disease - a review. Clin Exp Ophthalmol. 2010;38:141–53.

[42] Henriquez MA, Izquierdo L Jr, Bernilla C, Zakrzewski PA, Mannis M. Riboflavin/Ultraviolet A corneal collagen cross-linking for the treatment of keratoconus: visual outcomes and Scheimpflug analysis. Cornea. 2011;30:281–6.

[43] Lodish H, Berk A, Zipursky SL. Molecular cell biology. New York: W.H. Freeman & Co.; 1999.

[44] Siegel RC, Fu JC. Collagen cross-linking. Purification and substrate specificity of lysyl oxidase. J Biol Chem. 1976;251:5779–85.

[45] Barnard K, Light ND, Sims TJ, Bailey AJ. Chemistry of the collagen cross-links. Origin and partial characterization of a putative mature cross-link of collagen. Biochem J. 1987;244:303–9.

[46] Foote CS. Mechanisms of photosensitized oxidation. There are several different types of photosensitized oxidation which may be important in biological systems. Science. 1968;162:963–70.

[47] Robins SP. Biochemistry and functional significance of collagen cross-linking. Biochem Soc Trans. 2007;35:849–52.

[48] Wollensak G, Iomdina E. Crosslinking of scleral collagen in the rabbit using glyceraldehyde. J Cataract Refract Surg. 2008;34:651–6.

[49] Wollensak G, Iomdina E. Long-term biomechanical properties of rabbit sclera after collagen crosslinking using riboflavin and ultraviolet A (UVA). Acta Ophthalmol. 2009;87:193–8.

[50] Paik DC, Solomon MR, Wen Q, Turro NJ, Trokel SL. Aliphatic beta-nitroalcohols for therapeutic corneoscleral cross-linking: chemical mechanisms and higher order nitroalcohols. Invest Ophthalmol Vis Sci. 2010;51:836–43.

[51] Crabbe MJ, Harding JJ. Collagen crosslinking: isolation of two crosslinked peptides involving alpha 2-CB(3--5) from bovine scleral collagen. FEBS Lett. 1979;97:189–92.

[52] Harding JJ, Crabbe MJ. Collagen crosslinking: isolation of a dimeric crosslinked peptide of alpha1-CB6 from bovine corneal and scleral collagens. FEBS Lett. 1979;100:351–6.

[53] Curtin BJ. Ocular findings and complications. In: Curtin BJ, editor. The myopias. New York: Harper and Row; 1985. p. 277–347.

[54] Curtin BJ, Iwamoto T, Renaldo DP. Normal and staphylomatous sclera of high myopia. An electron microscopic study. Arch Ophthalmol. 1979;97:912–5.

[55] McBrien NA, Cornell LM, Gentle A. Structural and ultrastructural changes to the sclera in a mammalian model of high myopia. Invest Ophthalmol Vis Sci. 2001;42:2179–87.

[56] McBrien NA, Moghaddam HO, Reeder AP, Moules S. Structural and biochemical changes in the sclera of experimentally myopic eyes. Biochem Soc Trans. 1991;19:861–5.

[57] Funata M, Tokoro T. Scleral change in experimentally myopic monkeys. Graefes Arch Clin Exp Ophthalmol. 1990;228:174–9.

[58] McBrien NA, Norton TT. Prevention of collagen crosslinking increases form-deprivation myopia in tree shrew. Exp Eye Res. 1994;59:475–86.

[59] Mattson MS, Huynh J, Wiseman M, Coassin M, Kornfield JA, Schwartz DM. An in vitro intact globe expansion method for evaluation of cross-linking treatments. Invest Ophthalmol Vis Sci. 2010;51:3120–8.

[60] Avila MY, Navia JL. Effect of genipin collagen crosslinking on porcine corneas. J Cataract Refract Surg. 2010;36:659–64.

[61] Wollensak G, Spoerl E. Collagen crosslinking of human and porcine sclera. J Cataract Refract Surg. 2004;30:689–95.

[62] Wollensak G. Thermomechanical stability of sclera after glyceraldehyde crosslinking. Graefes Arch Clin Exp Ophthalmol. 2010;249(3):399–406.

[63] Wang M, Zhang F, Qian X, Zhao X. Regional biomechanical properties of human sclera after cross-linking by riboflavin/ultraviolet A. J Refract Surg. 2012;28:723–8.

[64] Wong FF, Lari DR, Schultz DS, Stewart JM. Whole globe

inflation testing of exogenously crosslinked sclera using genipin and methylglyoxal. Exp Eye Res. 2012;103:17–21.
[65] Yannas IV. Emerging rules for inducing organ regeneration. Biomaterials. 2013;34:321–30.
[66] Tsai CL, Wu PC, Fini ME, Shi S. Identification of multipotent stem/progenitor cells in murine sclera. Invest Ophthalmol Vis Sci. 2011;52:5481–7.
[67] Seko Y, Azuma N, Takahashi Y, et al. Human sclera maintains common characteristics with cartilage throughout evolution. PLoS One. 2008;3:12.
[68] Tsugawa J, Komaki M, Yoshida T, Nakahama K, Amagasa T, Morita I. Cell-printing and transfer technology applications for bone defects in mice. J Tissue Eng Regen Med. 2011;5:695–703.
[69] Leask A, Abraham DJ. TGF-beta signaling and the fibrotic response. FASEB J. 2004;18:816–27.
[70] Hoyles RK, Khan K, Shiwen X, et al. Fibroblast-specific perturbation of transforming growth factor beta signaling provides insight into potential pathogenic mechanisms of scleroderma-associated lung fibrosis: exaggerated response to alveolar epithelial injury in a novel mouse model. Arthritis Rheum. 2008;58:1175–88.
[71] Jobling AI, Nguyen M, Gentle A, McBrien NA. Isoform-specific changes in scleral transforming growth factor-beta expression and the regulation of collagen synthesis during myopia progression. J Biol Chem. 2004;279:18121–6.
[72] Border WA, Noble NA. Transforming growth factor beta in tissue fibrosis. N Engl J Med. 1994;331:1286–92.
[73] Pan X, Chen Z, Huang R, Yao Y, Ma G. Transforming growth factor beta1 induces the expression of collagen type I by DNA methylation in cardiac fibroblasts. PLoS One. 2013;8:1.
[74] Shinohara K, Yoshida T, Liu H, et al. Establishment of novel therapy to reduce progression of myopia in rats with experimental myopia by fibroblast transplantation on sclera. J Tissue Eng Regen Med. 2018;12:e451–61.
[75] Poukens V, Glasgow BJ, Demer JL. Nonvascular contractile cells in sclera and choroid of humans and monkeys. Invest Ophthalmol Vis Sci. 1998;39:1765–74.

索 引

A～G

H～N

P~Z